W0258861

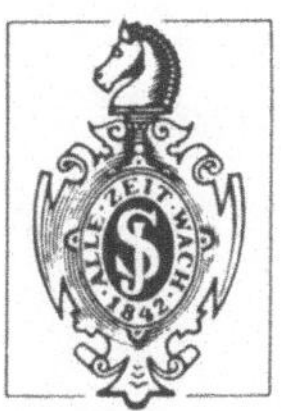

U. Laaser G. Sassen
G. Murza P. Sabo (Hrsg.)

Prävention und Gesundheitserziehung

Springer-Verlag
Berlin Heidelberg New York
London Paris Tokyo

Prof. Dr. U. Laaser
Dr. G. Sassen
Dr. G. Murza
Institut für Dokumentation und Information,
Sozialmedizin und öffentliches Gesundheitswesen (IDIS)
Westerfeldstr. 35–37
4800 Bielefeld 1

P. Sabo
Posener Str. 12
6507 Ingelheim

---

*Wissenschaftliche Jahrestagung 1986 der Deutschen Gesellschaft
für Sozialmedizin und der „Prävention", Zeitschrift für Gesundheitserziehung
23.–27. 9. 1986 in Bielefeld*

*Unter Schirmherrschaft und mit Unterstützung des Ministers für Arbeit,
Gesundheit und Soziales des Landes Nordrhein-Westfalen*

ISBN-13: 978-3-540-18488-1   e-ISBN-13: 978-3-642-73096-2
DOI: 10.1007/978-3-642-73096-2

Dieses Werk ist urheberrechtlich geschützt. Die dadurch begründeten Rechte, insbesondere die
der Übersetzung, des Nachdrucks, des Vortrags, der Entnahme von Abbildungen und Tabellen,
der Funksendung, der Mikroverfilmung oder der Vervielfältigung auf anderen Wegen und der
Speicherung in Datenverarbeitungsanlagen, bleiben, auch bei nur auszugsweiser Verwertung,
vorbehalten. Eine Vervielfältigung dieses Werkes oder von Teilen dieses Werkes ist auch im
Einzelfall nur in den Grenzen der gesetzlichen Bestimmungen des Urheberrechtsgesetzes der
Bundesrepublik Deutschland vom 9. September 1965 in der Fassung vom 24. Juni 1985 zulässig.
Sie ist grundsätzlich vergütungspflichtig. Zuwiderhandlungen unterliegen den Strafbestimmun-
gen des Urheberrechtsgesetzes.

© Springer-Verlag Berlin Heidelberg 1987

Die Wiedergabe von Gebrauchsnamen, Handelsnamen, Warenbezeichnungen usw. in diesem
Werk berechtigt auch ohne besondere Kennzeichnung nicht zu der Annahme, daß solche
Namen im Sinne der Warenzeichen- und Markenschutz-Gesetzgebung als frei zu betrachten
wären und daher von jedermann benutzt werden dürften.

Produkthaftung: Für Angaben über Dosierungsanweisungen und Applikationsformen kann
vom Verlag keine Gewähr übernommen werden. Derartige Angaben müssen vom jeweiligen
Anwender im Einzelfall anhand anderer Literaturstellen auf ihre Richtigkeit überprüft werden.

2119/3140/543210

Vorwort der Herausgeber

Die Erhaltung der Gesundheit ist ein uraltes Streben des Menschen: Gesundheit, ursprünglich als Leistungsfähigkeit, um zu leben, heute bei uns zunehmend gewertet als Lebensqualität, um gut zu leben! Dieser Paradigmenwandel hat noch wenig Struktur gewonnen, jedoch zu einer Fülle von Ansätzen und Begriffen geführt. Gesundheitserziehung und Gesundheitsbildung, Prävention und Gesundheitsförderung sind nur einige der Hauptetiketten des Begriffsbabylons. Lebensstil und Lebensweise, Verhaltensmedizin und soziale Kompetenz, institutionelle Ansätze „von oben" und die Gesundheitsselbsthilfe „von unten" benennen das Erfahrungsspektrum der letzten Jahre, im angelsächsischen Sprachraum unter Begriffen wie „health promotion" und „lifestyle intervention" diskutiert. Seit der ersten internationalen Bestandsaufnahme 1983 in Heidelberg* zeichnen sich in der Bundesrepublik Deutschland drei Entwicklungslinien ab:
- Das Gesundheitsbewußtsein breitet sich weiter aus und erfaßt praktisch alle Bereiche des Lebens (Kantinenaktionen, Nichtraucherzonen, Schulfrühstück, Lauftreffs, Arbeitsgemeinschaften) als „neue Religion".
- Gleichzeitig nimmt die Kritik an den potentiellen Gefahren einer überzogenen Präventionsmentalität zu. Der tatsächliche Nutzen präventiver Maßnahmen wird hinterfragt, zumindest nicht mehr für selbstverständlich gehalten.
- Die Prävention wird Gegenstand eines Verteilungskampfes und Zuständigkeitsanspruchs zwischen den verschiedenen Anbietern, vor allem innerhalb des Gesundheitswesens.

Alle drei Entwicklungen haben zu einem erhöhten Bedarf an praktikablen Evaluationstechniken geführt, sei es zur Wirkungsabgrenzung und Erfolgsbewertung, sei es zur Rechtfertigung von Ansprüchen und Angeboten. Eine gestiegene Sensibilität für die Notwendigkeit, gesicherte epidemiologische Grundlagen zu erarbeiten, ist deutlich erkennbar. Dies drückt sich u. a. aus in dem amtlichen und wissenschaftlichen Bemühen, die Grundlagen für eine systematische Gesundheitsberichterstattung auf nationaler wie auch regionaler Ebene zu schaffen, eigentlich eine Selbstverständlichkeit in einer entwickelten Gesellschaft.

Unüberhörbar ist weiterhin das vielfach dissonante Stimmengewirr in der Prävention, aber auch die zunehmend ausgesprochene Einsicht, daß Prävention

---

* Laaser R, Senault H, Viefhues H (Hrsg) (1985) Primary health care in the making. Springer, Berlin Heidelberg New York Tokyo

schon aus ihrem Selbstverständnis heraus – besonders deutlich in der Primärprävention – auf multilateralen Konsensus und gleichberechtigte Kooperation angewiesen ist. Kooperation im größeren Maßstab erfordert aber auch Koordination, die letztlich nur durch eine gesellschaftlich neutrale und demokratisch legitimierte Institution dauerhaft gewährleistet werden kann. Damit kommen v. a. auf das Gesundheitsamt wichtige traditionelle, aber inzwischen fast aus den Augen verlorene Aufgaben wieder neu zu:

Überwachung des Gesundheitszustands der gesamten Bevölkerung sowie Planung, Koordination und Absicherung von Maßnahmen zu seiner Verbesserung.

Erste Ansätze einer solchen Bevölkerungsmedizin sind in der Bundesrepublik erkennbar. Was fehlt, ist v. a. ein adäquater Aufbau von Infrastruktur in den Institutionen und Organisation der Praxis, nicht zuletzt auch im öffentlichen Gesundheitswesen sowie an den Universitäten. Die Bundesrepublik ist eines der wenigen Länder ohne eine akademische Ausbildung in Gesundheitswissenschaften (engl. „public health"). Mögen Schirmherrschaft und Untersützung des Ministers für Arbeit, Gesundheit und Soziales des Landes Nordrhein-Westfalen, Herrn Heinemann, erstes Anzeichen des erforderlichen Strukturwandels in Ausbildung, Praxis und wissenschaftlich gesicherter Bewertung der Prävention sein.

Die Herausgeber danken dem Bundesverband der Betriebskrankenkassen, den Firmen Dr. August Oetker und Galenus Mannheim für die Unterstützung bei der Durchführung des Kongresses „Prävention und Gesundheitserziehung. Kooperativer Ansatz, multidisziplinäre Aufgabe" vom 23. – 27. September 1986 in Bielefeld, und der Firma Winthrop für ihren Beitrag zur Herausgabe des vorliegenden Bandes.

Bielefeld, im Herbst 1987   Die Herausgeber

Inhaltsverzeichnis

C. Evaluation und Evaluationsergebnisse

E. Schule

Autorenverzeichnis

Abt, H. G., Dipl.-Soz., Institut für Medizinische Soziologie, Med. Einrichtungen der Universität Düsseldorf, Moorenstr. 5, 4000 Düsseldorf 1

Alwicher, K., Stadtamtsrat, Gesundheitsamt Mönchengladbach, Am Steinberg 55, 4050 Mönchengladbach 1

Aries, W.-D., Direktor der Volkshochschule, Königstr. 1, 4830 Gütersloh

Bartsch, N., Prof., Zentralinstitut für Unterrichtswissenschaften, Freie Universität Berlin, Habelschwerdter Allee 45, 1000 Berlin 33

Basler, H.-D., Prof. Dr. Dr., Medizinische Hochschule Hannover, Abt. Allgemeinmedizin, Postfach 61 01 80, 3000 Hannover 61

Bauer, B., Dr., Universität Dortmund, FB 14, Fach Psychologie, Postfach 50 05 00, 4600 Dortmund 50

Beck, Reinhilde, Dipl-Päd., Dipl.-Psych. Dr. phil., Ludwigs-Maximilians-Universität, Institut für Pädagogik, 8000 München

Bergerhoff-Hesse, U., Lehrstuhl für Med. Soziologie, Domagkstr. 3, 4400 Münster

Bergmann, E., Institut für Sozialmedizin und Epidemiologie des Bundesgesundheitsamtes, General-Pape-Str. 62–66, 1000 Berlin 42

Bertsch, H. E., Dipl-Psychol., Psychiatrisches Landeskrankenhaus Weinsberg, 7102 Weinsberg

Blanz, B., Dr. med., Zentralinstitut für Seelische Gesundheit, Kinder- und Jugendpsychiatrie, Klinik, J 5, 6800 Mannheim 1

Bockhofer, R., Wissenschaftliches Institut für Schulpraxis, Am Weidedamm 20, 2800 Bremen 1

Brandenburg, A., Dr. phil., Gesundheitsamt der Stadt Herne, Rathausstr. 6, 4690 Herne 2

Brandt, C., Dr. phil., Medizinische Hochschule Hannover, Abt. Allgemeinmedizin, Postfach 61 01 80, 3000 Hannover 61

Brinkmeier, U., Medizinische Hochschule Hannover, Abt. Allgemeinmedizin, Postfach 61 01 80, 3000 Hannover 61

Büchner, P., Prof. Dr., Philipps-Universität, Institut für Erziehungswissenschaften, W.-Röpke-Str. 6 B, 3550 Marburg

Büttner, G., Dipl.-Psych., Laborschule, Universität Bielefeld, Universitätsstr. 25, 4800 Bielefeld 1

Buser, K., Medizinische Hochschule Hannover, Abt. Allgemeinmedizin, Postfach 61 01 80, 3000 Hannover 61

Busse, H., Prof., Institut für Sozialmedizin und Epidemiologie des Bundesgesundheitsamtes, General-Pape-Str. 62–66, 1000 Berlin 42

Cube, F., von, Prof. Dr., Ruprecht-Karls-Universität, Erziehungswissenschaftliches Seminar, Akademiestr. 3, 6900 Heidelberg 1

Deckart, R., Dr. med., Staatl. Gesundheitsamt Aichach, Schloßplatz 5, 8890 Aichach

Döring, A., cand. med., Boehringer Mannheim GmbH, Abt. G FG, Sandhoferstr. 116, 6800 Mannheim 31

Eike, S., Dipl.-Volkswirt, Barmer Ersatzkasse, Hauptverwaltung, Postfach 20 01 08, 5600 Wuppertal 2

Elmadfa, I., Prof. Dr. agr., Institut für Ernährungswissenschaft, Wilhelmstr. 20, 6300 Gießen

Endreß, D., Dr. med., LVA Oldenburg, Schwachhauer Heerstr. 32, 2800 Bremen 1

Engel, U., Dr., Universität Bielefeld, Universitätsstr. 25, 4800 Bielefeld 1

Esser, G., Zentralinstitut für Seelische Gesundheit, Kinder- und Jugendpsychiatrie, Klinik, J 5, 6800 Mannheim 1

Fehlau, E., Dipl.-Soz., Fakultät für Soziologie, Universität Bielefeld, Universitätsstr. 25, 4800 Bielefeld 1

Feser, H., Prof. Dr. phil., Kath. Fachhochschule NW, Abteilung Aachen, Robert-Schumann-Str. 25, 5100 Aachen

Flick, U., Dipl.-Soz., Psychologisches Institut, Freie Universität Berlin, Habelschwerdter Allee 45, 1000 Berlin 33

Franzkowiak, P., Dr., Abt. für Med. Soziologie der Universität Freiburg, Stefan-Meier-Str. 17, 7800 Freiburg im Breisgau

Frentzel-Beyme, R., Dr. med., M.P.H., Deutsches Krebsforschungszentrum, Abt. Epidemiologie und Biometrie, Postfach 10 19 49, 6900 Heidelberg 1

Freytag-Loringhoven, W. von, Dr. paed., Hessische Arbeitsgemeinschaft für Gesundheitserziehung, Nikolaistr./Ecke Kirchplatz, 3550 Marburg

Frießem, D. H., Dr. med., Psychiatrische Klinik des Bürgerhospitals der Landeshauptstadt Stuttgart, Tunzhofer Str. 14–16, 7000 Stuttgart 1

Fuchs, R., Dipl.-Psych., Institut für Sozialmedizin und Epidemiologie des Bundesgesundheitsamtes, Werner-Voss-Damm 62, 1000 Berlin 42

Füller, A., M.A., (Soz.), Deutsches Institut zur Bekämpfung des hohen Blutdruckes, Postfach 10 14 09, 6900 Heidelberg 1

Gerdel, W., Dr. med., Institut für Dokumentation und Information, Sozialmedizin und öffentliches Gesundheitswesen (IDIS), Westerfeldstr. 35–37, 4800 Bielefeld 1

Gieseke, D., Institut für Med. Soziologie, Med. Einrichtungen der Universität Düsseldorf, Moorenstr. 5, 4000 Düsseldorf 1

Göpel, E., Dr. med., Oberstufen-Kolleg, Universität Bielefeld, Universitätsstr. 25, 4800 Bielefeld 1

Gräfe, E., Dr. med., Gesundheitsamt Essen, Postfach, 4300 Essen 1

Griefahn, Barbara, Priv.-Doz. Dr. med., Institut für Arbeitsmedizin, Universität Düsseldorf, Moorenstr. 5, 4000 Düsseldorf

Große-Ruyken, F. J., Dr. med., Präsident der Landesärztekammer Baden-Württemberg, Jahnstr. 40, 7000 Stuttgart 70

Großpietzsch, R., Dr., Psychiatr. Abt. KH Emden, Bolardusstr., 2970 Emden

Grünewald, H., Berliner Institut für angewandte Sozialwissenschaft, Windscheidtstr. 26, 1000 Berlin 12

Haehn, K.-D., Medizinische Hochschule Hannover, Abt. Allgemeinmedizin, Postfach 61 01 80, 3000 Hannover 61

Hahmann, H., Prof. Dr., Präsident der Arbeitsgemeinschaft zur Förderung haltungsgefährdeter Kinder und Jugendlicher e. V., Fischtorplatz 17, 6500 Mainz

Hausen, G., Staatl. Gesundheitsamt Heidelberg, Kurfürstenanlage 38, 6900 Heidelberg

Haux, F., Dr. med., AOK Klinik für Prävention und Rehabilitation, Villenpromenade 15, 5427 Bad Ems

Haye, R., de la, Dipl.-Psych., Institut für Psychologie der RWTH Aachen, Jägerstr. 17–19, 5100 Aachen

Heitzer, M., Institut für Pädagogik der Universität Dortmund, Postfach 50 05 00, 4600 Dortmund 50

Heyden, U. von, Klinikum, Universität Freiburg, Hugelstetter Str. 55, 7800 Freiburg im Breisgau

Hellbrügge, T., Institut für soziale Pädiatrie und Jugendmedizin, Lindwurmstr. 131, 8000 München 2

Hense, H. W., Dr., Münchner Blutdruck-Programm, Briennerstr. 23, 8000 München 2

Hetzel, K., Forschungsprojekt Bergen, Klosterstr. 1, 8220 Traunstein

Heuermann, Susanne, Dipl.-Math., Institut für Dokumentation und Information, Sozialmedizin und öffentliches Gesundheitswesen (IDIS), Westerfeldstr. 35–37, 4800 Bielefeld 1

Hilbert, T., Dr. med., Hauptgesundheitsamt Bremen, Horner Str. 60–70, 2800 Bremen

Hofmann, F., Dr. med., Klinikum, Universität Freiburg, Hugstelter Str. 55, 7800 Freiburg im Breisgau

Holler, Birgit, Universität Bielefeld, SFB 227, Prävention und Intervention im Kindes- und Jugendalter, Universitätsstr. 25, 4800 Bielefeld 1

Hörmann, G., Dr. Dr., Universität Münster, Fachbereich Erziehungswissenschaften, Institut III, Empirische Pädagogik, Georgskommende 33, 4400 Münster

Holtwick-Singendonck, A., Dr. med., Gesundheitsamt Essen, Postfach, 4300 Essen 1

Hüllemann, K.-D., Prof. Dr. med., Forschungsprojekt Bergen, Klosterstr. 1, 8220 Traunstein

Hurrelmann, K., Prof. Dr., Universität Bielefeld, Universitätsstr. 25, 4800 Bielefeld 1

Hüsgen, H. A., Min. Rat, Ministerium für Arbeit, Gesundheit und Soziales, NRW, Am Neuenhof 51, 4000 Düsseldorf 12

Jeske, H., Institut für Dokumentation und Information, Sozialmedizin und öffentliches Gesundheitswesen (IDIS), Westerfeldstr. 35–37, 4800 Bielefeld 1

Joch, W., Prof. Dr., Institut für Sportwissenschaft, Universität-Gesamthochschule Siegen, FB 2, Adolf-Reichwein-Str. 2, 5900 Siegen

Joosten, B., Prof. Dr., Universität Dortmund, Postfach 50 05 00, 4600 Dortmund 50

Jork, K., Prof. Dr. med., Universität Frankfurt, Institut für Allgemeinmedizin, Theodor-Stern-Kai 7, 6000 Frankfurt am Main 70

Kammerer, W., Dipl.-Verwaltungswissenschaftler, Referat für Prävention beim Bundesverband der Betriebskrankenkassen, Kronprinzenstr. 6, 4300 Essen 1

Kannengießer, I., Lehrstuhl für Med. Soziologie, Domagkstr. 3, 4400 Münster

Karmaus, W., Dr., Institut für Medizin-Soziologie, Universitätskrankenhaus Eppendorf, Martinistr. 52, 2000 Hamburg 20

Keil, U., Prof. Dr. med. Ph. D., Ruhr-Universität Bochum, Abt. für Sozialmedizin und Epidemiologie, Stiepelerstr. 129, 4630 Bochum 1

Kern, K., Universität Bielefeld, Universitätsstr. 25, 4800 Bielefeld 1

Kleinfelder, E., Pädagogische Hochschule Freiburg, Kunzenweg 21, 7800 Freiburg im Breisgau

Klett, M., Priv.-Doz. Dr. med., Staatl. Gesundheitsamt Heidelberg, Kurfürstenanlage 38,
6900 Heidelberg

Knörzer, W., Dipl.-Päd., Fach Leibeserziehung der PH Heidelberg, Im Neuenheimer Feld 710,
6900 Heidelberg

Knost, D., AG Diagnose und Beratung, Universität Bielefeld, Postfach 86 40, 4800 Bielefeld 1

Krüger, H., Prof. Dr., Psychiatr. Abt. KH Emden, Bolardusstr., 2970 Emden

Kunow, J., Dr., Psychiatrisches Landeskrankenhaus Weinsberg, 7102 Weinsberg

Laaser, U., Prof. Dr. med., Institut für Dokumentation und Information, Sozialmedizin und
öffentliches Gesundheitswesen (IDIS), Westerfeldstr. 35–37, 4800 Bielefeld 1

Lang, P., Institut für Sozialmedizin und Epidemiologie des Bundesgesundheitsamtes,
Werner-Voss-Damm 62, 1000 Berlin 42

Lemke, P., Dipl.-Sozialwirt, Deutsches Institut zur Bekämpfung des hohen Blutdruckes,
Postfach 10 14 09, 6900 Heidelberg

Lensing-Conrady, R., Stadtsportverband Wesseling, Stieldorferstr. 1, 5300 Bonn

Lenzen, D., Dr., Laborschule, Universität Bielefeld, Universitätsstr. 25, 4800 Bielefeld 1

Lewerenz, J., Dipl.-Päd., Gesundheitsbehörde Hamburg, Tesdorpstr. 8, 2000 Hamburg 13

Mann, B. P., Dipl.-Sozialwirt, Diakonisches Werk Bayern, Pirckheimerstr. 6, 8500 Nürnberg 12

Menzel, R., Institut für Sozialmedizin und Epidemiologie des Bundesgesundheitsamtes,
Werner-Voss-Damm 62, 1000 Berlin 42

Metzler, B., Institut für Arbeits- und Sozialmedizin, Wilhelmstr. 27, 7400 Tübingen

Müller, M., Dr. med., Amtsärztin des Gesundheitsamtes Herne, Rathausstr. 6, 4690 Herne 2

Muller-Ortstein, H., Dr. med., Institut fur Soziale Padiatrie und Jugendmedizin,
Lindwurmstr. 131, 8000 München 2

Murza, G., Dr. rer. nat., Institut für Dokumentation und Information, Sozialmedizin und öffentliches Gesundheitswesen (IDIS), Westerfeldstr. 35–37, 4800 Bielefeld 1

Neuhaus, G., Bundesvereinigung für Gesundheitserziehung e. V., Bernkasteler Str. 53,
5300 Bonn 2

Nippert, R. P., Priv.-Doz. Dr., Lehrstuhl für Med. Soziologie, Domagstr. 3, 4400 Münster

Nordlohne, Elisabeth, Universität Bielefeld, SFB 227, Prävention und Intervention
im Kindes- und Jugendalter, Universitätsstr. 25, 4800 Bielefeld 1

Okonek, K., Institut für Sozialmedizin und Epidemiologie des Bundesgesundheitsamtes,
Werner-Voss-Damm 62, 1000 Berlin 42

Otto, W.-P., Dr. med., Im Dahl 3–5, 3538 Marsberg

Papenberg, I., Knappschaftskrankenhaus Essen-Steele, Innere Abteilung, Postfach,
4300 Essen-Steele

Paulis, Gunhild de, Institut für Soziale Pädiatrie und Jugendmedizin, Lindwurmstr. 131,
8000 München 2

Piechowiak, H., Dr. med., Landesversicherungsanstalt Niederbayern-Oberpfalz,
Gabelsbergerstr. 7, 8400 Regensburg

Pientka, L., Allg. Krankenhaus Hagen, Zur Grünen Aue 1, 4703 Bönen

Reckendorf, H., Dr. med., Boehringer Mannheim GmbH, Abt. G FG, Sandhofer Str. 116,
Mannheim 31

Rychlik, R., Dr. Dr. med., Winthrop GmbH, Heidbergstr. 100, 2000 Norderstedt

Sassen, G., Dr. med., LRMD i. R., Loheide 35, 4800 Bielefeld 1

Saurbier, B., Dr. med., Kurklinik Bad Oeynhausen, Am Brinkkamp 16, 4970 Bad Oeynhausen

Schapeit, M., Institut für Dokumentation und Information, Sozialmedizin und öffentliches
Gesundheitswesen (IDIS), Westerfeldstr. 35–37, 4800 Bielefeld 1

Schmahl, F. W., Prof. Dr. med., Institut für Arbeits- und Sozialmedizin, Wilhelmstr. 27,
7400 Tübingen 1

Schmidt, F., Prof. Dr. med., Forschungsstelle für präventive Onkologie,
Klinische Fakultät Mannheim, Maybachstr. 14–16, 6800 Mannheim 1

Schmidt, M.-H., Zentralinstitut für Seelische Gesundheit, Kinder- und Jugendpsychiatrie,
Klinik, J 5, 6800 Mannheim 1

Schmidt-Weller, Renate, Dipl. Päd., Pädagogische Hochschule, Kunzenweg 21,
7800 Freiburg im Breisgau

Schneider, V., Prof. Dr., Pädagogische Hochschule Freiburg, Vörlinsbach 4, 7801 Oberried

Schumacher, M., Abt. für Med. Soziologie, Universität Freiburg, Stefan-Meier-Str. 17,
7800 Freiburg im Breisgau

Schwarzkopf, M., Staatl. Gesundheitsamt Heidelberg, Kurfürstenanlage 38, 6900 Heidelberg

Semmer, N., Institut für Sozialmedizin und Epidemiologie des Bundesgesundheitsamtes,
Werner-Voss-Damm 62, 1000 Berlin 42

Stößel, U., Dr. paed., Abt. für Med. Soziologie, Universität Freiburg, Stefan-Meier-Str. 17,
7800 Freiburg im Breisgau

Strasser, H., Forschungsprojekt Modell Bergen, Klosterstr. 1, 8220 Traunstein

Thiele, W., Gesundheitsbehörde Hamburg, Senat, Tesdorpstr. 8, 2000 Hamburg 13

Tietze, D. W., Prof. Dr., Bundesgesundheitsamt, General-Pape-Str. 62–66, 1000 Berlin 42

Timm, W., Rehmstr. 9, 4500 Osnabrück

Treutlein, G., Prof. Dr., Päd. Hochschule Heidelberg, Leibeserziehung,
Im Neuenheimer Feld 71 a, 6900 Heidelberg

Troschke, J. von, Prof. Dr. med., Albert-Ludwigs-Universität, Med. Fakultät,
Abt. f. Med. Soziologie, Stefan-Meier-Str. 17, 7800 Freiburg im Breisgau

Voß R., PD Dr., Universität Dortmund, FB 12, Postfach 50 05 00, 4600 Dortmund

Weiß, M., Institut für soziale Pädiatrie und Jugendmedizin, Lindwurmstr. 131, 8000 München 2

Wenzel, H., Deutsches Institut zur Bekämpfung des hohen Blutdruckes,
Postfach 10 14 09, 6900 Heidelberg

Werse, W., Dipl.-Päd., Institut für Dokumentation und Information, Sozialmedizin und öffentliches Gesundheitswesen (IDIS), Westerfeldstr. 35–37, 4800 Bielefeld 1

Westhoff, K., Institut für Psychologie der RWTH Aachen, Kägerstr. 17–19, 5100 Aachen

Wilm, S., Institut für Allgemeinmedizin, Universität Frankfurt, Theodor-Stern-Kai 7,
6000 Frankfurt am Main 70

Wittler, D., Volkshochschule Altkreis Lübbecke, Sauerbruchstr. 26, 4993 Rahden

A. Grundlagen

Der Gesundheitsbegriff in der Gesundheitserziehung

G. Sassen

Wer sich mit Gesundheitserziehung beschäftigt, wird sich notwendigerweise die Frage stellen müssen: Gesundheit, was ist das eigentlich? Die Antworten sind der Erfahrung gemäß recht unterschiedlich. Der Studientag „Gesundheitslernen" an der Universität Dortmund 1984 brachte ein Bündel von Antworten von Pädagogen, Psychologen, Kunsterziehern, Ärzten, Sportlehrern, Trophologen, Soziologen usw., die alle aus der Sicht ihres Faches einen Beitrag zu formulieren versuchten; somit liegt eine Meinungsvielfalt der Experten aus eigenfachlich bedingter Teilsicht vor.

Jeder praktisch tätige Arzt kann aus den Gesprächen mit seinen Patienten und ihrem Verhalten eine ungeheure Vielfalt der verbreiteten Gesundheitsauffassungen bestätigen. Auch hier lassen sich berufliche und bildungsmäßige Elemente in den Aussagen erkennen, aber der Anteil vorwissenschaftlicher, ideologischer und magischer Vorstellungen nimmt bei den Patienten zu. Sie sind Ausdruck herkunfts- und erfahrungsbedingter Grundeinstellungen.

Trotzdem läßt sich eine Gemeinsamkeit herausarbeiten: Gesundheit ist ein Wertbegriff. Das macht die Sache nicht leichter, denn nicht nur in einer pluralistischen Gesellschaft sind Wertvorstellungen unterschiedlich, selbst die Individualbiographie zeigt eine unterschiedliche Bewertung in den verschiedenen Lebensaltern.

Diese Pluralität und das ungemein angewachsene Wissen in unserer Gesellschaft machen das Finden eines gemeinsamen Nenners für multidisziplinäre und kooperative Vorbereitungen gesundheitserzieherischer Aktionen schwieriger denn je. Da ein Grundkonsens unter Gesundheitserziehern bei der Planung kooperativer Aktionen erfahrungsgemäß notwendig ist, um sich überhaupt verständigen zu können und Gesundheitserziehung effektiv zu gestalten, scheint sich eine Einigung auf die Definition der Weltgesundheitsorganisation (WHO) anzubieten. Sie beschreibt Gesundheit als den „Zustand des vollkommenen körperlichen, seelischen und sozialen Wohlbefindens". Dieser idealtypischen Definition haftet u. a. ein wesentlicher Mangel an: sie ist statisch. Leben und Gesundheit, letztere als ein Werturteil aus der Gruppe der Urteile über die Lebensqualität, sind dynamische Prozesse. Gesundheit läßt sich also nur aus der Prozeßhaftigkeit des Lebens beschreiben. Da jedes Lebewesen und auch der Mensch von der Zeugung bis zum Tode sich entwickelt, muß es legitim sein, auch das Menschenleben als Prozeß zu sehen. Was ist damit gewonnen? Das stellt sich rasch heraus, wenn die Erkenntnis der Systemtheoretiker eingeführt wird: „In allen künstlichen und natürlichen regelmäßig verlaufenden Prozessen gewährleisten identische Prinzipien Ordnung und die Fortführung des Prozesses bei äußeren und inneren störenden Umständen und Wirkungen" (Wiener).

U. Laaser, G. Sassen, G. Murza, P. Sabo (Hrsg.)
Prävention und Gesundheitserziehung
© 1987 Springer-Verlag Berlin Heidelberg

Lassen Sie uns den Versuch unternehmen, einige dieser Prinzipien zu beschreiben und auf die Brauchbarkeit für unser Thema zu untersuchen. Dabei interessieren 3 Komplexe:
- Struktur des Systems - Ordnung und Beziehung der Elemente,
- Regelung des Systems,
- Informationsfluß im und zum System.

In dieser Erörterung sind die beiden ersten Punkte am wichtigsten. Die Organe als Strukturelemente des Systems wirken vielfältig aufeinander. Dies wird herkömmlich in der Physiologie und bei Funktionsstörungen in der Pathophysiologie beschrieben. Die früher geübte Abtrennung vieler äußerer Einwirkungen aus der Umwelt und dem sozialen Umfeld darf eigentlich nur gliederungstechnischen Charakter haben, da sie sonst - modern gesprochen - die ganzheitliche Betrachtung außer acht läßt. Soweit befinden wir uns auf vertrautem Boden.

Für die Erörterung der Regelung lassen Sie mich zur besseren Verständigung eine Grafik (Abb. 1) einführen, die den Prozeßverlauf verdeutlicht. Ein inneres weißes Feld soll den Gesundheitsspielraum darstellen. Bewegt sich das Gesamtsystem Mensch in diesem Feld, so beurteilt sich das Individuum subjektiv als gesund. Tagesschwankungen wie Müdigkeit, Wachheit, Ärger, Hunger oder Freude vollziehen sich innerhalb dieser weißen Zone. Die Linie, die den Ist-Zustand der Gesamtfunktion als eine Aneinanderreihung von Zeitpunkten beschreibt, sei

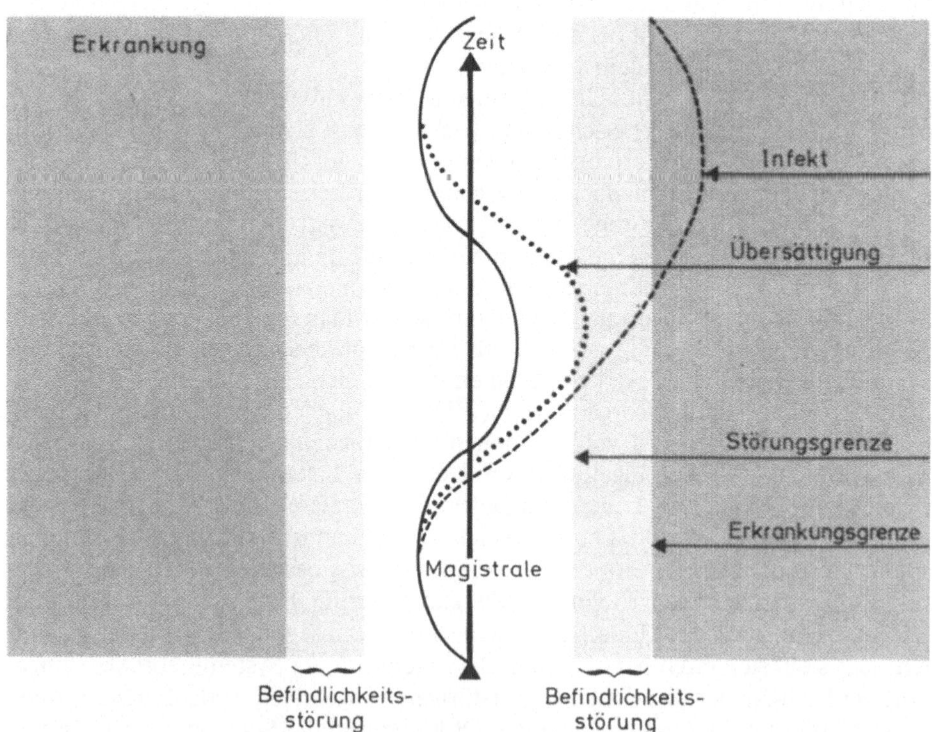

Abb. 1. Verlauf der Befindlichkeit im Normalfall, bei Übersättigung und bei einem Infekt

Magistrale genannt. Sie ist das Ergebnis der Verrechnung aller hierarchisch untergeordneten Funktionslinien der realen Systementwicklung, des Systemfortschreitens.
An der Nahrungsaufnahme als physiologische „Intervention" läßt sich die Einwirkung einer Teilfunktion gut demonstrieren.

Diese kennt die möglichen Zustände:
- Hunger im Sinne des normalen Appetits,
- Heißhunger (das Befinden ist gestört),
- Hunger als Folge andauernder Lebensmittelknappheit,
- Sättigung,
- Übersättigung (ebenfalls störend),
- Völlerei, die in Krankheit übergeht.

Der in Erkrankung übergehende Infekt erreicht in der Grafik das äußere Feld. Die
Grafik läßt einen elementaren Sachverhalt deutlich werden: Es ist das Bestreben
eines jeden biologischen Systems, auf auftretende Ungleichgewichtigkeiten, wie
etwa Hunger, so zu reagieren, daß das Gleichgewicht (Homöostase) wieder hergestellt wird. Das geschieht über einen internen Kontrollmechanismus, der Ist- und
Soll-Zustand vergleicht: die Regelung. Sie ist das Prinzip der Aktivierung der Sy-
stemelemente (Hormondrüsen, Muskeln, Meßfühler für Blutzucker usw.), die zum
inneren Ausgleich in der Lage sind oder ihn nach außen hin veranlassen können,
z. B. durch Nahrungsaufnahme. Durch die von der Rückkoppelung (Feedback)
ausgehenden Korrekturimpulse hält also das System seine eigene Funktion unter
Kontrolle. Das bedeutet aber, es wird durch eigenes Funktionieren geregelt. In
unserem Spezialfall ist als erster Schluß daher anzunehmen, daß das System prinzipiell auf Homöostase hin angelegt ist. Es befindet sich in einem instabilen, man
könnte sagen bewegten Gleichgewicht oder besser in einem Fließgleichgewicht.

Die Arbeit der Regelkreise besteht also darin, die Folgen von Interventionen, wie
Nahrungszufuhr, Gift, Ärger, Streß, Freude, ebenso auszuregulieren wie Funktionsstörungen der Durchblutung, Überschwemmung mit Viren oder Mangel- und
Überflußzustände wie Hunger oder übermäßiger Alkoholgenuß usw. Immer wieder
versuchen die Regelkreise, die lebenserhaltende Balance wieder herzustellen. Der
zweite Schluß lautet: Das Überleben des Individuums ist ein übergeordnetes Pro-
zeßziel.

Meist wird eine erhebliche und länger andauernde Regulationsstörung von der
Mehrzahl der Menschen als Erkrankung empfunden. Das ist der äußere Bereich
unserer Abbildung. Zwischen Wohlbefinden und Erkrankung liegt eine offenbar
individuell sehr unterschiedlich breite Zone der Befindlichkeitsstörungen, wie sie
etwa ein Trinkgelage, ein überfüllter Magen oder auch zwischenmenschliche Auseinandersetzungen hervorrufen können. Befindlichkeitsstörungen sind ein subjektiv
merkbares Warnsymptom, das gestufte Gegenreaktionen in Gang setzt. Wird dieses
Feld überschritten, so tritt das Gefühl der Erkrankung auf, die weitere Gegenregula-
tionen bewirkt.

Offensichtlich stehen für die Regelung im Körper Steuergrößen zur Verfügung,
ein weiteres Prinzip. Intern sind es physiologische Grenzwerte. Sie haben sich im
entwicklungsgeschichtlichen Prozeß als überlebensrelevant herausselektiert, z. B.
obere und untere Blutzuckergrenzwerte. Extern kommen sie weitgehend aus dem
soziologischen Werteinventar – sieht man einmal von den externen physikochemi-

schen Einflüssen ab. Sie sind also kulturell errungene Größen. Auch diese Unterscheidung zwischen extern und intern ist nur didaktisch vernünftig. Denn schon die Sprache lehrt uns, daß wir z. B. kulturelle Grenzsetzungen, wie überhaupt Erfahrungen, „internalisieren". Und das heißt doch, daß sie in die unbewußt funktionierenden Regelmechanismen eingebettet werden.

Was ist mit den bisherigen Überlegungen gewonnen? Das Paradigma, das Leben eines Menschen und damit der einzelne Mensch schlechthin lasse sich als Prozeß beschreiben, eröffnet wie bereits angedeutet die Möglichkeit, diesen Prozeß systemtheoretisch zu behandeln. Tun wir das, so können sich die Lehren und Erfahrungen von Regelung und Steuerung in Biologie und Technik beim Vergleich gegenseitig befruchten.

Die Erkenntnisse über die internen Steuerungsgrößen haben die Tür zur Soziobiologie aufgeschlossen und gezeigt, daß die kulturellen Steuergrößen ein Spezialfall sind und nichts grundsätzlich anderes.

Das bewußt noch primitiv vorgestellte grafische Modell bietet eine anschauliche Grundlage für weiterführende Überlegungen. Hier scheint es besonders wichtig, daß es prinzipiell ganzheitlich ist. Es gestattet ja sowohl innere als auch äußere Vorgänge und Interventionen abzubilden und ihre Folgen zu studieren und zu beschreiben, ohne daß fachbedingte Präferenzschwierigkeiten auftreten müssen. Alle wissenschaftlichen Fächer können ihre Erkenntnisse dort abbilden. Wird das systemtheoretische Vokabular benutzt, so sind mit seiner fachübergreifenden Metasprache die Verständigungsmöglichkeiten erweitert und Mißverständnisse eher auszuräumen. Ich denke, man wird sich dann auf folgendes einigen können: Die subjektiv klaglose und objektiv folgenlose Bewältigung von „normalen" Schwankungen und lebensüblichen Störfällen, d. h. der Verlauf der Magistrale im weißen Feld, ist die Adaptationsleistung, die die subjektive Bewertung „gesund" erlaubt.

Um Mißverständnisse zu vermeiden, muß angemerkt werden, daß hier Erkrankung als ein subjektives Werturteil über den eigenen Zustand verstanden wird, etwa im Sinne von „ich fühle mich krank". Daß diese Wertaussage möglich wird, beruht auf der Fähigkeit des Systems, eine unbekannt große Menge von Daten (Parametern) zu verrechnen und als Urteil bewußt zu machen.

Der Krankheitsbegriff der Medizin hingegen stammt aus einem Klassifikationsschema, das zur Kommunikation unter Fachleuten aus umschriebenen diagnostischen Daten entwickelt wurde und der Therapiewahl dient. Beide Verfahren verkürzen die Wirklichkeit. Das subjektive Urteil kann z. B. eine symptomlose Krebsmetastase nicht einbeziehen, das objektive Urteil erfaßt z. B. meist nur Teile des Ursachenbündels eines Magengeschwürs.

Gesundheitserziehung hat nun die Aufgabe, beim Adressaten Handlungskompetenz zu schaffen, damit er in der Primärprävention
1. die Grenzen des weißes Feldes hinausschieben kann; diese Lateralverschiebung kann z. B. durch Abhärtung, Trainingsformen der verschiedensten Art und Ansatzpunkte geschehen;
2. ferner, daß der Adressat selbst- oder fremdinduzierte Störgrößen, wie z. B. falsche Ernährung, Bewegungsmangel usw. abzuwehren in der Lage ist. Dazu gehört auch die Einbeziehung der kulturell entstandenen Aufgaben, wie z. B. Risikobereitschaft, Genußfähigkeit, Freizeitgestaltung, aber auch Immobilität in gesundheitsfördernde „Riten", die das Fließgleichgewicht zur Homöostase

leiten. Für sie liegt ja ein entwicklungsgeschichtlich selektiertes genetisches Programm nicht vor.

In der Sekundär- und Tertiärprävention muß Gesundheitserziehung das gleiche für die verbliebenen Fähigkeiten anstreben und ggf. genetisch bedingte pathologische Defekte ähnlich den kulturell entstandenen Aufgaben bewußt gleichgewichtsfähig machen.

Es wäre reizvoll, die Tauglichkeit des Modells für Spezialfälle wie etwa „Gesundheit nach Gliedmaßenverlust" „Gesundheit bei chronischer Erkrankung" durchzuspielen, wie ich das anderenorts schon getan habe. Doch das würde den Umfang dieses Beitrags sprengen.

Eingangs war die Rede von der Vielfalt der Gesundheitsvorstellungen bei Experten und Laien. Das vorgestellte Modell soll die in der Gesundheitserziehung Tätigen befähigen, auf gemeinsamer theoretischer Basis ihre Aktivitäten gemeinsam zu entwickeln. Es ist also eine Grundlage für multidisziplinäres Arbeiten. Dabei werden sich sicher weitere interessante und nützliche Aspekte für die Gesundheitsförderung ergeben, insbesondere dann, wenn die Einwirkung bestimmter Verhaltensweisen auf den Verlauf der Magistrale überdacht wird.

Darüber hinaus bietet das systemtheoretische Modell eine Theoriegrundlage für ein Meßinstrument von Gesundheitsindikatoren.

Die Darstellung des Modells im Einsatz bei Endadressaten setzt ein höheres Bildungsniveau voraus. Mit diesem ist bei der Mehrzahl der Klienten nicht zu rechnen. Dann gilt als oberstes Gebot, daß gesundheitserzieherische Maßnahmen nicht mit den Wertvorstellungen der Adressaten oder der ins Auge gefaßten Gruppen in offenen Konflikt geraten dürfen. Darüber wird an anderer Stelle zu berichten sein.

Literatur

Universität Dortmund (Hrsg) (1983) Älter werden – aktiv bleiben. IDIS, Bielefeld
Rothschuh KE (1978) Konzepte der Medizin in Vergangenheit und Gegenwart. Hippokrates, Stuttgart
Sassen G (1982) Gesundheitserziehung der achtziger Jahre in Nordrhein-Westfalen (Manuskript). IDIS, Bielefeld
Wiener N (1963) Kybernetik. Econ, Düsseldorf

Entwicklung und Vermittlung von Prototypen gesunden Verhaltens

M. Heitzer

Einleitung

Der Beitrag hat weniger die Darstellung von „Strategien der Vermittlung" als vielmehr die „Vermittlung von Strategien" gesunden Lebens zum Gegenstand. Mit letzterem ist daran gedacht, Bedingungen für Handlungsfolgen zu umreißen, die es erlauben, sich in einem so komplexen Feld wie dem, in dieser Welt gesund zu leben, zurechtzufinden.

Versuch einer Definition „gesunden Verhaltens"

„Gesundes Verhalten" – was ist das? Heißt das „lange leben" oder „effektiv leben" oder gar „lange effektiv leben"? Die Definition des „gesunden Verhaltens" kann unmöglich ein Kanon fest umrissener Verhaltensweisen sein, dessen Befolgung zwangsläufig Gesundheit zur Folge hat. „Gesundes Verhalten" ist nur über eine Bandbreite möglicher Verhaltensweisen zu erfassen, die allesamt, jede auf ihre Weise und idiographisch auf den einzelnen bezogen, gesundheitsfördernd sein können, aber allesamt auch das Gegenteil, nämlich Krankheit, bewirken können. Gesundes Verhalten pendelt zwischen Vorsicht und Risiko hin und her. Der eine stellt sich still, schwimmt mit und stirbt als nörgelnder Rentner mit 90 Jahren an Herzversagen, der andere lebt über die Maßen aktiv, macht Karriere und stirbt mit 40 Jahren an Herzinfarkt, ein dritter jedoch kann beides für sich vereinnahmen und ist bis ins hohe Alter über die Maßen aktiv *und* kerngesund. Wir alle kennen Erscheinungsformen dieser Dreiertypik aus dem privaten Bereich, aus Politik, Wirtschaft, Kunst.

„Gesundes Verhalten" könnte also vorläufig als die Balancierung der beiden Aspekte „lange leben" und „effektiv leben" aufgefaßt werden. „Lange leben" hieße dann, auch schon einmal *vorsorgend krank sein"*, während „effektiv leben" durch *„unbekümmertes Gesundfeiern"* gekennzeichnet wird. Gesundes Verhalten erschiene insofern realisierbar zwischen den beiden Polen „Hygiene" und „Ästhetik". Gesundes Verhalten wäre eine Balance zwischen ihnen, zu charakterisieren als positive Haltung zu sich und der Umwelt, als kreative Form, als Lebensmut und Risikobereitschaft zugleich.

Gesundheit ist sicherlich für jeden und jederzeit ein beachtenswertes Problem, doch die Problematik liegt weniger im Nichtbeachten gesundheitsfördernder Ver-

U. Laaser, G. Sassen, G. Murza, P. Sabo (Hrsg.)
Prävention und Gesundheitserziehung
© 1987 Springer-Verlag Berlin Heidelberg

haltensweisen als vielmehr in der Negation der Bandbreite, in der gesundes Verhalten sich nur entfalten kann:

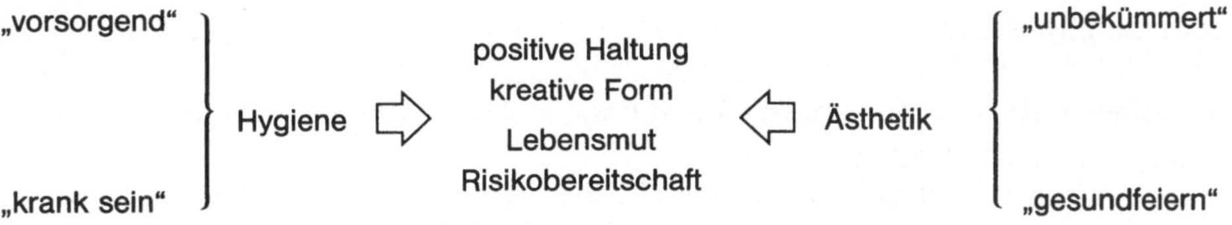

Gesundes Verhalten wird demonstriert, wenn man sich pflegt, um aktiv zu sein, nicht, um sich zu schonen; wenn man alt wird, indem man sich „jung" erhält. Bei Schipperges (1986, S. 7) findet sich eine Fülle von Beispielen, in denen die Bandbreite, aber auch ihre Problematik zum Ausdruck kommt:

1. Lebensweisen von 100jährigen

- mäßige Esser,
- einfaches, arbeitsreiches Leben,
- maßvolle Bewegung,
- geregelter Schlaf,
- geraucht wurde wenig, getrunken regelmäßig,
- wurden mit Streß gut fertig.

2. „Hoffmanns Gründliche Anweisungen, wie der Mensch vor dem frühzeitigen Tod und allerhand Arten von Krankheiten durch ordentliche Lebensart sich verwahren könne" (Schipperges 1986, S. 4)

- Meide alles, was zuviel ist, weil der Natur zuwider.
- Vorsichtig bei Veränderungen, da die Gewohnheit gleichsam unsere zweite Natur.
- Sei allezeit fröhlich und ruhigen Gemüts, das ist die beste Arzenei.
- Halte Dich auf in reiner Luft, einer wohltemperierten, und so lange wie möglich.
- Leiste Dir die besten Nahrungsmittel, die dem Leib leicht eingehen und geschwind ihn wieder passieren.
- Messe und wäge alle Speisen genauestens ab nach des Leibes Bewegung und seiner Ruhe.
- Wer seine Gesundheit liebt, fliehe die Medicos und aller Arzenei.

Gesundheit – betrachtet man beide Beispiele – ist demnach ein natürlicher Zustand, nie und nimmer ein Problem. Gesundsein macht Spaß, weil es erlaubt, die Zeit zu genießen, zu gestalten, etwas erfahren zu haben, erleben zu können, erwarten zu dürfen. Gesundsein heißt, in der Zeit stehen, die andere Grundeinteilung beachten: d. h. nicht „Krankfeiern", sondern „Gesundfeiern", zwar „Vorsorge" betreiben, aber auch „unbekümmert" leben, im Besitz von Formen sein, die vom einzelnen als lebenssteigernd, nicht als lebensmindernd empfunden, erlebt, bewertet werden. Gesundes Verhalten ist insofern ein humanökologisches Verhalten, bei dem die physischen Gegebenheiten mit psychosozialen Grundnotwendigkeiten im Einklang sind. Gesundes Verhalten ist daher nicht mehr, aber auch nicht weniger: die idiographisch auszulebende Form einer sachstrukturierten Beweglichkeit zwischen den Polen „lange ↔ leben".

Es geht also weniger um die tatsächliche *Länge* des Lebens oder gar um die Intensität des *Lebens,* es geht vielmehr darum, daß die „Länge" eines Lebens, von der wir annehmen, daß sie vom Ausmaß der Hygiene des einzelnen abhängt, nicht unmaßgeblich von der Länge des „Lebens" abhängt, also von der Ästhetik, die wir unserem Dasein abgewinnen können. Gesund verhalten wir uns also immer dann, wenn der Aufwand an *Hygiene* unser Lebensgefühl nicht mindert, sondern steigert, desgleichen wenn das Ausmaß an *Ästhetik,* das wir betreiben, unsere Lebenserwartung nicht mindert, sondern mindestens erhält, wobei natürlich jede Form der Ästhetik sich negativ auf eine eventuelle Lebenserwartung auswirken muß. Wenn Hygiene steigert und Ästhetik nicht gravierend mindert, scheint die Balance menschlicher Lebensform gelungen, die man prototypisch „gesundes Verhalten" nennen kann.

Die prototypische Perspektive

Prototypen sind Phänomene, die es erlauben, an und mit Anschaulichem Allgemeines zu erschließen, so z. B. auch die sachstrukturierte Beweglichkeit gesunden Verhaltens zwischen den Polen „lange ↔ leben".

Die intellektuell übermittelte Nachricht: „Sie sollten aufhören zu   ", wird selten „gehört", meist nicht „verstanden" und wenn akzeptiert, dann kaum in Handlung umgesetzt und, wie wir aus einschlägigen Berichten wissen, oft nur kurz befolgt. Strategien, die allein an der zu erwartenden Krankheit ansetzen, führen zu Verdrängungen, Dissonanzreduktionen, Blockaden etc., es sei denn, eine Existenzbedrohung liegt vor – und oft führt auch dies nicht zur notwendigen Verhaltensänderung.

Besser sind da schon Strategien, die etwas versprechen, wie sie über die Beschreibung der Lebensweise von 100jährigen bzw. über Hoffmanns „Gründliche Anweisung ..." erfolgen. Doch sie bieten zu wenig; das gilt auch für die „Sechs Punkte gesunder Lebensführung", die Schipperges (1986, S. 5) nannte:

1. den gebildeten Umgang mit Licht und Luft, Wasser und Wärme, Kleidung und Wohnung, um die Umwelt im weitesten Sinne des Wortes als unser elementares Lebensmittel;
2. die Lebensmittel im engeren Sinne, die Kultur von Speise und Trank und die Vermeidung von Freßsucht, Trunksucht und Drogensucht;
3. den geregelten Wechsel von Bewegung und Ruhe, von Arbeit und Muße, und damit auch an die Humanisierung der Arbeitswelt und die Ordnung einer Freizeitgesellschaft;
4. die Einhaltung der Nachtruhe und die Verminderung der Lärmbelästigung. Es handelt sich letztendlich um die durchgehende Rhythmisierung des Alltags;
5. das Verhältnis zu uns selber, zu unserem Körper und seiner Sinnlichkeit, betrifft alle Körperpflege bis hin zur Sexualhygiene;

6. die Kultivierung der Affekte und Emotionen, all der Leidenschaften und auch der Freundschaften, die nicht zuletzt auch eine Ordnung der Gemeinschaft garantieren und unseren banalen Alltag transzendieren auf eine höhere Lebensform.

Diese 6 Maßnahmen erscheinen umfassend, doch fehlt ihnen ein wesentlicher Aspekt, ohne den „gesundes Verhalten" nur schwer denkbar scheint. Gesundsein, so wurde definitiv bestimmt, ist eine Position *zwischen* den Polen „lange ↔ leben". Damit unterliegt „gesundes Verhalten" dem Phänomen der *Emantiodromie* (Watzlawick 1984), dem Umschlagen der Dinge in ihr Gegenteil. Schipperges, wie auch die von ihm zitierten Autoren von Katalogen „gesunden Verhaltens", erstreben eine kontinuierliche Entwicklung vom erkannten Lebensmindernden zum empfohlenen Lebenssteigernden. Gedacht ist wahrscheinlich an einen sukzessiven Abbau von Schädigendem und gleichzeitigem Aufbau von Förderlichem. Doch eine solche lineare Perspektive ist dem Phänomen „gesundes Verhalten" nicht adäquat. Es geschieht zwischen den Polen „lange ↔ leben" und unterliegt der Komplexität des „Indem", d. h. der gleichzeitigen Existenz konträrer Faktoren, zwischen denen „Gesundheit" ausgehandelt werden muß, und nicht der „Wenn-dann-Beziehung", die rein rational eine Folge, einen Weg zum Ziel abhakt. Gesundes Verhalten ist von Kipprozessen bedroht, die immer dann geschehen, wenn Haltungen, Einstellungen und/oder Orientierungen extrem werden. Dies soll an der individuellen wie an der gesellschaftspolitischen Perspektive „gesunden Verhaltens"demonstriert werden:
Wenn aber „gesundes Verhalten" sowohl aus der Perspektive „*lange* leben" als auch aus der Perspektive „lange *leben*" betrachtet werden kann, dann ergeben sich für den einzelnen 2 Kreise, in denen er gleichzeitig lebt und zwischen denen sich sein Gesundsein entscheidet. Das Schema verdeutlicht den Zusammenhang:

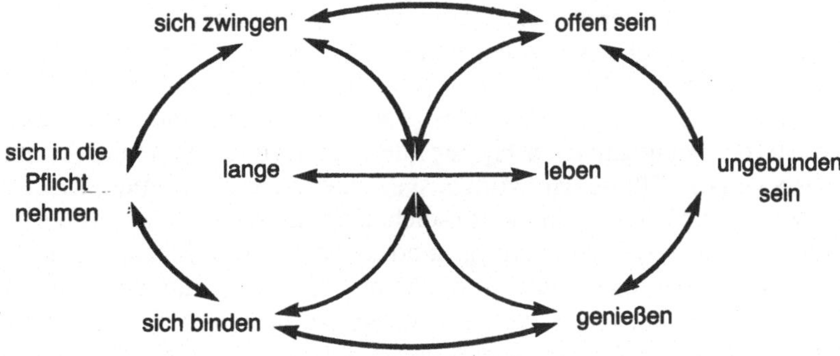

Die „Länge" – so darf man wohl pauschalisierend sagen – hängt weitgehend davon ab, inwieweit sich der einzelne in die Pflicht nehmen kann, ob er sich zu etwas Gewissem zwingen kann oder sich an etwas Gewisses binden kann. Das „Leben" hingegen wird geprägt durch ein Ungebundensein, das sich in Offensein für dies, ja gar vieles und im Genießen all dessen zeigt. Das sich zwischen diesen Kreisen ausbildende Kräfteparallelogramm hat damit zwar prinzipiell eindeutige Zuordnungen: Der Grad der Hygiene beeinflußt die Länge und die Form der

Ästhetik die Intensität des Lebens; doch für das tatsächliche Verhalten gewinnen 2 andere Faktoren an Bedeutsamkeit: der *verordnete* bzw. der *selbstbestimmte* Vorentwurf.

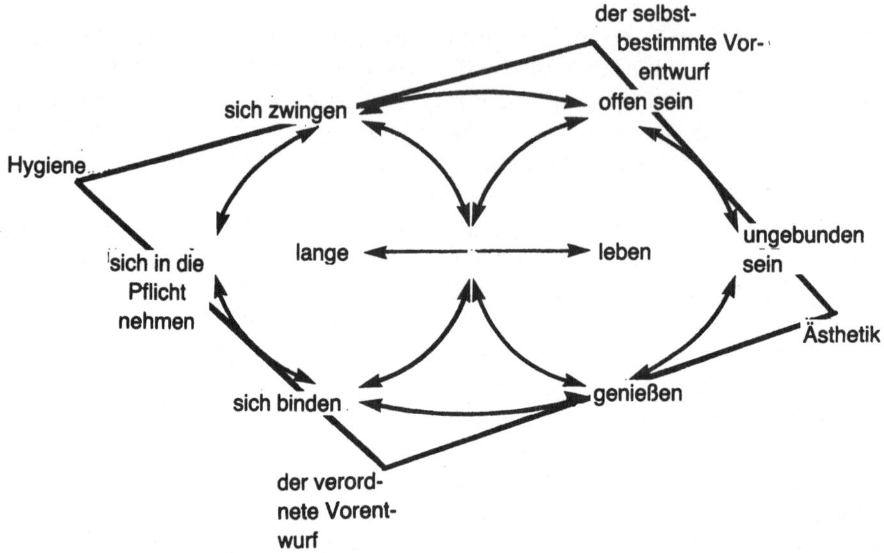

Die Bereitschaft einerseits, die Notwendigkeit andererseits, sich zu binden, der Wunsch einerseits, die Möglichkeit andererseits, offen zu sein, bilden das eigentliche Spannungspotential. Die aus Gründen der Gesundheit verordnete Hygiene und die zum Zwecke der Selbstbestimmung entwickelte Ästhetik bilden den Rahmen, in dem der Mensch sich ortet und entwickelt. Dabei schränkt der sich an Hygienevorschriften orientierende verordnete Vorentwurf ein, während die sich im Ästhetischen entfaltende Selbstbestimmung befreit. Nur selten fallen beide Pole zusammen, so daß sich die Spannung im Kräfteparallelogramm abbaut. Es geschieht dann, wenn das zu Verordnende mit dem Selbstbestimmenden des einzelnen zusammenfällt, sei es aus der Perspektive der Hygiene des Lebens oder aus seiner Ästhetik. Der Spannungsbogen der Ellipse wird zum ausgeglichenen Kreis. Kämen die Bemühungen um ein rechtes Verhalten in einem solchen Stadium zur Ruhe, müßte man den schon zitierten linearen Versuchen, gesundes Verhalten aufzubauen, zustimmen. Doch eine Ruhe gibt es nicht, dafür sorgt die permanent die Individualität konterkarierende gesellschaftspolitische Perspektive. Sie sei in einem Schema kurz vorgestellt und dann in ihrer Wirkungsweise erläutert:

Die Pole der gesellschaftspolitischen Perspektive sind mit je individuellen Ergebnissen der Balancierung von Hygiene und Ästhetik besetzt. Die Ausbildung des hygienischen Verhaltens durch den einzelnen ist aus dieser Perspektive nur einer von 3 Aspekten oder besser Wirkfaktoren, die letztendlich bestimmen, was als Hygiene ausgebildet und gelebt wird. Der Individualität steht selbstverständlich die Sozietät gegenüber, doch entscheidend wirksam wird in aller Regel das „Gegebene", d. h. das sich im Verlauf der besonderen Geschichte dieser Individualität in dieser Sozietät „Ergebende", das nur einen bestimmten Fächer von Ermöglichungen zuläßt, andere kategorisch ausschließt. Gleiches widerfährt dem Versuch einer

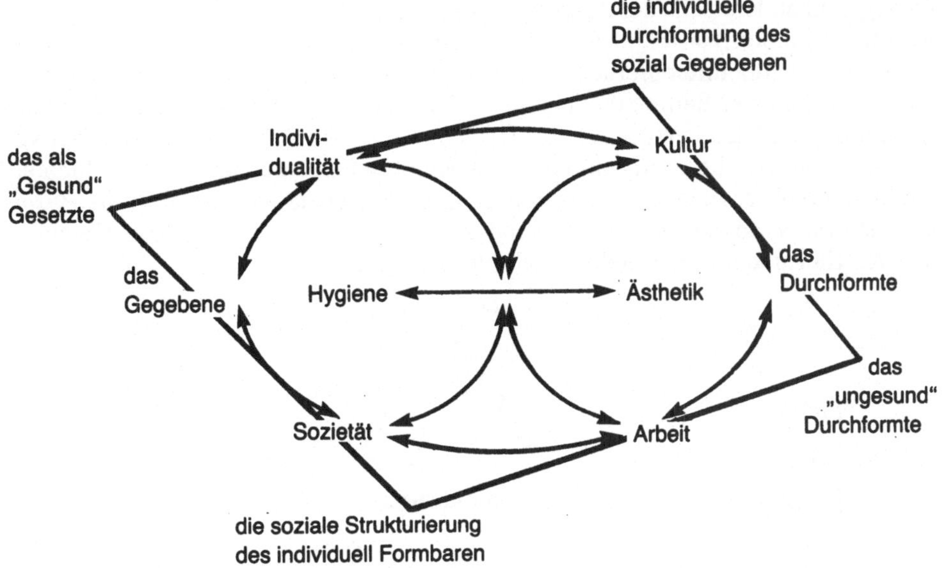

Ausbildung der Ästhetik als Ausdruck des selbstbestimmten Vorentwurfs. Selbstbestimmung, Individuation geschieht nicht nur horizontal, d. h. durch Ausformung des einzelnen durch seine Auseinandersetzung mit sich selbst in der Zeit, sondern auch über seine Existenz zwischen den Gruppen. Von der Fülle der Zwischenwelten, in denen der einzelne lebt und durch die er geprägt wird, scheinen sein Kulturkreis und die Arbeit, die er ausführt, die bedeutsamsten zu sein. Aus ihrer Mischung ergibt sich das von ihm zum Zwecke seiner eigenen Selbstbestimmung „Durchformte", das, in dem er Gestalt gewonnen hat. So konkretisieren sich Hygiene und Ästhetik im Kontext gesellschaftlicher Vorgaben in dem idiographisch „Gegebenen", das gesundheitspolitisch nicht zu umgehen ist *und* dem je spezifisch „Durchformten", in dem der einzelne sich als „der Besondere" erkennt und das insofern als Hauptgefahrenpunkt hinsichtlich einer Gesundheitsfürsorge zu gelten hat; denn für das Besondere für sich sind viele bereit, ein hohes Risiko einzugehen. Insgesamt ergibt sich also ein Kräfteparallelogramm zwischen dem „als gesund Gesetzten" einer Gesellschaft, aus dem sich das individuell zu Setzende „er-gibt", und dem „ungesund Gelebten", dem vom einzelnen zum Zwecke seiner Durchformung Übertriebenen, Überzogenem, zu wichtig Genommenem. Adäquat zum „selbstbestimmten Vorentwurf" der individuellen Perspektive ist insofern die „individuelle Durchformung des sozial Gegebenen". Sie steht für die Befreiung vom Zwang „sozialer Strukturierung des individuell Formbaren" (dem verordneten Vorentwurf), ist aber der Risikofaktor Nr. 1 einer gesunden Lebensweise zugleich. Dem kann nur mit der Technik des Ausbildens von Fließgleichgewichten begegnet werden.

Das Ausbalancieren von „gesundem Verhalten" kann nach Vorgesagtem nur in der Balance von Körperlichkeit – Individualität – Sozietät geschehen. Alle 3 Konstruktionsmerkmale menschlicher Existenz sind immer gegeben, zugleich wirksam, sich permanent wechselnd beeinflussend. Zudem stehen sie in dem oben beschriebenen Spannungsfeld zwischen einerseits der Hygiene, d. h. Pflicht, Gebundenheit,

Zwang, und andererseits der Ästhetik, d. h. Freiheit, Entwurf, Wahl. Die idiographische Konstruktion von Fließgleichgewichten, die Basis eines gesunden Verhaltens, gelingt somit nur unter Berücksichtigung sachstruktureller, persönlichkeitsspezifischer und situativer Rahmenbedingungen. Die *Sachstruktur* geben die den Komplex Gesundheit aus der Perspektive der Hygiene beschreibenden Wissenschaften vor. Die *Situation* wird bestimmt durch die idiographischen Zugänge des einzelnen auf ihn existentiell erhaltende Lebensdimensionen. Entscheidend jedoch ist die *Persönlichkeitsstruktur* dessen, der sein „gesundes Verhalten" konstruieren muß. Detailliertere Ausführungen hierzu liefert nachfolgendes Schaubild:

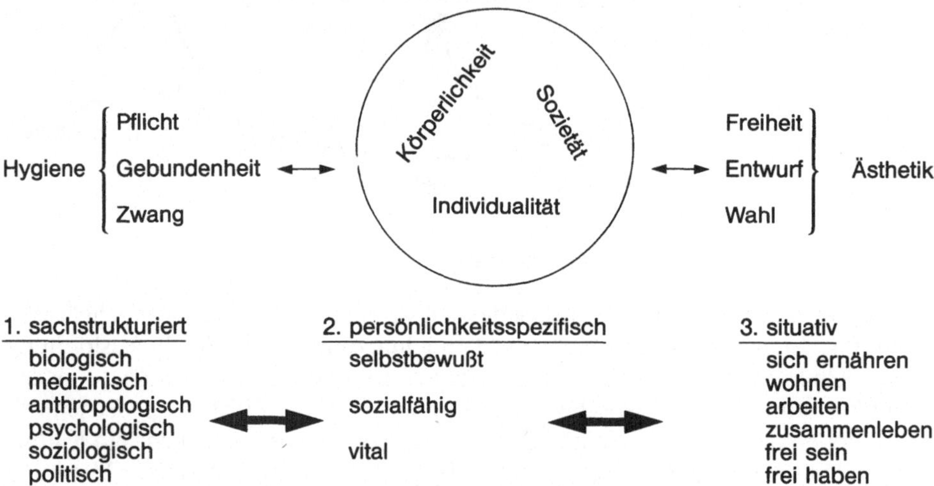

Die Entwicklung von Prototypen gesunden Verhaltens ist demnach in bezug auf empfehlenswerte Sachstrukturen und relevante Situationen in Anbetracht typischer Persönlichkeitsmerkmale denkbar und sinnvoll, da sie dem einzelnen den Rahmen bieten, in dem er sich konkretisieren kann. Sie sind insofern anschauliche Abstraktionen eines typspezifischen situativen gesunden Verhaltens. Sie können hier und jetzt nicht näher beschrieben werden. Wichtig ist, daß eine generelle wie eine individuelle Entwicklung derartiger Prototypen von der gesellschaftspolitischen Perspektive ihren Ausgang nimmt. Die so ermittelten Rahmenbedingungen „gesunden Verhaltens" werden vom einzelnen in persönlichkeitsspezifischen Randbedingungen eigener Verwirklichung zwischen Verordnung und Selbstbestimmung transformiert, so daß aus allgemeinen Verhaltensvorgaben individuelle Verhaltensmaßnahmen werden, die wiederum der allgemeinen Vorstellung gesunden Verhalten in persönlichkeitsspezifischer Form gerecht werden müssen. Das ist - wie könnte es auch anders sein - eine Gratwanderung, in die - will man gesundes Verhalten vermitteln - einzuüben ist.

Formen der Vermittlung gesunden Verhaltens

Die Einübung in Formen gesunden Verhaltens geschieht über 2 Wege: einmal in der Ausarbeitung sachstruktureller Notwendigkeiten, denen der einzelne nicht entfliehen kann, zum anderen im Prozeß der Bewußtwerdung situativer Wertigkeiten, denen der einzelne jeweils folgt und die seine Gesundheit z. T. gefährden. Erstere stehen für den Pol der Festigkeit oder *Konstanz* gesunden Verhaltens, das erreicht werden soll. Die situative Wertigkeit, der der einzelne folgt, eröffnet die Möglichkeiten persönlichkeitsspezifischer Wandlung, die dem einzelnen offen stehen und wird gekennzeichnet als die *Variabilität* gesunden Verhaltens. Zwischen beiden Polen, Konstanz und Variabilität, gilt es, ein Fließgleichgewicht herzustellen. Strategien, die dies leisten, sind Strategien gesunden Verhaltens, deren Vermittlung abschließend diskutiert werden soll. Bevor jedoch der Prozeß der Herstellung von Fließgleichgewichten eingehender beschrieben werden soll, gilt es, die Gegenstände, zwischen denen ein immer wieder neu herzustellender Einklang geschaffen werden soll, zu präzisieren.

Sachstrukturelle Notwendigkeiten

Die sachstrukturellen Notwendigkeiten eines gesunden Verhaltens, ermittelt und beschrieben über biologische, medizinische, anthropologische, psychologische, soziologische und/oder politische Forderungen an das „rechte" Verhalten des Menschen, lassen sich über die Vielfalt dieser Forderungen hinweg in eine bestimmte Form zwingen: *die horizontale Identität.* In ihr erlebt sich der einzelne in *seiner* Zeit als der, für den er sich hält, und dies um so gefestigter, je besser die Maslow-Taxonomie menschlicher Bedürfnisse von ihm eingehalten werden kann (Maslow 1943):

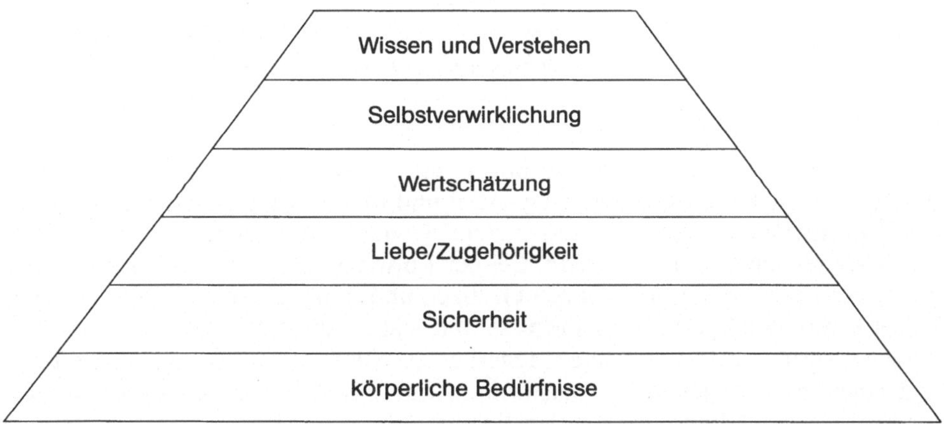

Ein Mensch, der seine körperlichen Bedürfnisse mißachtet, der sich unsicher fühlt, dem Liebe und Zugehörigkeit zu einer Gruppe fehlen, wird auf die Dauer Schaden leiden, mag er sich noch so großer Wertschätzung erfreuen, sich hinsichtlich seines selbstbestimmten Vorentwurfs noch so sehr selbstverwirklicht haben und über die Maßen intellektuell sein. Sachstrukturell kann diese Hierarchie nicht umgestoßen werden. Wer dagegen „verstößt", wird krank.

Damit ergibt sich ein erster Dreiklang von Faktoren, die der Festigung gesunden Verhaltens dienen: *Sich erhalten* ist die zentrale Dimension und ihr dienen *Sich enthalten* und *Sich disziplinieren*. Ein konstantes gesundes Verhalten wird also nur der an den Tag legen, dem diese taxonomische, also in dieser Reihung nicht umkehrbare Sorge für bestimmte menschliche Bedürfnisse nicht nur bekannt, sondern auch zum Zwecke der Erhaltung über Enthaltung und Disziplin umsetzbar ist.

Situative Wertigkeiten

Die situativen Wertigkeiten (entnommen einem Arbeitspapier von B. Bauer, Universität Dortmund, zit. nach Fittkau 1982), denen ein Mensch folgt oder, unter gewissen Umständen, zu folgen sich genötigt sieht, stellen die menschlichen Bedürfnistaxonomie praktisch auf den Kopf:

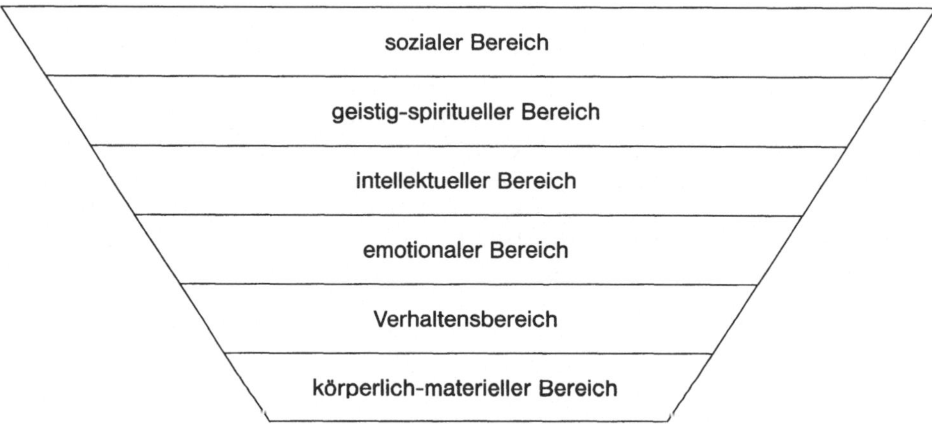

Es ist für viele nicht selten wichtiger, im sozialen Bereich geistig, spirituell und/oder intellektuell zu gelten, zu glänzen und Moden zu folgen, als auf körperliche Bedürfnisse Rücksicht zu nehmen, dem eigenen Verhaltensrepertoire zu trauen und/oder seinem Gefühl zu folgen. Bei der Entwicklung seiner *vertikalen Identität* erlebt sich der einzelne *zwischen* den Gruppen und muß dort seine Position finden. Dabei kommen körperliche Bedürfnisse und vieles mehr oft zu kurz. Die Ausbildung der vertikalen Identität eines Menschen geschieht oft auf Kosten der Gesundheit, andererseits ist gerade ihre Ausformung der Entwicklung produktiver Fähigkeiten des „sich Entfaltens" im sozialen Bereich sehr zuträglich.

Im Kontext der Entwicklung von Verwandlungsmöglichkeiten des einzelnen, seiner Fähigkeit zur Variabilität, zu produktiver, kritischer Anpassungsfähigkeit, entfaltet sich der Mensch, indem er sich und seine Möglichkeiten ausreizt, *sich auslebt,* oder indem er ihn selbst Entfaltendes auf Biegen und Brechen bewerkstelligt, er *sich produziert.* Die Fähigkeiten der Produktion von individueller Konstanz einerseits und der Erhaltung individueller Variabilität andererseits bilden somit die Pole, zwischen denen das Herstellen von Fließgleichgewichten gesunden Verhaltens möglich wird:

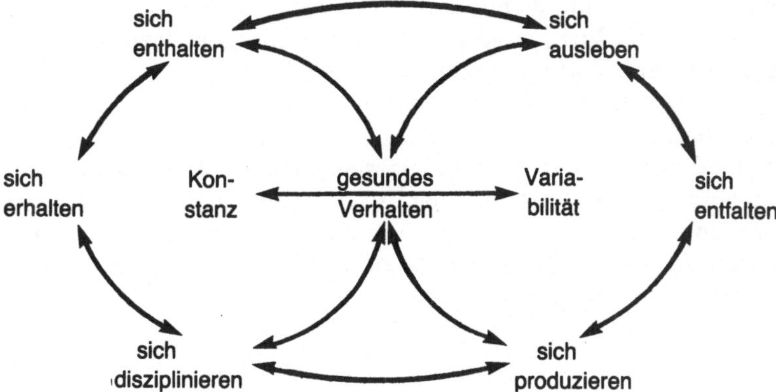

Konstanz in der Sache, Variabilität im Weg bilden den Spannungsbogen der Vermittlung von Strategien gesunden Verhaltens.

Herstellen von Fließgleichgewichten

Zwischen den Bedingungen der Festigung gesunden Verhaltens und den Möglichkeiten seiner Abwandlung gilt es also ein idiographisch gesundes Fließgleichgewicht herzustellen. Dies muß jeweils für den einzelnen in seiner Situation und auf der Basis seiner Sachkenntnis bestimmt und in einem Verhaltenskodex festgelegt werden. Nach welcher Maßgabe *die Sache* und *ihr Weg* für den einzelnen ermittelt werden sollten, wird abschließend erörtert:

Sich gesund verhalten, als die zu vermittelnde Sache, ist eine *Fähigkeit,* d. h. eine Kombination notwendigen Wissens und benötigter Fertigkeiten. Nehmen wir an, das *Wissen* setze sich zusammen aus Fakten, den Konventionen des Umgehens mit ihnen und den Strukturen, die sich aus diesem Umgang ergeben, und *Fertigkeiten* seien das Kennenlernen der Fakten, ihre Anwendung im Sinne gängiger Konventionen und die Beurteilung ihrer Strukturen, so gelten hinsichtlich des Aufbaus von Strukturen und ihrer kritisch-konstruktiven Anwendung und Beurteilung die Strategien von konkret nach abstrakt in bezug auf das Wissen und von einfach nach komplex in bezug auf die Fertigkeiten. Die Vermittlung von Strategien gesunden Verhaltens müßte *der Sache nach* den Weg zunehmender intellektueller Strukturierung und Kritikfähigkeit gehen:
- Fakten kennenlernen,
- Konventionen anwenden,
- Strukturen beurteilen.

Nun ist Einsicht in die Sache, selbst kritische Einsicht, nur ein Teil auf dem Weg zu einem angestrebten Verhalten, der andere Teil ist der Mensch, der diese Einsicht anwenden soll. Die kritische Beurteilung der Struktur eines Sachgebietes, einer Thematik allgemein, hat mit der Anwendung dieser Einsicht in sachrelevanten Situationen bekanntlich wenig gemein. Das Einüben einer Verhaltensweise hat selbstverständlich mit einer Kenntnis des relevanten Sachverhalts zu tun, in die man sich hineinarbeitet, d. h. ihn nicht nur der Struktur nach durchgliedert, sondern sich auch für ihn engagiert. Engagement entsteht aber nur dann, wenn ein Mensch sich durch diese Sache erweitert und befreit fühlt und den Eindruck gewinnt, sich durch ihre Aneignung zu entwickeln. Sich für etwas engagieren wird der einzelne insofern nur, wenn die Sache dem dient, auf das er selbst sich vorentworfen hat und das er im Rahmen seines eigenen und des ihm zugestandenen Verhaltensrepertoirs bewerkstelligen zu können glaubt. Ästhetik, der „Vorentwurf", gibt den Weg vor, Hygiene, die „Verordnung" bestimmt die Sache, die auf den Weg zu bringen ist. Die nachfolgende Zeichnung umreißt die Konstellation der Faktoren, die an die Vermittlung jedweder Thematisierung gesunden Verhaltens anzulegen ist:

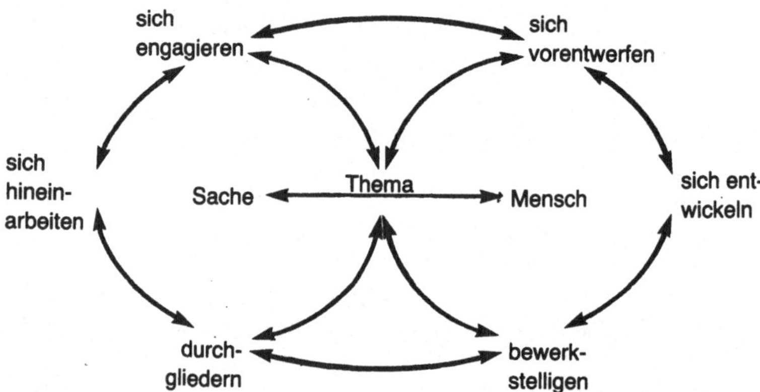

Hinsichtlich der *Sache* ist demnach ein schlichtes Kennenlernen von gesundheitsrelevanten Fakten zu global, weil zu diffus und oftmals auf den konkreten Fall bezogen zu starr, jedoch unumgänglich. Das kritisch-analytische Beurteilen von Strukturen scheint unnötig, weil zu abstrakt und komplex, wenngleich nie falsch, weil gerade ein solcher Kenntnisstand flexibles und stabiles Wissen zugleich vermittelt. Notwendige Bedingung rechter Vermittlung von Strategien gesunden Verhaltens bleibt das Anwenden von Konventionen auf der Grundlage der methodischen Basis von Vertiefung und Besinnung des Anzueignenden über Vorbild und Nachahmung.

Die Devise der Vermittlung in bezug auf die Sache muß also lauten: *mehr können, weniger kennen,* d. h. dem Imitieren, um zuvorzukommen, gebührt als Methode die Präferenz gegenüber der Einsicht, die erfahrungsgemäß recht spät, zu oft zu spät einsetzt.

Damit hat sich die Methode der Vermittlung primär am *Menschen* und den Spannungsverhältnissen, in denen er lebt, zu orientieren. Aus der Perspektive der Vermittlung werden der je spezifische Vorentwurf und die je gegebenen Möglichkeiten des Bewerkstelligens in den Mittelpunkt rücken. Insofern verbietet sich jede nur schlichte Weitergabe von Wissen. Sie muß eingebettet werden in einen Entwicklungsprozeß, der nicht nur neue Jahre eines Lebens, sondern auch neues Leben für die Jahre verspricht, die dem einzelnen konkret vor Augen und überschaubar sind. Methoden der Vermittlung von Strategien gesunden Verhaltens haben daher vom je idiographischen „Herkommen" ihren Ausgang zu nehmen. Dies ist nach oben beschriebener Maßgabe sachstrukturell, persönlichkeitsspezifisch und situativ zu analysieren.

Aus der Feststellung, was dem Lernenden selbstverständlich ist, lassen sich eine Reihe möglicher „Erweiterungen" der Thematik denken, in denen dem einzelnen „Entfaltungen" offenkundig werden, die zuletzt zu einer „Ergänzung" dessen werden, was bislang unausgeglichen war.

Nun muß – und ist es in der Regel auch – dem Betroffenen nicht klar sein, daß ein bestimmtes Verhalten (z. B. seine Art, sich zu ernähren) „ergänzungsbedürftig" ist. Das heißt, eine Vermittlung von Strategien gesunden Verhaltens kommt ohne eine zweite Kategorienfolge, die sich an den persönlichen Interpretationen des sachlich Notwendigen orientiert, nicht aus. Nur sie muß von ihrem Ende her konzipiert werden: von der Handlung, die dem jeweiligen Adressaten als selbstverständliche Ergänzung dessen erscheinen soll, was ihm z. Z. noch selbstverständlich ist.

Prinzip der Vermittlung ist insofern: eine Selbstverständlichkeit durch eine andere Selbstverständlichkeit auf ausgeglichenerem, balanciertem Niveau zu ersetzen. Dazu bedarf es zunächst der „Verfremdung" dessen, was bislang selbstverständlich bzw. „herkömmlich" erschien. Eine „Brechung" mit einer z. B. ungesunden Verhaltensweise wird jedoch nur dann vollzogen, wenn in der angebotenen Entfaltung ein Sinn liegt. Der „Sinngebung" in Form einer sachlichen Entfaltung, die nicht nur dem idiographischen Vorentwurf entsprechen muß, sondern überdies auch noch zu bewerkstelligen ist, kommt somit im Rahmen der Vermittlung von Strategien gesunden Verhaltens eine überragende Rolle zu. Kurz gefaßt: Können sachlich vernünftige Erweiterungen mit sinnvollen Handlungen verknüpft werden, sind Verfremdungen in der Regel nicht nur leicht zu finden, sondern zumeist auch so wirkungsvoll, daß eine Brechung mit Herkömmlichem recht leicht geschieht: Ein junger Mann, in heißer Liebe zu einer jungen Dame entbrannt, die allerdings seinen ausufernden Körperformen kritisch gegenübersteht, wird eher das Programm der „weight watchers" befolgen und konsequenter einhalten, wenn er sich durch diese Verhaltensänderung in der Erwartung der Erwiderung seiner Liebe bestärkt fühlt. Die *negative* Rückmeldung wird zum Auslöser, die *positive* hält dann den Prozeß in Gang. Ohne eine wechselseitige Bereicherung von „Sache" und „Mensch" durch ihre Erweiterung und seine Entwicklung kommen produktive Veränderungen selten zustande. Das Geflecht der Wechselwirkungen zeigt nachfolgendes Schema:

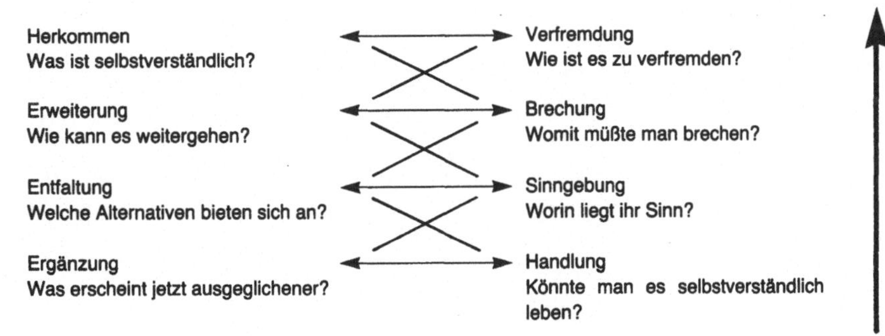

Prinzipiell muß gelten, daß über *Konflikt – Erregung – Neugier* eine Aufmerksamkeit in Richtung auf die erwünschte Entfaltung erzeugt werden muß. Ein Sensibilisieren in Richtung auf balanciertes Verhalten ist jedoch noch unzureichend; denn nicht geringe physisch-psychische Anstrengungen sind erforderlich, Fließgleichgewichte immer wieder herzustellen. Mehr Mut, mehr Risikofreude, mehr Selbstbewußtsein, mehr Anstrengungsbereitschaft führen schnell zu der Erkenntnis, daß Gesundsein Spaß macht, weil das Leben Spaß macht. Die Entwicklung positiver Grundeinstellungen zu sich und seiner Welt in dieser Zeit ist der größte Garant gesunden Verhaltens. In diesem Sinne muß die Devise lauten: *mehr wagen* und *weniger wiegen,* mehr Bereitschaft zur produktiven Gratwanderung, die – es sei nochmals wiederholt – mehr neues Leben für diese Jahre bringen sollte als neue Jahre dieses Lebens.

Literatur

Fittkau B (1982) Ein ganzheitliches Menschenbild als Kern einer integrativen Therapie. In: Petzold H (Hrsg) Methodenintegration in der Psychotherapie. Paderborn, S 47–58
Maslow AH (1943) A theory of human motivation. Psychol Rev 50:370–396
Schipperges H (1986) Lebe gesünder – es lohnt sich. Manuskript des Festvortrages anläßlich des Weltgesundheitstages 1986, Bad Godesberg
Watzlawick P (1984) Bausteine ideologischer Wirklichkeiten. In: Watzlawick P (Hrsg) Die erfundene Wirklichkeit. München-Zürich, S 192–228

Laienkonzepte von Gesundheit und Krankheit

G. Hörmann

Bedeutung des Laiensystems für die Medizin

Im Zusammenhang mit der Infragestellung expansionistischer, anbieterorientierter Gesundheitsplanungsstrategien und im Gefolge der Zweifel an den Leistungen und Errungenschaften einer als „Schulmedizin" apostrophierten naturwissenschaftlichen Sichtweise kam es in neuerer Zeit zu einer Wiederentdeckung des bisher übersehenen, vernachlässigten oder kurzweg als selbstverständlich vorausgesetzten laienmedizinischen Versorgungspotentials. Die Veränderung des Krankheitspanoramas hat ferner die Frage aufgeworfen, wieweit eine Übertragbarkeit und Verallgemeinerung des klassischen Krankheitsmodells auf neue Störungsformen möglich ist. Ohne daß die Erfolge der Medizin im akuten Bereich geschmälert oder ignoriert werden können, belegen doch neue Bezeichnungen wie „funktionelle Störungen", „Systemkrankheiten", „psychovegetatives Syndrom" u. a., daß auch innerhalb der etablierten Medizin ein Orientierungswandel stattgefunden hat, der den Schwerpunkt klinischer Arbeit nicht mehr vorrangig auf kurzfristig therapierbare Akutkrankheiten legt, sondern nicht umhin kommt, der nicht zuletzt dank verbesserter medizinischer Versorgung zunehmenden Zahl chronischer Krankheiten oder oft schleichend verlaufender degenerativer Erkrankungen verstärkte Aufmerksamkeit zu widmen.

Folglich haben sich in der Medizin eine Reihe differenzierter und komplexer Krankheitstheorien herausgebildet. Verschiedene medizinische Modellvorstellungen kennzeichnen daher das Bild einer fortgeschrittenen Medizin. Keineswegs mehr jene zumeist noch in sozialwissenschaftlichen Kreisen kolportierten Prototypen naturwissenschaftlichen Krankheitsverständnisses, wie sie durch das Modell der Keimtheorie der Infektionskrankheiten nach Koch oder zellularpathologische Grundannahmen im Sinne Virchows repräsentiert werden, bestimmen das aufgeklärte gegenwärtige Krankheitsverständnis. Eher ist zu konstatieren, daß durch die Wissensdifferenzierung der fortschreitenden klinischen Lehre und Forschung sich in unserem Kulturgebiet 2 mehr oder weniger voneinander getrennte Vorstellungs- und Erfahrungswelten hinsichtlich der Krankheit ausbilden: eine Laienwelt, die in überlieferten Kategorien denkt und handelt, und eine professionelle Welt der Fachmedizin, welche eine reichhaltige Nosologie auf erfahrungswissenschaftlicher Basis bildet. Das Verhältnis der beiden Bereiche wird jedoch von z. T. völlig konträren gesellschafts- und medizinpolitischen Blickrichtungen aus betrachtet.

U. Laaser, G. Sassen, G. Murza, P. Sabo (Hrsg.)
Prävention und Gesundheitserziehung
© 1987 Springer-Verlag Berlin Heidelberg

Das in den meisten Gesellschaften vorfindbare duale System der Krankheitsbewältigung, nämlich Experten wie Heiler und Ärzte auf der einen Seite und volksmedizinische Praktiken und Hausmittel auf der anderen Seite, unterliegt freilich erheblichen historischen und gesellschaftlichen Verschiebungen. Durch die Herausbildung eines offiziellen medizinischen Systems mit einem Ausschließlichkeitsanspruch für die Behandlung von Krankheiten seit der Mitte des 19. Jahrhunderts in den meisten europäischen Staaten wurde die These vom Funktionsverlust des Laiensystems propagiert. Eine bessere medizinische Versorgung wurde mit einem Zuwachs an professionalisierter und institutionalisierter Versorgung gleichgesetzt, unter Zurückdrängung der kleinen Netze wie Familie, Nachbarschaft und subkulturelle Gepflogenheiten. Das Laiensystem wurde nur noch als Ersatz bei Unterversorgung bzw. als Ergänzung der bestehenden Angebote wahrgenommen.

Die neuere Betrachtung verschiebt diese Perspektive kräftig: Das Laiensystem ist nicht einfach Auffangbecken für professionelle nicht bereitgestellte Dienste, sondern vielmehr die primäre Ebene der Gesundheitsversorgung und Krankheitsbewältigung (Kickbusch 1979). Aufgrund einer Vielzahl empirischer Untersuchungen, die belegen, daß die Großzahl aller morbiden Episoden im Laiensystem bearbeitet werden und durch die klassische schulmedizinische Vorgehensweise nicht bewältigbar wären, wurde sogar die Berechtigung eines Perspektivenwechsels propagiert, wonach das offizielle System als Ergänzung des Laiensystems zu betrachten sei (Abb. 1).

Unabhängig von solchen Polarisierungen oder Gewichtungen von Medizin- und Laiensystem, die von jeweils verschiedenen Bezugspunkten ausgehen, wird die Frage der Ressourcen des Laiensystems unter verschiedenen Varianten betrachtet. Selbstversorgung und Selbsthilfe als wichtiger Faktor der medizinischen Grundversorgung werden einerseits als Mittel zur Rationalisierung der

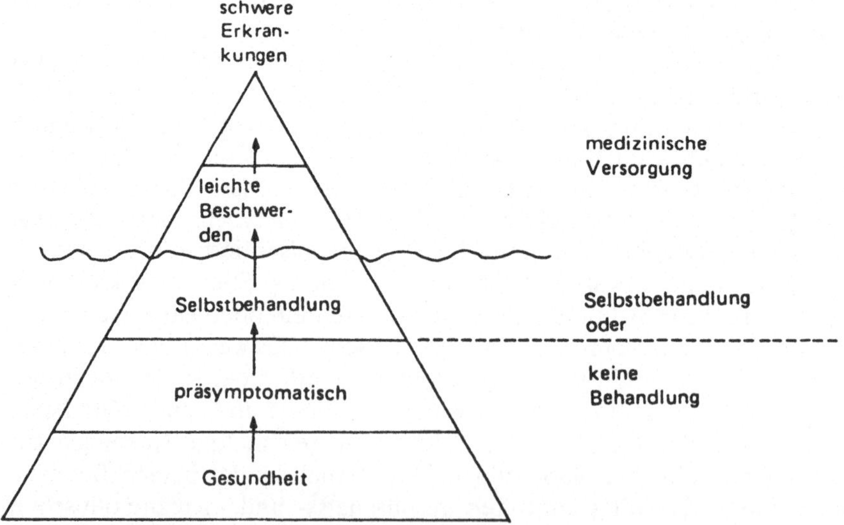

Abb. 1. Übergang von Gesundheit zur medizinischen Versorgung. (Aus Kickbusch 1979, S. 4)

Dienste des medizinischen Systems zur Kostenersparnis und Effizienzsteigerung propagiert. Neben dieser technologischen Variante wird Gesundheit als individuelle Veränderungsstrategie dem einzelnen aufgebürdet, um durch verantwortungsvollen Lebensstil und Verringerung von Risikoverhalten die Gesamtheit von sozialer Verpflichtung zu entlasten, ohne die gleichzeitig wirksamen sozialen Verursacher eben dieser Verhaltensweisen hinreichend zu berücksichtigen. Während ein solches Konzept der individuellen Verantwortung das Laiensystem mißbraucht, um die Kosten für Fehlverhalten in den Zuständigkeits- und Verantwortungsbereich des Individuums zu verlegen, versuchen andere Konzepte, die sich der Humanisierung und Autonomie verschreiben, laienmedizinische Tätigkeiten mit Themen wie Partizipation, Selbstbestimmung, Reorganisation medizinischer Dienstleistungen und einer Neudefinition des Verhältnisses zwischen Laien und Professionellen auf eine Beeinflussung pathogener Lebensverhältnissen zu verpflichten (Kickbusch 1979, S. 5 ff.). Um solchen Zielen näherzukommen, sind die Vorstellungen von Laien über Gesundheit und Krankheit näher zu durchleuchten, damit die traditionelle Asymmetrie im Experten-Laien-Verhältnis z. T. gemindert werden kann und der prospektive Patient zu einem mündigen Mitarbeiter in der medizinischen Problemlösung aufsteigen kann.

Krankheitsverhalten

Die umfänglichsten Überlegungen zur Bedeutung des Laiensystems sind im Rahmen der Untersuchungen zum Gesundheits- und Krankheitsverhalten angestellt worden. Der Begriff „Gesundheitsverhalten" als das deutsche Analogon des im Englischen seit längerem in Gebrauch befindlichen Terminus „health behavior" stellt eigentlich den Komplementärbegriff zu „sickness behavior" dar. Während jedoch Gesundheitsverhalten von v. Ferber (1979, S. 10) als „Sammelbegriff für alle Verhaltensweisen und Einstellungen festgelegt wird, die sich auf Gesundheit und Krankheit und auf die Inanspruchnahme medizinischer Dienstleistungen beziehen", unterscheiden andere Autoren wie Kasl u. Cobb (1966) deutlicher zwischen „health behavior", „illness behavior" und „sick role behavior". Dabei wird der Vorteil der englischen Sprache ausgenutzt (vgl. Schaefer 1976, S. 15 ff.), daß dort für Krankheit 3 Begriffe zur Verfügung stehen: „disease" als die biologische Dimension von Nicht-Gesundheit, „illness" als die subjektive oder psychologische Seite von Nicht-wohl-Fühlen und „sickness" als die soziale Dimension von Krankheit, welche die Unfähigkeit meint, soziale Rollenverpflichtungen zu erfüllen. Während „disease" zumeist von medizinischen Experten diagnostiziert wird, repräsentiert „illness" die subjektive Wahrnehmung, das Erleben und Empfinden, demgegenüber enthält „sickness" zumeist das Resultat der Definition durch andere (Twaddle 1980, S. 112). In der Spannung zwischen Befund und Befinden sind mehrere Übergangszustände zwischen Gesundheit und Krankheit festzustellen:
– Gesundheit,
– asymptomatische Krankheitserscheinungen, die jedoch bereits erkannt werden können,

- symptomatische Krankheitserscheinungen, die jedoch noch nicht diagnostiziert sind,
- durch Behandlung beeinflußbarer Krankheitsverlauf
- und schließlich der Zustand nach der Therapie: Wiederherstellung, chronischer Zustand oder Tod.

Forster u. Pelikan (1977) differenzieren den Prozeß der Krankenkarriere in 8 Stufen, von denen jede einen kritischen Entscheidungspunkt über Fortschreiten, Stabilisierung oder Rückbildung des Prozesses darstellt. Obwohl sich Forster u. Pelikan auf die Entstehung, Verteilung und Versorgung psychischer Störungen beziehen, scheinen die von ihnen aufgezeigten Aspekte zur Analyse des Prozesses einer allgemeinen Krankenkarriere gültig, unabhängig davon, ob somatische oder psychische Defizite zu einer Auslösung des Karriereprozesses geführt haben, so daß dieses Modell hier gerafft stellvertretend für weitere Konzepte erwähnt werden soll (Abb. 2).

Demnach wird der Ausgangszustand einer Person durch Austauschprozesse auf der Ebene der Natur (materieller Austausch), der Kultur (symbolische Kommunikation) und des gesellschaftlichen Systems (soziale Partizipation an den Verhältnissen der Produktion, Reproduktion und Herrschaft) charakterisiert. Diese Austauschprozesse unterliegen der Kontrolle und Regulierung. Die Übereinstimmung bzw. Interaktion zwischen den Merkmalen einer Person und ihrer Umwelt determinieren letztlich die Güte der Bedürfnisbefriedigung. Da aufgrund von unvermeidbaren, auch somatischen inneren und äußeren Veränderungen und Entwicklungen die Aufrechterhaltung eines undynamischen und stabilen Gleichgewichts nicht möglich ist, kommt es immer wieder zu Krisen, die auf der 1. Karrierestufe entweder routinemäßig bewältigt werden oder zu Widersprüchen der Bedürfnisbefriedigung führen. Auf der 2. Stufe werden diese Widersprüche durch Mobilisierung besonderer Ressourcen aufgehoben oder weiter problematisiert. Auf der 3. Stufe wird sachliche Hilfe gesucht. Sofern dadurch Bedürfnisbefriedigung erreicht wird, wird der Prozeß gestoppt, oder falls dies nicht gelingt, die 4. Stufe nach Hilfe angestrebt. Wird das Problem auf dieser Stufe nicht bewältigt, kommt Stufe 5 (Krankheit). Danach umfassen die 5., 6. und 7. Stufe therapeutische Angebote, rehabilitative Maßnahmen oder die Verweisung an kompensatorische Versorgungseinrichtungen, wenn alle Bewältigungsstrategien auf den vorangegangenen Stufen versagen. An den 8 kritischen Karriereentscheidungen werden nach Forster u. Pelikan 4 Faktorenbündel wirksam, die über die Rückbildung des Karriereprozesses, über das Verharren auf der erreichten Stufe oder über ein Fortschreiten entscheiden.

Das 1. Faktorenbündel umfaßt die genetisch und biographisch bedingten somatischen, psychischen und sozialen „Empfindlichkeiten" einer Person, d. h. ihre je eigenen Ziel- und Führungsgrößen für die Befriedigung ihrer organischen, psychischen und sozialen Bedürfnisse.

Das 2. Faktorenbündel umfaßt die Kapazitätsstruktur einer Person, d. h. körperliche, physische und soziale Kompetenzen und die spezifische Verfügung über universelle Ressourcen materieller, symbolischer und personeller Art in der handlungsrelevanten Situation.

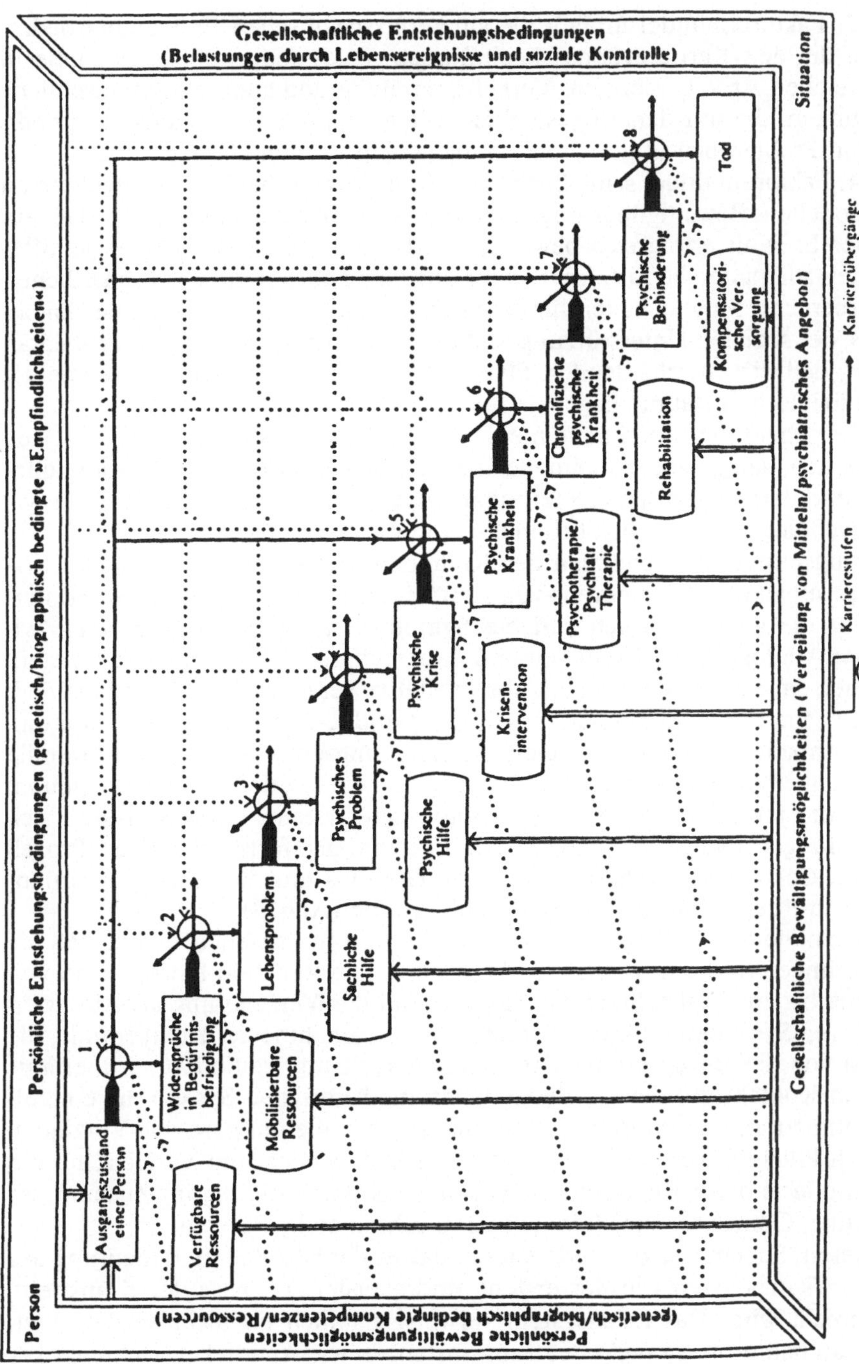

Abb. 2. Karrieremodell psychischer Störungen und Interventionsformen. (Nach Forster u. Pelikan 1977, S. 32 f.)

Das 3. Faktorenbündel umfaßt die situationsspezifischen Entstehungsbedingungen, die den Karriereverlauf beeinflussen: belastende Lebensereignisse in den Bereichen Arbeit, Wohnen, Verkehr, familiäre und andere mitmenschliche Beziehungen, die mit den eingespielten Alltagsroutinen der Bedürfnisbefriedigung und Problembewältigung nicht aufgefangen werden können.

Das 4. Faktorenbündel schließlich umfaßt die gesellschaftlichen Angebote an institutionellen Bewältigungsmöglichkeiten. Die Wahrscheinlichkeit, daß ein kritisches Ereignis erfolgreich bewältigt werden kann, ist desto größer, je differenzierter, adäquater, bedürfnisgerechter und zugänglicher die gesellschaftlichen Ressourcen und Möglichkeiten für eine Person sind. Die Wichtigkeit des Laiensystems, der sozialen Unterstützung und des alltäglichen Netzwerkes wird daran deutlich, daß die entscheidenden Phasen 1–4 in diesem Schema im eindeutig „vormedizinischen Raum" liegen.

Die Entscheidung, überhaupt medizinische Dienstleistungen von Experten anzunehmen, hängt dabei von einer ganzen Reihe von Faktoren ab. Sozioökonomische und demographische Determinanten spielen hier ebenso eine Rolle wie sozialpsychologische und institutionell-organisatorische Aspekte.

Ausgangspunkt aller Analysen des Krankheitsverhaltens ist hierbei das Stadium des subjektiven Verspürens von Krankheitsanzeichen, welche den Hintergrund für die gesellschaftlich variable Symptomrepräsentation abgeben. Zwischen der Ätiologie einer Krankheit und ihrer fachmedizinischen Diagnose stellt sich daher ein schwer kontrollierbares, vielfältig veränderbares Zwischenglied: die spezifische Form der Selbstwahrnehmung und -erfahrung, die bei Symptomaufmerksamkeit und darauf abzielenden Handlungsentscheidungen notwendig ist. Wenn auch die Formen der Bewältigung und die Art der Entscheidungen im Rahmen des jeweiligen sozialen und kulturellen Systems erfolgen, lassen sich Entscheidungsvorgänge heuristisch am ehesten als fortschreitender Prozeß begreifen. Coe (1970) beschreibt in seinem Gefühls- und Entscheidungsstufenmodell 5 in ihrer zeitlichen Dauer variable Stufen (Abb. 3):

Ein Krankheitsprozeß beginnt von der Person aus gesehen damit, daß sie Veränderungen in ihrem Befinden wahrnimmt. Die Reaktion hierauf kann von Leugnung bis zur Feststellung der Störung und der Verzögerung als Abwarten der weiteren Symptomentwicklung reichen. Die Annahme der Krankenrolle, die zunächst von der Bezugsgruppe des Kranken vorläufig legitimiert wird, erfährt nach dem Kontakt mit dem professionellen medizinischen System die endgültige Legitimation, was in die Patientenrolle mündet, die mit gewissen Vorzügen, aber auch Pflichten verbunden ist und schließlich wieder zum Verzicht auf die Krankenrolle und der Rückkehr zur normalen Rollenerfüllung im Zustand der Gesundung, Genesung oder Rehabilitation führen soll.

An diesem Schema ist kritisiert worden, daß es der besonderen Bedeutung des Laienzuweisungssystems in der ersten „unorganisierten Phase der Krankheit" nicht gerecht wird. Das Laiensystem verweise nämlich oft nicht an den Arzt, sondern an halbprofessionelle Beratungsinstanzen wie Apotheker, Heilpraktiker u. a., wohingegen nach Coe eine Person entsprechend der Konstruktion von Parsons' Krankenrolle im professionellen medizinischen System v. a. die Legitimation für ihren Anspruch auf die Krankenrolle suche (Hendel-Kramer u. Siegrist 1979, S. 45).

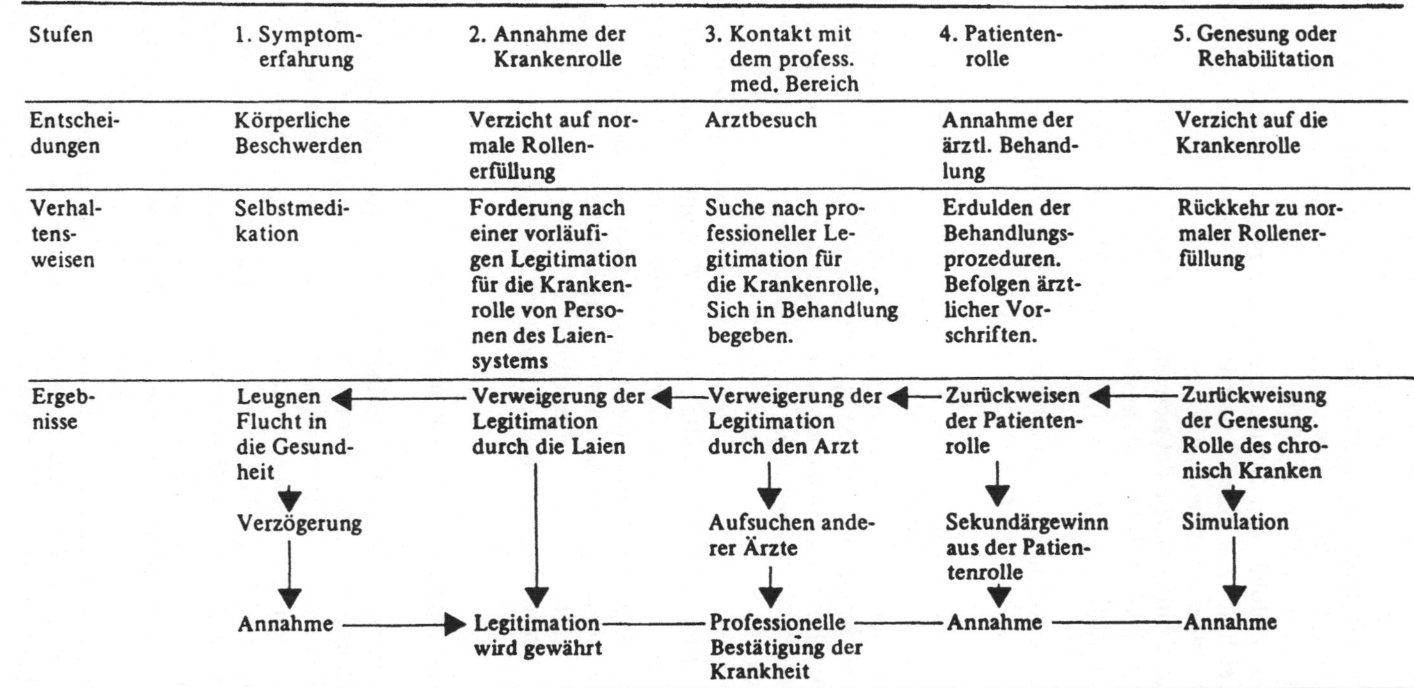

Stufen	1. Symptomerfahrung	2. Annahme der Krankenrolle	3. Kontakt mit dem profess. med. Bereich	4. Patientenrolle	5. Genesung oder Rehabilitation
Entscheidungen	Körperliche Beschwerden	Verzicht auf normale Rollenerfüllung	Arztbesuch	Annahme der ärztl. Behandlung	Verzicht auf die Krankenrolle
Verhaltensweisen	Selbstmedikation	Forderung nach einer vorläufigen Legitimation für die Krankenrolle von Personen des Laiensystems	Suche nach professioneller Legitimation für die Krankenrolle, Sich in Behandlung begeben.	Erdulden der Behandlungsprozeduren. Befolgen ärztlicher Vorschriften.	Rückkehr zu normaler Rollenerfüllung
Ergebnisse	Leugnen Flucht in die Gesundheit → Verzögerung → Annahme	Verweigerung der Legitimation durch die Laien → Legitimation wird gewährt	Verweigerung der Legitimation durch den Arzt → Aufsuchen anderer Ärzte → Professionelle Bestätigung der Krankheit	Zurückweisen der Patientenrolle → Sekundärgewinn aus der Patientenrolle → Annahme	Zurückweisung der Genesung. Rolle des chronisch Kranken → Simulation → Annahme

Abb. 3. Gefühls- und Entscheidungsstufenmodell von Coe. (Aus Hendel-Kramer u. Siegrist 1979, S. 43)

Demgegenüber wird betont, daß die Laienentscheidung, eine Art Selbstdiagnose, der wichtigste Schritt auf dem Weg zum professionellen Gesundheitssystem ist (Pflanz 1970, S. 283). Bis zu diesem Schritt wirken jedoch eine Reihe von Filtermechanismen mit verfügbaren Bewältigungsmustern zusammen, die das Krankheitsverhalten modulieren und steuern.

Die Abfolge von Symptomwahrnehmung, -verarbeitung und -präsentation läßt sich anhand eines Schemas (Abb. 4) zu den Stadien des Krankheitsverhaltens folgendermaßen differenzieren: Ob institutionelle Hilfeleistung beansprucht wird, entscheidet sich aufgrund der Verfügbarkeit folgender Strategien:
- gemeinsame Entscheidungsfindung mit relevanten Bezugspersonen,
- Rückgriff auf bereits in früheren Krankheitsepisoden erprobte Handlungsmuster,
- Inanspruchnahme von Hilfeleistung bei Mitgliedern des Verwandten-Bekannten-Netzwerkes (Moser 1977, S. 81).

Filtermechanismen bzw. Problembewältigungsstrategien wirken jeweils steuernd bei den Entscheidungspunkten für Übergänge in weitere Stadien. Die eigene Wahrnehmung von Symptomen hängt etwa von der bisherigen Erfahrung mit der Krankheit und der Störung der persönlichen Bedürfnisstruktur ab, die Wahrnehmung kann jedoch auch von anderen Personen je nach Vorhandensein relevanter Bezugspersonen erfolgen. Je nach Informationsniveau und subjektiver Orientierung erfolgt eine Reaktion entweder in eigener Entscheidung oder zusammen mit anderen Laien unter Rückgriffsmöglichkeiten auf Netzwerkstrukturen (Bekannte, Verwandte). Vor der Konsultation des professionellen medizinischen Systems, die von Zugangsfiltern, Grad der subjektiven bzw. objektiven Erreichbarkeit und bisherigen Erfahrungen mit diesem System abhängt, wird zuvor möglicherweise paraprofessionelle Hilfe in Anspruch genommen, so daß hier wiederum die Bedeutsamkeit des Laiensystems als Zugangsfilter zu professionellen medizinischen Diensten greifbar wird.

Laienätiologien und Attribuierungsmuster

Im Unterschied zu den bisherigen analytisch-systematischen Konzepten, die von Forschern als theoretischer Rahmen zur Strukturierung empirischer Phänomene gebildet werden, gewinnt neuerdings das Interesse an naiven, alltagsorientierten Konzepten der Krankenkarriere zunehmendes Interesse. So befragten etwa Noack u. Valach (1985) in einem halbstrukturierten Interview unmittelbar vor der Konsultation im Wartezimmer ambulante Patienten, die wegen eines neu aufgetretenen gesundheitlichen Problems und aus eigenem Entschluß einen Arzt aufsuchten, um auf diesem Weg Einblick in die subjektive Rekonstruktion der Krankheitslaufbahn von Männern und Frauen zu finden.

Einige interessante Unterschiede in den Laufbahnerzählungen seien kurz referiert (Abb. 5). Demnach äußerten Frauen häufiger als Männer Krankheiten und Beschwerden, was die Autoren als Weil-Motiv bezeichnen, Männer dagegen häufiger ein gesundheitliches Anliegen oder ein Um-Zu-Motiv. Als Weil-Begründungen erwähnten Frauen häufiger als Männer spezifische körperliche

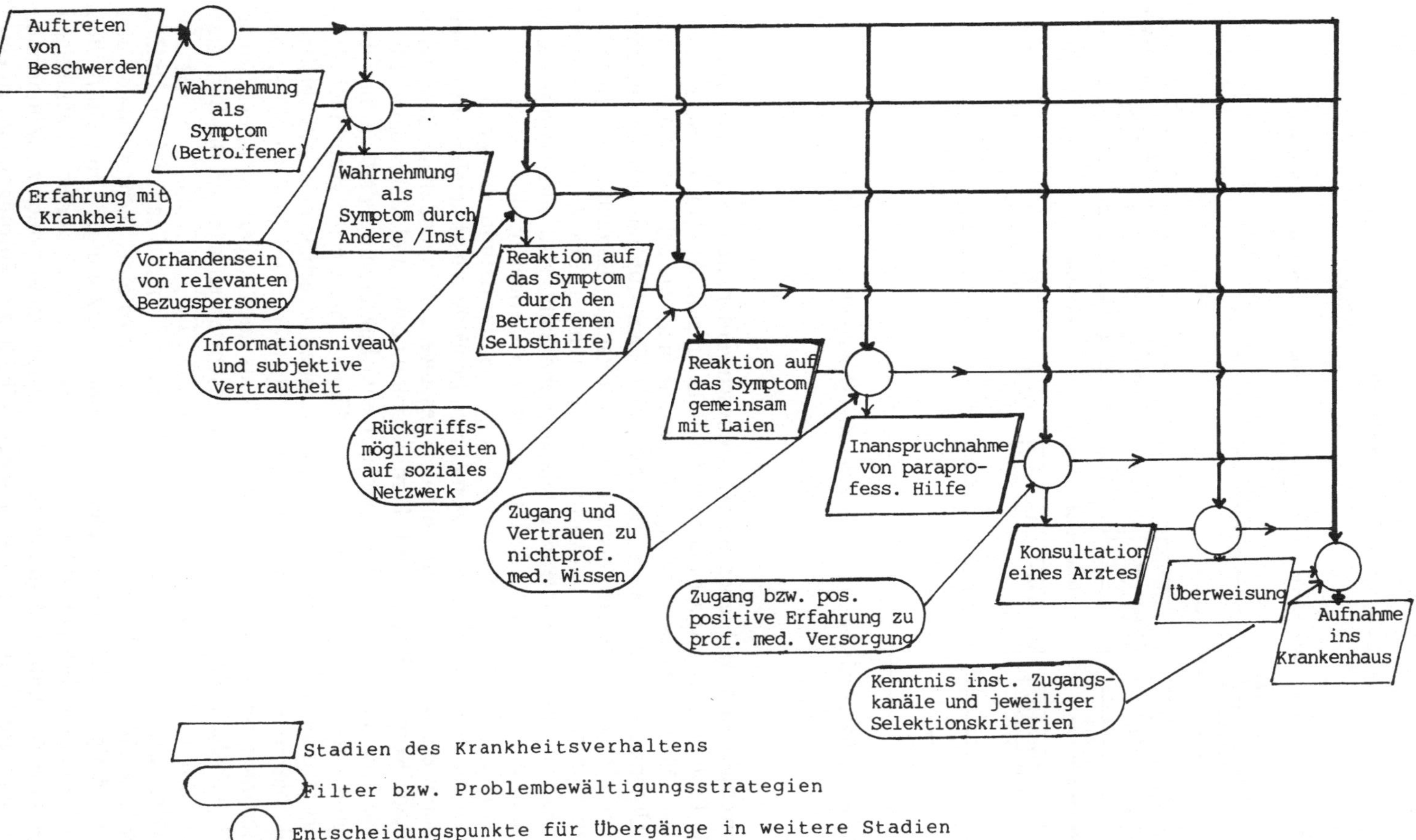

Abb. 4. Determinanten des Krankheitsverhaltens. (Mod. nach Moser 1977)

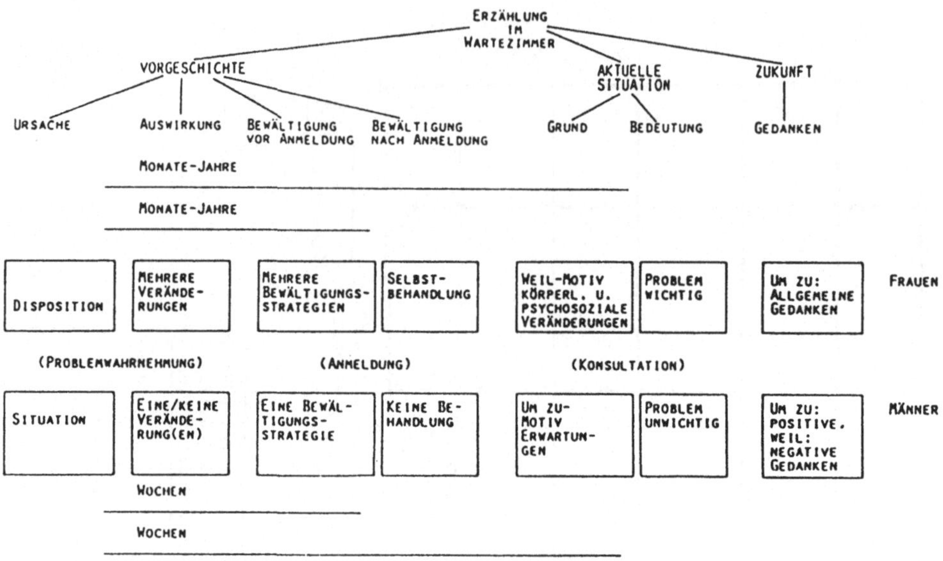

Abb. 5. Gechlechtsspezifische Unterschiede der Krankheitslaufbahn

Beschwerden wie z. B. Fieber oder Organbeschwerden, Schmerzen und psychosoziale Probleme wie Angst oder soziale Belastungen. Als Um-Zu-Begründungen gaben Männer dagegen häufiger Erwartungen an wie z. B. den Wunsch nach einer Untersuchung oder nach ärztlicher Hilfe. Den Autoren zufolge impliziert das Weil-Motiv eine deterministische und oft kausale Betrachtung, welche die Selbstbestimmung und Verantwortung für Handlungen aufhebt. Demgegenüber biete die Um-Zu-Perspektive eine teleologische Sicht, also eine zielorientierte Handlungsorientierung an (Valach u. Noack 1986, Gender an illness career, S. 21, unveröffentlicht). Etwas im Kontrast hierzu steht der Befund, daß Frauen angaben, vor der Anmeldung zum Arzt mehrere Bewältigungsstrategien angewandt zu haben wie z. B. Beschäftigung mit den Beschwerden, Nachdenken über deren Ursachen, Kommunikation mit Familienmitgliedern und Selbstbehandlung, während Männer häufiger als Frauen nur eine Bewältigungsstrategie nannten. Allerdings berichteten mehr Frauen als Männer, daß sie ihr gesundheitliches Problem ausschließlich entweder nur mit Personen innerhalb oder außerhalb der Familie besprochen hatten. Demgegenüber suchten mehr Männer als Frauen das Gespräch gleichzeitig sowohl innerhalb als auch außerhalb ihrer Familie (Noack u. Valach 1985). Als Ursache ihrer Beschwerden nannten die Befragten situative Einflüsse (z. B. Erreger oder das Wetter), Dispositionen (z. B. Veranlagung oder eine besondere Empfänglichkeit) oder frühere Krankheiten, Unfälle oder andere Faktoren. Frauen tendierten häufiger zu einer dispositionalen und Männer häufiger zu einer situativen Erklärung. Trotz einiger Ungereimtheiten und erklärungsbedürftiger Inkonsistenzen in den analysierten Erzählungen gelangen die Autoren zu dem Schluß, daß Frauen im Vergleich zu Männern zu einer differenzierteren Wahrnehmung gesundheitlicher Störungen und zu einer umfassenderen Problemsicht neigen, sich stärker betroffen fühlen und sich intensiver mit Gesundheitsfragen auseinandersetzen. Daraus ist das Fazit zu ziehen, daß sie ihre Krankheitserlebnisse z. T. anders als Männer kognitiv verarbeiten.

Ein weiterer Ansatz zur Untersuchung der Frage, wie der Laie sein Konzept von Gesundheit oder Krankheit gestaltet, gründet sich auf die Attribuierungstheorie. Die Kontrollattribuierung behandelt die Frage, inwieweit eine Person in der Lage ist, ihren Zustand oder ihr Handeln „von innen", d. h. durch ihre eigene Person gesteuert, oder von außen, durch äußere Einflußgrößen bestimmt sieht. Ferner inwieweit sie sich Selbstwirksamkeit zugesteht, die eigenen Möglichkeiten wahrzunehmen und voll zu nutzen.

Zur Erhebung von allgemeinen Kontrollüberzeugungen liegt ein standardisiertes Meßinstrument vor, das 3 Dimensionen enthält: Internalität als die subjektiv bei der eigenen Person wahrgenommene Kontrolle über das eigene Leben und über Ereignisse und Verstärker in der personspezifischen Umwelt, Externalität, die durch ein subjektives Gefühl der Machtlosigkeit und Abhängigkeit von anderen bestimmt ist, sowie Externalität, die durch Fatalismus bedingt ist, d. h. durch die generalisierte Erwartungshaltung, daß die Welt unstrukturiert und ungeordnet ist und daß das Leben und die Ereignisse in ihm vom Schicksal, Pech und Zufall abhängen (Krampen 1981).

Ein bislang nicht standardisiertes spezifisches Meßinstrument zum Krankheitsbild des Patienten hat Zenz (1985, Das Krankheitsbild des Patienten-Laientheorie-Projekt, unveröffentlicht) vorgelegt. Der bisherige Fragebogen mit 44 Items umfaßt:

1. Eine Krankheit wird als psychosozial bedingt durch einen Sachverhalt in Form einer äußeren Einwirkung angesehen.
2. Eine Krankheit wird als bedingt durch einen psychosozialen Sachverhalt in Form der eigenen inneren Persönlichkeitsdispositionen angesehen.
3. Eine Krankheit wird bedingt durch einen spezifischen Umfang mit dem Körper im Sinne von Gesundheitsverhalten angesehen.
4. Eine Krankheit wird bedingt durch einen naturalisitschen Sachverhalt in Form eines äußeren Umstandes angesehen.
5. Eine Krankheit wird als bedingt durch einen naturalistischen Sachverhalt aufgrund der eigenen inneren körperlichen Verfassung angesehen.

Die Antworttendenzen zu diesen Sachverhalten lassen sich nach bisher vorliegenden faktoriellen Validierungsstudien 6 Testskalen zuordnen, nämlich psychosozial außen, psychosozial innen, Gesundheitsverhalten, naturalistisch außen, naturalistisch innen und einer Gesamtskala, welch letztere die Entschiedenheit des Patienten beschreibt, sich überhaupt ein eigenes Bild von der Krankheit zu machen. Der Fragebogen wurde zusammen mit der Skala zur Kontrollattribuierung Studenten verschiedener Disziplinen sowie Patienten unterschiedlicher Fachrichtungen vorgelegt, um herauszufinden, welche Beziehungen und charakteristische Merkmalskonstellationen zwischen den einzelnen Gruppen bestehen. Obwohl besonders die Befunde bei bislang gesunden Probanden aufschlußreiche Ergebnisse erwarten lassen, da bislang zumeist Patienten untersucht wurden und hierbei die Änderungen, die sich beim Menschen mit einer

Krankheit vollziehen, unberücksichtigt bleiben, können zu diesem Bereich hier leider aufgrund der noch nicht abgeschlossenen Auswertungsarbeiten noch keine Ergebnisse vorgetragen werden (Hörmann, in Vorbereitung). Daher seien nur die Resultate eines Teilkollektivs angedeutet, nämlich einer Gruppe von 197 rheumatischen Patienten einer Rheumaklinik, welche von Ostkirchen et al. (1986) erhoben wurden. Der rheumatische Formenkreis wurde nach den 3 diagnostischen Gesichtspunkten unterteilt:
1. entzündliche rheumatische Erkrankung,
2. degenerative rheumatische Erkrankung und
3. Weichteilrheumatismus.

Neben der Variablen Geschlecht- und einigen anderen relevanten Sozialdaten wurde die Fremdeinschätzung des Arztes zum psychologischen Anteil des Schmerzgeschehens miterhoben. Als erste Resultate zum Selbstbild der Patienten ist erwähnenswert, daß die von Zenz gefundene Faktorenlösung nicht bestätigt werden konnte und die bisherigen Faktorenstrukturen nur schwer unter einer Bezeichnung zusammengefaßt werden können. Diagnosespezifische Unterschiede wurden weder auf Faktor- noch auf Itemebenen gefunden. Bedeutsame Geschlechtsunterschiede zeigten sich dagegen auf Itemebene. So gaben Frauen häufiger als Männer an, daß sie sich als Grund ihrer Beschwerden eher mangelnde Problembewältigung, Schlaflosigkeit, zu geringe Betätigung in frischer Luft, zu große Strenge sich selbst gegenüber, Verlust bedeutsamer Personen und Monotonie des Alltags vorstellen könnten. Demgegenüber gaben Männer höhere Werte an bei den Fragen zur gesundheitlichen Belastung durch die Arbeit, Lärmbelästigung/Luftverschmutzung oder andere Umweltbelastungen und ungesunde Lebensweise (Rauchen, Essen, Trinken). Den hypothetischen Dimensionen zufolge schätzen sich Männer stärker naturalistisch außen ein bei vorhandenem Zugeständnis an ihr mangelndes Gesundheitsverhalten, wohingegen Frauen die psychosoziale Orientierung bevorzugen.

Ob sich hinter Laientheorien nur bekannte geschlechtsspezifische Stereotype reproduzieren und wieweit sich hinter den unterschiedlichen Einstellungen statt psychologischer Einschätzungen eher reale Erfahrungen verbergen (z. B. berufliche Exposition), werden erst weitere Untersuchungen klären können, ebenso wie noch weiter daran zu arbeiten ist, den Probanden nicht nur als isoliertes Individuum, sondern mit seinem sozialen Kontext bereits in der Forschungssituation zu erfassen. Generell ist bei der Weiterentwicklung des hier vorgestellten Fragebogeninventars zu überprüfen, wieweit die Operationalisierung der hypothetischen Skalen als geglückt zu bezeichnen ist. Jedenfalls werden sich einlineare Interpretationen wohl ebenso verbieten wie vorschnelle psychologisierende Schlußfolgerungen.

Zur Einleitung angemessener Interventionsschritte sowie zu deren adressatenorientiertem Einsatz dürfte es sich jedenfalls lohnen, den alltagsorientierten Laienätiologien über Gesundheit und Krankheit erhöhte Aufmerksamkeit zu widmen, um die Ressourcen, aber auch die Grenzen des Laienpotentials verstehen und würdigen zu können. Allerdings wird nach bisherigen Trends bereits erkennbar, daß naive oder Alltagskonzepte der Laienätiologien weit stärker von Erfahrungen der konkret-historischen Gesellschaftsformation durchsetzt sind, als dies die Beschwörung einer angeblich alltagsweltlich heilen, theoretisch unverdorbenen und unmittelbaren Laiensichtweise sich einzugestehen erlaubt.

Literatur

Coe R (1970) Sociology of Medicine. McGrawHill, New York 1970

Ferber C von (1979) Gesundheitsverhalten. In: Siegrist J, Hendel-Kramer A (Hrsg) Wege zum Arzt. Urban & Schwarzenberg, München, S 7–23

Forster R, Pelikan JM (1977) Krankheit als Karriereprozeß. Zur Entstehung, Verteilung und Versorgung psychischer Störungen. Österr Z Soz 3/4:29–42

Hendel-Kramer A, Siegrist J (1979) Soziale und psychische Determinanten des Krankheitsverhaltens. In: Siegrist J, Hendel-Kramer A (Hrsg) Wege zum Arzt. Urban & Schwarzenberg, München, S 24–55

Hörmann G (in Vorbereitung) Laienätiologien. Hettgen, Münster

Kasl SV, Cobb S (1966) Health behavior, illness behavior and sick role behavior. Arch Environ Health 12:246–266

Kickbusch I (1979) Laiensystem und Krankheit. Konzepte und Befunde aus den USA und Großbritannien. Medizin Mensch Gesellschaft 4:2–8

Krampen G (1981) IPC-Fragebogen zu Kontrollüberzeugungen. Hogrefe, Göttingen

Mitscherlich A et al (Hrsg) (1970) Der Kranke in der modernen Gesellschaft. Kiepenheuer & Witsch, Köln

Moser B (1977) Zugangsfilter und Bewältigungsstrategien als Determinanten des Krankheitsverhaltens im Falle der Erkrankung eines Kindes. Österr Z Soz 2:79–93

Noack H, Valach L (1985) Zur Rekonstruktion von Krankheitslaufbahnen in der ambulanten Versorgung. Soz Präventivmed 30:237–238

Ostkirchen G, Krüskemper G, Wittenborg A, Eichenauer M (1986) Attribution theories of the chronically ill. Poster presented on the 21st Congress of Applied Psychology, Jerusalem, Juli 1986

Parsons T (1970) Definition von Gesundheit und Krankheit im Licht der Wertbegriffe und der sozialen Struktur Amerikas. In: Mitscherlich A et al (Hrsg) Der Kranke in der modernen Gesellschaft. Kiepenheuer & Witsch, Köln, S 57–86

Pflanz M (1970) Gesundheitsverhalten. In: Mitscherlich A et al (Hrsg) Der Kranke in der modernen Gesellschaft. Kiepenheuer & Witsch, Köln, S 283–289

Plaum FG (1968) Krankheitstheorien und Behandlungserwartungen psychosomatischer Patienten. Phil. Dissertation, Universität Gießen

Schaefer H (1976) Der Krankheitsbegriff. In: Blohmke M et al (Hrsg) Handbuch der Sozialmedizin, Bd III. Enke, Stuttgart, S 15–31

Schmädel D (1975) Schichtspezifische Unterschiede im Gesundheits- und Krankheitsverhalten der Bevölkerung der Bundesrepublik. In: Ritter-Röhr D (Hrsg) Der Arzt, sein Patient und die Gesellschaft. Suhrkamp, Frankfurt am Main, S 112–123

Siegrist J, Hendel-Kramer A (Hrsg) (1979) Wege zum Arzt. Urban & Schwarzenberg, München

Twaddle AC (1980) Sickness and the sickness career: Some implications. In: Eisenberg L, Kleinmann A (eds) The relevance of social science for medicine. Reidel, Dordrecht

Valach L, Noack H (1986) Gender and illness career. Bern (unveröffentlichtes Manuskript)

Zenz H, Keller K (1978) Krankheitstheorien und Behandlungserwartungen von Patienten einer Allgemeinpraxis. Prakt Arzt 15/27:3079–3088

Zenz H (1985) Das Krankheitsbild des Patienten-Laientheorie-Projekt. Ulm (unveröffentlichtes Manuskript)

Gesunde Lebensweise – eine Geschmacksfrage? Über einige „soziologische" Aspekte der Gesundheitsförderung am Beispiel der Entwicklung des Trinkgeschmacks

P. Büchner

Ungesunde Lebensweisen als Problem der Gesundheitsförderung

Zu den ungelösten Dauerproblemen der Gesundheitserziehung gehört die Einsicht, daß wir nach wie vor mit einer massenhaften Verbreitung ungesunder Lebensweisen konfrontiert sind, ohne daß es bisher gelungen wäre, daran entscheidend etwas zu verändern. Immer wieder stößt insbesondere die *gesundheitliche Aufklärung* an ihre Grenzen. Wirksamkeitsuntersuchungen bestätigen, daß das Wissen über die Gesundheitsschädlichkeit bestimmten Verhaltens allein noch keinerlei Garantie dafür bietet, daß jemand ungesunde Lebens- und Konsumgewohnheiten aufgibt und sein Verhalten längerfristig verändert. Ob es sich um überhöhten Alkohol- oder Tabakkonsum, um Über- oder Fehlernährung, Bewegungsarmut, Drogen- oder Medikamentenmißbrauch handelt oder ob Streß, Angst oder Konkurrenzdruck das Wohlbefinden und die Gesundheit des Menschen beeinträchtigen, es läßt sich immer wieder nachweisen, daß die Betonung von Gesundheit als moralischem Imperativ nur eine geringe verhaltensändernde Kraft freisetzen kann. Die entsprechende Kritik am weitgehend appellativen Charakter solcher gesundheitserzieherischer Bemühungen ist hinreichend bekannt.

Aber auch der Versuch, gesundheitliches Risikoverhalten durch (z. B. lernpsychologisch begründete) (Um)lernprogramme auszuschließen oder die Entwicklung von Verhaltenstrainingsprogrammen, die gezielt auf die (präventive) Ausschaltung einzelner gesundheitlicher Risikofaktoren gerichtet sind, gehören zu der Vielzahl gesundheitserzieherischer Maßnahmen, die das vorherrschende Bild von der massenhaften Verbreitung ungesunder Lebensweisen nicht wesentlich verändern konnten. Individuelles Verhalten ist mit großer Wahrscheinlichkeit weit weniger an wohlüberlegten Zielen orientiert, als vielfach unterstellt wird. Der einzelne entscheidet sich offensichtlich nicht in freier Selbstverantwortung für oder gegen eine bestimmte Verhaltensform oder eine Lebensgewohnheit.

Es ist deshalb empfehlenswert, das *individuelle* Verhalten als eingebunden in einen von den gesellschaftlichen Verhältnissen geprägten, kollektiven gestalteten und sozial vermittelten Handlungsrahmen zu begreifen. Je nach individueller Lebensgeschichte und sozialer Gruppenzugehörigkeit besitzt ein solcher Handlungsrahmen für den Handelnden eine andere Qualität und einen unterschiedlichen Grad an Verbindlichkeit. Es kommt deshalb bei der Suche nach

U. Laaser, G. Sassen, G. Murza, P. Sabo (Hrsg.)
Prävention und Gesundheitserziehung
© 1987 Springer-Verlag Berlin Heidelberg

Veränderungsmöglichkeiten von ungesunden Lebensweisen und Konsumgewohnheiten im Rahmen der Gesundheitsförderung darauf an, neben der Erarbeitung von Modellen, Konzepten und didaktisch-methodischen Ideen v. a. auch das analytische Wissen über die Entstehungs- und Veränderungsmechanismen von Verhaltensformen, Lebensweisen und Konsumgewohnheiten im gesellschaftlichen Entwicklungszusammenhang zu erweitern. Hierzu sollen die folgenden Überlegungen einen Beitrag leisten.

Geschmack und Lebensweisen

Ich gehe davon aus, daß Lebensweisen Ausdruck des Geschmacks sind, den Menschen im Verlauf ihrer Biographie und im Rahmen ihres sozialen Zusammenlebens in z. T. recht unterschiedlichen Lebens- und Erfahrungswelten entwickelt haben. So lassen sich z. B. über den Eß- oder Trinkgeschmack und das damit verbundene Eß-, Trink- und Ernährungsverhalten durchaus *individuelle* Geschmacksvorlieben und Genußvorstellungen dokumentieren. Die Lust auf ein Bier, die Gier nach etwas Süßem oder das quasi selbstverständliche Verlangen nach einer Tasse Kaffee kennzeichnen den subjektiv motivierten, persönlichkeitsspezifischen Geschmack. Ein solcher persönlicher Geschmack steht dabei freilich für mehr als das individuelle Schmecken von Zunge und Gaumen. Neben der physiologisch-stoffwechselbezogenen Seite des Schmeckens und der individuellen biographisch-persönlichkeitsorientierten Ebene der Geschmackswahrnehmung, der Geschmacksbildung und der Geschmacksvorlieben kommt über den Geschmack noch ein weiterer, aus dem menschlichen Zusammenleben resultierender Zusammenhang ins Blickfeld, auf den insbesondere Bourdieu (1982) im Rahmen seiner Lebensstilforschung hingewiesen hat. Über den Geschmack bringt der Mensch auch kulturelle Kompetenz zum Ausdruck; guter Geschmack steht für Kennerschaft und Fingerspitzengefühl gegenüber anderen Geschmacksrichtungen, für die Fähigkeit des Kennens und Wiederkennens bestimmter Geschmackstraditionen sowie für die Vertrautheit mit den Regeln und Vorschriften des kulturell bzw. zivilisatorisch geprägten Alltagslebens mit seinen konkurrierenden Geschmacksrichtungen.

Geschmack steht hier also nicht nur für Schmecken, Genießen und damit für Sinneslust bzw. sinnliches Vergnügen, sondern im Geschmack findet sich zugleich ein erworbenes Wahrnehmungs-, Unterscheidungs- und Beurteilungsvermögen wieder, ein kulturell bzw. zivilisatorisch überformter Orientierungssinn für den Umgang mit Speisen und Getränken ebenso wie mit anderen, der Logik des Geschmacksempfindens unterworfenen Lebensgewohnheiten. Insofern darf der Eß- und Trinkgeschmack (ähnlich wie z. B. auch das Ernährungsverhalten) nicht isoliert betrachtet werden. Erst wenn der Eß- und Trinkgeschmack in Verbindung mit beispielsweise dem Musik- oder Kunstgeschmack gesehen wird und die geschmacklichen Vorlieben in so verschiedenen Lebensbereichen wie dem stilvollen Wohnen, der modebewußten Kleidung, der zeitgemäßen Freizeitgestaltung oder dem traditionellen Familienfest als Komponenten ein und derselben *Logik von Geschmacksäußerungen* verstanden werden, kommt man – so Bourdieu (1982) – der Bedeutung des Geschmacks und dem

Stellenwert unterschiedlicher Geschmacksrichtungen im Zusammenhang von Lebensweisen bzw. Lebensstilen angemessen auf die Spur. Dem Geschmack als Ausdrucksform einer bestimmten Lebensweise ist in diesem Sinne also als kultursoziologischem Phänomen nachzugehen.

Trinkgeschmack und kulturelle Stilisierung

Nehmen wir den Trinkgeschmack als Beispiel. Neben dem Durstlöschen zur Deckung des täglichen Flüssigkeitsbedarfs ist mit dem Trinken zumindest dann fast immer eine kulturelle Stilisierung verbunden, wenn in Gemeinschaft mit anderen Menschen getrunken wird. Im Vordergrund steht vielfach ein kultureller bzw. sozial-kommunikativer Anlaß, der zum Trinken motiviert, während das Durstlöschen oft nur nebenbei geschieht oder gar keine Bedeutung hat. Insbesondere in der modernen Wohlstands- und Konsumgesellschaft verbindet sich mit dem Trinken (ebenso wie mit dem Essen) eine immer deutlicher werdende *Kultivierung des Genusses,* wobei unterschiedliche Geschmacksrichtungen und Genußvorstellungen in Konkurrenz zu anderen ausgebildet werden. Rufen wir uns nur einmal in Erinnerung, zu welchen Anlässen und von welchen Personengruppen z. B. Milch, Bier, Tee oder Kaffee, Schnaps oder Likör, Cola oder Saft getrunken wird. Oder machen wir uns klar, daß das Ablehnen eines Glases Milch etwas völlig anderes ist als das Ablehnen einer weiteren Runde Bier. Oder stellen wir uns vor, wie wichtig es sein kann, eine Geschmacksvorliebe für herbe Weine von der erlesenen Sorte oder für eine angemessene Zahl von „Klaren" zusammen mit einigen Maß Bier nachzuweisen. Der Trinkgeschmack und damit verbundene ungesunde Lebensweisen sind also ganz offensichtlich eng mit den allgemeinen (zivilisatorischen bzw. kulturellen) Regeln des Alltagslebens verknüpft. Wie alle Verhaltensstandards und Umgangsnormen sind auch die „Trinknormen" und der damit verbundene Geschmack eingebettet in ständig sich verändernde soziale Machtbalancen, Konfliktlinien und Solidaritätsstrukturen. Prestigezwänge und die ständige Angst, womöglich nicht mehr mithalten zu können, sind in den verschiedensten Handlungssituationen ein starker Antrieb zur Kultivierung eines bestimmten Geschmacks, auch wenn dem einige widrige (z. B. persönlich begründete) Widerstände entgegenstehen sollten. Insofern ist Horn (1983) zuzustimmen, wenn er im Hinblick auf Möglichkeiten der Gesundheitsförderung dazu aufruft, Abschied vom „methodischen Individualismus" zu nehmen. Es gelte die Denk- und Wahrnehmungsmuster der wissenschaftlichen Auseinandersetzung mit Fragen der Gesundheitserziehung und Gesundheitsförderung nicht nur in einen *individuellen,* sondern zugleich auch sozialen und kulturellen Kontext zu stellen und den Menschen als gesellschaftliches Wesen zu begreifen. Wenn man also eine Reorganisation der Lebensweisen im Bereich des Trinkens unter gesundheitsförderlicher Perspektive im Auge hat, kommt es darauf an, die Entstehungs- und Äußerungsformen des Trinkgeschmacks nicht nur in einem individuellen bzw. biographischen, sondern auch in einem sozialen, kulturellen bzw. zivilisatorischen Kontext zu analysieren. Nur wenn neben dem persönlichen zugleich auch das gesellschaftliche Entwicklungs- und Veränderungspotential von Lebensweisen mitreflektiert wird, werden die tatsächlich gegebenen und damit auch realisierbaren Möglichkeiten der Gesundheitsförderung erkennbar.

Geschmacksentwicklung und Zivilisationsprozeß

Was heißt das für unser Beispiel der Entwicklung und möglichen Veränderung des Trinkgeschmacks? Hier lohnt es sich, etwas ausführlicher auf die sozial- bzw. zivilisationsgeschichtliche Seite der Geschmacksbildung und -veränderung einzugehen, wobei die *Entwicklung des Trinkgeschmacks* als Teil einer Geschichte des Genußmittelkonsums erscheint. Schivelbusch (1983) geht bei seiner Beschreibung der Entwicklung des Genußmittelkonsums vom ausgehenden Mittelalter bis zur Neuzeit davon aus, daß subjektive Geschmackserlebnisse und subjektive Geschmacksrichtungen bzw. -vorlieben keineswegs nur Zeugnisse des *persönlichen* Geschmacks sind, sondern daß sie eingebunden sind in jeweils *zeitgemäße* (zivilisatorisch begründete) Geschmacksstandards, die als kulturelle Selbstverständlichkeiten erscheinen und deren Sinn den Handelnden gar nicht immer vollständig bewußt sein muß: „Die Vorgänge, die die Genußmittel im menschlichen Organismus bewirken, vollenden sozusagen chemisch, was geistig, kulturell und politisch schon vorher angelegt war" (Schivelbusch 1983, S. 11 f.). Schmecken ist damit zugleich kulturell bzw. sozial definierter Geschmack, man schmeckt den Reichtum oder das Prestige und selbst wenn einem etwas nicht schmeckt, lernt man, daß ein bestimmter Geschmack zu den Selbstverständlichkeiten der zivilisierten Welt gehört. Schivelbusch geht somit davon aus, daß man beim Schmecken die sozialen Verhältnisse wahrnimmt.

In unserer neuzeitlichen Trinkkultur gibt es ja eigentlich nichts Alltäglicheres als die allmorgendliche Tasse Kaffee oder Tee, die mehr oder weniger zelebrierte Kaffee- oder Teepause am Vor- und Nachmittag und das Glas Bier (oder auch ein paar mehr) am Abend. Und auch der kleine Alkoholrausch (oder vornehmer: Schwips) am Wochenende ist eigentlich nichts Außergewöhnliches. Hier wie auch in der Beantwortung der Standardfrage eines Gastgebers: „Was möchten Sie trinken?" begründen sich diese Geschmacksvorlieben allerdings keineswegs nur physiologisch, sondern oft eher aufgrund zivilisatorischer bzw. kultureller Standards. Trinken (wie natürlich auch Essen) spielt in dieser Hinsicht eine wichtige alltagskulturelle bzw. zeremonielle Rolle, wobei der physiologisch begründete und der zivilisatorisch begründete Geschmack oft eine innige Verbindung eingehen. Im Schmecken ist quasi eine soziale Geschmackshierarchie als Bestandteil entsprechender Lebensstile eingelassen. In welchem Ausmaß der Geschmack ein erworbenes Unterscheidungs- und Beurteilungsvermögen ist, eine Neigung und Fähigkeit zugleich zu spezifischen Lebensweisen und Konsumformen, läßt sich beispielhaft an der Geschichte einiger Getränke (Bier, Branntwein, Tee, Kaffee, Schokolade bzw. Kakao) zeigen. In weitgehender Anlehnung an Schivelbusch (1983) stellt sich die sozial- bzw. zivilisationsgeschichtliche Seite der Entwicklung des Trinkgeschmacks stichwortartig wie folgt dar.

Zur Entwicklung des Trinkgeschmacks

Im Mittelalter ist insbesondere das Bier ein zumeist selbstverständliches Grund-
nahrungsmittel und Genußmittel in einem. Der mittelalterliche Mensch lebt
außer von Brot (und später von Kartoffeln) v. a. vom Bier, wobei das Bierbrauen
zur Hauswirtschaft gehört, die in der Obhut der Hausfrau liegt. Bis ins 17. Jahrhundert ist die Biersuppe zentraler Bestandteil der Alltagsnahrung für Erwachsene wie auch für Kinder. Neben der Nahrungsfunktion hat aber das Bier auch
eine unübersehbare Ritualfunktion. Die Trinkrituale, denen man sich z. T. bis
heute nur schwer entziehen kann, sind u. a. das Einander-Zutrinken, das Auf-die-
Gesundheit-Trinken, das Brüderschafttrinken sowie das Wettrinken, das ge-
wöhnlich bis zur Bewußtlosigkeit der Teilnehmer andauert.

Zur Zeit der Reformation bildet sich allmählich eine neue Anschauung gegenüber dem Alkohol und damit auch gegenüber dem Bier heraus, wobei mittelalterliche Lebensfreude und die Prinzipien der protestantischen Ethik zunächst
noch konkurrierend nebeneinander stehen und der einsetzenden Mäßigkeitsbe-
wegung noch wenig Erfolg beschieden ist. Die Trinkgewohnheiten ändern sich
erst, nachdem im 17. Jahrhundert eine neue Gruppe von Getränken, die sog.
Heißgetränke Kaffee, Tee und Schokolade bzw. Kakao, auf die historische
Bühne der europäischen Genußkultur kommen. Die großen „Ernüchterer"
Kaffee und Tee stehen für bürgerliche Vernunft und Geschäftigkeit, Nüchternheit und Enthaltsamkeit. Kaffee gilt als antierotisches, die sexuellen Impulse
dämpfendes Getränk, das v. a. im englischen Puritanismus zu hohen Ehren
gelangt. Daß neben der ideologischen Seite dieser Entwicklung der Kaffee
aufgrund des darin enthaltenen Coffeins auch eine physiologische Wirkung auf
das zentrale Nervensystem hat, bestätigt nur die These von den 2 Gesichtern des
Geschmacks, von dem oben die Rede war.

Als nichtberauschendes, sondern eher den Intellekt stimulierendes Getränk
wird der Kaffee im 18. Jahrhundert „als der große Trockenleger" zu einem fest
etablierten Getränk der tonangebenden Schichten. Für das höfisch-aristokrati-
sche Milieu ist im Grunde „nicht das Getränk wichtig, sondern die Formen, in
denen man es genießen kann, die Gelegenheiten, die es bietet, Eleganz, Grazie,
Preziosität zur Schau zu stellen" (Schivelbusch 1983, S. 26). Hier bietet der
Kaffee also v. a. die Gelegenheit zur Selbstinszenierung. Für die bürgerliche
Gesellschaft hingegen wird der Kaffee als großer Ernüchterer begrüßt: „Die
Vernunft und die Geschäftstüchtigkeit des Kaffeetrinkers werden dem Rausch,
der Unfähigkeit und Faulheit des Alkoholtrinkers gegenübergestellt; ... während Handwerker und Kaufmannsgehilfen früher Ale, Bier und Wein als Mor-
gentrunk genossen, sich dadurch einen dumpfen Kopf holten und zu ernsthaften
Geschäften unfähig wurden, haben sie sich jetzt an diesen wachhaltenden
bürgerlichen Trank gewöhnt" (Schivelbusch 1983, S. 29). „Der bürgerliche
Mensch des 17. Jahrhunderts unterscheidet sich sowohl in seiner geistigen wie in
seiner körperlichen Haltung von den Menschen der vorangegangenen Jahrhun-
derte. Der mittelalterliche Mensch arbeitet körperlich und meist unter freiem
Himmel. Der Bürger ist zunehmend Kopfarbeiter, sein Arbeitsplatz ist das
Kontor, seine Körperhaltung das Sitzen. Das Ideal, das ihm vorschwebt, ist,
gleichförmig und regelmäßig zu funktionieren wie eine Uhr. . . . Der Kaffee wirkt

dabei als eine historisch bedeutsame Droge. Er infiltriert den Körper und vollzieht chemisch-pharmakologisch, was Rationalismus und protestantische Ethik ideologisch-geistig bewirken. Im Kaffee verschafft sich das rationalistische Prinzip Eingang in die Physiologie des Menschen und gestaltet sie seinen Erfordernissen entsprechend um" (Schivelbusch 1983, S. 51 f.).

Natürlich stecken auch handfeste ökonomische Interessen hinter einem derart drastischen Wandel der mittelalterlichen Trinkkultur. Das läßt sich unter Hinweis auf den Wechsel von der Kaffee- zur Teekultur im England des 18. Jahrhunderts aufzeigen. So ist z. B. der englische Teehandel ein Monopol der Ostindischen Gesellschaft, der es gelingt, den Tee auf dem englischen Markt durchzusetzen und zugleich einen entsprechenden Geschmack zu kultivieren. Obwohl die Ursachen dieses neuerlichen Geschmackswandels (hier vom Kaffee zum Tee) nicht völlig geklärt sind, hatten hier – wie schon zuvor beim Kaffee – ökonomische Motive sicherlich eine wichtige Bedeutung. Dabei wird dem Tee eine ähnliche Wirkung wie dem Kaffee zugeschrieben, wie eine englische Quelle aus dem Jahre 1660 belegt: „Er macht den Körper aktiv und munter. Er hilft gegen heftigen Kopfschmerz und Schwindelgefühle. Er bringt den Spleen zum Verschwinden . . . Er verscheucht die Müdigkeit und reinigt die Körpersäfte und die Leber. Er stärkt den Magen, verbessert die Verdauung und ist besonders geeignet für Menschen mit schweren Körpern sowie große Fleischesser. Er ist gegen Alpträume, er erleichtert das Gehirn und stärkt das Gedächtnis. Er hält besonders gut wach. Ein Aufguß genügt, und man kann nächtelang arbeiten, ohne dem Körper Schaden zuzufügen" (zit. nach Schivelbusch 1983, S. 94).

Man kann also mit Schivelbusch (1983, S. 52) festhalten, daß sich Kaffee wie auch Tee mittelbar als Produktivkraft oder, wie man heute sagen würde, als Rationalisierungsfaktor von besonderer Bedeutung erwiesen haben. Keinen Kaffee oder keinen Tee zu trinken, wäre fast eine ebenso große Sünde für den puritanischen Bürger, wie die, seine Zeit zu vergeuden.

Zur sozialkommunikativen Seite des Trinkgeschmacks

Natürlich erlangten – wie wir wissen – Kaffee- und Teetrinken zunehmend auch eine außerhäusliche Bedeutung, wo neben dem Trinkgeschmack noch andere Geschmackskomponenten von Bedeutung sind. Das Kaffeehaus, das zunächst primär Geschäftslokal war, wo allerdings nicht nur über kommerzielle Fragen, sondern auch über Politik, Literatur und Kunst verhandelt wurde, erfüllte v. a. im 18. Jahrhundert eine wichtige soziale und Kommunikationsfunktion, wobei sich die gesetzt-nüchterne Stimmung der Kaffeehäuser deutlich von der feucht-fröhlichen Wirtshausstimmung abhob. Besonders für Literaten, Journalisten und Künstler ist das Kaffeehaus häufig das Zentrum bürgerlicher Öffentlichkeit im Gegensatz zu den Salons als eher aristokratisch-elitärer Einrichtung: „Das Kaffeehaus wirkt als sozialer Ort, als Ort der Kommunikation und Diskussion, während der Kaffee, der serviert wird, dabei keine erkennbare Rolle mehr spielt. Auf der anderen Seite aber ist das Kaffeehaus seinem Ursprung nach eben dies: Kaffee-Ausschank. Es verdankt dem konkreten Getränk nicht nur seinen Namen, sondern auch die Existenz. Als der Kaffee nach Europa gelangt, trinkt das

Bürgertum ihn zunächst nur im Kaffeehaus. . . . Bis er in die häusliche Sphäre eindringt und Frühstücks- und Nachmittagsgetränk wird, vergeht noch ein halbes, in Deutschland fast ein ganzes Jahrhundert. Er beginnt seinen Weg also in der Öffentlichkeit, als ein *öffentliches Getränk,* und erst später wandert er in die Privatsphäre ab und wird *häusliches Getränk"* (Schivelbusch 1983, S. 73).

Während die Kaffeehausrunde ein Männertreff ist, ist das Kaffeekränzchen eine Angelegenheit der Frauen: „Es liegt nahe, in der Kaffeeleidenschaft der Frauen eine Kompenstion zu sehen für den Bereich, von dem sie ausgeschlossen sind. . . . Doch der Versuch, im Kaffeekränzchen dem Kaffeehaus der Männer ein häuslich-weibliches Pendant entgegenzustellen, wird zur Karikatur des Vorbilds, so wie der Kaffeeklatsch, über den sich die Männergesellschaft des 18. und 19. Jahrhunderts lustig macht, zur Karikatur des Kaffeehausgesprächs gerät. Auf der anderen Seite nimmt seit dem 19. Jahrhundert das Kaffeehausgespräch der Männer immer mehr Züge des Kaffeeklatschs an. Die Entwicklungen konvergieren im 20. Jahrhundert, als auch die Stunde des geschwätzigen Literatenkaffees schlägt, die Männerwelt das Kaffeehaus endgültig verläßt und das Kaffeekränzchen ins Kaffee übersiedelt. Eine späte Rache an der patriarchalischen Kaffeehauskultur" (Schivelbusch 1983, S. 80).

Während der Kaffee im 17. und 18. Jahrhundert ein weitverbreitetes Modegetränk im protestantischen Norden, also z. B. in England, Holland, aber auch in Frankreich ist, kann man die heiße, flüssige Schokolade als dessen katholisch-südliches Gegenstück bezeichnen. Die Schokolade gilt als Statussymbol der Aristokratie, die gern zum Frühstück eingenommen wird: „Mit dem bürgerlichen Frühstück, dem Morgenkaffee, hat das Schokoladenfrühstück wenig gemein. Es ist eher sein Gegenstück, und das nicht aufgrund des verschiedenen Getränks. Sitzt die bürgerliche Familie aufrecht und diszipliniert am Frühstückstisch, so ist hier alles fließende, lässig-müde Bewegung. Macht der Kaffee gleichsam ruckartig wach für den Arbeitstag, so kultiviert die Schokolade eher jenen Zwischenstand von Liegen und Sitzen, den die zeitgenössischen Abbildungen wiedergeben: Das allmorgendliche Erwachen einer untätigen Klasse zum gepflegten Nichtstun" (Schivelbusch 1983, S. 99).

Im 19. und 20. Jahrhundert findet nach Einführung des modernen Kakaoverfahrens, das den Kakao weniger nahrhaft und entsprechend verdaulicher macht, die Schokoladentradition ihre Fortsetzung. Allerdings wird der Kakao zum vorzugsweisen Morgengetränk für Kinder, während Schokolade und Konfekt gerne an Frauen und Kinder verschenkt werden. Das einstige aristokratische Statusgetränk ist „abgesunken" in die Kinder- und Frauenkultur. „Was einmal Macht und Glanz repräsentierte, ist jetzt Sache derjenigen, die in der bürgerlichen Gesellschaft von Macht und Verantwortung ausgeschlossen sind. Die bürgerliche Gesellschaft als der historische Sieger über die alte Gesellschaft macht sich damit gerade über diejenigen Statussymbole lustig, die der Aristokratie so wichtig waren. Man kann immer wieder in der Geschichte beobachten, wie auf diese Weise das Selbstverständnis der unterlegenen Klasse vernichtet wird" (Schivelbusch 1983, S. 106).

Öffentlicher und privater Trinkgeschmack

Obwohl durch die neuen Heißgetränke der Alkohol seine Bedeutung als Universalgetränk verliert und das hemmungslose Trinken im bürgerlichen Mittelstand als zunehmend anstößig gilt, verschwindet er nicht von der historischen Bildfläche, sondern er wird domestiziert. Der Bürger trinkt mäßig und vornehmlich im privaten Kreis, d. h. zu Hause, im Privatclub oder am Stammtisch. Demgegenüber nimmt das Wirtshaus, der Alkohol und das Trinken im proletarischen Leben weiterhin eine zentrale Stellung ein. Nur in der Arbeiterklasse, die an der Kaffeehauskultur nicht teilnimmt, haben sich die mittelalterlichen Trinkrituale fast bis auf den heutigen Tag erhalten und gelten nahezu als Symbol der Klassenzugehörigkeit. Allerdings ist der Hinweis wichtig, daß derartige Formen des Trinkens und sich Betrinkens keineswegs aus dem mittelalterlichen Lebensüberschwang herrühren, sondern häufig Ausdruck der Flucht aus sozialem Elend und materieller Not waren und sind. Neben dem Bier ist hier v. a. der Branntwein als ebenfalls eher neuzeitliches Getränk zu erwähnen, den Schivelbusch (S. 164) als pharmakologische und soziale Inversion des Kaffees bezeichnet: „Er schafft in dem Maße neue Qualitäten des Alkoholrauschs, wie der Kaffee neue Qualitäten der Nüchternheit schafft. In der Polarität dieser Wirkungen spiegelt sich wider die Polarität der beiden Klassen, die diese Getränke zu sich nehmen. Der Kaffee ist bürgerlich, der Branntwein proletarisch" (Schivelbusch 1983, S. 164).

Wenn ich an dieser Stelle die sozial- und zivilisationsgeschichtliche Betrachtung des Trinkgeschmacks abbreche, dürfte eines deutlich geworden sein: Trinken (wie natürlich auch Essen) heißt – und zwar zunächst unabhängig vom Getränk (oder der Speise) – seit altersher, Gemeinschaft bilden und sich mit Gleichgesinnten zusammenfinden. Eine Untersuchung der Kneipenrituale, der Bar- oder Stammtischgewohnheiten, aber auch der eingeschliffenen Regeln beim Feiern und bei häuslichen Einladungen belegen diese zentrale Einsicht. Oder wer käme anläßlich eines Begrüßungstrunks auf die Idee zu fragen, ob sein Gegenüber Durst hat? Und auch der Kommers einer studentischen Verbindung dient zweifellos primär der Schaffung und Erhaltung des gewünschten Gemeinschaftssinns und Zugehörigkeitsgefühls.

Offensichtlich braucht also auch die moderne Gesellschaft des 20. Jahrhunderts den Alkohol (wie übrigens auch die sog. Heißgetränke) zu mehr als nur zur Berauschung oder zum gesundheitsschädigenden Genuß (im engeren Sinne), wobei vom Rauchen hier gar nicht gesprochen werden soll. Wieviele Bekanntschaften würden z. B. nicht zustandekommen, wären da nicht bestimmte Getränke oder eben z. B. so etwas wie Zigaretten? Und da – wie wir wissen – regelmäßiger Genuß zur Gewöhnung führt und die Geschmacksbildung (im direkten und im übertragenen Sinne) entscheidend beeinflußt, bedürfen Überlegungen zur gesundheitsfördernden Korrektur von Lebensweisen weitergreifender Überlegungen als bisher oft angenommen.

Folgen für die Gesundheitsförderung

Wenn wir also in Anbetracht der massenhaften Verbreitung von ungesunden Lebensweisen über Möglichkeiten der Gesundheitsförderung nachdenken, dann empfiehlt sich, dem *Prinzip der kausalen Prophylaxe* (Horn 1983) insofern zu folgen, als daß man Lebensweisen als Ausdruck einer komplexen gesellschaftlichen Realität begreift, in der individuelle Geschmacksäußerungen in eine kulturelle bzw. zivilisatorisch geformte Logik von Geschmacksäußerungen eingebunden sind. Geschmacksäußerungen beim Trinken – so ließe sich als Ergebnis der angestellten Überlegungen für die Gesundheitsförderung festhalten – sind keineswegs nur in bezug auf die konsumierten Getränke gesundheitlich relevant. Weitaus wichtiger können vielfach die *Formen* sein, *wie* bestimmte Getränke genossen werden. So verbinden sich mit Geschmacksvorlieben fast immer auch zweierlei Symptome von Süchtigkeit: *physiologisch* gesehen lechzt jemand nach einem Bier; die Menge des Bieres (also etwa die Zahl der Runden, die man „schmeißt") kann aber z. B. auch etwas mit der Sucht nach Anerkennung zu tun haben. Das ist die *soziologische* Seite der Sucht. Daran kann selbst eine prohibitive Preisgestaltung für Getränke in einem bestimmten (inszenierten) Rahmen nur wenig ändern – im Gegenteil! Die Art der Genüsse sowie das Maß oder Unmaß der Genüsse, die sich jemand einverleibt, weisen mehr oder weniger deutlich auf die soziale Stellung hin, die jemand tatsächlich hat oder aber haben möchte. Und welchen Stellenwert hat da schon die Gesundheit?

Individuelles Gesundheitsverhalten erhält also erst dann seinen auch soziologisch begründeten Sinn, wenn es als Ausschnitt der Gesamtheit von Lebensweisen verstanden wird, d. h. als eingebettet in ein konkurrierendes nebeneinander von individuellen und kollektiven Bewältigungsstrategien gegenüber Anforderungen und Widersprüchen des Alltagslebens.

Der Soziologe, der dieses feststellt, kann freilich spätestens dort nicht mehr ohne die Hilfe anderer Disziplinen auskommen, wo sich im Hinblick auf Möglichkeiten der Gesundheitsförderung die Frage stellt, wie man konkrete Veränderungen solcher ungesunden Lebensweisen erreichen kann. So ist z. B. der Didaktiker gefragt, ob er Konzepte entwickeln kann, die der Komplexität der Geschmacksbildung und der Geschmacksäußerung beim Trinken gerecht werden. Daß dabei *Prävention* und *Intervention* in einer durchaus möglichen konstruktiven Verschränkung zum Tragen kommen werden, ist solange unschädlich, wie deutlich bleibt, wo Maßnahmen zur Bereitstellung von Möglichkeiten zur „persönlichen Gesundheitsarbeit" (Horn 1983) übergehen in Maßnahmen der sozialen Kontrolle. Es muß um das Unterstützen von gesunden Lebensweisen gehen, personenbezogen wie auch in bezug auf entsprechende Lebensbedingungen, ohne daß es zu einer vorschnellen Medikalisierung von Alltagsvorgängen kommt und ohne daß die wichtige Erkenntnis vernachlässigt wird, daß ungesunde Lebensweisen durchaus auch einen „Krankheitsgewinn" bedeuten können (vgl. Horn et al. 1984), d. h. daß individuelles Problemlösungsverhalten im gesellschaftlichen bzw. situativen Kontext soziologisch gleichzeitig gesund wie auch ungesund sein kann.

Literatur

Bourdieu P (1982) Die feinen Unterschiede. Suhrkamp, Frankfurt am Main
Horn K (1983) Gesundheitserziehung im Verhältnis zu anderen sozialisatorischen Einflüssen.
Grenzen individueller Problemlösungsmöglichkeiten. Bundeszentrale für Gesundheitliche
Aufklärung, Köln (Europäische Monographien zur Forschung in Gesundheitserziehung, Bd
5, S 49–71)
Horn K, Beier C, Kraft-Krumm D (1984) Gesundheitsverhalten und Krankheitsgewinn, West-
deutscher Verlag, Opladen
Schivelbusch, W (1983) Das Paradies, der Geschmack und die Vernunft. Eine Geschichte der
Genußmittel. Ullstein TB, Frankfurt am Main

Bewegung ohne Beweggrund? Konsequenzen der Verwöhnung durch Technik und Wohlstand

F. von Cube

Einleitung

Daß wir in unserer technischen Zivilisation unter Bewegungsmangel leiden, ist gewiß nichts Neues, aber „leiden" wir tatsächlich darunter? Gewiß: Viele Menschen leiden ganz offenbar an den Folgen des Bewegungsmangels, an Fettleibigkeit, Kreislaufstörungen, Erkrankungen der Verdauungsorgane usw. Aber obwohl der Mensch weiß, welche Zivilisationskrankheiten aus Bewegungsmangel entstehen können, schränkt er seine Bewegung immer mehr ein: Er fährt mit dem Auto, der Rolltreppe und dem Skilift, er bedient den Fernseher, ohne den Lehnstuhl, die Garagentür, ohne das Auto zu verlassen.

Es ist paradox: Der zivilisierte Mensch leidet an den Folgen des Bewegungsmangels – aber er leidet auch unter Bewegung, er empfindet sie als lästig und leidig, er versucht, sie zu vermeiden. Die Vermeidung von Bewegung ist m. E. nur im Zusammenhang mit der Vermeidung von Anstrengung überhaupt zu verstehen: Haben wir Technik und Wohlstand nicht gerade deswegen geschaffen, um Anstrengung zu vermeiden, um die „Beweggründe" für anstrengende Nahrungssuche, Fortpflanzung, Erkundung etc. abzuschaffen?

Im folgenden möchte ich versuchen, das Fehlen von Beweggründen in den umfassenden Kontext der Verwöhnung zu stellen, die Ursachen für diese Verwöhnung zu analysieren und einen neuen Zugang zu Beweggründen aufzuzeigen. Ich gehe zu diesem Zwecke in 6 Schritten vor:
1. Verlust der Beweggründe durch Technik und Wohlstand,
2. Folgen mangelnder Bewegung,
3. Streben nach Verwöhnung als eigentliche Ursache mangelnder Bewegung,
4. Beweggrund: Einsicht,
5. Beweggrund: Funktionslust,
6. Beweggrund: Triebbefriedigung.

Verlust der Beweggründe durch Technik und Wohlstand

Das stammesgeschichtliche Programm des Menschen besteht nicht nur in seiner Anatomie, seinen Körperformen und Sinnesorganen, sondern auch aus Trieben und Instinkten, etwa aus dem Nahrungstrieb, Sexualtrieb, Neugiertrieb und den dazugehörigen „Werkzeuginstinkten" wie Saugen, Beißen, Greifen, Laufen usw.

U. Laaser, G. Sassen, G. Murza, P. Sabo (Hrsg.)
Prävention und Gesundheitserziehung
© 1987 Springer-Verlag Berlin Heidelberg

Gewiß kann der Mensch mit Hilfe seines Großhirns seine Triebe reflektieren und bis zu einem gewissen Grade steuern, aber er kann sie nicht negieren, er muß damit leben.

Triebe und Instinkte sind aber nicht nur einfach da, sie sind vielmehr, wie Lorenz (1983) sagt, „spontan", ihr Potential nimmt unabhängig von der Umwelt zu: Wir werden auch ohne äußere Reize hungrig, sexuell gestimmt oder aggressiv. Wird der Trieb stärker, kommt es zum „Appetenzverhalten": Tier (und Mensch) suchen die auslösenden, zur Triebbefriedigung führenden Reize aktiv auf, sie suchen nach Nahrung, nach Sexualpartner oder Rivalen. Lorenz (1983) nennt das Appetenzverhalten „ein urgewaltiges Streben, jene erlösende Umweltsituation herbeizuführen, in der sich ein gestauter Instinkt entladen kann".

Dafür, daß auch die Aggression ein (spontaner) Trieb ist, mit auslösenden Reizen und Appetenzverhalten, spricht zweierlei: Zum einen widersprechen die anderen Aggressionstheorien, die Frustrations-Aggressions-Theorie und die Lerntheorie der Aggression, der Triebtheorie nicht: Frustration erweist sich als auslösender Reiz; ein aggressives „Modell" löste keinen Lernprozeß aus, sondern stellt - ähnlich wie ein sexuelles Modell - einen hohen auslösenden Reiz dar. Zum andern verleihen die von Lorenz angegebenen Gründe - Revierverhalten, Rivalenkämpfe, Rangordnungskämpfe - dem Triebcharakter der Aggression eine hohe Wahrscheinlichkeit.

Zentral ist folgende Erkenntnis: Triebpotentiale sind der ursprünglichen Umwelt angepaßt, sie stehen mit ihr im Gleichgewicht. Wir „erwarten" eine bestimmte Umwelt: Luft und Licht, angemessene Temperaturen und Druckverhältnisse, Sinneseindrücke, Nahrungsmöglichkeiten, Sexualpartner, Rivalen; wir erwarten aber auch Gefahr, „Abenteuer", Anstrengung, Kampf und Bindung.

Wir sind einer ursprünglichen, natürlichen Umwelt angepaßt, einem aktiven und anstrengenden Leben als Jäger und Sammler. Unser Trieb- und Aktionspotential steht, wie ich sagen möchte, mit der natürlichen Umwelt im „verhaltensökologischen" Gleichgewicht.

Unter den modernen Lebensbedingungen der technischen Entlastung und des materiellen Wohlstands braucht der Mensch nicht mehr auf anstrengende und gefährliche Nahrungssuche zu gehen; er braucht nicht mehr um den Sexualpartner zu kämpfen, er braucht, um seine Neugier zu befriedigen, die Welt nicht mehr unter Anstrengung und Gefahren zu erforschen; er genießt das Abenteuer im Lehnstuhl.

Bezeichnet man eine rasche und leichte Triebbefriedigung als Verwöhnung, so führt diese zwangsläufig zu immer höheren Reizintensitäten. Nach dem Gesetz der doppelten Quantifizierung kommt nämlich eine Triebhandlung (und das damit verbundene Lusterlebnis) nur dann zustande, wenn entweder die Triebstärke oder die Reizintensität (oder beide) genügend stark sind. Das bedeutet: Zur Triebbefriedigung bei niedriger Triebstärke bedarf es eines entsprechend hohen Reizes und - da sich der Reiz „abschleift" - eines immer höheren. Wenn wir satt sind und die Lust des Essens noch einmal erleben wollen, brauchen wir etwas besonders Leckeres - und dies gilt nicht nur für den Nahrungstrieb.

Im übrigen ist die Nutzung der Reizerhöhung für einen Lustgewinn auf niedrigem Triebniveau keine Erfindung der Industriegesellschaft. Schon die

alten Römer wußten die Frage: „Was essen wir, wenn wir satt sind?" zu beantworten; und was sich der Marquis de Sade einfallen ließ, um seinen gesättigten
Sexualtrieb noch einmal auszukosten, kann sich neben den heutigen Pornopro-
duktionen durchaus sehen lassen. Nein – die Fähigkeit, sich durch immer höhere Reize zu verwöhnen und dabei der Anstrengung aus dem Wege zu gehen,
ist ein Charakteristikum des Menschen, sie ist Bestandteil seiner reflexiven
Fähigkeit schlechthin.

Verwöhnung als rasche und leichte Triebbefriedigung (mit dem damit verbundenen Lusterlebnis) führt aber nicht nur zu höheren Reizen und Ansprüchen,
sondern auch zur Steigerung der Aktions- und Aggressionspotentiale: Entfallen
Anstrengung und Kampfverhalten, so werden die Potentiale nicht etwa geringer – sie werden aufgrund ihrer spontanen Produktion immer größer.

In unserer heutigen technischen Zivilisation und Massengesellschaft ist das
natürliche Gleichgewicht des Verhaltens empfindlich gestört: Der Mangel an
Anstrengung, an „Abenteuer", an Spannung etc., sei es durch direkte Abnahme
dieser Anstrengung durch die Technik, wie etwa beim Autofahren, sei es über
die Verwöhnung im Sinne einer raschen und leichten Triebbefriedigung, führt
zu einem Aktivitäts- und Aggressionsstau, zu „aggressiver Langeweile" (v. Cube
u. Alshuth 1986), die nach auslösenden Reizen sucht. Die Folgen von Verwöhnung oder auch erzwungenem Nichtstun werden insbesondere bei Jugendlichen
deutlich. Aggressive Langeweile kann durch Schwellenerniedrigung zur Gewalt
führen (Straßenbanden, Rockerbanden, Gewalttätigkeit gegen Sachen etc.),
durch dogmatische Überzeugungen abgebaut werden (Terrorismus oder andere
politisch motivierte Gewaltanwendung), sie kann sich gegen die eigene Person
richten (Alkoholismus, Drogenkonsum, Selbstmord), oder kann für alternative
Zielsetzungen genutzt werden (Friedensbewegung, Ökobewegung, alternative
Lebensformen). Tatsächlich läßt sich ein erheblicher Teil des abweichenden
Verhaltens Jugendlicher, über das heute so vielfältig geklagt wird, auf Verwöhnung und Unterforderung zurückführen und nicht auf Streß oder Überforderung.

Halten wir fest: Der Mensch strebte schon immer nach Verwöhnung, nach
Lust ohne Anstrengung. Dies kommt u. a. auch in den Wunschvorstellungen des
Schlaraffenlandes oder des Paradieses zum Ausdruck. Die Technik war von
Anfang an ein Mittel, Anstrengung zu vermeiden und Lust zu gewinnen. Mit der
heutigen technischen Zivilisation und der Konsumgesellschaft hat er dieses Ziel
weithin erreicht: Nahrung ist im Überfluß vorhanden, Abenteuer können am
Fernseher erlebt werden etc. Der Mensch hat damit keine Motive mehr, keine
Beweggründe, sich anzustrengen. Die Folgen hat er jedoch nicht bedacht: Zivili-
sationskrankheiten, Umweltzerstörung, aggressive Langeweile.

Folgen mangelnder Bewegung

Der Urmensch lebte bekanntlich als Sammler und Jäger. Als Sammler war er
gezwungen, ständig auf Nahrungssuche zu gehen. Er war gezwungen, die meiste
Zeit des Tages zu laufen, zu klettern, zu kriechen, zu graben; als Jäger mußte er
nicht nur laufen, er mußte mit seinen Beutetieren kämpfen und um sein Leben

rennen. Zum außerartlichen Kampf mit den Tieren kam noch der innerartliche Kampf mit Rivalen, der Kampf um Fortpflanzung, der gemeinsame Kampf gegen andere Sozietäten usw. Weiterhin ist anzunehmen, daß auch die Werbung des Mannes um die begehrte Partnerin aufwendig und bewegungsintensiv verlaufen ist. Noch heute sagt man ja: „Er stellt ihr nach" – auch wenn er das Auto dazu benutzt. Auch das zur sexuellen Werbung gehörende Imponieren war früher mit Bewegung verbunden, mit Tanz, Wettbewerb, Kampf, hervorragender Leistung. Im übrigen war der Urmensch erstaunlich neugierig, explorativ und expansiv; er unternahm weite Wanderzüge und besiedelte schon große Teile der Erde. Insgesamt war das Leben des Urmenschen keinesweg paradiesisch, es war vielmehr hart, anstrengend und entbehrungsreich; die Werkzeugaktivitäten wurden eingesetzt, die Potentiale „laufend" abgebaut – mit einem geschätzten Pensum von 20–30 km täglich.

Heute hat sich der Mensch eine Zivilisation geschaffen, in der Anstrengung tatsächlich entbehrlich wird: Er kann auf Bewegung verzichten, auf Laufen, Kämpfen, Kauen, Werben usw. Im Hinblick auf die Erfüllung des stammesgeschichtlich vorgesehenen Bewegungspotentials kann man daher von einem echten Mangel sprechen, und zwar – wie wir gleich sehen werden – von einem selbstverschuldeten.

Die medizinischen Folgen der Bewegungsarmut betreffen in erster Linie das Herz- und Kreislaufsystem. Schädigungen dieses Systems rufen zahlreiche weitere Krankheiten hervor, etwa Verdauungsstörungen, Rheumatismus, Gelenkerkrankungen etc. Besonders verbreitet sind auch Krankheiten, die aus der reduzierten Triebhandlung der Nahrungsaufnahme resultieren: Mangelnde Kaubewegungen verursachen Zahnerkrankungen und im Gefolge davon Erkrankungen des Magen- und Darmsystems. Von dieser Art der Anstrengungsverwöhnung – in Verbindung mit Anspruchsverwöhnung – sind leider auch schon zahlreiche Kinder betroffen.

Verwöhnung führt leicht zu einem Prozeß positiver Rückkopplung: Mangelnder Einsatz von Bewegungspotential führt zu Muskelschwäche und Kreislaufstörungen, zur Abnahme der Leistungsfähigkeit, dies wiederum macht den Einsatz der Werkzeuginstinkte mühevoll, man bewegt sich noch weniger. Mangelndes Kauen führt zu schlechten Zähnen, diese wiederum zu mangelndem Kauen.

Aber nicht nur die Zivilisationskrankheiten unterliegen dieser positiven Rückkopplung, sondern auch die verhaltensbiologischen Folgen des Bewegungsmangels: der Anstieg der Aktions- und Aggressionspotentiale. Gelingt es nicht, diese Potentiale abzubauen – sei es in Arbeitswelt oder Freizeit –, kommt es zur aggressiven Langeweile mit den schon angeführten Konsequenzen der Verdrossenheit, Gewalttätigkeit oder Selbstaggression. Versucht man, den frustrierenden Zustand der aggressiven Langeweile durch immer höhere Reize zu beheben, z. B. durch Fernsehen oder Autofahren, so erreicht man das genaue Gegenteil: Man nutzt das Auto als, wie es in einem Werbespot heißt, „bestes Mittel gegen Langeweile" und rast dann in der Gegend umher. Die Langeweile kann dabei, insbesondere bei riskantem Fahren, tatsächlich vorübergehend vertrieben werden; Laufpotentiale oder Kampfpotentiale werden aber mit Sicherheit nicht abgebaut. Letztlich steigt also die aggressive Langeweile an, man braucht ein noch besseres Mittel gegen die Langeweile, sprich: ein noch schnelleres Auto usw.

Aus der Verhaltensbiologie ergibt sich noch ein weiterer Gedanke, auf den ich wenigstens hinweisen möchte: Vielleicht wäre es interessant, Bewegungsmangel nach den Kategorien „Appetenzverhalten" und „Triebhandlung" aufzuschlüsseln – auch wenn dies nicht immer eindeutig möglich ist. Zum Appetenzverhalten gehören etwa Laufen, Springen, Tanzen, zu den Triebhandlungen Saugen, Kauen, Kämpfen. Vielleicht kann man zu den Triebhandlungen leichter motivieren, immerhin liegen sie der (lustvollen) Endhandlung näher.

Streben nach Verwöhnung als eigentliche Ursache mangelnder Bewegung

Wer sagt, daß die technische Zivilisation die Ursache von Bewegungsmangel sei, greift entschieden zu kurz: Technik und Wohlstand entstammen einem menschlichen Streben, dem Streben nach Verwöhnung, nach Lust durch immer höhere Reize und Vermeidung von Anstrengung. Dieses Streben wiederum ist die Folge der für den Menschen typischen Mutation, der Fähigkeit der Reflexion. Diese Fähigkeit veranlaßt ihn, seine Triebbefriedigung nicht nur heute und morgen, sondern für alle Zukunft zu sichern, Reviere abzustecken, Nahrungsmittel zu horten, Besitz anzulegen und auszudehnen, Waffen zu erfinden usw. Die Reflexion befähigt ihn, seine Gefühle – Angst, Zorn, Liebe, Haß, Lust, Unlust – bewußt wahrzunehmen, Unlust zu vermeiden und Lust zu gewinnen, kurz: sich zu verwöhnen.

Eine Bestätigung dieses Strebens findet sich in den weitverbreiteten Vorstellungen des Schlaraffenlandes und des Paradieses. Ob im Diesseits oder Jenseits – das Trachten des Menschen zielt auf dauerhafte Lust, auf Vermeidung von Anstrengung.

Das Streben nach Verwöhnung ist ungebrochen: schnellere Autos, Fernbedienung des Fernsehers und des Garagentors, Fertigprodukte, Reduktion der Werkzeugaktivitäten auf Knopfdruck. Gewiß: Technische Zivilisation und Wohlstand leisten der Verwöhnung Vorschub. Die eigentliche Ursache liegt jedoch im „Sündenfall der Reflexion" (v. Cube u. Alshuth 1986), im großhirnbedingten Streben nach Lust ohne Anstrengung.

Also: nicht die bereits vorhandene verwöhnende Umwelt allein macht es so schwierig, dem Bewegungsmangel abzuhelfen, überhaupt aggressive Langeweile zu verhindern – das eigentliche Problem liegt in dem typisch menschlichen Streben nach Verwöhnung, im Glauben, das höchste Glück liege im Schlaraffenland.

Beweggrund: Einsicht

Die Verhaltensökologie zeigt, daß der Zustand der Verwöhnung verheerende Nebenwirkungen mit sich bringt: Langeweile, Aggression, Umweltzerstörung, Selbstzerstörung (vgl. Weber 1986). Die Konsequenz ist daher nur logisch: Der Mensch muß sein Anstrengungsprogramm absolvieren, er muß seine Aktions- und Triebpotentiale ständig einsetzen und abbauen. Dies gilt insbesondere für die Bewegung: Bewegung (im weitesten Sinne) ist eine biologische Notwendigkeit. Diese Tatsache kann (kognitiv) eingesehen werden. Das bedeutet: Die Einsicht in die verhaltensökologischen Zusammenhänge müßte für den heutigen Menschen Beweggrund sein für Bewegung, für Anstrengung schlechthin.

Ganz so einfach scheint sich das Problem jedoch nicht lösen zu lassen. Gewiß: Die Einsicht in die Zusammenhänge ist noch wenig verbreitet. Die Verhaltensbiologie wird aus unterschiedlichen ideologischen Positionen heraus abgelehnt – christliche Denker können sich mit einem stammesgeschichtlichen Programm nicht anfreunden, marxistische Denker sehen durch einen Aggressionstrieb den neuen Menschen ins Reich der Phantasie verwiesen –, aber ist das verhaltensökologisch richtige Verhalten tatsächlich nur eine Frage der verbreiteten Einsicht?

Bisherige Erfahrungen geben Anlaß zur Skepsis: Selbst da, wo Einsicht mit Sicherheit vorliegt, scheint das Wissen um die Zusammenhänge im allgemeinen nicht auszureichen. Man denke an Fettleibigkeit durch Bewegungsmangel, an Rauchen, Trinken, Schlemmen usw. Auf der anderen Seite gibt es eben doch Beispiele dafür, daß Einsicht zu Verhaltensänderungen führt. Man denke an all diejenigen, die auf dem Heimfahrrad ihre Pfunde abstrampeln, die mehr oder weniger verbissen ihre Runden drehen, die sich aus Einsicht „überwinden". Aber schon die Tatsache, daß diese Menschen einem Respekt abnötigen, weist darauf hin, daß sie Ausnahmen sind. Beim Durchschnittsbürger, auch wenn er einsichtig und willig ist, bleibt das Fleisch bekanntlich schwach. Man muß also nach weiteren Beweggründen Ausschau halten.

Beweggrund: Funktionslust

Der Begriff Funktionslust stammt von Lorenz. Er schreibt: „Jede gut gekonnte Bewegung macht für sich selbst Spaß, auch wenn sie unter sehr ungünstigen Verhältnissen und widerwillig erworben wurde ... Ganz allgemein kann man sagen, daß die Bewegung um so mehr Funktionslust bietet, je schwieriger sie zu erlernen war. Die Funktionslust ist also ein Segen für den arbeitenden Menschen" (Lorenz 1983, S. 170). Wie aber ist Funktionslust zu erklären? Sie ist ganz einfach dadurch zu erklären, daß zwischen Anstrengung und Lust ursprünglich ein Gleichgewicht besteht: Die Lust der schnellen Fortbewegung, der „gekonnten Bewegung" schlechthin, setzt die Investition von Anstrengung voraus. Wird diese Anstrengung vorab geleistet - u. U. mühevoll und widerwillig –, so kann man die (zugehörige) Lust nahher um so intensiver erleben. Wer viel Anstrengung investiert in Skifahren, Rollschuhfahren, Musikinstrument spielen, Fertigkeiten verschiedener Art etc., der kann sein Aktionspotential nachher um so lustvoller einsetzen.

Folgende Gedanken möchte ich hier zur Diskussion stellen: Lorenz (1983) spricht im Zusammenhang mit Funktionslust von Skifahren, Eislaufen, Hobeln. Ist Funktionslust nur mit technischen Hilfsmitteln erreichbar? Die Energie kommt zwar vom Ausübenden - im Gegensatz zum Motorsport –, aber die Bewegung wird durch technische Mittel schneller, komplexer, effektiver. Liefert auch das gekonnte Laufen Funktionslust, das gekonnte Schwimmen oder Springen? Weber (1986) spricht im Zusammenhang mit Laufen von „Wohlbefinden".

Gewiß: Beim Skifahren oder Eislaufen geht es aber nicht nur um Wohlbefinden, es geht um Lust.

Für die Erziehung ist die Aufgabe klar: Erzeugung gekonnter Bewegung durch ein hohes Maß an Anstrengung. Die Durchführung ist jedoch recht problematisch: Der mehr oder weniger lang anhaltende Überschuß an Anstrengung läßt sich ja meist nicht ohne Zwang erreichen. Ob der Adressat dann auch letztlich mit Lust belohnt wird, ist eine andere Frage. So mancher ist schon zum Klavierspielen geprügelt worden und dann ein Meister geworden, andere haben in ihrem ganzen Leben keine Lust daraus geschöpft. Dies gilt auch für den Sport oder für technischen Können. Wahrscheinlich kommt viel darauf an, die adäquate Bewegungsart zu finden, den Knaben, wie Goethe sagt, unter der Hand das finden lassen, was ihm gemäß ist.

Beweggrund: Triebbefriedigung

Bedenkt man das ungeheuere Gewicht der Stammesgeschichte, so liegt die Annahme nahe, daß die ursprünglichen Beweggründe – das auf die Reizsuche gerichtete Appetenzverhalten und die auf Triebbefriedigung gerichtete Triebhandlung – nach wie vor am effektivsten sind. Gewiß: Technik und Wohlstand haben viele dieser Beweggründe weggeräumt, aber eben nicht alle. Wie ich sehe, verbleiben 3 Triebe, die unter bestimmten Voraussetzungen zu bewegungsintensiven Handlungen motivieren können: Neugiertrieb, Aggressionstrieb und Bindetrieb. Der Neugiertrieb ist Beweggrund für exploratives, der Aggressionstrieb für konkurrierendes und der Bindetrieb für kooperatives Handeln.

Im Bereich des Neugiertriebes sehe ich enorme Möglichkeiten, überschüssige Aktionspotentiale abzubauen und Lust zu gewinnen. Man braucht den ganzen Triebablauf nur freizuschaufeln vom Ballast der Informationsfülle und der Gewohnheit des Informationskonsums. Man muß freilich erleben lassen, daß die selbstgewonnene Erkenntnis mit einem tieferen Lustgefühl verbunden ist als die „vorgekaute". Tatsächlich wurde die Bedeutung des Neugierverhaltens schon von mehreren Pädagogen richtig gesehen: Man denke an Sokrates, Montessori, Kerschensteiner u. a. Die Verhaltensökologie gibt diesen Pädagogen recht.

Konkurrenz ist als „aggressionsspezifische Handlung" ein Bestandteil unseres phylogenetischen Programms. Bei Kindern kommt dieses Verhalten noch unreflektiert zum Ausdruck: Wettkämpfe jeder Art – vom Wettrennen über das Wettspucken bis zum Ringkampf – sind an der Tagesordnung. Für den (reflektierenden) Menschen erhebt sich das Problem, in welcher Form Konkurrenz stattfinden soll – am Konkurrenzstreben als solchem kann er nicht rütteln. Erzieht man zu einem fairen Konkurrenzverhalten – wobei ich unter „fair" verstehe, daß der Gegner nicht vernichtet oder erniedrigt wird und daß der Sieg durch eigene Leistung errungen wird und nicht durch „faule Tricks" –, so kann Konkurrenz auch in Schule und Arbeitswelt durchaus zu einem kulturellen und gesellschaftlich akzeptablen Abbau von Aggressionspotentialen beitragen.

Da der Mensch von Anfang an in Sozietäten lebt, bringt das gemeinsame Handeln eine hohe Motivation mit sich. Wer beim gemeinsamen Spiel oder beim gemeinsamen Projekt seine Aufgaben nicht erwartungsgemäß erfüllt, wird sich anstrengen, die Anforderungen bei der nächsten gemeinsamen Handlung zu erfüllen; wer im gemeinsamen Handeln bestanden hat, wird versuchen, durch weitere Leistung seine Position zu verbessern.

Auch hier muß der Erzieher erleben lassen, daß wirkliches gemeinsames Handeln mit intensiverer Lust verbunden ist als das passive Mitansehen. Das gemeinsame Handeln geht freilich über das bloße Zusammensein, wie es von vielen Jugendlichen heute praktiziert wird – „unter Freunden sein", „gemeinsam Musik hören" etc. – weit hinaus. Gemeinsames Handeln erfordert aufeinander abgestimmte Aktivitäten, erfordert Einsatz von Trieb- und Aktionspotentialen. Hier spielen Vereine eine wichtige Rolle, indessen sollte auch die Schule diese Aufgabe wahrnehmen, da sie imstande ist, das kooperative Handeln auch kognitiv zu begründen und zu reflektieren.

Insgesamt besteht der Grundgedanke darin, die anstrengende Bewegung mit der Lust der Endhandlung zu verbinden. Freilich droht auch bei den 3 genannten Trieben die Verwöhnung – auch Abenteuer, Sieg oder Bindung lassen sich am Fernseher erleben –, aber es besteht doch die Chance, Kinder und Jugendliche erfahren zu lassen, daß die mit Anstrengung erreichte Triebbefriedigung intensiver und lustvoller ist als die präsentierte und nachvollzogene.

Nehmen wir als Beispiel das Laufen! Ein Beweggrund für Laufen (Gehen, Wandern) kann in der Neugier bestehen, in der Lust am Abenteuer, im Reiz des Ungewohnten, des Besonderen. Hierher gehört etwa das Bergwandern, zumal in fremden Ländern. Ein anderer Beweggrund für Laufen ist der Wettkampf. Hier winkt der Sieg über andere, Anerkennung, hoher Rang. Aber auch Bindung kann ein Motiv sein: Das „kommunikative Laufen" (Weber 1986) verbindet Anstrengung mit der Lust gemeinsamen Handelns, evtl. auch mit einer sexuellen Komponente.

Beim Fußball kommen alle Beweggründe zusammen: gemeinsames Handeln, Verlockung des Sieges und, gewiß auch, ein Schuß Risiko und Abenteuer.

Vielleicht wäre es einmal interessant, die Motive der Sporttreibenden, wie sie Rieder u. Fischer (1986, S. 16) zusammenstellten – „Lust an der Bewegung, Leistung, Spiel und Spannung, Kommunikation..." – unter dem Aspekt der Verhaltensbiologie zu kategorisieren.

Als Pädagoge möchte ich noch einmal betonen: Angesichts der ständigen Gefahr der Verwöhnung sind beide Beweggründe einzusetzen: Einsicht in die Notwendigkeit und Erleben der Lust als Belohnung von Anstrengung. Nur so besteht die Chance, sich dauerhaft selbst zu fordern.

Literatur

Cube F von, Alshuth D (1986) Fordern statt Verwöhnen – Die Erkenntnisse der Verhaltensbiologie in Erziehung und Führung. Piper, München
Lorenz K (1974) Das sogenannte Böse. dtv, München
Lorenz K (1983) Der Abbau des Menschlichen. Piper, München
Rieder H, Fischer G (1986) Methodik und Didaktik im Sport. BLV, München Wien Zürich
Weber A (1986) Seelisches Wohlbefinden durch Laufen. sportinform, Oberhaching

Das Konzept der Gesundheitserziehung
an der Pädagogischen Hochschule Freiburg

V. Schneider, R. Schmidt-Weller, E. Kleinfelder

Einführung

Seit 1966 besteht durch Erlaß des zuständigen Ministeriums eine Pflichtvorlesung in Gesundheitserziehung von 1 SWS an allen Pädagogischen Hochschulen des Landes Baden-Württemberg.

Es ist in den Jahren 1971 und 1974 versucht worden, eine einheitliche Regelung oder wenigstens eine Absprache über die wesentlichen Inhalte herbeizuführen. 1971 kamen noch alle Dozenten aus der Medizinischen Fakultät, heute wird die Pflichtvorlesung von Kollegen aus den Fächern Sport, Biologie oder HTW gehalten (Int. Bericht Lutz-Dettinger 1986).

Ein neuerlicher Versuch zur Koordination zeitigte sehr verschiedene Konzepte in Inhalt und Anlage der Veranstaltung. Diese Vielfalt muß keineswegs ein Nachteil sein, sie schwächt aber in der öffentlichen Diskussion das notwendige Bestreben, Gesundheitserziehung zu einem überzeugenden Bestandteil der Lehrerausbildung für alle Beteiligten und die Öffentlichkeit zu machen. So wurde auch über Jahre hinweg die Erfahrung gemacht (Lutz-Dettinger 1973; eigene Befragungen, unveröffentlicht), daß Studenten dazu neigen, die Pflichtvorlesungen und damit auch die Veranstaltung zur Gesundheitserziehung eher abzulehnen.

Trotzdem haben sich Kollegen an der PH Freiburg aufgrund der rechtlichen Lage und der sachlichen Erfordernisse aus den Fächern Pädagogik, Sport, Hauswirtschaft und Biologie seit 1980 zusammengetan, eine gemeinsame Konzeption für Gesundheitserziehung an einer Hochschule für Lehrerstudenten entwickelt und erste Erfahrungen gesammelt.

Über das Konzept und seine Verwirklichung möchten wir hier berichten. Dabei geht die praktische Verwirklichung in 2 Richtungen: Wir glauben, das Seminar selbst, das sich in Form und Inhalt ständig weiterentwickelt hat, nach unseren eigenen Maßstäben vertreten zu können (vgl. dazu Kleinfelder 1978 a, b). Außerdem haben wir uns anläßlich der Landesgartenschau 1986 in Zusammenarbeit mit der Arbeitsgemeinschaft für Gesundheitserziehung der Stadt Freiburg mit unserem Ansatz an die Öffentlichkeit gewandt, um erste Rückmeldungen zu bekommen (vgl. dazu den Beitrag von Schneider et al., S. 151).

U. Laaser, G. Sassen, G. Murza, P. Sabo (Hrsg.)
Prävention und Gesundheitserziehung
© 1987 Springer-Verlag Berlin Heidelberg

Konzeptionelle Grundlagen

Das Konzept der Arbeitsgruppe der Pädagogischen Hochschule Freiburg soll im folgenden in Form von einzelnen Thesen vorgestellt werden.

1. These: Gesundheit läßt sich weder biologisch noch medizinisch in ausreichender Weise beschreiben. Gesundheitliches Verhalten ist vielmehr eine kulturelle Leistung, die sich im Leben des einzelnen manifestiert.

Gesundheitsförderung als pädagogischer Auftrag

Die medizinischen Statistiken ergeben, daß die großen Infektionskrankheiten und Seuchen heute in Mitteleuropa nicht mehr an der Spitze der Todesursachen stehen, wie dies noch vor 100 Jahren der Fall war. Heute sterben 86 % aller Menschen an den sog. „6 Killern":
- Herz- und Kreislaufschäden,
- bösartigen Tumoren,
- Erkrankungen der Atemwege,
- Unfälle,
- Zuckerkrankheit,
- Leberzirrhose.

Diese Krankheiten werden als Zivilisationskrankheiten zusammengefaßt, da sie im wesentlichen auch durch unseren Lebensstil, unsere Lebensführung und unsere Lebensumstände bedingt sind. Offensichtlich scheint unsere Zivilisation zumindest teilweise krankheitsfördernd zu sein.

Unterricht und Erziehung umschreiben den Prozeß des Hereinwachsens eines jungen Menschen in unsere Zivilisation und Kultur. Die bewußte Anbahnung und überlegte Begleitung in diesem Prozeß des Erwachsen- und Mündigwerdens hat unsere Gesellschaft dem Pädagogen übertragen. Dies bedeutet, daß der Erzieher und Pädagoge durch die Art seiner Erziehung und die Inhalte seines Unterrichts intensiv und wesentlich auf den Zustand unserer Kultur Einfluß nimmt und damit auch auf das Gesundheitsverhalten weiter Bevölkerungskreise. Der Pädagoge kann daher in Anspruch nehmen, als ausgebildeter Vermittler, Lehrer, Partner, Freund oder Berater ein wichtiger Faktor in unserer Gesundheitsbildung und beim Erreichen eines gesundmachenden „Lebensstils" zu sein (Welker 1981; vgl. auch die Verlautbarung des Verbandes Deutscher Biologen e. V. 1986).

Wir gehen damit davon aus, daß Gesundheit lernbar und vermittelbar ist. Wie aus vielen Untersuchungen bekannt ist, besitzen schon 10jährige Schüler ein durchaus beachtliches „Gesundheitswissen". Was fehlt, ist das bewußte und gelebte „Gesundheitsverhalten". Offensichtlich ist das unterrichtende Moment im pädagogischen Tun heute gegenüber dem erzieherischen Moment zu sehr betont. Wir gehen ferner davon aus, daß die methodische Umsetzung im Unterricht der Schule und Hochschule zu vordergründig ist, um langfristig Erfolg zu haben (vgl. Wittig 1984). Wissen über biologische Zusammenhänge und medizinische Fakten ist sicherlich notwendig und eine unerläßliche Bedingung für eine

Gesundheitsförderung, aber es ist keine hinreichende Bedingung (Schäfer 1980). Wissen über anthropologische Zusammenhänge, die über die herkömmliche Humanbiologie und Medizin hinausgehen, wie z. B. die Besprechung einer Bedürfnisstruktur (Maslow 1953), ist ebenso unerläßlich, aber eben auch keine hinreichende Bedingung für eine realistische und möglichst erfolgreiche Gesundheitsförderung.

Damit möchten wir der pädagogischen Fragestellung, der Auswahl der Themen (Didaktik) und der Anwendung von geeigneten Medien und Unterrichtsformen (Methodik) einen größeren Stellenwert in der Gesundheitserziehung auch an einer Hochschule und v. a. in der Lehrerbildung zuweisen.

Um das prozeßhafte Geschehen bei der Entwicklung eines gesundheitsfördernden Lebensstils zu betonen, bevorzugen wir im Seminar zur Umschreibung von Gesundheit Arbeitsdefinitionen (Zieldefinitionen):
- Gesundheit ist Kultur aller Lebensmittel (Schipperges),
- Gesundheit ist Aneignung von Körper und Umwelt in sozialer Aktion (Hildebrandt 1984),
- Gesundheit ist ein Weg, der sich bildet, indem man ihn geht (Schipperges).

So verdienstvoll die Definition der WHO ist, weil sie Maßstäbe setzt, so gibt sie doch für den Aufbau und die Entwicklung eines gesundheitsfördernden Verhaltens wenig her. Im Vergleich mit ihr weisen auch die genannten Arbeitsdefinitionen auf die Verzahnung von Gesundheit zwischen den 3 Polen „Selbst" (Körper – Seele – Geist), „soziale Umwelt" (Mitwelt) und „biophysikalische Umwelt" hin. Alle 3 Pole werden als gleichermaßen wichtig und entscheidend für die Entwicklung einer personal verantworteten Gesundheit bei Lehrer und Schüler angesehen.

2. These: Ein gesundheitspädagogischer Ansatz als Grundlage für eine Handlungsstrategie wird um so konkreter, realistischer und erfolgreicher sein, je mehr er auf gesicherten Zusammenhängen fußt, welche die Wissenschaften vom Menschen erarbeiten.

Bedürfnisse des Menschen als sachliche Grundlage

Eine Gesundheitserziehung gegen die Natur des Menschen ist nicht gut möglich. Wir müssen die „Menschgemäßheit" in mehr Dingen des täglichen Lebens anbahnen.

Somatische Grundbedürfnisse

Diese Bedürfnisse, auf die v. a. Maslow (1953) aufmerksam macht, sind: Hunger, Durst, Bedürfnis nach Ruhe, Aktivität im gegebenen Wechsel, Zuwendung, Liebe, Achtung, Beachtung, soziales Engagement, Sinngebung des Lebens. Diese Bedürfnisse haben weitgehend menschspezifischen Charakter. Ihre Befriedigung erscheint als ein elementares Anliegen jedes Menschen, wobei die Formen der Befriedigung individuell und in verschiedenen Kulturkreisen durchaus unterschiedlich sein können. Wir werten diese Bedürfnisse als entscheidende Motivationen und Interessen des Menschen, nach denen er sein Handeln ausrichtet, und zählen sie zu den Grundbedingungen von persönlicher Gesundheit, die im Unterricht sehr viel elementarer Beachtung finden sollten. So ist es z. B. erwiesen, daß Kinder lieber über ihre persönlichen Nöte sprechen und Lösungsmöglichkeiten erarbeiten als über Drogen (*Med Suisses* 1980).

Befindlichkeiten des Körpers

Die Bedürfnisse des Körpers zu beachten ist ein weiteres grundlegendes Anliegen einer Gesundheitserziehung. Die Arbeitsmedizin fordert seit langem eine gewisse Schrägstellung der Schreibplatten als unerläßlich für die körperliche Entwicklung des jungen Menschen (Hassenstein et al. 1978). Kleinfelder (1978 a, b) fand heraus, daß sich die Unfälle im Sportunterricht am späten Vormittag überproportional häufen. Dies ist wahrscheinlich auf den endogenen biologischen Tagesrhythmus zurückzuführen. Diese Beispiele sollen andeuten, daß bei vorhandener Sensibilität und bei Beachtung des schon vorhandenen Fachwissens die Schule gesundheitsfördernde Maßnahmen durchaus verwirklichen kann. Eine solche Realisation wird dann für den Schüler selbst zum gesundheitsfördernden Faktor, wenn ihm die Zusammenhänge bewußt gemacht werden und er selbst aktiv an der Verwirklichung teilnimmt.

Gesundes Lernen

Heute rücken verstärkt Fragen der Motivation in den Vordergrund der Überlegungen zur Gesundheitserziehung. Untersuchungen und Modellbildungen zur Motivation (Prenzel et al. 1986) und biologische Überlegungen zum Lernverhalten und zu den Lernmöglichkeiten des Menschen (Vester 1984) zeigen, daß auch die Lernsituation in der Schule nicht immer den menschengemäßen Bedingungen entspricht. Eine Herbeiführung von lernfördernden Situationen ist immer auch ein Beitrag zur persönlichen Gesundheit des Schülers. Lernhilfen dieser Art sollten aber nicht mißbraucht werden in der Absicht, noch mehr an schulischer Leistung möglich zu machen.

Alle 3 Aspekte, die mit Bedürfnissen, Befindlichkeiten und gesundem Lernen skizzenhaft umschrieben werden können, bedingen sich gegenseitig, so daß eine bloße Aufzählung der wirksamen gesundheitlichen Situation nicht gerecht werden kann. Wir gehen von einem ganzheitlichen Bezug bei all diesen Bedürfnissen aus. Wir nehmen an, daß ein Mehr an Gesundheit an einer fast beliebigen Stelle auch andere Bezüge erreichen kann, wenn dies intendiert wird.

3. These: Der gesundheitspädagogische Ansatz geht von Gesundheitsfaktoren aus.

Gesundheitsfaktoren als sachliche und methodische Grundlage

Unter Gesundheitsfaktoren oder Aufbaufaktoren (Sommer 1980) werden alle Bedingungen und Maßnahmen zusammengefaßt, die zu einem Mehr an persönlicher Gesundheit führen können. Im Zusammenhang mit den Grundbedürfnissen bringen sie ein höheres Maß an Bedürfnisbefriedigung und damit an Lebensglück. (In der medizinischen Klinik erscheinen sie als „Restfunktionen", dort aber oft reduziert auf somatische Fähigkeiten und gesetzt in Relation zu einer medizinischen Norm.)

Es steht außer Frage, daß die von der medizinischen Forschung gesicherten Risikofaktoren existent sind und als Anlaß für eine Gesundheitsförderung dienen müssen. Risikofaktoren bieten jedoch keinen Hinweis auf gesundheitsförderndes, pädagogisch-methodisches Vorgehen: Sie sagen nichts darüber aus, wie ein gesundes Leben aussieht und wie es zu erreichen wäre. Motivationspsychologische Überlegungen und Untersuchungen führten zu dem Schluß, daß der gefährdete Mensch leicht Ausflüchte sucht und findet, um an seinem risikoreichen Lebenstil festhalten zu können.

Es wird heute diskutiert, ob nicht u. U. ein risikoreicher Lebensstil dem Betreffenden mehr soziale Anerkennung und – im Schadensfall – mehr Zuwendung beschert als ein „gesundes Leben". Überdies haben eine Reihe von Untersuchungen ergeben, daß eine intellektuell und negativ emotionalisierende, an Risikofaktoren ausgerichtete Art der Gesundheitserziehung fehlgeschlagen ist.

Die eigentliche Begründung für eine Hinwendung zu den Gesundheitsfaktoren und deren didaktische Nutzung liegt jedoch in folgenden Überlegungen:
- Risikofaktoren sind „von sich aus" negativ besetzt, und es besteht die Gefahr, Gesundheitserziehung per Assoziation ebenso zu besetzen.
- Gesundheitsfaktoren sind nicht therapierend, der Partner muß sich nicht therapiert fühlen.
- Gesundheitsfaktoren bieten die Möglichkeit der „kleinen Schritte, des unmittelbar erlebten Erfolgs, der Anerkennung des Partners (mit seinen „noch" gelebten Risikofaktoren!) und der personalen Wertschätzung.
- Über den Weg der Interessenbildung fördern Gesundheitsfaktoren die Sachkompetenz. Die Weckung der Faszination dem eigenen Sein gegenüber ist selbst schon als Gesundheitsfaktor zu werten.
- Da Gesundheitsfaktoren in Eigenverantwortung weiter verfolgt werden können, bieten sie ein emanzipatorisches Moment: Sie fördern die Selbstkompetenz des Partners im Gesundheitsprozeß.
- Schließlich fördern Gesundheitsfaktoren die soziale Kompetenz.
- Zugleich ist eine sehr persönliche Ausprägung von Gesundheit möglich, da persönliche Umstände mit einbezogen werden. Wir vermeiden daher Gesundheitserziehung in Form von „Rezeptsammlungen zum gesunden Leben". Sie wirken entmündigend und tragen nicht zu einem personal erlebten und verantworteten Gesundheitsverhalten bei.

Die Sachgebiete, in denen sich Gesundheitsfaktoren verwirklichen lassen, werden weiter unten zur Sprache kommen (s. dazu den Bericht von Kleinfelder).

Darüber hinaus sind Gesundheitsfaktoren aber auch methodische Prinzipien wie „Angemessenheit anstreben", „Gefühlswelt ansprechen", „Förderung der Selbstbestimmung", „Sinne ansprechen", „Lebensnähe", die allgemein in der Pädagogik Verwendung finden, jedoch oft nicht unter dem Aspekt der Gesundheitsförderung gesehen werden.

Schlußfolgerung

In dem hier vorgestellten Konzept bekommt Gesundheit einen positiven Leitwert: Sie ist es wert, gefördert zu werden, weil ich etwas dafür tue. Damit zielen wir insgesamt auf die Sensibilisierung für Gesundheitsfaktoren und auf die Entwicklung einer Werthaltung gegenüber Gesundheit.

Literatur

Hassenstein B et al (1978) Empfehlungen der Kommission „Anwalt des Kindes". GEW-Lehrerzeitung BW 7
Hedewig R (1980) Gesundheitserziehung durch Humanbiologieunterricht. In: Schule u. Gesundheitserziehung BVG e. V. Tagungsbericht, S 157 ff
Hildebrandt H (1984) Gesundheitsförderung integriert – Jugendverbandsarbeit. Prävention 3:80–82
Kleinfelder E (1978a) Wie gefährlich ist der Schulsport? 1. Unfällhäufigkeit an den Schulen der BRD und Berlin-West. Turnen und Sport 6
Kleinfelder E (1978b) 2. Unfallschwerpunkte im Sportunterricht an Grund-, Haupt-, Realschulen und Gymnasien. Turnen und Sport 7
Lutz-Dettinger U (1973) Erfahrungen in der Gesundheitserziehung an einer Pädagogischen Hochschule. Öffentl Gesundheitswesen 34:377–379
Maslow H (1953) Motivation und Persönlichkeit. Rowohlt, Reinbek (rororo Bd 218)
Schäfer G (1979) Zum Umgang von Lehrern und Schülern mit der Biologie. – Biologie und Gesundheitsverhalten. In: Gesundheitserziehung in der Ausbildung der Pädagogen, Tagungsband, Bad Wörishofen, S 123 ff
Med Suisses (1980) 11 (Kurzbericht)
Prenzel M et al (1986) Grundzüge einer pädagogischen Interessentheorie. Z Päd 32:163 ff
Sommer A (1980) Lehrbriefe „Gesundheitspädagogik". Sebastian-Kneipp-Akademie, Bad Wörishofen
Verband Deutscher Biologen e. V. (VDB) (1986) Landesverband BW Mitteilungen (Februar 1986), Heilbronn
Vester F (1984) Biologisch sinnvolle Didaktik. Westermann Päd Beitr 36:302 ff
Wittig B (1984) Rauchgewohnheiten an einem Großstadtgymnasium. Päd Naturwiss Biol 7:216 ff
Welker L, Gentner, Stuttgart (1981) In: Jakob W, Schipperges H (Hrsg) Kann man Gesundsein lernen?

Lernen ist mehr als Einsicht

W. D. Aries

Wenn man die heute gängigen Interventionsmaßnahmen der Prävention unter der Perspektive des Erwachsenenlernens betrachtet, dann fällt spontan auf, daß es hinsichtlich der Lernzeit, d. h. der Expositionsdauer, 2 Gruppen gibt. Während die einen eher kurzfristige Formen wählen:
- Schriften (Lesezeit Minuten),
- Gesundheitstage (Expositionszeit Minuten, Presse 1–5 Tage),
- Plakate,
- Radio oder Fernsehsendungen;

betonen andere die Wiederholung:
- Curricula (2- bis 10mal),
- Reihe von mehreren Gesundheitswochen.

In allen Fällen, so wies Vojtecky (1984) vor kurzem nach, greift man ausdrücklich oder implizite entweder auf die Gruppe der behavioristischen oder der kognitiven Gestalttheorien zurück.

Die über sie identifizierten Variablen werden dabei mit den über die Statistik erkannten epidemiologischen Faktoren so kombiniert und aufbereitet, daß der Bürger zum Lernen geführt, verführt oder auch gezwungen werden soll.

Läßt man einmal die schlicht moralisierenden Maßnahmen weg, dann scheinen alle Interventionen außerdem folgende Grundstruktur zu haben:
- Einführung (Schildern medizinischer Fakten, Aufbau eines Konstruktes, Darstellen von Zusammenhängen),
- Hinführen zur Einsicht,
- „Aha"-Erlebnis,
- Lernen,
- Änderung des Verhaltens.

Dabei wird so getan, als ob das zu Lernende ebenso zu behandeln sei wie eine Liste sinnloser Silben oder ein Labyrinth, an dessen Ende die Belohnung erfolgt.

Bei den auf die Wiederholung aufbauenden Maßnahmen wird zwar auch die Einsicht eingangs hergestellt, aber zusätzlich auf die soziale Einbindung und/oder auf soziale Lerntheorien Bezug genommen.

In allen Fällen wird stillschweigend davon ausgegangen, daß das dem Erwachsenen angebotene wissenschaftliche Wissen per se „höherwertig" sei und funktionaler als das Alltagswissen. Der Erwachsene werde es daher auch so übernehmen.

U. Laaser, G. Sassen, G. Murza, P. Sabo (Hrsg.)
Prävention und Gesundheitserziehung
© 1987 Springer-Verlag Berlin Heidelberg

Aufgrund dieser Prämisse konzentrierte man sich auf den Lernakt selber, sowie man sich bei der Krankheit auf die Therapie konzentrierte. Dabei überging man die Tatsache, daß der Adressat, der erwachsene Bürger, wie Grunow u. a. zeigten, über eigene gesundheitliche Bezugsstrukturen verfügt, weil „... gesundheitsbezogene Selbsthilfefigurationen im Haushalt Bestandteil der normalen Leistungsproduktion der Familien" sind. Der Erwachsene verfügt also über eigene Deutungsmuster. Und da der Mensch im Modus der Auslegung und Deutung lebt, aktiviert er diese, wenn er auf Neues und auf neu zu Lernendes stößt.

Die Andragogik greift als Wissenschaft vom Lernen Erwachsener diesen Zusammenhang auf. Die praktische Erwachsenenbildung geht mit ihren Angeboten auf die aus und im Alltag entstehende Suchbewegung zu. Hier wird der Begriff der Motivation deswegen vermieden, weil „damit Offenheit und Schwierigkeit der Ausgangssituation besser gekennzeichnet scheinen" (Tietgens). Denn eine Vielzahl von Erfahrungen können den Erwachsenen dazu bewegen, nach Antworten oder Lösungen zu suchen. Es können
- Defiziterfahrungen,
- Unsicherheit,
- Dissonanzen,
- Krisen (kritische Lebensereignisse),
- Veränderungen im Lebenslauf oder
- Neugier
sein (Tietgens).

Der Entwurf eines Kurses einer Erwachsenenbildungsstätte ist eine Projektion auf diese Suchbewegung. Es ist ein Angebot, das nicht nur ein Ziel für das Suchen offeriert, sondern implizite sagt, daß es durch (organisiertes) Lernen zu erreichen sei.

Aus der Erfahrung im Umgang mit der örtlichen Volkshochschule oder Familienbildungsstätte weiß der Bürger, daß dieses Lernen langfristig angelegt ist und den einzelnen in eine Gruppe einbindet, d. h. andragogisches Lernen vollzieht sich anders als das Lernen in der Exklusivität der Dyade des Ordinationszimmers als soziales Lernen.

Da der Erwachsene sich freiwillig für das Weiterlernen entscheidet und die Freiheit besitzt, es jederzeit zu beenden, sind Andragogen besonders sensibel für die Bedingungen, unter denen die Teilnehmer ihrer Kurse lernen und welche antezedenten Faktoren das Lernen mitbedingen. Hierzu gehören u. a.
- Lernbiographie,
- Fähigkeit zur Verbalisation,
- Intensität des Lerndrucks,
- Verwertungsinteresse,
- Erfolgs- und Mißerfolgserlebnisse,
- Ambiguitätstoleranz und
- sozialemotionale Atmosphäre
in der Erwachsenenbildungsstätte selber, der Lerngruppe wie in der Familie. Es ist eben nicht gleichgültig, wo und mit wem man lernt. Der Lernort, VHS oder FBS, unterscheidet sich deutlich vom Arbeitsplatz und der Wohnung als En-

klave im Gefüge der Kommune, die durch ihre soziale „Exterritorialität" gekennzeichnet ist (s. auch Siebert 1982).

An diesem Ort ist Lernen wie Verlernen für den Alltag unverbindlich. Der identische Stimulus löst daher nicht die identische Reaktion am Lernort und am Arbeitsplatz aus, sondern das dort Gelernte „muß sich vielmehr in seiner alltagspraktischen Relevanz für den Erhalt subjektiver Plausibilität" (Arnold 1985) ebenso erst erweisen wie in seiner Durchsetzung in der Familie usw.: „Was sagen die anderen, wenn ich nicht mehr rauche? Was sagen die anderen, wenn ich Müsli esse?"

Der Erwachsene lernt daher Gesundheitliches nicht blind, sondern in den Strukturen seiner Deutungszusammenhänge. So geht es in den Kursen gesundheitlicher Bildung stets um mehr als um das medizinische, physiologische oder anatomische Faktum, sondern gleichzeitig darum, in welcher Weise der Erwachsene dieses im Rahmen seiner Deutungszusammenhänge sieht, mit ihm umgeht und in Hinsicht auf seine Zukunft wie auf seine Identität handhabt, um es in sein Selbstkonzept integrieren zu können (Tietgens 1981).

All dieses geschieht in der Zeit, im Verlauf eines über 12 oder 15 Wochen hinweg gehenden Kurses, von dem der Bürger weiß, daß der gleiche Kurs nicht nur in diesem Semester im Lehrplan steht, sondern auch in den folgenden. Lernen ist eben nicht nur dann für den Erwachsenen erreichbar, wenn
- der Lernort in seinem Besuchsradius liegt,
- die Lerneinrichtung in der Gemeinde angenommen wurde,
- die Kosten aus der „freien" Spitze des Haushaltsgeldes finanziert werden können,
- die Dozenten, die Didaktik und Gruppengrößen erwachsenengerecht sind,
sondern auch, wenn die
- Konstanz des Angebotes das sichere Gefühl entstehen läßt, daß
- man jederzeit aufhören und neu beginnen kann,
- beliebig wiederholen kann, ohne sich zu blamieren,
- wiederkommen kann, wenn man eine Auffrischung braucht,
- so lange im Lernprozeß zu verbleiben vermag, bis man die Lernunterstützung durch die Gruppe nicht mehr braucht.

Gerade diese Unterstützung ist häufig dann nötig, wenn es um ein biographisch frühzeitig gelerntes Verhalten geht, das im Laufe des individuellen Lebens selbst zur gesundheitlichen Balance beitrug. Gemeint ist das, was die Psychoanalytiker Abfuhr und Abfuhrorgan nennen, also die Art und Weise, wie man Energiestaus bewältigt.

So verblieben Schichtarbeiter, die über 20 Jahre Wechselschicht gefahren hatten, bis zu 2 1/2 Jahren in einem Kurs für autogenes Training. Sie schieden erst aus, als sie die Technik mühelos in ihrem Alltag beherrschten.

In dieser Situation alltäglicher sozialer Einbindungen bedarf der Lernende der Unterstützung in der Zeit, in der er das Gelernte vom Lernort „Kurs" übertragen will. Dies gilt besonders dann, wenn das neue Verhalten in die Lebensweise einer sozialen Einheit, nämlich der Familie, der Ehe oder Freundschaft, eingreift, in der es Rituale der Gemeinsamkeit zerstört, auflöst oder für immer verändert:

Wenn z. B. in einer Beziehung das gemeinsame Rauchen Ausdruck von gelebter Bindung ist und einer der Partner es einstellt, dann fehlt etwas in der Gemeinschaft, d. h. das Verhalten, das Rauchen, des einen greift ins „Leere".

Wenn ein Vertreter seinen Bewegungsmangel dadurch ausgleicht, daß er ein Mannschaftsspiel aufnimmt, dann muß man fragen, welche Auswirkungen diese zusätzliche Abwesenheit auf seine anderen sozialen Einbindungen hat und wie er die u. U. auftretenden Probleme bewältigt.

In der Erwachsenenbildung hat man konsequenterweise immer wieder versucht, den sozialen Anforderungen des Lernenden dadurch zu entsprechen, daß man den Partner und/oder die Familie in das Lernen des Lernenden einband. Inzwischen haben andere dieses Verfahren übernommen. Die ersten Berichte bestätigen die Erfahrungen der Erwachsenenbildung. Dies gilt auch für zahlreiche Selbsthilfegruppen, die hier und dort aus den Lernangeboten der Einrichtungen der Erwachsenenbildung hervorgegangen sind oder in ihnen wuchsen.

So wurde aus einem Kurs
- partnerschaftlicher Geburtsvorbereitung
- eine Stillgruppe und danach
- eine Spielgruppe.

Im Zentrum solchen Weiterlernens steht die Selbstsorge des Erwachsenen, in der zwar gesundheitliche Elemente im Sinne der heutigen Medizintheorie enthalten sind, aber nicht isoliert thematisiert werden. Der Andragoge steht daher bei Entwurf und Ablauf gesundheitlicher Angebote vor 2 Fragen: Inwieweit läßt sich ein gesundheitliches Angebot ganzheitlich selbständig entwickeln, ohne die Pathologie oder die Therapie zu meinen?

Wieviel anatomisches, physiologisches oder allgemein biologisches Fachwissen braucht der Erwachsene zum Verständnis dessen, was er/sie lernt, z. B. beim Lauftraining?

Auf dem Weg zu den Antworten stehen die Erwachsenenbildung und insbesondere die gesundheitliche Weiterbildung vor der Schwierigkeit, daß sie weder wissen,
- was gelungenes gesundheitliches Lernen ist, noch
- was Gesundheit selbst ist.

Kurs- und Seminarthemen schwankten daher in der Vergangenheit zwischen dem evidenten Bedarf des Bürgers, der auch den politischen Kontrollgremien bei den Volkshochschulen, z. B. den Stadträten, einsichtig war, und der therapieorientierten Prävention. Der von einer Projektgruppe der pädagogischen Arbeitsstelle des Deutschen Volkshochschulverbandes erarbeitete Rahmenplan Gesundheitsbildung zeigt aber deutlich die Unzufriedenheit mit diesem Zustand und den Willen, einen erwachsenengerechten Weg gesundheitlichen Lernens zu gehen.

Literatur

Adzersen KH (1986) Der Mythos ganzheitliche Medizin. Psychol Heute 7:75–76
Arnold R (1985) Deutungsmuster und pädagogisches Handeln in der Erwachsenenbildung. Theorie und Praxis der Erwachsenenbildung. Klinkhardt, Bad Heilbrunn
Gruber C (1985) Determinanten des Kursabbruches in der Erwachsenenbildung. Holland & Josenhans, Stuttgart (Beiträge zur Berufs- und Wirtschaftspädagogik)
Siebert H (1985) Lernen im Lebenslauf. DVV, Frankfurt am Main (bmp-Reihe der Pädagogischen Arbeitsstelle des DVV)
Siebert H et al. (1982) Lernen und Lernprobleme in der Erwachsenenbildung. Schöningh, Paderborn
Tietgens H (1981) Die Erwachsenenbildung. Juventa, München (Grundfragen der Erziehungswissenschaft, Bd 14)
Tietgens H (1983) Teilnehmerorientierung in Vergangenheit und Gegenwart. DVV, Frankfurt am Main (bmp-Reihe der Pädagogischen Arbeitsstelle des DVV)
Vojtecky MA (1984) An adaptation of Bigge's classification of learning theorie to health education and an analysis of theory underlying recent health education programmes. Health Educ q 3/4:247

Risikoverhalten als Entwicklungsaufgabe.
Zur „subjektiven Vernunft" von Zigarettenrauchen und Alkoholkonsum in der Adoleszenz

P. Franzkowiak

> „Was Erwachsene an Jugendlichen registrieren,
> sind meist Defizite, während Fortschritte in der
> Bewältigung von Problemen eher Selbstverständ-
> lichkeiten darstellen"
> (*Dreher u. Dreher* 1985, S. 57).

Entwicklungsphase Adoleszenz

Die gegenwärtige Gesundheits- und Jugendforschung ist dazu übergegangen, das Kontinuum zwischen Kindheit und Erwachsenenstatus in 2 sich überlappende Entwicklungsabschnitte zu differenzieren: die Adoleszenz und das Jugendalter. Beide Phasen werden nicht mehr, wie etwa noch in der frühen Entwicklungspsychologie oder bei klinischen Studien an Jugendlichen, primär von biologischen Ereignissen und Veränderungen abgeleitet. Wenn auch das Einsetzen der Pubertät und die damit einhergehenden physiologischen Veränderungen (Menarche, Wachstumsschübe etc.) den Übergang vom Kind zum Heranwachsenden biologisch relativ eindeutig markieren, sind Adoleszenz und Jugend erst durch die jeweilige spezifische Verknüpfung dieses Umbruchs mit dem einhergehenden psychosozialen Wandel bei Jugendlichen umfassend zu charakterisieren.

Auf diesem Hintergrund hat sich die neuere Gesundheitsforschung auf eine pragmatische, mit groben Altersfestlegungen operierende Eingrenzung der Entwicklungsphasen verständigt (WHO Expert Committee 1977; Bennett 1984). Danach wird als Adoleszenz die Zeit zwischen dem 11. und 20. Lebensjahr bezeichnet, wobei diese Spanne noch in die Unterphasen einer frühen, mittleren und späten Adoleszenz unterteilt wird. Das breitere Konzept „Jugend" wird statistisch dem Zeitraum zwischen dem 15. und 24. Lebensjahr zugeschlagen. Späte Adoleszenz und frühes bis mittleres Jugendalter überschneiden sich somit (im Alter zwischen 15 und 20 Jahren), bevor vom Entwicklungsstatus der bzw. des jungen Erwachsenen zu sprechen ist.

Als übergreifender gemeinsamer Nenner für die *Adoleszenz* kann eine Umschreibung gelten, in der die biologischen Veränderungen mit rollengebundenen und im weitesten Sinne kulturellen Zuschreibungen vernetzt sind: Die Heranwachsenden sind keine Kinder mehr, sie können aber auch noch nicht als Erwachsene in Status bzw. Pflichten genommen werden. Der Übergang in das Erwachsensein kann zudem, je nach Bezugskultur, innerhalb des Jugendalters

U. Laaser, G. Sassen, G. Murza, P. Sabo (Hrsg.)
Prävention und Gesundheitserziehung
© 1987 Springer-Verlag Berlin Heidelberg

früher oder später erfolgen.[1] Entscheidend ist hierfür Grad und Stabilität der erreichten Identitätsbildung: realisiert in der Veränderung der kindlichen, noch weitgehend familienzentrierten Identitätsformation hin zu einem durchgehaltenen identischen Selbst (Döbert u. Nunner-Winkler 1975).

Die Identitätsbildung von Heranwachsenden (die, bezogen auf das jeweilige soziale System, auch als Ausprägung einer „kommunikativen Kompetenz" beschrieben wird) vollzieht sich weitgehend im Einklang mit den Phasen der ontogenetischen Entwicklung; ihr Ausmaß spiegelt den Stand der kognitiven und moralischen Veränderungen im Jugendalter wider. Beim Übergang von der familienzentrierten zur stärker individualisierten und an außerfamiliäre Bezugssysteme und -kollektive orientierten Identitätsformation sehen sich Adoleszente jedoch mit einer Anzahl primärer *Entwicklungsprobleme* konfrontiert (nach Döbert 1978):

1. Veränderungen des Körperbildes;
2. Veränderungen der Geschlechtsrolle (v. a. durch ihre Bereicherung um eine interaktive Dimension);
3. Ablösung vom Elternhaus und Verlagerung der emotionalen Sicherheit von der Herkunftsfamilie auf Bezugsgruppen Gleichaltriger und die eigene Person,
4. gesellschaftliche Integration durch Übernahme von Rollen innerhalb der Bezugsgruppen sowie Berufs- und Staatsbürgerpositionen;
5. Herstellung einer Balance zwischen den anzueignenden unterschiedlichen Lebenssphären;
6. Herstellung von übergreifenden Sinnzusammenhängen für die gewählte Organisation des eigenen Lebens und die angeeignete Lebensweise.

Die Auseinandersetzung mit diesen Problemfeldern bringt für die meisten Heranwachsenden Statusunsicherheiten mit sich, die in zeitweise tiefgreifende Orientierungskrisen münden können. Die Jugendlichen sind aufgrund ihrer Existenz im „Rollenvakuum" zwischen Kindheit und Erwachsenenstatus in verschiedenen gesellschaftlichen Teilbereichen unterschiedlichen, unklaren und z. T. widersprüchlichen Verhaltenserwartungen ausgesetzt (was sich beispielsweise in der Diskrepanz zwischen gestellten Selbständigkeitsanforderungen in Ausbildung und Arbeitswelt vs. einer fortgesetzten familiären Unmündigkeit äußern kann). Die jeweiligen Rechte und Verpflichtungen Adoleszenter sind stark situationsabhängig und können die langfristige Orientierung auf einen

---

[1] Dies gilt auch für gesellschaftliche Teilkulturen, wie die repräsentative Shell-Jugendstudie von 1981 aufzeigen konnte. Ein dort herangezogenes Kriterium, der Zeitpunkt des Abschlusses der ersten Berufsausbildung, erwies sich auch inhaltlich als überaus trennscharf für 3 große Jugendkollektive, was ihre Selbständigkeit, soziale und politische Orientierungen sowie die Ausprägung einer umfassenden Lebensweise betraf. Die Forscher unterschieden Jugendliche mit „kurzer" Jugend (Berufsabschluß bis zum 18. Lebensjahr) von solchen mit „mittellanger" (Abschluß mit 19–20 Jahren) und Heranwachsende mit einer „langen" Jugend (die ihre erste Berufsausbildung erst nach dem 21. Lebensjahr beenden).
In der Studie zeigte sich, daß Lebensorientierungen persönlicher wie gesellschaftlicher Art bei Heranwachsenden nicht unmittelbar vom Lebensalter abzuleiten sind, sondern maßgeblich durch die Ausdehnung des biographischen Spielraums Jugend bestimmt werden, den Mädchen bzw. Jungen durchleben (vgl. Zinnecker 1982, S. 285 ff.).

Gesamtentwurf des eigenen Lebens erschweren (Klawe 1982, Anpassen, Aussteigen – oder was sonst? Zur gegenwärtigen Lebenssituation Jugendlicher und notwendigen pädagogischen Konsequenzen, unveröffentlicht).

Der somit nicht selten problematische Weg zur persönlichen Verselbständigung läßt sich als Abfolge von *3 Teilphasen* beschreiben (Döbert 1978; Zinnecker 1982, Bennett 1984):

Frühe Adoleszenz: Pubertät und Distanzierung

In der frühen Adoleszenz bewegen Heranwachsende v. a. die hereinbrechenden, rapide verlaufenden körperlichen Veränderungen; sie stellen dabei häufig Vergleiche mit Gleichaltrigen des gleichen Geschlechts an. Hinzu kommen eine starke körperliche Aktivität sowie die Erprobung der neuen Fähigkeit zu abstrakten kognitiven Operationen. Erste Anstrengungen zu einer emotionalen Ablösung von den Eltern treten auf und lösen oft innerfamiliäre Konflikte aus.

Sowohl in dieser Phase als auch in der nachfolgenden mittleren Adoleszenz wird die soziale Lebenswelt als zu untersuchender Möglichkeitsraum erfahren. Die Heranwachsenden sind damit beschäftigt, vielfältige Handlungsmöglichkeiten zu explorieren und einzuüben; eine Stabilisierung der Ich-Identität kommt aber noch nicht zustande. Daher wird dieser Zeitraum auch primär als Distanzierungsphase angesehen, in der neue Rollen und Orientierungen im „playing at roles" versuchsweise angeeignet werden.

Mittlere Adoleszenz: Beziehungsaufnahmen und Peergruppenintegration

Hintergrund der wesentlichen Konflikte in der mittleren Adoleszenz ist ein wachsender Drang zur Unabhängigkeit und Verselbständigung auf seiten der Heranwachsenden. Ein besonderes Gewicht erhält die Erforschung und Erprobung der Beziehungsaufnahme zu Gleichaltrigen des anderen Geschlechts. Die Jugendlichen lösen sich emotional stärker vom familiären Hintergrund ab und suchen Identifikation mit außerhäuslichen Erwachsenen oder „Heldenfiguren".

Die eingeschränkten gesellschaftlichen Möglichkeiten der Heranwachsenden und maßgeblich die von ihnen häufig erlebte Schere zwischen der selbstempfundenen Handlungskompetenz und einer fremdzugeschriebenen Inkompetenz führen zu einer steigenden Bedeutung der Peergruppen. Die Bezugsgruppen setzen Verhaltens- und Wertstandards; sie gewinnen dabei bedeutsame Funktionen für die Kompensation von „Alltagsfrust" und das Fortschreiten der Identitätsbildung.

Spätadoleszenz: Beginn der Konstruktion eines eigenen Lebensentwurfs

In der Spätadoleszenz wird die Ausbildung und Erprobung eines realistischen Körperbildes sowie einer durchgehaltenen Geschlechtsrollenidentifikation im allgemeinen abgeschlossen. Die zwischenmenschlichen, intimen Beziehungen entwickeln sich in Richtung wechselseitiger Verantwortlichkeit. Die „Hauptinvestitionen" Jugendlicher finden im Bereich der funktionalen Rollen für das Arbeitsleben sowie für die Beziehungs- und Zukunftspläne statt.

Ihre kognitiven Potentiale und Standards systematisieren sich, und die Heranwachsenden können (je nach sozialer bzw. ökonomischer Einbindung auch: müssen) damit beginnen, einen persönlichen Lebensentwurf zu konstruieren, d. h. eine eigene und zugleich soziokulturell abgestützte Lebensweise zu entwikkeln.

Die „durchschnittliche Jugendbiographie" läßt sich demnach als eine Stufenfolge wachsender Verselbständigungen interpretieren (Zinnecker 1982). Abbildung 1 gibt einen kursorischen Überblick über die wesentlichen *Entwicklungsschwerpunkte* der Adoleszenz wieder.

Entwicklungsaufgaben der Adoleszenz

In den letzten 10–15 Jahren hat sowohl in der Entwicklungspsychologie als auch in der (v. a. angelsächsischen) Gesundheitsforschung mit Jugendbezug eine Konzeption an Bedeutung gewonnen, die vom Begriff der Entwicklungsaufgabe und einem damit verbundenen „kontextuellen Paradigma" (Lerner 1984) ausgeht. Die dabei vertretene programmatische Ausrichtung findet ihren exemplarischen Ausdruck in Lerners hier herangezogenem Bericht: Jugendliche gelten als „Produzenten ihrer eigenen Entwicklung".

Ihre – wie jedwede menschliche – Entwicklung wird als ein Geschehen anerkannt, auf dessen Verlauf und Ergebnis die Personen in allen Abschnitten der Lebensspanne Einfluß nehmen können. Angelpunkt von Entwicklung ist nun das selbstregulierte Handeln von Individuen. Da der Mensch im Kontext und in wechselseitiger Verflechtung mit seiner Umgebung betrachtet wird, bedeuten Veränderungen innerhalb der Lebensspanne Anpassungen von sich entwickelnden Personen und somit Beiträge der Individuen zu ihrer eigenen Entwicklung (Silbereisen 1986).

Diese Modellvorstellungen konkretisieren sich im Konzept der *Entwicklungsaufgaben*. Mit Entwicklungsaufgaben werden solche Lebensereignisse und soziokulturelle Anforderungen bezeichnet, die (hier: von Jugendlichen) erfolgreich und in der Regel auch eigenständig bewältigt werden müssen, um notwendige Entwicklungsfortschritte im Sinne der Erweiterung von Handlungsmöglichkeiten sowie der Steigerung umweltbezogener Handlungskompetenz zu erzielen. Im englischen Sprachgebrauch gelten die Fixpunkte dieser Auseinandersetzung mit lebensgeschichtlich gestellten Anforderungen als „Meilensteine" der Entwicklung.

Mit der kontextuellen bzw. „ökologischen" Perspektive[2] wird erstmals anerkannt, daß Jugendliche über ihr Handeln einen aktiven, zielbezogenen und teilweise auch individuell geprägten Einfluß auf ihre Entwicklung nehmen. Die „konstruktive Auseinandersetzung" (Olbrich 1985) mit Entwicklungsaufgaben erfolgt jedoch nicht nach einem Alles-oder-Nichts-Prinzip: Den Heranwachsenden wird ein z. T. hohes Maß an Problemsuche, Lösungsfindung und Verhaltensexperimenten abverlangt. Entwicklungsfortschritte auf dem Weg zu einer

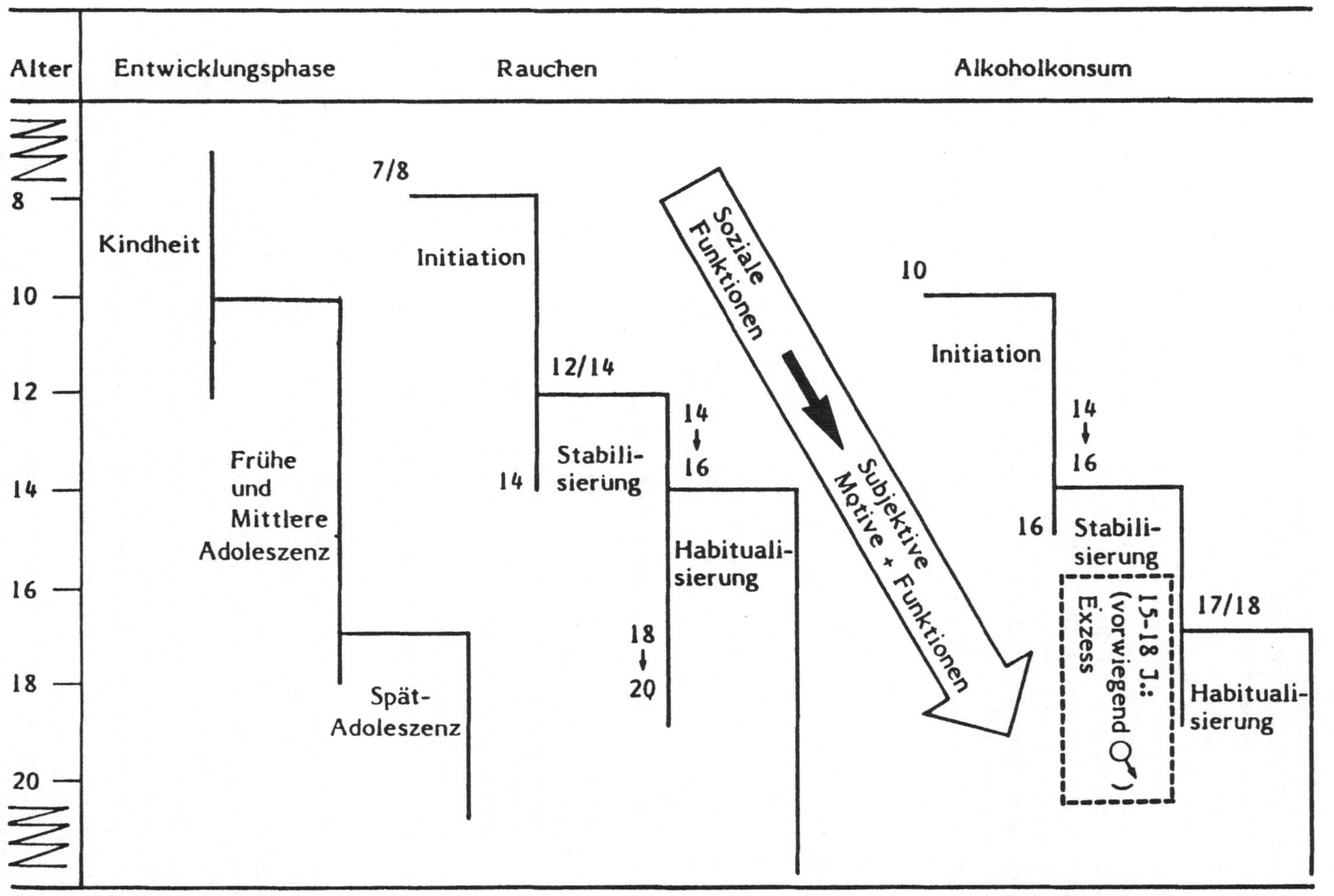

Abb. 1. Die Stufenfolge von Verselbständigungen in der Adoleszenz. (Nach Döbert u. Nunner-Winkler 1975; Zinnecker 1982; Franzkowiak 1985, S. 31)

eigenen, im Idealfall selbstregulierten Lebensweise erfordern eine Selbsttätigkeit unter Bedingungen von Unbestimmtheit, Komplexität und Widersprüchlichkeit (Oerter 1985; Silbereisen 1986).

Entwicklungsaufgaben erwachsen in der Adoleszenz aus dem Zusammenwirken des organismischen Wandels mit soziokulturellen Ansprüchen an das Individuum sowie den damit einhergehenden psychischen (vordringlich wertbezogenen) Veränderungen. Als weitgehend universell, zumindestens für Heranwachsende in neuzeitlichen entwickelten Gesellschaften, können jene 10 Themen angesehen werden, die Dreher u. Dreher (1985) unlängst im Rahmen einer explorativen Studie herausgearbeitet haben. Diese *Entwicklungsaufgaben der Adoleszenz* entwickeln sich primär in der Familie und Peergruppe, bei den Ausbildungs- und Zukunftsvorstellungen, im Rahmen der Entwicklung eines Selbstkonzepts und einer Ich-Identität sowie bei der Rollenübernahme und dem Aufbau von Werthaltungen. Es handelt sich dabei um folgende Aufgaben:

---

1. **Peer:** Aufbau eines Freundeskreises: zu Altersgenossen beiderlei Geschlechts neue, tiefere Beziehungen herstellen;
2. **Körper:** Akzeptieren der eigenen körperlichen Erscheinung: Veränderungen des Körpers und sein eigenes Aussehen annehmen;
3. **Rolle:** sich das Verhalten aneignen, das man in unserer Gesellschaft von einem Mann bzw. einer Frau erwartet;
4. **intim:** Aufnahme intimer Beziehungen zum Partner (Freund bzw. Freundin);
5. **Ablösung:** von den Eltern unabhängig werden bzw. sich vom Elternhaus loslösen;
6. **Beruf:** wissen, was man werden will und was man dafür können bzw. lernen muß;
7. **Partner/Familie:** Vorstellungen entwickeln, wie der Ehepartner und die zukünftige Familie sein sollen;
8. **Selbst:** über sich selbst im Bilde sein: wissen, wer man ist, was man will;
9. **Werte:** Entwicklung einer eigenen Weltanschauung: sich darüber klar werden, welche Werte man hochhält und als Richtschnur für sein eigenes Verhalten akzeptiert;
10. **Zukunft:** Entwicklung einer Zukunftsperspektive: sein Leben planen und Ziele ansteuern, von denen man glaubt, daß man sie erreichen kann.

In der Gesundheitsforschung ist dieser Zugang zur jugendlichen Entwicklung bislang, wie erwähnt, nur im angelsächsischen Sprachraum aufgenommen worden. Die Entwicklungsaufgaben werden dabei in 5 übergreifenden Bereichen zusammengefaßt, denen die Teilphasen der Adoleszenz zugeordnet werden *(Tabelle 1)*. Auf dem Hintergrund pragmatischer Zielsetzungen, d. h. der Planung und Begründung zielgruppenspezifischer Interventionen, ließ sich so ein Schema der im weiteren Sinne *gesundheitsrelevanten Entwicklungsbrennpunkte der Adoleszenz* erstellen, das allerdings für die geschlechtsspezifischen, soziokulturellen und räumlichen Variationen in den jeweils betrachteten Jugendkollektiven offenbleiben soll.

Die Integration des Entwicklungsaufgabenkonzepts in die Gesundheitsforschung ist in Teilen von schematischen und auch normativen Sequenzvorstellungen geprägt. Das Modell einer z. T. universellen Gesetzmäßigkeit bei der

Tabelle 1. Universelle Entwicklungsaufgaben der Adoleszenz. (Nach Eisen 1984, S. 107)

Brennpunkte der Entwicklung	Teilphase der Adoleszenz (ungefähre Altersgruppe)
I. Anpassung an die physiologischen und anatomischen Änderungen, die mit der Pubertät und der Integration einer ausgereiften Sexualität in ein persönliches Verhaltensmodell verbunden sind	Frühe Adoleszenz (10–14 Jahre)
II. Fortschreitende Loslösung von früheren Formen der Bindung an Eltern und Familie und Entwicklung einer stärkeren Fähigkeit zu interpersonellen intimen Beziehungen über Beziehungen in Peergruppen	
III. Festsetzung einer individuellen Identität, in der eine sexuelle Identität und angepaßte soziale Rollen enthalten sind	Mittlere Adoleszenz (14–17 Jahre)
IV. Gebrauch vermehrter intellektueller Fähigkeiten mit Erwerb eines Gemeinschaftsgefühls und einer „Weltsicht"	
V. Entwicklung zu Fähigkeiten für Aktivitäten in Beruf und Freizeit mit einer stufenweise erfolgenden Hinwendung an die Aktivitäten, die für das Individuum und die Gemeinschaft wichtig sind	Späte Adoleszenz (17–20 Jahre)

stufenweisen produktiven Anpassung Jugendlicher an äußere Anforderungen schimmert noch durch. In der jüngeren Entwicklungspsychologie hingegen wird die Auseinandersetzung mit Entwicklungsaufgaben unter einer veränderten Perspektive gesehen. Das Interesse gilt hier verstärkt der situativen Angemessenheit von Bewältigungsversuchen und den subjektiven Zielvorgaben von Jugendlichen. Als entscheidende Variable gelten die subjektiven Orientierungen über angestrebte Veränderungen; eine geringere Bedeutung wird objektivierten bzw. an feste Altersvorgaben angebundenen gesellschaftlichen „Teilreifen" zugemessen.

Werden demnach Selbstregulation und Selbstgestaltung als Angelpunkte der Entwicklung in Adoleszenz und Jugend begriffen, läßt sich dieses (je nach Perspektive immer auch gesundheitsrelevante) Geschehen nur umfassend verstehen, wenn die *subjektiven Orientierungen und Maßstäbe* in Analysen und Nachfolgeinterventionen miteinbezogen werden (Silbereisen 1986). Der Schwerpunkt „einschlägiger" Untersuchungen sollte nach Hurrelmann u. Vogt (1985) v. a. in der Suche nach dem subjektiven Nutzen und den instrumentellen, sozialen wie symbolischen Funktionen von Tabak- und Alkoholgenuß, des Gebrauchs von Arzneimitteln und des Konsums illegaler Drogen im Kindes- und Jugendalter bestehen. Die Protagonisten jener neuen entwicklungspsychologischen Perspektive interpretieren medizinisch definiertes Risikoverhalten als Requisit einer aktiven, zielgerichteten Befriedigung unterschiedlicher entwicklungsbezogener Bedürfnisse durch die Heranwachsenden selbst. Zur Aufklärung des motivationalen Hintergrundes von jugendlichem Risikoengagement ist daher eine gezielte Exploration ihrer subjektiven Bedeutungsmuster unabdingbar.

Epidemiologische Gefährdung und subjektive Gesundheitskonzepte von Heranwachsenden

Mit der Integration eines solchen „subjektiven Faktors" in ihre Maßnahmenplanung und -begründung hat die klassische Gesundheitserziehung jedoch überaus große Schwierigkeiten. Sie bestimmt einen Interventionsbedarf für jugendliche Zielgruppen aus primär epidemiologischer Perspektive: über die objektivierten Prävalenzen ausgewählter Gesundheitsstörungen und -gefährdungen. Auf dieser Ebene der Störungsprävalenzen kommen etwa Allhoff et al. (1985/86) bei einer Durchsicht von Schulentlassungsuntersuchungen in West-Berlin von 15- bis 17jährigen Mädchen und Jungen zum alarmierenden Schluß, daß bei über 50 % dieser Kohorte mindestens eine leichte, d. h. immer auch „zur Überwachung Anlaß gebende" Gesundheitsstörung vorliegt (Tabellen 2 und 3).

Gesundheitsstörungen im Sinne der Abweichung von klinisch-statistischen Normen im Organbereich erscheinen offenbar weniger als Ausnahme, sondern als „epidemiologischer Regelfall" für die mittlere und Spätadoleszenz. Ergänzt man derartige Zahlen um die Verbreitung und Intensität verhaltensbedingter Risiken, wie sie im sozialmedizinischen Risikofaktorenmodell als Vorboten zukünftiger Morbidität und Mortalität bei chronisch degenerativen Erkrankungen identifiziert sind (Schaefer u. Blohmke 1978; Abholz et al. 1982), ergibt sich

Tabelle 2. Prävalenz von leichten und mittleren Gesundheitsstörungen bei 15- bis 17jährigen Jugendlichen. (Nach Allhoff et al. 1985/86, S. 29)

Gesundheitsstörung (leicht/mittel)	Prävalenz	
	männlich [‰]	weiblich [‰]
Hautkrankheiten	111,8	85,6
Krankheiten des Nervensystems	18,8	12,2
Krankheiten der Augen	287,4	268,8
Hörstörungen	15,8	11,6
Regulationsstörungen des Kreislaufs	9,0	14,7
Thoraxverbildungen, Haltungsanomalien	51,2	42,9
Skoliosen, Kyphosen	57,0	68,6
Fußfehler	55,0	42,8
Übergewicht	27,8	50,1

Tabelle 3. Prävalenz von schweren Gesundheitsstörungen bei 15- bis 17jährigen Jugendlichen. (Nach Allhoff et al. 1985/86, S. 29)

Gesundheitsstörung (schwer)	Prävalenz männlich [‰]	weiblich [‰]
Hautkrankheiten	2,3	2,4
Zerebrale Anfallsleiden und Bewegungsstörungen	2,6	1,7
Geistige Leistungsschwäche als Folge organischer Erkrankungen, Anomalien, Verletzungen des Zentralnervensystems	4,3	0,7
Minderbegabung bzw. Schulversagen ohne bekannte organische Ursache	13,3	11,2
Sprachstörungen	3,8	1,6
Krankheiten der Augen (Strabismus, Amblyopie, Refraktionsanomalien)	5,4	5,0
Hörstörungen	1,6	1,5
Skoliose	1,4	3,7
Hüftluxation, Hüftdysplasien	0,3	1,2
Fettsucht	15,9	31,5

ein – zumindest aus dieser Forscherperspektive – noch weitaus erschreckenderes Bild. Dafür 2 streiflichtartige Belege:

Zigarettenrauchen: Das Einstiegsalter für den regelmäßigen Zigarettenkonsum verschiebt sich bei bundesdeutschen Jugendlichen kontinuierlich nach unten. Bereits 10–15% der 12jährigen können als regelmäßige, wenn auch noch, schwache Raucher gelten; bei den 13- bis 14jährigen steigt dieser Anteil schon auf knapp 30%. Mit zunehmendem Alter steigt neben dem Anteil von Rauchern auch die jeweilige Intensität des Rauchens kontinuierlich an. Im Alter von etwa 14–15 Jahre geht der Anteil von Gelegenheitsrauchern immer mehr zurück: die Probierer aus der frühen Adoleszenz sind mehr und mehr zu gewohnheitsmäßigen Konsumenten geworden. Das Rauchen wird als soziales Verhalten früh erlernt und bleibt über die nachfolgenden Phasen hinweg relativ konstant (bei etwa 40% Raucheranteil unter den 14- bis 19jährigen). Zum Ende der Spätadoleszenz, im Alter von 19–20 Jahre, ist allerdings ein weiterer Sprung auf ca. 60% Raucheranteil festzustellen. Besonders auffällig bei Einstieg und Konsumbreite sind die in jüngster Zeit massiven Zuwachsraten weiblicher Jugendlicher in immer jüngeren Jahrgängen.

Alkoholkonsum: Die meisten Jugendlichen sammeln ihre ersten Probiererfahrungen bis zum 10. und 11. Lebensjahr innerhalb der Familie. Ein Einstieg in den Alkoholkonsum beginnt derzeit um das 13. Lebensjahr. Ab diesem Zeitpunkt drücken sich zunehmende Verselbständigungsanstrengungen von Jugendlichen besonders in ihrem Umgang mit dem Rauschmittel aus. Das Durchschnittsalter des ersten Rausches liegt bei ca. 15 Jahren. Mit steigendem Alter nimmt die Zahl leichter Konsumenten (Gelegenheitstrinker) ab: von über 80% im Alter von 11–12 Jahren auf weniger als ein Drittel im 17.–18. Lebensjahr. Dagegen steigt die

Zahl gemäßigter bzw. starker Konsumenten bei den 17- bis 18jährigen auf nahezu 50% bzw. 25% an. Auch beim Alkoholkonsum zeigen sich auffällige Steigerungsraten bei immer jüngeren weiblichen Jugendlichen.

Solche statistischen Fingerzeige auf eine zunehmende und breitgefächerte (Selbst)gefährdung Adoleszenter ließen sich ohne Schwierigkeiten auch für weitere im Risikofaktorenkonzept aufgedeckten Verhaltensrisiken nachweisen. Aus entsprechenden Aggregatdaten leitet nun die klassische Gesundheitserziehung – aufgrund der wahrscheinlichkeitstheoretischen Beziehung zum zukünftigen Erkrankungsrisiko – die *Notwendigkeit systematischer, am riskanten Verhalten direkt ansetzender Prävention* ab. Implizit wird dabei den jugendlichen Zielpersonen unterstellt, derartige Interventionen lägen in ihrem ureigensten Interesse und hätten auf ihre Akzeptanz und Motivation zu treffen, weil die Heranwachsenden ja selbst den „Regelfall" organischer Gesundheitsstörungen durch leichtfertiges Risikoverhalten noch weiter verschärften.

Indes: ein solches, am medizinischen Gefährdungs- und Erkrankungsparametern geschärftes Gesundheits- (und damit Vorsorge-)Bewußtsein bilden Heranwachsenden im Zuge der Adoleszenz nur in geringem Maße und v. a. mit anderen Schwerpunktsetzungen aus. Die epidemiologische Perspektive auf das gefährdete Befinden deckt sich bei durchschnittlichen Jugendlichen nur marginal mit ihrer persönlichen Verarbeitung der körperlichen und psychosozialen Veränderungen, ihrem Körper- und Selbstbild und ihren eigenen Konzeptualisierungen von Gesundheit bzw. Risiko (Franzkowiak 1986 b).

Dafür spricht auch eine Auswahl jugendsoziologischer und entwicklungspsychologischer Forschungsarbeiten der letzten Jahre. So berichtet Offer (1984) von einer mehr als 10jährigen Längsschnittuntersuchung an über 20 000 „normalen" Jugendlichen im Alter von 13–18 Jahren aus entwickelten Industriegesellschaften wie den USA, Australien und Japan. Sowohl im psychologischen Selbst als auch im Körperselbstbild zeigen die Heranwachsenden nur mit geringen altersbedingten Abweichungen durchgängig Einstellungen einer selbstzugeschriebenen Stärke und selbstattestierten körperlichen wie seelischen Gesundheit. Ein positives psychologisches Selbst geht bei ihnen i. allg. mit dem subjektiven Bewußtsein körperlicher Gesundheit einher. Die *Jugendlichen thematisieren Gesundheit in einem anderen Bezugssystem,* als es die Präventivmedizin tut: nämlich im Kontext der gestellten Entwicklungsaufgabe der Verarbeitung somatischer Veränderungen und ihrer Integration in das Körperschema. Daraus leitet sich auch die dem epidemiologischen Status zunächst völlig widersprechende kognitive Repräsentation einer weitgehend positiven Selbsteinschätzung ab (Tabelle 4); Einschränkungen sind hier allerdings im wichtigen Feld geschlechtsspezifischer Unterschiede zu machen (Tabelle 5).[2]

---

[2] Aus beiden Tabellen (die einen Teilbereich von Offers Fragestellungen und Ergebnisse abdecken) ist deutlich zu ersehen, daß männliche Jugendliche in dieser Untersuchung mehr positive Gefühle hinsichtlich ihres Körperbildes und ihrer körperlichen Entwicklung äußern als Mädchen. Weibliche Heranwachsende erscheinen dagegen als verletzlicher, sie kommen sich öfter häßlich vor und schämen sich offenbar ihres Körpers.
Diese Ergebnisse werden in der gängigen psychologischen Literatur ohne weitergehenden Kommentar als statistische Evidenz hingenommen (vgl. auch Olbrich 1985). Problematisch ist

Tabelle 4. Psychologisches Selbst „normaler Jugendlicher; Prozentsatz der Zustimmung zu Items in jeder Stichprobe. (Nach Offer 1984, S. 114)

Item	Jungen		Mädchen	
	13–15 Jahre	16–18 Jahre	13–15 Jahre	16–18 Jahre
Ich genieße das Leben.	91	90	87	92
Ich fühle mich stark und gesund.	80	86	85	85
Die meiste Zeit über bin ich glücklich.	83	85	85	88
Wenn andere mich anschauen, müssen sie denken, daß ich in der Entwicklung zurück bin.	20	15	20	13

Tabelle 5. Geschlechtsunterschiede beim psychologischen Selbst „normaler" Jugendlicher: Prozentsatz der Zustimmung zu Items, die zwischen Jungen und Mädchen differenzieren. (Nach Offer 1984, S. 115)

Item	13–15 Jahre		16–18 Jahre	
	Jungen	Mädchen	Jungen	Mädchen
Ich bin zufrieden mit meiner körperlichen Entwicklung.	76	61	75	62
Ich bin stolz auf meinen Körper.	77	57	80	51
Ich fühle mich oft häßlich und unattraktiv.	26	46	21	42

Wie die Mehrzahl der Erwachsenen schätzen Adoleszente Gesundheit als bedeutsamen Lebenswert; sie kann jedoch nicht näher konkretisiert werden und bleibt ein zwar positives, aber letztlich inhaltsleeres Stereotyp (Reuter u. Höcher 1977). Eine präventive Sicherung im Sinne bewußter Selbstkontrolle und einer vorsorglich-zukunftsorientierten Alltagsgestaltung ist kaum von Belang. Allein Unfälle, Krankheiten oder kritische Lebensereignisse motivieren Kinder und Heranwachsende, wenn auch nur kurz- bis mittelfristig, zur aktiven Suche nach

dabei jedoch, daß solche Daten ohne eine Theorie der geschlechtsspezifischen Entwicklungsprozesse von Mädchen referiert werden. In der gegenwärtigen sozialwissenschaftlichen Jugendforschung werden Variablen, die für Entwicklung und Identitätsbildung weiblicher Jugendlicher spezifische Relevanz besitzen (wie etwa Menstruation und körperliche Veränderungen) nicht oder nur randständig einbezogen. Brake (1981) spricht deswegen von einer „Unsichtbarkeit" der Mädchen in der Jugendforschung; Mühlen-Achs (1986) kritisiert – mit Bezug auf die Schulforschung – die weit verbreitete „Ausgrenzung des Weiblichen". Geschlechtsspezifisch zu interpretierende Ergebnisse, wie diejenigen von Offer (1984) zu Körper- und Selbstkonzepten in der Adoleszenz, sind daher ohne einen Rückbezug auf die Besonderheiten weiblicher Entwicklung nur eingeschränkt zu verwerten.

medizinischer Hilfe oder Aufmerksamkeit für präventive Information bzw. Beratung (Weston 1980; Radius et al. 1980); Bültemeier et al. 1984). Ein riskanter Umgang mit dem eigenen Körper ist in diesem Alter in der Regel nicht mit endgültigen körperlichen oder psychosozialen Schadensfolgen verbunden. Die körperliche Unversehrtheit auf's Spiel zu setzen, erscheint eher als Option zur Selbsterkundung und -erregung oder Umweltaneignung denn als Einstieg in ferne Gesundheitsschäden (die sowieso jenseits des beherrschenden aktuellen Zeit- und Erlebenshorizontes angesiedelt sind).

An dieser Stelle bricht ein tiefgreifender *Normkonflikt* zwischen den Zielen und Methoden der klassischen Gesundheitserziehung und der Alltagsgestaltung ihrer jugendlichen Zielpersonen durch. Präventive Modelle verdichten die symbolisch reichen und im Handeln breit aufgefächerten Lebensweisen ihrer Zielpersonen auf isoliertes Verhalten und damit assoziierte potentielle Risiken. Zur Begründung von Eingriffen in die Lebensgestaltung Jugendlicher werden statistische Zusammenhänge und epidemiologisch ermittelte Durchschnittsnormen herangezogen und in Sollnormen überführt. Von der Durschnittsnorm zum Verhaltensideal: nach diesem Prinzip erfolgt die Interventionsplanung in der klassischen, biomedizinisch fundierten Gesundheitserziehung.

Eine solche Umsetzung müßte beeindruckende, auch unschwer nachzuweisende Erfolge nach sich ziehen – wäre nicht die Regulierung, Ordnung und Stabilisierung des menschlichen Zusammenlebens noch von einer 3. Steuerungsgröße bestimmt, den sog. *Funktionalnormen*. In der Sozialpsychologie spricht man hier von Bedingungen, die den Verhaltens- und Entwicklungsmöglichkeiten sowie der Motivstruktur von Individuen entsprechen, sich aber nicht notwendig mit statistischen oder sozialen Normvorstellungen decken müssen (Brandstädter 1977).

Um diesen präventiven Normkonflikt aufzulösen, müssen – wie die Entwicklungspsychologie aus anderer Perspektive bereits herausgestellt hat – die subjektiven Orientierungen Heranwachsender in gesundheitsrelevanten Fragen exploriert und konzeptionell integriert werden. Weit vor jeder Präventionsanstrengung also (gleichgültig wie dringlich oder widerspruchfrei sie vom epidemiologischen Datenstand her sein mag) muß *die „subjektive Vernunft" von Risikoverhalten für die Beteiligten* exploriert werden. Im Mittelpunkt sollte dabei die Funktionalität solcher Handlungen im Kontext der je aktuellen Entwicklungsaufgaben stehen. Untrennbar verbunden mit der Bestimmung subjektiver Bedeutungsgehalte ist weiterhin eine Analyse der, über rein individuelle Bedürfnis- und Handlungsstrukturen weit hinausreichenden, sozial und kulturell bestimmten „Verhaltenswahrscheinlichkeiten" (Reuter 1980) von Risikopraktiken wie Zigarettenrauchen und Alkoholkonsum. Grad und Vielfalt der Risikofunktionen determinieren dann die Möglichkeiten zur Veränderung; zugleich sind sie ein Anzeiger möglicher Widerstände gegenüber präventiven Angeboten und deren eigenständiger Logik.

Allgemeine Funktionalität von Risikoverhalten

Heranwachsende nutzen und bewerten epidemiologische Risikopraktiken gegen-
warts- und funktionsorientiert: als greifbare, öffentlich zugängliche sowie kulturell nicht nur naheliegende, sondern auch nahegelegte Requisiten der Identitätsbildung. Rauchen und Alkoholkonsum sind keine Anzeichen individueller
Entwicklungsabweichungen oder gar Symptome „devianten" Verhaltens. Der
Einstieg in Risikopraktiken kann vielmehr als Begleiterscheinung des Versuchs
begriffen werden, entwicklungsbedingte Orientierungsprobleme zu bewältigen
und mit ihnen auf gesellschaftlich höchst legitime Weise umzugehen (Jessor u.
Jessor 1977, 1978; Silbereisen u. Kastner 1985). Die konstruktive Auseinandersetzung Jugendlicher mit Entwicklungsanforderungen schließt das Erlernen des
Umgangs mit Genußmitteln ein (und das nicht nur in einer gemäßigt-kontrol-
lierten, sondern je nach Bezugskultur u. U. auch exzessiven Ausprägung).

Die Aneignung von Verhaltenssicherheit im Umgang mit Zigaretten, und
mehr noch mit dem Alkohol, ist als integraler Bestandteil des Ausschöpfens
kultureller Verhaltensangebote und persönlicher wie kollektiver Entwicklungs-
formen der Selbstdarstellung und Eingliederung anzusehen. Die allgemeine
Bedeutung von Risikoverhalten in der Adoleszenz ist an 3 zusammenhängenden
Funktionsbereichen abzulesen, die nachfolgend zum besseren Verständnis analytisch getrennt dargestellt werden (Hurrelmann u. Vogt 1985; Franzkowiak 1985,
1986a).[3]

Risikoverhalten als Statushandlung und Reifesymbol

Zu den grundlegenden Funktionen von Risikoverhalten im Aufbrechen der
Adoleszenz zählt die Vorverlegung und Nachahmung eines Erwachsenenstatus.
Zigarettenrauchen und Alkoholgenuß können als Statushandlungen mit inne-
wohnendem Reifeversprechen angesehen werden. Die Welt der Erwachsenen
beherbergt für Jugendliche ein Reservoir an Risikopraktiken, das für sie ausgesprochen verlockende Züge tragen muß: sie entdecken und dechiffrieren darin
die stilistischen Merkmale und Accessoires des Erwachsenseins „an sich". In den
Bezugsgruppen und Cliquen wird eine Annäherung und Übernahme von erwachsenen Verhaltensmustern und Rollen zu einem großen Teil mit dem Kom-
petenzerwerb beim Genußmittelkonsum gleichgesetzt. Der Konsum wird gleichsam zum symbolischen Vertreter des angestrebten Status. Risikoverhalten

---

[3] Hurrelmann u. Vogt (1985) beschreiben die Risikofunktionalität auf vergleichbare Weise. Sie
gewichten allerdings die einzelnen Schwerpunkte anders. Unter Berufung auf sozialisationstheoretische Vorarbeiten identifizieren die Autoren 5 Funktionsbereiche:
- regressiv-verarbeitende Bewältigung von Entwicklungsaufgaben;
- aggressiv-normüberschreitende Bewältigung von Entwicklungsaufgaben (Risikoverhalten als
  Requisit von Autonomie- und Unabhängigkeitsbestrebungen),
- Stütze der Selbstbestätigung und Integration innerhalb der weiteren sozialen Umwelt sowie
  Hilfsmittel der Identitäts- und Selbstwertbildung;
- bereichsspezifische Vorwegnahme und Imitation von Erwachsenenverhalten und -status;
- psychosoziale Funktionalität im Sinne der Kompensation bzw. Verteidigung bestätigter
  Identitäten sowie einer Entlastung bei erlebten Bedrohungen.

eröffnet die Chance, erste pragmatische Schritte in die Welt der Erwachsenen zu unternehmen, ohne dabei schon in deren Rollen und Positionsanforderungen verpflichtet zu werden: ein Engagement quasi auf Probe.

Die Annäherung an die Alltagsdrogen ist auf doppelte Weise funktional. Sie folgt dem dieser Entwicklungsphase eigenen Anspruch, mit sich und der Umwelt zu experimentieren. Gleichzeitig lenkt sie aber die Aktivitäten Heranwachsender funktional in die Bahnen der Erwachsenenkulturen, d. h. in Muster sozial akzeptierten und legitimierten Konsums. Daß dabei immer wieder „über die Stränge geschlagen" wird, ist keineswegs nur ein jugendliches Problem. Gleiches gehört, und zwar in weitaus höherem Ausmaße, zum Konsum- und Funktionsrepertoire der beobachteten Erwachsenen.

Risikoverhalten als Konformitäts- und Bewältigungshandeln

Subjektiver und gemeinschaftlicher Nutzen von Risikoverhalten sowie seine instrumentellen und symbolischen Funktionen für Jugendliche beschränken sich aber nicht nur auf die Aspekte einer Statuspassage in die Erwachsenenwelt. Hinzu kann eine 2fache altersbezogene Funktionalität treten:
– Konformitätshandeln (als Hilfsmittel der Anerkennung innerhalb einer erstrebten bzw. erreichten Gleichaltrigengruppe durch die Übernahme vorhandener Konsumnormen oder Unterwerfung unter Kraft- und Mutproben formeller wie informeller Art);
– Bewältigungshandeln als Requisit der Bearbeitung von Entwicklungsproblemen, dabei v. a. der anhaltenden Ausbalancierung von Teilselbständigkeiten, sowie als „Krücke" der Bewältigung zukunftsbezogener Unsicherheiten).

Dem Einsatz von Risikoverhalten als Ersatzhandlung und Kompensationsversuch wird hierbei eine entscheidende Bedeutung zugemessen. Der Genußmittelkonsum bietet sich geradezu an für eine momentbezogene Bewältigung bzw. Betäubung von erlebten Belastungen, zwischenmenschlichen Problemen oder „nur" von Langeweile, aber auch zur subjektiven Entlastung von bedrohten Selbstwertgefühlen. Hurrelmann u. Vogt (1985) registrieren derzeit als offenbar zunehmende Funktion die regressiv-ausweichende Bewältigung von Entwicklungsproblemen, hinter denen sich strukturelle Gesellschaftsprobleme (wie Entfremdung im Lernalltag oder drohende Arbeitslosigkeit) verbergen.

Risikoverhalten als Instrument „gefährlicher Wandlungen"

Im Begriff des Risikoverhaltens verbirgt sich nicht ausschließlich ein Hinweis auf zukünftige Gefährdungen. „Risiko" kann auch für das Erlebnis momentbezogener Wagnisse und für die Verheißung von Abenteuer und Grenzüberschreitung stehen. Insbesondere beim Alkoholkonsum sind solche allgemein verfügbare Angebote des sozial abgefederten Nervenkitzels präsent. Risikoverhalten verheißt auch die Möglichkeit, aus alltäglichen Zwängen und Einbindungen herauszutreten. In ihm steckt die Möglichkeit von „gefährlichen Wandlungen" mit der dazugehörigen Hoffnung auf eine, zumindest kurzfristig erfahrbare, „neue" Existenz.

An der Gesamtheit dieser Funktionsbereiche zeigt sich, daß medizinisch definiertes Risikoverhalten im Alltag seiner jugendlichen Benutzer eine kraftvolle, oft hochattraktive Bedeutungsfülle entfalten kann, die nahezu immer auch kulturell abgestützt ist. Das Risikoengagement Heranwachsender läßt sich nicht monokausal erklären. Risikopraktiken können vielmehr als motivational weitgefächerte „adaptive Handlungsregulationen" der Jugendlichen interpretiert werden; ihr Inhalt ist die Auseinandersetzung mit phasenspezifischen Diskrepanz-, Konflikt-, Verständigungs- und Sinngebungsproblemen (Brandstädter 1984).

Phasenspezifische Funktionalität von Zigarettenrauchen und Alkoholkonsum

Troschke u. Stünzner (1984) haben eine 3phasige Abfolge für den biographischen Umgang mit Genußmitteln nachgezeichnet:
- Initiation (das Probier- und Einstiegsalter);
- Stabilisierung (als Phase der Verfestigung von Gewohnheiten);
- Habitualisierung (als Gewöhnung und möglicher Einstieg in eine Abhängigkeit).

Zwischen diesen risikobezogenen Phasen und weiteren biographischen Entwicklungsschwerpunkten in der Adoleszenz läßt sich nun eine in Teilen synchron verlaufende Verbindung herstellen. Wie in *Abb. 2* zusammengefaßt ist, ist die jeweilige Schwerpunktfunktion bei beiden Risikoverhalten im Entwicklungsgang direkt an den entsprechenden Bereich jugendlicher Verselbständigungsarbeit gebunden.[4]

Die in der Kindheit einsetzende Initiation beider Risikopraktiken wird besonders in der Frühadoleszenz mit einem doppelten Statusmotiv angereichert. So kreuzt sich der Versuch einer Imitation des Erwachsenenstatus mit der gleichzeitigen Distanzierung von elterlichen und pädagogischen Autoritäten bzw. Reglementierungen. Probieren und erstes Einsteigen in den Konsum wird sozial in die Kultur der Gleichaltrigengruppen eingebettet. Individuelle Geschmacks-, Entlastungs- oder Kompensationsmotive spielen in dieser Phase noch keine bedeutsame Rolle.

Im weiteren Verlauf wird die Demonstration von Reife und symbolisch geäußerter Opposition mit Hilfe der Risikopraktiken zunehmend in die Öffentlichkeit (Schulen, Treffpunkte oder Kneipen und Diskotheken) verlagert. Mit der Spätadoleszenz und der darin vorherrschenden Entwicklungsaufgabe, einen Gesamtentwurf des eigenen Lebens zu erarbeiten, erweitern sich die bislang

---

[4] Abb. 2 (wie auch Abb. 1) und die nachfolgenden Ausführungen zur phasenspezifischen Funktionalität von Zigarettenrauchen und Alkoholkonsum sind in weiten Teilen aus einem Vortrag übernommen, den ich im Frühjahr 1985 auf der IDIS-Tagung „Gesundheitsriskantes Verhalten bei Jugendlichen" in Köln gehalten habe (vgl. Franzkowiak 1985, S. 35–38). Grundlage der Ausführungen in diesem Abschnitt ist eine qualitative Erkundungsstudie im Auftrag und mit Mitteln der Deutschen Forschungsgemeinschaft, deren Gesamtergebnisse vor kurzem veröffentlicht wurden (Franzkowiak 1986b).

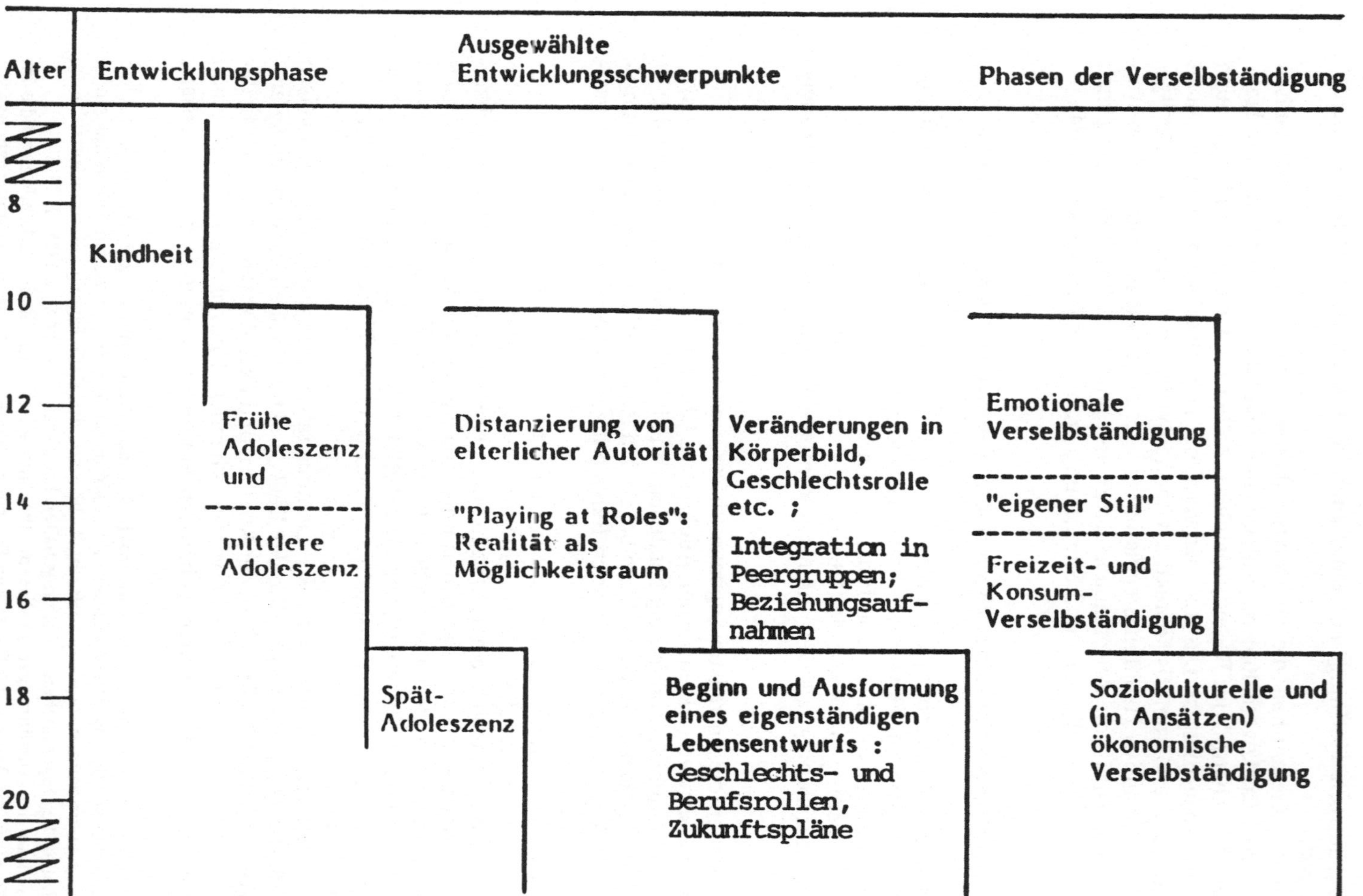

Abb. 2. Entwicklungsabschnitte und komplementäre Phasen des Genußmittelkonsums. (Nach Franzkowiak 1985, S. 36)

primär sozialen Risikomotive und -funktionen um stärker subjektiv geprägte
Anteile (wie etwa das Genußempfinden, persönliche Entlastung und Kompensation sowie eine fortschreitende Gewohnheitsbildung).

Zigarettenrauchen im Entwicklungsverlauf

Der Nutzen des Rauchens als Distanzierungs- bzw. „Reifemittel" erweist sich für
beide Geschlechter hauptsächlich in der frühen und mittleren Adoleszenz. Das
mit Zigaretten kulturell verbundene und von den Bezugsgruppen noch beför-
derte Reifeversprechen entfaltet seine höchste Attraktivität für 12- bis 16jährige,
die es zusätzlich mit Zuschreibungen der Opposition oder Rebellion anreichern.
Diese Heranwachsenden sind (noch) gezwungen, heimlich und z. T. unter
ausgeklügelten Sicherheitsvorkehrungen zu rauchen. Dabei wird die Bedeutung
des Rauchens von 2 einander potenzierenden Gehalten bestimmt. Zum „Reiz
des Verbotenen" beim Griff zur Zigarette gesellt sich ein allgemeiner, allgegen-
wärtiger „Frust", den die Jugendlichen unter 16 Jahren in diesem Entwicklungsabschnitt fast ständig verspüren. Präventive Erwägungen bleiben ohne Bedeutung, da ihre auf Verzicht und Selbstdisziplin angelegte Ratio vom gegenwarts-
orientierten, sozialintegrativen Risikogewinn überstrahlt wird.
   Nach der leidenschaftlichen, in pubertäre Rituale eingebetteten Initiation
verliert das Rauchen während des allmählichen Übergangs in die Spätadoleszenz
weitgehend seine Funktionen als Reife- und Oppositionssymbol. Die Stabilisierung als individuelle Gewohnheit geht einher mit der öffentlich-legalen Anerkennung des jugendlichen Rauchens. Nach der Heimlichkeit von Cliquentreffs,
Festen oder Schultoiletten eignen sich die Raucher einen stetig wachsenden Teil
öffentlicher Bewegungs- und Vergnügungsräume an. Die sozialen Konsum-
motive und Funktionen des Rauchens bleiben zwar erhalten; sie werden jedoch
zunehmend von subjektiven Bewältigungs- und Entspannungserwartungen
überlagert. Dem vorher gemeinsamen Rauchen aus „Frust" folgt das individuali-
sierte Rauchen: vornehmlich mit dem Ziel, einen nunmehr den Alltag beherrschenden „Streß" zu kompensieren.
   Gesundheitliche Erwägungen lösen v. a. bei der Mehrzahl älterer Mädchen
und der Gymnasiasten eher ein „schlechtes Gewissen" und defensive Rationalisierungen aus. Männliche Jugendliche, an prominenter Stelle die Auszubildenden, zeichnen sich dagegen durch aggressive Rationalisierungen ihres Risikoverhaltens aus und wehren gesundheitliche Aufklärungsversuche als Eingriffe in
ihre Handlungsfreiheit und Lebensgestaltung ab.

Alkoholkonsum im Entwicklungsverlauf

Die funktionalen Einsatzmöglichkeiten beim Alkoholkonsum setzen im Vergleich zum Rauchen 1–2 Jahre später an: in der mittleren Adoleszenz und im
Übergang zur Spätphase. Diese Verzögerung hat ihr Fundament in der starken
familiären und schulischen Reglementierung des Alkoholgenusses Jugendlicher.
Erst um das 15./16. Lebensjahr herum wird das anlaßbezogene, mäßige Konsu-

mieren im Rahmen außerfamiliärer Cliquenaktivitäten toleriert. Um diese Zeit werden Heranwachsende anläßlich ihrer Konfirmation bzw. im Rahmen von Jugendorganisationen oder Sportvereinen auch zeremoniell in die Erwachsenenwelt aufgenommen: sie werden mit Alkohol „geweiht" oder daran im Gruppenzusammenhang regelrecht „geeicht".

Die Unabhängigkeit bzw. selbstzugeschriebene Reife von Jugendlichen erweist sich beim Übergang in die Spätadoleszenz in ihrem Umgang mit dem Rauschpotential des Alkohols. Der bisherigen familiären und ausbildungsbezogenen Reglementierung wird nun, primär von männlichen Jugendlichen, ein selbstbestimmter Freizeitkonsum entgegengesetzt. Dieser dient einer rollenspezifischen Selbstdarstellung des eigenen „Mannseins". Damit repräsentiert er aber auch eine rauschhafte Grenzüberschreitung hin zum Erwachsenenstatus.

Dieses ritualisierte, z. T. auch exzessive Freizeittrinken 15- bis 18jähriger männlicher Jugendlicher wird von der Mehrzahl der Schüler nach einer gewissen Zeit wieder abgebrochen. Rausch und Rauschmittel werden in die individuelle Verantwortung zurückgenommen; der Alkoholkonsum fällt wieder der an Selbstdisziplin ausgerichteten Kontrolle der Bezugsgruppen anheim. Die gleichaltrigen Auszubildenden überführen die exzessiven (dabei den Rausch sozialisierenden) Konsumgewohnheiten hingegen bruchlos in die extensive Feier- und Vergnügungskultur älterer Arbeiterjugendlicher, von der auch Zinnecker (1982) berichtet. Alkoholkonsum erfüllt in dem, auf der Folie einer nur „kurzen Jugend" erstellten Lebensentwurf männlicher Auszubildender und späterer Jungarbeiter sowohl sozialintegrative als auch subjektiv-kompensatorische Funktionen.

In der mittleren und beginnenden Spätadoleszenz zeichnen sich weibliche Jugendliche, wohl aufgrund rollenspezifischer Sanktionierungen, durch einen eingeschränkten und stark kontrollierten Umgang mit Alkohol aus. Allerdings gleichen sich um das 18. Lebensjahr die Konsumgewohnheiten zwischen den Geschlechtern an; vorherige Cliquenexzesse wie bei den gleichaltrigen Jungen sind bei weiblichen Heranwachsenden aber nur selten zu registrieren.

Die gesundheitlichen Risiken fortgesetzten Alkoholkonsums werden von Adoleszenten nur fernab ihres persönlichen bzw. Gruppenalltags thematisiert. Entsprechende von außen herangetragene Schadens- oder Abhängigkeitswarnungen schweißen sie, und zwar unabhängig von den jeweils unterschiedlichen Konsummustern, in gemeinsamer Abwehr zusammen. Solche Aufklärungsaktionen werden in Gegenwart eher als verkappte Disziplinierungsversuche „heuchlerischer" Erwachsener interpretiert.

Die „subjektive Vernunft" von Risikoverhalten

Eine entscheidende (bislang im epidemiologisch-präventiven Kontext jedoch weitgehend vernachlässigte) Bedeutung der Risikopraxis besteht darin, daß sie ein Spiegel der Fortschritte Jugendlicher in ihrer Gruppeninitiation und -integration, in den subkulturellen Stilbildungen sowie in ihren individuellen Verselbständigungen ist. Erfahrungen und Kompetenzen im Umgang mit Risikopraktiken zu erwerben und sich die Bandbreite instrumenteller Funktionen anzueignen, erscheint besonders den Entwicklungspsychologen heute weitaus mehr zu sein als nur ein Werkzeug oder Requisit der Bewältigung phasenspezifischer Anforderungen. Jessor (1983, zit. nach Silbereisen u. Kastner 1985) schlägt sogar vor, die Auseinandersetzung mit Alkohol und anderen Drogen als *neue, eigenständige Entwicklungsaufgabe der Adoleszenz* einzustufen.

Die Risikopraxis ist als ein unmittelbarer „transition marker" (Jessor) des Übergangs in die Erwachsenenkultur zu bewerten. Risikoverhalten kann daher als ein konstitutiver Bestandteil alltäglicher Sinnsetzungen und Lebensentwürfe durch Jugendliche selbst angesehen werden. Seine Einübung und Ausprägung in den jeweiligen Entwicklungsphasen folgt vorgegebenen kulturellen Mustern (Franzkowiak 1986a).

Die auftretende Funktionsvielfalt ist durchweg sozial und kulturell abgestützt und in die jeweiligen Lebensentwürfe eingebettet. Es wäre keinesfalls angemessen, ja ein Rückfall in langjährige „Zerrbilder" von Jugend[5], die Risikopraxis selbst in den zeitweilig starken bis exzessiven Mustern einzelner Phasen oder Teilkollektiven umstandslos zu pathologisieren. Mit der Wahl und dem Vollzug von Risikoverhalten verfolgen Jugendliche subjektiv zu einem gegebenen Entwicklungszeitraum „vernünftige" Absichten und Funktionserwartungen. Diese werden, v. a. zwischen dem 10. bis 12. und 18. Lebensjahr, von ihren Bezugsgruppen und -kulturen nicht nur befördert, sondern bisweilen regelrecht eingefordert.

Rauchen sowie Alkoholkonsum erscheinen in der jüngsten Shell-Jugendstudie als Signale für die *Bereitschaft Heranwachsender, die Erwachsenenrolle früh zu übernehmen:* Wenn auch mit einer veränderten inhaltlichen Besetzung und dabei durchaus „auf eigene Gefahr". Die dabei angezeigte Gefahr liegt aber nicht in den möglichen späten Organschäden. Sie verweist vielmehr auf begleitende Konflikte mit Erziehungsagenturen bzw. -autoritäten, die Jugendlichen ihr „Bürgerrecht auf freien Genuß" als Mittel und Station einer selbstverantworteten Identitätsbildung nicht oder nur unzureichend zubilligen wollen (Fischer 1985).

Für Adoleszente stehen die unmittelbaren Erlebnismöglichkeiten und Funktionen des Genußmittelkonsums im Vordergrund. Damit entfernen sie sich von den naturwissenschaftlichen, auf langfristige und mittelbare Folgen abhebenden Normvorstellungen der Gesundheitserziehung. Dieser nur selten offen ausgetragene Normenkonflikt (s. oben) dürfte mitentscheidend für einen Großteil der präventiven Mißerfolge bei Jugendlichen sein. Im Bann des epidemiologisch

---

[5] Zinnecker (1981) hat in einem kritischen Rückblick auf die Jugendforschung der 60er und 70er Jahre die 3 wichtigsten „Zerrbilder" des Jugendalters herausgearbeitet. Seine Analyse läßt sich auf die klassische Gesundheitserziehung übertragen und charakterisiert treffend deren defizitäres Jugendbild:

- Krankheitsideologie und „klinischer Blick": Jugendliche erscheinen als kranke bzw. krankheitsgefährdete Persönlichkeiten, die zudem in schwere, belastende Entwicklungskrisen eingebunden sind.
- Abweichungskonzept und „polizeilicher Blick": Jugendliche und ihre Zusammenschlüsse stellen sich dem Beobachter v. a. als Träger bzw. Spielflächen abweichender Persönlichkeiten und delinquenter Handlungsmuster dar.
- Opferperspektive und „jugendschützerischer Blick": Jugendliche werden vorwiegend als verführte, manipulierte Wesen betrachtet, die außerdem in ihren Gestaltungsspielräumen aufgrund gesellschaftlicher Systemzwänge grob beschnitten sind.

hergeleiteten Vorsorgebedarfs verstellt sich die herkömmliche Gesundheitserziehung genau darauf den Blick, was am Risiko(verhalten) für jugendliche Benutzer so naheliegend und verheißungsvoll ist: seine weitreichenden Funktionen im persönlichen wie kollektiven „Management" von Befinden und Bedürfnissen (Fuchs 1985).

Darüber hinaus zeichnen sich die gesundheitsbezogenen Einstellungen besonders von Adoleszenten gegenwärtig durch eine ausgesprochen enge Verknüpfung von Gesundheit und Umwelt aus (Bültemeier et al. 1984; Franzkowiak 1986b). Überaus häufig werden ökologische Bedrohungen der eigenen Unversehrtheit thematisiert: freilich mit durchweg fatalistischen Untertönen. In diesem Kontext entpuppen sich die wichtigsten Zielpersonen der Prävention als deren schärfste Kritiker. Heranwachsende kreiden ihr bevorzugt eine „Heuchelei" und Doppelmoral v. a. in ökologischen Fragen an und sprechen den meisten Gesundheitserziehern konsequenterweise auch die Legitimation für Eingriffe in die persönliche und kollektive Lebensgestaltung ab. Angesichts einer gefährdenden Umwelt verliert die mögliche verhaltensbedingte Gefährdung, beispielsweise für rauchende und trinkende Jugendliche, entscheidend an Gewicht.

Beim gesellschaftlich tolerierten, mit hoher Verhaltenswahrscheinlichkeit behafteten Konsum von Genußmitteln zeigt sich exemplarisch, daß die vielbeklagte „Unvernunft" und Widerständigkeit Jugendlicher gegenüber präventiver Einflußnahme ohne weiteres nachvollziehbar ist. Ihre Verweigerung hat eine eigene, in Inhalten und Begründung den sozialmedizinischen Vorsorgemodellen zwar fremde, aber doch keinesfalls nachstehende Logik. Das gesundheitserzieherische Beharren auf alltagsfernen Schadenswarnungen führt denn auch in dieser Zielgruppe zum paradoxen, kontraproduktiven (Nicht)effekt. Immer und immer wieder von außen herangetragene Appelle und Ermahnungen schweißen die Heranwachsenden in gemeinschaftlicher Abwehr zusammen. Mit dem scheinbar wertneutralen Argument der Krankheitsverhütung sehen sie primär nur Versuche legitimiert, ihre Selbsttätigkeit wie auch ihre körperlich-seelischen oder sozialen Erkundungen zu kontrollieren und letztlich zu domestizieren.

Literatur

Abholz H-H, Borgers D, Karmaus W, Korporal J (Hrsg), (1982) Risikofaktorenmedizin – Konzept und Kontroverse. De Gruyter, Berlin New York
Allhoff P, Laaser U, Rennen-Allhoff B (1985/86) Mortalität und Morbidität Jugendlicher in der Bundesrepublik Deutschland. Umwelt Gesundheit 2:27–30
Bennett DL (1984) Adolescent health in Australia. An overview of needs and approaches to care. Australian Medical Association, Glebe (Health Education and Promotion Monograph Series)
Brake M (1981) Soziologie der jugendlichen Subkulturen. Campus, Frankfurt/M, S 139–160
Brandstädter J (1977) Normen. In: Hermann T et al (Hrsg) Handbuch psychologischer Grundbegriffe. Kösel, München, S 327–334
Brandstädter J (1984) Entwicklungsprobleme des Jugendalters als Probleme des Aufbaus von Handlungsorientierungen. In: Stiksrud A (Hrsg) Dokumentation über den 5. Workshop „Politische Psychologie – Jugend und Werte". FU Berlin, Kap 4
Bültemeier C, Franzkowiak P, Hildebrandt H, Wenzel E (1984) Gesundheitskonzepte, Umgang mit dem Körper und positive Gesundheitsansätze bei 14–20jährigen. Studie im Auftrag der Bundeszentrale für gesundheitliche Aufklärung, Heidelberg Köln

Döbert R (1978) Sinnstiftung ohne Sinnsystem? In: Fischer W, Marhold W (Hrsg) Religionssoziologie als Wissenssoziologie. Kohlhammer, Stuttgart Berlin Köln Mainz, S. 52–78

Döbert R, Nunner-Winkler G (1975) Adoleszenzkrise und Identitätsbildung. Suhrkamp, Frankfurt/M

Dreher E, Dreher M (1985) Wahrnehmung und Bewältigung von Entwicklungsaufgaben im Jugendalter. In: Oerter R (Hrsg) Lebensbewältigung im Jugendalter. VCH Verlagsgesellschaft, Weinheim, S 30–61

Eisen P (1984) Adolescent and youth health: Perspectives, problems, priorities – Discussion paper for WHO. World Health Organization, Geneva (MCH/IYY/SG 84.3a)

Erben R, Franzkowiak P, Wenzel E (1986) Die Ökologie des Körpers – Konzeptionelle Überlegungen zur Gesundheitsförderung. In: Wenzel E (Hrsg) Die Ökologie des Körpers. Suhrkamp, Frankfurt/M, S 13–120

Fischer A (1985) Rauchen und Trinken. In: JUGENDWERK DER DEUTSCHEN SHELL (Hrsg) Jugendliche und Erwachsene '85 – Generationen im Vergleich, Bd 2. Leske & Budrich, Opladen, S 35–48

Franzkowiak P (1985) Risikoverhalten als jugendliches Alltagshandeln. In: IDIS (Hrsg) Gesundheitsriskantes Verhalten bei Jugendlichen. IDIS, Bielefeld, S 27–42

Franzkowiak P (1986a) Kleine Freuden, kleine Fluchten – Alltägliches Risikoverhalten und medizinische Gefährdungsideologie. In: Wenzel E (Hrsg) Die Ökologie des Körpers. Suhrkampf, Frankfurt/M, S 121–174

Franzkowiak P (1986b) Risikoverhalten und Gesundheitsbewußtsein bei Jugendlichen. Springer, Berlin Heidelberg New York Tokyo

Fuchs W (1985) Entspannung im Alltag. In: JUGENDWERK DER DEUTSCHEN SHELL (Hrsg) Jugendliche und Erwachsene '85, Bd 2. Leske & Budrich, Opladen, S 7–34

Hildebrandt H (1986) Kollektive Aneignung von Gesundheit. Zu praktischen Versuchen einer ökologisch orientierten Gesundheitsförderung. In: Wenzel E (Hrsg) Die Ökologie des Körpers. Suhrkamp, Frankfurt/M, S 207–242

Hurrelmann K, Vogt I (1985) Warum Kinder und Jugendliche zu Drogen greifen – Ein Überblick über Untersuchungsergebnisse und Erklärungsversuche. Deutsche Jugend 1/33:30–39

Jessor R, Jessor SL (1977) Problem behavior and psycho-social development. Academic Press, New York San Francisco London

Jessor R, Jessor SL (1978) Die Entwicklung Jugendlicher und der Beginn des Alkoholkonsums – eine Längsschnittuntersuchung. In: Vogler RE, Revenstorf D (Hrsg) Alkoholmißbrauch. Urban & Schwarzenberg, München Wien Baltimore, S 21–44

Lerner RM (1984) Jugendliche als Produzenten ihrer eigenen Entwicklung. In: Oblrich E, Todt E (Hrsg) Probleme des Jugendalters – neuere Sichtweisen. Springer, Berlin Heidelberg New York Tokyo, S 69–87

Mühlen-Achs G (1986) Der Androzentrismus in der empirischen Schulforschung. Ursachen und Folgen der Ausgrenzung des Weiblichen. Sozialisationsforsch Erziehungssoziol 1/6:129–137

Oerter R (1985) Einführung. In: Oerter R (Hrsg) Lebensbewältigung im Jugendalter. VCH Verlagsgesellschaft, Weinheim, S 1–5

Offer D (1984) Das Selbstbild normaler Jugendlicher. In: Olbrich E, Todt E (Hrsg) Probleme des Jugendalters – neuere Sichtweisen. Springer, Berlin Heidelberg New York Tokyo, S 111–130

Olbrich E (1985) Konstruktive Auseinandersetzung im Jugendalter. Entwicklung, Förderung und Verhaltenseffekte. In: Oerter R (Hrsg) Lebensbewältigung im Jugendalter. VCH Verlagsgesellschaft, Weinheim, S 7–29

Radius S, Dielman TE, Becker MH, Rosenstock IN, Horvath WJ (1980) Gesundheitsbezogene Anschauungen von Schulkindern und ihr Bezug zum Risikoverhalten. Int J Gesundheitserziehung 4/24:249–258

Reuter U (1980) Tabak- und Alkoholmißbrauch – Ursachen und Konsequenzen. Bundeszentrale für gesundheitliche Aufklärung, Köln (Europäische Monographien zur Forschung in Gesundheitserziehung, Bd 2, S 101–179)

Reuter U, Höcher G (1977) Schüler und Gesundheit. Klett, Stuttgart

Schaefer H, Blohmke M (1978) Sozialmedizin, 2. Aufl. Thieme, Stuttgart New York

Silbereisen R (1986) Entwicklung als Handlung im Kontext – Entwicklungsprobleme und Problemverhalten im Jugendalter. Z Sozialisationsforsch Erziehungssoziol 1/6:29–46

Silbereisen RK, Kastner P (1985) Jugend und Drogen: Entwicklung von Drogengebrauch – Drogengebrauch als Entwicklung? In: Oerter R (Hrsg) Lebensbewältigung im Jugendalter. VCH Verlagsgemeinschaft, Weinheim, S 192–219

Troschke J von, Stünzner W von (1984) Soziale Umwelt und Genußmittelkonsum. GESOMED, Freiburg, S 149–175

Weston M (1980) Youth health and lifestyles – A report of work in progress. Faculty of Social Work, University of Regina (Canada)

WHO Expert Committee (1977) Health needs of adolescents. World Health Organization, Geneva (Technical report, vol 609)

Zinnecker J (1981) Jugendliche Subkulturen – Ansichten einer zukünftigen Jugendforschung. Zeitschrift für Pädagogik, 3:421–440

Zinnecker J (1982) Die Gesellschaft der Altersgleichen. In: JUGENDWERK DER DEUTSCHEN SHELL (Hrsg) Jugend '81: Lebensentwürfe, Alltagskulturen, Zukunftsbilder, 2. Aufl. Leske & Budrich, Opladen, S 422–673

Präventive Möglichkeiten bei psychischen Störungen von Eltern und Kindern

B. Blanz, G. Esser, M. H. Schmidt

Einleitung

Um präventiv wirksam werden zu können, müssen Ursachen und Beeinflussungsfaktoren bekannt sein, d. h. eine Prävention kann sich nur auf gesicherte Untersuchungsergebnisse stützen, sie ist also eng verknüpft mit Ursachenforschung. Bei psychisch kranken Kindern muß davon ausgegangen werden, daß deren Störungen multikausal verursacht sind, also verschiedene Faktoren – genetische Faktoren, organische Faktoren, wie beispielsweise Hirnfunktionsstörungen, Entwicklungsfaktoren und psychosoziale Faktoren – Einfluß nehmen und dazu von einer Wechselwirkung der genannten Faktoren ausgegangen werden muß. Die Multikausalität erschwert die Ursachenforschung und behindert das Auffinden einfacher und klarer Zusammenhänge. Das Herausgreifen einzelner ungünstiger Einflüsse birgt die Gefahr, andere Risikofaktoren, insbesondere aber deren Wechselwirkung, zu übersehen.

Bei den folgenden Überlegungen zu den Beziehungen zwischen psychisch kranken Eltern und ihren psychisch kranken Kindern müssen deshalb immer weitere Einflußfaktoren und Wechselwirkungen berücksichtigt werden.

Daß psychisch kranke Eltern häufiger psychisch kranke Kinder haben, wurde in einer Reihe von Untersuchungen gefunden und ist als gesichert anzusehen (Conners et al. 1979; Cooper et al. 1977; Cytryn et al. 1982; Frank 1983; Orvaschel et al. 1981; Remschmidt 1980; Rutter 1966; Weissman et al. 1984; Übersicht: Beardslee et al. 1983). Untersucht wurden einerseits v. a. Kinder von Eltern mit spezifischen psychiatrischen Erkrankungen, z. B. Schizophrenie, Depression oder Alkoholismus, auf der anderen Seite stieß man bei der Suche nach Risikoindikatoren psychisch kranker Kinder häufig auf psychisch kranke Eltern. Die Verallgemeinerung von Befunden allerdings, die an Inanspruchnahmepopulationen gefunden wurden, muß vorsichtig gehandhabt werden:

1. Die Befunde brauchen nicht auf andere Gruppen zuzutreffen, wie beispielsweise auf Patienten mit psychovegetativen, neurotischen, psychosomatischen oder soziopathischen Störungen, also auf solche Störungsbilder, die in der Bevölkerung relativ häufig vorkommen.
2. Bei den untersuchten Gruppen handelt es sich meistens um Kranke, die medizinische Dienste in Anspruch nehmen. Ergebnisse, die an Behandelten – seien es nun Kinder oder Eltern – gewonnen werden, können jedoch nicht für alle psychisch Kranken generalisiert werden. Dies gilt insbesondere für solche

U. Laaser, G. Sassen, G. Murza, P. Sabo (Hrsg.)
Prävention und Gesundheitserziehung
© 1987 Springer-Verlag Berlin Heidelberg

psychischen Erkrankungen, die nicht zwangsläufig zur Inanspruchnahme von medizinischen Diensten führen. Bei Erkrankungen wie der Schizophrenie, bei der nahezu alle Erkrankten auch behandelt werden, gelingen solche Generalisierungen leichter als für die große Gruppe neurotischer oder Persönlichkeitsstörungen oder auch des Alkoholismus, von denen oft nur ein kleiner – besonders ausgewählter – Teil fachliche Hilfe in Anspruch nimmt.

Daraus folgt, daß an sog. Inanspruchnahmepopulationen gefundene Beziehungen in epidemiologischen Untersuchungen überprüft werden müssen, die die Verhältnisse in der Allgemeinbevölkerung berücksichtigen.

Methodik

Im Rahmen einer epidemiologischen Längsschnittuntersuchung wurden in den Jahren 1978 und 1979 399 8jährige Kinder einer Mannheimer Feldpopulation mit einem umfassenden Instrumentarium untersucht. In den Jahren 1983 und 1984 konnten 356 (89%) der Feldstichprobe als 13jährige Jugendliche mit einem vergleichbaren Instrumentarium erneut untersucht werden. 216 der 399 8jährigen Kinder entstammen einer Zufallsstichprobe, die übrigen waren in einem Eltern- und Lehrerfragebogen als auffällig bezeichnet worden und dienten der Anreicherung der Stichprobe. Hauptziel der Gesamtuntersuchung war die Bestimmung von Prävalenz und Verlauf kinderpsychiatrischer Störungen (vgl. Esser u. Schmidt, 1986) und der sog. minimalen zerebralen Dysfunktion (vgl. Esser u. Schmidt 1987). Die psychische Auffälligkeit von Eltern und Kindern wurde im Anschluß an die hochstrukturierten Eltern- und Familieninterviews von erfahrenen Kinder- und Jugendpsychiatern und Psychologen eingeschätzt.

Ergebnisse

Beziehung zwischen der psychischen Auffälligkeit von Eltern und Kindern im Alter von 8 und 13 Jahren

Zu beiden Untersuchungszeitpunkten fanden sich jeweils signifikante Beziehungen zwischen der psychischen Auffälligkeit von Eltern und Kindern (Abb. 1). Sowohl im Alter von 8 als auch von 13 Jahren ergaben sich keine elternspezifischen Effekte, d. h. die Gesamtauffälligkeitsraten unterschieden sich nicht, gleichgültig ob Vater oder Mutter erkrankt waren.

Elternspezifische Effekte auf bestimmte Diagnosen der Kinder

Zur Beantwortung der Frage, inwieweit sich die Tatsache, daß entweder die Mutter oder der Vater psychisch erkrankt war, auf die Art der Erkrankung der Kinder auswirkte, wurden die Diagnosen der Kinder mit neurotischen und kindheitsspezifischen emotionalen Störungen zu einer Diagnosengruppe mit introversiver Symptomatik und die Diagnosen mit antisozialer und hyperkineti-

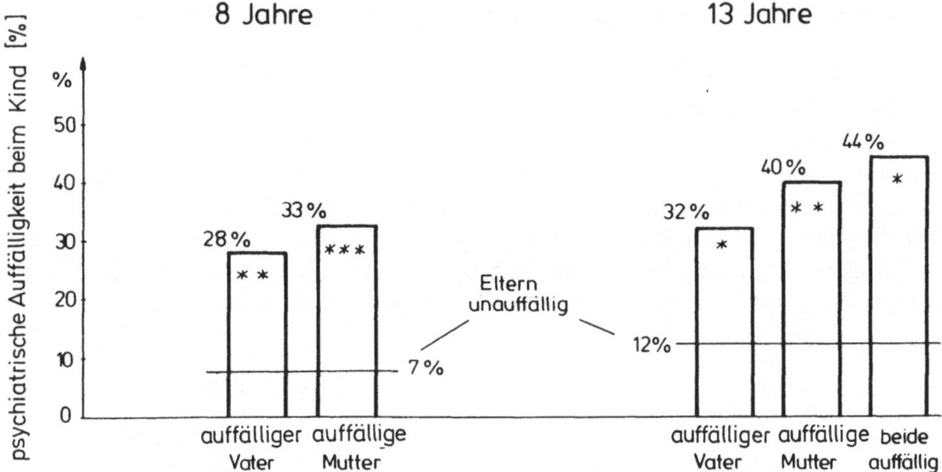

Abb. 1. Beziehungen zwischen der psychischen Auffälligkeit von Eltern und Kindern im Alter von 8 und 13 Jahren (* p < 0,05; ** p < 0,01; *** p < 0,001)

scher Symptomatik zu einer Diagnosengruppe mit expansiven Störungen zusammengefaßt. Alle auffälligen Kinder im Alter von 13 Jahren wurden einer der 3 Gruppen „Eltern psychisch unauffällig", „Mutter psychisch auffällig" oder „Vater psychisch auffällig" zugeordnet. Beim Vergleich zeigte sich, daß in den beiden erstgenannten Gruppen die introversive, in der letztgenannten Gruppe die expansive Symptomatik überwog: Alle auffälligen Kinder mit auffälligem Vater hatten eine expansive Störung (Abb. 2). Dieser Befund war trotz der kleinen Stichprobengröße statistisch hochsignifikant. Unter Berücksichtigung der wesentlich ungünstigeren Prognose expansiver Störungen (Esser u. Schmidt 1986; Langner et al. 1974; Rutter et al. 1977) gewinnt dieses Ergebnis an besonderer Bedeutung, bedarf jedoch der weiteren Prüfung.

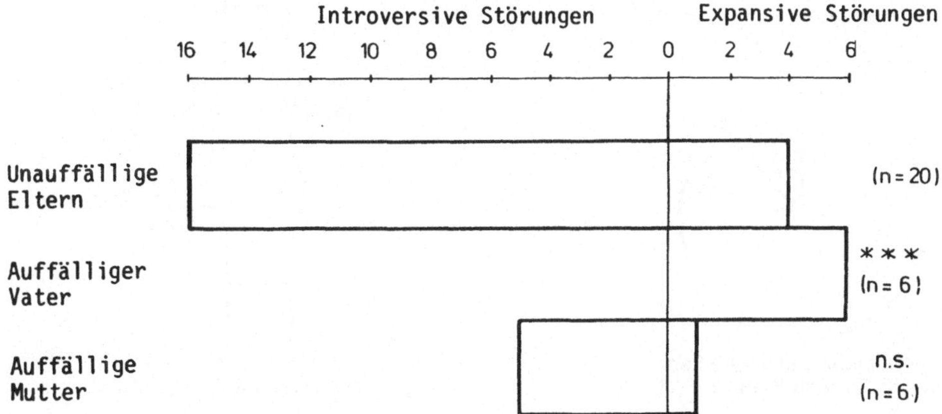

Abb. 2. Diagnosespezifische Elterneffekte bei Kindern im Alter von 13 Jahren (*** p < 0,001)

Beziehung zwischen psychischer Auffälligkeit der Eltern und der Kinder im Längsschnitt

In einer Längsschnittbetrachtung wurde der seelische Zustand der Eltern zum ersten Untersuchungszeitpunkt zum seelischen Zustand ihrer Kinder im Alter von 13 Jahren in Beziehung gesetzt. Auch im Längsschnitt ergaben sich signifikante Beziehungen zwischen der psychischen Auffälligkeit von Eltern und Kindern (Abb. 3). Zur weiteren Analyse wurde die Gesamtgruppe der psychisch auffälligen Eltern aufgeteilt in eine Gruppe mit stabiler psychischer Auffälligkeit und in eine weitere Gruppe, die bei der zweiten Untersuchung nicht mehr als

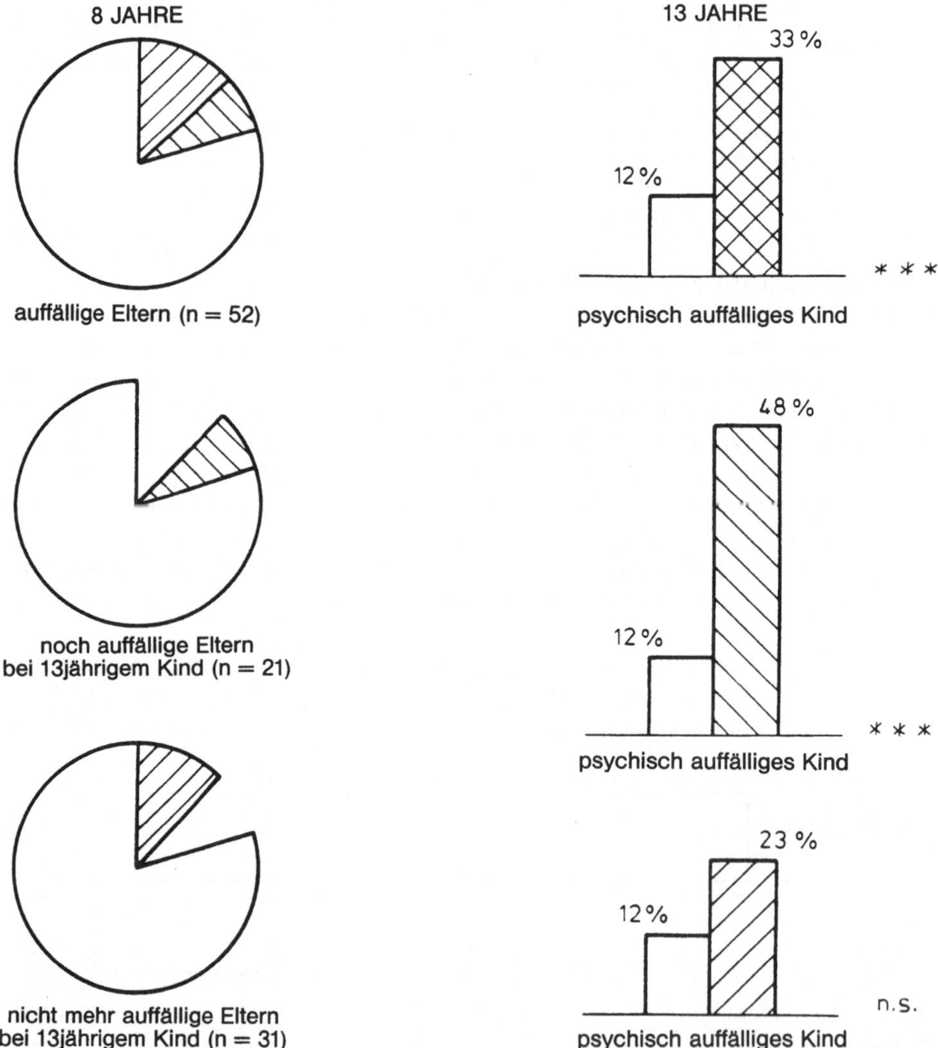

Abb. 3. Psychische Auffälligkeiten von Eltern und Kindern im Alter von 8 und 13 Jahren im Längsschnitt (*** p < 0,001)

psychisch auffällig eingeschätzt worden war. In der Gruppe der stabil psychisch auffälligen Eltern war fast jedes zweite Kind psychisch auffällig. In der Gruppe der gesund gewordenen Eltern traten Kinder mit psychischer Auffälligkeit nicht gehäuft auf. Die vermehrte psychische Auffälligkeit von Kindern im Alter von 13 Jahren, deren Eltern 5 Jahre zuvor als psychisch auffällig eingeschätzt worden waren, war also im wesentlichen auf die stabil auffälligen Eltern zurückzuführen.

Zusammenfassung und Diskussion

- Mit 8 und 13 Jahren hatten die Kinder von psychisch auffälligen Eltern ein 3- bis 5fach erhöhtes Risiko für eine eigene psychische Auffälligkeit.
- Mit 13 Jahren hatten psychisch auffällige Kinder von psychisch auffälligen Vätern ein hohes Risiko, eine expansive Störung zu entwickeln (wegen der schlechteren Prognose dieser Störungen ein bedeutsamer Befund).
- Im Längsschnitt waren v. a. diejenigen Kinder gefährdet, deren Eltern unter einer längerdauernden psychiatrischen Erkrankung litten.

Wie lassen sich nun diese Ergebnisse in wirksame präventive Maßnahmen umsetzen? Zunächst sollte jeder, der mit psychisch auffälligen Menschen in Kontakt kommt, danach fragen, ob diese Menschen Eltern sind und sich nach dem Befinden ihrer Kinder erkundigen. Dazu bieten sich vielfältige Ansatzpunkte: beispielsweise bei Patienten, die mit depressiven, psychosomatischen, psychovegetativen oder anderen Beschwerden in die Sprechstunde von Hausärzten, Nervenärzten oder Internisten kommen, oder stationär in psychiatrischen, psychosomatischen oder Suchtkliniken behandelt werden, oder bei psychisch kranken Menschen, die in Beratungsstellen oder sozialen Diensten Rat und Unterstützung suchen. Immer sollte man sich vor Augen halten, daß deren Kinder gefährdet sind und im Zweifelsfall eine Vorstellung der Kinder bei einem Kinderpsychiater oder einer Erziehungsberatungsstelle vorschlagen.

Wie kann diesen Kindern geholfen werden? Wenn die Kinder psychische Störungen entwickelt haben, sollten sie einer adäquaten Behandlung zugeführt werden. Darüber hinaus können Konfliktbewältigungsmechanismen der Kinder etwa dadurch gestärkt werden, daß die emotionale Bindung an den gesunden Elternteil oder an eine Person außerhalb der Familie gefördert wird; auch Hilfen durch außerfamiliäre Unterstützungssysteme sind möglich, wie etwa in therapeutischen Kindergruppen oder einem Kinderhort.

Der umgekehrte Fall, daß bei psychiatrisch auffälligem Kind der Zustand der Eltern übersehen wird, kommt seltener vor, da alle, die solche Kinder behandeln, sehr viel stärker die Gesamtfamilie im Blickpunkt haben, auch unter dem Aspekt der Sicherung des Behandlungserfolges: In vielen solchen Fällen gelingt eine dauerhaft erfolgreiche Behandlung der Kinder nur, wenn auch die Eltern überzeugt werden können, sich einer notwendigen Behandlung zu unterziehen. Dabei werden häufig leichte Störungen, wie etwa reaktive Zustände, im Familiensetting mitbehandelt, schwere Störungen aber, wie beispielsweise Schizophrenie, Alkoholismus oder endogene Depression an Erwachsenenpsychiater überwiesen.

90   B. Blanz et al.

Vor einer Schuldzuweisung an die Adresse dieser Eltern als „Verursacher"
von kinderpsychiatrischen Auffälligkeiten muß jedoch nachdrücklich gewarnt
werden, weil immer auch zu berücksichtigen ist, daß psychisch auffällige Kinder
eine erhebliche, bei entsprechender Prädisposition krankmachende Belastung
darstellen können.

Literatur

Beardslee W, Bempora DJ, Keller M, Klerman G (1983) Children of parents with major affective
    disorders: A review. Am J Psychiatry 140:825–832
Conners CK, Himmelhock J, Goyette CH, Ulrich R, Neil J (1979) Children of parents with
    affective illness. J Am Acad Child Psychiatry 18:600–607
Cooper SF, Leach C, Storer D, Tonge WL (1977) The children of psychiatric patients: Clinical
    findings. Br J Psychiatry 131:514–522
Cytryn L, McKnew DH, Bartko JJ, Lamour M, Hamovitt J (1982) Offspring of patients with
    affective disorders. II. J Am Acad Child Psychiatry 21:389–391
Esser G, Schmidt MH (1986) Prognose und Verlauf kinderpsychiatrischer Störungen im Längs-
    schnitt von acht bis dreizehn Jahren. In: Schmidt MH, Drömann S (Hrsg) Langzeitverlauf
    Kinder- und Jugendpsychiatrischer Erkrankungen. Enke, Stuttgart
Esser G, Schmidt MH (1987) Minimale Cerebrale Dysfunktion – Leerformel oder Syndrom?
    Enke, Stuttgart
Frank M (Hrsg) (1983) Children of exceptional parents. Haworth, New York
Langner TS, Gersten JC, Greene EL, Eisenberg JG, Herson JV, McCarthy ED (1974) Treatment
    oft psychological disorders among urban children. J Consult Clin Psychol 42:170–179
Orvaschel H, Weissman M, Padian N, Lowe T (1981) Assessing psychopathology in children of
    psychiatrically disturbed parents. J Am Acad Child Psychiatry 20:112–122
Remschmidt H (1980) Kinder von Eltern mit endogen-phasischen Psychosen. In: Rem-
    schmidt H (Hrsg) Psychopathologie der Familie und kinderpsychiatrische Erkrankung.
    Huber, Bern
Rutter M (1966) Children of sick parents. Oxford University Press, London
Rutter M, Tizard J, Yule W, Graham PJ, Whitmore E (1977) Epidemiologie in der Kinderpsych-
    iatrie – die Isle of Wight Studien, 1964–1974. Z Kinder Jugendpsychiatr 5:238
Weissman M, Prusoff B, Gammon G, Marikangas K, Leckman J, Kidd K (1984) Psychopatho-
    logy in the children (ages 6–18) of depressed and normal parents. J Am Acad Child Psychiatry
    23:78–84

Zu den Phänomenen Gesundheit und Krankheit im familialen Kontext – sozialpädagogische Konsequenzen und Beiträge zur kommunalen Gesundheitsförderung

R. Beck

Einleitung

Ausgehend vom Problem- und Aufgabenverständnis der Sozialpädagogik oder Sozialarbeit (beide Begriffe werden synonym verwendet) soll in exemplarischer Weise unter Bezugnahme auf einige Aspekte des familialen Kontextes, speziell in seiner Bedeutung für Frauen, die Notwendigkeit einer stärkeren Berücksichtigung der soziopsychischen Dimension von Gesundheit und Krankheit verdeutlicht werden. Aus dieser Perspektive ergeben sich auch für die Sozialpädagogik Ansatzmöglichkeiten im Rahmen einer kommunalen Gesundheitsförderung, auf die abschließend kurz eingegangen wird.

Zum Problem- und Aufgabenverständnis der Sozialpädagogik

Die Sozialpädagogik hat es mit Problemlagen zu tun, die erst auf dem Hintergrund konfliktträchtiger Verhältnisse von Individuen und/oder sozialer Gruppen zu ihrer Umwelt verständlich werden. Diese verweisen sowohl historisch wie auch gegenwärtig auf die jeweils zugrundeliegenden materiell-ökonomischen, sozialen und kulturellen Lebensverhältnisse Betroffener innerhalb eines gesellschaftlichen Lebenszusammenhangs (Landwehr u. Baron 1983; Pankoke 1981). Eine angemessene Erklärung solcher Problemlagen in der Mensch-Umwelt-Beziehung erfordert, diese sowohl in ihrer je konkreten historischen und lebensgeschichtlichen Vermittlung wie auch im gegenwärtigen sozioökologischen Kontext zu sehen (Hompesch-Cornetz u. Hompesch 1984). Das Aufgaben- und Handlungsverständnis der Sozialpädagogik konzentriert sich hierbei insbesondere auf die Bewältigung eines problematisch gewordenen Alltagslebens (Wendt 1982). Je nach konkreter Problemlage geht es um Hilfen zur Überwindung materieller, sozialer, psychischer bzw. pädagogischer Einschränkungen im konkreten Lebensbereich, in sozialen Netzwerken betroffener Menschen (Hamann 1975), aber auch um Bildungshilfen im Sinne einer konstruktiven Auseinandersetzung mit der gegenwärtigen Lebenssituation oder zukünftigen Lebensereignissen.

Welche Bezüge lassen sich nun herstellen zwischen einem so charakterisierten Problem- und Aufgabenverständnis einerseits und Prozessen bzw. Zuständen von Gesundheit und Krankheit andererseits?

U. Laaser, G. Sassen, G. Murza, P. Sabo (Hrsg.)
Prävention und Gesundheitserziehung
© 1987 Springer-Verlag Berlin Heidelberg

Aspekte eines „ganzheitlichen" Verständnisses von Gesundheit und Krankheit

Die heute noch dominierenden Vorstellungen von Gesundheit und Krankheit sind durch naturwissenschaftlich-biomedizinische Modelle geprägt (Timm 1984; Waller 1985). Wenn diese in den letzten Jahren auch einer zunehmenden Kritik unterworfen (z. B. Basaglia 1985; Keupp u. Zaumseil 1978) bzw. durch Berücksichtigung psychosozialer Aspekte erweitert werden (z. B. Badura 1981; Langenmayr 1980; Wirsching u. Stierlin 1982), so bestimmen sie doch noch weitgehend individuelle wie gesellschaftliche Konzepte von Gesundheit und Krankheit (Timm 1984). Im Rahmen solcher Vorstellungen ergeben sich für die soziale Arbeit lediglich sekundäre Aufgaben hinsichtlich Gesundheitsförderung und Krankheitsbewältigung. So ist die Sozialarbeit im Gesundheitswesen bislang meist noch auf Fürsorge und Verwaltung beschränkt (Oppl 1986).

Zum Verständnis der weiteren Ausführungen möchte ich einige – wenn auch noch abstrakte – Aspekte eines umfassenderen „ganzheitlichen" Konzeptes von Gesundheit und Krankheit festhalten: Gesundheit und Krankheit lassen sich auf die Auseinandersetzungsprozesse des Menschen mit seiner Umwelt beziehen, was bedeutet, daß sie nicht nur körperliche Zustände, sondern Indikatoren für die Qualität komplexer reziproker Beziehungen zwischen Körper und Psyche, zwischen Mensch und Umwelt sind (Oppl 1986). Solche Beziehungen lassen sich als über Prozesse der Handlung vermittelt sehen (vgl. Boesch 1976, 1980; Leontév 1977). Der Mensch reagiert dabei nicht einfach auf Umweltreize. Seinem Handeln liegt die spezifisch humane Fähigkeit zugrunde, sich sinnhaft in der Welt zu orientieren, was jedoch nicht individualistisch mißverstanden werden darf, da die Kategorien, mittels derer die Handelnden ihre Welt wahrnehmen, ordnen und bewältigen, immer schon sozial vermittelt sind (Berger u. Luckmann 1982; Boesch 1982). Umwelt, als ein Komplex von miteinander in vielschichtiger Weise verbundener Handlungsfelder, beinhaltet ein Potential von Handlungsbedingungen (Boesch 1976). Im Kontext von Handlungsfeldern konstituieren sich Lebenszusammenhänge, deren „Brüche" – so Oppl (1986) – Krankheiten bedingen und Gesundung behindern. Gesundheit wird hier zu einer „Prozeßcharakteristik" zwischen dem Individuum und seinen gesellschaftlichen Rahmenbedingungen, d. h. letztlich auch zu einer Frage der Ökologie von Beziehungen (so Wendt 1985a). Ressourcen gesunder Lebenspraxis liegen dementsprechend in der Lebensführung des Individuums, seiner Familie und seiner Bezugsgruppen, in ökonomischen, kulturellen, sozialen Strukturen und Bedingungen gesellschaftlichen Lebens, in der infrastrukturellen Ausstattung mit Versorgungsangeboten und sozialen Netzwerken der Unterstützung sowie in der Wechselwirkung zwischen diesen „Prozeßmomenten" (Wenzel 1983, 1984, 1985a). Die für das Verständnis von Gesundheit und Krankheit zentralen Austauschverhältnisse Mensch-Umwelt sind in spezifischer Weise durch kulturelle Deutungsmuster geprägt (Mead 1984; Timm 1984). Sie stellen kulturelle Umweltfaktoren dar, mit denen Menschen gewissermaßen „sozial konfrontiert" werden (Wendt 1982). Unter Bezugnahme auf ausgewählte Aspekte des familialen Kontextes soll dies nun in exemplarischer Weise verdeutlicht werden.

Aspekte von Gesundheit und Krankheit bezogen auf den familialen Kontext

Auf der Metaebene einer Gesellschaft finden sich abstrakte Orientierungs- und Handlungsmuster im Sinne allgemeiner gesellschaftlicher „Konstruktionsregeln" (Bronfenbrenner 1981), die für die Gestaltung von „Familie", speziell von Partner-, Eltern-, Kind- und Geschlechterrollen, handlungsrelevant werden können. „Familie" stellt so gesehen eine gesellschaftliche Institution dar. Sie läßt sich jedoch auch als eine konkrete soziale Gruppe mit einer je spezifischen Lebensform beschreiben (König 1974; Lüscher 1984; Tyrell 1979). Unter den Bedingungen der „Modernität" (Beck 1983; Beck-Gernsheim 1983; Berger u. Kellner 1965; Elias 1977) kommt bei der Bildung familialer Lebensformen den subjektiven (privaten) Perspektiven im Verhältnis zu den öffentlichen eine vermehrte Bedeutung zu (Lüscher 1984; Tyrell 1979, 1982). Die Handlungs- und damit auch potentiellen Problemfelder haben sich vermehrt und sind komplexer geworden. Familienleben und familienbezogener Lebenslauf sind nicht mehr so verbindlich vorgegeben. Handlungsalternativen zeichnen sich ab und werden wahrgenommen, können aber oft nicht in gewünschter oder zufriedenstellender Weise realisiert werden, da mitunter erforderliche personale Kompetenzen und/oder materiell-ökonomische bzw. soziale Ressourcen fehlen. Dies stellt erhöhte Anforderungen an die Fähigkeit, sich damit konstruktiv auseinanderzusetzen, eigene Entscheidungen zu treffen und gegebenenfalls Hilfsquellen ausfindig zu machen und zu nutzen, was zugleich heißt, subjektiv bejahte Lebensperspektiven aufzubauen und in zufriedenstellender Weise zu verwirklichen. Da in unserer Gegenwartsgesellschaft noch tendenziell die Familie für die Frau der wesentliche Lebensinhalt und das strukturierende Prinzip ihres Lebenslaufs ist (Beck-Gernsheim 1980), konzentrieren sich nachfolgende Beispiele auf hiermit zusammenhängende potentielle Problemkonstellationen.

Beispiel 1: Weibliches Geschlecht und Körperverhältnis

Vorstellungen und Normen einer Gesellschaft strukturieren über Prozesse der Erziehung und Sozialisation, wie sie insbesondere auch in der Familie ablaufen, das Verhältnis zu unserem Körper. Alle Informationen, auch die über „Körperlichkeit", und darauf bezogene Handlungen und Bewertungen greifen über emotionale Vermittlung in somatische Abläufe ein (zur Lippe 1982; s. auch Filipp 1981; Langenmayr 1980; Lazarus 1981; Minuchin et al. 1983).

Die kulturelle Verwiesenheit der Frau auf den familialen Bereich, das Gebären von Kindern und deren Erziehung (vgl. Sechster Jugendbericht 1984), die jahrhundertelange Unterordnung ihrer Sexualität unter ihre Gebärfunktion und die Befriedigung männlicher Sexualbedürfnisse (Heinsohn u. Knieper 1974) haben mit zur Entstehung eines Leitbildes von „der Frau" beigetragen, das auch heute noch – wenn auch in abgeschwächter Form – mit all seinen impliziten Widersprüchlichkeiten, „Frau als mütterliches, asexuelles Wesen" vs. „Frau als Verführerin", zum Tragen kommt.

Das Verhältnis der Frau zu ihrem Körper und zu ihren Körpervorgängen kann auch als ein Resultat der Auseinandersetzung mit solchen Vorstellungen angesehen werden. Weibliche Körperkonzepte sind eng mit der Geschlechtsrolle und darauf bezogenen Erwartungen an den weiblichen Lebenslauf gebunden. Bereits in der Schwangerschaft entwickeln Mütter geschlechtsspezifische Erwartungen, die der Vorstellung vom weiblichen Normalverhalten entsprechen (Bilden 1982; Krüger 1985). Von Interesse sind hier auch Resultate einschlägiger Fallstudien, die gebündelt folgendes besagen (Sechster Jugendbericht 1984): Mädchen verhalten sich weniger körperlich aktiv. Ihr Körper wird ihnen in erster Linie als Quelle von Bedrohung (sexueller Verführung mit Folgen, Vergewaltigung), Unsicherheit und Angst vermittelt. Der Desexualisierung des weiblichen Körpers in der Kindheit folgt mit Beginn der Pubertät eine verstärkt gegenläufige Anforderung an den Umgang mit dem eigenen Körper, was Brüche im Körperkonzept mit sich bringen kann.

Müßten im Rahmen solcher Beobachtungen die bislang meist als biologisch, allenfalls noch als psychosomatisch bedingt angesehenen Menstruationsbeschwerden vieler Mädchen und Frauen (s. a. Krüger 1985), die Feststellung, daß mehr Frauen als Männer an psychosomatischen Störungen leiden (Franke 1981), Sexualstörungen (v. a. Frigidität) von Frauen und negative Körpererlebnisse bzw. Komplikationen im Zusammenhang mit Schwangerschaft, Geburt und Stillen (Jarka 1986) nicht auch als soziopsychosomatische Vorgänge begriffen werden, was hier bedeutet, als ein Ausdruck kulturell vorstrukturierter negativer Einstellungen gegenüber eigenen Körpervorgängen (Krüger 1985)? Wäre – anders formuliert – nicht gerade ein positives Körperbewußtsein, ein positives Verhältnis zum eigenen Körper, eine unabdingbare Voraussetzung für die Gesunderhaltung oder gar eine wesentliche Dimension der Gesundheit? Hier liegen primärpräventive Aufgabe, die m. E. noch kaum wahrgenommen werden.

Beispiel 2: Der Familienzyklus als kulturell-normative Grundlage von Lebenslauf und Sinnbezügen der Frau

Der Familienzyklus wird i. allg. als eine Serie von aufeinanderfolgenden Regelmäßigkeiten (z. B. Heirat, Geburten, Verselbständigung und Auszug der Kinder, Tod des Partners) gesehen, wobei die Abfolge der Stadien mit spezifischen Entwicklungsaufgaben verbunden wird (Hill u. Rodgers 1964). Die weibliche „Normalbiographie" (Levy 1977), als ein gesellschaftlich organisierter Lebenslauf, ist in normativer Weise daran gebunden. Der individuelle Lebenslauf einer Frau konkretisiert sich über die lebenslange, handelnde Auseinandersetzung mit den hieraus resultierenden Anforderungen und Anpassungszwängen, die subjektiven Interessen gegenüberstehen können und nicht immer zufriedenstellend mit diesen zu vermitteln sind (Marbach u. Tratberger 1983). Aufgrund der primären gesellschaftlichen Verwiesenheit der Frau auf den familialen Bereich erwartet man von ihr einen zumindest partiellen Verzicht auf die Verwirklichung eigener Interessen und fordert eher ein „Dasein für andere" (Beck-Gernsheim 1983), speziell für die Familie, d. h. zugleich auch für eine private, gesellschaftlich notwendige, aber – in einer Berufs- und Arbeitsgesellschaft (Beck et al. 1980) – weniger hoch bewertete Leistung.

So können Frauen ihr „Muttersein" durchaus konflikthaft und ambivalent wahrnehmen und bewerten, wobei die Länge der vor der Familienphase gelegenen Berufstätigkeit und die Ausprägung der Berufsorientierung eine Rolle spielen dürften (Überblick bei Gloger-Tippelt 1985; Herlyn 1981; s. a. Ley 1984). Hinzu kommt, daß eine Erwerbstätigkeit von unterschiedlicher Dauer und Verteilung heute zu einem Bestandteil nahezu jeder weiblichen Lebensgeschichte zu werden scheint. Verheiratete Frauen und Mütter sind daher in vielen Fällen gezwungen, alltägliche wie lebensgeschichtliche Strategien zu entwickeln, die ihnen eine Bewältigung ihrer verschiedenen Verpflichtungen ermöglichen (Diezinger et al. 1982).

Auf ein weiteres potentielles Konfliktfeld kann verwiesen werden: Durch die kulturelle Gewichtung von „Mutterschaft" tritt die familial-mütterliche Phase des Familienzyklus stark in den Vordergrund (Tyrell 1979). Nach Beendigung ihrer familialen Erziehungsaufgabe verliert die Mutter eine für sie wichtige Aufgabe, die nicht problemlos durch noch verbleibende Hausfrauentätigkeit auszugleichen ist (Brater 1983). Da eine Wiedereingliederung in den Beruf nach längerer Pause durch berufs-, qualifikations- und gegenwärtig v. a. auch arbeitsmarktbedingte Einschränkungen erschwert wird, kann dieser Lebensabschnitt speziell für Frauen, die sich auf den innerfamilialen Bereich beschränkten und sich keine zufriedenstellenden Tätigkeiten aufgebaut haben, zu Idenditäts- und Sinnkrisen führen, die sich auch in innerfamilialen Beziehungsproblemen wiederspiegeln können, was allerdings nach wie vor in familientherapeutischen Ansätzen kaum reflektiert und berücksichtigt wird. Mit Problemkonstellationen dieser Art wurde ich in Frauengesprächskreisen und Frauentherapiegruppen immer wieder konfrontiert. Die genannten Probleme dürften ebenso bei dem in unserem Kulturkreis potentiell krisenhaften Verlauf des Klimakteriums eine Rolle spielen (z. B. Lehr 1978; Olbrich 1981), für dessen Erklärung immer noch weitgehend und überwiegend biologische Erklärungsmuster unter Bezugnahme auf hormonelle Veränderungen herangezogen werden.

Auch die Lebenssituation der älteren Frau, die nach Lehr (1979) gekennzeichnet ist durch „kumulative Benachteiligungen", resultierend aus alters- und geschlechtsspezifischen Diskriminierungen (ebd.; Rosenmayr u. Rosenmayr 1978; Tews 1979), enthält einige Konfliktpotentiale. Die gesellschaftlich-normative Verweisung der Frau auf die Familienbiographie (s. a. Colott et al. 1982; Deutsches Zentrum für Altersfragen 1982) und die daran kulturell gebundenen Sinngehalte und die subjektive Aneignung und Selbstverpflichtung auf diese kann, sofern im weiteren Lebensverlauf keine Umorientierung und Aufbau neuer Sinnbezüge erfolgte, im höheren Alter, v. a. in der nachehelichen Phase (s. Nave-Herz 1981a), ebenfalls zu Sinn- und Lebenskrisen mit nachteiligen Folgen für Wohlbefinden und Gesundheit führen. Belege hierfür ergaben sich im Rahmen einer explorativ-qualitativen Sozialstudie mit älteren Frauen in einem Münchner Stadtteil (Beck 1986). Dominante Sinnbezüge konzentrieren sich auf die Thematik „Helfen", „für andere da sein", „noch gebraucht werden" (v. a. von den Kindern bzw. engen Verwandten), worin sich – so die Vermutung – ein geschlechtsspezifisches, kulturell nahegelegtes Sinnmuster widerspiegeln dürfte. Diese Zentrierung des Lebenssinnes kann, sofern die Umwelt (insbesondere Kinder oder Verwandte) den damit einhergehenden Erwartungen in zufriedenstellender Weise korrespondiert, d. h. allgemein, sofern das Passungsgefüge Mensch-Umwelt stimmig ist, durchaus stabiliserend, befriedigend und damit auch gesundheitsfördernd sein. Diese Interpretation erlauben einige der Fallstudien. Bei Gefährdung des mitunter prekären Passungsgefüges werden jedoch Belastungen befürchtet. Zur Verdeutlichung diene folgende Aussage:

„... Wenn eine Disharmonie in der Familie wäre, die könnte mich sogar ruinieren. Das würde sehr sehr tief und weit auf mich einwirken. Das wär unerträglich."

Brüche, die von den befragten Frauen als belastend eingeschätzt wurden, ergaben sich in solchen Fällen, wo die sozial-familiale Umwelt den sinnspezifischen Erwartungen nicht entspricht. Andererseits erbrachten die Fallstudien auch Hinweise dafür, daß Angebote der Altenhilfe (soziale Kontaktangebote, aktivitätsfördernde Maßnahmen) im unmittelbaren Lebensbereich durchaus mithelfen können neue befriedigende Sinnbezüge herzustellen (Beck 1986).

Die angeführten Beispiele sollten verdeutlichen, daß ein familienzentrierter Lebenssinn und Lebenslauf für Frauen eine kritische Bedeutung erhalten können. Soziale Angelegenheiten und damit zusammenhängende Überflüssigkeits-, Sinnlosigkeits- oder auch Überforderungsgefühle können über physiologische Prozesse mit pathogener Wirkung vermittelt werden. Ließen sich nicht auch folgende Beobachtungen mit den soeben angesprochenen Aspekten in Verbindung bringen? Es gibt doppelt so viele medikamentenabhängige Frauen als Männer in der BRD, doppelt so viele Rezepte für Beruhigungs- und Schlafmittel werden Frauen verschrieben sowie 70 % aller Psychopharmaka (Soltau 1984); der Anteil der Frauen, die ihren Gesundheitszustand im Vergleich zu Männern negativ beurteilen, ist in allen Altersgruppen der Befragten deutlich höher (Rosenmayr u. Rosenmayr 1978), ebenso auch die Befindlichkeitsstörungen als „frauenspezifische Leidenszustände" (Böhm et al. 1981).

Komplexe Vermittlungsprozesse der aufgewiesenen Art zu erhellen, und zwar theoretisch und empirisch, sowie die Bereitstellung von Hilfen zur konstruktiven Bewältigung wäre eine konsequenter als bislang zu verfolgende multidisziplinäre Aufgabe. Gesundheitsförderung darf allerdings nicht nur wissenschaftliche Erkenntnisse bzw. politische Ziele berücksichtigen, sondern auch lebenssituationsbezogene Interessen – hier von Frauen – im Hinblick auf eine für sie sinnvolle Lebensgestaltung (s. auch Frankl 1978).

Einige Konsequenzen für sozialpädagogische Hilfsmöglichkeiten im Rahmen der kommunalen Gesundheitsförderung

Die Konzentration der sozialen Arbeit auf problematisch gewordene Mensch-Umwelt-Beziehungen, speziell auch im familialen Lebensbereich, impliziert zugleich die Beschäftigung „mit der ... somatischen Seite sozialer Angelegenheiten" (so Wendt 1985a, S. 85), d. h. mit gesundheitsfördernden bzw. krankmachenden Mensch-Umwelt-Beziehungen. Geht man davon aus, daß Sozialarbeit eine ganzheitliche Intention verfolgt (ebendort), nämlich das Zusammenleben und Befinden des Menschen im Rahmen seiner Lebensverhältnisse zu sehen, dort gegebene Problemlagen abzubauen bzw. ihnen vorzubeugen und Handlungskompetenz zu erhalten, zu fördern oder auch wiederherzustellen, dann folgt daraus, daß sie im Verbund mit anderen Disziplinen ebenfalls einen Beitrag zur Klärung und Förderung des Gesundheitsverhaltens leisten kann, indem sie den persönlich-subjektiven und objektiv sozialen Kontext in den konkreten Vorgang der Gesunderhaltung mit einbezieht (Wendt 1985a; s. auch Germain u. Gittermann 1983). Der alltags- und lebensweltbezogene Handlungsrahmen sowie das breit gefächerte Maßnahmen- und Arbeitsfeld der Sozialpädagogik lassen Ansatzpunkte für eine kommunale Gesundheitsförderung erkennen: Der Lebensweltbezug impliziert, daß Sozialarbeiter(innen) mit den Sozial- und Arbeitsplatzstrukturen, Wohnverhältnissen, Freizeitaktivitäten, Umgangsformen und Lebensgewohnheiten ihres Klientel vertraut sind (s. a. Müller et al. 1982/84). Organisationsformen, wie z. B. Allgemeiner Sozialdienst (früher Familienfürsorge), gemeindenahe soziale Dienste für Ältere (z. B. Altenservicezentren, Altentagesstätten, Sozialstationen) und Angebote der mobilen Jugendarbeit, sollen eine alltags- und damit auch „klientnahe" Arbeit ermöglichen oder zumindest erleichtern. Im Rahmen einer solchen „aufsuchenden", „zugehenden" Sozialarbeit ließen sich konkretere, detailliertere, wie auch zielgruppenbezogene Möglichkeiten eruieren, früher in den Prozeß der Genese von Lebensschwierigkeiten und korrespondierenden Auffälligkeiten und Erkrankungen einzugreifen (vgl. auch Oppl u. Weber-Falkensammer 1986; Weber-Falkensammer 1983). Notwendige personenbezogene Hilfen wären dabei durch strukturelle Hilfen zu ergänzen, wobei den sozialen Netzwerken eine wachsende Bedeutung als stützende Ressource zukommen dürfte (Keupp u. Rerrich 1982; Keupp u. Röhrle 1986). Dies erfordert auch eine Unterstützung von Selbsthilfegruppen. Eine die jeweiligen Aktivitäten integrierende Gemeinwesenarbeit kann mit dazu beitragen, daß Zielpersonen/-gruppen sich als Teil eines sozialen Netzwerkes begreifen, sich darin orientieren und unter Rückgriff auf verfügbare Ressourcen ihre Lebensbewältigungsmöglichkeiten erweitern (s. Wendt 1985b).

Voraussetzung für effektive Hilfen auf dem Sektor kommunaler Gesundheitsförderung ist nicht zuletzt eine konsequente Kooperation einschlägiger Berufsgruppen, die heute noch durch z. T. massive Hindernisse erschwert wird (s. Oppl 1986).

Literatur

Badura B (Hrsg) (1981) Soziale Integration und chronische Krankheit. Suhrkamp, Frankfurt am Main
Basaglia FO (1985) Gesundheit und Krankheit. Fischer, Frankfurt am Main
Beck R (1986) Subjektive Sinnbezüge von Frauen im höheren Lebensalter auf dem Hintergrund ihrer Biographie und gegenwärtigen Lebenssituation. Ludwig-Maximilians-Universität, München
Beck U (1983) Jenseits von Stand und Klasse. Soziale Welt [Sonderband] 2:35–75
Beck U et al (1980) Soziologie der Arbeit und Berufe. Rowohlt, Reinbek
Beck-Gernsheim E (1980) Das halbierte Leben. Fischer Taschenbuch, Frankfurt am Main
Beck-Gernsheim E (1983) Vom „Dasein für andere" zum Anspruch auf ein Stück „eigenes Leben". Soziale Welt 433:307–340
Berger PL, Kellner H (1965) Die Ehe und die Konstruktion der Wirklichkeit. Soziale Welt 161:220–235

Berger PL, Luckmann T (1982) Die gesellschaftliche Konstruktion der Wirklichkeit. Fischer Taschenbuch, Frankfurt am Main
Bernard M (1980) Der menschliche Körper in seiner gesellschaftlichen Bedeutung. Limpert, Bad Homburg
Bilden H (1982) Geschlechtsspezifische Sozialisation. In: Hurrelmann K, Ulich D (Hrsg) Handbuch der Sozialisationsforschung. Beltz, Weinheim Basel, S 777–812
Boesch EE (1976) Psychopathologie des Alltags. Huber, Bern
Boesch EE (1980) Kultur und Handlung. Huber, Bern
Boesch EE (1982) Das persönliche Objekt. In: Lantermann ED (Hrsg) Wechselwirkungen. Hogrefe, Göttingen, S 29–41
Böhm R et al (1981) Befindlichkeitsstörungen bei Frauen. In: Schneider U (Hrsg) Was macht Frauen krank? Campus, Frankfurt am Main New York, S 83–89
Bolte KM, Treutner E (Hrsg) (1983) Subjektorientierte Arbeits- und Berufssoziologie. Campus, Frankfurt am Main New York
Brater M (1983) Rückkehr in den Beruf? – Biographische Probleme von Frauen zwischen Familie und Beruf. In: Bolte KM, Treutner E (Hrsg) Subjektorientierte Arbeits- und Berufssoziologie. Campus, Frankfurt am Main New York, S 244–269
Bronfenbrenner U (1981) Die Ökologie der menschlichen Entwicklung. Klett-Cotta, Stuttgart
Collot C et al (1982) Die soziale Lage alleinstehender älterer Frauen in Großstädten aus drei westeuropäischen Ländern. Lang, Peter, Frankfurt am Main Bern
Deutsches Zentrum für Altersfragen e. V. (Hrsg) (1982) Fachbericht zur Situation älterer Menschen in der Bundesrepublik Deutschland. Dtsch Zentrum für Altersfragen, Berlin
Diezinger A et al. (1982) Die Arbeit der Frau in Betrieb und Familie. In: Littek W, Rammert W (Hrsg) Einführung in die Arbeits- und Industriesoziologie. Campus, Frankfurt am Main New York, S 225–248
Elias N (1977) Über den Prozeß der Zivilisation, 2 Bde. Suhrkamp, Frankfurt am Main
Eyferth H, Otto H-U, Thiersch H (Hrsg) (1984) Handbuch der Sozialarbeit/Sozialpädagogik Luchterhand, Neuwied Darmstadt
Filipp S-H (Hrsg) (1981) Kritische Lebensereignisse. Psychologie Verlags-Union, München
Franke A (1981) Psychosomatische Störungen: Theorien und Versorgung. Kohlhammer, Stuttgart
Frankl V (1977) Das Leiden am sinnlosen Leben. Herder, Freiburg
Germain C, Gittermann A (1983) Praktische Sozialarbeit. Das „Life-Model" der sozialen Arbeit. Enke, Stuttgart
Gloger-Tippelt G (1985) Der Übergang zur Elternschaft. Eine entwicklungspsychologische Analyse. Z Entwicklungspsychol Päd Psychol 171:53–92
Hamann B (1975) Zur Frage der Konstituierung der Sozialpädagogik als erziehungswissenschaftlicher Disziplin. Päd Rundsch 11:881–896
Heinsohn G, Knieper R (1974) Theorie des Familienrechts. Geschlechtsrollenaufhebung, Kindervernachlässigung, Geburtenrückgang. Suhrkamp, Frankfurt am Main
Herlyn I (1981) Sozialisation durch Elternschaft. In: Nave-Herz R (Hrsg) Erwachsenensozialisation: ausgewählte Theorien und empirische Analysen. Beltz, Weinheim Basel, S 164–179
Hill R, Rodgers R (1964) The developmental approach. In: Christensen H (ed) Handbook of marriage and family. McNally, Skokie
Hompesch-Cornetz I, Hompesch R (1984) Sozialpädagogik und Therapie. In: Eyferth H, Otto HU, Thiersch H (Hrsg) Handbuch der Sozialarbeit/Sozialpädagogik. Luchterhand, Neuwied Darmstadt, S 1028–1044
Jarka M (1986) Zur Bedeutung des Körpererlebens für den weiblichen Kinderwunsch, Schwangerschaft, Geburt und die Zeit nach der Entbindung. In: Brähler E (Hrsg) Körperleben. Springer, Berlin, S 161–180
Keupp Z, Rerrich D (Hrsg) (1982) Psychosoziale Praxis. Psychologie Verlags-Union, München
Keupp H, Röhrle B (1986) Soziale Netzwerke. Campus, Frankfurt am Main
Keupp Z, Zaumseil M (Hrsg) (1978) Die gesellschaftliche Organisation psychischen Leidens. Suhrkamp, Frankfurt am Main
König R (1974) Die Familie der Gegenwart. Beck, München

Krüger H (1985) Weibliche Körperkonzepte – ein Problem für die Jugendarbeit. Deutsche Jugend 11:479–488

Landwehr R, Baron R (Hrsg) (1983) Geschichte der Sozialarbeit. Beltz, Weinheim Basel

Langenmayr A (1980) Krankheit als psychosoziales Phänomen. Hogrefe, Göttingen

Lazarus RS (1981) Streß und Streßbewältigung ein Paradigma. In: Filipp SH (Hrsg) Kritische Lebensereignisse. Psychologie Verlags-Union, München, S 198–232

Lehr U (1978) Das mittlere Erwachsenenalter – ein vernachlässigtes Gebiet der Entwicklungspsychologie. In: Oerter R (Hrsg) Entwicklung als lebenslanger Prozeß. Hofmann & Campe, Hamburg, S 147–172

Lehr U (1979) Psychologie des Alterns. UTB, Heidelberg

Leontev AN (1977) Tätigkeit, Bewußtsein, Persönlichkeit. Klett, Stuttgart

Levy R (1977) Der Lebenslauf als Statusbiographie. Enke, Stuttgart

Ley K (1984) Von der Normal- zur Wahlbiographie? In: Kohli M, Robert G (Hrsg) Biographie und soziale Wirklichkeit. Metzler, Stuttgart, S 239–260

Lippe R zur (1982) Am eigenen Leibe. In: Kamper D, Wulf C (Hrsg) Die Wiederkehr des Körpers. Suhrkamp, Frankfurt am Main

Lüscher K (1984) Moderne familiale Lebensformen als Herausforderung der Soziologie. In: Lutz B (Hrsg) Soziologie und gesellschaftliche Entwicklung. Verhandlungen des 22. Dtsch. Soziologentages in Dortmund 1984. Campus, Frankfurt am Main New York, S 110–127

Marbach J, Tratberger P (1983) Familienzyklus und Frauenleben. Theoretische Konzepte und Hypothesen. In: Voges W (Hrsg) Soziologie der Lebensalter: Alter und Lebenslauf. Sozialforsch Inst München, S 142–161

Mead M (1984) Kulturbegriff und psychosomatische Medizin. In: Mitscherlich A (Hrsg) Der Kranke in der modernen Gesellschaft. Europäische V.-A., Frankfurt am Main, S 111–139

Minuchin S, Baker L, Rosman BL (1983) Psychosomatische Krankheiten in der Familie. Klett-Cotta, Stuttgart

Müller S et al (Hrsg) (1982/84) Handlungskompetenz in der Sozialarbeit/Sozialpädagogik, 2 Bde. AJZ-Druck, Bielefeld

Nave-Herz R (1981) Identitätsprobleme bei Verlust des Ehepartners durch Tod. In: Nave-Herz R (Hrsg) Erwachsenensozialisation: ausgewählte Theorien und empirische Analysen. Beltz, Weinheim Basel, S 179–189

Nave-Herz R (Hrsg) (1981) Erwachsenensozialisation: ausgewählte Theorien und empirische Analysen. Beltz, Weinheim Basel

Olbrich E (1981) Normative Übergänge im menschlichen Lebenslauf: Entwicklungskrisen oder Herausforderungen? In: Filipp SH (Hrsg) Kritische Lebensereignisse. Psychologie Verlags-Union, München, S 123–138

Oppl H (1986) Der „ganzheitliche" Ansatz in der Sozialarbeit – Probleme und Perspektiven. In: Oppl H, Weber-Falkensammer H (Hrsg) „Ganzheitliche" Arbeit im Gesundheitswesen. Diesterweg, Frankfurt am Main (Lebenslagen und Gesundheit. Hilfen durch soziale Arbeit, Bd 3, S 9–24)

Oppl H, Weber-Falkensammer H (Hrsg) (1986) „Ganzheitliche" Arbeit im Gesundheitswesen. Diesterweg, Frankfurt am Main (Lebenslagen und Gesundheit. Hilfe durch soziale Arbeit, Bd 3)

Pankoke E (1981) Gesellschaftlicher Wandel sozialer Dienste. In: Kerkhoff E (Hrsg) Handbuch der Sozialarbeit und Sozialpädagogik, Bd 1. Pädagogischer Vlg Schwann, Düsseldorf, S 3–30

Pieper B (1983) Subjektorientierung als Forschungsvorhaben – vorgestellt am Beispiel häuslicher Arbeit. In: Bolte KM, Treutner E (Hrsg) Subjektorientierte Arbeits- und Berufssoziologie. Campus, Frankfurt am Main New York, S 294–324

Rosenmayr L, Rosenmayr H (1978) Der alte Mensch in der Gesellschaft. Rowohlt Taschenbuch, Reinbek

Sechster Jugendbericht (1984) Deutscher Bundestag. Drucksache 10/1007. Dt. Bundestag, Bonn

Soltau R (1984) Die frauenspezifische Abhängigkeit von Suchtmitteln. In: Mefert-Diete C, Soltau R (Hrsg) Frauen und Sucht. Rowohlt TB, Reinbek

Tews HP (1979) Soziologie des Alterns. UTB, Heidelberg

Timm W (1984) Gesundheit und Krankheit. In: Eyferth H, Otto HU, Thiersch H (Hrsg) Handbuch der Sozialarbeit/Sozialpädagogik. Luchterhand, Neuwied Darmstadt, S 439–458

Tyrell H (1979) Familie und gesellschaftliche Differenzierung. In: Pross H (Hrsg) Familie – wohin? Rowohlt, Reinbek, S 13–67

Tyrell H (1982) Familienalltag und gesellschaftliche Differenzierung. Z Sozialisationsforsch Erziehungssoziol 22:167–188

Waller H (1985) Sozialmedizin. Kohlhammer, Stuttgart

Weber-Falkensammer H (Hrsg) (1983) Sozialarbeit im Umfeld des Patienten. perimed, Erlangen

Wendt WR (1982) Ökologie und soziale Arbeit. Enke, Stuttgart

Wendt WR (1985a) Medizin aus sozialer Perspektive. – Individuelle Lebensführung und gemeinschaftliche Gesundheitsförderung. In: Wendt WR (Hrsg) Studium und Praxis der Sozialarbeit. Enke, Stuttgart, S 81–95

Wendt WR (1985b) Gemeinwesenarbeit fängt beim Einzelnen an. In: Mühlfeld C von et al (Hrsg) Gemeinwesenarbeit. Diesterweg, Frankfurt am Main, S 44–63

Wenzel E (1983) Die Auswirkungen von Lebensbedingungen und Lebensweisen auf die Gesundheit – Synthese eines Seminars (Europäische Monographien zur Forschung in Gesundheitserziehung, Bd 5, 1–17)

Wenzel E (1984) Moderat im Spagat. Einige Bemerkungen zur Rezeption des „Lebensweisenkonzepts". In: Der Hessische Minister für Arbeit, Umwelt und Soziales (Hrsg) Expertengespräch am 29. und 30. November 1984 in Schlangenbad. Bericht und Materialien. Hessische Sozialminister, Wiesbaden

Wirsching M, Stierlin H (1982) Krankheit und Familie. Klett-Cotta, Stuttgart

Dialektische Aspekte kommunaler Gesundheitsförderung

E. Göpel

Die politische Zuständigkeit der Kommunen

Die Sorge um die Gesundheit und das Bedürfnis, Gesundheitsgefährdungen in der unmittelbaren materiellen und sozialen Umgebung zu kontrollieren, ist seit Ende des Mittelalters ein Thema der Städte.

Sanitäre und hygienische Maßnahmen (Trinkwasserversorgung, Kanalisation, Müllabfuhr, Lebensmittelüberwachung), der Bau von Krankenhäusern, die Bildung von Ortskrankenkassen und die Entwicklung einer Sozialfürsorge waren städtische Initiativen zur Verbesserung der Lebensqualität, die in einigen Städten in Deutschland zumindest vorübergehend auch eine öffentliche Anstellung von Medizinalpersonen und die Einrichtung von Ambulanzen und Polikliniken beinhaltete.

Der wesentliche Fortschritt in der Verbesserung des Gesundheitszustandes der Bevölkerung ist seit Mitte des letzten Jahrhunderts zweifelsfrei durch den systematischen Ausbau präventiver hygienischer und sanitärer Maßnahmen und eine bessere Ernährung für die städtische Bevölkerung erreicht worden.

Die Diskussion und Erkenntnisse über krankmachende Einflüsse der städtischen Lebensbedingungen hatten eine erhebliche politische Brisanz, da sie im Gegensatz zu einer privaten, individualisierenden Krankenbehandlung auf eine öffentliche und präventive Gestaltung der Lebens- und Arbeitsbedingungen ausgerichtet waren, die der Eigentumsfrage übergeordnet erschien und daher auch vor den Fabriktoren und Mietskasernen kaum zu stoppen war.

Die Konzepte fortschrittlicher Sozialmediziner und Sozialhygieniker zur politischen Beseitigung von „Krankheitsherden" setzten sich über die bürgerlichen Eigentumsvorbehalte hinweg und forderten gemeinschaftliche „Sanierungsmaßnahmen" in allen Lebensbereichen. Die Politisierung der allgemeinen Lebensinteressen durch die Gewerkschaften und die sozialistische Bewegung haben vorübergehend zur Anerkennung des Prinzips geführt, daß Gesundheit ein „öffentliches Gut" darstellt, das durch politische Anstrengungen zu garantieren ist.

Vielfältige Maßnahmen von historischer Bedeutung dokumentieren die Wirkung dieses politischen Impulses: Die Begrenzung des Arbeitstages, die Einrichtung einer Gewerbeaufsicht, Maßnahmen zur sozialen Absicherung, ein öffentlicher Gesundheitsdienst, die Einrichtung von öffentlichen Badeanstalten, Sportplätzen und Grünanlagen.

U. Laaser, G. Sassen, G. Murza, P. Sabo (Hrsg.)
Prävention und Gesundheitserziehung
© 1987 Springer-Verlag Berlin Heidelberg

Das konkurrierende Konzept des Bürgertums: „Gesundheit als privates Gut" hat allerdings spätestens seit Gründung der BRD das sozialdemokratische Konzept verdrängt.

Die entscheidende Weichenstellung ist jedoch bereits Ende des 19. Jahrhunderts mit der Einrichtung des Sozialversicherungssystems geschehen, in dem eine kontinuierliche Herausforderung zu einer planmäßigen Verbesserung der öffentlichen Lebensbedingungen auf eine individuelle Absicherung eines Ausfallsrisikos durch Krankheit, Unfall oder Arbeitslosigkeit reduziert wurde.

Durch das Versicherungsprinzip werden Erkrankungen als schicksalhaftes Risiko etabliert, eine gemeinschaftliche Unterstützung an Beitragsleistungen gekoppelt, öffentliche Diskussionen und politische Entscheidungen durch ein bürokratisches Regelungssystem ersetzt, präventive Maßnahmen als dem Versicherungsprinzip „wesensfremd" ausgeschlossen und die Leistungen auf individuelle Therapiemaßnahmen eingegrenzt, sowie eine feste Trennung zwischen öffentlicher Verantwortung und privatem Risiko gesetzlich und bewußtseinsmäßig verankert.

Das Versicherungsprinzip schaffte schließlich auch die ökonomische Basis für die allgemeine Durchsetzung einer kleinunternehmerischen medizinischen Praxis und die Möglichkeit der Delegation eines „Sicherstellungsauftrages" für ärztlich-therapeutische Leistungen an die kassenärztlichen Vereinigungen.

Soziale Konsequenzen dieser Entwicklung sind:

- Es wird eine scharfe Trennung zwischen öffentlicher Prävention und privater Therapie in der Medizin etabliert.
- Die medizinische Ausbildung, Forschung und Praxis wird allein an der Maßgabe individueller Korrektur von körperlich-seelischen Abweichungen orientiert.
- Die öffentliche Dimension von Krankheit ist kein Gegenstand von systematischer medizinischer Forschung, Ausbildung oder Praxis mehr.
- Das „Gesundheitswesen" reduziert sich durch den Organisations- und Finanzierungsrahmen der Reichsversicherungsordnung von 1911 auf ein „Krankenversorgungswesen".
- Der „öffentliche Gesundheitsdienst" wurde auf Kontroll- und Ordnungsmaßnahmen reduziert und erhält den Charakter einer bürokratischen Überwachungsbehörde.
- Der Rationalisierungsdruck im Rahmen einer ambulanten kleinunternehmerischen Krankenbehandlung führt zu einer Verkürzung der persönlichen Gesprächs- und Zuwendungsdauer und zu einem verstärkten Einsatz chemisch-physikalischer Substitute (Pharmaka, Bestrahlungen etc.).
- Der Rationalisierungsdruck im Rahmen der stationären Krankenbehandlung führt zu einer Industrialisierung der Behandlungsabläufe durch eine Standardisierung des „Krankenguts" und korrespondierender chemisch-physikalisch-technischer Behandlungsverfahren.
- Lebensgeschichtlich bedingte Erkrankungen werden so zu Krankheiten, die zwar an Menschen als Träger gebunden sind, sich aber eigenständig als Waren behandeln, berechnen und konsumieren lassen und deren Inanspruchnahme als privates Konsumgut durch finanzielle Sanktionen („Selbstbeteiligung") gesteuert werden kann.

Die Durchsetzung des Konzeptes „Gesundheit als privates Gut" hat nach dem Zweiten Weltkrieg in fast allen Industriestaaten zur Entwicklung eines mächtigen medizinisch-industriellen Komplexes und zu einer zunehmenden Entpolitisierung des Gesundheitsmotives geführt.

Entsprechend der föderativen Struktur in der BRD liegt die Zuständigkeit primär bei den Bundesländern. Dennoch gibt es in kaum einem Bundesland ein eigenes Gesundheitsministerium. Gesundheitspolitik ist überwiegend auf Aufsichts- und Kontrollmaßnahmen reduziert, und entsprechend sind die zuständigen Abteilungen in das jeweilige Innen- oder Sozialministerium integriert worden.

Nur in wenigen Bundesländern (z. B. NRW) sind öffentliche Gesundheitsdienste auf kommunaler Ebene erhalten worden.

Bis auf Berlin und Schleswig-Holstein hat kein anderes Bundesland es bisher für nötig befunden, die rechtliche Grundlegung für den öffentlichen Gesundheitsdienst aus dem Jahre 1934 zu novellieren. Die Gesundheitsämter arbeiten weiterhin auf der Grundlage der 3. Durchführungsverordnung von 1935, aus der lediglich die Aufgabenstellungen der Rassenhygiene und Erbgesundheitspflege entfernt wurden.

Gesundheitsförderung auf kommunaler Ebene ist beinahe vollständig auf den Bereich individueller Verhaltensbeeinflussung reduziert worden und erscheint entsprechend als Problem der individuellen Bildung und Erziehung oder Kontrolle und Überwachung im öffentlichen Bewußtsein.

In ihrer politischen Wirkung haben derartige Bemühungen allerdings häufig einen widersprüchlichen Charakter und bedürften daher einer eingehenderen Betrachtung hinsichtlich ihrer sozialen Konsequenzen.

Entwicklung der Gesundheitsvorstellungen

Bei einer historischen Betrachtung wird deutlich, daß Gesundheit als Kategorie der gesellschaftlichen und politischen Verständigung in den letzten 300 Jahren immer dann aufgegriffen wurde, wenn es darum ging, eine grundlegende Verhaltensänderung in der Bevölkerung aufgrund veränderter gesellschaftlicher Rahmenbedingungen und Zielsetzungen zu erreichen. So war dies der Fall zu Beginn der bürgerlichen Epoche, in der „Gesundheit" eine zentrale Disziplinierungskategorie neben „Staatsräson" und „Sittlichkeit" war, oder auch bei der Durchsetzung der industriellen Produktionsweise, bei der Gesundheit zum Gegenstand volkswirtschaftlicher Kalküle wurde und zur Entwicklung öffentlicher Sanitärmaßnahmen und privater Krankenversicherung führte, und ebenfalls im Faschismus, für den die Propaganda „Volksgesundheit" zu einer wesentlichen Legitimation auch für mörderische Eingriffe am „Volkskörper" wurde.

In den Zeiten gesellschaftlicher Stabilisierung ist es die Krankheit, als ein je spezifisches Übel einer Minderheit, die öffentliche Aufmerksamkeit beansprucht und die Mehrheit in ihrer Normalität bestätigt. Die Thematisierung der Gesundheit bedeutet dagegen, daß auch für die Mehrheit die Grundlagen der normalen Existenz ihre Selbstverständlichkeit verloren haben und eine Neuaneignung durch die Individuen unter veränderten Vorzeichen notwendig machen. Da es sich in der Regel um widersprüchliche Entwicklungen handelt, die eine derartige Krise im öffentlichen Bewußtsein erzeugen, kann eine Untersuchung der vorherrschenden Argumentation Hinweise auf den Charakter dieser Veränderung geben.

In den gegenwärtigen Veröffentlichungen zu den gesellschaftlichen Voraussetzungen von Gesundheit werden verschiedenartige Begründungszusammenhänge entwickelt, die eine grundlegende Verhaltensänderung der Individuen in ihrer Lebensgestaltung fordern und in denen sich verschiedene Motivationen und Interessenlagen widerspiegeln. Die folgende Klassifizierung in 3 grundlegende Argumentationsmuster stellt der Versuch dar, die unterschiedliche Reichweite der Begründungen und sozialen Konsequenzen zu erfassen, um abschließend zu einer Einschätzung zu gelangen, welche gesellschaftlichen Veränderungen mit der gegenwärtigen Gesundheitsdiskussion verbunden sein könnten.

Korrektur von Risikofaktoren und Verhaltensfehlern

Ausgangspunkt ist hier in der Regel der Hinweis auf den historischen Wandel des Krankheitsspektrums in Richtung auf sog. Zivilsationskrankheiten, die als ein Resultat negativer Verhaltensweisen bzw. krankheitsfördernder Risikofaktoren gewertet werden. Am Beispiel der koronaren Herzerkrankungen, die in den Industrienationen zur häufigsten Todesursache aufgerückt sind, wurde, versucht, den maßgeblichen Einfluß einer überschaubaren Zahl von „Risikofaktoren" im alltäglichen Leben zu identifizieren, deren Beseitigung zu einer drastischen Senkung der Krankheitshäufigkeit führen könnte.

Als maßgebliche Einflußfaktoren, die auch bei einer Reihe anderer chronisch-degenerativer Krankheiten wirksam sind, wurden z. B. identifiziert: Zigarettenrauchen, Bewegungsmangel, Ernährungsfehler und psychischer Dauerstreß.

Ein aus dieser Erkenntnis abgeleitetes Modell eines angemessenen Gesundheitsverhaltens besteht daher in einer systematischen Verhaltensmodifikation hinsichtlich krankheitsdisponierender Verhaltensweisen (Rauchen, Ernährungsfehler, körperliche Beanspruchung, Umgang mit „Streß") und einer systematischen Früherkennung disponierender physiologischer Faktoren wie Bluthochdruck oder erhöhter Blutfettwerte durch regelmäßige ärztliche Kontrolle.

Nur durch eine systematische Vorsorgeuntersuchung der Bevölkerung in regelmäßigen Abständen, bei denen jeweils die individuellen Risikofaktoren bestimmt und verbindliche Verhaltens- und Behandlungsprogramme festgelegt werden, kann eine ärztlich geleitete Lebensführung erreicht werden, die vorzeitige Erkrankung und Tod vermeidet.

Anhand von eindrucksvollen Berechnungen des volkswirtschaftlichen Schadens durch die entsprechenden Risikofaktoren (die Behandlungskosten, die durch die Folgen des Zigarettenkonsums entstehen, werden z. B. auf mehr als 20 Mrd. DM geschätzt – allerdings erreichen die staatlichen Einnahmen aus der Tabaksteuer annähernd die gleiche Summe) wird die Notwendigkeit umfassender Programme der Gesundheitserziehung und der Krankheitsfrüherkennung begründet.

Autogenes Training, Nichtrauchertraining, Trimm-Dich-Aktionen, Gewichts- und Blutdruckkontrollen sowie eine regelmäßige ärztliche Überwachung bilden die Bestandteile von sog. Vorsorgeprogrammen, die durch Krankenkassen und Gesundheitsministerien finanziert und durch „Multiplikatoren" in den Medien, Schulen oder Vereinen verbreitet zur Ausprägung eines neuen gesundheitsbewußten Sozialtypus beitragen sollen.

Durch Forschungsprojekte begleitet und ausgewertet werden hier Erfahrungen gesammelt, wie sich flächendeckende Verhaltensmodifikationen durch gemeindebezogene multimediale und bezugsgruppenorientierte Kampagnen inszenieren lassen.

Solange die Ärzte als Anlaufstationen für ein regelmäßiges Check-up in diese Aktionen eingeschlossen bleiben, unterstützen sie diesen Trend, der daher ihre Autorität als Supervisoren der physiologischen Daten eher stützt.

Unterstützt wird dieser Trend auch von denen, die die entsprechende Ausrüstung für die postulierten Gesundheitsaktionen verkaufen können und für die sich ein neuer Markt eröffnet: Joggingschuhe, Blutdruckmeßgeräte, Trainingsanzüge, Belastungsfahrräder, Entspannungskurse werden so zu festen Requisiten einer neuen Gesundheitskultur.

Durch die Standardisierung der Anforderungen und gesundheitsbezogenen Verhaltensmuster kann auch die Entwicklung der gesundheitlichen Belastungsfähigkeit der Bevölkerung durch Screeningtests regelmäßig überprüft werden. Die dabei erreichten physiologischen Daten und Leistungsprofile können wiederum durch Rabatte bei der Krankheits- und Lebensversicherung honoriert werden und so als ökonomische Verstärker für die angestrebten Verhaltensmodifikationen wirksam werden.

Auch bei der Einstellung von Arbeitnehmern können Screenings auf Verhalten, Gewohnheiten und physiologische Belastungsfähigkeit eingesetzt werden, um eine Risikoevaluation durchzuführen und Arbeitnehmer entsprechend ihrer gesundheitlichen Belastungsfähigkeit angemessen zu selektieren. Psychische und physische Gesundheitsindikatoren können so zu bestimmten sozialen Werten werden, die ähnlich wie formale Bildungsnachweise den sozialen Auf- und Abstieg begleiten.

Krise des Gesundheitswesens und Notwendigkeit einer stärkeren Selbstbeteiligung der Konsumenten

Ausgangspunkt sind in diesen Argumentationen einerseits die steigenden Kosten für das Gesundheitswesen und andererseits der Hinweis auf den mangelnden Ertrag, da die Lebenserwartung der Bevölkerung eher sinke und die Medizin in einigen Bereichen bereits „kontraproduktiv" geworden sei, indem sie mehr Schaden anrichte als nutze und ein ungezügeltes „Anspruchsdenken" der Patienten unterstütze, das im Rahmen der Sozialversicherung nicht mehr zu finanzieren sei. Notwendig sei daher, daß die Patienten die Verantwortung für ihre Lebensgestaltung wieder in stärkerem Maße selbst übernehmen und durch eine erweiterte finanzielle „Selbstbeteiligung auch zur Entwicklung einer angemessenen ökonomischen Steuerung des „Medizinmarktes" beitrügen. Da sich in dieser globalen Argumentationsweise häufig verschiedene Interessen überlagern, werden im folgenden noch einmal 3 verschiedene Motivstrukturen unterschieden, hinter denen sich unterschiedliche gesellschaftliche Interessen verbergen:

Kostendämpfung

Seit Beginn der 60er Jahre ist der Anteil der Aufwendungen für das Gesundheitswesen am Bruttosozialprodukt ständig gestiegen. Es beträgt in allen Industriestaaten bereits mehr als 10 % und würde bei weiterem Ansteigen mit der gleichen Beschleunigung bereits Mitte des nächsten Jahrhunderts mehr als 90 % des Bruttosozialproduktes ausmachen. Die Aufwendungen in der BRD betragen gegenwärtig etwa 25 Mrd. DM und haben den medizinisch-industriellen Komplex zum größten Wirtschaftsbereich gemacht.

Wesentlicher Grund für die deutliche Ausweitung des Gesundheitswesens Ende der 60er und Anfang der 70er Jahre ist seine Inanspruchnahme für staatliche Konjunktursteuermaßnahmen gewesen, da es sowohl für Arbeitnehmer, die in anderen Wirtschaftsbereichen durch Rationalisierung entlassen wurden, als auch besonders für weibliche Arbeitskräfte neue Beschäftigungsmöglichkeiten bot und öffentliche Neubauten und Investitionen im Krankenhausbereich der Konjunkturbelebung dienten.

Da die Folgekosten jedoch im wesentlichen als Teil der allgemeinen Lohnkosten über die Krankenversicherungen finanziert werden, sind die Aufwendungen für das Gesundheitswesen v. a. bei den Wirtschaftsverbänden zu einem zentralen Kritikpunkt geworden. „Kostendämpfung" ist daher zu einem zentralen Thema der gesundheitspolitischen Diskussion geworden, wobei die folgende Strategie erkennbar ist:
drastische Begrenzung des Gesamtvolumens der staatlich garantierten Aufwendungen (Deckelung),
Abkehr von aufwendigen persönlichen Dienstleistungen und Entwicklung rationalisierungsfähiger technischer Behandlungsverfahren,
zunehmende Privatisierung der Nachfrage und des Angebotes durch Ausweitung der „Selbstbeteiligung" und Ausgrenzung von Leistungen aus der Sozialversicherung sowie Unterstützung eines privaten Gesundheitsmarktes.

Ideal wäre aus dieser Sicht die mittelfristige Auflösung der gesetzlichen Krankenversicherung und die Eröffnung eines öffentlichen „Gesundheitssupermarktes", in dem die gewünschten Leistungen als Teil des privaten Konsums nach freier Wahl aus einem überschwenglichen Warenangebot ausgesucht werden können und an der Kasse selbst zu bezahlen sind.

Neue Warenangebote

Die ausgeprägte Bereitschaft der Bevölkerung, für ihre Gesunderhaltung zu zahlen, und die außerordentlichen Wachstumsmöglichkeiten dieses Marktes veranlassen sowohl Warenproduzenten als auch private Dienstleister sich diesem Tätigkeitsfeld zuzuwenden und die Konkurrenz mit anderen Anbietern aufzunehmen. Als besonders marktbegrenzend erweist sich dabei das Therapiemonopol des Ärztestandes und dessen Verbindung mit der Pharmaindustrie.

Diese läßt sich ihre mehr als 15 000 Ärzteberater bereits mehr kosten, als die Aufwendung für den gesamten öffentlichen Gesundheitsdienst betragen – von den zusätzlichen Werbemilliarden für Anzeigen, Werbegeschenke, Gratifikationen für Politiker, Verbandsvertreter und „Meinungsbildner" ganz zu schweigen – und hat es immerhin erreicht, daß die Verabreichung von Spritzen, Pillen oder Tropfen als Inbegriff einer angemessenen medizinischen Therapie gilt. Dennoch hat die Möglichkeit des kapitalistischen Arbeitsmarktes, persönliche Hilfen auch als private Dienstleistungen zu verkaufen, sofern es gelingt, eine entsprechende Nachfrage zu schaffen, besonders im Bereich psychologischer und gesundheitlicher Probleme den Unternehmergeist unübersehbar angeregt.

Die offensichtlichen Unzulänglichkeiten der gegenwärtigen medizinischen Versorgung eröffnen so neue Marktchancen, in denen z. B. Lebensberater, Bewußtseinserweiterer, Sensibilitätstrainer oder Naturheiler ein Auskommen finden können, wenn es ihnen gelingt, durch geschicktes Marketing und eine Patentierung ihres Markenzeichens öffentliche Anerkennung zu gewinnen.

Die Zahl der anerkannten „Gesundheitsberufe" beträgt in den USA bereits mehr als 400 bei stark steigender Tendenz. Mehr als 73 % aller Arbeitnehmer sind dort bereits im Dienstleistungsbereich tätig, und der Gesundheitsmarkt gilt als der expansionsfähigste, da die Sorge um das Leben eine prinzipiell unbegrenzte Nachfrage stimmulieren läßt, sofern das Angewiesensein auf den Warenkonsum objektiv aufgrund sozialer Vereinzelung und/oder subjektiv durch eine entsprechende Bedürfnisstruktur verankert ist.

Derartige Erfahrungen über die Reaktionsweise des „medizinischen Monopols" haben dazu beigetragen, die Rolle als Konsumenten des Gesundheitswesens selbstbewußter in Anspruch zu nehmen und über Mechanismen der „Verbraucherberatung" und des „Angebotsvergleichs" eine stärkere „Marktkontrolle" zu gewinnen.

Beratende Zeitschriftenartikel und Fernsehsendungen versuchen in der Regel, diesen Aspekt hervorzuheben und zu einem selbstbewußteren „Verbraucherverhalten" anzuleiten.

Die Rollenzuweisung als Konsument bleibt jedoch erhalten. Nicht zuletzt deshalb erhält diese Konsumbewegung durchaus die Unterstützung der vorgenannten Bestrebungen – trägt sie doch zur Belebung des Marktes bei und eröffnet neue Vermarktungsformen. Denn wenn man den Ärzten nicht mehr trauen kann, dann muß man sich die Bücher zur Selbstbehandlung und die Geräte zur Selbstkontrolle und Selbstüberwachung selbst besorgen und ggf. auch noch entsprechende Einführungskurse belegen, unterschiedliche Heilkundige konsultieren und eine größere Zahl verschiedener Heilverfahren ausprobieren, und eine derartige Entwicklung eröffnet für viele Menschen neue Beschäftigungsmöglichkeiten.

Aufhebung der professionellen Entmündigung

Ausgangspunkt ist v. a. eine kulturkritische Betrachtung der Rolle der Medizin und einer zunehmenden „Medikalisierung des Lebens" durch das professionelle Monopol der Ärzte für alle Lebensfragen. Ausgelöst wurde diese Diskussion v. a. durch das Buch Ivan Illichs *Die Nemesis der Medizin,* in dem dieser ausführlich die vielfältigen „kontraproduktiven" Wirkungen der gegenwärtigen Medizin verdeutlicht, die diese bereits in vielen Bereichen selbst zu einer Gesundheitsgefährdung werden lassen.

In zahlreichen Veröffentlichungen der letzten Jahre ist die Kritik an der gesellschaftlichen Monopolstellung der Ärzte erweitert worden. Seitens der Frauenbewegung wurden die Phasen der Enteignung des weiblichen Körpers und die Ausgrenzung der Frauen aus der Heilkunde in den letzten Jahrhunderten durch den Ärztestand rekonstruiert; von Sozialhistorikern wurde beschrieben, in welchen Formen v. a. gegenüber den Unterschichten medizinische Gesundheitsnormen als soziale Kontroll- und Disziplinierungskategorien wirken. Von Sozialpsychologen und Philosophen wurden hervorgehoben, daß das mechanisch-materialistische Körperbild der Medizin zwar eine systematische naturwissenschaftliche Beschreibung von Krankheitsverläufen gefördert hat, durch diese einseitige Sicht aber ein Verständnis der sozialen und psychischen Aspekte der Krankheitsentwicklung systematisch verhindert werde.

Von Medizinsoziologen wurde beschrieben, daß die gegenwärtigen Formen der Honorierung medizinischer Tätigkeit dazu zwingen, das ärztliche Gespräch zu reduzieren und technische Dienstleistungen auszuweiten, die häufig überflüssig und evtl. sogar schädlich sein können. (In den USA wurde geschätzt, daß pro Jahr ca. 2 Mio. überflüssige Operationen durchgeführt würden, die nicht nur mehr als 7 Mrd. DM an unnötigen Kosten verursachen, sondern auch mehr als 10 000 Menschen das Leben kosteten.)

Als Schlußfolgerung aus diesen medizinischen Veröffentlichungen drängt sich jeweils auf, daß die Menschen wieder eine stärkere Verantwortung für ihre eigene Gesundheit und Lebensführung übernehmen sollten, um die „Entmündigung durch Experten" und die „Enteignung ihrer Gesundheit" aufzuheben. „Selbsthilfe" und „Eigenverantwortung" sind daher dezentrale Begriffe einer öffentlichen Diskussion geworden, als deren Ergebnis eine wachsende innere Distanz zu den „schulmedizinischen" Behandlungsformen in der Bevölkerung erkennbar ist. Auch unter den Mitgliedern der Gesundheitsberufe sind durch die kritischen Diskussionen Impulse für eine Veränderung medizinischer Praxis ausgelöst worden. Seit z. B. Hausgeburten wieder positiv diskutiert und z. T. praktiziert werden, wächst auch die Bereitschaft, die Geburtssituation im Krankenhaus neu zu gestalten – und sei es auch nur, um die sich leerenden Betten der Geburtsstationen wieder zu füllen.

Ökologische Krise und die Suche nach Zusammenhängen

Ausgangspunkt für Veröffentlichungen, die sich diesem Argumentationsmuster zuordnen lassen, ist in der Regel die Annahme, daß elementare Lebensvoraussetzungen für menschliches Leben durch unsere gegenwärtige Produktions- und Lebensweise in vielfältiger Form bedroht sind und ein verändertes Denken und Handeln notwendig machen.

Gefahr eines Atomkrieges, Verschmutzung von Wasser, Luft und Boden, zerstörerische Wohn-, Siedlungs- und Verkehrsformen, belastende Arbeitsverhältnisse, krankmachende Lebensmittel, suchterzeugende „Genußmittel", Auflösung von stützenden Sozialbeziehungen, drohende Arbeitslosigkeit bilden dabei Facetten in dem gegenwärtigen Kaleidoskop aus gesellschaftlich vermittelten Lebensgefährdungen.

„Grenzen des Wachstums" sind in den letzten 10 Jahren in vielen gesellschaftlichen Bereichen ins öffentliche Bewußtsein gerückt und haben auch das Verständnis von Gesundheit und Krankheit in hohem Maße berührt.

Angesichts von atomarer Zerstörung oder Vergiftung von Wasser, Luft und Boden verlieren alle individuellen Anstrengungen um ein gesundes Leben ihren Sinn.

Die „Volkskrankheiten" signalisieren deutlich das gestörte Verhältnis zur Umwelt:

An der äußeren Haut, den Atemwegen, dem Verdauungstrakt zeigt sich in Form von Allergien, gut- und bösartigen Neubildungen, Reizungen und Infektionen eine zunehmende Unverträglichkeit mit Umgebungseinflüssen.

Regulationsstörungen aller vegetativ beeinflußten Organe deuten auf eine zunehmende Unfähigkeit hin, die widersprüchlichen Umweltanforderungen angemessen zu verarbeiten.

Zu hohe „Spannung", die sich in der Muskulatur oder dem Blutdruck manifestiert, oder mangelnde „Energie", die den Blutdruck und die Lebenslust sinken läßt, signalisieren die verbreiteten Schwierigkeiten, sich auf die sozialen Anforderungen situationsgerecht einzustellen. Nur durch ständige Manipulation des Vegetativums gelingt es, sich den äußeren Lebensrhythmen anzupassen:

Wecker, Kaffee, Tee oder Aufputschmittel sollen helfen, rechtzeitig wach und leistungsfähig zu sein; Alkohol, Fernsehen, Schlafmittel dagegen, endlich wieder Abstand zu gewinnen.

Die Manipulation der Befindlichkeit etwa durch Zigaretten, Schmerzmittel oder stimmungshebende und -dämpfende Psychopharmaka hat längst die Dimension einer chronischen Volksvergiftung angenommen.

Elementare Lebensvollzüge wie Essen, Schlafen, Lieben haben den Charakter des Selbstverständlichen verloren und charakterisieren in ihren vielfältigen Störungsformen die wachsenden Schwierigkeiten der Individuen, in sich auflösenden Sozialstrukturen, wandelnden Geschlechtsrollen, bedrohlichen Umweltwirkungen und schwindenden Sinnperspektiven eine stabile Lebensorientierung und Alltagsgestaltung zu entwickeln. Entsprechend wächst die Sehnsucht nach „Ganzheit", „Integration", „Sammlung", „Zentrierung", „Konzentration" und die Suche nach einer Mitte, einem Zentrum, einem „Ich" oder einer transzendentalen Sinnperspektive.

Als Ursache für diese Entwicklungen werden verschiedene Erklärungsmuster herangezogen, die sich häufig ergänzen.

Ein zentraler Kritikpunkt ist das gegenwärtige mechanistisch-materialistische Weltbild, das auch der Medizin zugrunde liegt und einen ausbeuterischen Umgang mit der Natur und auch dem eigenen Leben fördert. Die dualistische Unterscheidung von Körper und Geist als getrennte Wesenheiten des Menschen, die in ihrer philosophischen Ausformulierung auf Descartes zurückgeführt wird, erscheint als zentrales Erkenntnishindernis für eine ganzheitliche Lebensauffassung. Die der Naturwissenschaft seit Beginn der Neuzeit zugrunde liegende Annahme, die Natur und damit auch der menschliche Körper funktionierten wie eine maschinenhafte Ordnung, die bei Kenntnis ihrer Bewegungsgesetze auch entsprechend kontrolliert werden könnte, hat eine einseitige biologisch-physiologische Beschreibung von Lebenserscheinungen begründet, die sich darum bemüht, mathematisch-physikalische Gesetzmäßigkeiten der menschlichen Natur aufzuspüren und somit therapierbar zu machen. In zahlreichen sozialhistorischen Betrachtungen ist die Funktionalität dieser Weltsicht für eine sich entwickelnde bürgerliche Gesellschaft und eine industrielle Produktionsweise rekonstruiert worden. Die verläßliche Ausrichtung der menschlichen „Arbeitskraft" auf die Maschinenordnung der industriell-kapitalistischen Produktionsweise hat eine „Entfremdung" und „Verdinglichung" menschlicher Lebensäußerungen bewirkt, deren selbstzerstörerische Wirkung mit der fortschreitenden Unterordnung menschlichen Lebens unter fremdbestimmte, ritualisierte und ihren Sinn verlierende Zeitstrukturen und Verhaltensanforderungen immer deutlicher zu Tage tritt.

Einer zunehmenden Anzahl von Autoren erscheint es dabei notwendig, die vielfältigen Erkenntnisschranken des vorherrschenden Weltbildes mit seiner einseitig rationalen, auf Unterdrückung und Beherrschung ausgerichteten Moral, seiner patriarchalisch-sexistischen Struktur und seiner Ausblendung „transpersonaler" oder spiritueller Dimensionen zu beseitigen und Grundlagen für eine neue, ökologisch gegründete Lebensform zu entwickeln.

Als theoretische Grundlage für derartige Veränderungsbemühungen gilt meist ein neues Systembild des Lebens, das etwa von Capra in dessen Buch *Wendezeit. Bausteine für ein neues Weltbild* ausführlich entwickelt wird.

Die in diesem Systembild des Lebens angelegte Relativierung der klassischen Gegensätze der bürgerlichen Philosophie hat zur Neubelebung einer dialektischen Weltsicht beigetragen, wie sie etwa in der chinesischen Lehre von der gegensätzlichen Einheit der grundlegenden Weltprinzipien Yin und Yang zum Ausdruck kommt.

Gesundheit und Krankheit erscheinen nicht mehr als sich ausschließende Gegensätze, sondern als Entwicklungstendenzen eines dynamischen Systems, in dem Krankwerden und Heilung integrale Bestandteile der Selbstorganisationsbemühungen eines Organismus im Austausch mit seiner Umgebung sind. Die Blockierung der lebendigen Austauschprozesse des Organismus mit seiner Umgebung bedingt Erstarrung, Verhärtung, Stillstand, Tod, und die vielfältigen Körpertherapien, die in den letzten Jahrzehnten entwickelt oder aus fernöstlichen Kulturen übernommen wurden, zielen daher auf eine erneute Freisetzung der „Lebensenergie" und einen damit verbundenen Bewußtseinswandel.

Die Zielsetzungen der dabei angestrebten „Ich-Findung" schwanken zwar zwischen radikaler Abgrenzung und transzendentalem Verschmelzen, jedoch ist insgesamt eine Tendenz zur Idee einer „ökologischen Selbstverwirklichung" feststellbar, die sich der Abhängigkeit der eigenen Entwicklung von dem Austausch mit der konkreten sozialen und materiellen Umwelt bewußt ist und daher die eigenen Entwicklungsbemühungen mit einer geistig-seelischen und ökologisch bewußten Koevolution mit der belebten Umwelt zu verbinden sucht.

Ist eine emanzipatorische Gesundheitsförderung möglich?

In einer historischen Betrachtung der bisherigen Verwendung des Gesundheitsmotivs in pädagogisch-propagandistischer Absicht lassen sich die folgenden Erkenntnisse gewinnen: Das Gesundheitsmotiv, als ein Versuch, die individuellen Lebenschancen durch bewußtes Handeln zu verbessern, kann bei kollektiver Verbreitung eine unmittelbare politische Wirkung entfalten.

Gesundheit als eine aus ihrer Negation (Erstarrung, Krankheit, Tod) empirisch ableitbare Kategorie kann in Auseinandersetzungen mit ökonomischen Interessen zu einem politischen Leitbegriff aller derjenigen werden, die aufgrund ihrer Stellung im gesellschaftlichen System um die Realisierung ihrer historisch möglichen Lebenschancen betrogen werden. Eine derartige Qualität hat z. B. die bürgerliche Aufklärungsbewegung im 18. Jahrhundert gehabt und hat z. T. die gegenwärtige Ökologie- und Gesundheitsbewegung. Gegenüber derartigen Emanzipationsbestrebungen einer Gesundheit „von unten" überwiegt historisch bei weitem der autoritative Versuch, Gesundheit „von oben" unter dem Gesichtspunkt staatspolitischer Interessen und ökonomischer Kalküle als eine Kategorie der sozialen Disziplinierung und Verhaltensstandardisierung zu inszenieren. Das Gesundheitsmotiv als konkrete Utopie eines besseren Lebens erweist sich in besonders hohem Maße für manipulativen Mißbrauch anfällig, da es für den einzelnen in seiner Angemessenheit nur durch das Nichteintreten denkbarer schlechterer Verläufe empirisch nachvollziehbar ist.

Durch Manipulation spezifischer Ängste und Verfälschung der Risikowahrscheinlichkeit kann die soziale Handlungsbereitschaft daher in erheblichem Maße beeinflußt werden. Dies kann sowohl im Sinne einer bewußten Dramatisierung (vgl. z. B. die medizinische Begründung des Onanieverbotes im 19. Jahrhundert) oder bewußten Entdramatisierung geschehen (vgl. die moderne Zigarettenwerbung oder Stellungnahmen zu Arbeitsplatz- oder Umweltkrisen, radioaktiven Strahlenrisiken etc.).

Das Gesundheitsmotiv bleibt daher anfällig für machtpolitischen Mißbrauch oder wirtschaftliche Verwertungsinteressen, solange es nicht durch eine „Demokratisierung von Lebenswissen" und eine soziale Lebenspraxis gestützt wird, die derartigen Interessen die gesellschaftliche Basis entzieht.

Da die angestrebten Wirkungen sich nicht aus der Begrifflichkeit allein erschließen lassen, kann es für eine Bewertung der öffentlichen Gesundheitsdiskussion hilfreich sein, die gesellschaftliche Position derjenigen zu beachten, die diese Diskussion initiieren.

Wenn „Selbsthilfe" im wesentlichen „von oben" gefordert und verordnet wird, zeigt sich in ihr häufig ein Abwehrbemühen von sozialen Unterstützungsansprüchen.

Als Forderung „von unten" kommt in ihr in erster Linie der soziale Anspruch auf selbständige Regelung der eigenen Lebenszusammenhänge zum Ausdruck.

Der Versuch, „Ganzheitlichkeit" abschließend „von oben" zu definieren, bedeutet in der Regel einen totalitären Zugriff auf die Lebensinterpretation der Individuen. Als sozialer Anspruch „von unten" dokumentiert sie jedoch eher einen Befreiungsanspruch aus Abgrenzungen und Einengungen und einen Zugriff auf „das ganze Leben".

„Prävention" als Forderung „von oben" erhoben, trägt eine deutliche Gefahr zentralistischer Gleichschaltung der Lebensläufe in sich.

„Von unten" kann sie eine selbstregulierende Risikoabschätzung ermöglichen und dazu beitragen, zerstörerische Umwelteinflüsse zu meiden. „Gesundheit" als objektivierter Befund abschließend „von außen" formuliert, vernachlässigt individuelle Lebensbedeutungen und bedeutet eine soziale Vergewaltigung des Subjektes. „Von innen" beschrieben, dokumentiert sie dagegen die subjektiven Integrationsbemühungen von äußerer und innerer Realität.

In diesem Sinne bezeichnet Gesundheit einen aktiven Aneignungsprozeß der natürlichen und sozialen Umwelt durch die integrierende Tätigkeit des menschlichen Bewußtseins und begründet dadurch eine individuelle Lebensgeschichte, die durch die jeweiligen konkreten kulturellen und materiellen Lebensumstände geprägt wird.

Sie hat notwendigerweise einen subjektiven Kern, der das Wesen menschlicher Individuation ausmacht. Eine positive Wertschätzung und Verteidigung dieses subjektiven Anteils gegen alle Versuche der äußeren Standardisierung und Normalisierung ist daher eine zentrale Voraussetzung für eine emanzipatorische Gesundheitsförderung. Die subjektiven Maßstäbe, Hoffnungen und Bedürfnisse entwickeln sich in einem tranpersonalen Bezug und bedürfen der praktischen Erprobung, des sozialen Austausches und des Vergleiches, um das Allgemeine und Wesentliche der je individuellen Wahrnehmung erkennen zu können. Die Befreiung dieses sozialen Kommunikationsprozesses von wirtschaftlichen und machtpolitischen Nebeninteressen muß daher als ein weiteres wesentliches Ziel einer emanzipatorischen Gesundheitsförderung angesehen werden.

Eine solidarische Gewinnung und Verbreitung der „Lebens-Mittel" und des „Lebens-Wissens" bilden den Kern einer menschlichen Gesellschaft, die sich der Notwendigkeit einer „ökologischen Koevolution" bewußt ist.

In diesem Zusammenhang kann „Gesundheit" zur Kategorie einer universellen Lebensethik werden, die den gemeinsamen Wunsch nach sozialem, psychischem und physischem Wohlbefinden zum gesellschaftlichen Bezugspunkt macht und auf dieser Grundlage eine Entwicklung der sozialen Beziehungen und des Stoffwechsels mit der Natur einzuleiten sucht.

Die politische Dimension der Gesundheitssicherung tritt in den Städten am deutlichsten in Erscheinung. Die sozialen und psychischen Konsequenzen von Arbeitslosigkeit und Obdachlosigkeit, sozialen Spannungen und Wohnungsnot, Verarmung und Vereinsamung spiegeln sich im Sozialhilfeetat, im Polizeieinsatz und in der Krankenhauseinweisung wider.

Eine Gesundheitsbewegung mit einem emanzipatorischen Anspruch muß daher mehr leisten als lediglich eine alternative Verbraucherberatung. Sie muß sich auch auf eine andere Lebenspraxis einlassen und deren soziale Voraussetzungen schrittweise entwickeln.

Der politische Ort für eine derartige Veränderung sind die Kommunen als kleinste politische Einheiten im Rahmen unserer Verfassung. Die Verständigung über notwendige Maßnahmen zur Förderung von Gesundheit muß alle öffentlichen Lebensbereiche einbeziehen und sie einer politischen Gestaltung zugänglich machen. Die Reichweite einer notwendigen Neugestaltung kommunaler Infrastrukturen ähnelt der Situation am Ende des 19. Jahrhunderts, und wie damals hängt der Erfolg von einer ausreichenden „Bürgerinitiative" ab.

Leib und Seele: Der Beitrag der Religion zur Gesundheit

H. Piechowiak

Einführung

Die Beziehungen zwischen Religion und Medizin sind bekanntlich vielfältiger Art. Die im engeren Sinne „wissenschaftlich" zu nennenden Arbeiten zu diesem Feld sind eher in der Minderzahl. Einige von ihnen sind Gegenstand dieses Beitrages, der auf Literaturrecherchen beruht und der Antwort auf die Frage dienen soll: Tragen Religion bzw. Religiösität etwas zur Gesundheit bei?

In einem *ersten* Teil werden Ergebnisse von Arbeiten referiert und kritisch kommentiert, die sich gewissermaßen mit der psychischen Struktur der religiösen Persönlichkeit beschäftigen. Es geht also um die Frage, ob und ggf. in welchen Punkten sich der religiöse Mensch von dem nichtreligiösen unterscheidet. Es geht also *nicht* um das ganze weite Feld von Religion und Psyche, nicht um Wunder- oder Glaubensheilungen, auch nicht um die Frage der Heilkraft von Fürbittgebeten in sog. Doppelblindstudien oder um die Bedeutung der Religion für die Psychiatrie, z. B. im Rahmen der sog. ekklesiogenen Neurosen. Es geht nicht um Religion als pathogenetischen Faktor, auch nicht als mögliches kuratives Element, sondern um Religion in ihrer möglichen *präventivmedizinischen* Bedeutung. In einem *zweiten Teil* geht es in demselben Sinne um die Frage, welchen Beitrag Religion bzw. Religiosität zu einer mehr somatisch verstandenen Gesundheit leisten kann. Zu dieser Thematik werden die Ergebnisse diesbezüglicher epidemiologischer Studien referiert und ebenfalls kritisch gewürdigt.

Zur „religiösen" Persönlichkeit

Eine kurze Vorbemerkung ist unerläßlich: Die einzelnen psychologischen Arbeiten berichten über unterschiedliche Probandenkollektive und bedienen sich recht verschiedener Testbatterien als Beurteilungsmaßstäbe z. B. für die Persönlichkeit, für die „religiöse Orthodoxie", für den religiösen Aktivitätsgrad, für Ängstlichkeit und Todesangst, für Humanität oder Selbstwerteinschätzung. Inwieweit diese Methoden wirklich vergleichbar sind, ist schwer entscheidbar und muß wohl offengelassen werden. Ähnlich wie bei der Wertung laborchemischer Daten kann man aber zunächst einmal davon ausgehen, daß die Instrumente tatsächlich messen, was ihre Anwender zu messen beabsichtigen. Die Diskussion dieses Problems würde eine sehr intensive Vergleichsarbeit der

U. Laaser, G. Sassen, G. Murza, P. Sabo (Hrsg.)
Prävention und Gesundheitserziehung
© 1987 Springer-Verlag Berlin Heidelberg

Fragebögen und Interviewmethoden erfordern, die überwiegend aufgrund des publizierten Materials nicht möglich ist. Nicht zuletzt aufgrund dieser methodischen Differenzen muß man darauf verzichten, die Ergebnisse tabellarisch zusammenzustellen, damit nicht schließlich doch der Eindruck der Vergleichbarkeit entsteht.

Die wesentlichen Fragestellungen betreffen die 3 folgenden Charaktereigenschaften:
- Ist der religiöse Mensch ängstlicher oder weniger ängstlich?
- Ist er in seinem Denken eher autoritär oder eher tolerant?
- Ist er in seinem Handeln eher sozial oder antisozial?

Verschiedene Untersuchungen - zumeist an überwiegend männlichen Studenten, z. T. aber auch an alten Menschen - über den Zusammenhang von Religiosität und allgemeiner Ängstlichkeit liefern insgesamt widersprüchliche Ergebnisse. Positive Korrelationen zwischen Religiosität auf der einen Seite und persönlicher seelischer Adaptationsfähigkeit bzw. Angstfreiheit werden in der von mir gesichteten Literatur ungefähr gleich oft berichtet wie völlig fehlende Korrelationen zwischen diesen Eigenschaften. Einige Autoren kommen sogar vollends zu gegenteiligen Ergebnissen, sehen also die Gläubigen insgesamt psychosozial sogar weniger adaptiert als die Nichtreligiösen und beurteilen sie dementsprechend als unsicherer, ängstlicher und depressiver.

Auch Untersuchungen zur speziellen Frage der Todesangst lieferten ähnlich widersprüchliche Ergebnisse. Größere Ängste bei religiös orientierten Personen wurden ebenso berichtet wie größere Gelassenheit, die man aufgrund der religiösen Zukunftshoffnung glaubt, eher erwarten zu dürfen oder zu können. Die untersuchten Gruppen variierten auch hier wiederum beträchtlich. So wurden neben Collegeschülern auch Medizinstudenten, Altenheimbewohner und alte Menschen in psychiatrischen Krankenhäusern befragt. Wichtig erscheinende Fragen nach dem Ausmaß früherer oder gegenwärtiger eigener Todesnähe oder früherer Todeserfahrungen im Lebensumkreis findet man selten befriedigend beantwortet.

Einheitlicher, wenngleich ebenfalls nicht unwidersprochen, erscheinen die Untersuchungen zur Persönlichkeitsstruktur in anderen Punkten. „Religiöse" Menschen - so die Ergebnisse - zeigen offenbar häufiger „autoritäre" Charaktereigenschaften, sie sind besorgter um ihre soziale Anerkennung und eher konservativ in politischen und wirtschaftlichen Fragen, sie sind vorurteilsbelasteter, z. B. gegenüber Juden, Farbigen oder anderen Gruppen, und weniger tolerant gegenüber sozialpathologischen oder sozial-grenzwertigen Verhaltensweisen. Zugleich scheinen sie selber aber diesen Verhaltensweisen gegenüber durch die Religiosität besser geschützt zu sein, d. h. als sozialdeviant betrachtetes Verhalten, wie Alkohol- und Drogenmißbrauch oder voreheliche Geschlechtsbeziehungen, ist unter religiösen Menschen seltener. In vielen Fällen hat Religiosität offenbar eine Kontrollfunktion gegenüber normabweichendem Verhalten. In einigen Arbeiten wird besonders hervorgehoben, daß diese Feststellung auch unter Berücksichtigung der sozialen Herkunft oder des aktuellen sozioökonomischen Status aufrechterhalten werden kann. Andererseits zeigten aber straffällig gewordene Jugendliche beiderlei Geschlechts im Vergleich mit nicht straffällig gewordenen Jugendlichen keine signifikanten Differenzen in ihrer religiösen Ausrichtung und Aktivität.

In mehr konservativen Religionsgemeinschaften, v. a. im Katholizismus, so wurde früher verschiedentlich berichtet, sei auch die Zahl der Suizidversuche deutlich seltener, doch sind diese Angaben durch etliche Arbeiten aus den 60er und 70er Jahren in Zweifel gezogen oder gar widerlegt worden. Differenziert man auch hier auf der Basis entsprechender Indikatoren nach der Intensität der religiösen Bindung, so finden sich auch unter den regelmäßigen bzw. gelegentlichen Gottesdienstbesuchern beachtliche Suizidraten, die in etwa dem jeweiligen Bevölkerungsanteil entsprechen dürften, vielleicht sogar darüber liegen.

Interessant, aber im Kontext der genannten Ergebnisse vielleicht gar nicht mehr so sehr überraschend, sind Untersuchungen, die andeuten, daß Fragen der praktischen Humanität, z. B. die Behandlung Straffälliger oder die Fürsorge für ledige Mütter von religiösen Menschen - im Vergleich mit nichtreligiösen - deutlich nachrangiger eingestuft werden. Hier zeigt die stärkere Ablehnung sozial devianten Verhaltens ihre bedauerlichen praktischen Auswirkungen.

Eine kritische Würdigung, die sich kurz fassen muß, darf v. a. auf die Komplexität ihres Gegenstandes, nämlich die menschliche Person, verweisen. Sie muß die erheblichen methodischen Schwierigkeiten bewußt halten und die relativ engen Grenzen der Verallgemeinerungsfähigkeit der Aussagen. Schließlich: Wenn die testpsychologische Literatur vom „religiösen" Menschen ein überwiegend negatives Bild zeichnet - konventionell, von begrenzter Flexibilität, vorurteilsvoll und sozial eher uninteressiert -, so darf man die Genese dieses Konstruktes nicht vergessen, gebildet aus der Kenntnis von Bibelzitaten, Akzeptanz tradierter Dogmen, Häufigkeit des Meßbesuches und der Tischgebete etc. *Das* ist für die Testpsychologie weithin die Vorstellung vom „religiösen" Menschen. Der wirklich religiöse Mensch, so könnte man dem entgegenhalten, orientiert sich aber nicht an diesen Äußerlichkeiten. Für ihn ist der „Heilige" der „typisch religiöse" Mensch, - der Heilige als der bekehrte Sünder, als Bahnbrecher, als Erneuerer, als Kämpfer für die gute Sache. Die psychologische Literatur zeigt den „religiösen" Menschen mehr als ein rituell von außen, von der Kirche, bestimmtes und gesteuertes Wesen. Die Merkmale der moralischen und personalen Selbstbestimmung und Selbstgewißheit fehlen so gut wie völlig. Aber gerade an diesem Punkt, so scheint es, hätte dann eine medizinisch motivierte Religionskritik anzusetzen, denn das, was viele religiöse Menschen sind, das sind sie in gelernter Übereinstimmung mit kirchlicher Erziehung und fortdauernder Anweisung. Es kann und es sollte vielleicht auch eine ärztliche Aufgabe sein, die Religionsgemeinschaften mit dem Realprodukt der Pastoralpädagogik und -andragogik zu konfrontieren. Kann es den Kirchen gleich sein, daß sich als humanitär empfundene Einstellungen und Verhaltensweisen überwiegend bei Personen finden, die man eher als nichtreligiös bezeichnen würde? Ist letztlich nicht die Bildung einer humanitären Persönlichkeit auch ein wichtiges präventivmedizinisches und soziales Anliegen?

Religion und Lebensstil

Daß Religionen durch den von ihnen empfohlenen Lebensstil hinsichtlich körperlicher Erkrankungen eine erhebliche präventivmedizinische Bedeutung haben können, ist durch eine Anzahl großer epidemiologischer Studien der letzten Jahrzehnte eindrucksvoll unter Beweis gestellt worden. Auch hier muß wegen begrenzter methodischer Vergleichbarkeit auf eine tabellarische Zusammenstellung verzichtet werden, da die Studien zu verschiedenen Zeiten, an verschiedenen Orten, an nicht immer vergleichbaren Populationen und mit unterschiedlicher Sicherung der Diagnose durchgeführt wurden. Zudem wurden in einigen Fällen die Inzidenzraten der Erkrankung ermittelt, in anderen die Mortalitätszahlen.

Die Ergebnisse zeigen aber insgesamt eine so befriedigende Übereinstimmung, daß sie sich pauschal relativ kurz referieren lassen. Die meisten Arbeiten beziehen sich auf bösartige Geschwulstleiden. Bei den großen Religionsgesellschaften der Katholiken und Protestanten lassen sich sichere Unterschiede in der allgemeinen Krebshäufigkeit nicht erheben. Gegenüber den Christen scheinen jüdische Männer seltener an Karzinomen, v. a. der Lunge und des oberen Verdauungstraktes, zu erkranken. Jüdische Frauen zeigen dagegen insgesamt eine etwas höhere Erkrankungs- und Sterbehäufigkeit an bösartigen Erkrankungen, v. a. durch ein Überwiegen gastrointestinaler Karzinome; das Gebärmutterkarzinom ist dagegen bei ihnen seltener.

Besondere Aufmerksamkeit haben v. a. die niedrigen Krebsziffern bei Mormonen und Sieben-Tags-Adventisten gefunden. Je nach getesteter Gruppe und Wahl der Vergleichspopulation zeigen Männer dieser Religionsgemeinschaften eine um 22–55 % geringere Erkrankungs- bzw. Sterbehäufigkeit an bösartigen Erkrankungen. Bei den Frauen ist die Häufigkeitsreduktion mit 13–33 % etwas geringer ausgeprägt.

Adventisten haben außerdem einen signifikant niedrigeren Blutdruck; bei beiden Denominationen ist zudem die Mortalität an ischämischer und hypertensiver Herzkrankheit um ca. 35–40 % geringer als in der übrigen weißen US-Bevölkerung, und auch die Häufigkeit nichtmaligner Atemwegserkrankungen liegt bei Mitgliedern dieser Gemeinschaften um über 30 % unter dem Mittel der weißen Vergleichsgruppen. Auch die kleinere Gruppe der Hutterer zeigt in epidemiologischen Arbeiten ein ähnlich günstiges Erkrankungsprofil.

Man hat in diesen Ergebnissen – sicherlich etwas vorschnell – eine Bestätigung für die These gesehen: „Fromme lebten länger und gesünder." An dieser Behauptung ist freilich nur richtig, daß der von diesen Gruppen empfohlene und gepflegte Lebensstil mit weitgehendem Verzicht auf die üblichen Genußmittel wie Kaffee, Alkohol und Nikotin, zudem mit überwiegend vegetarischer Ernährung, gesünder ist und so zu einer Lebensverlängerung um 6–7 Jahre beiträgt. Ob diese Menschen „frömmer" sind, muß wohl offen bleiben, zumal seit Platons Eutyphron immer noch völlig offen ist, was Frömmigkeit denn nun eigentlich ist.

In kritischer Würdigung dieser Arbeiten muß man festhalten, daß sie alle frei sind von erkennbaren weltanschaulichen Voreingenommenheiten. Es geht ihnen nicht – wie früher verschiedentlich – darum, über das hohe Alter von Klosterbrüdern die Wahrheit des christlichen Glaubens (oder zumindest die

Richtigkeit dieser Lebensform) zu beweisen. Die Arbeiten bestätigen vielmehr die praktische Bedeutung der heute vorrangig als Karzinogene oder sonstige Risikofaktoren betrachteten Schadstoffe.

Medizin und Gesundheitspolitik sehen sich durch diese Ergebnisse aber dennoch mit der Frage konfrontiert, warum dieser gesündere Lebensstil der Ernährung sich nun nicht irgendwo, sondern eben in bestimmten *religiösen* Gemeinschaften realisiert hat. Offenbar braucht es dafür eine bestimmte Motivation, die v. a. dort gegeben ist. Warum sie nicht auch bei den Angehörigen der Groß- oder Volkskirchen zu finden ist, ist dagegen eine Frage, die an diese Kirchen zu stellen wäre. Pfarrer und Seelsorger, die bisher noch ihr Aufgabengebiet v. a. im Kontext von Krankheit und Sterben geortet haben, wären zu bitten, sich intensiver auch mit Fragen der gesunden Lebensführung zu befassen. Unter einer dogmatisch-pastoralen Verengung der Theologie auf Denken und Fühlen ist das konkrete und alltägliche Leben der Menschen aus dem Gesichtsfeld getreten. Fragen der Ernährung, die für die Religionen – jedenfalls früher – von hochrangiger Bedeutung waren, sollten aus präventivmedizinischen Gründen von den Kirchen für den Alltag zurückgewonnen werden. Schließlich sind die Beziehungen zwischen der Religion und der Nahrungsaufnahme wesentlich tiefer und vielschichtiger, als viele es glauben: Man blicke in das Alte Testament oder in die Evangelien, man denke an die Reformation, die wichtige Essensvorschriften änderte, und an die zentrale Bedeutung des Mahles in den christlichen Kirchen. Anders zu essen, das war und ist noch immer Zeichen einer anderen Religion. Und vielleicht zeigen unsere Konsumgewohnheiten deutlicher als die Statistiken der Gottesdienstbesucher, daß auch unsere Religion eine andere geworden ist. Wenn dem so ist, dann kann aber auch die Reflektion unseres Lebensstils eine Chance zur Neubesinnung auf die religiösen Werte im menschlichen Leben werden. Zur gesunden Persönlichkeit gehören sie unabtrennbar hinzu.

B. Modelle

Kann die Gemeinde als Lebensfeld der Bewohner Prävention fördern?

A. Füller, P. Lemke

Prävention durch Verhaltensänderung

Präventionsangebote

Neben Früherkennungsmaßnahmen spielen bei den zur Zeit vorherrschenden Maßnahmen zur Prävention von chronischen Krankheiten Programme zur Änderung von einzelnen gesundheitsschädigenden *Verhaltensweisen* eine bevorzugte Rolle.

Dazu gehören:
- Ernährungsberatung,
- Übergewichtsreduktion,
- Bewegungsprogramme,
- Raucherentwöhnung,
- Suchtprophylaxe,
- Streßbewältigung.

Sie gehen weitgehend aus vom naturwissenschaftlich geprägten Risikofaktorenmodell und von der Annahme, daß sich Verhaltensweisen durch kognitive oder emotionale Informationen verändern lassen, da sie im Bereich *individueller* Entscheidungen liegen.

Anbieter von Präventionsmaßnahmen

Auf Verhaltensbeeinflussung basierende Präventionsmaßnahmen werden von überregionalen, regionalen und lokalen Institutionen und Organisationen seit langem angeboten:
- Krankenkassen,
- Einrichtungen der Erwachsenenbildung,
- Schulen,
- öffentlicher Gesundheitsdienst,
- Wohlfahrtsverbände,
- lokale Presse.

Ähnlich wie die Angebote nach Sachgebieten getrennt sind, so befinden sich auch die Anbieter als *Konkurrenten* auf einem Markt von Angeboten in *Isolation* zueinander.

U. Laaser, G. Sassen, G. Murza, P. Sabo (Hrsg.)
Prävention und Gesundheitserziehung
© 1987 Springer-Verlag Berlin Heidelberg

Effektivität

Inzwischen zeigte sich vielfach die *unzulängliche* Effektivität bisher vorherrschender Maßnahmen zur Prävention:
- nur geringe Änderungen in Morbidität und Mortalität,
- z. T. Zunahme von gesundheitsschädigenden Verhaltensweisen (Rauchen, Alkoholkonsum),
- unzureichende Nutzung und Inanspruchnahme von Präventionsangeboten, v. a. bei unteren Sozialschichten (vgl. Tabellen 1 und 2).

Tabelle 1. Nutzung primär präventiver Angebote der Krankenkassen nach Berufsausbildung (n = 237). Die Daten basieren auf einer Untersuchung, die 1984 im Rahmen eines Forschungsprojekts in der Rhein-Neckar-Region durchgeführt wurde. (Nach BMBUW: *Grund- und Strukturdaten 1983/84)*

	Im Projekt [%]	Wohnbevölkerung BRD [%]
Ohne Berufsausbildung	14,2	52,3
Mit abgeschlossener Lehre	47,9	39,1
Fachschulabschluß/Meisterprüfung	17,2	3,9
Fachschul- bzw. Hochschulabschluß	20,7	4,7
Gesamt	100,0	100,0

Tabelle 2. Inanspruchnahme primärpräventiver Angebote der Krankenkassen (n = 237)[a]

	[%]
Sozialstufe 1 (unterste Sozialschicht)	3,9
Sozialstufe 2 (untere Sozialschicht)	7,1
Sozialstufe 3 (mittlere Sozialschicht)	22,0
Sozialstufe 4 (gehobene Sozialschicht)	67,0
Gesamt	100,0

[a] Die Daten basieren auf einer Untersuchung, die 1984 im Rahmen eines Forschungsprojektes in der Rhein-Neckar-Region durchgeführt wurde

Gesundheitsförderung als Neuansatz der Prävention

Über eine bloße Beeinflussung von isolierten Verhaltensweisen geht die sog. *Gesundheitsförderung* hinaus; sie impliziert:
- ein *umfassendes Verständnis* von Gesundheit (entsprechend der WHO-Definition),
- die Einbeziehung der den Lebensweisen zugrundeliegenden sozialen, ökonomischen und kulturellen *Rahmenbedingungen,*

- eine *Mobilisierung* der Bevölkerung für ihre Gesundheit durch die Anregung öffentlicher Diskussionen,
- die Orientierung an spezifischen *Zielgruppen,* v. a. solchen mit besonderen gesundheitlichen Belastungen.

Gemeindeorientierung in der Prävention

Wie in der Sozialpolitik, so wird auch in der Gesundheitspolitik neuerdings versucht, den Wirkungsgrad der Maßnahmen durch Dezentralisierung und bewohnernahe Gestaltung zu verbessern: Statt überregionaler bzw. regionaler Orientierung steht nun die *Gemeinde* als Feld der Angebote im Vordergrund:
- Hier sind die Rahmenbedingungen für die Lebensformen der Bewohner gebündelt und für sie konkret erfahrbar.
- Hier existieren soziale Netze und Unterstützungssysteme, welche die Wirksamkeit von Angeboten fördern können.
- An den Angeboten der Prävention bisher wenig beteiligte Bevölkerungsgruppen (untere Sozialschichten) sind besonders stark an lokalen Gegebenheiten orientiert.
- Eine Vielzahl von Anbietern ist hier (zumindest durch lokale Unterorganisationen) vertreten.

Die Möglichkeiten formaler und informeller Kommunikationsstrukturen in der Gemeinde bieten die Chance, bisher isolierte und konkurrierende Angebote der Prävention und der Daseinsvorsorge wirksam werden zu lassen durch
- *Abstimmung* aufeinander und Bündelung,
- *Ergänzung* um fehlende Angebote und neue Anbieter,
- Orientierung an spezifischen *Bedürfnissen* der Bewohner am Ort,
- Verbesserung des *Zugangs* zu einzelnen Angeboten,
- gleichmäßige *Belastung* verschiedener Träger.

Längerfristig kann damit auf lokaler Ebene dem Thema Gesundheit ein größeres Gewicht und eine stärkere Berücksichtigung bei der politischen Entscheidungsbildung zukommen.

Die Konkretisierung einer Nutzung von Gemeindestrukturen, um die Gesundheit der Bewohner zu fördern, kann in unterschiedlich organisierten Gebilden geschehen; vielfach handelt es sich dabei um nicht formalisierte Komitees, Ausschüsse oder Arbeitskreise, wie z. B. psychosoziale Arbeitskreise.

Gemeindestudie Stuttgart als Beispiel einer gemeindeorientierten Prävention

Koordination durch die Arbeitsgemeinschaft für Gesundheitserziehung

Die Gemeindestudie Stuttgart stellt ein Teilprojekt der Deutschen Herz-Kreislauf-Präventionsstudie (DHP) dar, die in Berlin, Bremen, Stuttgart, Landkreis Traunstein und Karlsruhe durchgeführt wird.

Der gemeindeorientierte Präventionsansatz führte in der DHP und speziell in Stuttgart dazu, mit örtlichen koordinierenden *Arbeitskreisen* zu kooperieren sowie solche Arbeitskreise zu initiieren. Diese Arbeitskreise setzen sich aus Gruppen und Organisationen zusammen, welche an der Gesundheitsförderung interessiert sind. Daher arbeitet die Gemeindestudie Stuttgart sehr eng mit der Arbeitsgemeinschaft für Gesundheitserziehung und -aufklärung zusammen, die vom Gesundheitsamt der Stadt Stuttgart getragen wird und aus Vertretern von Krankenkassen, Wohlfahrtsverbänden, der Ärzteschaft, Einrichtungen des Bildungswesens, der öffentlichen Verwaltung und anderen Organisationen besteht. Die Arbeitsgemeinschaft als ganze verantwortet und trägt die präventiven Maßnahmen in Stuttgart. Sie übernahm 1985 das vorgelegte Präventionsprogramm der DHP. Sie wird dabei ergänzt und unterstützt durch den häufiger tagenden „Ständigen Ausschuß", dem 5 stimmberechtigte Mitglieder angehören, unter denen eines die DHP vertritt.

Motto, Signet

Das von der Arbeitsgemeinschaft koordinierte und von den durch diese repräsentierte Gruppierungen getragene Präventionsprogramm wird unter dem vereinbarten Motto „Gesund leben in Stuttgart" durchgeführt. Dieses Motto dient zusammen mit dem benutzten Signet neben dem gemeinsamen Signet der DHP der Erkennbarkeit gesundheitsfördernder Aktivitäten für die Öffentlichkeit, die von der Arbeitsgemeinschaft getragen werden, und der Identifikation der Trägerorganisationen und Anbieter mit dem Programm.

Schwerpunktprogramme

Das Programm zur Gesundheitsförderung ist in verschiedene, aufeinanderfolgende Jahresschwerpunkte aufgegliedert: Damit soll sichergestellt werden, daß die Bevölkerung umfassend und von verschiedenen Seiten differenziert über jeweils einen Verhaltensbereich informiert wird. Dadurch wird den örtlichenTrägern Gelegenheit gegeben, sich in ihrer Angebotsplanung an diesen Schwerpunktaktionen zu orientieren.

Schwerpunktprogramm 1985 „Gesunde Ernährung"

Das Präventionsprogramm der DHP begann 1985 mit dem Schwerpunkt „Ernährung", dessen Ziel es ist, die Stuttgarter Bevölkerung dazu zu motivieren, sich im Sinne der Herz-Kreislauf-Prävention gesund zu ernähren. Neben der Herbstaktion umfaßt der Ernährungsschwerpunkt 1985 im wesentlichen die Fortbildung von Multiplikatoren und die Durchführung von Vorträgen, Kursen und Gruppenangeboten. Es fanden statt:

- Berichte, Interviews in Presse, Funk, Fernsehen,
- Diskussionsveranstaltungen,
- Erstellung und Verbreitung von Broschüren,
- Gesundheitsfest,
- Gewichtsreduktionskur in der Presse,
- Gruppenangebote, Kurse,
- Kantinenaktion,
- Kennzeichnung von Lebensmitteln im Einzelhandel,
- Multiplikatorenfortbildung,
- Plakataktionen,
- Restaurantaktion,
- Schaufenstergestaltung in Apotheken u. a.

1. Multiplikatorenfortbildung

Bei der Umsetzung des Programms in der gesamten Bevölkerung spielen ortsansässige Multiplikatoren eine wesentliche Rolle. Zu ihrer Gewinnung wurde eine 3phasige Weiterbildung zum Themenbereich „Ernährung als allgemeine Vorsorgemaßnahme gegen Herz-Kreislauf-Erkrankungen" angeboten. Daran nahmen Fachkräfte aus verschiedenen Instituten teil.

2. Gruppenangebote

Neben verschiedenen Vortragsveranstaltungen und Diskussionen zum Ernährungsbereich wurden in Kooperation mit Krankenkassen und Erwachsenenbildungseinrichtungen für die Zielgruppe der Übergewichtigen 8 Kurse zur Gewichtsabnahme eingerichtet. Zu ihrer Ergänzung unterstützt die Gemeindestudie die Bildung von Selbsthilfegruppen: Dadurch wird u. a. intendiert, daß die beabsichtigten Veränderungen des Eßverhaltens stabilisiert werden (Tabelle 3).

3. Herbstaktion

Die Herbstaktion 1985 stellte die eigentliche Schwerpunktaktion im Rahmen der Ernährungswelle der Gemeindestudie Stuttgart dar. Sie sollte exemplarisch Möglichkeiten zur Verhaltensbeeinflussung und zum Ausbau gesundheitsfördernder Angebote aufzeigen. Ein weiteres Ziel der Herbstaktion war es, die Gemeindestudie, die damals erst seit 6 Monaten bestand, in Stuttgart als eine Institution der Gesundheitsvorsorge bekanntzumachen.

Tabelle 3. Anteil des Übergewichts in Stuttgart (1575 30- bis 69jährige Patienten: 715 Männer, 860 Frauen; *Gesundheitssurvey 1985*)

	Männer [%]	Frauen [%]
Normalgewicht	43	48
Übergewicht	46	41
Starkes Übergewicht	11	11

Ein zentrales Angebot zur Änderung des Ernährungsverhaltens war die Gewichtsreduktion „Gesund ernähren – Herzenssache", welche die Gemeindestudie in Zusammenarbeit mit der Stuttgarter Zeitung anbot. Während des 3wöchigen Aktionszeitraums erschienen hier täglich Rezepte vom Frühstück bis zum Abendessen. Diese Rezepte konnten von der Gemeindestudie Stuttgart zusätzlich als Broschüre bezogen werden.

Die Anwendung der Rezeptpläne im eigenen Haushalt sollte dadurch erleichtert werden, daß die hierfür benötigten Lebensmittel im Lebensmittelhandel extra gekennzeichnet wurden. So waren 2 große Lebensmittelketten bereit, in insgesamt 24 Stuttgarter Filialen die für die Aktion benötigten Nahrungsmittel mit dem Lokalsignet und dem Motto der Gemeindestudie „Gesund leben in Stuttgart" auszuzeichnen. Parallel kennzeichneten mehrere Bäckergeschäfte ihr Vollkornangebot mit dem Signet.

Die Gewichtsreduktionskur wurde durch weitere gesundheitsförderne Angebote in Stuttgart unterstützt und ergänzt; dazu gehörten v. a. die Kantinen- und Restaurantaktion zur gleichen Zeit. Sie erhielt deswegen einen hohen Stellenwert, weil viele berufstätige Stuttgarter ihre Mittagsmahlzeit in der Kantine einnehmen. Im Innenstadtbereich bieten Restaurants Mittagstische an, die als preisgünstige Alternative zum normalen Restaurantessenangebot von vielen Berufstätigen genutzt werden. Für diese beiden z. T. schwer erreichbaren Zielgruppen sollte das Angebot einer herzgesunden Essensalternative geschaffen werden. Dabei konnten 8 Kantinen von Stuttgarter Verwaltungsbetrieben, 4 Restaurants der Innenstadt und ein Großküchenbetrieb mit Menüauslieferung zum Angebot der Mittagsmahlzeiten der Hebstaktion gewonnen werden. Kennzeichnend für die gesamte konzentrierte Herbstaktion war die Verzahnung einer Vielzahl von Einzelaktivitäten zu einem abgestimmten Maßnahmenbündel, das die Stuttgarter Bevölkerung von verschiedenen Seiten her zur gleichen Thematik ansprach.

4. Gesundheitsfest

Als Abschluß der Herbstaktion fand das 1. Stuttgarter Gesundheitsfest am 12. Oktober 1985 auf dem Schloßplatz im Stadtzentrum statt; damit sollte bei einer breiten Öffentlichkeit durch ein umfangreiches Informationsangebot die Aufmerksamkeit auf die Bedeutsamkeit der Gesundheitsvorsorge insgesamt und speziell im Ernährungsbereich geweckt werden. Als Veranstalter traten die „Arbeitsgemeinschaft für Gesundheitserziehung und -aufklärung" und die „Gemeindestudie Stuttgart" auf; es beteiligten sich etwa 40 Institutionen, Organisationen und Initiativen mit Ständen und Aktionsangeboten.

Für die Bevölkerung bestand hier nicht nur die Möglichkeit, sich über die Ursachen von Herz-Kreislauf-Erkrankungen und Möglichkeiten zu ihrer Vorbeugung zu informieren, sondern beispielsweise auch über Themenbereiche wie AIDS, den Zustand des Trinkwassers in Stuttgart, die Vorteile des Stillens, das Unterscheiden und Sammeln von Pilzen, über Selbsthilfegruppen und den Aufbau des Rettungswesens. Während der 6stündigen Dauer besuchten ca. 10 000 Bürger die Veranstaltung und nahmen das breitgefächerte Angebot an Gesundheitsinformationen in Anspruch.

Wenn auch der Stellenwert solcher Veranstaltungen im Rahmen der Gesundheitsförderung nicht überschätzt werden sollt, so bot sich für die Bevölkerung doch die Möglichkeit, sich in einem affektiv ansprechenden Rahmen über die Vielfalt von gesundheitsfördernden Angeboten in Stuttgart zu informieren; die Präventionsangebote konnten in diesem Rahmen in der Bevölkerung eine breitere öffentliche Resonanz finden.

Darüber hinaus gab das Fest der Gemeindestudie und den beteiligten Gruppen und Organisationen Gelegenheit, sich selbst sowie als Mitglieder der Arbeitsgemeinschaft für Gesundheitserziehung und als an der Gesundheitsförderung interessierte Einrichtungen gegenüber der Öffentlichkeit und anderen Organisationen darzustellen und durch Abstimmungsprozesse untereinander zur Konsensbildung beizutragen. Folgende Organisationen waren an der Herbstaktion 1985 beteiligt:

- Ärzteschaft,
- Apotheken,
- Betriebe,
- Einrichtungen der Erwachsenenbildung
  (Volkshochschule, evangelisches Bildungswerk u. a.),
- Gesundheitsamt,
- Krankenkassen,
- Lebensmittelhandwerk und Lebensmittelhandel,
- Prese, Rundfunk,
- Restaurants,
- Selbsthilfegruppen,
- Universitätsinstitute,
- Vereine,
- Wohlfahrtsverbände (z. B. AWO, Caritas, DRK, evangelische Gesellschaft u. a.)

Stabilisierung der Präventionsangebote

1. Gesundheitsförderung im Stadtteil

Für eine erfolgreiche Umsetzung und Verankerung dieser 1985 begonnenen Aktivitäten kommt es u. a. darauf an, daß die Maßnahmen eine unmittelbare Beteiligung der Bevölkerung an ihrem Wohnort möglich machen.

Daher wird in diesem Jahr auch der Versuch unternommen, in einem Stuttgarter Stadtteil exemplarisch ein stadtteilorientiertes Konzept umzusetzen, um die Bevölkerung in ihrem direkten und für sie überschaubaren Wohnumfeld verbessert anzusprechen und zur Beteiligung an Planung und Durchführung von Aktionen zu motivieren. Einem derartigen Ansatz kommt gerade in einer Großstadt wie Stuttgart eine besondere Bedeutung zu.

Daher wurde 1986 im Stadtteil Vaihingen ein lokaler Arbeitskreis gegründet, der dort zukünftig Gesundheitsförderung koordiniert bzw. Kooperationen ins Leben ruft.

Von einem stadtteilorientierten Ansatz zur Gesundheitsförderung wird erwartet, daß sich die Beteiligung unmittelbar betroffener Bewohner an den Aktionen zunehmend erhöht und daß die intendierten Verhaltensweisen zunehmend zur Sache der Bewohner selbst werden.

2. Vernetzung und Maßnahmen in der Gemeinde

Nach der Aufbau- und Initiierungsphase 1985, in der es zunächst darum ging, eine Kooperation verschiedener Organisationen in die Wege zu leiten und mit einem Schwerpunktprogramm (Ernährung) die Möglichkeiten der Gesundheitsförderung öffentlich bekanntzumachen, geht es in den folgenden Zeiträumen um eine Verstärkung der Vernetzung lokaler Aktivitäten und damit um eine Erhöhung ihres Gewichts in der Öffentlichkeit und bei politischen Entscheidungsträgern.

Dazu dienen mehrere Elemente:
- Aufbau einer Kontakt- und Informationsstelle für Selbsthilfegruppen: KISS,
- Erstellung und Veröffentlichung eines Handbuchs mit Präventionsangeboten für Anbieter und Bevölkerung zur Verbesserung von Bekanntheit und Inanspruchnahme von Präventionsangeboten und zur Zusammenarbeit der Anbieter,
- Verknüpfung von verschiedenen, auf jeweils einen Verhaltensbereich bezogenen Aktionen miteinander, und zwar nicht nur bei Großaktionen (Gesundheitsfeste), sondern auch bei Einzelprogrammen für Zielgruppen (Betriebe: hier Ernährungs- und Bewegungsangebote und Meßaktionen).

3. Zielgruppenorientierung

Neben der Vernetzung von Angeboten wird versucht, zielgruppenspezifische Aktionen zu entwickeln; dies geschieht wiederum über die koordinierende Arbeitsgemeinschaft, die weitere Arbeitskreise einrichtet, z. B.
- Arbeitskreis Betrieb,
- Arbeitskreis Frauen.

4. Gewicht der Prävention in der Gemeinde

Anzeichen dafür, daß das Programm zur Gesundheitsförderung in Stuttgart Akzeptanz findet und an Gewicht zunimmt, sind neben der sich ausdehnenden Übernahme des Mottos und Signets durch viele Anbieter von präventiven Maßnahmen darin zu sehen, daß Organisationen, Betriebe und die Verwaltung auf eigene Initiative auf die Arbeitsgemeinschaft bzw. die Gemeindestudie zukommen. Dies führt u. a. zu:
- Übernahme von Programmteilen durch potentielle Anbieter,
- Entwicklung von Angeboten und Organisationsstrukturen entsprechend den erarbeiteten Leitlinien des Programms innerhalb einzelner Institutionen (z. B. Stadt Stuttgart organisiert die Versorgungsstruktur ihrer Kindertagesstätten entsprechend dem Ernährungsprogramm der Gemeindestudie).

Ergebnis

Mit Hilfe der Arbeitsgemeinschaft für Gesundheitserziehung gelang es in Stuttgart, bisher isolierte und konkurrierende Angebote der Gesundheitsförderung zusammenzufassen und in ihrer Akzeptanz und Zugänglichkeit bei der Bevölkerung zu verstärken.

Dies geschah durch

- *Abstimmung* einzelner Programmelemente aufeinander (z. B. bei der konzertierten Herbstaktion 1985) und Zusammenarbeit verschiedener, z. T. konkurrierender Anbieter (z. B. Gesundheitsfest 1985),
- *Ergänzung* durch neue Angebote (z. B. Kantinen- und Restaurantaktion, Herbstkur),
- *Verknüpfung* verschiedener Angebote (konzertierte Aktion),
- Orientierung an spezifischen lokalen *Bedürfnissen* (z. B. Kantinenaktion, Selbsthilfegruppenangebote),
- Verbesserung des *Zugangs* zu Angeboten (z. B. durch Angebote in den Betrieben, Stadtteilen, Veröffentlichungen von Handbüchern, Einrichtung einer Kontaktstelle).

Damit erhält die Gesundheitsförderung mehr Aufmerksamkeit in der lokalen Öffentlichkeit und ein höheres Gewicht in der lokalen Politik.

Literatur

Abholz H-H (1980) Möglichkeiten und Vernachlässigung von Prävention. In: Deppe HU (Hrsg.) Vernachlässigte Gesundheit. Kiepenheuer & Witsch, Köln, S 284–296

Deutsche Herz-Kreislauf-Präventionsstudie (1985) Studienhandbuch. WIAD e.V., Bonn

Franzkowiak KP, Peppler U, Laaser U (1981) Konzept einer bevölkerungsorientierten Herz- und Kreislauf-Prävention im Gemeinderahmen. Prävention 4:3 ff.

Füller A, Pitsch R (1985) Health committees – a way to consumer participation in health care systems. In: Laaser U, Senault R, Viefhues H (eds) Primary health care in the making. Springer, Berlin Heidelberg New York Tokyo

Füller A, Klenk C, Lemke P (1986) Gesund ernähren – Herzenssache. Prävention 2:50–54

Gutzwiller F (Hrsg) (1982) Gesundheit lehren. Manual. Sandoz, Basel

Koskela K, Puska P et al (1985) Prävention von Herz-Kreislauf-Krankheiten. Schattauer, Stuttgart

Laaser U (1985 a) Lay involvement and primary prevention of cardiovascular disease. In: Laaser U, Senault R. Viefhues H (eds) Primary health care in the making. Springer, Berlin Heidelberg New York Tokyo

Laaser U (1985 b) Primäre Prävention: eine Aufgabe für alle. Ärzteblatt Baden-Württemberg 40/5:314

Laaser U, Senault R, Viefhues H (Hrsg) (1985) Primary health care in the making. Springer, Berlin Heidelberg New York Tokyo

Lemke P (1983) Bewohnerorientierte primäre Prävention durch Krankenkassen. In: Bundeszentrale für gesundheitliche Aufklärung (Hrsg) Gesundheitserziehung und Krankenkassen. Bundeszentrale für gesundheitliche Aufklärung, Köln

Lemke P (1985) Möglichkeiten präventiver Gesundheitssicherung für Bevölkerungsgruppen in benachteiligten Lebenslagen durch die gesetzlichenKrankenkassen. In: Rosenbrock R et al (Hrsg) Krankenkassen und Prävention. Edition sigma, Berlin

Lemke P, Pfirrmann F (1985) The role of health insurance companies in primary prevention. In: Laaser U, Senault R, Viefhues H (eds) Primary health care in the making. Springer, Berlin Heidelberg New York Tokyo

Mayntz R (Hrsg) Implementation politischer Programme, II. Westdeutscher Verlag, Opladen

O'Neill P (1984) Gesundheit 2000. Reginalbüro Europa der WHO, Berlin

Puska P et al (1981) Community control of cardiovascular diseases. WHO, Res. office of Europe, Copenhagen

Trojan A, Waller H (Hrsg) (1980) Gemeindebezogene Gesundheitssicherung. Urban & Schwarzenberg, München Wien

Troschke J von, Füller A (1981) Gesundheitswochen in Emmendingen, Gesomed, Freiburg

„7 gegen 7":
Ein Programm für die kommunale Prävention

F. J. Große-Ruyken

Ziele

Was unter einem lebenswerteren Leben zu verstehen ist, liegt im eigenen Ermessen eines jeden von uns. Allgemein übereinstimmend jedoch erwartet man ein lebenswerteres Leben, wenn
a) Gesundheit gefördert,
b) Krankheit vermieden und
c) Kranken geholfen wird.

Hierin sieht das landesweite Aktionsprogramm 3 Ziele, zu deren Verwirklichung ein Beitrag geleistet werden soll.

Das Programm geht dabei von der wissenschaftlich gesicherten Erkenntnis aus, daß sich im Laufe der letzten 40 Jahre Übersteigerungen in unsere Lebensgewohnheiten eingeschlichen haben, die zu einer weiten Verbreitung von Zivilisationskrankheiten führen.

Mit Blick auf die oben genannten 3 Ziele möchte das landesweite Programm mit Aktionen zur Wiederherstellung der Ausgewogenheit unserer Lebensgewohnheiten beitragen.

Letztlich soll hierdurch die Verwirklichung individueller Vorstellungen von einem lebenswerteren Leben erleichtert werden.

Aktionen und Krankheiten

Das landesweite Aktionsprogramm konzentriert sich schwerpunktartig auf 7 Aktionen und 7 Krankheiten. Sie werden im folgenden nur kurz erläutert (auf detaillierte Broschüren sei verwiesen).

Aktionen

Jede der 7 Aktionen fördert jeweils eine der 7 lebensverlängernden Lebensgewohnheiten:
- *Nichtraucher bleiben:* Solange noch ein großer Teil der Bevölkerung raucht, erfordert das „Nichtraucherbleiben" v. a. vom ehemaligen Raucher individuell

U. Laaser, G. Sassen, G. Murza, P. Sabo (Hrsg.)
Prävention und Gesundheitserziehung
© 1987 Springer-Verlag Berlin Heidelberg

sehr unterschiedliche, z. T. unbewußte Verhaltensweisen, die zusammengenommen das „Nichtraucherbleiben" zur Lebensgewohnheit erheben. Das Langzeitziel ist eine Nichtrauchergeneration.

- *Alkohol in Maßen:* Allgemein gilt, daß 1/4 l Wein oder 2 kleine Flaschen Bier am Tag dem Gesunden nicht schaden, wenn regelmäßig Tage ganz ohne Alkohol eingeschoben werden.
- *Fett in Maßen und in der richtigen Zusammensetzung:* Allgemein soll die tägliche Menge an Fett nicht mehr als 90 g betragen, ungefähr gleichmäßig aufgeteilt in gesättigte, einfach- und mehrfach ungesättigte Fettsäuren.
- *Kalorienbedarf kalkulieren:* Wer normalgewichtig ist (Körpergröße in cm minus 100 entspricht der Richtzahl für das normale Körpergewicht in kg) liegt mit seiner durchschnittlichen täglichen Kalorienmenge im erlaubten Bereich. Bei Überschreitung dieser Richtzahl ist eine Reduktion der täglichen Kalorienmenge angezeigt.
- *Salz in Maßen:* 5–6 g Salz pro Tag gelten als wünschenswert, mehr sollten vermieden werden.
- *Streß handhaben:* Ein gewisses Ausmaß an Streß ist nützlich. Was nach Art und Menge zuviel ist, wird i. allg. von jedem selbst richtig empfunden. Täglich gilt es, die Balance zu halten bzw. wiederherzustellen.
- *Bewegungsmangel ausgleichen:* Da unser moderner Lebensalltag normalerweise zuwenig natürliche Körperbelastung mit sich bringt, ist ein entsprechender, gewohnheitsmäßiger Ausgleich notwendig. Zügiges Wandern, Laufen, Radfahren, Schwimmen und bei Problemen der Körperhaltung entsprechende Gymnastik sind besonders zweckmäßig.

Mit der Förderung der lebensverlängernden Lebensgewohnheiten befaßt sich jede der 7 Aktionen in 2 Richtungen: Hilfen a) zur Einübung und b) zur Festigung bereits länger ausgeübter oder frisch eingeübter lebensverlängernder Lebensgewohnheiten.

Für jede der 7 Aktionen gibt es eine Kurzbezeichnung, welche sich auf die jeweilige lebensverlängernde Lebensgewohnheit bezieht (s. Abb. 1).

Krankheiten

Den 7 Krankheiten ist gemeinsam, daß sie durch Mißbrauch zivilisatorischen Fortschritts entstanden sind; in diesem Sinne handelt es sich um Zivilisationskrankheiten:
- *Herzinfarkt:* In den arteriosklerotisch verengten Herzkranzgefäßen kommt es zu einem Stopp des Blutdurchflusses und infolgedessen zu einer so hochgradigen Unterversorgung umschriebener Anteile des Herzmuskels mit frischem Blut, daß das Herzmuskelgewebe schwer geschädigt wird.
- *Schlaganfall:* Hier führen arteriosklerotische Veränderungen der das Gehirn mit Blut versorgenden Gefäße zu umschriebenen Schäden im Gehirn.
- *Beindurchblutungsstörungen:* Hier handelt es sich einerseits um arteriosklerotisch bedingte Wandveränderungen der Arterien, die die unteren Gliedmaßen mit Blut versorgen, und andererseits um Wandveränderungen der Venen, die

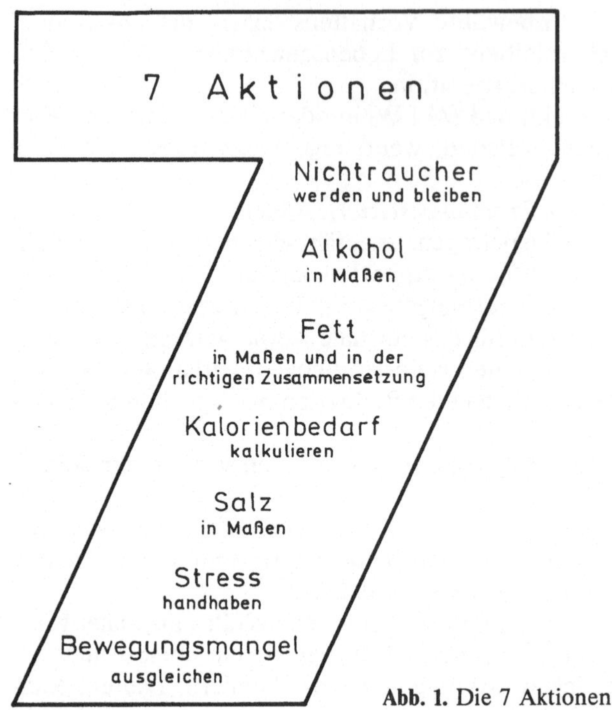

Abb. 1. Die 7 Aktionen

das verbrauchte Blut aus den unteren Gliedmaßen wieder zum Herzen zurückführen.

- *Bluthochdruck:* Wenn der Druck des Blutes in den Arterien mehr oder weniger ständig bzw. in Ruhe erhöht ist, spricht man von einem Bluthochdruck. Wenn das Herz sich zusammenzieht und das Blut in die Arterien hineindrückt, entsteht ein hoher Druck (systolischer Blutdruck). Dieser fällt dann aber rasch ab, während sich die entleerten Herzkammern wieder mit Blut auffüllen. Mit Abschluß dieser Füllungsphase hat der Druck in den Arterien seinen niedrigsten Stand erreicht (diastolischer Blutdruck). Der höchste und der niedrigste Druckwert werden in mmHg (Quecksilbersäule) gemessen.
Unter Ruhebedingungen soll der systolische Blutdruck unter 140 mmHg und der diastolische Blutdruck unter 90 mmHG liegen. Werte ab 160 mmHg bzw. 95 mmHg werden als erhöht und die dazwischenliegenden Werte als „verdächtig" bezeichnet. Zur Beurteilung der Werte ist ärztliche Erfahrung unerläßlich.
Besondere Nachteile des krankhaft erhöhten Blutdrucks sind die Förderung der Arteriosklerose und die Gefahr, daß die arteriosklerotisch veränderten Arterienwände dem erhöhten Druck nicht standhalten, so daß Blut aus den Arterien in das umgebende Gewebe tritt. Die Senkung des krankhaft erhöhten Blutdrucks ist eine heilende Maßnahme, die anderen Krankheiten, wie z. B. Herzinfarkt und Schlaganfall, vorbeugen soll.
- *Stoffwechselstörungen:* Hier werden Krankheiten unter einem gemeinsamen Begriff zusammengefaßt, die u. a. 2 Merkmale gemeinsam haben: Sie sind im

Blut feststellbar, und sie bieten praktische Angriffsmöglichkeiten, um gezielt gegen Krankheitsentwicklungen vorgehen zu können.
- Der Cholesteringehalt steht zum Fettstoffwechsel, der Zuckergehalt zum Kohlenhydratstoffwechsel in Beziehung. Der Harnsäuregehalt hat besondere Beziehungen zu den Nieren und Gelenken.
Im Gegensatz zum Blutdruck können Kontrollen dieser Inhaltsstoffe des Blutes durch Laien vorerst noch nicht durchgeführt werden.
- *Leberschäden:* Hier kommen zwar viele Ursachen in Betracht. Neben den Verursachern von Entzündungen sind aber v. a. die Schäden durch ein Zuviel an Alkohol gemeint.
- *Gelenkschäden:* Aus dem breiten Spektrum häufiger Gelenkerkrankungen seien 2 Bereiche besonders erwähnt:
  1. überlastungsbedingte Gelenkschäden, wobei die Ursachen dieser Überlastungen wiederum sehr unterschiedlich und sehr vielfältig sind,
  2. Gelenkschäden, die unter dem Begriff „Rheuma" zusammengefaßt werden.
Die 7 Krankheiten wurden jeweils mit einem Kennwort bezeichnet (s. Abb. 2).

Effizienz durch Kombination

Bei der Auswahl der 7 lebensverlängernden Lebensgewohnheiten und der 7 Krankheiten wurden folgende wissenschaftlich erwiesene Gegebenheiten besonders berücksichtigt:

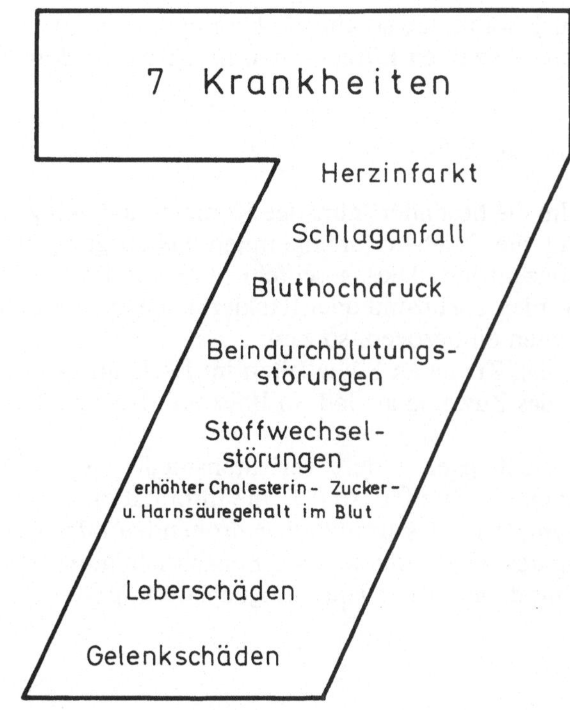

Abb. 2. Die 7 Krankheiten

1. Über die 7 lebensverlängernden Lebensgewohnheiten und über die 7 Krankheiten wissen die meisten Bundesbürger bereits so gut Bescheid, daß die dringende Notwendigkeit des Aktionsprogramms allgemein eingesehen wird, so daß nur noch spezifische Informationen erforderlich sind. (Letztere sollen in gesonderten Broschüren der Schriftenreihe vermittelt werden.)
2. Jede der 7 lebensverlängernden Lebensgewohnheiten beeinflußt die 6 anderen. Wenn also eine Lebensgewohnheit geändert wird, so wirkt sich dies auf die 6 anderen Lebensgewohnheiten mit aus. Es muß daher auf alle 7 Lebensgewohnheiten geachtet werden. Dann kann z. B. vermieden werden, daß der Verzicht auf das Rauchen mit übermäßigem Essen kompensiert wird.
3. Jede der 7 Krankheiten steht in Wechselbeziehung zu den 6 anderen Krankheiten. Wenn sich also eine Lebensgewohnheit schützend oder heilend bzw. lindernd auf eine der 7 Krankheiten auswirkt, hat dies auch auf die anderen 6 Krankheiten schützende oder heilende bzw. lindernde Wirkungen.
4. Einige der 7 lebensverlängernden Lebensgewohnheiten wirken nicht nur gegen die 7 ausgewählten Krankheiten, sondern gegen noch weitere Krankheiten. Man denke an die Verursachung von Krebs und chronischen Lungenleiden durch das Rauchen oder von Zahnkaries durch Süßigkeiten.
5. Meistens sind nur geringe Änderungen der bisherigen Lebensgewohnheiten nötig, um die erwünschten lebensverlängernden Lebensweisen zur Gewohnheit zu machen: „Ständig ein wenig zuviel schadet viel." Es sind also meist nur kleine Eingriffe in den bisherigen Alltag notwendig, um relativ viel Schaden abzuwenden.

Es wurden also 7 lebensverlängernde Lebensgewohnheiten und 7 Krankheiten ausgewählt, die so günstig kombiniert sind, daß die 7 Aktionen des Programms dem einzelnen Bürger einen möglichst großen Nutzen bringen können.

Sinn der Schwerpunktbildung

Um die besonders günstige Kombination voll zu nutzen, ist das Programm zwar auf die 7 lebensverlängernden Lebensgewohnheiten und die 7 Krankheiten konzentriert. Dies geschieht aber nur im Sinne der Schwerpunktbildung. Es werden ergänzend oder flankiert auch andere Lebensgewohnheiten bzw. Krankheiten einbezogen, so z. B.
- daß Zuviel an Süßigkeiten im Blick auf die Zahnkaries oder
- das Zuwenig an Jod im Blick auf den Kropf.

Auch ganz andere verhaltensmedizinische Probleme wird das Aktionsprogramm aufgreifen, so z. B. die Information der Bevölkerung über die Vielfalt der Symptome des unmittelbar drohenden oder des bereits eingetretenen Herzinfarktes. Hierdurch soll die Benachrichtigung beschleunigt werden, um bis zum Einsatz ärztlicher Hilfe möglichst wenig Zeit zu verlieren.

Rahmenbedingungen

Einige übergeordnete Gesichtspunkte sollen den Rahmen des Programms deutlich machen. Daraus soll insbesondere erkennbar werden, was das Programm leisten kann und was nicht.

Medizin als erkennbare Stecknadel im Heuhaufen

Medizin begreift sich ganzheitlich. Sie bezieht Natur- und Geisteswissenschaften ein. Dennoch bleibt das medizinische Verständnis von Gesundheit und Krankheit bzw. vom Gesunden und kranken Menschen höchst unvollkommen. Innerhalb einer wirklich umfassenden interdisziplinären Betrachtungsweise – gäbe es eine solche – nähme sich die Medizin wie eine Stecknadel in einem Heuhaufen aus. Trotz des Bewußtseins dieser Situation will die Medizin erkennbar und mit ihren Leistungen konkret faßbar und erlebbar sein. Sie sucht ständig den Weg zu einem umfassenden Verständnis und wagt, danach zu handeln. Sie ist sich aber stets der Unsicherheit und Unvollkommenheit bewußt und greift schon deshalb jede Möglichkeit zur interdisziplinären Zusammenarbeit auf.

Diese Grundhaltung bestimmt das landesweite Programm v. a. in 2 Richtungen:

1. Es werden konkrete, wissenschaftlich weitestmöglich abgesicherte Ziele und Methoden ausgewählt. Anschließend wird konsequent gehandelt. Ein ewiges „Wenn und Aber“, eine Flucht ins Ungefähre, wird mit dem „Mut zur Lücke“ abgelehnt. Daher beschränkt sich das Programm schwerpunktartig auf 7 Lebensgewohnheiten und 7 Krankheiten, sehr wohl wissend, wie sehr Zivilisationskrankheiten in unübersehbar vielen Bereichen wurzeln. Das Programm fußt somit nur auf dem Boden, den die wissenschaftliche Forschung erobert hat.
2. Eben weil das Programm nur auf dem Boden der wissenschaftlichen Medizin aufbaut, soll es von anderen Disziplinen der Wissenschaft bzw. von allen Gruppierungen unserer Gesellschaft als Herausforderung zu eigenständigen Beiträgen verstanden werden. Im Interesse der Vielfalt solcher Beiträge sind Gegensätzlichkeiten und Überschneidungen ausdrücklich erwünscht. Dialog und Toleranz sollten das Zusammenwirken bestimmen.

Das Programm möchte lebensverlängernde Lebensweisen zur Gewohnheit werden lassen und dadurch nicht nur Gesundheit fördern, Krankheit vermeiden und Kranken helfen, sondern hierdurch auch den Weg zur Verwirklichung individueller Vorstellungen von einem lebenswerteren Leben erleichtern.

Hier zeigt sich deutlich, daß medizinisch-wissenschaftliche Erkenntnisse lediglich den Anstoß zu diesem Programm ergeben haben:

- 7 Zivilisationskrankheiten haben sich einerseits seuchenartig ausgebreitet und bedrohen die meisten von uns.
- Andererseits können 7 lebensverlängernde Lebensgewohnheiten zur Vermeidung, Heilung oder Linderung dieser Zivilisationskrankheiten beitragen.

Aus oberflächlicher Sicht wäre es völlig richtig zu sagen: Unterlassen wir die krankmachenden Lebensweisen! Gewöhnen wir uns die 7 gesunderhaltenden bzw. gesundmachenden Lebensweisen an! Wer wird nicht auf zuviel Salz verzichten können? Wem sollte es schon wirklich schwer fallen, Fett zu reduzieren und zu modifizieren? Es macht doch Spaß, die Treppen im Eiltempo am Aufzug vorbei zu nehmen! Das Problem der Zivilisationskrankheiten ist leicht zu lösen, so einfach ist das!

So einfach ist es aber eben doch nicht!

Wie schwer es selbst den durch risikoreiche Lebensgewohnheiten bereits geschädigten Patienten fällt, die genannten 7 lebensverlängernden Lebensgewohnheiten dauerhaft auszuüben, wissen wir von unseren Herzinfarktpatienten. Die Hälfte derer, die bei Infarkteintritt Raucher waren, haben ca. 2 Jahre später, entgegen allen Mahnungen, trotz spezifischer Behandlung und Beratung in einer Rehabilitationsklinik diese Gewohnheit wieder aufgenommen. Nur 8 % der Patienten, deren Blutfettwerte im akuten Herzinfarktstadium erhöht waren, wiesen bei der letzten, mindestens 2 Jahre nach Rehaklinikentlassung erfolgten Verlaufsuntersuchung normale Blutfettspiegel auf.

Bei ca. 2000 Männern und Frauen, die dank ihres besonderen Gesundheitsbewußtseins ihren Urlaub in einer renommierten Vorsorgeklinik verbrachten, um zur Vorbeugung von arteriosklerotisch bedingten Herz-Kreislauf-Krankheiten gesunde Lebensweisen zu erlernen, konnte zwar während des Klinikaufenthaltes eine entscheidende Senkung des Blutfettgehaltes erreicht werden; bereits nach einem halben Jahr war der Cholesteringehalt aber wieder auf seine Ausgangswerte angestiegen. Es war also auch diesen in Gesundheitsfragen und insbesondere auch im Fettkonsum geschulten Bürgern nicht möglich, unter den üblichen Lebensbedingungen die in der Klinik erreichte Reduktion und Modifikation des Fettkonsums weiterhin beizubehalten.

Dem Mediziner ist wie dem medizinischen Laien klar, daß am Anfang der individuellen Befolgung der wissenschaftlich gesicherten Empfehlungen zur Vermeidung, Heilung und Linderung der 7 Zivilisationskrankheiten die Frage steht, ob und wie sich die notwendigen Änderungen der bisherigen Lebensweisen mit den eigenen Vorstellungen von einem lebenswerten Leben vereinbaren lassen. Das Programm stellt also 7 wissenschaftlich gesicherte Empfehlungen in den Raum und appelliert gleichzeitig an den einzelnen, sich seiner individuellen Vorstellungen von einem lebenswerten Leben bewußt zu sein bzw. es zu werden, um dann zu entscheiden, ob und wie welche Empfehlungen von ihm befolgt werden sollten. Des weiteren möge sich der einzelne fragen, ob und welche Angebote des Programms er nutzen möchte. Das Programm gibt also keine Antwort auf diese Fragen, es stellt sie lediglich an den Anfang und regt zu ihrer Beantwortung an. Spätestens hier wird deutlich, daß die Medizin zwar in unverkennbarer Weise sagt, welche Zivilisationskrankheiten eine Bedrohung darstellen und mit welchen Lebensweisen dieser Bedrohung begegnet werden kann; zugleich aber macht sie klar, daß die praktische Nutzanwendung aus diesen Erkenntnissen so vielgestaltig und umfangreich ist, daß gemessen hieran die Medizin zwar erkennbar bleibt, sich aber doch sehr klein – wie eine Stecknadel im Heuhaufen – ausnimmt.

Ohne seinen verhaltensmedizinischen Rahmen zu verlassen, möchte das Programm jeden Bürger zum Nachdenken anregen. Jeder möge die auf dem sehr begrenzten Boden medizinisch-wissenschaftlicher Forschung gewachsenen Erkenntnisse über die Zivilisationskrankheiten und deren Beziehungen zu den Lebensgewohnheiten in einem größeren Zusammenhang sehen. Dazu gehört, daß die eigenen Vorstellungen über ein lebenswerteres Leben insbesondere auch selbstkritisch hinterfragt werden.

Erleichterung der freien Entscheidung

Der freien Entscheidung und Entfaltung seines Patienten begegnet der Arzt mit Respekt. Er erwartet allerdings, daß seine ärztlichen Informationen und Ratschläge vom Patienten mit der Bereitschaft zur Einsicht aufgenommen werden. Wird dabei jedoch die Lebensweise angesprochen, dann fühlt sich der Patient allzu oft gehindert, die ärztlichen Empfehlungen zu befolgen, weil seinem guten Willen Probleme entgegenstehen, die nur mit Hilfe der Gemeinschaft dauerhaft gelöst werden können. Auf entsprechende Ratschläge des Arztes reagieren die Patienten mit typischen Fragen: Soll ich etwa allein durch die Straßen joggen, wenn andere mir verwundert oder belustigt nachschauen? Soll ich das Angebot einer Zigarette oder einer für mich zu salz-, fett- oder kalorienreichen Mahlzeit zurückweisen, wenn andere begeistert und dankbar zugreifen? Soll ich bei zwischenmenschlichen Spannungen oder bei Ängsten die Aussprache suchen, während die anderen diskretes oder gar heroisches Schweigen bevorzugen? Wo gibt es Kursangebote zur Entwöhnung vom Rauchen, zur Reduktion des Körpergewichtes und zum Erlernen von Techniken der Entspannung und Konfliktbewältigung? Wo lassen sich die empfohlenen Maßnahmen zur körperlichen Aktivierung ausüben? Die praktischen Ärzte werden nahezu täglich mit diesen und ähnlichen Fragen konfrontiert. Für den Patienten befriedigende Antworten wissen sie meistens nicht. Vielmehr sehen sie, daß selbst motivierte Patienten aufgrund äußerer Umstände den ärztlichen Rat praktisch nicht befolgen können und deshalb in einen schwer lösbaren Konflikt geraten. Dies wiederum veranlaßt die Ärzte oft, Empfehlungen zur Lebensweise mit Zurückhaltung auszusprechen.

Diesen Teufelskreis versuchen die Ärzte mit dem Aktionsprogramm „7 gegen 7" in Zusammenarbeit mit den Bürgern zu durchbrechen. Es sollen in Baden-Württemberg jene Bedingungen geschaffen werden, die den Patienten befähigen, die ihm sinnvoll erscheinenden Konsequenzen aus den ärztlichen Informationen und Ratschlägen auch umzusetzen.

Gebote und Verbote werden vermieden, eine „Schilderwaldmedizin" soll es ebenso wenig geben wie eine „Indoktrinationsmedizin". Es soll vielmehr das Angebot vergrößert werden, um das Spektrum der Entscheidungsmöglichkeiten zu erweitern. Ein typisches Beispiel: Jeder kann salz- und fettreiche Wurst kaufen, soviel er möchte; es werden aber auch salz- und fettreduzierte Produkte in reicher Auswahl angeboten.

Vielfalt des Vorgehens

Im Umgang mit seinen Patienten erfährt der Arzt täglich aufs neue, wie vielfältig Lebensweisen und Krankheiten mit einer Vielzahl von Lebensbereichen verknüpft sind. Er sucht daher das Gespräch mit dem Patienten, um mit ihm gemeinsam einen Weg zur Bewältigung medizinisch relevanter Lebens- bzw. Konfliktsituationen zu finden. In aller Regel greift der Arzt dabei so wenig wie möglich ein. Dies gilt auch für die Wege zur gewohnheitsmäßigen Ausübung der 7 lebensverlängernden Lebensgewohnheiten. Im Sinne der Selbstverantwortung und Selbstbestimmung soll der Patient aus eigener Kraft einen Weg finden, sich für ihn entscheiden und ihn konsequent gehen. Doch muß sich der Patient dabei nicht nur mit vordergründigen Verhaltenstechniken, sondern auch mit tiefgründigen Problemem auseinandersetzen, die u. a. in seine Lebensgeschichte und in seine Vorstellungen von einer transzendentalen Wirklichkeit hineinreichen.

Auch sein soziales Umfeld wird dabei berührt, wie es bereits erwähnt wurde. Deshalb sehen wir die kommunale Prävention als eine Möglichkeit, dem einzelnen willigen Menschen die gesellschaftliche Stütze zu geben.

Dem kommt zugute, daß diese Gemeinschaften zugleich die natürlichen Einheiten der ärztlichen Primärversorgung der Bevölkerung bilden. Die dort tätigen Ärzte sind mit den dortigen Verhältnissen meistens gut vertraut und können sich zusammen mit ihren Mitbürgern für die Schaffung jener Bedingungen einsetzen, die es dem einzelnen erleichtern, die ärztlich empfohlenen Lebensweisen gewohnheitsmäßig auszuüben.

Die Kommune ist auch der Entstehungsort bürgerlicher Mit- und Selbstverantwortung. Erfahrungsgemäß sind bürgerschaftliche Ideen und Initiativen groß und von Ort zu Ort recht unterschiedlich, dies schon deshalb, weil die spezifischen örtlichen Gegebenheiten mitberücksichtigt werden müssen. Das Aktionsprogramm „7 gegen 7" ist für alle bürgerschaftlichen Aktivitäten aufgeschlossen, sofern diese
- zur Gewöhnung an die 7 lebensverlängernden Lebensgewohnheiten beitragen,
- die Anforderungen ärztlicher Ethik erfüllen und
- auf anerkannten wissenschaftlichen Erkenntnissen fußen.

Um die bürgerschaftliche Kreativität, Initiative und Bereitschaft zu eigenständigen Aktivitäten zur vollen Entfaltung kommen zu lassen, verzichtet „7 gegen 7" auf detaillierte Empfehlungen für das praktische Vorgehen und auf eine Finanzierung mit öffentlichen Mitteln.

Beides würde nämlich außerhalb der Gemeinde stehende Personen bzw. Institutionen in die Pflicht der Verantwortung nehmen und somit unerwünschte, von außen kommende Reglementierungen verursachen.

Wissenschaftliche Begleitung

Es gehört zum Wesen der Medizin, daß alle Maßnahmen systematisch beobachtet und dokumentiert werden. Das gilt für die Behandlung des einzelnen Patienten wie auch für die ärztliche Betreuung in mehr oder weniger großen Gruppen. „7 gegen 7" befaßt sich mit der Bevölkerung eines ganzen Bundeslandes. Trotz der Größe dieser Gruppe – sie umfaßt ca. 9,3 Mio. Bürger – sind auch hier eine systematische Beobachtung und eine entsprechende Dokumentation unverzichtbar.

Wie beim einzelnen Patienten, so werden auch auf die Bevölkerung von Baden-Württemberg bezogene quantitative – d. h. mit Maß und Zahl bestimmbare – Kriterien zur Beurteilung der Maßnahmen des Aktionsprogrammes „7 gegen 7" herangezogen.

Definition des Ziels

Das quantitativ bestimmbare zentrale Ziel ist die Reduktion der durch Zivilisationskrankheiten bedingten Todesfälle. Ausgehend von den Sterbezahlen des Jahres 1986 wird im Verlauf von ca. 8 Jahren eine Senkung um 10 % angestrebt. Dies setzt jedoch voraus, daß bereits innerhalb der nächsten 4–5 Jahre eine weite Verbreitung der 7 lebensverlängernden Lebensgewohnheiten erreicht wird.

Gelingt dies, dann werden sich fast gleichzeitig die im Körper feststellbaren Risikofaktoren – man spricht auch von klinisch-manifesten Risikofaktoren – in ihren Ausprägungen abschwächen. Erst danach kann es zu einem entscheidenden Rückgang der Sterberaten kommen.

Bis dahin liegt ein hartes Stück Arbeit vor uns, denn in Baden-Württemberg sind z. B. die klassischen Risikofaktoren für Herz und Kreislauf weit verbreitet und sehr stark ausgeprägt. Vorerst verfügen wir nur über Zahlen aus Eberbach und Wiesloch. Sie sind zwar für Baden-Württemberg sehr typisch; um aber das Vorkommen dieser Risikofaktoren in ganz Baden-Württemberg genauer kennenzulernen, werden z. Z. Schritt für Schritt im ganzen Land stichprobenartig Untersuchungen durchgeführt.

Bekannt ist auch, daß bei vielen Bürgern mehrere Risikofaktoren gleichzeitig vorkommen. Nimmt man alle 7 klassischen Risikofaktoren für Herz und Kreislauf zusammen, haben von den 30- bis 60jährigen Männern 80 % und von den Frauen der gleichen Altersgruppe 70 % mindestens einen der Risikofaktoren. Dabei sind die Bürger mit Übergewicht besonders risikobelastet.

In Eberbach, wo die Bürger 1976–1980 ein umfassendes Aktionsprogramm zur Senkung der Risikofaktoren durchgeführt haben, konnten im Vergleich zur Referenz (bzw. Kontroll)stadt Wiesloch erhebliche Erfolge erzielt werden. Da die Vorgehensweise der Eberbacher nun allen Bürgern von Baden-Württemberg ermöglicht werden soll, ist die Hoffnung auf ähnliche Erfolge berechtigt. Ob diese Hoffnung tatsächlich berechtigt ist, wird sich in 5 Jahren erweisen, wenn in Baden-Württemberg die Risikofaktoren erneut bei einer Zufallsstichprobe kontrolliert worden sind. Diese Zufallsstichproben werden so ausgewählt, daß die bei diesen Probanden erhobenen Befunde die Situation der Gesamtbevölkerung widerspiegeln.

Gemeindeorientierte Herz-Kreislauf-Prävention im ländlichen Raum

K.-D. Hüllemann, Kh. Hetzel, H. Strasser

Der Bundesminister für Forschung und Technologie und der Bundesminister für Jugend, Familie, Frauen und Gesundheit fördern die Deutsche Herz-Kreislauf-Präventionsstudie (DHP).

Diese umfassende Studie zur Prävention der Herz-Kreislauf-Erkrankungen, der häufigsten Todesursache in der Bundesrepublik Deutschland, hat das Ziel, in ausgewählten Gemeinden die Häufigkeit der Todesfälle durch kardiovaskuläre Erkrankungen nach 8jähriger Studiendauer um 10 % zu senken. Erreicht werden soll dieses Ziel durch die Senkung der Risikofaktoren. Dabei soll v. a. verhindert werden, daß Gesunde zu Risikofaktorenträgern werden.

Wissenschaftliche Grundlage der DHP sind die epidemiologischen Befunde über die Verursachung der Herz-Kreislauf-Erkrankungen, das sog. erweiterte Risikofaktorenmodell. Danach lassen sich über die Hälfte der kardiovaskulären Erkrankungen durch Zigarettenrauchen, Bluthochdruck, Hypercholesterinämie und Streß erklären. Verfolgt man diese Faktoren weiter zurück, so zeigen sie sich – v. a. in den westlichen Industrieländern – durch die Komplexe Verhalten und Umwelt verursacht (Friedman 1974). Sowohl Verhalten wie Umweltbedingungen sind, da erlernt bzw. vom Menschen beeinflußt, prinzipiell einer Veränderung zugänglich.

Das Programm der DHP versucht, durch geeignete Veränderungen von Verhalten und Umwelt die Entstehung von Risikofaktoren zu verhindern bzw. zu verringern. Idealtypisch würde durch die Eliminierung des Rauchens, durch ausgewogene Ernährung, durch angemessene körperliche Bewegung und durch richtigen Umgang mit Streß die herz-kreislauf-bedingte Mortalität um etwa die Hälfte sinken.

Aufgabe der DHP ist es, zu erproben, ob, wie und in welchem Umfang es möglich ist, Verhalten und Umweltbedingungen in Richtung auf diese Ziele zu verändern. Durch geeignete Verfahren der Prozeß- und Endpunktevaluation sind Art und Ausmaß der Veränderung sowie deren Resultate empirisch gesichert zu belegen.

Die Vorgehensweise der Studie ist multifaktoriell und gemeindeorientiert. Nicht einzelne Risikofaktoren oder einzelne Personen werden betrachtet, sondern alle Risikofaktoren und deren auslösende Bedingungen sowie die gesamte Bevölkerung in den 4 Studienregionen. Ein Vorsorgeprogramm, das im Sinne einer primordialen Prävention im Vorfeld der Entstehung von Risikofaktoren ansetzt, muß die sozialen Umwelten verschiedener Größenordnung berücksich-

U. Laaser, G. Sassen, G. Murza, P. Sabo (Hrsg.)
Prävention und Gesundheitserziehung
© 1987 Springer-Verlag Berlin Heidelberg

tigen, die die alltäglichen Lebensweisen der Menschen beeinflussen. Solche „Umwelten" sind z. B. die Familie, die Bekannten- und Freundeskreise, der Arbeitsbereich, die Behörden, der Versorgungs- und Dienstleistungsbereich und die Einkaufsmöglichkeiten sowie das Angebot von Vereinen und anderen Einrichtungen im Freizeitbereich. Eine wesentliche Rolle spielen dabei Inhalt, Art und Umfang des sozialen Austauschs.

Eine andere, mehr funktionale Einteilung der Umwelten menschlichen Verhaltens unterscheidet Daseinsgrundfunktionen (Hoffmeister et al. 1983, Deutsche Herz-Kreislauf-Präventionsstudie, unveröffentlicht). Die wichtigsten sind: Wohnen/Familie, Arbeit, Bildung, Versorgung, Erholung und Kommunikation.

Für die Planung bevölkerungsweiter Präventionsprogramme ist es unerläßlich, genaue Vorstellungen des sozialen Systems zu entwickeln, auf das das Programm zugeschnitten sein soll. Als sinnvolle intervenierbare Einheit wird derzeit die Gemeinde betrachtet. „Gemeinde" steht hier für eine soziale Einheit, in der die Daseinsgrundfunktionen realisiert sind, der Ort, wo „Alltag" stattfindet. So gesehen muß „Gemeinde" nicht mit der geographisch-politischen Gemeinde übereinstimmen; in ländlichen Bereichen können das größere Regionen sein, in Großstädten erfüllen schon Stadtteile die Bedingungen.

Gemeindeorientierung des Programms heißt, daß zunächst die in Frage kommende Gemeinde genauestens in ihren Strukturen und Angeboten erfaßt wird. In einem zweiten Schritt ist in Gesprächen mit Repräsentanten der Gemeinde zu klären, wo die Interessen und Prioritäten, die Möglichkeiten und Grenzen jeweils liegen. In der Folge kann dann in einem ständigen Prozeß ein gemeindespezifisches Programm entwickelt werden, das einerseits den Interessen und Bedürfnissen der Gemeinde Rechnung trägt und andererseits den wissenschaftlichen Zielen der Präventionsstudie genügt. Die Mitbestimmung über die Vorgehensweisen ist die grundlegende Voraussetzung dafür, daß das Programm später von der Gemeinde übernommen werden kann. Die Überführung der Studienprogramme in gemeindegetragene Programme ist eines der langfristigen Ziele der DHP.

Die Gemeinden in der BRD sind sehr unterschiedliche, nicht nur in strukturellen Daten wie Größe und Ausstattung, Arbeitssituation und Dienstleistungen, Zentralität und Umfeld, sondern auch in ihren Traditionen, Kommunikationsmustern und normativen Setzungen. Gemeinde ist ein hochkomplexes System, das nicht ausschließlich in objektiven Daten und nicht gänzlich vorab beschrieben werden kann. Der oft zu hörende Stoßseufzer von erfahrenen Interventoren: „Das nächste Mal ziehe ich erst einmal in die Gemeinde und lebe dort 3 Jahre, um sie kennenzulernen", ist u. E. am einleuchtendsten in den „4 Prinzipien des ökologischen Paradigmas" (Kelly 1968) beschrieben:

1. *Interdependenz:* Dieses Prinzip umschreibt die interaktive Struktur des Systems und die Art der Verknüpfung der einzelnen Teile.

2. *Kreislauf der Ressourcen:* Dieses Prinzip soll den Blick des Interventors auf die Art und Weise der Ressourcenallokation, der Entwicklung und Verteilung der Ressourcen lenken.

3. Zeitliche Reihenfolge: Dieses Prinzip macht auf die Zeitdimension aufmerksam, sowohl auf die Entwicklung in der Vergangenheit, als auch auf die sequentielle Gebundenheit aller zukünftigen Handlungen.

4. Adaptation: Dieses Prinzip zielt auf die „Substanz" des Systems, auf seine Normen, Werte, Handlungsformen und Prioritäten. Diese Charakteristika begünstigen manche Entwicklungen und behindern andere.

Diese Prinzipien machen zugleich ein ständig wiederkehrendes Dilemma sehr anschaulich, die Diskrepanz zwischen Ziel und Prozeß. Über die Ziele gibt es einen allgemeinen Konsens. Vielmehr liegt das Problem darin, sich über die erfolgversprechendsten Wege zu diesen Zielen zu verständigen. Die Auseinandersetzungen über diesen Punkt sind geprägt von unterschiedlichen Interessen, Theorien, Erfahrungen, Modellen, Weltbildern und politischen Anschauungen. Kompliziert werden solche Diskussionen noch durch die unterschiedlichen Gegebenheiten der jeweiligen Gemeinde (Vincent u. Trickett, 1983).

Betrachtet man sich die 4 ökologischen Prinzipien, wird deutlich, worin die Hauptschwierigkeiten liegen. Einmal ist es die hohe Komplexität des zu intervenierenden Systems, das keine vorausgeplante Eindeutigkeit des Ablaufs zuläßt, zum anderen kann der konsekutiven Kausalität z. B. des Risikofaktorenmodells keine Entsprechung im Alltagshandeln entgegengesetzt werden. Analyse und Perspektive gehorchen unterschiedlichen Logiken unterschiedlicher Komplexität. Für die Praxis bedeutet das, daß interventive Programme immer nur in sehr offenen Rahmenstrategien geplant werden können, aber nie im Detail oder in der Zeitfolge vorgegeben werden können. Damit erweist sich auch der Versuch als illusorisch, eine Intervention von Anfang bis Ende durchzuplanen. Vielmehr muß jeder Schritt überprüft werden, ob er eine Zielannäherung darstellt. Erst dann kann der nächste Schritt sinnvoll, d. h. aufbauend auf das Erreichte, erarbeitet werden.

Eine erfolgreiche Zugangsstrategie zeichnet sich, so gesehen, v. a. durch ständigen engen Kontakt mit allen Beteiligten nicht nur auf der Planungsebene, sondern auch auf der Bewertungsebene aus. Dabei sind die Flexibilität des Programms und die Kompromißfähigkeit der Mitarbeiter häufig genug bis an die Grenze belastet, denn keineswegs sind die Bewertungen vorausgegangener Schritte und die daraus zu ziehenden Konsequenzen, bedingt durch unterschiedliche Interessen und Sichtweisen der Beteiligten, immer einheitlich.

Aber die einzige Chance für ein Präventivprogramm, langfristig zu einem Bestandteil der Gemeinde zu werden, besteht darin, von einer außengeleiteten Forderung zu einer für alle Beteiligten selbstverständlichen und nützlichen Ressource zu werden.

Ein Gesundheitsprogramm nach Maß für eine Gemeinde erfordert sowohl die Kenntnis der Möglichkeiten und Grenzen der Gemeinde, als auch ihrer Interessen und Zielprojektionen. Eine gute Richtschnur für eine flexible und gleichzeitig zielorientierte Planung ist die Theorie der „diffusion of innovation" (Rogers 1983). Diese Theorie nennt zwar Bedingungen für die Veränderung von individuellem Verhalten, u. E. weisen die Implikationen dieser Bedingungen allerdings über das Individuum hinaus und können hilfreich zur Planung gemeindeorientierter Programme sein. Nach dieser Theorie kann sich innovatives Verhalten nur durchsetzen, wenn folgende Bedingungen erfüllt werden:

1. *Relativer Vorteil:* Die neue Verhaltensweise oder die ihr zugrundeliegende Idee muß einen Vorteil gegenüber dem bislang praktizierten Verhalten haben. Der Vorteil kann ökonomischer Art sein, es kann Sozialprestige sein; sehr oft wird der Vorteil auch nur in einem subjektiven Befinden liegen.

2. *Kompatibilität:* Die Innovation muß weitgehend mit dem bestehenden Wertsystem des potentiellen Übernehmers übereinstimmen. Innovationen, die den Erfahrungen und Bedürfnissen der Zielgruppe widersprechen, haben wenig Chancen. Die Übernahme von Ideen, die mit dem bestehenden Wertsystem nicht kompatibel sind, erfordert nämlich zunächst die Übernahme des neuen Wertsystems.

3. *Komplexität:* Innovationen, die leicht zu verstehen und anzuwenden sind, setzen sich eher durch als solche, die den Erwerb neuen Wissens und neuer Fertigkeiten erfordern. Je schwieriger eine Innovation zu verstehen ist, desto langsamer wird sie sich verbreiten.

4. *Versuchsmöglichkeiten:* Es ist von Vorteil, wenn man eine Innovation versuchsweise einführen kann. Hängen sehr viele Konsequenzen an einer Innovation, so wird das – zumindest in ihrer Anfangsphase – ihre Ausbreitung hemmen.

5. *Beobachtbarkeit:* Diese meint den Grad, in dem die Innovationen für andere sichtbar werden. Je leichter die Resultate von anderen wahrgenommen werden, desto eher kommt es zu Gesprächen darüber, und desto leichter verbreiten sich auch die Innovationen.

In diesen Bedingungen für Innovationen wird deutlich, wie eng individuelle und soziale Einflußgrößen miteinander verwoben sind. Darin ist eine weitere theoretische Rechtfertigung für den Gemeindeansatz zu sehen, der auf den 3 Ebenen Person, Kommunikation und Struktur gleichzeitig ansetzt, um die Chancen für mehr Gesundheit zu vergrößern.

Um diesen Konzepten und Prinzipien Rechnung zu tragen und um jeweils adäquate interventive Strategien zu entwickeln, wird die DHP in verschiedenen Regionen durchgeführt.

Die Studienregionen des Forschungsprojekts „Modell Bergen" ist der Landkreis Traunstein, Teil der Region 18 in Südostoberbayern. Er ist in seiner raumstrukturellen Zuordnung als „ländlicher Raum" eingestuft. Dieser ländliche Raum ist u. a. charakterisiert durch niedere Siedlungsdichte, kleinzentrische Besiedlungsform, hohen Anteil der Land- und Forstwirtschaft sowie speziellen Industriebesatz. Die 3 Kleinstädte (bis zu 20 000 Einwohner) und die 32 dörflichen Gemeinden des Landkreises stellen eine Siedlungsform dar, in der 40 % der Bevölkerung der BRD leben (Spiegel u. Hüllemann 1986).

Die Regionalanalyse zur Erfassung der Struktur des Landkreises wurde 1984/85 durchgeführt und zeigte erwartungsgemäß eine nahezu unüberschaubare Vielzahl an Organisationen, Verbänden, Vereinen und Gruppierungen. Allein 640 Vereine wurden gezählt, über 200 Organisationen der Erwachsenenbildung, 23 Zeitungen, 101 Parteigliederungen und 64 Verbände. Schon diese marginale Aufstellung zeigt die Problematik einer Studie im ländlichen Raum. Es gibt keine großen „zentralen" Organisationen mit vielen Mitgliedern, sondern viele kleine, miteinander konkurrierende Organisationen und Gruppierungen. Das ist aber auch eine der Chancen für ein Interventionsprojekt, denn das „Nein" einer Organisation bedeutet nicht das „Aus" für das gesamte Präventionsprogramm. Allerdings ist der Zeitaufwand überproportional groß, z. B. ziehen sich Gespräche mit 35 Bürgermeistern über Monate hin, und entsprechend groß ist natürlich der Datenanfall aus dieser Art des Gemeindezugangs.

Bereits hier zeigt sich, daß eine „Intervention mit der Gießkanne" bei den begrenzten Mitteln, die „Modell Bergen" zur Verfügung stehen, nicht möglich ist. Sinnvoll kann nur das Vorgehen sein, sukzessiv zunächst mit den Gemeinden zu kooperieren, die von sich aus Interesse am Angebot der Studie zeigen.

Die Angebotsanalyse des Gesundheitsbereichs im weitesten Sinne wurde in der Folge durchgeführt. Die Ergebnisse, 500 Adressen und 1000 Angebote, liegen in Buchform unter dem Titel „Gesundheitswegweiser" vor und sind damit erstmals allen Interessierten im Landkreis Traunstein im Überblick zugänglich.

Parallel zu diesen Analysen mußte sich das Forschungsprojekt einer möglichst breiten Öffentlichkeit vorstellen. Gerade im ländlichen Bereich ist das eine delikate Aufgabe, denn nicht nur, was man sagt und wie man es sagt, sondern v. a., wer es sagt, ist von Bedeutung. Dabei ist es zunächst nicht unbedingt von Nutzen, „Wissenschaftler" zu sein. In Südostoberbayern kann man sich Glaubwürdigkeit nicht leihen, man muß sie erwerben, und zwar durch Arbeit, Akzeptanz und Leistung. Kommunikationstheoretisch ließe sich das so ausdrücken: Der Sender muß nicht nur Richtiges sagen, er muß Richtiges richtig sagen und – vor allem – er muß als Sender bekannt und akzeptiert sein, ehe er gehört wird.

„Modell Bergen" versuchte auf 2 Wegen, auf sich aufmerksam zu machen. Einmal durch Großveranstaltungen, wie Gesundheitswochen, Gesundheitstage oder Gesundheitsmärkte. Diese extrem aufwendigen Großveranstaltungen waren sehr erfolgreich, sowohl in der Außendarstellung durch die Presse, als auch unter dem Aspekt Kompetenz und Zuverlässigkeit. Damit wurde bewiesen, daß das Projekt verantwortlich in der Lage ist, mit allen relevanten Organisationen vor Ort eine bis dahin noch nicht existente Veranstaltungsform zu planen, zu koordinieren und durchzuführen. Ein sehr erwünschter „side-effect" dieses Vorgehens war, daß gute Kontakte zu den Organisationen des Gesundheitssektors der jeweiligen Gemeinde geknüpft werden konnten.

Der zweite Weg, gemeindeübergreifend ein „Image" aufzubauen, war, durch ständige Information über alle Programmschwerpunkte der DHP zu einem festen Bestandteil des öffentlichen Gesprächs zu werden. Die Schwerpunkte lagen dabei auf der Pressearbeit, auf themenorientierten Informationsständen und auf der Herstellung und Verbreitung von interessanten, aktuellen und verständlichen Informationsmaterialien, wie z. B. Faltblättern, Rezeptheften oder Broschüren.

Neben diesen landkreisweiten Aktivitäten war es erforderlich, in den einzelnen Gemeinden „maßgeschneiderte" Programmpakete anzubieten und durchzuführen. Wie die Regionalanalyse zeigte, sind die Gemeinden im Landkreis sehr unterschiedlich, sowohl in ihrer Größe als auch in ihrer Struktur. Erschwerend kommt hinzu, daß die Gemeinden untereinander in ausgeprägter Konkurrenz stehen (z. B. im Fremdenverkehr) und deshalb sehr stark ihre jeweilige Identität als einmalig und unverwechselbar von der Nachbargemeinde abgrenzen. Zu diesen Außenrivalitäten treten zusätzlich Binnenrivalitäten, weil die Gemeinden aus bis zu 50 Einzelortschaften mit ausgeprägten Traditionen bestehen, die teilweise erst durch die Gebietsreform zu einer Verwaltungseinheit wurden.

Aus den genannten Gründen ist es nicht möglich, ein einheitliches Angebot zu machen. Aber selbst ein optimales Angebot von außen hätte geringe Chancen, angenommen zu werden, da es nicht als eigene Entwicklung betrachtet würde. Das Angebot muß so offen sein, daß die Gemeinde einen ausreichenden Gestaltungsspielraum hat, ihr eigenes Programm daraus zu entwickeln.

Schon bei den Bürgermeistergesprächen wurde klar, daß das Interesse der Gemeinden am Programm der DHP sehr unterschiedlich sein würde. Einzelne Teile des Programms wurden von allen gutgeheißen, aber das Gesamtprogramm schien vielen doch zu aufwendig, manchen sogar so nicht durchführbar. Als Vorreiter boten sich die Gemeinden an, deren Repräsentanten dem gesamten Studiendesign gegenüber besonders aufgeschlossen waren.

Insbesondere eine Gemeinde (Kirchanschöring) formulierte von sich aus konkrete Vorschläge zur Umsetzung. „Modell Bergen" konnte in dieser Gemeinde unter optimalen Bedingungen starten, da der Bürgermeister selbst die Türen öffnete. Er wandte sich mit detaillierten Vorschlägen über das weitere gemeinsame Vorgehen an „Modell Bergen". Damit war das Projekt gefordert und mußte seinerseits reagieren.

In einem gemeinsamen Diskurs wurde das gemeinsame Präventionsprogramm entwickelt, entsprechend den Interessen und Gegebenheiten des Ortes und den personellen und finanziellen Möglichkeiten von „Modell Bergen". Nach mehreren Gesprächen mit dem Bürgermeister wurde festgelegt, daß „Modell Bergen" sich mit einer Vortragsreihe im Rahmen der Volkshochschule den Bürgern vorstellte. Diese Vorträge waren nicht zuletzt deshalb so gut besucht, weil von seiten der Gemeindeverwaltung für den Besuch der Veranstaltungen intensiv geworben wurde. Am ersten Abend wurden – eher theoretisch – der wissenschaftliche Hintergrund und – mehr praktisch – die einzelnen Programmteile vorgestellt. An weiteren 2 Abenden wurden die Schwerpunkte Ernährung und Bewegung ausführlich erläutert. Die Diskussionen nach den Vorträgen unterschieden sich von den üblichen Beiträgen, sie entwickelten sich zu Planungsgesprächen für das weitere Vorgehen. Nach dem Vortrag im Mai über Bewegung wurde die Planung des Laufgruppenleiterlehrgangs und des Lauftreffs begonnen. Der Lehrgang fand im Juni statt, und bereits im Juli begann der regelmäßige Lauftreff, der heute, eineinhalb Jahre später, mehr Teilnehmer anzieht als zu Beginn. Er animiert auch solche Bürger zum Mitmachen, die sich selbst als eher unsportlich einschätzen, denn der Clou dieses Lauftreffs ist es, jedem – seiner persönlichen Leistungsfähigkeit entsprechend – das angemessene Laufprogramm zu bieten. Dadurch wird gewährleistet, daß niemand überfordert wird. Das Ziel soll Freude an der Bewegung sein und nicht uniforme Höchstleistung (Hüllemann u. Roleff 1982).

Die Kontakte, die nach dem Referat über gesunde Ernährung geknüpft wurden, führten zu einem ganzen Bündel von Veranstaltungen. Bereits im Juli war „Modell Bergen" auf 2 Festen vertreten, auf dem Dorf- und auf dem Fischerfest. In beiden Fällen wurde unter dem Motto „Sommerleichte Feste feiern" ein Alternativangebot an Getränken und Salaten offeriert. Wer den sozialen Stellenwert solcher Feste in kleinen Gemeinden kennt und mit dem Angebot an Getränken und Speisen bei solchen Gelegenheiten vertraut ist, kann Reiz und Risiko eines solchen Unternehmens ermessen. Es ging gut, sehr gut sogar. Das Angebot wurde als Bereicherung und nicht als erhobener Zeigefinger empfunden. Allerdings wurde „Modell Bergen" auch hier massiv von der „Prominenz" unterstützt, man zeigte sich an diesem Stand und gab sozusagen ein Vorbild. Ohne diese demonstrative Hilfe wären Präventionsprogramme in dieser Gemeinde wohl nur noch mit Minderheiten durchführbar (über lokale Eß- und Trinkgewohnheiten vgl. Hetzel et al., im Druck).

Im Oktober fand an der Schule die Aktion „Gesundes Schulfrühstück" statt, vorbereitet durch einen Elternabend. Diese Aktion beinhaltete Informationen und Kostproben für Schüler, eine Nachbereitung durch den Lehrer im Unterricht und für die Eltern Tips und Beispiele für ein besseres Frühstück. Während der Frühjahrsaktion, bei der landkreisweit in allen regionalen Tageszeitungen täglich ein komplettes Menü zum Fitwerden mit Einkaufsratschlägen und Gymnastiktips veröffentlicht wurde, begannen die Gespräche mit den Vermietern, den Gastwirten und den Einzelhändlern. Ziel dieser Gespräche, die über den Fremdenverkehrsverein liefen, war, das Angebot an gesundem Frühstück, Lokalessen und gesunden Nahrungsmitteln im Einzelhandel zu vergrößern. Rechtzeitig zu Beginn der Saison gab es dann in fast jeder Gaststätte „besondere" Menüs auf eigener Speisekarte, bei vielen Vermietern „gesundes" Frühstück und in zahlreichen Geschäften spezielle Hinweise für fettarme, salzreduzierte und ballaststoffreiche Nahrungsmittel. Zusätzlich wurde von „Modell Bergen" ein Computer-TÜV des Speisezettels angeboten. Dabei konnte man sich schwarz auf weiß ausdrucken lassen, was man im Lauf des Tages an Kalorien zu sich genommen hatte. Das war der Anlaß zu ausführlichen Gesprächen über Ernährungsgewohnheiten und darüber, wie man sie verändern und verbessern kann. (Eine ausführliche Darstellung des Schwerpunkts Ernährung findet sich bei Feichtinger u. Hämmerle 1986.)

Seit Winter 1984 wurden in Kirchanschöring an der Volkshochschule Kurse von „Modell Bergen" angeboten. Hauptsächlich wurden dabei Themen in Zusammenhang mit Streß behandelt. Bis jetzt wurden 14 Veranstaltungen abgehalten.

Breiten Raum nehmen Gesundheitsthemen in den regelmäßig erscheinenden Gemeindemitteilungen ein. Ebenso ist die häufige Berichterstattung in der lokalen Tageszeitung über präventive Aktivitäten eine wichtige Unterstützung. Diese Aktionen (insgesamt über 60 Einzelaktionen) und die zahlreichen formellen und informellen Kontakte führten dazu, daß „Modell Bergen" nahezu jedem Gemeindemitglied bekannt wurde, v. a. auch den engagierten Personen in der Gemeinde, die selbst etwas zum Programm beitragen wollen.

Eine Forderung an das Programm der DHP ist, daß es nicht allein auf dem Einsatz von externen Professionellen basiert, sondern von qualifizierten und engagierten Gemeindemitgliedern umgesetzt werden kann. Diese Personen werden als Multiplikatoren bezeichnet. Die Definition des Multiplikators hat im Rahmen von gemeindegetragenen Programmen mehrere Aspekte zu berücksichtigen, u. a. die Zielgruppenbeschreibung, wie sie nach der Einteilung nach Daseinsgrundfunktionen vorgenommen werden kann, oder die Zeitperspektive der interventiven Aktion.

Im folgenden wird eine Klassifikation von Multiplikatoren im Rahmen gemeindegetragener Präventionsprogramme vorgestellt, wie sie sich v. a. bei der Arbeit im ländlichen Raum unter strategischen Implementationsgesichtspunkten als sinnvoll erwiesen hat (Tabelle 1).

Im Vordergrund steht dabei die Einteilung nach der Funktion bei der Programmumsetzung. (Eine ausführliche Darstellung findet sich bei Vogt 1987, Zur Mittlerfunktion von Multiplikatoren in gemeindegetragenen Programmen, unveröffentlicht.)

Transporteur kann ein Geschäftsinhaber sein (z. B. Apotheke, Bäckerei oder Sportgeschäft), der bereit ist, Informationsmaterial aufzulegen, oder der seine Ladentür für Plakate zur Verfügung stellt. Es kann sich auch um einen Redakteur einer Zeitung handeln, der ihm zugesandte Artikel übernimmt. Im Unterschied zum Health-promoter geht die Initiative nicht von ihm selbst aus.

Freiwillige Helfer stellen sich in ihrer Freizeit bei der Durchführung von Aktionen zur Verfügung. Bei Gesundheitsfesten leisten sie beispielweise organisatorische Hilfe, gestalten Rahmenprogramme oder sind an der Verteilung von Kostproben beteiligt.

Der Unterschied zwischen Absolventen von Fort- und Weiterbildungsprogrammen ist v. a. darin zu sehen, ob ihre Aktivität eher in einer Qualitätsverbesserung eines bereits vorher bestehenden Angebots zu sehen ist, wie etwa bei der Gesundheitsberatung durch Ärzte, oder ob aus dem Besuch eines Seminars ein völlig neues Angebot entsteht, wie das bei der Gründung von Lauftreffs durch

Tabelle 1. Klassifikationsschema von Multiplikatoren. Einteilung nach der Funktion bei der Umsetzung von Interventionsmaßnahmen im Rahmen gemeindegetragener Präventionsprogramme

Multiplikator	Funktion im Interventionsprogramm
Transporteur	Vermittler von Botschaften; Verteilung von Informationsmaterial
Freiwilliger Helfer	Hilfe bei der Durchführung von Aktionen, wie z. B. Gesundheitsfesten
Absolvent von Fortbildungsprogrammen	Verbesserung von bestehenden Angeboten
Absolvent von Weiterbildungsprogrammen	Zusätzliche neue Angebote
Health-promoter	Selbständige Initiierung von Programmen; aktive Beteiligung an der Durchführung
Health-manager	Programmförderung durch Bereitstellung von Ressourcen; Einsatz der eigenen Machtposition

geschulte Gruppenleiter der Fall ist. Bei beiden Multiplikatorgruppen wird davon ausgegangen, daß die Voraussetzung für ihre interventive Tätigkeit im Präventionsprogramm durch den Besuch eines Seminars erworben wird. Diese Definition liegt dem im Interventionskonzept der DHP verwendeten Multiplikatorenbegriff zugrunde (Hoffmeister et al. 1983, unveröffentlicht). Wie vorliegende Erläuterungen zeigen, wurde er dort zu eng gefaßt.

Der Health-promoter ist v. a. ein aktives Gemeindemitglied, das in seinem Umfeld aus eigener Initiative heraus und unter persönlichem Einsatz den Gedanken einer gesünderen Lebensweise propagiert, sei es durch Gespräche und Informationsweitergabe oder durch die Durchführung von Veranstaltungen. Im Landkreis Traunstein engagierten sich beispielsweise Journalisten, die über gesundheitsrelevante Themen berichteten, und Bürger, die Gesundheitstage veranstalteten.

Im Gegensatz zum Health-promoter wird der Health-manager nur selten selbst aktiv im Sinne einer Beteiligung bei der Durchführung von Aktionen. Diese Multiplikatoren helfen in erster Linie, die Idee der Prävention umzusetzen, indem sie ihren Einfluß geltend machen und Ressourcen zur Verfügung stellen. Die eigentliche Aktion wird dann meist von anderen Personen ausgestaltet. Beispiele hierfür sind etwa ein Schulrektor, der die Aktion „Gesundes Schulfrühstück" an seiner Schule ermöglicht, oder ein Bürgermeister, der den Bau eines Sportlehrpfades anregt.

Mittlerweile ist es „Modell Bergen" gelungen, in Kirchanschöring Multiplikatoren aller oben genannten Arten zu finden. Gemeindeverwaltung, Kirche, Schule, Sportvereine, Fremdenverkehrsverein, Einzelhandel, Bäcker, Metzger, Gaststätten, Banken, Vermieter von Gästebetten und die Volkshochschule sind einbezogen. Sogar amerikanische Wissenschaftler informierten sich über den Stand der Prävention in dieser Gemeinde.

Die Gemeinde erstellte mittlerweile einen Sportlehrpfad, und überall sieht man das neue Signet der Gemeinde, ein Herz, in dem der Dorfkern abgebildet ist, mit der Umschrift „Mehr Gesundheit – Mehr Lebensfreude". Damit konnte ein weiterer Schritt erreicht werden, nämlich die generelle Visualisierung von „Gesundheit" im Ortsbild, verbunden mit der strukturellen Verankerung von Programmteilen.

Besonders zu eigen gemacht hat sich der Fremdenverkehrsverein die Ziele der Studie. Die gesamte Imagewerbung für den Fremdenverkehrsort Kirchanschöring steht unter dem Motto „Gesundheit"; und die Übernachtungszahlen sind gestiegen.

In dieser Entwicklung zeigt sich ein wesentliches Spezifikum des Begriffs „ländlicher Raum". Bedingt durch die enge soziale Verflechtung der entscheidenden Personen und durch die relativ wenigen Mitglieder des „inneren Kreises" ist in solchen Gemeinden eine dichte Kommunikationsstruktur vorhanden, die gleichzeitig eine hohe Bewertungssicherheit auszeichnet. Zuverlässigkeit und Glaubwürdigkeit des einzelnen sind hier Erfahrungswerte und hängen nicht so sehr vom argumentativen Kontext ab. Wenn in einer derartigen Kommunikationsstruktur neue Vorschläge von den Personen mit der höchsten Glaubwürdigkeit eingebracht werden, dann findet sich nicht nur eine solide Mehrheit dafür, sondern der Vorschlag selbst erhält ein zusätzliches, unbestrittenes Gewicht.

Durch die kurzen Wege, die Häufigkeit der Kontakte und die hohe Kommunikationssicherheit gelingt es rasch und umfassend, den neuen Topos zum vertrauten Gegenstand zu machen. Umgekehrt gilt natürlich ähnlich, wenn ein Vorschlag von dieser Personengruppe abgelehnt wird, daß die Türen zu dieser Gemeinde – zumindest zunächst – verschlossen sind.

An diesem kurz skizzierten Ablauf der Implementation des DHP-Programms in der Gemeinde Kirchanschöring wird deutlich, wie entscheidend die Adaptation eines allgemeinen Programms an die gemeindespezifischen Möglichkeiten ist. Die Implementation steht – oder fällt – mit der Flexibilität und Plastizität des Programms und der sozialen Phantasie derjenigen, die es durchführen, sowohl auf der Seite der Gemeinde als auch der der Studie. (Zum Verhältnis Wissenschaft und Gemeinde vgl. Hüllemann 1986.)

Die oben genannten Bedingungen müssen größtenteils erfüllt sein, ehe ein Topos von außen, wie es ein Präventionsprogramm darstellt, integraler Teil der Gemeindepolitik wird. Zunächst ist das nicht selbstverständlich, denn Gesundheit oder Gesundheitspolitik sind nicht Bestandteile von Gemeindepolitik. Gesundheitspolitik ist auf höheren politischen Ebenen angesiedelt, Gesundheit gilt als Privatsache bzw. als Aufgabe des Gesundheitssystems. Daher ist es wenig erfolgversprechend, zu versuchen, neue Gesundheitsstrukturen in den Gemeinden zu verankern. Die bayerische Gemeindeordnung sieht das auch gar nicht vor. Vielmehr muß versucht werden, zu zeigen, daß Gesundheit das Resultat des lebensweltlichen Kontextes ist und nicht ein isoliert herstellbares Gut. Wird Gesundheit als Folge von Lebensweisen und Lebensbedingungen gesehen, wird allerdings die Rolle der Gemeinde als mitbestimmender Faktor deutlich. Form und Struktur einer Gemeinde und noch mehr die Atmosphäre einer Gemeinde bilden einen großen Teil der alltäglichen Lebensqualität. Für die Gesundheit der Bewohner spielt es eine große Rolle, was man in einer Gemeinde tun kann, wobei „können" 2 Dinge meint: einmal die äußere Möglichkeit und zweitens die soziale Akzeptanz. Die schönste Turnhalle wird nichts nützen, wenn „man" nicht dorthingeht, weil das sozial nicht akzeptiert wird. Gerade diese Atmosphäre kann von einer Studie nicht verordnet werden, diese kann aber einiges dazutun, damit sie sich entwickelt.

Es wäre sicher verfrüht, aus diesen Erfahrungen schon endgültige Schlüsse zu ziehen; dennoch können aus den bisherigen, noch sehr vorläufigen Ergebnissen bereits einige Konsequenzen gezogen werden.

Eine erfolgreiche Intervention auf Gemeindeebene muß:
1. über weitgehende, abgesicherte und aussagekräftige Informationen über Struktur und Interessen der Gemeinde verfügen,
2. über ein umfassendes, abgeprüftes, flexibles und modulares Programmangebot verfügen,
3. über elaborierte Techniken der Vermittlung und Abgleichung von wissenschaftlichen Zielen und kommunalen Bedürfnissen verfügen,
4. über ein entwickeltes System zur Auffindung, Fort- und Weiterbildung sowie Unterstützung von Multiplikatoren verfügen,
5. über einen eingespielten Apparat zur Außendarstellung der Intervention verfügen,

6. über die Einsicht verfügen, daß Prävention in der Gemeinde stattfindet und nicht an universitären Schreibtischen.

Literatur

Feichtinger E, Hämmerle C (1986) Deutsche Herz-Kreislauf-Präventionsstudie: Ein gemeinde-orientierter Ansatz zur Ernährungsaufklärung. Ernährungslehre und Praxis, Beilage zur Ernährungs-Umschau für die Unterrichtung und Fortbildung von Mittlerkräften
Friedman GD (1974) Primer of epidemiology. McGraw-Hill, New York
Hetzel K, Hüllemann K-D, Vogt M (im Druck) Blood pressure levels of residents of a rural county in the FRG compared with local intake behavior and physical activity. In: Proceedings of the XI. International Congress of Preventive and Social Medicine. Madrid
Hüllemann K-D (1986) Herz-Kreislauf-Prävention. In: Gross RWJ (Hrsg) Wege der Gesundheitsforschung. Springer, Berlin Heidelberg New York Tokyo
Hüllemann K-D, Roleff K (1982) Sport-Lehr-Pfad. Bergen
Kelly JG (1968) Toward an ecological conception of preventive interventions. In: Carter JW Jr (ed) Research contributions from psychology to community mental health. Behavioral Publications, New York
Rogers EM (1983) Diffusion of innovations, 3rd edn. The Free Press, New York
Spiegel I, Hüllemann K-D (1986) Intervention im ländlichen Raum. Einjahresbilanz des Konzepts „Gemeindezugang" in den dörflichen Gemeinden des Landkreises Traunstein. DHP Forum 1:88–98
Vincent TA, Trickett EJ (1983) Preventive interventions and the human context: Ecological approaches to environmental assessment and change. In: Felner RD, Jason LA, Farber SS (eds) Preventive psychology. Theory research and practice. Pergamon, New York Oxford Toronto

Realisation des Konzepts Gesundheitserziehung der Pädagogischen Hochschule Freiburg an einem konkreten Beispiel: Landesgartenschau 1986 im Haus „Natur und Gesundheit"

V. Schneider, E. Kleinfelder, R. Schmidt-Weller

Einleitung

Der von der Arbeitsgruppe Gesundheitserziehung an der Pädagogischen Hochschule Freiburg vertretene Ansatz der Gesundheitsfaktoren muß auf seine Realisationsmöglichkeiten hin natürlich überprüft werden.

Die Gelegenheit, an die Öffentlichkeit zu treten, ergab sich im Sommer 1986 während der Landesgartenschau im Rahmen der Mitarbeit in der Arbeitsgemeinschaft Gesundheitserziehung und Gesundheitsbildung im Stadtkreis Freiburg.

Die Arbeitsgemeinschaft konnte uns Zeiten für unser Vorhaben in einem eigens eingerichteten Haus „Natur und Gesundheit" zur Verfügung stellen.

Das Ziel war, das Konzept an geeignet erscheinenden ausgewählten Beispielen transparent zu machen und eine Rückmeldung von den Betroffenen, von Studenten und Veranstaltern zu erhalten.

Die Betroffenen waren zufällig hereinschauende Landesgartenschaubesucher, die aufgefordert waren, ihre Eindrücke in einem „Gästebuch" zu notieren, wobei die Kinder ihre Eindrücke in Form von Zeichnungen festgehalten haben. Ein Überblick über die Meinungen der beteiligten Studenten als „Lehrpersonen in Gesundheitserziehung" und als Teilnehmer ergab sich aus vielen intensiven Gesprächen.

Zur Überprüfung unseres Ansatzes wählten wir die folgenden Themen:
- Schule als Arbeitsplatz,
- Schulfrühstück,
- Spiele sind mehr als Spiele.

Schule als Arbeitsplatz

Durch Einrichtung eines historischen Schulzimmers aus den Jahren 1910–1920 wurde ein Blickfang geschaffen, der Eltern, Großeltern und Kinder gleichermaßen anzog.

In Gesprächen wurden dann die Besucher für die Problematik „Klassenraum als Lernort der Kinder" sensibilisiert.

Körperliche und hygienische Möglichkeiten und Vorrichtungen wurden besprochen und psychohygienische Aspekte bestimmter pädagogischer Maßnahmen (Eselsbank) erörtert. Ein Vergleich zwischen „damals" und „heute" hinter-

U. Laaser, G. Sassen, G. Murza, P. Sabo (Hrsg.)
Prävention und Gesundheitserziehung
© 1987 Springer-Verlag Berlin Heidelberg

ließ z. T. die beabsichtigte Nachdenklichkeit, z. B. die Achtung vor der Leistung der Kinder, trotz ihres Bewegungsbedürfnisses so lange Zeit stillsitzen zu können.

Durch die Auflistung moderner medizinischer Forderungen, z. B. Schrägstellung der Schreibplatten, ergaben sich jedoch auch kritische Überlegungen zum Thema „früher" und „heute" (vgl. Katzenberger 1976, S. 79).

Die Arbeitsgruppe hat nicht Forderungen aufgestellt oder auf Mißstände hingewiesen. Das alleinige Ziel war das der Sensibilisierung für den persönlichen Arbeitsplatz und das gemeinsame Klassenzimmer. Es erscheint auch heute noch notwendig, in diese Problematik einzuführen.

Schulfrühstück

Das richtige Frühstück ist ernährungsphysiologisch und sozialpsychologisch von großer Bedeutung. Es soll Freude machen, in Ruhe und angenehmer Atmosphäre stattfinden und den persönlichen Präferenzen entsprechen. Genuß- und Geschmackswerte sollen neben dem Sättigungsgrad berücksichtigt werden. So wurden verschiedene Beispiele verschiedener Schulfrühstücke wie Müsli, Obstquark, belegte Vollkornbrote hergerichtet und angeboten. Dabei ließen sich im Gespräch neben Sachinformationen Fragen beantworten, Probleme erörtern und Erläuterungen und Vorschläge vermitteln.

Die Studentengruppe hatte sich für diese Aktivität intensiv vorbereitet. So wurde eine Befragung Freiburger Schüler nach ihren Frühstücksgewohnheiten ausgewerten (unveröffentlichte Feldbefragung von 148 Grundschülern und 183 Haupt- und Realschülern). Energetische Berechnungen von Fertigprodukten – „Imbisse" – wurden vorgenommen und im Vergleich zu den entsprechenden Werbeaussagen betrachtet und erläutert. Studenten erarbeiteten ein Faltblatt „Pausenbrote zum Reinbeißen", und eine weitere Arbeitsgruppe stellte Rezepte für verschiedene „Frühstücksliebhaber" zusammen.

Die Angebote unserer ausgewählten Schulfrühstücke kamen bei den Besuchern der Landesgartenschau gut an.

Es muß jedoch darauf hingewiesen werden, daß durchweg eine Konsumenthaltung bei Schülern und Eltern besteht. Die Eltern lassen sich dabei leichter motivieren, das „richtige" Schulfrühstück nach der Probierphase ernstlich einmal in die Überlegungen einzubeziehen, selbst etwas für die Gesundheit zu tun. Hierbei greift aber eher das Argument der „Leistungssteigerung" als das Argument der körpergerechten Ernährung. Das Ergebnis unserer Beobachtungen war, daß ein „gesundes Frühstück" nur in enger Kooperation mit den Lehrern, Schülern und Eltern sinnvoll erscheint. Es bedarf eines breiten Engagements aller, wenn dieses Projekt gelingen und zur Dauereinrichtung werden soll.

Diese unsere Erfahrungen decken sich weitgehend mit einem kurzen Bericht (vgl. Nagel 1986, S. 227), in dem Ernährungserziehung als interdisziplinäre Aufgabe verdeutlicht und gefordert wurde.

Spiele sind mehr als Spiele

Das Vorbereitungsteam der Pädagogischen Hochschule hat mit sehr viel Fleiß zahlreiche Spiele ausgewählt, die von 3- bis 90jährigen Menschen miteinander gespielt werden können, Spiele, bei denen es keine Sieger und Besiegte gibt, Spiele zum Kennenlernen, zum Vertrautwerden, Bewegungsspiele, Kommunikationsspiele, Gestaltungs-, Rollen- und Situationsspiele usw.

Eine ganze Spielsammlung wurde durch die beteiligten Studenten erstellt, mit dem Sinn, sie gleich in das gesundheitliche Tun einzubinden. Dabei ging es auch um die für Lehrerstudenten nicht selbstverständliche Erfahrung, daß sozialintegriertes Tun Freude macht.

In einem Faltblatt wurden interessierte Eltern, Schüler und Lehrer auf den Sinn dieser Aktion hingewiesen und Literatur angegeben.

Durch Gespräche nach den Spielen wurde deutlich, wie die Aktion angekommen ist: Kinder sahen ohne weiteres den Zusammenhang zwischen Tun (das z. T. recht anstrengend war) und Gesundheit ein. Aber beteiligten Erwachsenen fiel dies wesentlich schwerer. Viele Erwachsene lehnten besonders diese Aktivität als „Kinderkram" ab, blieben aber doch als „Zuschauer" erhalten.

Die für die Landesgartenschau ausgewählten Beispiele erschienen uns besonders geeignet: Sie sind nicht außergewöhnlich, sondern sollten eben täglich wiederkehrende Situationen sein, betrachtet unter dem Gesichtspunkt Gesundheit, wobei wir versucht haben, die zufälligen Besucher anzusprechen.

Und gerade darin liegt das Besondere: Gesundheitsfaktoren zu erleben, zu erkennen und evtl. zu verwirklichen, so daß sie im Lebensprozeß eingebunden werden können.

Gesundheit ist ein sehr persönliches Geschehen, das auf der Wertschätzung gründet, die jeder sich selbst und anderen gegenüber empfindet und zu leben bereit ist.

Literatur

Katzenberger LF (1976) Hygiene in der Schule. Prögel, S 79
Nagel A (1986) Ernährungsumschau 7, S 227 (Umschau-Verlag, Frankfurt am Main)

Konzepte, Kooperationsstile und Kompetenzen der Berufsgruppen in der „Gesundheitsberatung für Erwachsene" in Berlin

H. Grünewald, M. Wolf

Einleitung

Gesundheitliche Prävention durch Gesundheitsberatung wird vielfach als Bestandteil des ärztlichen Handelns in der Allgemeinpraxis angesehen (vgl. Grünewald u. Wolf 1985, S. 14/15). Inwieweit dies in zureichendem Umfang geschieht oder auch überhaupt möglich ist, muß hier offen bleiben.

Angesichts der Ausbreitung der Zivilisationskrankheiten und der eminenten Kostensteigerungen im Gesundheitswesen hat sich der öffentliche Gesundheitsdienst seit den 70er Jahren verstärkt um gesundheitliche Prävention bemüht. Dies hat u. a. Ausdruck in den neueren Gesetzen über den öffentlichen Gesundheitsdienst (öGD) gefunden. In West-Berlin wurden in diesem Sinne auf der Grundlage einer Senatsvorlage in den Jahren 1979–1981 in 8 von 12 Bezirken an den lokalen Gesundheitsämtern Stellen zur Gesundheitsberatung eingerichtet. Diese Stellen mit der Bezeichnung „Gesundheitsberatung für Erwachsene" (GBE) haben folgende Aufgaben:
a) erwachsene Bürger vorbeugend sozialmedizinisch zu beraten,
b) behördliche und freie gemeinnützige Institutionen bei der Vorbereitung und Durchführung gesundheitserzieherischer Maßnahmen fachlich zu beraten, zu unterstützen oder derartige Veranstaltungen selbst durchzuführen sowie
c) behördliche und freie gemeinnützige Stellen unter Berücksichtigung von deren Aufgaben und Zuständigkeiten geriatrisch und fachlich zu beraten und zu unterstützen (vgl. Senatsvorlage Nr. 276 vom 5. 2. 1979).

Die Autoren haben Leistungen und Wirkungen dieser Stellen in einer Fallstudie untersucht (Grünewald u. Wolf 1985). Eine Zusammenfassung der Ergebnisse dieser Untersuchung wird demnächst publiziert (Grünewald u. Wolf, im Druck). In dieser Hinsicht wird deshalb auf den Untersuchungsbericht und die Kurzfassung verwiesen.

Hier soll nun auf einen Teilgesichtspunkt eingegangen werden, der für die laufende Arbeit der Gesundheitsberatung, ihre Fortsetzung und Weiterentwicklung sowie für eine mögliche Übernahme des in Berlin entwickelten Konzepts andernorts von besonderer Bedeutung ist: die Konzepte, Kooperationsformen und Kompetenzen der an der Gesundheitsberatung beteiligten Berufsgruppen. Implizit wird dabei auch die eingangs angeschnittene Frage erörtert, ob eine Gesundheitsberatung in der Praxis des Allgemeinmediziners in einer hinreichend differenzierten Form möglich ist.

U. Laaser, G. Sassen, G. Murza, P. Sabo (Hrsg.)
Prävention und Gesundheitserziehung
© 1987 Springer-Verlag Berlin Heidelberg

Der einleitende Abschnitt über die Personalstruktur nach der Senatsvorlage rekurriert auf diese rechtliche Grundlage der GBE und diskutiert Problemstellungen, die sich hieraus ergeben. Im folgenden Abschnitt über Stellenleitung und Teaminteraktion wird auf die tatsächliche Besetzung der Personalstellen eingegangen, die vielfach abweichend von der Senatsvorlage erfolgte, weil sich im Laufe der Arbeit herausstellte, daß oft Stellenleiter aus anderen Berufsgruppen für die Arbeit geeigneter waren. Im dritten Abschnitt werden die Tätigkeiten und Kompetenzen der anderen Mitarbeiter beschrieben und diskutiert.

Personalstruktur gemäß der Senatsvorlage

Im Hinblick auf die künftigen Mitarbeiter wird in der Senatsvorlage zur Errichtung der GBE von einem „Team" aus mehreren hauptamtlichen bzw. teilzeitbeschäftigten Mitarbeitern gesprochen. Sie sollen „Gesundheitsberufen" angehören, und „typischerweise" sollen dazu Arzt, Krankenschwester, Diätassistentin und Krankengymnastin gehören. Auch Psychologen könnten einen „sinnvollen Beitrag leisten".

Prinzipiell wird folgendes Personal für jede Beratungsstelle benötigt: ein Arzt, ein Krankengymnast, ein Arzthelfer, eine Krankenschwester sowie ein Diätassistent, d. h. mindestens 5 Stellen.

Was bedeutet diese Personalstruktur für die Struktur der GBE? Obwohl auch Psychologen zugestanden wird, in der GBE sinnvolle Beiträge leisten zu können, ist die prinzipiell formulierte Zuweisung der Personalstellen so, daß unter ärztlicher Leitung traditionell als Heilhilfsberufe bezeichnete Berufsgruppen tätig werden sollen. Auf den ersten Blick erstaunlich ist das in einer „Gesundheitsberatung" bei Krankenschwestern und Arzthelferinnen, d. h. traditionell auf (Kranken)behandlung und nicht auf (Gesunden)beratung eingestellten Berufen. Ihre Integration in das Team der GBE hatte den Grund, daß zur Zeit des Entwurfs der Senatsvorlage im klinischen Bereich Betten und Stellen erheblich reduziert wurden. Das freigesetzte Personal mußte anderweitig eingesetzt werden, und so lag der Gedanke nahe, neugeschaffene Stellen im öGD, wie die GBE, vergleichsweise kostengünstig aufzubauen, wenn dieses Personal in die neuerrichteten Stellen übernommen werden könnte. Mit dieser zweifellos ökonomischen Lösung mußte sich die GBE aber das Problem einhandeln, daß sich in den Stellen zunächst eine Interaktionsstruktur ähnlich derjenigen in der Praxis des niedergelassenen Arztes reproduzieren würde. Der Stellenleiter ist ein Arzt, die Hilfsberufe Krankenschwester und Arzthelferin definieren sich traditionell in bezug auf ihn, und die Berufe mit einer fachlich eigenständigeren Qualifikation (Krankengymnast, Diätassistent) sind von der Leitungsstruktur her in diese Interaktionsstruktur eingebunden.

Angesichts der Aufgabenstellung der Gesundheitsberatung – Beratung (oder Erziehung), aber nicht Behandlung – wird hier eine mögliche Konfliktlinie deutlich: Das Personal ist von seiner Berufsausbildung und seiner bisherigen Berufserfahrung her auf die Behandlung von Patienten hin sozialisiert, soll nun aber beraten und erziehen. Allein aus der Kenntnis der Senatsvorlage läßt sich daher vermuten, daß entweder die traditionell behandelnden Berufe in der GBE eine an Behandlung angelehnte Beratung praktizieren werden oder daß die Mitarbeiter bzw. Mitarbeiterinnen, die das nicht tun, sich umorientieren müssen, um den neuen Anforderungen gerecht zu werden.

Stellenleitung und Teaminteraktion

Die Relevanz der Stellenleitung und der Teaminteraktion für die Arbeit der Gesundheitsberatung liegt im wesentlichen darin, daß die Interaktionsstruktur der Mitarbeiter und v. a. der Leiter Modellfunktion haben. Die Berufszugehörigkeit des Leiters impliziert Interaktionsstile mit Mitarbeitern und Klienten, die die Beratungsstelle und ihre Arbeit beeinflussen. Sie werden im folgenden an den verschiedenen Berufsgruppen der Stellenleiter(innen) der GBE erörtert.

Der Leiter hat über seine Ausbildung und berufliche Sozialisation eine bestimmte Sichtweise gesundheitlicher Probleme und eine bestimmte Handlungspraxis erworben, was sich insbesondere darin ausdrückt, wen er als Adressat der Arbeit der GBE ansieht und wie er mit diesen Adressaten umgeht. Dies drückt sich schon in der Terminologie aus: Ärzte haben Patienten, Psychologen Klienten, Pädagogen Schüler und Erwachsenenpädagogen Erwachsene als Adressaten ihrer Arbeit, Typisierungen von Adressaten, die einen spezifischen Umgang mit diesen und deren Problemen schon begrifflich nahelegen. Für die gegenwärtigen Stellenleiter stellt sich dies wie folgt dar:

Für die *ärztlichen Leiter* ist ihr berufliches Selbstverständnis im großen und ganzen unproblematisch. Alle sehen ihre Tätigkeit als Teil der Aufgabe des Arztes an, wobei v. a. die psychologischen und kommunikativen Aspekte der ärztlichen Rolle betont werden, wie sie sich im Berufsbild des ärztlichen Psychotherapeuten zusammenfassen lassen. Daneben wird die gesundheitliche Prävention als spezifische „neue" (oder wieder zu aktualisierende) ärztliche Aufgabe angesehen, die gerade angesichts der „Zivilisationskrankheiten" gegenüber den kurativen Funktionen des Arztes mehr Gewicht bekommen muß und die eigene Arbeit bestimmt.

Die *Psychologen* stehen stärker als die Ärzte unter der Selbstverpflichtung, ihre berufliche Rolle im Gesundheitsamt, speziell in der GBE zu begründen. Der Kern dieser Begründung sind die über die Berufsausbildung erworbenen psychologischen, v. a. gruppendynamischen und psychotherapeutischen Fachkompetenzen sowie ihre Fähigkeit, bei verschiedenen Inhalten insbesondere die Vermittlung derselben zu beherrschen. Sie betonen den Beratungsaspekt der GBE im Sinne eines prätherapeutischen Umgangs mit Problemen der Klienten. Inhaltlich beziehen sie sich ebenso wie die interviewten Ärzte auf ein psychosomatisches Verständnis von Krankheit und Gesundheit in einem sozialen Kontext. Hier liegt auch das Schwergewicht ihrer fachlichen Arbeit.

Dem *Erwachsenenpädagogen* ist seine Berufsrolle in der GBE vergleichsweise unproblematisch und selbstverständlich. Er kann auch – wie die Interpretation der Senatsvorlage gezeigt hat – sehr unproblematisch auf die dort im Vordergrund stehende Konzeption der GBE zurückgreifen und seine Qualifikation, pädagogisch mit Erwachsenen umzugehen, ohne weiteres in den Dienst einer Gesundheitserziehung für Erwachsene stellen. Wie für die Psychologen sind auch für ihn in erster Linie nicht die spezifischen Inhalte der Arbeit Anlaß, sich als für die GBE beruflich qualifiziert anzusehen, sondern seine Kompetenzen für die Vermittlung von unterschiedlichen Inhalten insbesondere in der Gruppenarbeit. Daneben verfügt er aber auch über spezifische gesundheitspräventive Fachkenntnisse, die er in die Arbeit einbringt.

Der *Biologe* vertritt ein forciert naturwissenschaftliches Selbstverständnis der Inhalte der Arbeit der GBE. In seinem Selbstverständnis ist die Biologie ein Teil des „harten Kerns" der Medizin als (Natur)wissenschaft, die Informationen und objektive Befunde stellt, die die Adressaten der GBE zur Kenntnis nehmen sollen, um dann selbst Konsequenzen aus diesem Wissen für ihr Handeln zu ziehen. Wie sie vermittelt werden, interessiert ihn nur am Rande, wiewohl er sich durch seine zusätzlichen pädagogischen Qualifikationen auch hierfür qualifiziert sieht.

Die Zugehörigkeit zu bestimmten Berufsgruppen legt außerdem, vermittelt über die berufliche Sozialisation, nicht nur ein Wissenschaftsverständnis, einen adressatenbezogenen Handlungstypus und ein Konzept des Adressaten nahe, sie impliziert in der Regel auch bestimmte Präferenzen für die Art und Weise der *Kooperation mit anderen Berufsgruppen.* So ist die Rolle des Arztes traditionell sowohl in der Praxis wie in der Klinik darauf ausgerichtet, mit Mitarbeitern zu kooperieren, die Untergebene sind und dem Arzt als Verantwortlichem zuarbeiten (Arzthelferin, Krankenschwester u. a.). Ärztliche Leiter von Stellen im Gesundheitsamt sind so durch ihre berufliche Rolle und Sozialisation grundsätzlich darauf eingestellt, Mitarbeiter verantwortlich zu leiten. In der Senatsvorlage zur Errichtung der GBE ist diese Funktion deutlich enthalten, da die anderen Mitarbeiter entweder dem Arzt unmittelbar zuarbeiten (Arzthelferin, Krankenschwester) oder den sog. Heilhilfsberufen angehören (Krankengymnastin, Diätassistentin). Diese Personalstruktur stützt die beruflichen Leitungskompetenzen der dort tätigen Ärzte auch von den komplementären Rollenerwartungen der Mitarbeiter her. Empirisch hat sich dies am eindrucksvollsten dort bestätigt, wo Stellen aufgrund diskontinuierlicher oder (durch anderweitige Verpflichtungen bedingt) nur rudimentärer ärztlicher Leitung stets darauf orientiert blieben, daß jemand (der Arzt) ihre Beratungstätigkeit anleitet und sie dadurch verhindert waren, selbst die Initiative zu ergreifen.

Bei den anderen 3 genannten Berufsgruppen gehört die Qualifikation zur Leitung anderer Mitarbeiter nicht so zur Berufsrolle wie beim Arzt. Leitungskompetenzen stellen hier zusätzliche Kompetenzen dar, die vielleicht vorhanden sind, vielleicht aber auch erst in der konkreten Tätigkeit der Leitung einer Stelle erworben werden müssen. Daneben gilt, daß die anderen Mitarbeiter (das medizinische Hilfspersonal und die Heilhilfsberufe) auf die professionellen Handlungsmuster von Psychologen, Erwachsenenpädagogen und Biologen nicht derart komplementär eingestellt sind wie auf die der Ärzte.

Empirisch haben sich diese strukturellen Bedingungen der Leitung und Teamkooperation so ausgewirkt, daß i. allg. die ärztlichen Leiter am wenigsten Probleme mit der Wahrnehmung ihrer Leitungsfunktion hatten, eben weil diese durch die Personalstruktur implizit mitgesetzt war. Leiter aus anderen Berufsgruppen haben entweder aus beruflicher Vorerfahrung Leitungskompetenzen mitgebracht, oder sie mußten in z. T. langwierigen Lernprozessen erst ein ihnen persönlich und zu ihrem Selbstverständnis und ihrer beruflichen Funktion sowie den Erwartungen der anderen Mitarbeiter entsprechendes Handeln und Selbstverständnis entwickeln.

Die *Teaminteraktion* ist durch die Zusammensetzung der Berufsgruppen gemäß der Senatsvorlage vorstrukturiert. Es ist vielfach zu beobachten, daß sich die aus den Personalvorgaben der Senatsvorlage abzuleitende Struktur der ärztlichen Praxis in den Stellen realisiert hat. Im einzelnen hat diese Strukturreproduktion unterschiedliche Ausprägungen gefunden. Das Spektrum reicht von Stellen mit einer deutlichen Hierarchie unter ärztlicher Leitung bis zu Stellen mit einem formell leiterbezogenen, zugleich inhaltlich weitgehend egalitären Arbeitsstil. Dort, wo der Arbeitsstil inhaltlich weitgehend egalitär ist, gelingt es den Stellen auch, über die Funktion ihrer Arbeit als Beitrag zur gesundheitlichen Prävention zu reflektieren und zu diskutieren. Wo dies nicht der Fall ist (überstrukturierte oder unterstrukturierte Leitung), ist die Stelle damit ausgelastet, das Notwendige zu besprechen, um ein angemessenes Angebot darstellen zu können.

Neben dem Leitungsstil sind hier auch die Kompetenzen der Mitarbeiter bedeutsam. Fachlich souveräne Mitarbeiter mit zusätzlichen Kenntnissen (über Fortbildung oder übergreifende Interessen) sind für eine tatsächliche egalitäre Zusammenarbeit natürlich befähigter als Berufsanfänger oder Mitarbeiter, die für sich spezifische Qualifikationen für die Arbeit in der GBE erst zusätzlich erwerben müssen.

Eine Veränderung der anfangs weit verbreiteten Interaktionsstruktur analog der ärztlichen Praxis wird inzwischen auch dadurch bewirkt, daß mehr und mehr Mitarbeiter eingestellt werden, die auf diese Kooperationsformen in ihrer bisherigen Berufspraxis nicht eingestellt sind, wie Psychologen, Sozialarbeiter oder Soziologen (geplant).

Ein wesentliches Instrument zur Verbesserung einer inhaltlich egalitären Arbeitsstruktur wird bislang nur am Rande aus speziellem Anlaß eingesetzt: die gemeinsame Besprechung von Fällen. Das meint gleichermaßen einzelne Klienten wie übergreifende Projekte als Fälle, zu deren Erörterung und Klärung alle Mitarbeiter aus ihrer beruflichen Perspektive etwas beitragen können. Eine solche fallbezogene Fortbildung innerhalb des Teams ist jedenfalls für die Teaminteraktion produktiver, weil egalitärer zu bearbeiten, als eine, in der vom Leiter zu Sachfragen referiert und Wissen vermittelt wird.

Mitarbeiter

Neben Ärzten, Psychologen, Biologen und Erwachsenenpädagogen sind in der GBE Diätassistentinnen, Krankengymnastinnen, Gymnastiklehrerinnen bzw. Sportgruppenleiterinnen, Krankenschwestern, Arzthelferinnen, Sozialarbeiter sowie eine Altenpflegerin und Verwaltungskräfte tätig.

Diätassistentin

Die Diätassistentinnen kommen, sofern es sich nicht um Berufsanfängerinnen handelt, in der Regel aus dem klinischen Bereich, wo sie in einer Diätküche tätig waren. Von daher haben sie zunächst wenig Erfahrung mit Beratung bzw. Erziehung in diätetischen und Ernährungsfragen. Die neue Situation, die Diätassistentinnen in der GBE fanden, hat vielfältige Fortbildungsinteressen stimuliert. Diese richteten sich entweder darauf, fachlich (z. B. zur Ernährungsberaterin) weitergebildet zu werden oder zielten auf zusätzliche Qualifikationen im Bereich psychosozialer Beratung (zur Fortbildung im einzelnen s. unten).

Die Arbeit der Diätassistentinnen repräsentiert einen zentralen Inhalt der GBE, den Bereich Ernährung/Diät – eine physiologische Grundfunktion und qualitativ wie quantitativ ein wesentlicher Bestandteil der gesundheitspräventiven Arbeit der GBE. Als Heilhilfsberuf ist ihre Tätigkeit auch von der Rollenstruktur her gut darauf abgestimmt, mit einem (in der Regel ärztlichen) Leiter fachlich kompetent zu kooperieren. Schließlich bringt die rege Nachfrage nach den Angeboten in diesem Bereich den Diätassistentinnen Erfolgserlebnisse, ebenso wie vielfach die Arbeit selbst. Das stabilisiert sie beruflich wie persönlich und ermöglicht ihnen, insgesamt ein sehr ausdifferenziertes Angebot vorzulegen und zu realisieren. Es ist kein Zufall, daß die Diätassistentinnen die einzige Berufsgruppe der GBE sind, die sich regelmäßig stellenübergreifend trifft, um gemeinsame Probleme zu besprechen. Auch dies fördert ihre Arbeit und ihre berufliche Identität.

Krankengymnastin, Gymnastiklehrerin, Sportgruppenleiterin

Es wurde schon darauf hingewiesen, daß anders als in der Senatsvorlage, in der nur von einem Krankengymnasten die Rede war, inzwischen in diesem Bereich 3 Berufsgruppen tätig sind, deren Arbeit sich überschneidet. Diesen Berufsgruppen entsprechen im einzelnen aber doch unterschiedliche Tätigkeitsprofile und Adressaten. Während die Krankengymnastinnen auf Probleme im Zusammenhang mit bereits bestehenden oder in Entstehung begriffenen Krankheiten zurückgreifen und ihre fachlichen Qualifikationen in der Regel präventiv einsetzen, geht es für Gymnastiklehrerinnen und Sportgruppenleiterinnen in erster Linie darum, Gymnastik und Sport für Gesunde anzubieten und auf diese Weise die Adressaten der GBE, die (noch gesunden) Erwachsenen, „fit" zu halten. Dabei lassen sich 2 grundlegende Orientierungen unterscheiden. Einmal werden Gymnastik und Sport als Fitnesstraining verstanden und angeboten, dessen einzelne Übungen auf Erhaltung oder Wiederherstellung der körperlichen Leistungsfähigkeit abzielen. Das sieht für verschiedene Altersgruppen sehr unterschiedlich aus, bleibt aber stets unterhalb der Schwelle aktiven Sports. Es geht eben nicht um Leistung, sondern um Leistungsfähigkeit. Zum anderen wird ein Bereich angeboten und praktiziert, der körperliche Betätigungen umfaßt, die weniger leistungsbezogen als auf eine sinnliche Körpererfahrung gerichtet sind. Diese Aktivitäten (z. B. Tanz, Bewegungstherapie, Atemtherapie) beziehen sich weniger auf die traditionelle Gymnastik und auf Sport als auf Praktiken, wie sie aus körperbezogenen Therapierichtungen bekannt sind.

Während die ursprüngliche Fassung dieser GBE-Tätigkeit deutlich ein an medizinische Behandlung angelehntes Beratungskonzept impliziert („Krankengymnast"), wird durch die abweichenden Stellenbesetzungen mit Sportgruppenleiterinnen bzw. Gymnastiklehrerinnen die eigentliche Intention der Senatsvorlage, die Beratung für Gesunde, im Grunde besser repräsentiert. Durch diese Angebote distanziert sich die GBE deutlicher von einer medizinischen Behandlung. Andererseits ist eine Krankengymnastin von ihrer beruflichen Vorerfahrung her darauf eingestellt, auf Probleme des Einzelfalls bzw. bestimmter Typen von Fällen einzugehen. Eine krankengymnastische Kursleitung erleichtert so die Spezifität der Übungen (z. B. für Übergewichtige, für Patienten mit besonderen Bewegungseinschränkungen etc.).

Die gymnastischen Berufsgruppen haben ähnlich wie die Diätassistentinnen ein von ihrer Fachkompetenz getragenes klares Tätigkeitsprofil innerhalb der GBE. Sie können gleichermaßen ihre fachlichen Kompetenzen wie ihre sozialisatorischen Voraussetzungen für diese Arbeit nutzen. Da der von ihnen repräsentierte Aspekt der GBE-Arbeit ebenfalls eine physiologische Grundfunktion und ein „essential" gesundheitlicher Prävention durch die GBE darstellt und für viele Adressaten attraktiv ist, was sich auch in einer regen Nachfrage ausdrückt, ist ihre berufliche Identität i. allg. gefestigt und ihre persönliche Arbeitszufriedenheit hoch.

Krankenschwester

Daß in einer Beratungsstelle für gesunde Erwachsene, die eben nicht krank, sondern gesundheitsgefährdet sind, eine Krankenschwester zur obligatorischen Stellenausstattung gehört, ist erstaunlich. Der Grund hierfür ist kein inhaltlicher (Information aus der Senatsverwaltung für Gesundheit), sondern die Tatsache, daß im Zuge der Personaleinsparung im Klinikbereich durch Bettenreduktionen Ende der 70er Jahre auch zahlreiche Krankenschwestern freigesetzt und innerhalb des öGD neue Tätigkeitsbereiche für sie gesucht wurden. Generell sollte diese Reduktion im Klinikbereich mit einem Ausbau komplementärer Einrichtungen verbunden sein. Das Einbringen von Krankenschwestern in den Stellenschlüssel der GBE ohne eine Neudefinition ihres Tätigkeitsprofils mußte in den Augen der gesundheitspolitischen Öffentlichkeit den Eindruck verstärken, hier solle auch behandelt werden. Grundsätzlich ist eine Krankenschwester ja dazu ausgebildet, unter Anleitung eines Arztes als Teil der Behandlung Kranke zu pflegen. Durch die tatsächlich rein beratende Arbeit der GBE wurden diese Mitarbeiterinnen oft sehr verunsichert, weil sie (s. unten) keine Möglichkeiten hatten, ihre beruflichen Qualifikationen in ihre neue Tätigkeit einzubringen. In einigen Bezirken hat man dies rechtzeitig gesehen und von vornherein auf die Besetzung der Krankenschwesterposition verzichtet. Die meisten Krankenschwestern in der GBE zogen sich angesichts der Tatsache, daß sie für die eigentliche gesundheitsberaterische Tätigkeit (Durchführung thematisch einschlägiger Kurse, Einzelberatungen, Öffentlichkeitsarbeit, Multiplikatorentätigkeit etc.) nicht zureichend qualifiziert waren, auf extrafachliche Aspekte ihrer Berufsrolle zurück, in der Regel Organisationsarbeiten verschiedenster Art. Diese wurden von ihnen auch gut bewältigt, faktisch hatte aber ein Berufswechsel stattgefunden, der zumeist so nicht geplant war. Lediglich in 2 Bezirken werden die beruflichen Kompetenzen der Krankenschwester selbst für die GBE genutzt. Hier bietet sie für Interessenten, die pflegebedürftige Verwandte oder Bekannte haben, eine Anleitung zur häuslichen Krankenpflege an.

> Das erinnert an Überlegungen, die seitens der Senatsverwaltung für Gesundheit bei der Integration der Stelle einer Krankenschwester in die GBE anfangs eine Rolle gespielt haben. Bei der damals noch stärker diskutierten „Altenberatung" war an einen fließenden Übergang zwischen Altenberatung und Altenpflege gedacht. Für diese Tätigkeit wären Krankenschwestern mit entsprechenden Weiterqualifikationen geeignet gewesen. Dabei war an ein erweitertes Konzept von Pflege gedacht. So ist im Deutschen die Tätigkeit der Krankenschwester primär auf Kranke bezogen, der englische Begriff der „nurse" dagegen umfaßt neben pflegerischen auch gesundheitsberaterische und erzieherische Aktivitäten, also einen viel weiteren Tätigkeitsbereich. Eine solche Konzeption der Tätigkeit der Krankenschwester in der GBE hätte den Transfer von Beratungsinhalten in die Lebenspraxis zur Veränderung des Gesundheitsverhaltens gefördert. Professionelle Fachkompetenzen, die sich historisch aus der Alltagspraxis herausdifferenziert haben, würden so wieder in sie zurückgegeben und die Autonomie der Lebenspraxis der Bürger in Gesundheitsfragen bestärken. Die genannten Überlegungen zur Arbeit von Krankenschwestern in der GBE sind aber, von Ausnahmen abgesehen, nicht konkretisiert worden.

Arzthelferin

Mit der Arzthelferin ist neben der Krankenschwester eine weitere Berufsgruppe im Stellenplan der GBE enthalten, die einerseits eindeutig „Hilfspersonal" der medizinischen Behandlung darstellt und andererseits von ihrer Berufsausbildung her für eine Tätigkeit in der GBE nur unspezifisch qualifiziert ist. Im Unterschied zu den Krankenschwestern war bei den Arzthelferinnen auch nie von einer Neuinterpretation des beruflichen Selbstverständnisses und der beruflichen Praxis die Rede. Die Absichten, die mit der Aufnahme der Arzthelferin in den Stellenschlüssel verfolgt wurden, sind unklar geblieben.

Auch der pragmatische Grund, daß durch Stellenreduktionen in anderen Bereichen des öGD Personal freigesetzt worden war, das nun anderweitig eingesetzt werden sollte, gilt hier nicht. Gleichwohl lassen sich latente Bedeutungen der Arzthelferin in der Personalstruktur der GBE herausarbeiten. Die Arzthelferin ist eine Komplementärrolle zum behandelnden Arzt. Ist durch die Komplementärrolle der Krankenschwester eine Affinität zur medizinischen Behandlung im medizinischen Bereich gegeben, so impliziert die Rolle der Arzthelferin eine Orientierung an der Praxis des niedergelassenen Arztes. Die Arzthelferinnen selbst richteten zumindest anfangs unwillkürlich die Erwartung an den Leiter, medizinisch behandelnd tätig zu sein, um darüber ihre eigene Berufsrolle realisieren zu können. Diese Erwartungen mußten enttäuscht werden. Die Folgen der dadurch bedingten Unklarheit ihrer Rolle in der GBE waren ähnlich wie bei den Krankenschwestern: Die Arzthelferinnen gerieten in eine Krise ihres beruflichen Selbstverständnisses, was zu Problemen bei der Teamkooperation und v. a. in der Anfangsphase zu einem starken Bedarf nach Weiterqualifikation in

„psychologischer" bzw. „psychosozialer" Hinsicht führte. Diese Bedürfnisse wurden jedoch weder von der Stelle noch vom Gesundheitsamt durch gezielte Weiterbildung oder Supervision wirklich befriedigt. So versuchten die Arzthelferinnen wie die Krankenschwestern ihre beruflichen Nebenqualifikationen organisatorischer und verwaltungsmäßiger Art für die GBE-Arbeit fruchtbar zu machen. Sie substituierten dann eine Verwaltungs- und Schreibkraft, fungierten als Anlaufstelle, an der Informationen gesammelt und an andere Mitarbeiter weitergegeben wurden, und nahmen so eine wichtige Aufgabe in der GBE wahr. Weite Teile ihrer beruflichen Qualfikationen blieben aber ungenutzt. Manche Bezirke haben dies bereits antizipiert und die Position der Arzthelferin gar nicht besetzt.

Sozialarbeiter

Die Berufsausbildung von Sozialarbeitern hat sich inzwischen – was durchaus nicht unproblematisch ist – um eine Ausbildung in Beratung bis hin zu psycho- oder gruppentherapeutischer Tätigkeit erweitert. Sozialarbeiter sind damit, sofern sie sich inhaltlich im Gesundheitsbereich qualifizieren, grundsätzlich für eine Tätigkeit in der GBE ebenso fachlich kompetent wie in anderen Bereichen des Gesundheitswesens, wo Sozialarbeiter schon lange fachlich anerkannte Mitarbeiter sind, wie beispielsweise im sozialpsychiatrischen Dienst, in der Tbc-Fürsorge, in der Suchtkrankenberatung und in der Krebsnachsorge, d. h. im klassischen Bereich der früheren sog. „Fürsorge". Obwohl es also sachlich und gesundheitspolitisch naheliegend war, sind Sozialarbeiter in der Senatsvorlage zur Errichtung der GBE nicht erwähnt. Dies erstaunt um so mehr, as Konzept der Senatsvorlage von Krankheit und Erkrankung bzw. risikohaftem Gesundheitsverhalten ein „soziales" Modell ist, im Sinne eines auf Verhalten und Lebensweisen erweiterten Risikofaktorenmodells.

Zwar war bereits in Besprechungen zwischen der Senatsverwaltung für Gesundheit und den Gesundheitsstadträten der Bezirke vor Beginn der Errichtung der GBE von einer Mitarbeit von Sozialarbeitern die Rede. Tatsächlich haben dann aber nur 2 GBE-Stellen Sozialarbeiter auf ABM-Stellen eingestellt.

Die bislang in der GBE beschäftigten Sozialarbeiter haben sich neben der klassischen Einzelfallhilfe und der Gruppenarbeit stark mit der sog. Multiplikatorenarbeit (Vermittlung gesundheitsrelevanter Informationen an in anderen Institutionen Tätige) befaßt. In bezug auf ihre Berufsqualifikation und ihre Fachkenntnisse ist dies aber ein Tätigkeitsbereich, der auch von anderen in der GBE vertretenen Berufsgruppen wahrgenommen werden kann. Interventionen in der Gemeinde, im „Kiez", für die Sozialarbeiter spezifisch qualifiziert sind, hat es nur unsystematisch gegeben. Die GBE hat kaum Aktivitäten im Sinne von „health street work" oder „health visitors" entwickelt. Eine stärkere Repräsentanz von Sozialarbeitern in den Stellen hätte dies möglicherweise gefördert.

Altenpflegerin

Die Berufsrolle der Altenpflegerin ist im Stellenschlüssel der GBE nicht enthalten. Sie ist, historisch gesehen, ein Erbe der ursprünglichen Konzeption der GBE als Altenberatung. Von daher ist diese Funktion vergleichsweise schlüssig, weil bei älteren Menschen erfahrungsgemäß neben einem Bedarf an Information und Beratung oft auch ein Bedürfnis nach Pflege oder nach Anleitung zu derselben besteht. Die in der Berufsrolle deutlich enthaltenen helferischen bzw. fürsorgerischen Anteile sind deshalb hier durchaus am Platze.

Tatsächlich wird „Altenpflege" in der GBE in einem weniger fürsorgerischen als geistige Anregungen und Kreativität fördernden Sinne praktiziert. Diese weniger Defizite kompensierende als Potentiale aktivierende Form der Tätigkeit erscheint einer GBE sehr adäquat. Daneben ist ein breites Spektrum anderer Aktivitäten vertreten, die sich auf ältere Klienten richten.

Verwaltungskräfte

Auch die Stelle der Verwaltungskraft ist in der Senatsvorlage nicht vorgesehen. De facto werden ihre Funktionen in aller Regel von den Krankenschwestern und Arzthelferinnen wahrgenommen, die ihre eigenen Berufsqualifikationen in der GBE nicht zureichend einbringen konnten. Dabei ist es nicht unplausibel, für die anfallende Arbeit der GBE (sowohl in bezug auf einzelne Klienten wie hinsichtlich der Öffentlichkeitsarbeit und in bezug auf allgemeine Verwaltungsvorgänge und dem Schriftverkehr mit dem Amt) eine Verwaltungskraft einzustellen. Schon bei der Erörterung der Tätigkeiten der Arzthelferin wurde darauf hingewiesen, daß große Teile dessen, was tatsächlich von dieser an Tätigkeiten wahrgenommen wurde, vielfach von einer Verwaltungs- oder Schreibkraft ebenso gut, bei geeigneter Berufserfahrung evtl. sogar besser hätte wahrgenommen werden können.

Literatur

Grünewald H, Wolf M (1985) Die Gesundheitsberatung für Erwachsene in Berlin. Abschlußbericht des Forschungsprojekts, Berlin
Grünewald H, Wolf M (im Druck) Gesundheitsberatung im öffentlichen Gesundheitsdienst. Öffentl Gesundheitswes

Aktion Schule und Gesundheit – Ärzte und Lehrer für Prävention

W.-P. Otto

In diesem Beitrag wird über die Arbeitsgemeinschaft des Verbandes der niedergelassenen Ärzte (NAV) mit dem Verband Bildung und Erziehung (VBE) berichtet. Diese Arbeitsgemeinschaft nennt sich „Ärzte und Lehrer für Prävention".

Die niedergelassenen Ärzte Deutschlands hatten sich nach dem Krieg zunächst nur mit der kurativen Medizin beschäftigt. Kurative Medizin heißt: Behandeln von Krankheiten, die bereits eingetreten sind. Mutterschaftsvorsorgeuntersuchungen oder präventive Maßnahmen anderer Art fanden nicht statt. Das hatte seine Ursache u. a. darin, daß die Ärzte in einer Art Sprengelsystem einen gewissen Bezirk zu versorgen hatten. Damit hatte der Arzt viel zu tun, und es blieb wirklich kaum Zeit für andere Dinge.

Erst mit der freien Kassenzulassung und der Entwicklung der Medizin, mit der Feststellung von Ursache und Wirkung bei vielen Volkskrankheiten, z. B. bei Arteriosklerose, Altersdiabetes, Herzerkrankungen, und insbesondere auch bei den zunehmend erkannten Problemen der Schwangerschaft fand der präventive Gedanke Eintritt in das Gesundheitssystem. Hierbei verweise ich auf die Vorsorgeuntersuchungen bei Schwangeren, die später durch die sonographischen Untersuchungen ergänzt wurden, oder auf die Kindervorsorgeuntersuchungen U1 bis U8 und natürlich auch auf die Vorsorgeuntersuchungen bei Männern und Frauen. Weitergeführt wurde der präventive Gedanke dann noch durch koronare Sportgruppen und durch Selbsthilfegruppen, angefangen von den anonymen Alkoholikern und den vielen anderen sehr lobenswerten Aktivitäten betroffener Patienten, z. B. die Selbsthilfegruppen „Das asthmakranke Kind", „Raucherentwöhnung", „Brustamputierte Frau", „Gewichtsabnahme", „Krebskranke" usw., bei denen die Ärzteschaft mehr oder weniger fördernd mitwirkte.

In der Gesundheitserziehung hat man in früheren Jahren sehr stark auf warnende Aufklärung und bevormundende Ratschläge gesetzt („Du sollst"). Ärzte und andere in der Gesundheitserziehung Aktive haben sich über die geringen Erfolge gewundert. Viele Hoffnungen wurden in Aufklärungskampagnen der Massenmedien gesetzt. Deren Wirkung wird meist überschätzt. Nur wenige verändern ihr gewohnheitsmäßiges Verhalten allein aufgrund von Sachaussagen, die an die Vernunft oder an die Angst appellieren. Die Presse, besonders die „bunte" Presse und natürlich auch Rundfunk und Fernsehen haben eine ganze Menge an gesundheitlicher Aufklärung durchgeführt. Es erhebt sich die Frage, ob das immer so richtig war. Insbesondere wenn man an die „bunte" Presse denkt oder an „Köhnlechner und Konsorten", sollte man hier doch zweifeln.

U. Laaser, G. Sassen, G. Murza, P. Sabo (Hrsg.)
Prävention und Gesundheitserziehung
© 1987 Springer-Verlag Berlin Heidelberg

In den letzten Jahren wurden wir täglich auch mit Schlagzeilen über die schwindende Finanzierbarkeit unseres Gesundheitswesens konfrontiert. Die Bundesrepublik Deutschland weist zwar im internationalen Vergleich ein nahezu lückenloses Netz sozialer und medizinischer Sicherheit auf, aber diese Sicherheit wird teuer erkauft durch hohe finanzielle Aufwendungen der Solidargemeinschaft der Krankenversicherten unseres Landes. Die Grenzen des sozialen Netzes werden immer deutlicher sichtbar. Ich möchte in diesem Zusammenhang auf den Bevölkerungsschwund, die hohe Arbeitslosenzahl, die auf den Kopf gestellte Alterspyramide und natürlich auch auf die steigenden Kosten in den Dienstleistungsbereichen, zu denen auch das Gesundheitswesen gehört, verweisen. Deshalb haben sich neben vielen anderen natürlich auch die im Verband der niedergelassenen Ärzte (NAV) organisierten Ärzte überlegt, wie das Problem der gestiegenen Krankheitskosten anzugehen ist. Man kam übereinstimmend mit dem Verband Bildung und Erziehung (VBE) zu der Überzeugung, an der Wurzel beginnen zu müssen, d. h. ergänzend zu den Kindervorsorgeuntersuchungen schon im Kindergarten und besonders in der Schule das Bewußtsein der Kinder für eine gesunde Lebensführung zu schärfen.

Sie alle können aus dem täglichen Leben besorgniserregende Fälle fehlender Prävention schon aus dem Kleinkindalter nennen. Ich weise nur mal meinen Finger auf die Ernährung mit Pommes frites und Matsch-Burgern, auf die Kleidung mit eingeschränktem Bewegungsspielraum durch knallenge Jeans, auf das Lebensumfeld mit Lärm und Hektik und auf den zunehmenden Drogenmißbrauch.

Bei letzterem muß leider eingeräumt werden, daß die Ärzte mitschuldig werden, wenn sie Elternwünschen willfahren und leistungsschwachen Kindern fragwürdige Medikamente verordnen. Hier wird natürlich der Glaube an die Droge vorprogrammiert.

Wir müssen sehen, daß das Gesundheitsverhalten ein Teil des jeweils persönlichen Altersverhaltens ist. Dieses Verhalten aber ist tief in den Gewohnheiten der individuellen Motivation und den persönlichen Lebensumständen jedes einzelnen verwurzelt.

Auch die mangelnde Durchimpfung der Bevölkerung gibt Anlaß zur Sorge: Ich glaube, besonders dieser Kongreß braucht keine weiteren Beispiele, um nachzuweisen, daß die Tätigkeit von niedergelassenen Ärzten, erfahren in der Behandlung vielfältiger Krankheiten, im präventiven Bereich der Schule eine sinnvolle Ergänzung wäre. Dabei gilt es, unterschiedliche Hindernisse zu überwinden, einmal den Widerstand der niedergelassenen Ärzte, die schon aus Zeitgründen und natürlich aus Finanzierungsgründen nicht übermäßig daran interessiert sind, in der Schule kostenlos zu wirken. Auch die Lehrerschaft stellt sich oftmals quer. Der Anspruch der Lehrerschaft auf Erziehung der Kinder schreckt vor der Tätigkeit von Ärzten an Schulen zurück. Uns hat es nicht entmutigt, und seit 1985 besteht eine Kooperation zwischen Lehrern und niedergelassenen Ärzten in der Aktion „Schule und Gesundheit – Ärzte und Lehrer für Prävention". Begonnen wurde in München. Dort wurde im Januar an der Gesamtschule München-Nord der Arzt in den Unterricht integriert. Aus Äußerungen der Schüler, wie „den Arzt kann man Dinge fragen, die mein Biologielehrer nicht weiß" oder „man lernt, was man täglich gebrauchen kann, beispielsweise

Neuigkeiten über den Bewegungsapparat, über Hautpflege oder den Sinn oder Unsinn des Braunwerdens", sowie aus Äußerungen der Eltern, die in Erziehungsfragen Hilfe suchten, sowie Hilfe in dem Erkennen und Behandeln von banalen Infektionskrankheiten usw., und natürlich auch bei der Hilfestellung bei pubertären Problemen ist erkannt worden, daß hier doch ein ganz erheblicher Handlungsbedarf besteht. Hierbei sollte man natürlich bemerken, daß die Familienstruktur sich im Vergleich zu früher erheblich geändert hat. Heute gibt die Großmutter ihr Wissen über die einfachen Krankheiten nicht mehr selbstverständlich weiter. Die Eltern sind unsicher, der Weg zum Arzt ist einfach, er wird bei leichtesten Befindlichkeitsstörungen und banalen Verletzungen konsultiert.

Die Aktion des kooperativen Unterrichts wurde im westfälischen Raum fortgesetzt, und zwar in Dülmen und in Beverungen. In Marsberg sind wir dabei, für die Hauptschule Westheim ein Unterrichtsprogramm zu erarbeiten.

Zur Durchführung: Es gibt keine privilegierten Schulen in Sachen Prävention. Es muß in der Grundschule, natürlich auch in der Sondergrundschule begonnen werden, und in allen weiterführenden Schulen sollte diese Initiative mit Leben erfüllt werden. Uns schwebt dabei keine Ergänzung des Lehrerkollegiums durch niedergelassene Ärzte vor. Wir glauben nicht, daß wir Ärzte begnadete Pädagogen sind. Es geht uns darum, ärztlichen Sachverstand in das vorhandene Unterrichtsprogramm einzubringen und insbesondere Hilfen zur Selbsthilfe zu geben, und um das Bemühen um eine gesunde Lebensweise. Hierbei ist nicht daran gedacht, nur den Kindern das Bewußtsein für eine gesunde Lebensführung zu vermitteln, sondern zu versuchen, Kindern und Eltern das Gesunderhalten nahezubringen. Ohne die Mithilfe der Eltern kann der Präventiongedanke nur schwer oder gar nicht verwirklicht werden. Das Elternhaus wird immer die wichtigste Umsetzung des Gedankens in die Tat vornehmen müssen. Für Elternbildung auf dem Gebiet der Prävention war in vergangenen Jahren lediglich die Volkshochschule aktiv. Hier mußte man jedoch erkennen, daß das Interesse der Eltern an der Gesundheitserziehung nur geringen Stellenwert hatte.

Zum Abschluß erlaube ich mir, einige Punkte anzureißen, unter deren Gesamtlinie diese Aktivitäten in der Schule durch niedergelassene Ärzte zu sehen sind. Es kommt darauf an, daß die Ärzte Wissensvermittlung und Motivation für gesundes Verhalten nicht isoliert auf den menschlichen Körper bezogen sehen. Hier ist das amerikanische Programm „know your body" sehr begrüßenswert. Es ist auch wichtig zu wissen, daß das Individuum Mensch ein Bestandteil des gesamten Ökosystems unserer Welt darstellt.

Gesundheitserziehung ist ganzheitliche Erziehung. Sie darf nicht auf ein traditionelles Fach, wie z. B. Biologie, oder auf ein eigenes Fach beschränkt sein. Gesundheitserziehung kann sowohl in bisherige Fächer integriert werden als auch fächerübergreifend, in jedem Fall aber als handlungsorientiertes Lernen in konkreten Lebensbezügen realisiert werden. Es bieten sich an, Biologie, Hauswirtschaft, Sport, Chemie, politische Bildung und Neigungskurse im Sinne eines Wahlzusatzangebotes und in Form von Projektarbeit zu unterrichten. Besonders geeignet sind Schullandheimaufenthalte und Schulgesundheitstage. Beispielhaft könnte man im 5. Jahrgang den Stütz- und Bewegungsapparat, die Ernährung, Zusammensetzung und Gewohnheit, sowie die Haut, Schutzfunktion und Körperpflege ansprechen, sowie auch die Wundbehandlung. Im 6. Schülerjahrgang könnte insbesondere das Rauchen, die Drogenabhängigkeit und die Kräftigung des Körpers durch sportliche Aktivitäten angesprochen werden. Im 9. Schülerjahrgang könnte man besonders über Pubertät, Empfängnisverhütung sowie Sexualhygiene referieren und diskutieren. Der Schullandheimaufenthalt eignet sich v. a. zur Einübung der Körperpflege, Zähneputzen, Benutzung umweltfreundlicher und auch nicht hautschädigender Seife, zur Einübung der richtigen Ernährungsweise (schlackenreiche und vitaminreiche Mischkost) und zur Einübung bewußten Bewegens (Wandern, Sport, Sitzhaltung). Bei der Durchführung des Unterrichts erscheint folgende Rollenverteilung zweckmäßig:

Der Arzt dient als Fachexperte zur Erläuterung medizinisch-biologischer Fragen, zur Beantwortung von Schülerfragen bei der Veranschaulichung und in experimentellen Fragen.

Der Lehrer dient als pädagogisch-methodischer Fachmann bei der Moderation des Arzt-Schüler-Gesprächs, als Rückkoppler im Sinne der Verständniskontrolle und zur schülergerechten Fixierung der Erkenntnisse. Gewonnen und einbezogen in den Gedanken der handlungsbezogenen Gesundheitserziehung werden niedergelassene Ärzte und natürlich die betroffenen Lehrer, Schulärzte, Schulzahnärzte und staatliche Gesundheitsämter, Schulamtleitungen, Schulämter und Schulträger, Kultus- und Sozialministerien, Krankenkassen und Gesundheitskuratorien, Jugendheime und Schulhausmeister, aber auch Elternverbände und Erwachsenenbildungsstätten.

Es geht darum, einen Bewußtseinswandel bei der Bevölkerung herbeizuführen. Die passive Rolle des bloßen „Konsumenten" der Gesundheitsfürsorge muß verändert werden, wenn die Kosten im tragbaren Rahmen bleiben sollen.

Sowohl Eltern als auch Lehrer sollen in ihrer Ausbildung mit dem Ansatz der einübenden Gesundheitserziehung im Sinne der Prävention vertraut gemacht werden. Die Organisationen NAV, BLLB und VBE zielen hin auf die Durchführung interdisziplinärer Fortbildungsseminare, die durchgeführt und getragen werden von Ärzten, Lehrern, Eltern, Didaktikern und Psychologen und anderen Experten aus dem Gesundheits- und Schulwesen.

Gesundheit trainieren – verallgemeinerungsfähige Strukturen eines ganzheitlich orientierten kommunalen Präventionsprogramms. Teil 1: Das Gesundheitsbildungsprogramm der REHA-Klinik Bad Oeynhausen

B. Saurbier

Bei den Aufgabenbereichen dieser Klinik handelt es sich vorwiegend um Anschlußheilverfahren bei degenerativ-rheumatischen Krankheiten und beim Zustand nach Operationen und Unfallfolgen an den Bewegungsorganen sowie um Rehabilitation bei Herz-Kreislauf-Erkrankungen und Erkrankungen des rheumatischen Formenkreises.

Ein inhaltlich am Risikoverhalten der Patienten orientiertes und methodisch-didaktisch nach den Grundsätzen der Erwachsenenbildung und der Gesprächspsychotherapie ausgerichtetes Gesundheitsbildungsprogramm ist integraler und vollwertiger Bestandteil des klinischen Therapiekonzepts.

Es ist eine wissenschaftlich gesicherte Tatsache, daß individuelles Fehlverhalten – es handelt sich meistens um ganze Fehlverhaltenskomplexe – die direkte Ursache vielfältiger Beschwerdebilder und Erkrankungen darstellt. Bei diesen verhaltensabhängigen Gesundheitsstörungen handelt es sich meist um chronisch-degenerative Erkrankungen, die um die Jahrhundertwende lediglich 15 %, zur Zeit aber über 90 % des gesamten Krankheitsgeschehens ausmachen.

Nur eine Strategie mit dem Ziel, das allgemein anzutreffende hochpathogene Fehlverhalten durch gesundheitsbewußte und -fördernde Lebensgewohnheiten zu ersetzen, gewährleistet bei verhaltensabhängigen chronischen Erkrankungen langfristig eine erfolgreiche Rehabilitation.

Methodisch-didaktisch müssen in einem solchen Lernprozeß für neues Verhalten die kognitive Dimension, die emotionale Dimension und die Handlungsdimension Berücksichtigung finden. Es werden Informationen vermittelt; neues Verhalten bedarf der emotionalen Stimulierung und Stabilisierung. Praktisches Lernen erfolgt in Übungs- und Trainingseinheiten.

Der Lernprozeß vollzieht sich damit schwerpunktmäßig in Informations- und Gruppengesprächen sowie in Übungs- und Trainingsgruppen. Speziell für die Gesundheitsbildung ist in der Klinik eine Abteilung geschaffen worden. Das Team der Lehrer der Gesundheitsbildung besteht aus 3 Diplompsychologen und einem Diplompädagogen, welche in interdisziplinärer Zusammenarbeit mit Ärzten, Sportlehrern, Diätassistentinnen und Physiotherapeuten die verhaltenspädagogischen Aufgaben übernehmen.

Während des Behandlungsverlaufs wird bei den Patienten ein Lernprozeß intendiert, der von gesundheitsschädigenden Verhaltensweisen zu einem gesundheitsbewußten und gesundheitsfördernden Alltagsverhalten auf Dauer führen soll.

U. Laaser, G. Sassen, G. Murza, P. Sabo (Hrsg.)
Prävention und Gesundheitserziehung
© 1987 Springer-Verlag Berlin Heidelberg

In der 1. Woche erlebt der Patient eine verbindliche, ärztlich verordnete und fremdgesteuerte Phase der Einführung und Information. Die Hauptaufgabe des Einführungsgesprächs besteht darin, dem Patienten Sinn und Ziel der Gesundheitsbildung transparent zu machen und ihn zur aktiven Teilnahme am Lernprozeß zu motivieren.

Innerhalb der 1. Woche finden täglich 2 ca. 30 min dauernde Informationsgespräche über die Wirkung von gesundheitsschädigenden und gesundheitsfördernden Verhaltensweisen statt. Hierbei geht es vorrangig um die Inhalte:
- gesunde und schlankheitsbewußte Ernährung,
- Bewegung und Sport,
- Lernen, mit Streß umzugehen,
- gesunder Schlaf und Entspannung,
- Abhärtung und natürliche Heilmittel,
- Herz-Kreislauf-Risikofaktoren.

Eine sachlich korrekte, leicht verständliche und abwechslungsreich dargebotene, vorwiegend positiv motivierende Information erweckt bei den Teilnehmern i. allg. ein überdurchschnittliches Interesse. Mit diesen Informationsgesprächen in der Anfangsphase des Lernprozesses sollten folgende Ziele erreicht werden:
- Interesse wecken an gesundem Verhalten und damit Motivation zur Teilnahme am weiteren Lernprozeß.
- Vermittlung des Basiswissens für den weiteren Lernprozeß, d. h. für die anschließenden Gruppengespräche und aktiven Übungs- und Trainingsgruppen.
- Vermittlung von Einsichten in das Bezugssystem von Verhalten und Gesundheit.
- Vermittlung von Verständnis für das Motto „Gesundheit selber machen".
- Abbau von Passivverhalten gegenüber der eigenen Gesundheit und damit Abbau einer überproportionalen Erwartungshaltung gegenüber der Medizin.
- Schaffung der Voraussetzung für die freiwillige Entscheidung zur Teilnahme an den sich anschließenden Gesprächsübungs- und -trainingsgruppen, die für die eigene Gesundheitsentwicklung von besonderer Bedeutung sind.

Allein mit Informationen kann aber kein neues, dauerhaftes Verhalten erreicht werden. Es muß entsprechend aller verhaltenspädagogischer Erfahrung beachtet werden, daß man von Informationen i. allg. nur das versteht und behält, was gefällt. Man liest zwar mit den Augen des Verstandes, schaut dabei aber durch die Brille der Gefühle.

In der 2.–4. Woche nehmen die Patienten an Gruppengesprächen und aktiven Lerngruppen zu den von ihnen gewählten Themen teil.

In den Gesprächen und aktiven Übungs- und Trainingsgruppen vollzieht sich der eigentliche Lernprozeß für neues Verhalten.

Man lernt neues Verhalten weniger mit dem Verstand als vielmehr mit Herz und Hand.

In den aktiven Übungs- und Trainingsgruppen wird neues Verhalten praktisch erlernt, erfahren und erfühlt. Dabei ist der praktische Lernprozeß didaktisch so aufgebaut, daß die Teilnehmer das neue gesundheitsfördernde Verhalten als angenehm und gesundheitsdienlich empfinden und erleben. Sie sollten sich im neuen Verhalten zunehmend wohlfühlen.

Die themenspezifischen Gruppengespräche, die den aktiven Lernprozeß begleiten, dienen in erster Linie der emotionalen Stimulierung und Stabilisierung des zu erlernenden Verhaltens. Hier werden nicht nur Informationslücken geschlossen, Fehlinformationen korrigiert oder ein weitergehendes individuelles Informationsbedürfnis beachtet.

Vielmehr bietet die Gruppe die ideale Voraussetzung, die Erfahrungen, Erlebnisse und Gefühle aus dem praktischen Handeln, seien sie negativ, seien sie positiv, aufzuarbeiten und zu optimieren.

In der Gruppe, in der eine vertrauensvolle, angenehme und lockere Atmosphäre gegeben ist und das Herz sozusagen zur Sprache kommt, sind die Voraussetzungen dafür geschaffen, daß neues Verhalten zunehmend gefühlsmäßig angenommen und stabilisiert wird.

Für die Gespräche in den Gruppen ist die klientenzentrierte Gesprächsführung eine wichtige Grundlage. Sie stellt den Patienten mit seinen Gefühlen und Verhaltensweisen in den Mittelpunkt. Der Therapeut greift in einer angstfreien Atmosphäre die Probleme aus der Sichtweise der Patienten auf und unterstützt sie bei der Suche nach Lösungsmöglichkeiten. Um einen positiven Entwicklungsprozeß bei den Patienten in Gang zu setzen, muß der Gesprächsleiter wichtige Grundeigenschaften erfüllen:

1. *Positive Wertschätzung und emotionale Wärme:* Der Patient fühlt sich in einer emotionalen, wohlwollenden Gesprächsatmosphäre angenommen und kann sich hier offen mit seinen Einstellungen, Erwartungen, Hoffnungen, Verunsicherungen oder auch Ängsten auseinandersetzen.
2. *Echtheit des Therapeuten:* Nur wenn der Therapeut sich selbst ehrlich und offen verhält, kann sich der Patient von ihm wirklich akzeptiert fühlen und sich selbst ehrlich und offen einbringen.
3. *Verbalisierung emotionaler Erlebnisinhalte:* Der Therapeut greift die Äußerungen der Patienten auf und versucht die Gefühle und Einstellungen, die diesen Äußerungen zugrunde liegen, zu besprechen.

Die von der klientenzentrierten Gesprächspsychotherapie übernommenen Grundlagen fördern die persönliche Entwicklung der Patienten und erhöhen die Bereitschaft, sich mit den eigenen Einstellungen kritisch auseinanderzusetzen und zunehmend für das eigene Verhalten Verantwortung zu übernehmen. Selbstverständlich kommen die Grundprinzipien der Gesprächspsychotherapie innerhalb der Gruppengespräche in eher themengebundener Form zum Tragen. Entsprechend der „themenzentrierten Interaktion" werden die vorgegebenen Inhalte so lange in den Vordergrund gestellt, wie dies die psychische Situation des Patienten erlaubt.

Sollten Widerstände im Zusammenhang mit psychischer Problematik auftauchen, wird zunächst darauf eingegangen. In solchen Fällen wird aber auf die Möglichkeit hingewiesen, an gesprächspsychotherapeutischen Einzelgesprächen teilzunehmen, bevor die Gruppe sich wieder inhaltlichen Bereichen zuwendet.

Der Gesundheitsbildungsprozeß hat zum Ziel, die Teilnehmer während einer 4wöchigen stationären Rehabilitation zu befähigen und zu motivieren, das erlernte gesundheitsfördernde Verhalten in den Alltag zu transferieren und auf Dauer beizubehalten.

Gesundheit trainieren – verallgemeinerungsfähige Strukturen eines ganzheitlich orientierten kommunalen Präventionsprogramms. Teil 2: Transfer des Gesundheitsbildungsprogramms aus der Kurklinik in die Kommune, Strukturen und Interventionsschritte

W. Werse

Wichtige Aufgabe des IDIS als landeszentrale Einrichtung für Gesundheitsförderung ist es, Maßnahmen zur Gesundheitserziehung auf kommunaler Ebene zu unterstützen. Unser primäres Interesse ist es dabei, wegzukommen von der kurzfristig und dabei um ein Krankheitsbild sich rankenden Aktion. Ziel ist die längerfristige Aktion, die den Menschen und seine Gesundheit als Ganzes im Blickfeld hat. Die Ansprache des Individuums in seinem sozialen Umfeld bei gleichzeitiger Nutzung vorhandener Ansprechschienen und Ressourcen erhöht die Effektivität und die Effizienz solcher Maßnahmen.

Mit dem von Herrn Dr. Saurbier vorgestellten Konzept der Gesundheitsbildung in der Kurklinik Bad Oeynhausen und der von der Stadt Mönchengladbach geäußerten Bereitschaft, eine derartige Maßnahme im kommunalen Rahmen durchzuführen, ergab sich für das IDIS die Möglichkeit, modellhaft ein Projekt zu realisieren, das

– nicht einzelne Risikofaktoren bewerten und diese beeinflussen wollte,
– es nicht bei kurzfristigen Maßnahmen wie Ausstellungen, Vorträgen oder Kursen bewenden lassen wollte,

sondern das

– gesundheitsbezogenes Verhalten des Menschen in Gänze im Blickfeld hat und ihm Hilfen zur Bewertung dieses Verhaltens und – wo erforderlich – zur Verhaltensänderung geben möchte.

Das Projekt sollte offen sein für alle Gruppen der Bevölkerung, Umfeldeinflüsse berücksichtigen und dem Bürger über einen längeren Zeitraum ein methodisch wie auch inhaltlich differenziertes Bündel von Maßnahmen anbieten. Diese Maßnahmen sollten sowohl aufeinander aufbauen wie auch ineinander verzahnt sein.

Das Projekt „Gesundheit trainieren" wurde 1983 als Kombination aus massenkommunikativen und personalen Maßnahmen realisiert. Die mehrphasige Intervention zeichnete sich durch eine zunehmend intensivere Beeinflussung und aktivere Beteiligung der Zielpopulationen aus.

Folgendes Programm war vorgesehen:

Phase 1: Bekanntmachung
Ziel dieser Phase sollte es sein, die Bevölkerung auf das Programm aufmerksam zu machen und zur Teilnahme zu motivieren.

U. Laaser, G. Sassen, G. Murza, P. Sabo (Hrsg.)
Prävention und Gesundheitserziehung
© 1987 Springer-Verlag Berlin Heidelberg

	Phase 1: Bekanntmachung	Phase 2: Information und Motivation	Phase 3: Problemorientierte Weiterarbeit	Phase 4: Verselbständigung
Intention	• Information der Bevölkerung • Motivation zur Teilnahme am Gesamtprogramm	• Einführung in cas Programm • Gesundheitsinfcrmation • Motivation zur Teilnahme an den Gruppenprogrammen	• Verhaltensänderung	• Verhaltens-stabilisierung
Medium	• Presseartikel • Plakate, Handzettel • Informationsgespräche • Werbeveranstaltungen	• 10 Einführungs-veranstaltunger, durchgeführt von Herrn Dr.Saurbier	• Gesprächs- und Übungs-gruppen, durchgeführt von den Gesundheitstrainern aus Mönchengladbach	• Eigengesteuerte Kurse, Selbsthilfegruppen, evtl. Betreuung durch die Gesundheitstrainer
Ansprechpartner	Gesamtbevölkerung Mönchengladbachs	Teilnehmer der Einführungs-veranstaltungen zu den Kursthemen	Kursteilnehmer: "Gesund durch Bewegung" "Streßbewältigung" "Gesunder Schlaf" "Autogenes Training" "Gesunde Ernährung und Verdauung" "Schlank und Gesund" "Gesund oder Rauchen" "Natürliche Abhärtung"	Teilnehmer: Bewegungsgruppe Antistreßgruppe AT – Gruppe Abnehmgruppe Nichtrauchergruppe
Zeit	01.06. – 21.09.1983	22.09. – 25.10.1983	26.10. – ca.Ende 1983	1984

Phase 2: Information und Motivation
An 10 Abenden sollen die Teilnehmer grundlegende Gesundheitsinformationen erhalten und zur Weiterarbeit in den themendifferenzierten Gruppenprogrammen motiviert werden.

Phase 3: Problemorientierte Weiterarbeit
In Gesprächs- und Übungsgruppen zu verschiedenen Problembereichen soll eine gesundheitsbezogene Verhaltensänderung erzielt werden.

Phase 4: Verselbständigung
Von Teilnehmern eigenverantwortlich gesteuerte Kurse und Selbsthilfegruppen sollen das neuerworbene Gesundheitsverhalten langfristig stabilisieren.

Die Ergebnisse sollen im folgenden im Kontext der für das Projekt gesetzten Prämissen genannt werden:
- Ein Projekt zur Förderung des gesundheitsbezogenen Lebensstils bedarf einer spezifischen Aufbereitung und eines langfristigen Interventionszeitraums (realisiert wurde dies durch die Durchführung in 4 Programmphasen, Zeitraum ca. ein halbes Jahr).
- In der Kommune ist eine Institution für die Durchführung verantwortlich. Möglichst viele Organisationen sind ihre Kooperationspartner (dies waren in Mönchengladbach Gesundheitsamt, Volkshochschule und AOK; extern Kurklinik Bad Oeynhausen und IDIS als Kooperationspartner).
- Mit dem „Gesundheitstraining" sollen weite Bevölkerungskreise angesprochen werden, besonders solche, die traditionelle Angebote, z. B. der Volkshochschulen, nicht wahrnehmen (dies geschah durch die Ansprache der Gesamtbevölkerung über Massenmedien, gezielte Information und Beratung von 1400 Personen über einen Blutdruckmeßwageneinsatz, 375 Teilnehmer in der Informationsphase, ca. 300 Teilnehmer an Kursen).
- Komplexe gesundheitsbezogene Verhaltensmodifikationen sind in der Regel nur möglich, wenn das soziale Umfeld des Individuums darauf vorbereitet wird und die Verhaltensänderung, wenn nicht mitträgt, so doch zumindest akzeptiert (Medium war hier die breit angelegte Öffentlichkeitsarbeit, besonders in den Phasen 1 und 2).
- Die einzelnen Facetten des Programms sind inhaltlich wie auch methodisch aufeinander abgestimmt (intensive Kooperation aller Durchführenden und ein Einführungsseminar für die „Gesundheitstrainer" sowie kontinuierliche Treffen).
- Nicht realisiert werden konnte die Phase der Verselbständigung. Wir vermuten, daß hierzu noch eine viel intensivere und längerfristige Intervention erforderlich gewesen wäre. Wer bisher im Laufe seiner Sozialisation nur fremdbestimmten Lernprozessen unterworfen war, wird nicht ohne methodische Anleitung zu selbstbestimmten Lernprozessen fähig sein.

Wenngleich das Projekt in dieser Form bisher noch nicht wiederholt werden konnte, so hat es für die Aufgaben des IDIS dennoch wichtige verwertbare Ergebnisse erbracht, z. B. im Hinblick auf:
- Ansprache von Großgruppen einer Bevölkerung,

- Medienkonzeption und -verbreitung,
- Durchführung von Vortragsgroßveranstaltungen;
  schließlich als immer wieder für unsere Arbeit von großer Bedeutung:
- wichtige Erkenntnisse für die Kooperation und Koordination von Maßnahmen auf kommunaler Ebene.

Die Ergebnisse aus dem Mönchengladbacher Projekt sind z. B. im letzten Jahr in die Essener Aktion „Mensch und Medikament: Gesundheit trainieren für ein Leben ohne Pillen" eingeflossen. Kooperation in einer Maßnahme in ganzheitlicher Sicht durch:
- mehrstufiges Geflecht von aufeinander abgestimmten Maßnahmen,
- Inhalts- und Methodenbündel,
- Intervention über den Zeitraum von 4 Monaten.

Methodenschwerpunkte waren hier die Öffentlichkeitsarbeit, der Einsatz eines mobilen Informations- und Blutdruckmeßzentrums, eine Zeltaktion sowie Kurse und Vortragsveranstaltungen.

Literatur

Saurbier B, Schumacher H, Murza G, Werse W (1985) Gesundheit trainieren – Übertragbarkeit eines Gesundheitsbildungssystems aus dem klinischen Bereich in ein kommunales Modell. Prävention 1:11 ff

Gesundheit – Chance für den Sport

R. Lensing-Conrady

Einleitung

Im vorliegenden Beitrag wird die übliche Problemsicht „Sport dient der Gesundheit" erörtert; zum einen in Frage gestellt – nämlich dort, wo „der Sport" vorschnellen Implementeuren nutzbar erscheint für Zwecke der Gesundheitserziehung und Prävention – und andererseits umgedreht in die Perspektive: Was bringt es dem Sport, wenn er sich ernsthaft – und nicht nur als Modeerscheinung – auf die präventiven, gesundheitsprophylaktischen und gesundheitstherapeutischen Aufgabengebiete einläßt.

Der Autor nähert sich einer Standortbestimmung gesundheitsfördernden Sports nicht über eine theoretische Diskussion des Sportbegriffs, sondern über ein praktisches Beispiel: Exemplarisch sollen Erfahrungen aus Workshops und Kursen zum Thema „Türkischer Bauchtanz" im Rahmen kommunaler Sportangebote weitergegeben werden, die bisher wenig bearbeitete und für den „Sport für Alle" nutzbar gemachte Felder sportlicher Bewegung wie Wertereflexion und -verschiebung in den Schönheitsidealen und Leitbildern, Selbsteinschätzung- und -akzeptanz etc. in diesem Fall durch den Blick über die „kulturelle Mauer" schlaglichtartig beleuchten und damit Wege aufzeigen zu einer Reintegration von Bewegung in den Alltag auch des „Unsportlichen" oder Sportentwöhnten.

In der etwas ketzerischen Sicht von Prävention als „Entwicklungshilfe" für den Sport, der dann in neuen Ausdrucksformen auf den Prozeß der Gesundheitsförderung zurückstrahlt, wird die Notwendigkeit und Chance einer Kooperation der engagierten Berufe in der Gesundheitserziehung belegt.

Gesundheitsförderung durch Sport!?

Daß Sport und Bewegung gesundheitlich wirksam und fördernd sein können, ist nicht neu. Und es ist auch keine Erscheinung nur der Moderne, daß Sportpolitiker, -funktionäre usw. den Sport im Hinblick auf die Erhaltung der „Volksgesundheit" instrumentalisieren.

Im Gegenteil ist „Gesundheit" eine Sinnorientierung mit Tradition. Sie erfährt aber zur Zeit eine starke Ausdehnung, sowohl als Handlungskategorie als auch als Gegenstand öffentlicher Anerkennung und Aufmerksamkeit, wie über-

U. Laaser, G. Sassen, G. Murza, P. Sabo (Hrsg.)
Prävention und Gesundheitserziehung
© 1987 Springer-Verlag Berlin Heidelberg

haupt gesamtgesellschaftlich die an den Sport übertragenen Aufgaben zunehmen. Um welche Gesundheit geht es dabei überhaupt?

Gesundheit bedeutet, darin besteht Einigkeit, mehr als das „Freisein von Krankheit". Die Weltgesundheitsorganisation (WHO) definiert sie als körperliches, geistiges, psychisches und soziales Wohlbefinden. Die Kategorie „Sich Wohlfühlen" verläßt aber sicher den individuellen Verhaltensrahmen, etwa konkretisiert in erhöhter Aktivität, Aktionslust und Handlungsbereitschaft, und beschreibt einen Zustand, der eng an die jeweiligen sozialen, politischen und kulturellen Faktoren geknüpft ist. Gesundheit ist, so verstanden, sicher ein Zusammenspiel von Lebensweisen und Lebensbedingungen. Folglich ist das Problem der Gesundheitsförderung nicht nur ein medizinisches, sondern auch ein pädagogisches, psychologisches und soziales Problem, dem u. a. auch durch die Nutzung sportlicher Aktivität Rechnung getragen werden kann.

Wird Sport als Medium richtig eingesetzt, kann er in vielerlei Hinsicht Gesundheit fördern. Hier ein kurzer Anriß:

- In medizinischer Hinsicht, v. a. durch regelmäßiges Betreiben von Ausdauersportarten, können u. a. Ruhepulssenkung, Blutdrucksenkung, Verringerung körperlicher Beschwerden wie Müdigkeit, innere Gespanntheit, Herzklopfen, eingeschlafene Hände und Füße, Atemnot bei körperlicher Anstrengung, Verstopfung und Infektionsanfälligkeit erreicht werden.
- In pädagogischer Hinsicht ist gemeinsames Sporttreiben als befriedigender, „gesünderer" Ersatz für gesundheitsschädigendes Verhalten erprobt und erlebbar, dies ohne theoretisch-kognitive Überladung, ohne Drohgebärden.
- In psychologischer Hinsicht bietet Sport eine Möglichkeit etwa aus dem Teufelskreis von sich potenzierenden Risikofaktoren nach dem Muster „Ich treibe keinen Sport, weil ich zu dick bin und nicht mithalte, dafür gönne ich mir was und rauche, trinke, esse gut" auszubrechen, und durch positive Momente wie Geselligkeit, Kommunikation, Bewegungsfreude, Spaß, Entspannung, Einheit von Körper und Seele zu ersetzen.
- In sozialkultureller Hinsicht sind Sport und Bewegung kaum isoliert anzufinden. Sie sind vielmehr eingebettet in größere soziale Zusammenhänge und normative Rahmenbedingungen. So bieten Sportgruppen, -vereine und -verbände festgefügte Strukturen an und bilden ein dichtes Netz sozialer Beziehungen in jeweils spezifischer, gemeindezentrierter und persönlicher Ausprägung. Vom „psychosozialen Immunschutz" durch die sozialen Netzwerke des Sports ist etwa bei Rittner zu lesen (Rittner 1986a).

Die Möglichkeiten von Sport und Bewegung liegen also weniger in der Aufklärung, dem „Drohen mit dem Zeigefinger", sondern in der Anleitung zum gesundheitsfördernden Handeln und natürlich in der Durchführung. Sport ist hier ein Beispiel, *Gesundheit zu leben*.

Aber schon bei der Frage: „Wo kann ich mich bewegen? Wo kann ich denn Sport treiben?", ist man am Problempunkt: Wie realisiert sich der Sport? Wie manifestiert sich „Bewegung"? In welchem Milieu, in welchen Strukturen spielt sich das ab?

Die Problematik läßt sich hier nur anreißen: Gerade in den organisierten Strukturen des Sports – vom üblichen Sportverein bis zur Trimm-Dich- und

Lauf-Treff-Gruppe – liegt oft ein Hindernis für die Förderung der Gesundheit und für Prävention durch Bewegung.

Nicht einmal die oft und zu Recht kritisierte einseitige Ausrichtung auf das Überbietungsprinzip im öffentlichen und veröffentlichten Sportverständnis in den Sportstrukturen selbst muß hierfür als Beleg herhalten.

Über die Tatsache, daß Vereinsangebote i. allg. nur formal jedermann offenstehen, was schon durch Untersuchungen zur Schichtspezifik des Sports widerlegt wird, hilft bisher auch nicht das Schlagwort von der „sozialen Offensive" des Sports hinweg.

In den Angeboten von Bildungswerken der Sportbünde werden z. B. Rubriken wie „Sport für Jedermann" und „Sport und Gesundheit" unterschieden. In beiden tauchen dann „Einführungen in Gymnastik, Tanz" auf. Gibt es da Unterschiede? Und wem sollen die klar werden?

Im kommerzialisierten Bereich sind da Fortschritte erzielt worden: Tennishallen, Squashcenter oder Fitnessstudios – das sind Beispiele
– für eine stärkere Ausdifferenzierung sportlicher Motive und Interessen,
– für eine größere inhaltliche Flexibilität und Zielgruppenentsprechung,
– für eine verbesserte Angebotstransparenz (etwa inhaltliche oder ökonomische Kriterien) etc.

Als letzte „Fußangel" sei hier noch genannt: Sport und Streß liegen gar nicht so weit entfernt voneinander, als man glauben mag. Sport als Stressor – Beispiele wie Jogging oder auch manche Schulsportsituation gibt es genug. Die gegenwärtige Eingliederung des Gesundheitsbegriffs in den Sport ohne tiefere inhaltliche Auseinandersetzung birgt die Gefahr, „Gesundheit" als Worthülse verkommen, abnutzen und unbrauchbar werden zu lassen. Dann aber bleibt Gesundheitssport nichts weiter als eine Welle.

Prof. Hollmann meinte kürzlich anläßlich eines Hearings im NRW-Landtag: „Gäbe es heute keinen Sport, hätte man ihn aus gesundheitlichen Gründen erfinden müssen . . ."
Man muß ihm recht geben, wenn er eine bestimmte Art von Sport meint.
Um welche „Art" es sich dabei handeln kann, soll ein Beispiel belegen.

„Türkischer Bauchtanz" – ein Workshop als Beispiel gemeindenaher, sportpädagogisch konzipierter und gesundheitsfördernder Bewegungsangebote

Der Workshop „Türkischer Bauchtanz", inzwischen fester Bestandteil des Sportangebotes beim Stadtsportverband Wesseling, verdankt seine Entstehung nicht einer „Welle" und einem Modetrend, sondern findet seinen Ursprung direkt im Gemeindekontext.

Projektbeschreibung – von der Show zum Workshop Bauchtanz

1985 geriet eine Vorführung einer für das Rahmenprogramm eines großen Spielfestes in unserer Gemeinde engagierten Bauchtänzerin zur Attraktion.

Nahegebracht worden war dieses Angebot dem Stadtsportverband vom türkischen Fußballverein der Stadt. Türkischer Bauchtanz ist „in" – und die Vorführung kam auch in unserer Gemeinde sehr gut an.

Zum Vorhaben, türkischen Bauchtanz als Bewegungsangebot über den Stadtsportverband anzubieten, kam es aber erst, als sich eine hier ansässige Türkin fand, die zu erkennen gab, daß sie gerne ein solches Angebot für deutsche Frauen machen würde. Sie erzählte von ihrer Heimat, und daß der Bauchtanz etwas sei, was dort „jede" macht.

Der Plan reifte zu einem Workshop für Frauen, der Anfang dieses Jahres an 4 Wochenenden durchgeführt wurde. Die 13 Teilnehmerinnen fanden an diesem Kultur, Lebensart und Bewegung verbindenden Angebot solchen Spaß, daß eine Fortführung als festes Kursangebot zwingende Folge war. Zur Zeit tanzen wöchentlich 15 Frauen, nähen sich Kostüme, gehen türkisch essen oder kochen es sich selbst usw.

Da sie in ihren Bauchtanzkünsten so fortgeschritten sind, daß eine Integration von Anfängerinnen kaum mehr möglich erscheint, wird zur Zeit ein neues Kursangebot eingerichtet.

Gesundheitsförderung durch Bauchtanz

Ein erster und offensichtlicher Bereich gesundheitsfördernder Funktion ist das sehr vielseitige Training von Bauch- und Beckenmuskulatur, einer in vielen Sportbereichen vernachlässigten Zone, der aber als Bewegungszentrum des menschlichen Körpers große Bedeutung zukommt. Mit der Kräftigung der Muskulatur gehen die Durchblutungsförderung der gesamten Zone und verkrampfungslösende Wirkungen einher, die stoffwechsel- und verdauungsfördernd das allgemeine Wohlbefinden steigern. Nur beispielhaft – und in Anknüpfung an kulturelle Traditionen – seien hier Schwangerschaftsvorbereitung und Rückbildungsgymnastiken als speziellere Anwendungsfelder genannt.

Liegen diese Wirkungen noch etwa auf Hulla-Hupp-Niveau (ohne Wertung!), lassen sich weitere subtilere Aspekte einer gesundheitsfördernden Wirksamkeit von Bauchtanz ausmachen, die in enger Beziehung zueinander stehen.
- Eine Reihe von Untersuchungen hat die Beobachtung belegt, daß Menschen westlicher Kulturzugehörigkeit gerade im Beckenbereich verkrampft sind. Eine Überbetonung des Geistes bei Vernachlässigung des Körpergefühls hat zu einem Ungleichgewicht des inneren Erlebens beigetragen. Sichtbar wird dies in Körperhaltung und Bewegung: Verspannungen des Körpers bis hin zu psychosomatischen Krankheiten sind weitverbreitet. Bei Frauen kulminiert dies mit anderen Belastungen zu noch stärkerer Betroffenheit. Unterleibsbeschwerden sind häufige und sichtbare Symptome.
Der Bauch ist nicht nur das Bewegungszentrum, sondern auch Sitz der Emotionalität. Wenn nun über den Bauchtanz Verkrampfungen gelöst, Ausdrucksformen, Grenzen und Möglichkeiten des Körpers erfahren werden, wirkt dies emotional befreiend, stärkt das Selbstbewußtsein und führt letztlich zu einem Mehr an „Sich-Wohl-Fühlen" und Gesundheit. Westliche Tänze sind vor allem „Beintänze", sie können daher diese Befreiung kaum leisten.

– Es gibt nicht *den* Bauchtanz. Bauchtanz ist ein Improvisationstanz mit vielen verschiedenen Stilrichtungen und Einzelelementen. Das Fehlen eines einheitlichen, verbindlichen und „optimalen" Bewegungsmusters ist aber gerade ein wesentlicher Vorteil:
Die Wahl der getanzten Elemente, Häufigkeit, Geschwindigkeit, Verbindungen usw. bleibt der einzelnen Teilnehmerin überlassen. Jede tanzt das, was sie am besten kann. Auf diese Weise wird „Bewegungsfrust" – ein sonst häufig zu beobachtendes, grundlegendes Hemmnis unter dem Anspruch „Sport für Alle" – weitgehend vermieden. Die Freude an der Bewegung wird nicht gleich wieder durch kaum erreichbare Bewegungsideale getrübt, und Selbstvertrauen kann wachsen.

– Sport ist körperlich und gleichzeitig oft körperfremd. Indem wir den „sportlichen" Menschen und Fitnessideale kreieren, entfremden wir die Mehrzahl der Menschen vom eigenen Körper. Diese Mehrzahl hat nämlich nicht die Idealfigur, nicht die optimale Leistungsfähigkeit . . .
Bauchtanz stellt diese Normen in Frage. Man muß sie nicht erfüllen – im Gegenteil wird z. B. etwas Bauch positiv bewertet. Wer dicker ist, hat viel zum Schütteln, wer schlanker ist, ist beweglicher. Die Toleranzzone ist wünschenswert breit.
Auch existiert keine Altersgrenze. Durch die individuelle Zusammenstellung der einzelnen Figuren und der Geschwindigkeit entscheidet jede, wie anstrengend der Tanz wird. (Der laufende Kurs weist eine altersmäßige Streuung von 18–50 Jahre auf.)

– Bauchtanz verläßt ganz erheblich die Bewegungsebene. Er schafft Gelegenheiten für weitere kulturelle Erfahrungsbereiche wie orientalische Musik, Lebensweisen, Kommunikationsformen usw. Die Begegnung Deutscher mit dem Bauchtanz zeigt Ausdrucksmöglichkeiten, Bewegungsarten und das Lebensgefühl einer anderen Kultur auf, die das eigene Spektrum erweitern helfen. Die lebendige Vielfalt solcher Gruppenerfahrungen ist zudem ein hervorragender Nährboden sozialer Vernetzung im oben angegebenen Sinne.
Dies alles sind auch Hinweise darauf, daß sich gerade im psychosomatischen Problemfeld und im Rahmen sozialintegrativer Bemühungen mit Bauchtanz einiges erreichen läßt.

Zur Perspektive des Beispiels

Das Beispiel unterstreicht darüber hinaus
1. die Notwendigkeit einer inhaltlichen sportpädagogischen Fundierung,
2. wesentliche Vorteile des pädagogischen Ansatzes der Gemeindenähe.

Notwendigkeit einer fachlich-pädagogisch fundierten Sportarbeit

Die geforderte inhaltliche Auseinandersetzung kann nicht nur auf programmatischer Ebene bleiben. Sie muß sich vor Ort, in jedem einzelnen Angebot wiederfinden. Hieraus erwächst die zentrale Forderung nach fachlich und pädagogisch fundierter Sportarbeit. Diese hier im einzelnen zu erörtern, würde zu weit führen. Bleiben wir am Beispiel:

Schon die Grundentscheidung, warum, wie und wofür will ich Bauchtanz anbieten, setzt didaktische Vorarbeiten voraus (s. oben).

Es bedarf weiter einer näheren Kenntnis der Materie „Bauchtanz", um entscheiden zu können, welche Elemente beispielsweise gesundheitsfördernd sind und verstärkt werden sollten. Die fachliche Auseinandersetzung mit dem Thema muß intensiv geführt werden.

So erhellen erst Einblicke in kulturelle und geschichtliche Zusammenhänge das heutige diffamierte Image des Bauchtanzes („the very sexy exercise"), mit dem man sich aktiv auseinandersetzen muß, um die oben aufgezeigten Wirkungen entfalten zu können. Nur wer die unterschiedlichen Wertmuster kennt, kann sie bewußt in die Sportentwicklung einbringen.

So z. B.
- in der Erstellung eines Werbeplakates über eine Krankenkasse, deren Abteilung für Öffentlichkeitsarbeit erst davon überzeugt werden mußte, daß es sich nicht etwa um eine obszöne Veranstaltung handelte;
- in der Frage des Anbietens dieser Veranstaltung über den Stadtsportverband einer Kleinstadt wie Wesseling. Bauchtanz paßt zunächst mal gar nicht so sehr zum Sportverständnis so manchen Sportfunktionärs oder Kommunalpolitikers;
- im behutsamen Weitertragen der sportdidaktischen Anliegen in die Kurspraxis über Gespräche mit der Kursleiterin, den Teilnehmerinnen oder über die Auswahl geeigneter Übungsstätten (Stichwort: Atmosphäre) etc.
- Der Kurs wurde und wird durchgeführt von einer ortsansässigen türkischen Übungsleiterin. So wichtige Elemente wie Lebensgefühl, die eigene Anschauung von dem und die Begeisterung für den Inhalt, die Fähigkeit zum Vor- und Mitmachen usw. sind damit weitgehend gesichert.

Methodische Hilfestellungen beim Kurs- und Stundenaufbau, das Schaffen eines geeigneten Organisationsrahmens, der Einsatz von Videotechnik oder auch gruppendynamische Beobachtungen und Hilfen machen das Angebot zu dem, was es ist.

„Gemeindenähe" als pädagogischer Ansatz

Nun darf aber – und dies ist ebenso wichtig – die geforderte Kompetenz nicht zu einem Überstülpen durchdachter „Musterprogramme" führen. Deshalb muß gleiches Gewicht auf eine bedürfnisorientierte und gemeindenahe Sportarbeit gelegt werden.

„Gemeindenah" ist zu einem Zauberwort geworden. Immer dort, wo man Inhalte verschiedenster Art an den Mann oder die Frau bringen will, taucht dieses Schlagwort auf. Eine Vorstellung davon, daß es sich hier aber um mehr als ein Schlagwort, nämlich um einen vielversprechenden pädagogischen Ansatz handelt, liefert ein Aufweis von Attributen gemeindenaher sportpädagogischer Arbeit. Hierzu zählen:

Zielgruppenorientierung: Die Angebote richten sich immer an einen bestimmten Teilnehmerkreis und sind speziell darauf ausgerichtet, sowohl inhaltlich als auch in bezug auf das Wirkungsfeld: Ziel ist eine stärkere Integration sportlicher Aktivität in das Alltagsleben (Schulke 1986).

Bedürfnisorientierung: Bedürfnisse werden nicht immer konkret formuliert, auch wenn sie vorhanden sind – man muß sie wahrnehmen. Wesentliches Element gemeindenaher Arbeit ist deshalb ein aufmerksames „Augen und Ohren Offenhalten".

Anregungsorientierung: Gemeindenahe Arbeit erlaubt kein Überstülpen fertiger und vorgefertigter Konzepte. Bedürfnisse erwachsen aber immer aus dem Erfahrungshorizont. Deshalb ist eine entwickelnde und anregende Arbeit mit längerfristigem Aufbau vonnöten.

Ressourcenorientierung: Gemeindenahe Programme arbeiten mit den am Ort gegebenen personellen, organisatorischen und materiellen Möglichkeiten, wo immer es geht. Nur zur Motivation und Anregung kommen z. B. „Fachleute" von außen.

Evolutionsorientierung: Vorhandene Strukturen müssen geduldig weiterentwickelt werden in der Auseinandersetzung von sportpädagogischen Leitgedanken und kommunaler Umsetzungsrealität.

Theorieorientierung: Gemeindenahe Arbeit ist genausowenig abgegrenzt und theorieblind wie -überladen. Theorien befruchten die Praxis, sobald sie gebraucht werden. Überörtliche Erfahrungen müssen eingebracht, umgekehrt eigene Erfahrungen anderenorts verwertbar gemacht werden. Gemeindenahe Angebote entstehen jedoch nicht am Schreibtisch, sondern „vor Ort".

Es ist offensichtlich, daß ein solches Konzept den Kanon qualitativer Ansprüche an die Sportarbeit (s. oben) wesentlich erweitert.

Zur Übertragbarkeit des Beispiels

Ein tragendes Element des beschriebenen Kursangebotes ist natürlich die engagierte türkische Übungsleiterin, die gerade das Lebensgefühl vermitteln kann. Angesichts der Zahl unserer türkischen Mitbürger(innen) dürften solche Frauen aber auch anderenorts zu finden sein. Es besteht daher hinsichtlich der Übertragbarkeit des Bauchtanzkurses auf andere Gemeinden Anlaß zu Optimismus.

Dies gilt aber auch für die Vermittlung der sportdidaktischen und sportpädagogischen Inhalte, wie die Frustrationsvermeidung durch das Aufbrechen einschränkender Bewegungsnormen oder eine erlebnis- und milieuorientierte Bewegungssituation über andere Bewegungsformen.

Neue Impulse zur Einlösung des Anspruchs „Sport für Alle" und zu einer Reintegration von Bewegung in den Alltag auch des „Unsportlichen" oder Sportentwöhnten sind in besonderem Maße von einem Einarbeiten von Bewegungsformen anderer Kulturen in unser Sport- und Bewegungsgeschehen zu erwarten. Dies schafft Anlaß zum Überdenken und zu einer Erweiterung von Bewegungsnormen im allgemeinen und unserem Sportverständnis im speziellen (Stichwort: Kulturkonfrontation).

Gesundheitsdiskussion als Motor der Sportentwicklung

Neue Impulse ergeben sich aber auch dort, wo „Gesundheit" als Chance verstanden wird, den Sport weiterzuentwickeln mit dem Ziel, verkrustete Strukturen aufzubrechen und mehr Menschen in eine neue Bewegungskultur einzubeziehen (die dann vielleicht auch wieder Sport heißt).

Dafür, daß die Kategorien „Gesundheit" oder „Prävention" solche „Entwicklungshelfer" sein können, sprechen gewichtige Argumente:

1. Im großen Bereich „Gesundheit" reden andere mit – auf allen Präventionsstufen. Zwar ist die absolute Dominanz der Ärzteschaft einem kooperativeren Zusammenwirken aller Heil-, Erziehungs- und Sozialberufe gewichen. Aber wenn sich der Sport auf dieses Feld begibt, ist er auch Einflüssen aus allen diesen Bereichen ausgesetzt. Das darf man grundsätzlich positiv bewerten.

2. Ein so globales Ziel wie „Gesundheit" ist ohnehin nur über die Kooperation der verschiedensten beteiligten Fachrichtungen und Interessenbereiche zu erreichen. Gerade auf der effektiven Gemeindeebene besitzt der Sport enorme Möglichkeiten, diese Kooperationspartner – die sich nicht immer „grün" sind – zusammenzuführen. Nutzt der Sport dieses Instrument für ein so unumstrittenes Ziel wie das der „Gesundheit", wächst sein gesellschaftlicher Stellenwert weiter.

3. Wenn der Sport sich ernsthaft auf die präventiven, gesundheitsprophylaktischen und auch gesundheitstherapeutischen Aufgabengebiete einläßt, kann er dies nur unter Zuhilfenahme eines größeren Stabes ausgebildeter und hauptamtlich tätiger Sportpädagogen tun. Dies hätte generelle und qualitativ förderliche Auswirkungen auf die Sportangebote von Verbänden und Vereinen.

4. Die sportlichen und sportnahen Angebote werden sich um Bereiche erweitern müssen, die Menschen ansprechen, die bisher kaum vom Sport erreicht wurden oder falschen, wenn nicht gar keinen Zugang zu ihm hatten. Dies ist ja in nicht geringen Ansätzen schon der Fall. So stieg die Anzahl der Frauen an den Vereinsmitgliedschaften in den vergangenen Jahren erheblich. Sie aber beeinflussen als Träger der Selbstmedikation und eines erhöhten Gesundheits- und Körperbewußtseins in zunehmendem Maße die Vereinspraxis (Rittner 1986a).

5. Die Zukunft der Sportvereine und ihr Stellenwert für den einzelnen hängt ab von dem sozialen Zusammenhalt, dem „Vereinsleben", das sie den Mitgliedern bieten. Kaum jemand wird mehr in den Verein geboren. Wir stehen geänderten Lebensstilen, Sportmotiven und Konsumerwartungen gegenüber (Rittner 1986b). Die Vereine müssen sich öffnen und in stärkerem Maße auf den einzelnen zugehen. Nur formales „Offenstehen" für Interessenten reicht da nicht. Genau hier kann die gesundheitsprophylaktische Initiative helfen, denn dies ist auch ihre Devise.

Abschließende Bemerkungen

Die aufgezeigte Chance zu sportlicher Weiterentwicklung ist geknüpft an Forderungen
- an die Sportwissenschaft:
  Es fehlt im außerschulischen Bereich an fundierten sportdidaktischen Analysen, die dem Sportpraktiker erlauben, zielgruppenorientierte und sportpädagogisch durchdachte Angebote zu erstellen. Bezogen auf die Gesundheitsthematik stellt sich die Frage: Wie muß ein Sportangebot aufgebaut sein, damit es in diesem oder jenem Fall präventiv und möglichst optimal wirkt?
- an die Sportverbände:
  Nur selbstkritische Reflexionen über die eigenen Strukturen und insbesondere ungeschminkte Analysen der eigenen Schwachpunkte können weiterhelfen. Die eingefahrenen Bahnen sind nicht immer die besten.
- an die Sportvereine:
  Hier sollten Untersuchungen über die Akzeptanz der eigenen Veranstaltung in bezug auf die jeweiligen Bevölkerungsgruppen der Einzugsgebiete vorgenommen werden. Mut zu Experimenten mit neuen Sport- und Bewegungsformen und eine Erhöhung der Geduldsgrenze in der Frage der Mitgliedschaften schaffen weitere Flexibilität.
- an kooperierende Wissenschaften:
  Die Weiterentwicklung des Sports wird sicherlich erheblich davon beeinflußt, in welchem Maße kooperierende Wissenschaften und Fachrichtungen ihre Werthaltungen und Analysen des Sportgeschehens in die Sportdiskussion einbringen. Eine offensivere Sportpolitik etwa durch Krankenkassen oder Rentenversicherer etc. scheint überfällig.
  Wir müssen sicherlich neue Wege gehen, wenn wir z. B. Bewegungsmangel als körperliches Großrisiko erkannt haben, auf der anderen Seite Sportorganisationen, soweit sie sich überhaupt als Träger präventiver Angebote eignen (s. oben), bis zum Bersten in ihrer Kapazität belastet sind. Denn auch bei 20 Mio. Sportvereinsmitgliedern bundesweit ist der Anspruch „Sport für Alle" bisher Makulatur. Er kann nur verwirklicht werden über eine Reintegration von Bewegung in den Alltag sowohl auf der Verhaltensebene als auch im Bereich der Lebensbedingungen. Ein Überdenken der Angebotsstrukturen ohne unbedingtes Festhalten an Standardprogrammen, eine kreative und kooperative Angebotsplanung mit einem größeren Maß an modernem Management und Unternehmenselementen und die Kooperation mit anderen für diesen Anspruch engagierten Fachrichtungen könnten insgesamt wirken im Sinne des Mottos „Bewegung in den Sport bringen"!

Literatur

Rittner V (1986a) Protokoll des Hearings im Landtag NW vom 26. 5. 86 „Sport und Gesundheit – Prävention mit den Mitteln des Sports"
Rittner V (1986b) Wenn der Körper zur Institution wird. OJ,8
Schulke HJ (1986) Im Visier des Breitensports: Die Zielgruppe. OJ,6

Gesundheitsberatung durch den Zahnarzt – Erfordernis und Möglichkeit

R. P. Nippert, U. Bergerhoff-Hesse, J. Kannengiesser

Gesundheitsberatung durch den Zahnarzt, das scheint, wenn man den Äußerungen von Prof. Schnautz aus der Feuerzangenbowle von A. Spoerl glauben darf, ein Widerspruch in sich zu sein; denn er empfiehlt dem „Pfeiffer" wegen seines katastrophalen Ausdrucks im Deutschen sich doch einen Beruf zu wählen, bei dem er nicht so viel zu reden habe: „Peiffer, ... werden Sie doch zum Beispiel Zahnarzt"! Trifft diese Empfehlung heutzutage noch genauso zu wie zum Zeitpunkt des Erscheinens des Buches? oder hat sich etwa die „stumme Zahnheilkunde" in eine „sprechende" gewandelt, um den Titel eines Buches des leider kürzlich verstorbenen Paul Lueth zu variieren?

Wenn ja, so müßte sich diese Veränderung meßbar niederschlagen:
1. auf der objektiven Ebene:
   a) in der Bevölkerung: hinsichtlich der oralen Morbidität und des konservierenden und prothetischen Versorgungsbedarfs;
   b) in der zahnärztlichen Praxis: hinsichtlich der Arbeitsinhalte und ihrer Anteile an einer durchschnittlichen Arbeitswoche;
2. auf der subjektiven Ebene:
   a) in der Bevölkerung: in der Behandlungserwartung der Patienten;
   b) im Urteil der Zahnärzte: was die Erwartungen bezüglich ihrer Berufsausübung und wünschbaren Inhalte angeht.

Die Beantwortung der Frage, inwieweit Gesundheitsberatung zu den Bestandteilen der zahnärztlichen Berufsrolle gerechnet und v. a. auch de facto ausgeübt wird, ist nicht ohne weiteres möglich. Einige Rahmenbedingungen sprechen dafür, daß dieses Berufsrollensegment nicht sehr ausgeprägt ist: Die zahnärztliche Praxis ist noch immer als Nachfragepraxis organisiert; Fluoridverwendung außer zur Kariesprävention durch Zahnpasten, findet kaum statt; selbst die Vorbedingungen für die Evaluation der eigenen Tätigkeit und die Messung ihrer Effektivität und oralepidemiologische Untersuchungen nicht selektierter Bevölkerungsstichproben sind in der Bundesrepublik Deutschland praktisch nicht vorhanden. Die bisher einzige oralepidemiologische Studie, die den Anspruch auf Repräsentativität erheben kann, war die Internationale WHO-Studie [International collaborative study on dental manpower systems in relation to oral health status (ICS-I)], die an unausgelesenen Probanden dreier Altersgruppen (8–9 Jahre, 13–14 Jahre, 35–44 Jahre) den oralen Gesundheitsstatus in der Bundesrepublik Deutschland ermittelte sowie bei einer zufällig zusammengesetzten

U. Laaser, G. Sassen, G. Murza, P. Sabo (Hrsg.)
Prävention und Gesundheitserziehung
© 1987 Springer-Verlag Berlin Heidelberg

Zahnarztstichprobe die Einschätzung der professionsspezifischen Chancen unseres Versorgungssystems erhob. Die mittlerweile 13 Jahre alten Daten sind vereinzelt an selektierten Populationen bestätigt worden. Damals wurden durchschnittliche DMF-T-Indexwerte von 5,6 bei den 8- bis 9jährigen Kindern für die Milchzähne und 3,3 für die bleibenden Zähne gemessen. Bei den 13- bis 14jährigen Kindern ergab sich der DMF-T-Wert von 8,8. In beiden Fällen wurden leicht erhöhte Werte für weibliche Probanden und Stadtbewohner festgestellt. In der Gruppe der 35- bis 44jährigen Patienten betrug der DMF-T-Wert 18,6, wobei ebenfalls männliche Probanden und Bewohner ländlicher Gegenden leicht erniedrigte DMF-Werte aufwiesen. Allerdings war der Anteil, den die sanierten Zähne (F) am Indexwert ausmachten, bei den Stadtbewohnern regelmäßig höher als bei den Bewohnern ländlicher Gebiete, was bedeutet, daß diese sich aus Versorgungsgesichtspunkten in einer vergleichsweise günstigeren Situation befanden (Nippert u. Keil 1980).

Diese Daten können uns als Baselinedaten dienen. Sie sind im Kontext des Oralhygieneverhaltens zu sehen, das von den Jugendlichen und Erwachsenen erfragt wurde.

Danach ergab sich bei den 12- bis 13jährigen Kindern, daß mit Zugehörigkeit zu höheren Sozialschichten sich der Anteil derjenigen vergrößerte, die mehr Oralhygieneinformationen zur Verfügung hatten und die über zweimaliges oder öfteres Zähneputzen pro Tag berichteten.

Nun sind Informationen zwar notwendig, um Aktionen einzuleiten und Verhalten zu ändern, aber leider sind sie dafür nicht ausreichend. Bei der Analyse ergab sich keine statisch sicherbare Beziehung zwischen der sozialen Position und dem Oralstatus, gleichwohl aber zwischen sozialer Position und Kenntnisstand. Bei den Erwachsenen löste sich auch diese Beziehung auf, so daß keine Unterschiede hinsichtlich der Mundhygiene zwischen den sozialen Schichten nachweisbar waren.

Als Prädiktoren für orale Morbidität erwiesen sich, bei insgesamt maximal 30–35 % erklärter Varianz, Variablen der Akzeptanz und subjektiven Bedarfsdefinition nach mehr zahnärztlicher Behandlung.

Da es zu keiner grundsätzlichen Änderung des zahngesundheitlichen Versorgungssystem seit der Zeit des ICS-I gekommen ist, und keine weiteren verläßlichen Daten vorliegen, läßt sich erwarten, daß bei relativ hoher Kariesinzidenz und mäßig entwickeltem Oralhygieneverhalten die oralen Morbiditätsverhältnisse den Zahnarzt nach wie vor zu Tätigkeiten veranlassen, die konservierender und prothetischer Natur sind, und Beratungsleistungen hinter diesen Erfordernissen zurückstehen müssen. (Nur als Anmerkung soll hier auf die Interdependenz zwischen Morbidität, Patientenverhalten und zahnärztlichem Handeln hingewiesen werden.)

Es gibt jedoch Trendberichte über die Kariesentwicklung einzelner Industrienationen, die kürzlich vom Vorsitzenden der FDI-Kommission für Mundgesundheit, Forschung und Epidemiologie, T. Cutress, vorgestellt wurden (Abb. 1; s. auch Cutress 1986).

Man erkennt die teilweise beeindruckenden Rückgänge der Kariesinzidenz. Da sie v. a. auf die weite Verbreitung und Applikation von Fluoriden, u. a. in Zahnpasten, zurückgeführt werden, gibt es die Hoffnung, daß sich auch in der

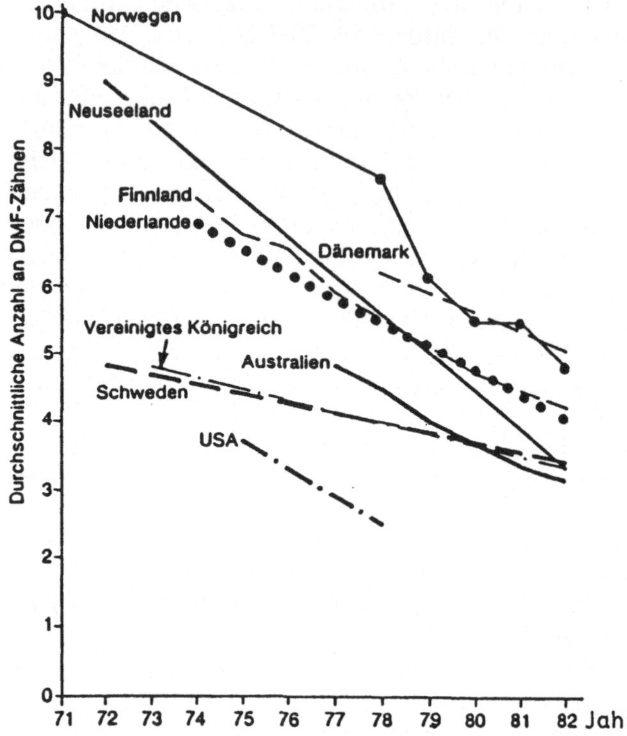

Abb. 1. Trends der Karies-inzidenz in ausgewählten Industrienationen. (Nach Barmes 1986)

Bundesrepublik Deutschland eine vergleichbare Tendenz entwickelt, da auch hier kaum noch unfluoridierte Zahnpasten erhältlich sind. Verläßliche epidemiologische Daten gibt es jedoch nicht darüber. Wahrscheinlich wird die Kariesinzidenz nicht in dem Maße zurückgegangen sein, wie in den abgebildeten Ländern; denn nach Wiedemann, der den Zahnpastaverbrauch in der Bundesrepublik Deutschland ermittelt hat und in Relation zu dem erforderlichen, zahnärztlich für angemessen erachteten Gebrauch gesetzt hat, ergab sich ein Fehlbestand, der nur 35 % des notwendigen Pro-Kopf-Verbrauchs bei zweimaligem Zähneputzen pro Tag erreichte. Demnach dürfte die kariostatische Wirkung des Fluorids nicht so ausgeprägt sein (Wiedemann 1986). Daß sich etwas verändert hat, läßt sich nur aus Einzelbeobachtungen ableiten, z. B. durch Nenninger, der eine Verdoppelung der naturgesunden Gebisse im Alter von 3 bis 6 Jahren innerhalb der letzten 20 Jahre beobachtete (Nenninger 1985).

Wenn sich also die Morbiditätsverhältnisse nicht entscheidend geändert haben, haben sich dann die Behandlungserwartungen der Bevölkerung verändert? Aus der ICS-I-Studie wissen wir, daß 55 % aller Besuche von Erwachsenen beim Zahnarzt aus symptominduzierten Gründen erfolgten. Bei den Jugendlichen lag dieser Anteil bei 61 %. Vermutlich wird der Zahnarzt noch immer aus kurativen Gründen aufgesucht, so daß die Chance zur Gesundheitsberatung von der Nachfrage her schon deutlich eingeschränkt ist. Wie steht es nun mit der Rolle des Zahnarztes als Mundgesundheitsberater? Kann der Zahnarzt diese

Aufgabe übernehmen? Sollte er sie übernehmen? Oder übt er sie schon aus und, wenn ja, mit welchem Erfolg?

Dies sind alles Fragen, die im Rahmen eines Projektes beantwortet werden sollten, das die Bedeutung der Prophylaxe in der zahnärztlichen Niederlassung zum Gegenstand hatte. Es wurde durch die DFG finanziert und richtete sich als Befragung an eine Zufallsstichprobe, die 389 (10 %) der niedergelassenen Zahnärzte des Kammerbereiches Westfalen-Lippe umfaßte. Die uns interessierende Fragestellung lautete: In welchem Umfang und in welcher Form erbringen die niedergelassenen Zahnärzte prophylaktische Leistungen? Diese Frage hat erhebliche berufs- und gesundheitspolitische Relevanz, da sich bisher die Krankenkassen und kassenzahnärztlichen Vereinigungen nicht auf eine Vergütung dieser Leistungen einigen konnten. Um so mehr ist die Responserate von 54 % (2 Mahnverfahren) hervorzuheben, die in dieser Situation und unter den Bedingungen einer schriftlichen Befragung erreicht wurde. Folgende Ergebnisse konnten hinsichtlich der Praxenstruktur erbracht werden:
- 94,5 % allgemeine Zahnärzte,
- 4,5 % Zahnärzte mit Gebietsbezeichnung,
- 14,1 SSFU Zahnärzte mit eingeschränkten/spezialisierten Praxen,
- durchschnittlich 2,8 Stühle pro Praxis,
- durchschnittlich 136,3 Behandlungen pro Praxis pro Woche,
- durchschnittlich 46,3 Arbeitsstunden pro Zahnarzt pro Woche,
- durchschnittlich 20,3 min dauernde Behandlung pro Zahnarzt und Stuhl,
- durchschnittlich 3,3 Wochen Wartezeit für einen Termin (kein Schmerzpatient).

Aus den Ergebnissen wird deutlich, daß die Organisation der zahnärztlichen Praxis nach wie vor die eigentlichen Aufgabenschwerpunkte des Zahnarztes im Bereich operativer Tätigkeiten unterstreicht:

3 Behandlungsstühle pro Praxis und durchschnittlich 136 Behandlungen während einer Arbeitswoche von etwas über 46 h deuten auf einen dichten Zeitplan, der gesundheitserzieherischen Aufgaben entgegensteht; denn pro Behandlungsfall stehen im Durchschnitt 20 min zur Verfügung!

Der Umfang möglicher Gesundheitsberatung, wobei vorwiegend an Ernährungsberatung und Zahn- und Mundgesundheitsberatung gedacht ist, dürfte ohne weitere Erläuterung klar sein, denn Beratung erfordert Zeit und Bereitschaft auf beiden Seiten, vom Berater und vom Klienten. Zeit ist aber im Rahmen der zahnärztlichen Behandlung nicht vorhanden, und Bereitschaft zur Beratung dürfte auch nicht in dem Maße vorhanden sein, beim Zahnarzt wie beim Klient. Bei fehlender Honorierung fehlen die finanziellen Anreize, die konkurrierend zu operativen Tätigkeiten die Beratung im Rahmen der Alltagspraxis etablieren könnten, wozu dann ohnehin noch die entsprechende Ausbildung des Zahnarztes in Hinblick auf die Probleme der Erwachsenenbildung kommen müßte. Zahn- und Mundgesundheitsberatung erfolgen in der Regel unter Bezug auf das rationale, an die Einsicht des Patienten appellierende Vermittlungsmodell und unterschätzen oft die Trägheit und Beharrlichkeit habitualisierter Verhaltensweisen, so daß häufig bei engagierten Versuchen des Zahnarztes eine Desillusionierung über die Bereitschaft zur Verhaltensänderung beim Patienten die Folge ist.

Tabelle 1. Durchschnittliche Anteile zahnärztlicher Tätigkeiten im Kammerbereich Westfalen-Lippe

Tätigkeitsbereich	Durchschnittlicher Anteil/Woche [%]	Durchschnittlicher Stundenzahl/Woche [h]
Konservierende Zahnheilkunde	27,0	12,5
Prothetik	26,1	12,1
Parodontologie	13,5	6,2
Diagnostik	10,8	5,0
Kieferorthopädie	9,0	4,2
Kieferchirurgie	8,1	3,8
Zahngesundheitserziehung	5,4	2,5

In Tabelle 1 sind die durchschnittlichen Anteile der zahnärztlichen Tätigkeiten dargestellt.

Das Übergewicht operativer Inhalte ist deutlich. Nach diesen Ergebnissen beträgt der Anteil der Zahngesundheitserziehung an der gesamten Arbeitszeit 5 % oder 2,45 h. Bei einer durchschnittlichen wöchentlichen Behandlungszahl von 136,3 Fällen entfallen somit 1,2 min pro Fall auf die Zahngesundheitserziehung. Nun braucht zwar nicht jeder Patient eine solche Unterweisung, und auch nicht jeder Behandlungsfall ist ein neuer Patient, aber dennoch sprechen die Relationen hier für sich.

Es soll aber auch darauf hingewiesen werden, daß in den Angaben zur Parodontologie sich durchaus zahn- und mundgesundheitserzieherische Tätigkeiten befinden. Allerdings drückt sich hierin etwas aus, das sich ohnehin als das Steuerungsinstrument par exellence im Gesundheitssektor erweist: die Abrechenbarkeit und der jeweilige finanzielle Punktwert der entsprechenden Leistung als Handlungsanreiz.

Es lag folgendes Prophylaxeangebot vor:
- umfassende Prophylaxe bei 40,5 % der Praxen,
- Prophylaxe nur für ausgewählte Patienten bei 39,5 % der Praxen,
- kein Prophylaxeangebot bei 20,0 % der Praxen.

Folgende Gründe für ein beschränktes oder fehlendes Prophylaxeangebot wurden genannt:
- keine Patientenmitarbeit: 30,4 % der Praxen,
- fehlende Honorierung: 24,0 % der Praxen,
- Prophylaxe ist Aufgabe des Kindergartens: 18,0 % der Praxen,
- halbjährliche Reinigung durch den Zahnarzt genügt: 14,0 % der Praxen,
- die Zahnärzte sind keine Schulmeister der Nation: 13,0 % der Praxen.

In der Befragung kam zum Ausdruck, daß 60 % der Zahnärzte nur ausgewählten Patienten oder gar keinem ein Prophylaxeangebot machen. Die Gründe sind oben angegeben.

Alle diese Antworten würden sich wahrscheinlich ändern, wenn die Abrechnungsmöglichkeit dafür geschaffen würde.

Die Zahngesundheitserziehung, sofern sie überhaupt erfolgt, ist in einer Reihe von Praxen Aufgabe des Hilfspersonals, insbesondere dort, wo eine zahnmedizinische Fachhelferin (ZMF) beschäftigt wird. Das ist in 13 % der Praxen der Fall.

Allgemein gesehen beträgt der Anteil der zahngesundheitlichen Tätigkeiten, die durch die Helferinnen erbracht werden, 17 % ihrer Arbeitszeit. Dabei kommen zum Einsatz: Mundhygienecenter in 37 % der Praxen und audiovisuelle Hilfsmittel zur Mundhygieneuntersuchung in 25 %. Außerdem werden v. a. Broschüren über Mundhygiene, Plaqueindikatoren und Zahnseide in den Praxen, in denen Prophylaxemaßnahmen durchgeführt werden, bereit gehalten.

Daß wohl hauptsächlich der fehlende finanzielle Anreiz bzw. der Druck, während der Arbeitszeit auch Umsatz zu machen, an der geringen Vertretung von Zahngesundheitserziehung ursächlich beteiligt ist, wird dadurch verdeutlicht, daß bei aller augenblicklichen Zurückhaltung der Zahnärzte, in ihrer Praxis Zahngesundheitserziehung zu betreiben, dennoch 72 % von ihnen bereit wären, sich an Zahn- und Mundhygieneunterweisungen in Kindergärten und Schulen zu beteiligen und 90 % der Beantworter Prophylaxe als integralen Bestandteil der zahnärztlichen Praxis ansahen.

Ob sie jedoch zur Ausübung dieses Praxisbestandteils in der Lage sind, ist eine andere Frage, denn die dazu notwendigen pädagogischen Fähigkeiten lassen sich in der heutigen Praxis, wie wir gesehen haben, kaum erwerben. Auch die Ausbildung hat diesen Berufsrollenaspekt noch nicht entdeckt, und schließlich ist die Behandlungserwartung und das Besuchsverhalten der Bevölkerung auch nicht so ausgeprägt, daß die Nachfrage den Zahnarzt zu Veränderungen veranlassen würde. Allerdings gibt es Hinweise, daß hier noch am ehesten eine Veränderung eintreten kann. Immerhin äußerten 22 % der erwachsenen Bevölkerung einer größeren Stadt, die im Kammerbereich Westfalen-Lippe liegt, daß sie mehr Informationen zur Behandlung sowie über die Möglichkeiten der Prophylaxe wollten, die ihnen offenbar nicht ohne weiteres von ihrem Zahnarzt gegeben werden (Nippert u. Meier, im Druck).

Auch die Erfahrungen von anderen Untersuchungen, die einen eklatanten Mangel an Mundhygieneinformationen, insbesondere bei Kindern und Jugendlichen feststellten, zeigen, daß Bedarf an Zahn- und Mundhygieneberatung wohl vorhanden ist. Aber bei denjenigen, die über die Informationen verfügen, ist nur zu oft festzustellen, daß sich aufgrund der Informationen nicht unbedingt auch das Verhalten, und dieses schon gar nicht dauerhaft, verändert (Pieper 1980). Das hier erforderliche Training mit entsprechender Verhaltens- und Compliancekontrolle wäre in der Tat zu aufwendig, um effektiv in der zahnärztlichen Praxis durchgeführt zu werden (Piper, 1979).

Bisher zeigen vereinzelte Studien über das Zahn- und Mundhygienewissen einen ohnehin noch immer starken Unterweisungsbedarf, besonders wenn es um differenzierte Fragen der Mundhygiene geht. Aber auch eine Basalinformation ist erforderlich, wie eine Untersuchung von Frank (1986) zeigte. Er wies in seiner Untersuchung nach, daß in seiner Stichprobe 43 % der Kinder nicht wußten, wie sie sich die Zähne putzen sollten. 53 % benutzten ihre Zahnbürste ein Jahr und länger, 8 % benutzten überhaupt keine Zahnbürste. Auch Wingerath (1980) hatte in seiner Untersuchung große Mundhygienewissenslücken feststellen können. Die wenigen oralepidemiologischen Untersuchungen, die zur Verfügung stehen, z. B. von Prasil (1982), kommen sowohl hinsichtlich des gemessenen Zahnstatus wie auch aufgrund der oralhygienischen Kenntnisse zum Ergebnis, die Gesundheitsberatung aus der Hand des Zahnarztes in die von Pädagogen und evtl. schneller auszubildenden und daher auch billiger und effektiver arbeitenden semiprofessionellen Berufe zu legen (Prasil 1982). In einer oralepidemiologischen Studie von Goetz (1986), der den Oralstatus von Auszubildenden des Zahntechnikerhandwerks untersuchte, kam ein weiterer Aspekt zum Ausdruck:

Er fand eine enge Beziehung zwischen umfangreichen Mundhygienemaßnahmen und hohen DMF-T-Werten, was bedeutet, daß vermutlich die Zahngesundheitsberatung systematisch aufgrund von Organisationsbedingungen des Versorgungssystems und von dem dadurch induzierten Besuchsverhalten nur den Patienten und den zu spät erreicht.

Den Vorschlag, die Zahngesundheitserziehung und Prophylaxe durch semiprofessionelle Berufe durchführen zu lassen, hat bereits vor Zahnärzten der Leiter der Oral Health Unit, Barmes, der WHO gemacht, der nach den globalen Trends hinsichtlich der Zahnkrankheiten die Prognose auf genau diese Entwicklung hin gewagt hat. Sein Vorschlag, die einfachen zahnärztlichen Tätigkeiten auf Hilfspersonal zu verlagern und zahnmedizinische Fachkräfte stärker auf die sich qualitativ erhöhenden Anforderungen der Zahnheilkunde zu orientieren, hat zwar den Widerspruch der organisierten Zahnärzteschaft gefunden (Bauch, 1986), dürfte aber bereits mittelfristig den Interessen der niedergelassenen Zahnärzte sehr entgegen kommen. Denn nach den bisherigen Erfahrungen mit der Effektivität der zahnmedizinischen Gesundheitsberatung ließe sich diese Kompetenz, von praxisinterner Delegation auf das Hilfspersonal ganz abgesehen, wohl nur noch aufrecht erhalten, wenn entscheidende Umstrukturierungen im Ausbildungskanon der Zahnmediziner erfolgten. Bisher stellen die Probleme der Zahngesundheitsberatung jedenfalls keinen Unterrichtsgegenstand dar.

Selbstverständlich wird die Entwicklung eines solchen zahnmedizinischen Hilfsberufs, etwa vergleichbar der Prophylaxehelferin, wie sie in einzelnen Schweizer Kantonen tätig ist (vgl. Marthaler 1986; Magri 1986), nicht gegen den noch bestehenden Widerstand der Zahnärzteschaft durchsetzbar sein; aber eine Verlagerung dieser Aufgaben auf das öffentliche Gesundheitswesen und die Supervision durch die dort tätigen Zahnärzte scheint eine Möglichkeit zu sein, die auch von einem Teil der Zahnärzte in unserer Studie angesprochen wurde. Bei dem unverändert hohen Bedarf an zahn- und mundgesundheitlicher Beratung wären in einem solchen Fall die dazu nötigen Fachkräfte in ausreichender Zahl und mit hinreichendem Kenntnisstand in relativ kurzer Zeit und noch dazu kostengünstig zu produzieren. Auch hier sei wieder das Schweizer Beispiel zitiert, wo unter Zuhilfenahme von Hausfrauen in 2 zweiwöchigen Kursen die dafür nötigen Grundlagen gelegt werden. Wenn es hierzulande möglich war, dadurch einem personellen Mangel an Volksschullehrern abzuhelfen, ist eigentlich nicht einzusehen, warum dies bei Zahn- und Mundgesundheitsberatern nicht möglich sein sollte.

Literatur

Barmes DE (1986) Mundgesundheit und Behandlungsbedarf in den Industrieländern – Folgerungen der WHO. In: Forschungsinstitut für die zahnärztliche Versorgung (Hrsg) Zukunftsperspektiven der zahnärztlichen Versorgung. Köln, S 12–36

Bauch J (1986) Die Zukunft der Zahnheilkunde – Strömungen und Entwicklungen in einem Bereich des Gesundheitswesens. Öff Gesundheitswes 48:325

Cutress TW (1986) Wandel der Mundgesundheit und Auswirkungen der Prophylaxe in der Zahnheilkunde. In: Forschungsinstitut für die zahnärztliche Versorgung (Hrsg) Zukunftsperspektiven der zahnärztlichen Versorgung. Köln, S 37–53

Magri F (1986) Zahnmedizinische Vorbeugung in der Schule durch Laienhelferinnen. Vortrag gehalten auf dem Kongreß: Psychologie und Zahnmedizin. Berlin, FU

Marthaler T (1986) Historischer Hintergrund der Ausbreitung der zahnmedizinischen Vorbeugung in der Schweiz. Vortrag gehalten auf dem Kongreß: Psychologie und Zahnmedizin. Berlin, FU

Nippert RP, Keil U (1980) The results of the Federal Republic of Germany from the international collaborative study on dental manpower systems in relation to Orla health status. WHO, Geneva

Nippert RP, Meier T (im Druck) Die Angst vor dem Zahnarzt. Ergebnisse einer empirischen Erhebung bei Erwachsenen

Nenninger H (1985) Karies verlor schon wieder eine Runde. Zahnärztl Mitt 8:818

Pieper K (1979) Der Einfluß von Kenntnissen über Kariesprophylaxe auf die Mundhygiene. Dtsch Zahnärztl Z 34:113

Pieper K (1980) Die Wirkung einer einmaligen Zahnputzunterweisung auf die Mundhygiene 15–17jähriger Hauptschüler. Dtsch Zahnärztl Z 35:1058

Prasil P (1982) Kariesprävalenz, Mundhygiene und Sanierungsgrad bei 14–18jährigen Schülern der Sekundarstufe II Bodenwerder unter besonderer Berücksichtigung der sozialen Schichtzugehörigkeit. Med dent Dissertation, Universität Göttingen

Wiedemann W (1986) Compliance in der Zahngesundheitsvorsorge. Zahnärztl Prax 2:52

Wingerath HD (1980) Mundhygieneverhalten von 14- und 15jährigen Schülern im Raum Bottrop unter soziologischen Gesichtspunkten. Med dent Dissertation, Universität Münster

C. Evaluation und Evaluationsergebnisse

Möglichkeiten und Grenzen der Evaluation kooperationsfördernder Interventionsmaßnahmen in der gemeindebezogenen Prävention

J. v. Troschke

Gemeindebezogene Prävention

Weltweit läßt sich ein Trend zur gemeindebezogenen Prävention feststellen. In der Bundesrepublik Deutschland wurden in den letzten 15 Jahren eine Vielzahl von Aktionen, Programmen und Studien durchgeführt, die sich gezielt an die Bevölkerung ausgewählter Gemeinden richten. In den dazu publizierten Berichten werden nicht nur die durchgeführten Maßnahmen zur Gesundheitserziehung, -aufklärung, -beratung oder Gesundheitsförderung beschrieben, sondern darüber hinaus mit dem Anspruch wissenschaftlicher Evaluation Daten veröffentlicht, die die erreichten Erfolge belegen sollen.

Konfrontiert mit dem Auftrag, ein Einleitungsreferat zu einem Kongreß zu halten, auf dem in über 100 Vorträgen Projekte vorgestellt werden, die sich mehr oder weniger der gemeindebezogenen Prävention zuordnen lassen, scheint es mir notwendig, einige grundlegende Fragen zu klären:
1. Was heißt *Prävention?*
2. Was heißt *gemeindebezogene bzw. gemeindenahe* Prävention?
3. Was sind *Maßnahmen* zur gemeindebezogenen Prävention?
4. Was sind gemeindebezogene *Interventionsmaßnahmen?*
5. Was sind *kooperationsfördernde* Interventionsmaßnahmen?
6. Wie ist *Evaluation* kooperationsfördernder Interventionsmaßnahmen möglich?
7. Was sind die *Grenzen dieser Evaluation?*

Abschließend und zusammenfassend sollen dann die Bereiche und Themen genannt werden, die dringend einer weitergehenden wissenschaftlichen Klärung bedürfen.

Was heißt in diesem Zusammenhang Prävention?

Geht man aus von den publizierten Berichten über gemeindebezogene Präventionsprojekte, dann ist festzustellen, daß Prävention in diesem Zusammenhang alles umfaßt, was direkt oder indirekt auf die Gesundheit oder Krankheit von Menschen Einfluß hat. Dies gilt insbesondere für die „gemeindebezogene Gesundheitsselbsthilfe" bzw. die Gesundheitsförderung durch soziale Netz-

U. Laaser, G. Sassen, G. Murza, P. Sabo (Hrsg.)
Prävention und Gesundheitserziehung
© 1987 Springer-Verlag Berlin Heidelberg

werke in der Gemeinde. Stärker medizinisch orientierte Programme dagegen gehen aus von einem relativ engen somatischen Krankheitsverständnis bzw. dem medizinischen Wissen über pathogenetische Prozesse. Die in empirischen Untersuchungen identifizierten und in experiementellen Arbeiten analysierten pathogenen Noxen und Risikofaktoren werden zu Ansätzen für Maßnahmen, die der Krebsvorbeugung dienen sollen. Ärztlich diagnostizierte Risikofaktoren werden dann unter Verwendung sozialwissenschaftlicher Methoden umgesetzt in Maßnahmen zur direkten oder indirekten Beeinflussung menschlicher Verhaltensweisen. Gemeindebezogene Prävention läßt sich dementsprechend den verschiedenen Ebenen zuordnen:

- primäre Prävention zur Verhinderung von Risikofaktoren,
- sekundäre Prävention zur Diagnose und Behandlung von Risikofaktoren,
- tertiäre Prävention zur Verhinderung der Wiedererkrankung durch die Reduzierung von Risikofaktoren.

Alle entsprechenden Maßnahmen sind orientiert an Krankheiten und zielen auf deren Verhinderung. Gesundheit versteht sich weitgehend als erhaltenswerter bzw. wiederherstellbarer Zustand der Krankheitslosigkeit.

Die neuen alternativen Konzepte einer aktivierenden Gesundheitsförderung (health promotion) orientieren sich stärker an dem in der WHO-Gesundheitsdefinition postulierten vollkommenen körperlichen, psychischen und sozialen Wohlbefinden, das als Indikator für gesundheitsfördernde Lebensbedingungen verstanden wird. Durch gegenseitige soziale Unterstützung und durch soziale Aktionen „wird hier also Prävention außerhalb des Gesundheitswesens geleistet, ,soziale Arbeit' im weitesten Sinne, zur Förderung gesunder Lebens- und Arbeitsbedingungen" (Trojan 1986, S. 30). Nach Trojan stehen die Grundsätze der Gesundheitsförderung „in direktem Gegensatz zu den heute vorherrschenden Versuchen, die Frühzeichen von Krankheiten bei bestimmten Personengruppen aufzuspüren und solche ,Risikopopulationen' durch ,erzieherische Maßnahmen' dazu zu bringen, ihr Verhalten zu verändern, d. h. insbesondere den Sucht- und Genußmittelmißbrauch zu verringern" (S. 30).

Ausgehend von der Gesundheitsdefinition der Weltgesundheitsorganisation aus dem Jahre 1946 lassen sich 2 alternative Präventionskonzepte beschreiben. Wir können feststellen, daß gemeindebezogene Präventionsmaßnahmen in der Bundesrepublik Deutschland sich 2 unterschiedlichen Präventionsansätzen zuordnen lassen: Traditionelle Ansätze sind an der individuenzentrierten Reduzierung von Risiken orientiert – alternative Ansätze orientieren sich an den gesellschaftlich vermittelten Lebensbedingungen bzw. -stilen und versuchen, diese durch Aktionen, die sich bewußt von medizinischen Versorgungsstrukturen abgrenzen, zu beeinflussen. Der prophylaktischen Bekämpfung von Krankheiten und Behinderungen steht die Förderung psychischen, körperlichen und sozialen Wohlbefindens gegenüber. Während die Weltgesundheitsorganisation, insbesondere ausgehend von ihrem Europabüro in Kopenhagen, im Zusammenhang mit dem Programm „Gesundheit für alle bis zum Jahr 2000" einen nichtmedizinischen Ansatz der health promotion unterstützt, orientieren sich die meisten gemeindebezogenen Präventionskonzepte in der Bundesrepublik Deutschland an dem Risikofaktorenmodell und zielen somit auf die Verhinderung von Krankheiten.

Was heißt gemeindebezogene Prävention?

In dem Trend zur Gemeindeorientierung verbinden sich individuelle Bedürfnisse nach überschaubaren Lebensräumen sozialer Unterstützung und Gemeinschaft mit den staatlichen Interessen an Dezentralisierung, Stärkung der sozialen Verantwortung und vor allem an Kostenreduzierung bzw. -umverteilung. Gemeindeverwaltungen und Gemeinderäte bemühen sich um die Verschönerung ihrer Stadt, Stadtfeste werden in vermehrtem Maße zu den verschiedensten Anlässen gefeiert, die Wohnstraße, die Nachbarschaft, der Stadtteil bekommt für die Bewohner wieder eine neue Bedeutung – neue Wohn- und Heimatgefühle entwickeln sich.

Die Vielzahl und Heterogenität der gemeindebezogenen Präventionskonzepte haben ganz unterschiedliche Wurzeln:
- Die *Unzufriedenheit von sog. Laien* mit der professionellen Expertenhilfe, die zu verschiedenartigen Formen der gemeindebezogenen Gesundheitsselbsthilfe geführt hat (siehe u. a. Trojan u. Behrendt 1980).
- Die *Frustration der Gesundheitserzieher und -aufklärer* in der Konfrontation mit der Ineffektivität ihrer Bemühungen, die über die Bündelung von Einzelmaßnahmen in „konzertierten Aktionen" zur Forderung nach mehr Kooperation auf Gemeindeebene führte.
- Der Versuch, die *Probleme der Rehabilitation psychisch Kranker* zu lösen durch gemeindenahe sozialpsychiatrische Dienste, die die stationäre Behandlungsdauer verkürzen und eine schrittweise Wiedereingliederung in das alltägliche soziale Leben erleichtern sollen.
- Die Bemühungen um eine umfassende *Rehabilitation von Koronarkranken* durch die Weiterführung tertiär präventiver Ansätze in den Rehabilitationskliniken in ambulanten Koronargruppen am Wohnort der Patienten.
- Politische Maßnahmen des Staates zur Förderung der Gesundheitserziehung in Schulen sowie zur *Neudefinition des öffentlichen Gesundheitsdienstes* haben zu einer Vielzahl von Präventionsmodellen in Schulen geführt sowie zum Auftrag, an die Gesundheitsämter regionale Arbeitsgemeinschaften zu organisieren.
- In *epidemiologischen Interventionsstudien* zur Senkung von Risikofaktoren bzw. Morbiditäts- und Mortalitätsraten wurde die Gemeinde ursprünglich als abgrenzbare Population verstanden, die in quasi experimentellen Designs mit anderen verglichen werden konnte. Mit den Erfahrungen bei der Durchführung von Interventionsmaßnahmen zur Beeinflussung von Risikofaktoren wurde zunehmend die Notwendigkeit der Berücksichtigung gemeindespezifischer Sozialstrukturen für die stabile Implementation von gesundheitsfördernden Innovationen erkannt.
- Das wachsende Interesse verschiedener Organisationen auf Gemeindeebene an der Prävention läßt sich vor allem auf primäre *gruppenspezifische Interessen* zurückführen (wie Mitglieder-, Kunden- und Patientenwerbung, Imagegewinn oder Verkauf von Waren und Dienstleistungen).

Zusammenfassend können wir feststellen, daß gemeindebezogene Prävention sich an die Bevölkerung von Wohngemeinden richtet mit dem Anspruch, deren

Gesundheit fördern zu wollen. Dabei versteht man unter Gemeinde einen für den Bürger überschaubaren Lebensraum ebenso wie die unterste Verwaltungseinheit in unserem Staat.

Welche Maßnahmen werden zur gemeindebezogenen Prävention angewandt?

Analysiert man die publizierten Erfahrungs- und Projektberichte, dann zeigt sich, daß das Spektrum von Maßnahmen der Gesundheitserziehung, -aufklärung und -beratung bis hin zu sozialen Strategien der aktivierenden Gemeinwesenarbeit reicht. Die Auswahl entspricht weitgehend den Handlungsinteressen der jeweils engagierten Organisation.

In *Schulen* versucht man, Schüler durch Unterrichtsprogramme, Projektwochen, Pausen- und Schulfrühstücksaktionen zu gesundheitsbewußtem Verhalten zu erziehen, u. a. in der Hoffnung, dadurch auch auf das gesundheitsbezogene Verhalten der Elternhäuser Einfluß nehmen zu können.

Organisationen der Erwachsenenbildung (Volkshochschulen, Arbeiterwohlfahrt, Katholisches oder Evangelisches Bildungswerk, Landfrauenbund etc.) bieten interessierten Bürgern Vorträge, Informationsveranstaltungen und Kurse an, in denen über Gesundheits- und Krankheitsfragen informiert und gesundheitsfördernde Trainingsprogramme durchgeführt werden.

Gesundheitsämter führen Schüler- und Jugenduntersuchungen durch, beraten Mütter, Eltern und andere Sozialgruppen und führen Veranstaltungen durch zur Information und Aufklärung der Bevölkerung.

In *Arztpraxen* werden Patienten durch Informationsmaterialien, in der ärztlichen Sprechstundenberatung, in Informationsgesprächen mit der Arzthelferin oder in Gesprächsgruppen mit anderen Patienten über Risikofaktoren aufgeklärt, zu gesundheitsförderndem Verhalten angeleitet und bei Verhaltensänderungen unterstützt.

Apotheken, Reformhäuser und Drogerien, die sich als „Gesundheitszentren" verstehen, informieren über Schaufenster, verteilen Informationsmaterialien und beraten ihre Kunden, insbesondere in bezug auf den Verkauf von Waren, die gesundheitsfördernd wirken sollen.

Die *Krankenkassen* nutzen ihre lokalen Geschäftsstellen, um Informationsmaterial zu verteilen, Ernährungs- und andere Beratungen anzubieten sowie gesundheitsfördernde Kurse durchzuführen. Darüber hinaus machen sie mit öffentlichen Aktionen auf sich aufmerksam und bieten Computertestprogramme an.

Vereine werben durch öffentliche Aktionen und attraktive Programme um Mitglieder.

Selbsthilfegruppen bieten Interessierten Mitarbeit und Hilfe an. Gruppen, die sich als sekundäres Netzwerk verstehen, führen stadtteilbezogene Aktionen durch.

Letztlich geht es immer um die Vermittlung gesundheitsrelevanter Informationen, die Motivierung zu gesundheitsbewußtem Verhalten und dessen Training sowie zur positiven Verstärkung und sozialen Unterstützung gesundheitsfördernder Lebens- und Verhaltensweisen. Der Gemeindebezug der aus anderen Bereichen bekannten Präventionsmaßnahmen ergibt sich dadurch, daß entweder die vorhandenen Angebotsstrukturen der Gemeinde genutzt bzw. neue entwickelt werden oder der Bürger im Kontext seiner alltäglichen Lebenswelt angesprochen wird.

Was sind Interventionsmaßnahmen zur gemeindebezogenen Prävention?

Unter Intervention versteht man in diesem Zusammenhang Eingriffe in bestehende soziale Strukturen mit dem Ziel der Implementation neuer Elemente bzw. Aufgaben im Rahmen wissenschaftlich begleiteter Modellstudien. Dabei lassen sich grundsätzlich 3 Strategien voneinander unterscheiden:
- individuenzentrierte Interventionsmaßnahmen,
- sozialgruppenzentrierte Interventionsmaßnahmen,
- gemeindestrukturzentrierte Interventionsmaßnahmen.

Individuenzentrierte Interventionsstrategien (Abb. 1) versuchen, über Methoden der Gesundheitserziehung, -aufklärung und -beratung das Gesundheitswissen, gesundheitsbezogene Einstellungen und Verhaltensweisen von Individuen zu verändern oder durch medizinische Therapien somatische Befunde, Risikofaktoren oder Krankheiten zu behandeln.

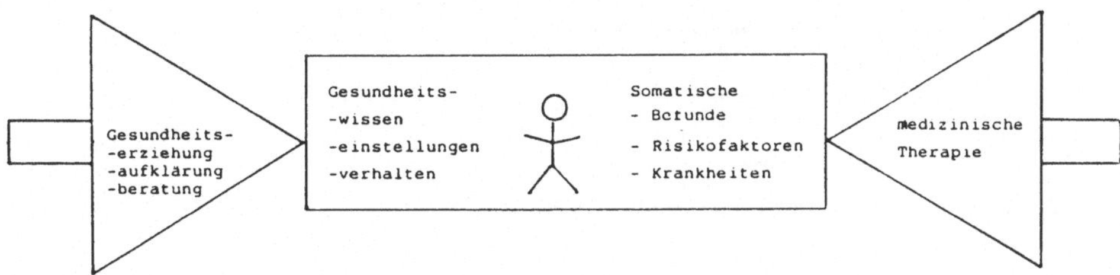

Abb. 1. Individuenzentrierte Interventionsmaßnahmen

Sozialgruppenzentrierte Interventionsstrategien (Abb. 2) setzen an den sog. primären Netzwerken sozialer Bezugsgruppen an (Familie, Freunde, Arbeitskollegen, Nachbarn) und versuchen, diese zur Selbsthilfe und sozialen Unterstützung zu aktivieren.

Gemeindestrukturbezogene Interventionsstrategien (Abb. 3) setzen bei den strukturellen Rahmenbedingungen individueller und sozialgruppenspezifischer Lebensbedingungen an. Durch die Plazierung gesundheitsbezogener Informationen in den öffentlichen Kommunikationsmedien (Zeitungen, Plakate, Rundfunk und Fernsehen) sollen gesundheitsfördernde Informationen gestreut und gesundheitsfördernde Einstellungen vermittelt werden. Durch die Implementation neuer präventiver Angebote sowie die Förderung der Kooperation zwischen den Anbietern präventiver Dienstleistungen soll das Angebot qualitativ und

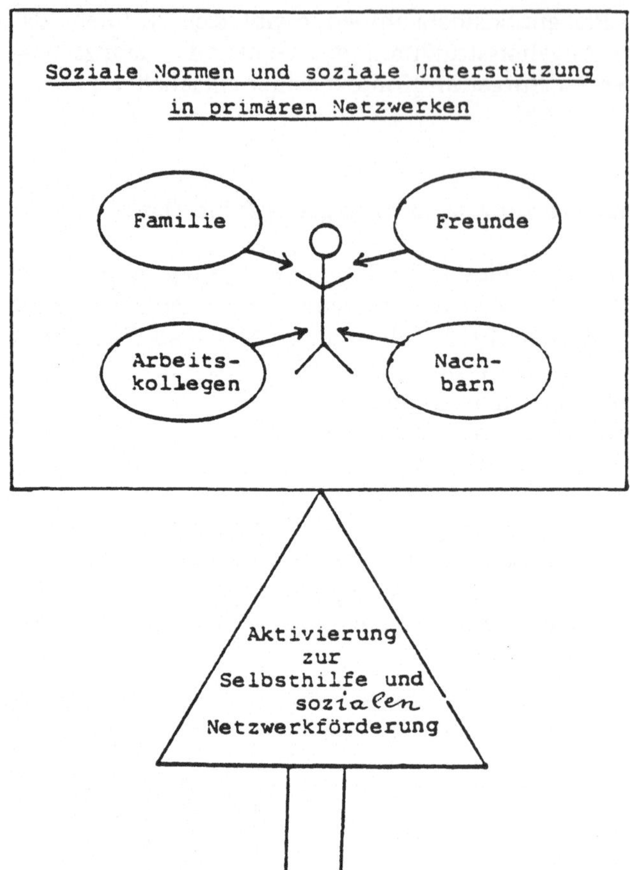

Abb. 2. Sozialgruppenzentrierte Interventionsmaßnahmen

quantitativ verbessert sowie die Nachfrage erhöht werden. Durch die Überzeugung von Politikern über die Notwendigkeit gesundheitsfördernder Maßnahmen soll die gesundheitsbezogene Gemeindepolitik verstärkt an den Bedürfnissen der Bevölkerung orientiert werden. Durch die Implementation gesundheitsfördernder Produkte (z. B. gesundheitsfördernde Nahrungsmittel) soll der Markt gesundheitsrelevanter Produkte erweitert und die diesbezügliche Nachfrage erhöht werden. Diese Interventionsstrategie versucht, die auf Gemeindeebene vorfindbaren historisch gewachsenen sozialen Strukturen zu nutzen und damit die Voraussetzungen für gesundheitsfördernde Verhaltensweisen von Bürgern und Sozialgruppen zu verbessern.

In wissenschaftlich begleiteten Interventionsstudien wird häufig versucht, die spezifischen Ausgangsbedingungen mittels einer „Gemeindediagnose" zu erfassen, um darauf bezogen gezielte Interventionsmaßnahmen durchführen zu können. In epidemiologisch orientierten Interventionsstudien wie der Deutschen Herz-Kreislauf-Präventionsstudie wurde dazu eine t_0-Analyse sowohl des

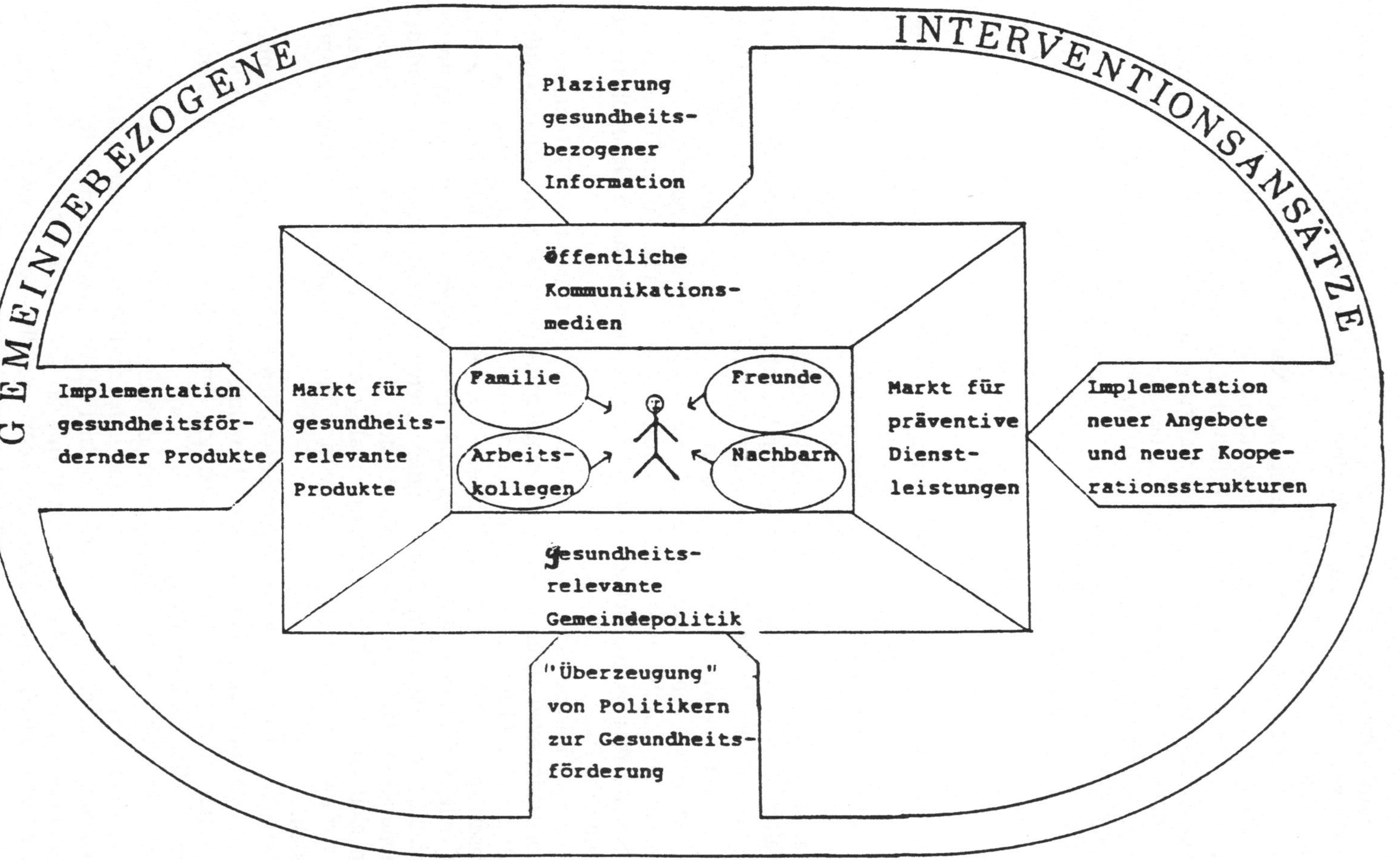

Abb. 3. Gemeindestrukturzentrierte Interventionsmaßnahmen

Gesundheitsstandes der Bevölkerung (mittels eines repräsentativen Gesundheitssurveys) durchgeführt als auch eine Analyse der soziostrukturellen Bedingungen in den Studiengemeinden.

In Projekten der „gemeindebezogenen Netzwerkförderung", wie sie die Arbeitsgruppe um Alf Trojan in Hamburg durchführt, werden dagegen die „gesunden Anteile" der Gemeinde erfaßt, d. h. welche Formen sozialen Lebens, sozialer Aktionen und sozialer Unterstützung funktionieren, was ausbaufähig oder übertragbar ist in dem Versuch, „diejenigen Strukturen und Fähigkeiten – des einzelnen und der Gemeinde – zu stärken, die der Gesundheit im Sinne psychischen, physischen und sozialen Wohlbefindens dienen" (Trojan 1986, S. 32).

Was sind kooperationsfördernde Interventionsmaßnahmen?

Entsprechend den unterschiedlichen Präventionskonzepten wird Kooperationsförderung unterschiedlich verstanden. Interventionsmaßnahmen, die ausgehen von den auf Gemeindeebene vorfindbaren Anbietern präventiver Dienstleistungen, versuchen, die häufig nicht oder doch nur rudimentär vorhandene Kommunikation und Kooperation zu fördern durch die Bildung von Arbeitsgemeinschaften oder Arbeitskreisen sowie durch gemeinsam geplante und durchgeführte Aktionen. Das Konzept des Zusammenbringens verschiedener Anbieter an einen Tisch wird umgesetzt in eher informellen Zusammenschlüssen wie Stammtischen von Ärzten und Apothekern oder zeitlich begrenzten Aktionsgruppen zur Durchführung eines Gesundheitsfestes bis hin zu auf Dauer eingerichteten Arbeitsgemeinschaften oder Vereinen zur regionalen Gesundheitsförderung.

Oberstes Prinzip dabei ist der Ausbau und die Unterstützung bestehender Kooperationsstrukturen und der Beteiligung möglichst aller an der Prävention interessierter Gruppen und Organisationen. Die Praxis hat gezeigt, daß die Umsetzung der plausiblen und überzeugenden Kooperationsidee in der Realität auf viele Widerstände und Barrieren stößt. Diese liegen vor allem in den unterschiedlichen und z. T. konkurrierenden Interessen derjenigen, die sich an der Kooperation beteiligen sollen. Die meisten Anbieter präventiver Dienstleistungen glauben, ihre Interessen allein realisieren zu können und sehen wenig Bedarf und vor allem wenige Vorteile in zeitaufwendigen Kommunikationsprozessen.

In gemeindebezogenen Interventionsstudien hat sich deshalb die Durchführung gemeindebezogener Aktionen bewährt, von denen möglichst viele der Mitveranstalter profitieren bzw. sich im Sinne ihrer Interessen profilieren können. Hier sind vor allem Gesundheitstage, -wochen und -feste, Volkssportveranstaltungen und Ausstellungen anzuführen sowie die Erarbeitung von sog. Gesundheits- oder Präventionsführern, in denen die vorhandenen Angebote der Bevölkerung bekanntgemacht werden. In Freiburg konnten wir z. B. nach der Gründung einer Arbeitsgemeinschaft mit ca. 120 Mitgliedern die Gelegenheit einer Landesgartenschau nutzen, um über ein halbes Jahr hinweg ein tägliches Programm zu organisieren, an dem sich über 80 Organisationen aktiv beteiligten.

In einem sog. Haus der Gesundheit wurden immer wieder wechselnde Informationsveranstaltungen angeboten, an denen bisher über 100 000 Besucher teilgenommen haben. Der zum Zweck der Werbung von Spenden (insgesamt kamen über 80 000 DM für diesen Zweck zusammen) gegründete gemeinnützige Verein, der ursprünglich nach Beendigung der Landesgartenschau wieder aufgelöst werden sollte, wird nach den allgemein als positiv eingeschätzten Kooperationserfahrungen jetzt in eine dauerhafte Einrichtung übergeführt.

Kooperationsförderung unter diesem Interventionsansatz versteht sich als Anregung und Unterstützung gemeinsam durchgeführter Aktionen und Veranstaltungen, die über die Vermittlung positiver Erfahrungen zu weitergehender Kommunikation und Kooperation motivieren sollen.

Der Ansatz der gemeindebezogenen Gesundheitsförderung dagegen versteht sich in bewußter Abgrenzung von den professionellen Dienstleistungsangeboten und versucht statt dessen, in der „anwaltschaftlichen" Beratung und Unterstützung der selbstentwickelten Aktionen von Laien neue Kooperationsstrukturen an der bürgerschaftlichen Basis aufzubauen und weiterzuentwickeln. Damit soll der Entfremdung von Gesundheit entgegengewirkt, die Eigenverantwortlichkeit für Gesundheit gestärkt und die Fähigkeit gefördert werden, sich mitverantwortlich für die gesundheitsrelevanten Lebensbedingungen im Umfeld der Gemeinde zu engagieren.

Wie können kooperationsfördernde Interventionsmaßnahmen evaluiert werden?

Die Auswertung der bisher durchgeführten gemeindebezogenen Präventionsprogramme zeigt, daß nur begrenzt ein Interesse an Evaluation besteht und dieses sich weitgehend beschränkt auf wissenschaftlich belegbare Erfolgsnachweise. Es kommt offenkundig vor allem darauf an, Aktionen durchzuführen und ihren Erfolg belegen zu können. Die entsprechenden Publikationen beschränken sich deshalb zumeist auf die Beschreibung des Programms und die Darstellung der positiven Erfahrungen der Veranstalter, ggf. ergänzt durch Zufriedenheitsäußerungen von Teilnehmern bzw. grobe Schätzungen der Teilnehmerzahlen.

Während der Planung, Organisation und Durchführung der Aktionen ist anderes wichtiger. Die Evaluation wird erst nach der Veranstaltung zum Problem durch die Notwendigkeit der Berichterstattung, wobei man auf mehr oder weniger zufällig gesammelte Materialien und Daten zurückgreift. So bleibt in den Berichten zumeist unklar, was eigentlich erreicht werden sollte. Die angegebenen Ziele sind pauschal bzw. mit den durchgeführten Maßnahmen nicht erreichbar. Theoretische Modelle zur Benennung von Zwischenzielen und Erfolgsindikatoren sind nicht vorhanden oder werden nicht genutzt. Die Folge ist, daß außer der Erfassung mehr oder weniger repräsentativer Zufriedenheitsäußerungen wenig gesagt werden kann.

Dabei lassen sich auf der Basis der bisher erarbeiteten Konzepte durchaus Indikatoren zur Beschreibung der Wirkungen benennen. Dazu bedarf es allerdings der Bereitschaft der Interventoren, konkrete Angaben über die von ihnen angestrebten Ziele zu machen.

An dieser Stelle wollen wir kurz eine Checkliste für evaluierbare Ziele gemeindebezogener Präventionsmaßnahmen vorstellen, die bei den am häufigsten durchgeführten Aktionen wie Gesundheitstagen, Gesundheitsfesten und -wochen, Vorträgen und Kursen etc. angewandt werden kann.

Grundsätzlich können wir zwischen verschiedenen Adressatengruppen unterscheiden:

- den Anbietern präventiver Waren und Dienstleistungen,
- den Bürgern bzw. Sozialgruppen in der Gemeinde,
- den öffentlichen Medien,
- relevanten Dritten, die die Prävention indirekt fördern können.

Checkliste für Erfolgsindikatoren gemeindebezogener Präventionsmaßnahmen

Ziele der Maßnahme	Erfolgsindikatoren
1. Durchführung einer Veranstaltung ...	– Durchführung, – Abbruch, – Nichtdurchführung
2. ... an der möglichst viele Veranstalter (oder ganz bestimmte) sich beteiligen	n Mitveranstalter (% der potentiellen Veranstalter)
3. ... die die (Mit)veranstalter zufriedenstellt	% der zufriedenen Veranstalter
4. ... die die (Mit)veranstalter zum Engagement für Folgeveranstaltungen motiviert	% der Veranstalter, die an Folgeveranstaltungen interessiert sind
5. ... die potentielle Veranstalter, die bisher nicht beteiligt waren, zum Engagement bei Folgeveranstaltungen motiviert	n interessierter potentieller Veranstalter (% aller potentiellen Veranstalter)
6. ... an der möglichst viele Bürger (bzw. bestimmte Sozialgruppen) teilnehmen	n Teilnehmer (% der potentiellen Teilnehmer)
7. ... die die Teilnehmer zufriedenstellt	% zufriedener Teilnehmer
8. ... die den Teilnehmern (bestimmte) gesundheitsrelevante Kenntnisse vermittelt	n Teilnehmer mit Wissenszuwachs
9. ... die den Teilnehmern (bestimmte) gesundheitsfördernde Einstellungen vermittelt	n Teilnehmer mit Einstellungsänderungen
10. ... die die Teilnehmer zu (bestimmten) gesundheitsfördernden Verhaltensweisen motiviert	n Teilnehmer mit Verhaltensänderungen
11. ... über die in öffentlichen Medien positiv berichtet wird	n Berichte mit negativen bzw. positiven Bewertungen in Zeitungen, Rundfunk, TV
12. ... die bei Dritten (Organisationen) einen positiven Eindruck vermittelt	n positive Meinungsäußerungen von relevanten Dritten
13. ... die Dritte (Organisationen) zur Unterstützung zukünftiger Veranstaltungen motiviert	n Organisationen mit Unterstützungsbereitschaft

Die meisten der bisher veröffentlichten Berichte über gemeindebezogene Präventionsstudien beschränken sich auf maximal 5 der 13 genannten Indikatoren:
- die Durchführung der Veranstaltung,
- die Zahl der (Mit)veranstalter (ohne Angaben über das Gesamt aller potentiellen Veranstalter),
- die Zufriedenheit der Veranstalter (ohne Angaben über unzufriedene Veranstalter und deren Gründe),
- geschätzte oder gezählte Teilnehmerzahlen (ohne Angaben über die Gesamtzahl potentieller Teilnehmer),
- positive Berichte in öffentlichen Medien (ohne Angaben über kritische Berichte und Stellungnahmen).

Die individuenzentrierten Indikatoren von Wissens-, Einstellungs- und Verhaltensänderungen sind oft schwer zu erfassen. Um verläßliche Aussagen machen zu können, bedürfen sie eines relativ großen methodischen Aufwandes
(z. B. systematische Erhebungen längere Zeit nach der Veranstaltung).
Dagegen lassen sich Daten relativ leicht erheben über
- die Relation von Veranstaltern zu nicht beteiligten Veranstaltern und deren
  Gründe,
- die Relation der zufriedenen und unzufriedenen Mitveranstalter,
- die Zahl der Mitveranstalter, die an zukünftigen Folgeveranstaltungen interessiert sind,
- Zahl und Art der Bürger bzw. Bevölkerungsgruppen, die sich angesprochen
  gefühlt haben bzw. erreicht werden konnten (Alter, Geschlecht, Familien,
  Übergewichtige etc.). Bei der Teilnehmerzählung hat sich bewährt, Geschenke
  wie Luftballons, Blumen oder Gesundheitspässe abzugeben, die eine sehr viel
  höhere Attraktivität haben als die üblichen Informationsmaterialien.
- Inhaltsanalysen der Berichte in öffentlichen Medien,
- die Nachfrage interessierter Bürger nach weiteren ähnlichen Veranstaltungen,
  etc.

Neben derartigen Statistiken geben vor allem ausführlichere qualitative Angaben aus Interviews ein anschauliches Bild über die Wirkungen der Maßnahme.
Wichtig sind darüber hinaus Angaben über den Stellenwert der Einzelmaßnahme im Rahmen des gesamten gemeindebezogenen Präventionsprogramms
sowie der Konsequenzen, die der Veranstalter aus den Erfahrungen mit dem
Verlauf für zukünftige eigene Veranstaltungen bzw. für interessierte Dritte ziehen kann.

Grenzen der Evaluation

Die Erhebung und Darstellung von Evaluationsdaten, die einen Vergleich verschiedener gemeindebezogener Präventionsmaßnahmen möglich machen, ist
besonders schwierig. Zum einen, weil die durchgeführten Aktionen und Veranstaltungen so unterschiedlich sind, zum anderen, weil die Ziele zu verschiedenartig sind.

Dabei ist zu berücksichtigen, daß neben den angeführten gesundheitsbezogenen Zielen für die Veranstalter häufig latente, d. h. verdeckte Ziele wichtiger sind:
- Ärzte, Psychologen, Kursdozenten etc. sind v. a. an neuen Patienten, Klienten oder Kursteilnehmern interessiert.
- Vereine und Krankenkassen sind v. a. an neuen Mitgliedern interessiert.
- Erwachsenenbildungseinrichtungen an neuen Hörer- und Teilnehmergruppen.
- Apotheken, Reformhäuser und Drogerien sind primär am Verkauf von Waren interessiert.
- Gesundheitsämter sind primär an der Erfüllung der von den vorgesetzten Dienststellen vorgegebenen Aufgaben interessiert.
- Selbsthilfegruppen sind an politischen Erfolgen bzw. der Durchsetzung gegenüber den etablierten medizinischen Organisationen interessiert.

Diese verdeckten Ziele sind oft bestimmender für das Engagement und die Zufriedenheit der Veranstalter als die vorgegebenen Ziele der Gesundheitsförderung für die Bürger.

Entsprechend sind die Erwartungen an die Begleitforschung bzw. die Ergebnisse der Evaluation. Im Vordergrund steht das Interesse an Erfolgsnachweisen gegenüber
- den Trägerorganisationen bzw. den Vorgesetzten,
- den Förderinstitutionen,
- den konkurrierenden Anbietern präventiver Dienstleistungen,
- der „scientific community".

An der öffentlichen Darstellung und Analyse von Mißerfolgen ist eigentlich niemand interessiert; auch auf diesem Kongreß wird wahrscheinlich ausschließlich über eigene Erfolge berichtet werden. Es gibt so gut wie keine Veröffentlichung über gescheiterte Projekte – obwohl man daraus mehr lernen könnte als aus den allzu glatten und geschönten Erfolgsberichten. Selbst wenn derartige Modellprojekte – leichtsinnigerweise – im voraus groß angekündigt wurden, wird ein Scheitern später mit keinem Wort gewürdigt, sondern peinlich verschwiegen (z. B. die Gemeindeinterventionsstudie „Pilotprojekt Dahm" der BZgA und der Landeszentrale für Gesundheitserziehung Rheinland-Pfalz; s. *Europäische Monographien zur Forschung in Gesundheitserziehung,* Bd. 2, S. 29, 55 ff., 1980).

Besonders schwer haben es externe Begleitforschungsprojekte, die von Projektträgern zur Bedingung für die Modellförderung gemacht werden. Auch die theoretisch so plausiblen Konzepte der Aktions- und Handlungsforschung helfen in der Praxis wenig, den strukturell vorgegebenen Konflikt aufzulösen und in eine tragfähige Kooperation umzuwandeln.

Zusammenfassung und Konsequenzen

Abschließend können wir feststellen, daß in der Bundesrepublik Deutschland in den letzten 15 Jahren eine kaum noch überschaubare Zahl von gemeindebezogenen Präventionsmaßnahmen, Aktionen, Programmen und Studien durchgeführt und an den unterschiedlichsten Stellen publiziert wurde. Neben den Initiativen einzelner engagierter Ärzte, Apotheker, Lehrer, Volkshochschulleiter etc. finden sich viele Modellkonzepte, die von Wissenschaftlern in den Gemeinden vor ihrer Haustür durchgeführt wurden (Sabo in Cochem, Nüssel in Wiesloch/Eberbach, Trojan in Hamburg, v. Troschke in Emmendingen, v. Ferber in Mettmann etc.). Die Modellkonzeption, die bisher am weitesten ihrem Anspruch als Modell gerecht geworden und in verschiedenen anderen Gemeinden erfolgreich durchgeführt wurde, ist die der „Kommunalen Prävention", die entsprechend den Erfahrungen der Arbeitsgruppe von Nüssel sowie der Arbeitsgruppe des „idis" durchgeführt werden. Als größtes und anspruchsvollstes gemeindebezogenes Präventionsprogramm ist die Deutsche Herz-Kreislauf-Präventionsstudie zu nennen, in der 8 verschiedene Teilprojekte in einem multizentrischen Studienverbund zusammenarbeiten, um in 7 verschiedenen Studiengemeinden über einen Zeitraum von 8 Jahren hinweg das Gesundheitsverhalten der Bürger derart positiv zu beeinflussen, daß sich statistisch signifikante Senkungen der Morbiditäts- und Mortalitätsraten für Herz-Kreislauf-Erkrankungen feststellen lassen. In der DHP wurde ein umfassendes Konzept zur Prozeß- und Endpunktevaluation entwickelt, das derzeit umgesetzt wird.

Sicherlich ist der in wissenschaftlich begleiteten Interventionsstudien mögliche Aufwand zur Evaluation der Wirkungen in den vielen kleinen gemeindebezogenen Präventionsmaßnahmen weder möglich noch notwendig. Sofern allerdings der Anspruch besteht, über die eigentliche Durchführung derartiger Aktionen hinaus, für andere daraus verwertbare Erkenntnisse zu ziehen, ist die Forderung nach einer einheitlichen Darstellung und Beschreibung zu stellen, die folgende Frage beantworten sollte:

- Welche konkreten Ziele wurden verfolgt, d. h. was sollte bei wem in welchem Ausmaße erreicht werden?
- Welche Einzelmaßnahmen wurden wie geplant, organisiert und durchgeführt?
- Welche Bedingungen wurden in der Gemeinde für die Durchführung der Maßnahme vorgefunden?
- Welche Schwierigkeiten und Konflikte sind bei der Durchführung aufgetreten und wie wurden diese bearbeitet?
- Welche Teilnehmergruppen konnten erreicht und was konnte bei diesen bewirkt werden?
- Welche Konsequenzen sind für die Durchführung ähnlicher Veranstaltungen in der gleichen bzw. in anderen Gemeinden zu ziehen?

Der wissenschaftliche Beweis, daß gemeindebezogene Präventionsmaßnahmen dauerhafte Veränderungen beim Gesundheitsverhalten der Menschen sowie in den gesundheitsrelevanten Lebensbedingungen bewirken können, steht noch aus. Ebenso bedarf es einer theoretischen Aufarbeitung der vorliegenden empirischen Ergebnisse und der Entwicklung hinreichend begründeter Modellkonzeptionen für einen gemeindebezogenen Präventionsansatz. Davon unabhängig ist zu hoffen, daß das Engagement von Bürgern für die Gesundheitsförderung in ihrer Gemeinde sich weiter ausbreiten wird im Sinne einer zunehmenden Sensibilisierung für die Gefahren unserer Gesundheit sowie einer zunehmenden Aktivierung für politische Maßnahmen zur Wiederherstellung bzw. Förderung einer gesunden Lebensumwelt.

Literatur

Abholz HH, Borgers D, Karmaus W, Korporal J (Hrsg) (1982) Risikofaktorenmedizin – Konzept und Kontroverse. de Gruyter Berlin

Greiser E, Höltz J, Hoffmeister H et al (1984) Studienhandbuch der Deutschen Herz-Kreislauf-Präventionsstudie. WIAD e. V., Bonn Bad Godesberg

Trojan A (1986) Gesundheitsförderung durch soziale Netzwerke in der Gemeinde. Blätter der Wohlfahrtspflege 2/133:29–33

Trojan A, Behrendt JU (1980) Lokale Bewegungen – Modelle gemeindebezogener Gesundheits-selbsthilfe in der BRD. Österr Z Politwiss 1/9:93–196

Troschke J von (1983a) Präventive Gemeindestudien in der Bundesrepublik Deutschland. Dtsch Ärztebl 42

Troschke J von (1983b) Können gemeindezentrierte Interventionsstudien zur Verbesserung der Gesundheit beitragen? In: Ferber C von, Badura B (Hrsg) Laienpotential, Patientenaktivierung und Gesundheitsselbsthilfe. Oldenbourg, München

Troschke J von (1985) Die soziostrukturelle Prozeßevaluation der Deutschen Herz-Kreislauf-Präventionsstudie (DHP). Prävention 2:35–41, 3:65–72

Troschke J von (1986a) Indikatorenkonzept zur Prozeßevaluation der Deutschen Herz-Kreislauf-Präventionsstudie (DHP). DHP-Forum 3

Troschke J von (1986b) Koordination präventiver Angebote auf Gemeindeebene – Strukturelle Voraussetzungen und interventive Möglichkeiten (Vortrag auf der Präventa am 18. 3. 1986 in Düsseldorf)

Troschke J von (im Druck) Das soziale System der Gemeinde als Ansatz für wirkungsvolle Maßnahmen zur Prävention. In: Bundesvereinigung für Gesundheitserziehung e. V. (Hrsg) Gemeindenahe Gesundheitserziehung

Wenzel E (Hrsg) (1986) Die Ökologie des Körpers. Suhrkamp, Frankfurt am Main

Überlegungen zur Wirkungsanalyse gemeindeorientierter Interventionsmaßnahmen – Probleme und Möglichkeiten der Evaluationsforschung in der Epidemiologie

E. Fehlau

Gesundheitspolitischer Problemhintergrund

Im Mittelpunkt heutiger Bemühungen um eine allgemeine Gesundheitssicherung steht die Frage nach einer erfolgreichen Bekämpfung weitverbreiteter Zivilisationskrankheiten. Ein nicht selten tödlicher Ausgang sowie ausgesprochen kostenspielige und langwierige Behandlungs- und Versorgungsmaßnahmen weisen insbesondere Krebs- und Herz-Kreislauf-Krankheiten als solche Volkskrankheiten aus. Kein Wunder also, daß die Frage nach einer erfolgversprechenden Eindämmung derartiger Gesundheitsbeeinträchtigungen zu Recht immer häufiger gestellt wird.

Nachdem sich mit dem Scheitern vornehmlich an klinischen Symptomen ausgerichteter Vorsorgeprogramme rein medizinisch-naturwissenschaftliche Gesundheitskonzepte als wenig erfolgreich erwiesen hatten, waren es vor allem epidemiologische und medizinsoziologische Überlegungen, die mit dem Hinweis auf *individuelle Verhaltens-* und *sozialgruppenspezifische Lebensweisen* neue Erklärungsmöglichkeiten eröffneten. Der von diesen Forschungsergebnissen ausgehende Wunsch nach einer Modifikation der *Pathogenität sozialer Lebensbedingungen* (v. Ferber 1980) führte alsbald zur Ausarbeitung einer Vielzahl krankheitsspezifischer Interventionsstrategien.

Während man sich dabei zunächst auf bestimmte, durch besondere Gesundheitsgefahren gekennzeichnete *Subpopulationen* – beispielsweise die Risikogruppen der Raucher oder Zuckerkranken – beschränkte, werden in jüngster Zeit durch Einbeziehung möglichst zahlreicher Bevölkerungsgruppen und -schichten ganze *Stadtteile, Gemeinden* oder *Regionen* mit präventionsrelevanten Gesundheitsangeboten konfrontiert und damit auch zum Forschungsgegenstand erhoben.

Wie eine Vielzahl in diesem Zusammenhang offenkundig werdender Fragen und Probleme verdeutlicht, betreten *gemeindebezogene* und damit auch in zunehmender Weise *bedürfnisorientierte* Maßnahmen der Krankheitsbekämpfung sowohl in theoretischer als auch methodischer und praktischer Hinsicht noch weitestgehendes Neuland.

Auf der Basis einer im Vergleich zu den angelsächsischen Ländern hierzulande leider noch immer viel zu wenig beachteten Tradition (sozial)epidemiologischer Forschung kommt deshalb einer Evaluation der unterschiedlichen Präventionsstrategien und Interventionsmaßnahmen eine besondere Bedeutung

U. Laaser, G. Sassen, G. Murza, P. Sabo (Hrsg.)
Prävention und Gesundheitserziehung
© 1987 Springer-Verlag Berlin Heidelberg

zu. Sieht man einmal von ökonomischen Effizienzanalysen ab, so fehlt es allerdings hinsichtlich einer angemessenen Einschätzung und Abklärung bevölkerungsweiter Gesundheitsmaßnahmen neben einem notwendigen Problembewußtsein bislang in der Regel auch an einer ausreichenden Kenntnis der zahlreichen Möglichkeiten einer Anwendung entsprechender Beurteilungsstrategien, -verfahren sowie -instrumente.

Evaluationsforschung in Epidemiologie und Gesundheitsforschung: Versuch einer kurzen Bestandsaufnahme

Dem im Bereich sozialpolitischer Interventionen diagnostizierten Perspektivenwechsel vergleichbar, hat auch in der Epidemiologie und anderen Teilbereichen der Gesundheitsforschung in den letzten Jahren neben der Analyse von Bedingungs- und Einflußfaktoren sowie Interventions- und Modifikationsmöglichkeiten eine *wirkungsanalytische* Sichtweise an Bedeutung gewonnen.

So kam man in den USA, Großbritannien, den Niederlanden und Skandinavien schon in den 60er Jahren zu der Einsicht, neue Behandlungsangebote und Versorgungsleistungen auf ihre Wirksamkeit hin überprüfen zu lassen. Den Grundstein für zahlreiche Evaluationen dieser Art legten dabei v. a. die 1975 im Zusammenhang mit einem Programm zur gemeindenahen psychosozialen Versorgung für die USA verabschiedeten *Community Mental Health Center Amendments* (Coursey 1977). Etwa zur gleichen Zeit konnte sich das Konzept evaluativer Wirkungsanalyse auch im Wissenschaftsbereich etablieren – nachdem etwa der Terminus *„program evaluation"* im Jahre 1973 in den Index der *Psychological Abstracts* aufgenommen wurde, schloß sich der *Index Medicus* dieser Entwicklung mit Auflistungen entsprechender Forschungsarbeiten ein Jahr später an.

Insbesondere dem Engländer Cochrane (1972) ist es zu verdanken, in seiner grundlegenden Arbeit *Effectiveness and efficiency* als einer der ersten auf die notwendige Analyse der Wirksamkeit gesundheitssichernder Maßnahmen hingewiesen zu haben. Doch auch für den deutschen Epidemiologen Pflanz (1973) standen bereits zu Beginn der 70er Jahre Aspekte der Akzeptanz und Inanspruchnahme sowie Qualität und Effektivität verschiedener Gesundheitsangebote und Versorgungsmöglichkeiten im Mittelpunkt des Interesses. Innerhalb kürzester Zeit avancierte dieser anfangs nur von einigen wenigen Forschergruppen für relevant erachtete Arbeitsbereich zu einem eigenständigen Teilgebiet epidemiologischer Wissenschaft. Die im Rahmen des nunmehr als *experimentelle Epidemiologie* bezeichneten Forschungszweiges durchgeführten Untersuchungen schärften folglich auch im deutschen Sprachraum das Problembewußtsein für die Beurteilung und Bewertung von Gesundheitsmaßnahmen. Mit der von Pflanz und Lichtner durchgeführten Appendektomiestudie, Selbmanns Perinatalstudie sowie seiner zusammen mit Nippert durchgeführten Untersuchung zur Bewertung der zahnmedizinischen Versorgung im Großraum Hannover nennt Keil (1981) einige für den Bereich deutschsprachiger Evaluationsforschung herausragende Beispiele.

Die besondere Verantwortung wissenschaftlicher Tätigkeit im Gesundheitswesen bestimmt auch im Bereich evaluativer Forschung die Auswahl der jeweiligen Untersuchungsstrategien. Obwohl die zur Durchführung wirkungsanalytischer Untersuchungen in Betracht kommenden Verfahrensansätze durchaus der Idee experimenteller Versuchsanordnungen entsprechen, sind bei ihrer Anwendung dennoch zur Wahrung einer uneingeschränkten Aufklärung und Selbstbestimmungsmöglichkeit des einzelnen Probanden zahlreiche ethische wie juristische Einschränkungen zu berücksichtigen. An die Stelle echter Experimente treten deshalb experiment*ähnliche* Vorgehensweisen. Mit dem Ziel, bei der leicht mißverständlichen Begriffsverwendung experimenteller Epidemiologie, falschen Erwartungen vorzubeugen, hat für diesen Forschungszweig deshalb in jüngster Zeit vereinzelt auch die synonyme Bezeichnung *evaluative Epidemiologie* (Bastine 1984) Eingang in die Literatur gefunden.

Evaluationsforschung als Bestimmung kausaler Beziehungsverhältnisse gesundheitsrelevanter Bedingungs- und Wirkungskonstellationen

Mit Wittmann (1984) soll unter Evaluation der systematische Versuch einer Beurteilung des Wertes von Produkten, Prozessen oder auch Programmen verstanden werden. Während Evaluation demzufolge in den meisten Fällen mit einer wertneutralen Informationsbeschaffung gleichgesetzt wird, schließt sie andererseits – ohne einer reinen Anftragsforschung verpflichtet zu sein – einschätzende Stellungnahmen dennoch keineswegs aus. Grundlegend ist der gezielte Einsatz wissenschaftlicher Untersuchungsmethoden. Evaluationsforschung bezieht sich demnach vornehmlich auf jene Verfahren, die „die Möglichkeit des Beweises anstelle der reinen Behauptung bezüglich des Wertes und Nutzens einer bestimmten sozialen Aktivität erhöhen" (Wittmann 1984, S. 17).

Den Hintergrund einer Evaluation präventiver Gesundheitsstrategien bildet die wissenschaftliche Fundierung verschiedener Interventionsmaßnahmen in Form eingehender Untersuchungen *krankheitsspezifischer Kausalitätsverhältnisse* und ihrer Bedingungs-Folgen-Relationen. Zu diesem Zweck erfolgen sowohl eingehende Analysen der einer erfolgreichen Eindämmung bestimmter Gesundheitsbeeinträchtigungen zugrundeliegenden Bedingungs- und Einflußfaktoren *(Bedingungsanalyse)* als auch der – an beabsichtigten wie unbeabsichtigten Folgen abzulesenden Wirksamkeit unterschiedlichster Interventionsmaßnahmen *(Wirkungsanalyse).*

Im Anschluß an Bedingungs- und Wirkungsanalyse macht die Konsolidierung intervenierender Gesundheitsstrategien einen 3. Arbeitsschritt erforderlich. Dieser gilt letztlich einer Abklärung der Frage, ob und in welchem Maße die in Form bestimmter Präventionsstrategien vorgenommene Verknüpfung so gewonnener Erkenntnisse tatsächlich zu einer Verlangsamung, Unterbrechung, Beendigung oder gar Vermeidung der krankheitsspezifischen Ursachen-Wirkungs-Verhältnisse beiträgt.

Ein solcher Nachweis erfolgt, indem bedingungs- und wirkungsanalytische Aspekte gegenübergestellt und anschließend in Beziehung gesetzt werden. Ob eine gefundene und für die Bekämpfung bestimmter Krankheitsformen ausschlaggebende Beziehung von identifizierten Bedingungs- und Wirkungskonstellationen erfolgversprechend sein wird, bleibt somit einer Beurteilung im Rahmen evaluativer Analysen vorbehalten.

Gemeindeorientierte Interventionsprojekte als Gegenstand evaluativer Epidemiologie

Wenn die Gemeinde auch – wie kein anderer Bereich epidemiologischer Forschung – den Vorteil bietet, mit den wichtigsten Daseinsgrundfunktionen sowohl die meisten gesundheitsrelevanten Risikobedingungen als auch fast alle zu deren Bekämpfung erforderlichen Ansatzpunkte entsprechender Interventionsmaßnahmen aufzuweisen, so erscheint eine sach- und situationsgerechte Evaluation dennoch keineswegs unproblematisch.

Führt man sich den Aufbau und die Struktur gemeindeorientierter Interventionsprojekte vor Augen, wird diese Feststellung verständlich.

Angesichts einer problem- und zielgruppenspezifischen Ausrichtung sowie räumlich und zeitlich versetzter Anwendung verschiedenster Interventionsformen, wird die frühzeitige Planung und genaue Koordination der jeweiligen Einzelmaßnahmen zu einer vordringlichen Aufgabe. Dies ist auch der Grund, weshalb gemeindeorientierte Interventionsprojekte durch einen weitgehend logischen Aufbau wie auch eine sach- und situationsgerechte Zuordnung von Zeit, Personal und Ressourcen gekennzeichnet sind. Erst ein solches *aufeinander abgestimmtes* Set intervenierender wie organisatorischer Aktivitäten schaffte die notwendigen Voraussetzungen für eine erfolgversprechende Beeinflussung und Modifikation der Gesundheitssituation breiter Bevölkerungskreise.

Den Ausgangspunkt gemeindeorientierter Interventionsprojekte bildet in der Regel die Feststellung eines allg. Forschungs- und gesundheitspolitischen Interventionsbedarfs. Ausschlaggebend ist dabei eine Analyse der *Diskrepanzen* zwischen den Unzulänglichkeiten einer effektiven Eindämmung heutiger Krankheitsformen und den im Kontext gesundheitspolitischer Absichtserklärungen geäußerten Bemühungen um eine Verbesserung der allgemeinen Gesundheitssituation *(Ist-Soll-Differenz)* sowie der aufgewendeten Kosten bei nur geringem Nutzen bisheriger Gesundheitsstrategien *(Input-Output-Differenz)*. Die Komponenten sind auf der linken Seite der Abb. 1 dargestellt.

Um dieser Problematik mit einem adäquaten Lösungskonzept entgegentreten zu können, bedarf es einer möglichst eingehenden *Problemanalyse*. An den Versuch einer bestmöglichen *Ursachenbestimmung* schließt sich sodann die intensive Suche nach realistischen Problemlösungsstrategien an. Glaubt man entsprechende Ansätze einer solchen Strategie gefunden zu haben, gilt es zunächst, die hierfür erforderlichen Ziele festzulegen. Ausschlaggebend für diesen *Zielfindungsprozeß* ist vor allem ein unmißverständliches Benennen der intendierten Effekte. Interventionsziele, wie sie etwa global unter Verbesserungen der Lebensqualität gefaßt werden, machen wegen ihrer fehlenden Eindeutigkeit eine sachgerechte Evaluation unmöglich. Gleiches gilt auch für nicht einkalkulierte Nebeneffekte.

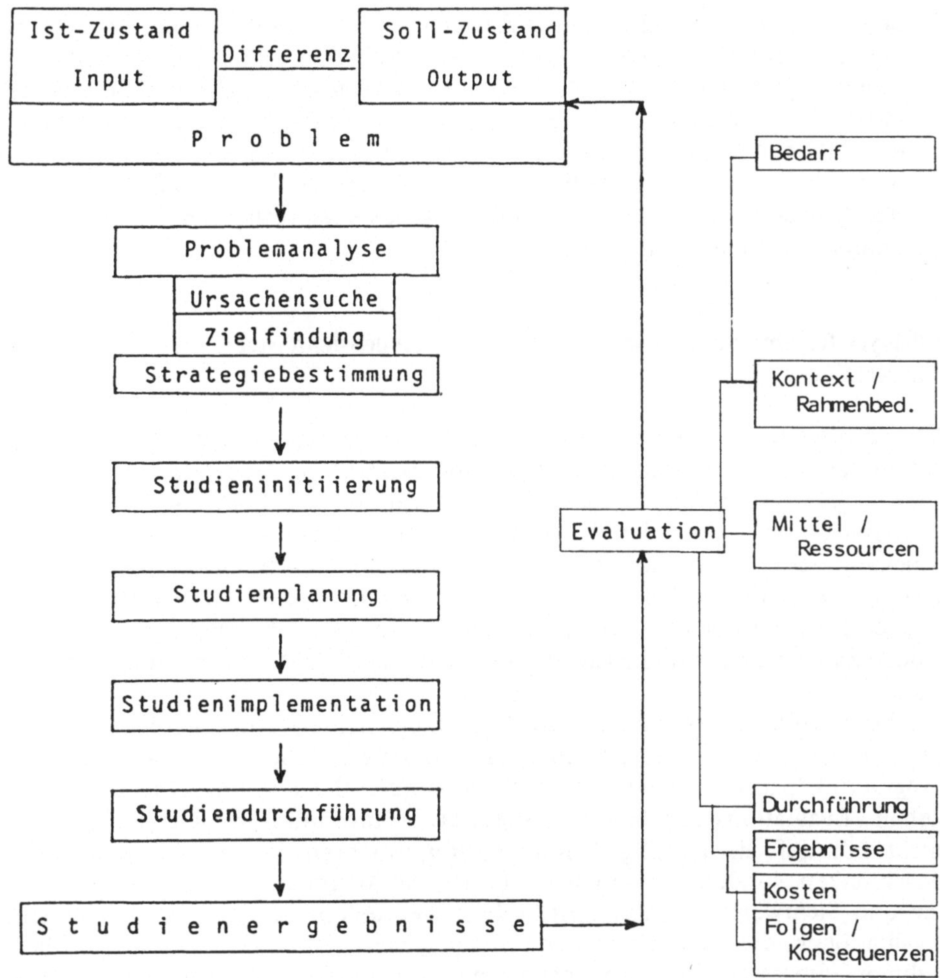

Abb. 1. Dimensionen einer umfassenden Evaluation gemeindeorientierter Interventionsmaßnahmen zur Bekämpfung bevölkerungsweiter Zivilisationskrankheiten

Liegt die Idee einer realisierbaren Interventionsstrategie vor, so kann mit der Entwicklung eines entsprechenden Interventionskonzepts begonnen werden. Mit der *Initiierung, Planung* und *Implementierung* des entsprechenden Maßnahmenkatalogs sind 3 grundlegende Entwicklungsschritte zu unterscheiden.

1. Indem ein Interventionsprojekt unter Berücksichtigung bestimmter sozialer wie gesundheitspolitischer *Rahmenbedingungen* ins Leben gerufen wird, entspricht die Phase der Initiierung zunächst dem Auftakt für die eigentliche Konkretisierung der ursprünglichen Interventionsideen. In verschiedene Teilprogramme differenzierte Präventionsprojekte machen eine Umsetzung derartiger Vorstellungen hierbei jedoch von einem genau aufeinander abgestimmten Arrangement lokaler Interventionsaktivitäten abhängig.

2. Bevor es zur eigentlichen Durchführung der Interventionen kommt, gilt es folglich, erst die Voraussetzungen dafür zu schaffen, daß die entsprechenden Angebote aufeinander abgestimmt sind, *alle* betroffenen Gruppen und deren Mitglieder erreichen sowie der Interventionserfolg in Form eingeleiteter Innovationen langfristig gesichert werden kann.
3. Ist damit die kosten- und zeitintensive Studienvorbereitung zur Zufriedenheit abgeschlossen, steht einer Durchführung des entsprechenden Maßnahmenkatalogs nichts mehr im Wege.

Plädoyer für eine umfassende Evaluation gemeindeorientierter Interventionsprojekte

Wie zahlreiche Beispiele unterschiedlichster Interventionsprojekte belegen, macht eine für alle Bürger zugängliche und dennoch problem- wie zielgruppenspezifische Ausrichtung der jeweiligen Präventionsangebote ein Überdenken bisheriger, oftmals nur kurzfristig angelegter und auf wenige Interventionsaspekte fixierter Evaluationskonzepte erforderlich. Von besonderer Bedeutung erscheint es nämlich, daß zwischen den Bedingungen und Wirkungen umfangreicher Interventionen in der Regel ein breiter Bereich überaus wichtiger – jedoch zumeist unberücksichtigter – Faktoren, die den Maßnahmenerfolg beeinflussen, liegt.

Dieser Grund ist es auch, der es sinnvoll erscheinen läßt, über eine Beurteilung nur ganz bestimmter Gesichtspunkte hinaus, möglichst *allen* wesentlichen programmkonstituierenden und -strukturierenden Bestimmungsgrößen nachzugehen. Evaluationsvorhaben großangelegter Präventionsprojekte sollten sich nicht nur auf die jeweiligen Interventionsabsichten, -ziele und -ergebnisse beschränken, sondern ein möglichst breites Spektrum an Untersuchungsaspekten und Sichtweisen erfassen. Kritisch zu beurteilen sind insbesondere solche Evaluationen, die lediglich an der Erfassung bestimmter Wirkungen von Maßnahmen interessiert sind, ansonsten aber das Interventionsprogramm – einer „black box" vergleichbar – weitestgehend unbeachtet lassen.

Im Sinne einer patientengerechten Gesundheitsvorsorge können reine *Ergebnis*evaluationen wohl kaum als eine adäquate Möglichkeit zur Beurteilung gesundheitssichernder Interventionen gelten, sind es doch gerade die sozialen Rahmen- und gesundheitspolitischen Versorgungsbedingungen wie auch Fragen der Akzeptanz und Qualität, welche in entscheidender Weise zur Zielerreichung von Gesundheitsprogrammen beitragen. Eine Vielzahl medizinsoziologischer Arbeiten zu den Problemen einer schichtspezifischen als auch in anderer Weise ungleich verteilten Gesundheitsversorgung dürften diese Ansicht ebenso belegen wie die im Zusammenhang mit der mangelhaften Inanspruchnahme von Krebsfrüherkennungsuntersuchungen gewonnenen Erfahrungen.

Versucht man derartige Erkenntnisse medizinsoziologischer und sozialmedizinischer Forschung zu berücksichtigen, so verpflichtet dies zu einer möglichst *umfassenden* Betrachtungsweise gemeindeorientierter Interventionen (s. Abb. 1, rechte Seite).

Umfassende Beurteilungsfaktoren (Abb. 1) – sog. *„comprehensive evaluations"* (Rein 1981, 1985; Rossi et al. 1979) – zeichnen sich danach durch die Integration
- der Bedarfserfassung *(„need assessment"),*
- den Rahmenbedingungen *(„context evaluation"),*
- der erforderlichen und tatsächlich eingesetzten Mittel und Ressourcen *(„input evaluation"),*
- der Durchführung *(„process evaluation"),*
- den Ergebnissen *(„outcome evaluation", „output evaluation", „produkt evaluation")*
- den Kosten *(„cost-benefit analysis", „cost-effectiveness analysis")*
oder aber
- beabsichtigten wie unbeabsichtigten Folgen und Konsequenzen *(„impact evaluation")*
geltender Sichtweisen aus.

Schlußfolgerungen

Ob die in jüngster Zeit eingeschlagene Präventionsstrategie gemeindeorientierter Interventionen erfolgreich sein wird, kann sich nur anhand *kontinuierlicher* und *umfassender* Beurteilungen im Rahmen evaluativer Analysen klären lassen.

Unter Einbeziehung aller theoretischen, methodologischen wie auch empirischen Ressourcen sollte es einer zunehmend an Bedeutung gewinnenden *evaluativen Epidemiologie* möglich werden, mit Hilfe systematischer und umfassender Bilanzierungen der jeweiligen Interventionsprojekte zu einem angemessenen Problemverständnis, weiterem Erkenntnisgewinn sowie zur gezielten Entwicklung und schrittweisen Umsetzung von Verbesserungsvorschlägen bei der Bekämpfung bevölkerungsweiter Gesundheitsbeeinträchtigungen beizutragen.

Evaluationsforschung könnte damit nicht nur im Rahmen epidemiologischer Untersuchungen entscheidend zur Ausformulierung des sich an unterschiedlichen Bedürfnissen, Interessen und Notwendigkeiten ausrichtenden Leistungs- und Versorgungsangebotes im Gesundheitswesen – und damit zu dessen Sicherstellung – beitragen, sondern sie könnte auch der Weiterentwicklung dieses Angebots dienen.

Literatur

Bastine RHE (1984) Klinische Psychologie, Bd 1: Grundlagen und Aufgaben klinischer Psychologie. Kohlhammer, Stuttgart
Cochrane AL (1972) Effectiveness and efficiency. Random reflections on health services. Nuffield Provincial Hospitals Trust, London
Coursey RD (1977) Introduction: The need, history, definition, and limits of program evaluation. In: Coursey RD, Specter GA, Murell SA, Hunt B (eds) Program evaluation for mental health. Methods, strategies, and participants. Grune & Stratton, New York, pp 1–8
Ferber C von (1980) Gesundheitsvorsorge am Arbeitsplatz. Der Beitrag der Medizin-Soziologie zu einem aktuellen sozialpolitischen Problem. Betriebskrankenkasse 9:225–230
Keil U (1981) Was ist – was will Epidemiologie? Med Klin 15:408–415

Pflanz M (1973) Allgemeine Epidemiologie. Aufgaben, Technik, Methoden. Thieme, Stuttgart New York

Rein M (1981) Comprehensive program evaluation. In: Levine RA, Solomon MA, Hellstern GM, Wollman H (eds) Evaluation research and practice. Comparative and international perspectives. Sage, Beverly Hills, pp 132–148

Rein M (1985) Umfassende Programmevaluierungen. In: Hellstern GM, Wollman H (Hrsg) Handbuch der Evaluierungsforschung, Bd 1. Westdeutscher Verlag, Opladen

Rossi PH, Freeman HE, Wright SR (1979) Evaluation: A systematic approach. Sage, Beverly Hills

Wittman WW (1984) Evaluationsforschung: Aufgaben, Probleme und Anwendungen. Habilitation, Albert-Ludwigs-Universität Freiburg

Wittmann WW (1985) Evaluationsforschung: Aufgaben, Probleme und Anwendungen. Springer, Berlin Heidelberg New York Tokyo (Lehr - und Forschungstexte Psychologie, Bd 13)

Prävention umweltbedingter Schlafstörungen

B. Griefahn

Einleitung

Etwa ein Sechstel der Bevölkerung klagt über häufige Schlafstörungen. Hierbei nimmt der Anteil der umweltbedingten und damit prinzipiell präventionsfähigen Schlafstörungen ständig zu.

Der Erfolg präventiver Maßnahmen ist um so größer und sicherer, er betrifft um so mehr Menschen, je weiter sie am Anfang der Kette zwischen Ursache und Wirkung ansetzen. Obwohl der Schutz aller Betroffenen wünschenswert bleibt, ist das Vermeiden jeglicher Emission oder Immission unrealistisch. Sofern keine vollständige Gewöhnung an die exogene Ursache eintritt, sind deshalb Grenzen der Belastbarkeit zu definieren, deren Einhaltung mit Rücksicht auf Gesundheit und Wohlbefinden anzustreben ist.

Für die häufigste exogene Ursache der Schlafstörungen, den Straßenverkehrslärm, konnte aufgrund ausgedehnter Feld- und Laborstudien eine Belastungsgrenze ermittelt werden. Sie liegt bei einem äquivalenten Dauerschallpegel von 40 dB(A), wobei der Abstand zum Spitzenpegel 10 dB(A) nicht überschreiten darf.

Häufigkeit von Schlafstörungen

Die Schlafstörung ist keine Krankheit, sondern das Symptom akuter oder chronischer Erkrankungen oder die Reaktion auf äußere Belastungen. Schlafstörungen sind nur selten der direkte Anlaß für die Inanspruchnahme ärztlicher Leistungen. Verläßliche Angaben über ihre Häufigkeit sind derzeit nicht möglich. Aus unterschiedlichen Erhebungen läßt sich aber ableiten, daß der Anteil der Schlafgestörten sehr hoch ist. So wird berichtet, daß etwa 30 % aller Patienten aus neurologisch-psychiatrischen, aus internistischen und aus Allgemeinpraxen mit Hypnotika versorgt werden und daß weitere 40 % Sedativa erhalten.

Aus diesen Daten läßt sich aber weder der Verbrauch noch die Häufigkeit der Schlafstörungen in der Gesamtbevölkerung ableiten, ebensowenig wie aus den Verkaufszahlen für Hypnotika. Weiterhin ist zu berücksichtigen, daß viele Schlafstörungen durch Tranquilizer, Analgetika und Alkohol bekämpft werden, mit Heilkräutern, frei in Drogerien verkäuflichen Präparaten, durch autogenes Training etc.

U. Laaser, G. Sassen, G. Murza, P. Sabo (Hrsg.)
Prävention und Gesundheitserziehung
© 1987 Springer-Verlag Berlin Heidelberg

Repräsentative Erhebungen sind lediglich aus den USA bekannt, wo der Anteil derjenigen, die häufig unter Schlafstörungen leiden, in der städtischen und in der ländlichen Bevölkerung jeweils 14 % beträgt. Da der Verkauf an Hypnotika in der BRD weit höher als in den USA ist, läßt sich mit aller Vorsicht schließen, daß die Schlafstörungen ein epidemiologisches Problem darstellen, das rein zahlenmäßig etwa in der Größenordnung der Hypertonie liegt.

Subjektive und objektive Schlafstörungen

Schlafstörungen sind zunächst nichts anderes als subjektive Bewertungen eines der Vergangenheit angehörenden Zustandes, der zudem durch ein qualitativ anderes Bewußtsein gekennzeichnet ist. Die Beurteilung des eigenen Schlafs ist somit nur indirekt, über die Erinnerung an bewußt erlebte Wachzeiten [Wiedereinschlafzeiten] möglich, die nun ihrerseits durch die aktuelle Situation zum Zeitpunkt der Klage gefärbt ist.

Die subjektive Bewertung des Schlafs stimmt häufig nicht mit den objektiven elektrophysiologischen Daten überein. Immer wieder geben einige Probanden an, fast die ganze Nacht über wach gewesen zu sein, während sich im EEG ein nur minimaler Wachanteil findet. Fast ebensooft geben die Probanden an, gut und ungestört geschlafen zu haben, obwohl das EEG zahlreiche Wachphasen aufweist.

Bei den naturwissenschaftlich orientierten Medizinern, besteht die Neigung, sich ausschließlich auf die „objektiven" elektrophysiologischen Daten zu beziehen. Bis heute gibt es aber keinen Beweis dafür, daß diese im Hinblick auf die Leistungsfähigkeit und die Gesundheit validere Parameter sind als die subjektive Einschätzung. Bei letzterer ist wenigstens davon auszugehen, daß der Betreffende darunter leidet.

Definition und Einteilung

Der derzeitige Kenntnisstand erlaubt daher nur eine sehr zurückhaltende und allgemeine Definition. Schlafstörungen sind objektiv meßbare und/oder subjektiv empfundene Abweichungen vom normalen oder vom gewünschten Schlafablauf.

Obwohl es bereits eine Reihe unterschiedlicher Einteilungen gibt, scheint es gerechtfertigt zu sein, eine weitere aus der Sicht der Präventivmedizin hinzuzufügen. Danach ist es ausreichend, nur 2 Formen der Schlafstörungen zu definieren:
- Die therapiebedürftigen Schlafstörungen sind Symptome einer zugrundeliegenden Erkrankung und müssen entsprechend therapiert werden.
- Die präventionsfähigen Schlafstörungen werden durch äußere Belastungen wie Streß, Lärm, Klima verursacht und lassen sich durch deren Beseitigung unmittelbar vermeiden.

Präventionsfähige Schlafstörungen

Die umweltbedingten, prinzipiell präventionsfähigen Schlafstörungen haben in den letzten Jahren erheblich zugenommen. Wenn die Störungen über längere Zeiträume (Jahre, Jahrzehnte) bestehen, dann können sich allmählich psychosomatische Beschwerden und im weiteren Verlauf sogar manifeste Gesundheitsstörungen entwickeln. Eine monokausale Verursachung ist jedoch nicht wahrscheinlich; vielmehr ist anzunehmen, daß langfristige Schlafstörungen nur einen Beitrag zur multifaktoriellen Genese verschiedener Zivilisationserkrankungen leisten.

Aus präventivmedizinischer Sicht sind von besonderem Interesse die Störquellen mit großem Wirkungsgrad, die bei sehr vielen Individuen Schlafstörungen hervorrufen und bei deren Beseitigung vielen geholfen werden kann.

Die vollständige Beseitigung der Störquelle ist heute meist nicht mehr realisierbar, weil damit häufig ein Verlust an erworbener (tatsächlicher oder vermeintlicher) Lebensqualität verbunden ist. Wenn auf Dauer keine vollständige Gewöhnung an den äußeren Reiz eintritt, sind daher Grenzwerte zu ermitteln, die im Hinblick auf die Gesundheit, die Leistung und das Wohlbefinden gerade noch tolerabel sind.

Als Ursache exogener Schlafstörungen wird am häufigsten der Lärm und hier wiederum der Verkehrslärm genannt. Diese Störquelle ist nahezu ubiquitär. Durch die Herabsetzung der Schallemission läßt sich eine Verminderung der Schlafstörungen auf breiter Basis erreichen. Zugleich handelt es sich beim Verkehrslärm um eine in seiner Struktur relativ einförmige Störung, was die Ermittlung kausaler Zusammenhänge erleichtert. Zum anderen stehen leicht realisierbare und mit relativ geringen Kosten verbundene Möglichkeiten der Pegelminderung zur Verfügung:
- Öffnung der Straßen in nur einer Richtung,
- Geschwindigkeitsbegrenzung,
- bedarfsgerechte Ampelschaltung,
- generelles oder selektives, auf die Nachtstunden begrenztes Fahrverbot.

Die Problematik der umweltbedingten Schlafstörungen und die Ermittlung von Grenzwerten soll daher am Beispiel des Straßenverkehrslärms aufgezeigt werden.

Gewöhnung an nächtliche Schallreize

Im Vordergrund steht zunächst die Frage der Gewöhnung, die nur im Rahmen einer Felduntersuchung beantwortet werden kann. Die große Anzahl nicht kontrollierbarer Störvariablen erfordert eine relativ große Stichprobe. Untersuchungen, in denen die elektrophysiologischen Parameter EEG und EOG als Indikatoren der Schlaftiefe registriert und ausgewertet werden, sind daher außerordentlich aufwendig und zeitraubend und nicht mehr von einem einzigen Team zu leisten.

In Zusammenarbeit mit 3 weiteren Arbeitsgruppen aus den Niederlanden, aus Frankreich und aus Großbritannien wurde daher ein Feldexperiment durchgeführt, an dem insgesamt 70 Probanden, klinisch und psychologisch unauffällige Männer und Frauen im Alter von 18–65 Jahren teilnahmen. Die Probanden wohnten seit mindestens einem Jahr an stark befahrenen Verkehrswegen. Der Schlaf der Probanden wurde jeweils 12–23 Nächte lang in deren Wohnung registriert, so daß insgesamt etwa 1000 Nächte zur Verfügung standen.

Bei allen Probanden wurde der Schlaf unter relativ lauten und unter relativ leisen Bedingungen registriert. Die Pegeländerung wurde dadurch erreicht, daß ein Teil der Probanden, die normalerweise bei geschlossenem Fenster schlafen, mehrere Nächte lang die Fenster öffneten; andere Probanden benutzten zeitweise Gehörschutzstöpsel, bei einigen wurden vorübergehend Schallschutzfenster eingebaut, oder der Schlafraum auf die Rückseite des Hauses verlegt. Als Schlaftiefenindikatoren wurden das EEG und das EOG aufgezeichnet. Die Probanden beantworteten morgens und abends einen kurzen Fragebogen und führten anschließend einen ca. 10 Minuten dauernden Reaktionstest durch.

Nach der Zusammenfassung aller Daten zeigt sich folgendes: In bzw. nach lauten Nächten ist
- die Zeit im Traumschlaf verkürzt,
- die intermittierte Wachzeit verlängert,
- die subjektiv empfundene Schlafqualität vermindert,
- die Leistung qualitativ und quantitativ schlechter.

Die Unterschiede waren allerdings geringer als in laborexperimentellen Untersuchungen. Bei langfristiger Exposition tritt also eine gewisse aber unvollständige Gewöhnung ein. Die Erarbeitung von Grenzwerten ist daher unerläßlich.

Begrenzung der nächtlichen Schallbelastung

Im Vergleich zur Frage der Gewöhnung erfordern quantitative Aussagen einen ungleich höheren Aufwand. Aus diesem Grund wurde zur Bestimmung von Grenzwerten ein kontrolliertes Experiment im Labor gewählt.

An der experimentellen Studie nahmen jeweils 18 männliche und 18 weibliche, klinisch und psychologisch unauffällige Probanden im Alter von 21–30 Jahren teil. Die Probanden schliefen in 12 aufeinanderfolgenden Nächten im Labor.

In der Zeit von 23.00 bis 7.00 Uhr wurde ein lebhaftes Verkehrsgeräusch in die Schlafräume abgestrahlt. Die Intensität wurde nach jeweils 2 bzw. 3 Nächten verändert. Der äquivalente Dauerschallpegel variierte zwischen 37 und 64 dB(A), der Maximalpegel lag 6 dB(A) höher.

Während der gesamten Ruhezeit wurden die physiologischen Variablen EEG und EOG kontinuierlich aufgezeichnet, ebenso der Schallpegel, die Echtzeit und die Raumtemperatur. Wie in der Feldstudie wurde abends und morgens ein Kurzfragebogen ausgefüllt und anschließend ein Reaktionstest absolviert.

Die Leistung im Reaktionstest zeigte keinerlei Beziehungen zum Schallpegel. Unter den physiologischen Parametern nahm die Anzahl der REM-Phasen und deren Gesamtdauer sprunghaft ab, sobald der Pegel einen Wert von 44 dB(A)

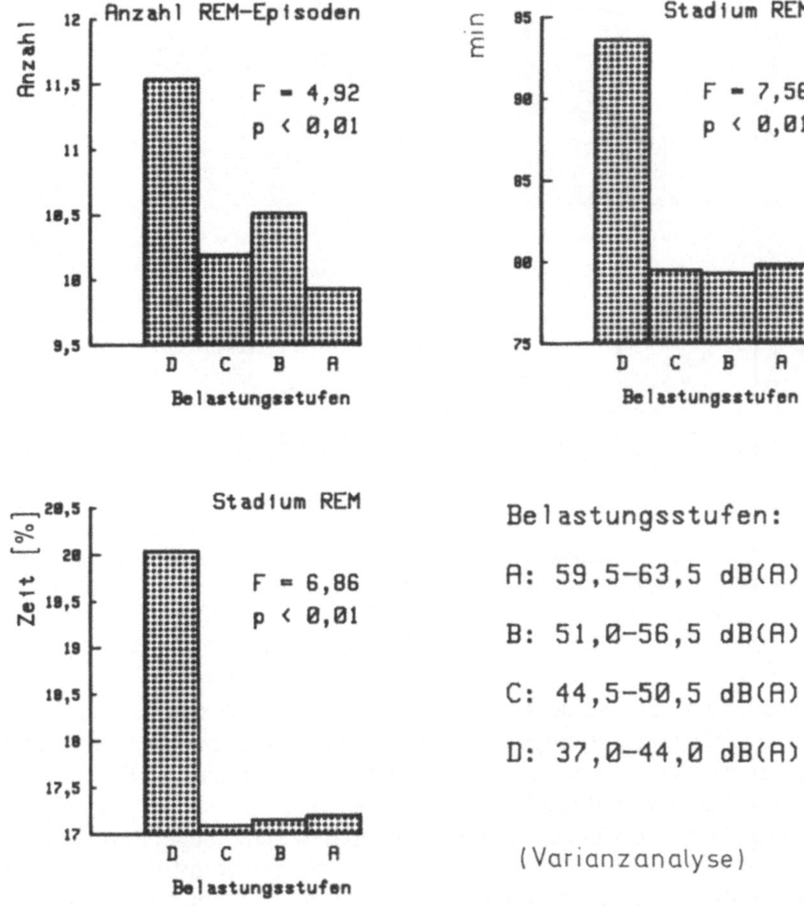

Abb. 1. Straßenverkehrsgeräusche und REM-Schlaf (Laborexperiment, 36 Versuchspersonen, Nächte 2–11). (Nach Hartmann 1968)

überschritt (Abb. 1). Die auf den Traumschlaf bezogenen Daten blieben danach bis zu den höchsten Pegeln auf demselben Niveau.

Die subjektive Bewertung des Schlafes war signifikant mit dem Schallpegel verknüpft (Abb. 2). Mit zunehmendem Pegel gaben die Probanden an, schlechter geschlafen zu haben, sie erinnerten sich an eine größere Anzahl von Wachphasen, die auch insgesamt verlängert waren, die Einschlafzeit wurde als verlängert empfunden.

In der Woche, die der Laborphase vorausging und in der anschließenden Woche hatten die Probanden abends und morgens denselben Fragebogen ausgefüllt. Weiterhin war der Schallpegel in dieser Situation während einer Nacht gemessen worden. Die Pegelwerte korrelierten nicht mit der persönlichen Einschätzung des Schlafs; die gewohnte Schallbelastung beeinträchtigte den

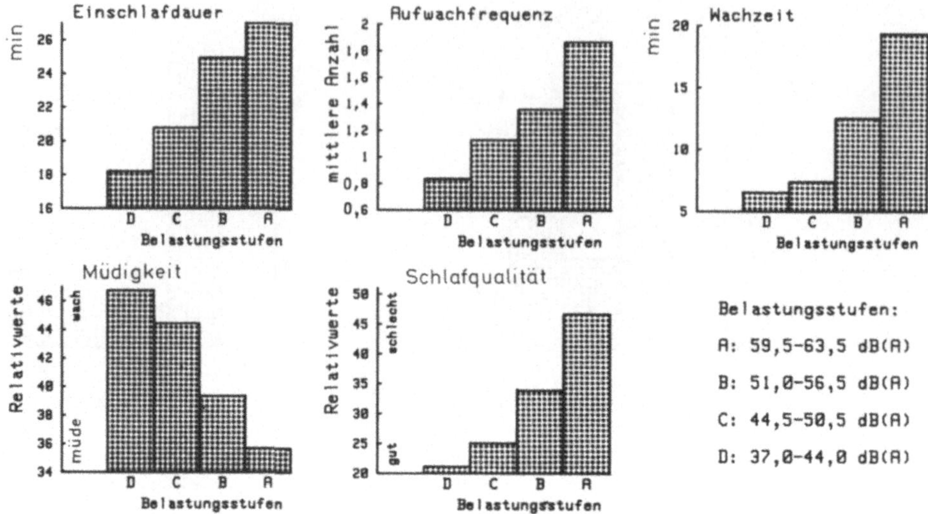

Abb. 2. Straßenverkehrsgeräusche und Schlaf (Situationseinschätzung, Laborexperiment, 36 Versuchspersonen, Nächte 2–11)

Schlaf nicht. Die subjektive Bewertung des Schlafes zu Hause unterschied sich auch nicht von derjenigen, die unter der geringsten Belastung im Labor registriert worden war, wohl aber zeigten sich signifikante Differenzen gegenüber den höheren Schallpegeln.

Die Regressionsgleichungen zwischen den Schallpegeln und der Einschätzung des Schlafs im Labor waren auf dem 1 %-Niveau signifikant. In diese Gleichungen wurden die entsprechenden Basiswerte eingesetzt. Daraus lassen sich die Schallpegel errechnen, bei denen noch keine Beeinträchtigung zu erwarten ist. Sie variieren je nach gewähltem Kriterium zwischen Mittelungspegeln von 39,7 bis 42,2 dB(A). Aus der Sicht der Präventivmedizin ist es sinnvoll, als Grenzwert das Minimum, d. h. den Pegel von 40 dB(A) zu wählen. Dieser Wert gilt jedoch möglicherweise nur für lebhafte Verkehrsgeräusche, bei denen die Maximalpegel um nicht mehr als 10 dB(A) vom Mittelungspegel abweichen. Sobald diese Differenz größer ist, d. h. bei geringerer Verkehrsdichte, scheint nach bisher vorliegenden Kenntnissen der Maximalpegel gegenüber dem Mittelungspegel an Bedeutung zu gewinnen. Für diese Situationen ist der hier errechnete Grenzwert auf seine Gültigkeit hin zu überprüfen oder es sind neue Grenzwerte zu erarbeiten.

Literatur

Hartmann E (1968) The 90-min sleep-dream cycle. Arch Gen Psychiatry 18:280–286

ion

Strategien zur Verbesserung der Hypertoniekontrolle in der Bevölkerung.
Allgemeine Überlegungen und praktische Erfahrungen

H.-W. Hense, U. Keil

Einführung

Die Hypertonie stellt eine der am weitesten verbreiteten chronischen Erkrankungen in den industrialisierten Ländern dar. Wegen ihrer Bedeutung als Risikofaktor für kardiovaskuläre Folgekrankheiten wie Herzinfarkt, Schlaganfall und Arteriosklerose ist ihre Bekämpfung von großer präventivmedizinischer Bedeutung. Im folgenden soll versucht werden, verschiedene Strategien zu einer Verbesserung der Hypertoniekontrolle vorzustellen. Aspekten einer Primärprävention der Hypertonie kann im gegebenen Zusammenhang nicht weiter nachgegangen werden. Zunächst werden Ergebnisse zur Prävalenz der Hypertonie in der BRD vorgestellt. In der Folge werden die Stufen der Hypertonikerversorgung in unserem medizinischen System kurz erläutert und anhand dieser Stufen der Versorgung verschiedene Modelle zu einer Verbesserung der Hypertoniekontrolle abgeleitet. Abschließend wird über praktische Erfahrungen mit der Hypertoniefrüherkennung und Langzeitbetreuung von Hypertonikern aus dem Münchner Blutdruckprogramm berichtet und ein Ausblick auf mögliche Erfolge eines nationalen Blutdruckprogramms gegeben.

Prävalenz der Hypertonie

Anfang der 80er Jahre wurden von unserer Arbeitsgruppe in München (1980/81) und in Lübeck (1984) an einer Zufallsstichprobe der 30- bis 69jährigen Bürger dieser Städte Befunde zur Häufigkeit der Hypertonie erhoben. Im Rahmen dieser Untersuchungen wurden als Hypertoniker solche Personen definiert, die entweder Antihypertensiva einnahmen oder aber Blutdruckwerte $\geq$ 160 mm Hg systolisch und/oder $\geq$ 95 mm Hg diastolisch aufwiesen.

Diese Gruppe wird im folgenden als „wirkliche" Hypertoniker bezeichnet. Im wesentlichen fanden wir in beiden Studien ähnliche Ergebnisse (Tabelle 1). Die Prävalenz der arteriellen Hypertonie war bei Männern höher als bei Frauen, dies war stärker ausgeprägt bei unter 50jährigen Studienteilnehmern im Gegensatz zu über 50jährigen Personen. Die Prävalenzen lagen insgesamt in Lübeck etwas höher als in München. Auch bezüglich des Bekanntheits- und Behandlungsgrades der Hypertonie fanden sich keine prinzipiellen Unterschiede zwischen München und Lübeck (Abb. 1). Frauen waren insgesamt häufiger und besser

U. Laaser, G. Sassen, G. Murza, P. Sabo (Hrsg.)
Prävention und Gesundheitserziehung
© 1987 Springer-Verlag Berlin Heidelberg

Tabelle 1. Lübecker und Münchner Blutdruckstudie (LBS 1984 und MBS 1980/81). Prävalenz der „wirklichen" Hypertonie („actual hypertension") bei 30- bis 69jährigen Deutschen in Lübeck und München nach Alter und Geschlecht. In Klammern sind die altersstandardisierten Prävalenzraten angegeben. Als Standardpopulation wurde die Gesamtbevölkerung (30-69 Jahre) der BRD von 1980 gewählt

		Lübeck		München
	n	Prävalenz [%]	n	Prävalenz [%]
Männer (Jahre)	1068	27,3 (23,7)	1042	22,7 (23,3)
30–39	224	16,5	302	11,3
40–49	381	23,6	326	21,8
50–59	267	31,8	232	31,9
60–69	196	40,3	182	31,9
Frauen (Jahre)	1291	24,2 (21,7)	1174	18,5 (17,5)
30–39	265	5,7	298	3,4
40–49	376	17,0	319	12,9
50–59	319	31,4	315	25,1
60–69	331	40,2	242	36,0

behandelt (kontrolliert) als Männer. Dies galt für jede Altersgruppe. Jüngere Personen waren aber bei beiden Geschlechtern zu einem geringeren Grad entdeckt, behandelt oder kontrolliert als ältere. Besonders unbefriedigend ist zur Zeit der Behandlungs- und Kontrollgrad bei männlichen Hypertonikern, insbesondere jüngeren.

Bei der Einschätzung dieser Daten muß berücksichtigt werden, daß aufgrund der Praktikabilität im Rahmen einer großangelegten Querschnittsstudie nur Blutdruckmessungen an einem Meßtermin möglich waren. Es wurden bei diesem einen Meßtermin 3 Blutdruckmessungen im Abstand von jeweils 3 min vorgenommen. Die Messungen erfolgten mit einem Random-Zero-Sphygmomanometer am rechten Oberarm des sitzenden Probanden. Die Mittelwerte aus der 2. und 3. Messung wurden für die Berechnung der Prävalenzdaten herangezogen. Die Erhebungsinstrumente in München und Lübeck waren identisch. Die WHO und andere Institutionen empfehlen die mehrmalige Messung zur Sicherung der klinischen Diagnose arterielle Hypertonie. Die von uns erhobenen Daten sind deshalb nicht direkt mit klinisch adäquat diagnostizierten Hypertonikern zu vergleichen. Die Bestimmung des Blutdrucks an nur einem Meßtermin beinhaltet einmal die Möglichkeit einer Überschätzung der Hypertonieprävalenz, da bekannt ist, daß bei im Abstand einiger Wochen durchgeführten Blutdruckmessungen der Blutdruck bei einem bestimmten Prozentsatz der Teilnehmer ohne Behandlung eine Tendenz zu niedrigeren Werten aufweist. Daraus folgt zum zweiten eine Tendenz zur Überschätzung des Anteils neu

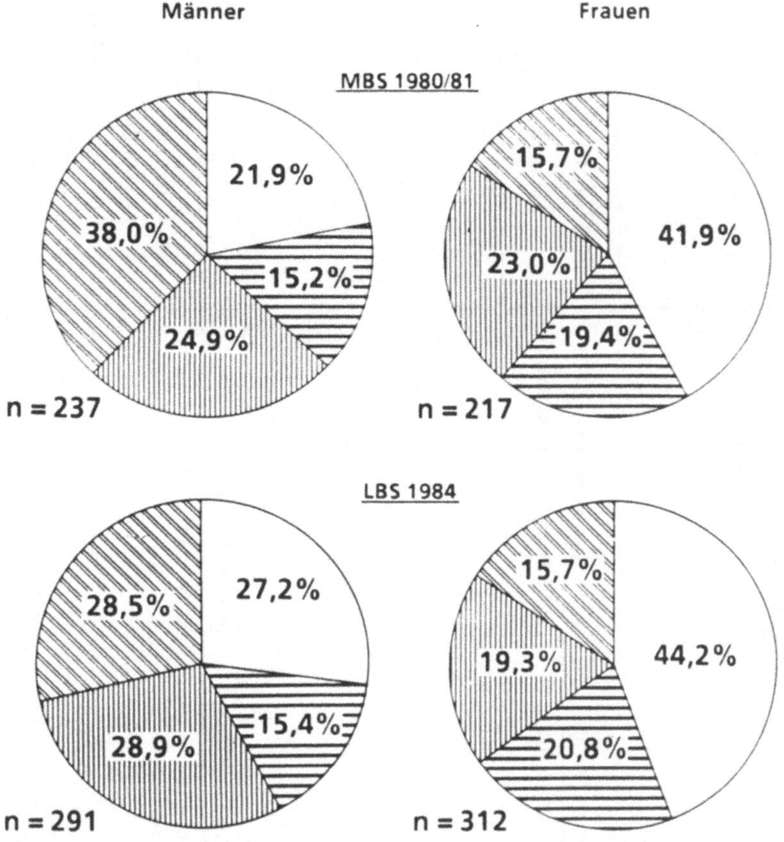

Abb. 1. Bekanntheits- und Behandlungsgrad des hohen Blutdrucks bei 30- bis 69jährigen Hypertonikern in München (MBS 1980/81) und Lübeck (LBS 1984): ☐ bekannt, behandelt, kontrolliert (hoher Blutdruck bekannt, Antihypertensivaeinnahme positiv, SBD < 160 mm Hg, DBD < 95 mm Hg): ☰ bekannt, behandelt, nicht kontrolliert; ▦ bekannt, unbehandelt, ▨ unbekannt

entdeckter Hypertoniker und der Unterschätzung des Anteils bereits behandelter bzw. kontrollierter Hypertoniker durch das von uns ausgewählte Vorgehen.

Dies wird im weiteren zu berücksichtigen sein. Es ändert jedoch nichts an den charakteristischen Einflüssen von Alter und Geschlecht.

Stufen der Hypertonieversorgung

Grundsätzlich bestehen verschiedene Möglichkeiten, auf den Bekanntheits- und Behandlungsgrad der Hypertonie in der Bevölkerung Einfluß zu nehmen. Diese Möglichkeiten greifen auf den einzelnen Ebenen der Gesundheitsversorgung einer Bevölkerung an. Die Stufen dieser Versorgung sind in Abb. 2 schematisch dargestellt. Auf die Möglichkeiten und Probleme, die mit einer Primärprävention

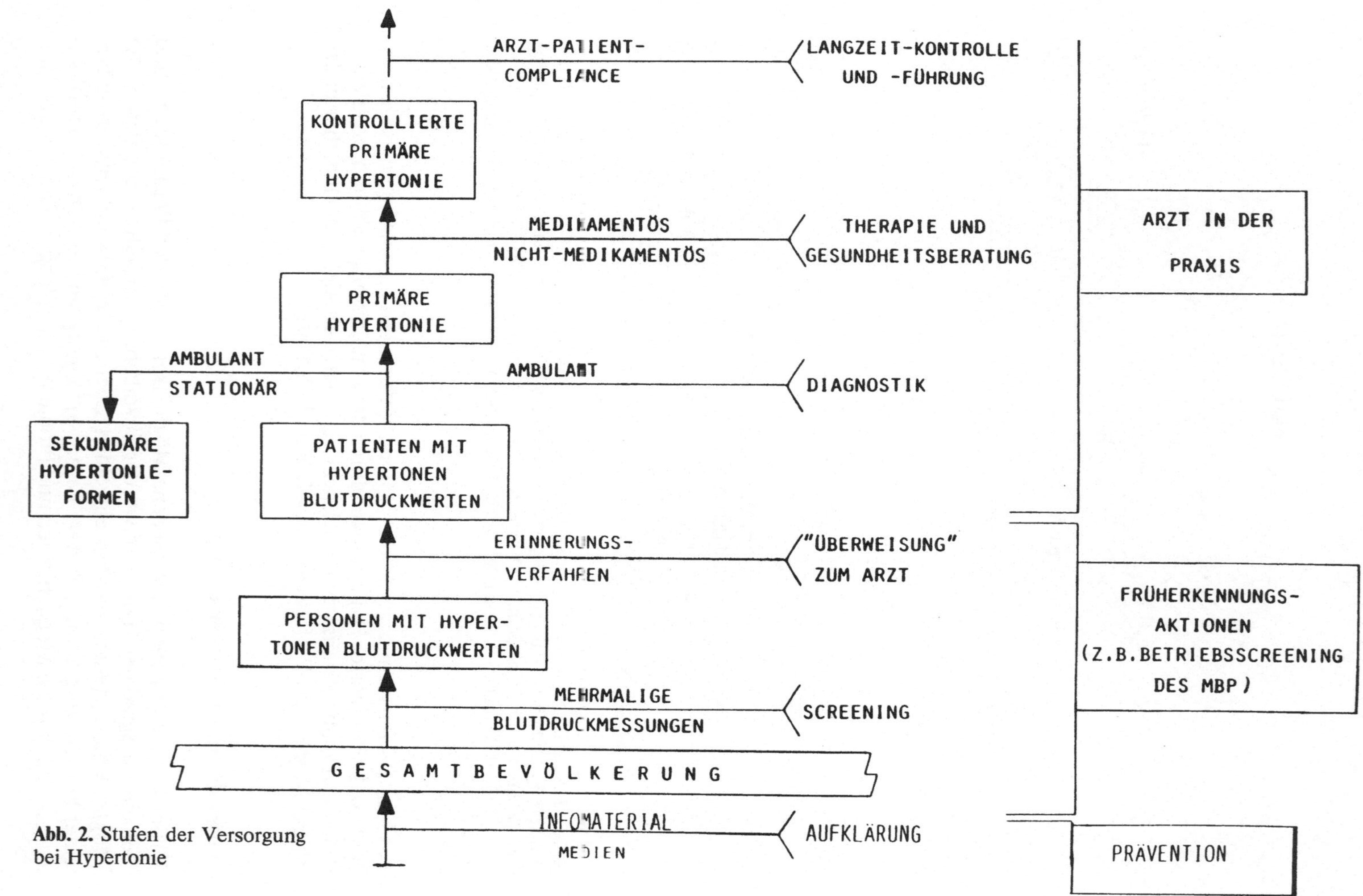

Abb. 2. Stufen der Versorgung bei Hypertonie

der arteriellen Hypertonie in der Bevölkerung verbunden sind, kann im Rahmen dieser kurzen Darstellung nicht eingegangen werden.

Ist die Hypertonie einmal manifest, so stellt ihre Entdeckung einen ersten wesentlichen Schritt in der medizinischen Versorgung dar. Diese kann erfolgen im Rahmen von Screenings, die entweder in der Arztpraxis in der Form des Incidental-Screenings oder aber an anderen Orten durchgeführt werden (öffentliche Screenings, Programmaktivitäten). Findet das Screening in der Praxis des niedergelassenen Arztes statt, so ist keine weitere Überweisung zum behandelnden Arzt erforderlich, und die Behandlung kann direkt einsetzen. Wird die Hypertonie jedoch im Rahmen eines öffentlichen Screenings festgestellt, so muß der Patient in einem nächsten Schritt den Arzt aufsuchen, und es muß zu einer Übereinkunft bezüglich der Diagnose Hypertonie kommen. Erst im Anschluß daran wird eine Behandlung eingeleitet werden können. Der Anteil der Patienten, bei dem eine sekundäre Hypertonie diagnostiziert wurde, ist hier aus den weiteren Betrachtungen ausgeschlossen. Einen nächsten wesentlichen Schritt stellt nun die Langzeitbetreuung des Patienten dar. Hierbei ist sowohl von seiten des Arztes als auch von seiten des Patienten ein hohes Maß an Compliance gefordert. Nur wenn dieses in ausreichendem Maße vorhanden ist, können wir eine langfristige Kontrolle der Hypertonie erwarten.

Ende der 60er und Anfang der 70er Jahre ging man noch von der sog. „Regel der Hälften" aus (Abb. 3). Diese besagt im Prinzip, daß von allen Hypertonikern in der Bevölkerung nur etwa 50 % bekannt waren, daß von ihnen nur etwa die Hälfte behandelt wurde, d. h. also 25 % aller Hypertoniker wurden behandelt, und daß wiederum nur die Hälfte von diesen, d. h. 12,5 % aller Hypertoniker, effektiv kontrolliert waren. Diese Regel der Hälften, die sich lange Zeit gehalten hat, scheint nach den neueren Erhebungen, die von uns durchgeführt worden sind, nicht mehr zuzutreffen.

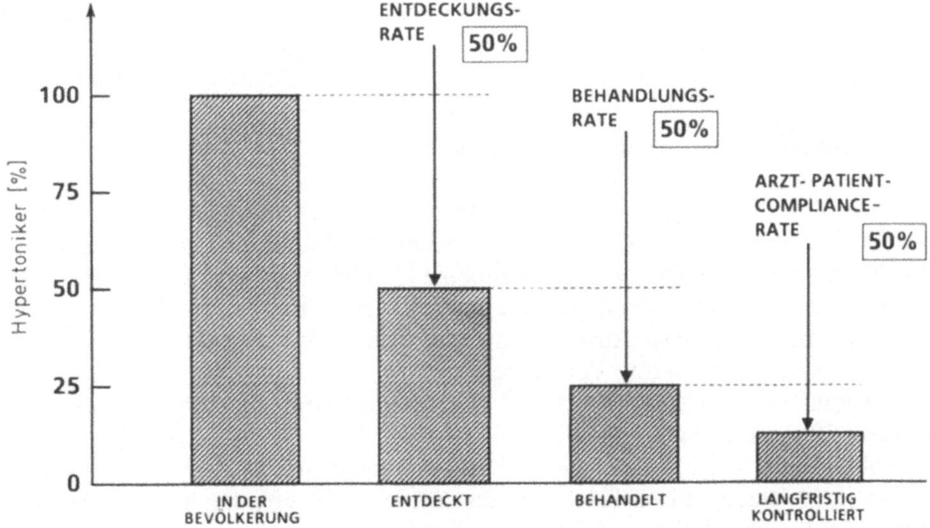

Abb. 3. Die „Regel der Hälften" in den 70er Jahren

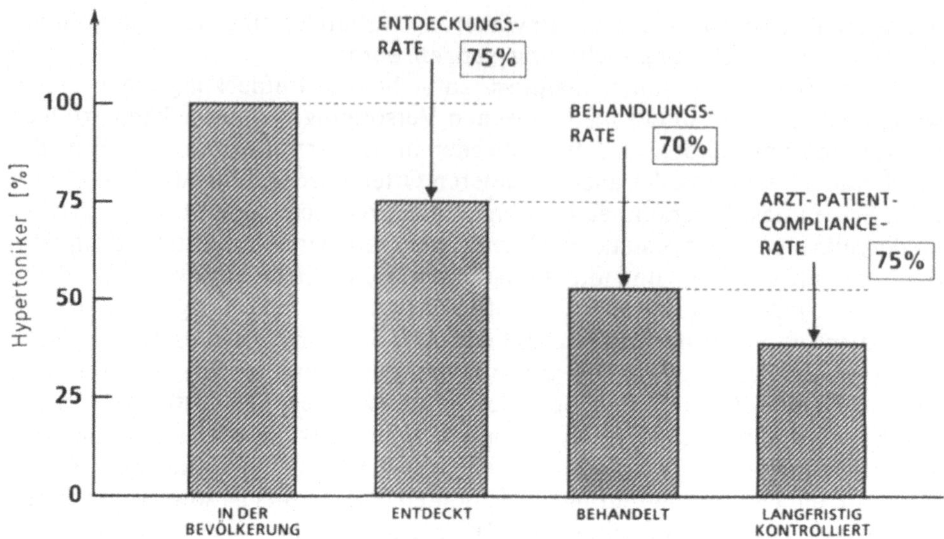

Abb. 4. Ist-Zustand in der BRD am Anfang der 80er Jahre (geschätzt)

Abbildung 4 verdeutlicht den Ist-Zustand, wie wir ihn nach den Ergebnissen von MBS und LBS im Moment einschätzen. Hierbei können wir von einer Entdeckungsrate ausgehen, die etwa bei 75 % liegen sollte. Der Behandlungsgrad liegt etwa bei 70 %, und die Compliancerate mit langfristig ausreichender Behandlung beträgt etwa 75 %. Die Abbildung zeigt außerdem, daß sich die Situation im Verlauf der letzten 10 Jahre in der BRD also deutlich gebessert hat. Wir können davon ausgehen, daß etwa 40 % unserer Hypertoniker langfristig kontrolliert sind. Es scheint mir hierbei jedoch von Bedeutung, nochmals darauf hinzuweisen, daß erhebliche Unterschiede zwischen Männern und Frauen und in Abhängigkeit vom Alter bestehen.

Strategien zur Verbesserung der Hypertoniker

Anhand des zuvor erläuterten einfachen Modells der Stufen der Hypertonikerversorgung können wir abschätzen, in welchem Maße Alternativen zu einer Verbesserung der Hypertonikerkontrolle zu führen vermögen. Zunächst möchte ich mich auf die Screeningalternative konzentrieren. Bei dieser Alternative wird versucht, durch massive Ausdehnung von Früherkennungsaktionen eine Verbesserung der Entdeckung der Hypertonie zu erreichen. Diese Alternative ist also darauf ausgerichtet, den Anteil der unentdeckten Hypertoniker, die sog. Dunkelziffer, zu reduzieren.

Abbildung 5 zeigt die Möglichkeiten, die durch solche Screenings im Vergleich zum Istzustand eröffnet werden können. Mit entsprechenden Anstrengungen sollte es gelingen, die bisherige Entdeckungsrate von geschätzt 75 % auf 90 % zu steigern. Wir stoßen hierbei nun auf ein Problem.

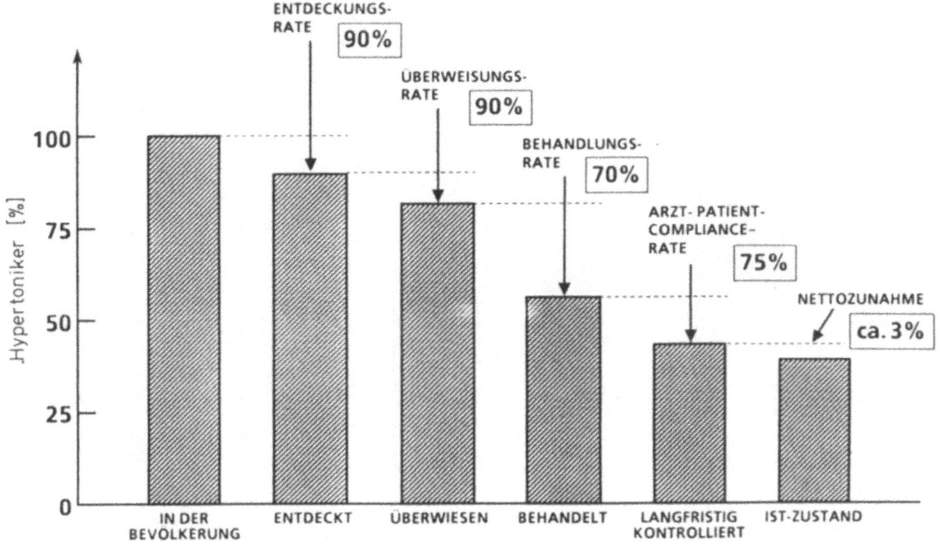

Abb. 5. Strategie zur Verbesserung der Hypertoniekontrolle: Screeningalternative (geschätzt)

Wenn die Screenings in der Praxis des niedergelassenen Arztes stattfinden („incidentalscreening"), so ist keine weitere Überweisung notwendig, und die Behandlung kann direkt einsetzen. Ein Verlust an entdeckten Hypertonikern ist deshalb nicht zu erwarten. Finden die Screenings dagegen im Rahmen von Blutdruckprogrammen oder öffentlichen Aktivitäten statt, so besteht ein großes Problem darin, daß neu entdeckte Hypertoniker häufig nicht den Arzt aufsuchen. Nehmen wir die sehr günstige Situation an, daß es gelingt, 90 % der bei einem Screening gefundenen (behandelten und unbehandelten) Hypertoniker an einen Arzt zu überweisen, so haben wir eine effektive Zunahme von netto 6 % im Vergleich zum Ist-Zustand (81 vs. 75 %). Unter der weiteren Voraussetzung, daß weder die Behandlungsrate noch die Compliancerate sich verbessern, also bei 70 % bzw. 75 % verweilen, so kommen wir auf zu erwartende langfristig kontrollierte Hypertoniker durch die Screeningalternative von etwa 42 %. Dies bedeutet einen Nettozuwachs gegenüber dem Ist-Zustand um etwa 3 %–5 %. Berücksichtigt man den großen bevölkerungsweiten Aufwand, der mit derartigen Screeningsaktivitäten verbunden sein müßte, so ist das Ergebnis enttäuschend. Incidental-Screenings in der Arztpraxis würden, wegen der fehlenden Überweisungsverluste, zu besseren Ergebnissen führen.

Eine zweite Alternative wäre die Behandlungs- und Compliancerate zu verbessern. Dieses bezieht sich direkt auf die Betreuung des Hypertonikers durch den Arzt. Abbildung 6 soll verdeutlichen, welches Potential in einer solchen Alternative stecken könnte. Hier gehen wir aus von der z. Z. geschätzten Entdeckungsrate von ca. 75 %. Sollte es gelingen, die Behandlungsrate der entdeckten Hypertoniker auf 80 % und die Compliancerate gleichzeitig auf 85 % zu erhöhen, so könnten wir mit einem Nettozuwachs von ca. 12 % langfristig kontrollierter

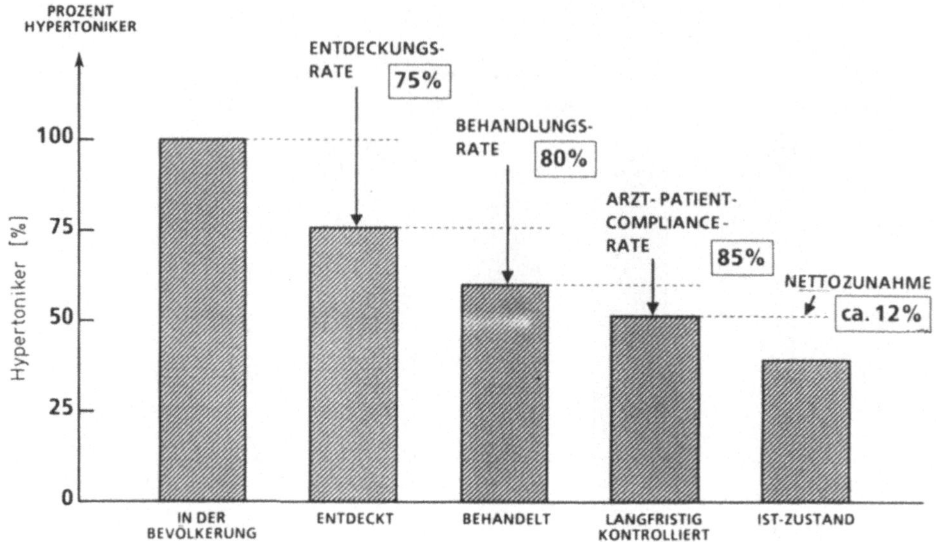

Abb. 6. Strategie zur Verbesserung der Hypertoniekontrolle: Behandlungs- und Compliance-alternative (geschätzt)

Hypertoniker rechnen. Insgesamt wäre dennoch nur etwa die Hälfte aller Hypertoniker in der Bevölkerung kontrolliert.

Wegen der diesen Schätzungen zugrunde liegenden, oben bereits erläuterten methodischen Einschränkungen besteht die Möglichkeit, daß der Anteil behandelter und kontrollierter Hypertoniker in diesem Modell etwas unterschätzt wird.

Es drängt sich die Schlußfolgerung auf, daß die wesentlichste Alternative für eine Verbesserung der Hypertoniekontrolle in der Bevölkerung v. a. in einer Verbesserung des Behandlungs- und Compliancegrades liegen muß.

Dabei beinhaltet Behandlung keinesfalls allein die medikamentöse, sondern auch die nichtmedikamentöse Betreuung. Hierbei stellen sich jedoch besonders langfristig Complianceprobleme. Außerdem bietet sich die Arztpraxis auch für eine intensivierte Früherkennung im Rahmen des Incidental-Screenings an. Eine koordinierte Anstrengung in der ärztlichen Betreuung der Hypertoniker könnte deshalb nachhaltig zu einer Verbesserung auf allen Stufen der Hypertonieversorgung in der BRD führen.

Für Screeningaktivitäten im Rahmen von Blutdruckprogrammen oder durch andere öffentliche Institutionen ist dagegen insbesondere Raum bei definierten Risikogruppen. Hier wären z. B. junge Männer zu erwähnen. Wesentlich ist aber, daß in der Folge der Screenings versucht werden muß, hohe Überweisungsraten der entdeckten Hypertoniker zu erreichen.

Erfahrungen aus dem Münchner Blutdruckprogramm

Ich möchte Ihnen im folgenden kurz über eine Aktivität berichten, die im Rahmen des Münchner Blutdruckprogrammes durchgeführt wurde. Das Münchner Blutdruckprogramm (MBP) besteht seit 1982 und versucht auf verschiedenen Ebenen, an einer Verbesserung der Hypertoniekontrolle in der Stadt München mitzuwirken. Eine der vom Programm gewählten Strategien sind Betriebsscreenings.

Die inhaltliche Begründung für dieses Screening besteht darin, daß in Betrieben ein hoher Anteil von jungen Männern arbeitet. Deshalb ist in Betriebsbelegschaften ein hoher Anteil von unentdeckten oder unbehandelten jüngeren Männern zu erwarten.

Abbildung 7 verdeutlicht die Zusammenhänge anhand der Alters- und Geschlechtszusammensetzung von 3 möglichen Zielgruppen für Hypertoniescreenings, die wir hier einander gegenüber gestellt haben. Beispielhaft für die Zielgruppe eines Screenings auf Gesamtbevölkerungsebene steht die Gesamtbevölkerung Münchens vom 15. bis zum 69. Lebensjahr. Es zeigt sich, daß bei der Gesamtbevölkerung in München der Anteil der Männer knapp unter 50 %, der Anteil der Frauen knapp über 50 % liegt und daß die jüngeren Altersgruppen stärker vertreten sind als die älteren.

Die Alternative des Incidental-Screenings haben wir untersucht an der Quartalsklientel einer (nicht repräsentativen) Allgemeinarztpraxis. Auch hier zeigt sich, daß Männer deutlich seltener vertreten sind als Frauen, daß der Anteil der jungen Altersgruppen deutlich denjenigen der höheren Altersgruppen überwiegt, daß aber auch ältere Frauen relativ häufig sind. Im unteren Drittel der Abbildung sehen Sie die Alters- und Geschlechtszusammensetzung von Betriebsbelegschaften (leere Säulen), die wir im Münchner Blutdruckprogramm untersucht haben. Es handelt sich hierbei um die Gesamtbelegschaft von 18 Münchner Betrieben verschiedenster Art. Es zeigte sich, daß fast 2/3 der Gesamtbelegschaft männlichen Geschlechtes waren und daß der Anteil der unter 50jährigen sowohl bei Männern als auch bei Frauen etwa 75 % betrug. Damit eignete sich diese Zielgruppe insbesondere für das Screening von jungen Menschen auf unentdeckte und unbehandelte Hypertonie. Die Alters- und Geschlechtszusammensetzung der Belegschaften spiegelte sich in den Teilnehmern (schwarze Säulen) praktisch unverzerrt wieder.

Bei den von uns entdeckten Verdachtsfällen auf Hypertonie zeigte sich dann auch das erwartete Bild (Abb. 8). Zum einen bestätigte sich, daß insgesamt etwa 60 % aller männlichen Hypertoniker, die wir fanden, und knapp 50 % aller weiblichen Hypertoniker unter 50 Jahre alt waren. Abbildung 8 verdeutlicht, wie der Bekanntheits- und Behandlungsgrad in diesen Altersgruppen aussah. Es zeigte sich, daß vor allem bei den jüngeren hypertensiven Männern (unter 50 Jahren) der Anteil der unbekannten, also unentdeckten und der zwar schon entdeckten, aber noch unbehandelten Hypertoniker sehr hoch war.

Er betrug insgesamt fast 85 %, während diese Situation bei den jüngeren Frauen deutlich besser war. Bei den Altersgruppen über 50 Jahren war sowohl bei Männern und insbesondere bei Frauen der Behandlungsgrad erheblich höher. Wir glauben deshalb, daß Betriebs-Screenings geeignet sein können, zur

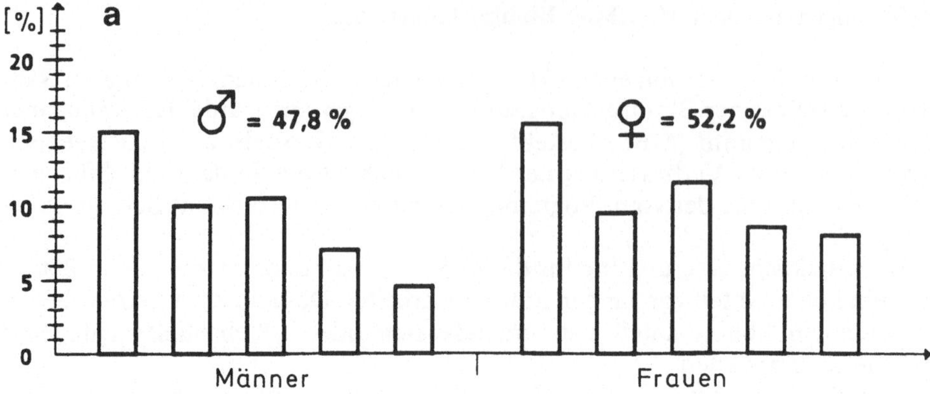

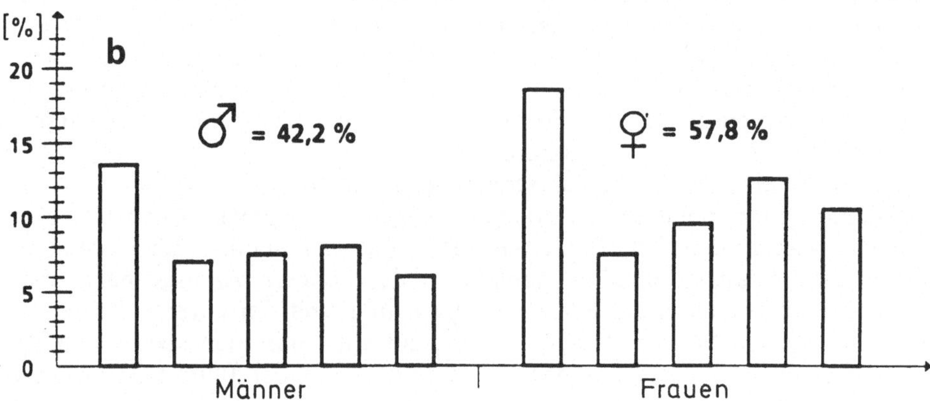

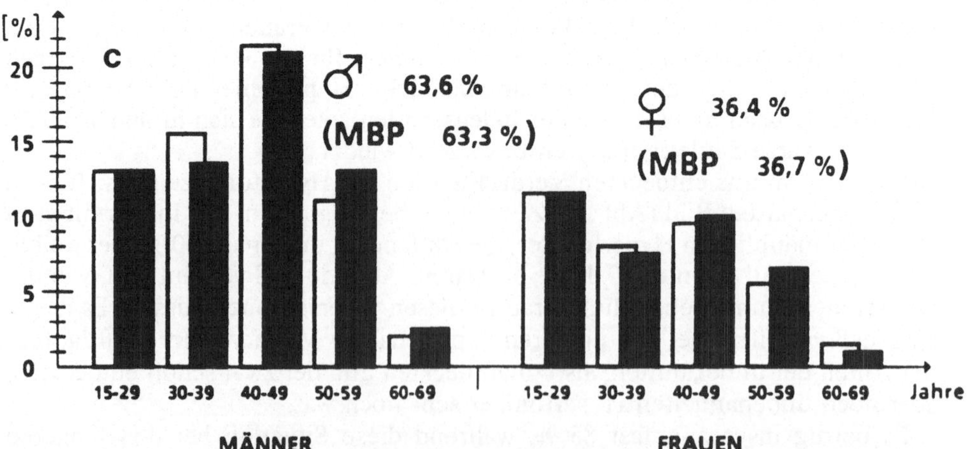

Abb. 7a-c. Alters- und Geschlechtszusammensetzung verschiedener Zielgruppen für ein Blutdruckscreening (prozentuale Anteile an der Gesamtgruppe). **a** Gesamtbevölkerung von München, **b** „incidentalscreening", **c** Betriebsscreening (MBP); □ Belegschaft, ■ Teilnehmer

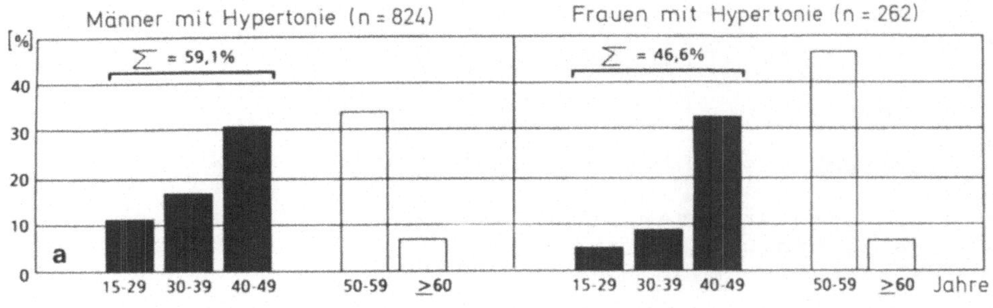

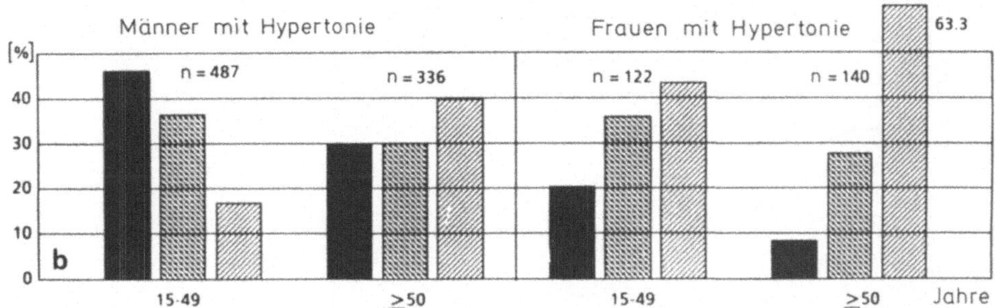

Abb. 8a,b. a Altersspezifische Anteile der gesamten gefundenen Fälle von Hypertonie. **b** Bekanntheits- und Behandlungsgrad einer Hypertonie bei Patienten unter und über 50 Jahre; ■ unbekannt, unbehandelt, ▩ bekannt, unbehandelt; ▨ bekannt, behandelt (MBP 1983/84)

Entdeckung von jungen, noch unzureichend versorgten Hypertonikern beizutragen.

Im weiteren haben wir dann versucht, durch ein sog. Erinnerungsverfahren die von uns entdeckten Hypertoniker regelmäßig zu kontaktieren und zu motivieren, daß sie 1. einen Arzt ihrer Wahl zur weiteren Betreuung aufsuchten und daß sie 2. ihre Bemühungen zu einer Senkung des erhöhten Blutdruckes langfristig beibehielten. Im Rahmen einer Nachuntersuchung nach 2 Jahren sind wir z. Z. dabei, den längerfristigen Effekt der von uns eingeleiteten Maßnahmen zu überprüfen. Wir können aus der Anzahl der uns zugegangenen Rückantwortkarten (Abb. 9) aber schon eine Aussage darüber machen, daß ca. 70 % aller von uns untersuchten Verdachtsfälle auf Hypertonie definitiv einen Arzt aufgesucht haben.

Des weiteren haben wir eine 1. vorläufige Untersuchung über den Einfluß unseres Screenings auf den Behandlungsgrad durchgeführt. Dabei verglichen wir den Behandlungsstatus zum Zeitpunkt des Screenings mit dem letzten, uns bekannt gewordenen Status, der vom Hausarzt auf einer Rückantwortkarte mitgeteilt wurde. Abbildung 10 enthält diesen Vergleich. Es zeigte sich, daß der Anteil der unbehandelten fast um 50 % abgenommen hat. Zugenommen hat der Teil der medikamentös Behandelten, sehr stark zugenommen hat insbesondere der Anteil der nichtmedikamentös Behandelten. Inwieweit diese Änderung des

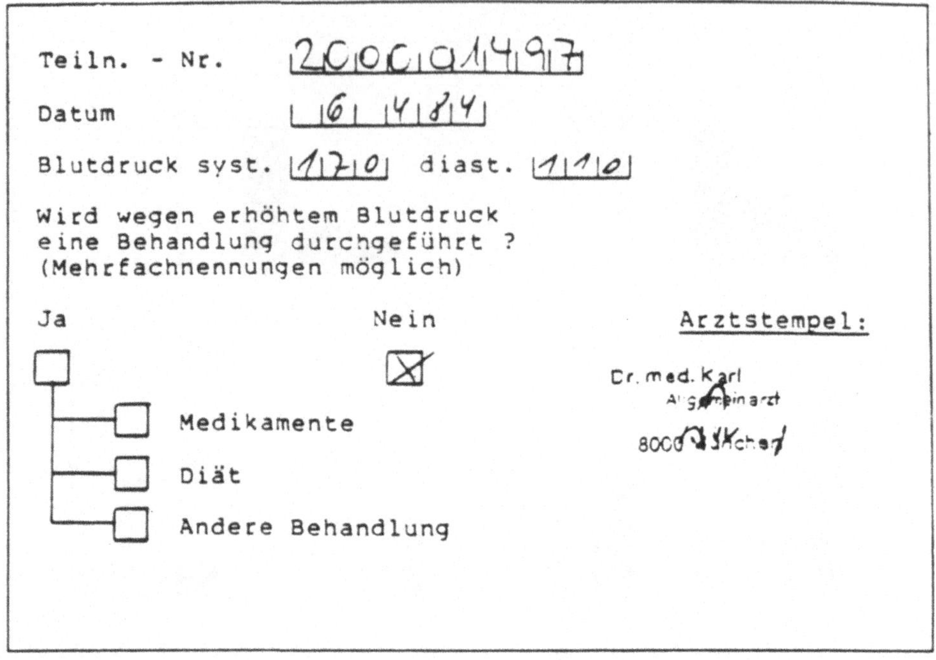

Abb. 9. Rückantwortkarte des MBP zur Kontrolle der eingeleiteten Maßnahmen

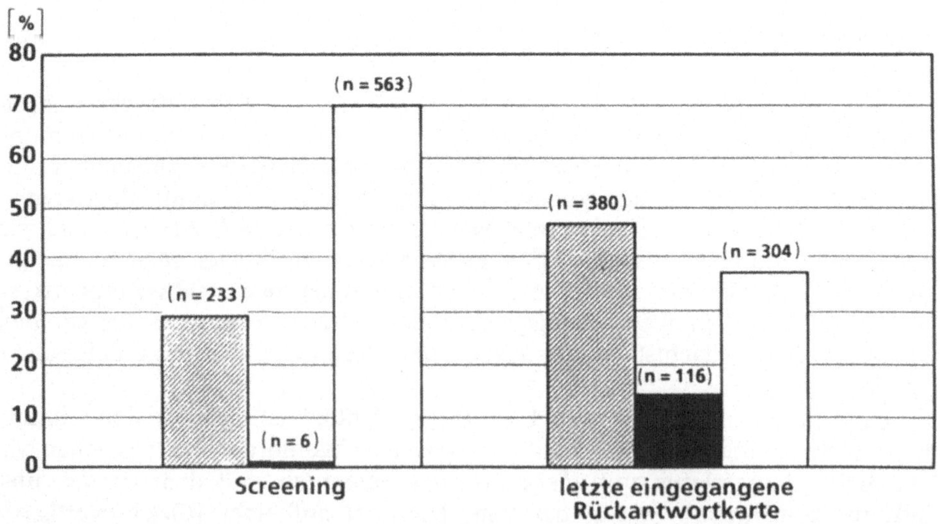

Abb. 10. Früherkennungsaktionen 1983/84 in 18 Münchener Betrieben (MBP 1983/84). Vergleich des Behandlungsgrads beim Screening mit dem auf der letzten eingegangenen Rückantwortkarte (Stand Juni 1986); ▨ unter medikamentöser Therapie; ■ unter nichtmedikamentöser Therapie; □ ohne Therapie

Behandlungsgrades sich auch auf die Höhe des Blutdruckes im Sinne einer Verbesserung des Kontrollgrades ausgewirkt hat, vermögen wir z. Z. noch nicht zu sagen.

Das nationale Blutdruckprogramm

Ich möchte zum Abschluß einen Ausblick darauf geben, inwieweit konzertierte Aktionen auf verschiedenen Ebenen im Rahmen eines nationalen Blutdruckprogrammes zu einer Verbesserung der Hypertoniesituation führen können. Hierzu dient das nationale Blutdruckprogramm in den USA als Vorbild. Die Situation war dort zu Beginn der 70er Jahre deutlich schlechter als sie es heute in der BRD ist. Ein Vergleich zwischen den Ergebnissen, die wir in München und Lübeck bezüglich des Bekanntheits- und Behandlungsgrades gefunden haben und der Situation, wie sie sich z. Z. (1982–84) in den USA darstellt, zeigt Tabelle 2, daß es dort gelungen ist, einen beeindruckend hohen Anteil an bekannten Hypertonikern (85 %) zu erreichen. Der Behandlungsgrad ist hoch, und auch der Anteil der langfristig Kontrollierten liegt mit 57 % deutlich höher als wir es in unseren Untersuchungen in München und Lübeck feststellen konnten. Die Erhebungen wurden mit einem vergleichbaren Instrumentarium erstellt. Die Tabelle 2 verdeutlicht sehr eindrücklich die Möglichkeiten, die durch ein nationales Blutdruckprogramm gegeben sind und welches Potential für Verbesserungen in der BRD noch besteht.

Tabelle 2. Bekanntheits-, Behandlungs- und Kontrollgrad der Hypertonie im Vergleich (Männer und Frauen gemeinsam, nicht standardisiert)

	MBS 1980/81 (30–69 Jahre) [%]	LBS 1984 (30–69 Jahre) [%]	NHLBI 1982–84 (18-74 Jahre) [%]
Hypertonieprävalenz (Antihypertensiva oder RR $\geq$ 160/95 mm Hg)	20,5	25,6	19,8
Anteil bekannter Hypertoniker	73	78	85
Anteil behandelter Hypertoniker	49	54	74
Anteil kontrollierter Hypertoniker	31,5	36	57

Unter Berücksichtigung der hier vorgestellten allgemeinen Überlegungen und den Erfahrungen aus verschiedenen Projekten, wie z. B. dem Münchner Blutdruckprogramm, sollten auch in der BRD ähnliche Erfolge möglich werden.

Schülerstudie zur Gesundheitserziehung Hamburger Schüler. Erfahrungen in der Lehrerarbeit sowie einige empirische Ergebnisse auf Schülerebene

J. Lewerenz

Das Modell

Ich berichte von einem Modellvorhaben zur Gesundheitserziehung Hamburger Schüler, das finanziell von der Gesundheitsbehörde Hamburg, dem Bundesministerium für Jugend, Familie, Frauen und Gesundheit und in Zusammenarbeit mit der Behörde für Schule und Berufsbildung durchgeführt wird.

Wir (d. h. ein Team aus Pädagogen, Psychologen, Ökotrophologen) haben 3 Jahre lang mit den Lehrern der 5. bis 7. Klassenstufen zweier Gesamtschulen jeweils eine Arbeitsgruppe gebildet, um gemeinsam das Thema Gesundheitserziehung aufzubereiten. Diese Zusammenarbeit endete 1985. Unser Ziel war es, daß Lehrer, in der Rolle als Multiplikatoren, ihre in den Arbeitsgruppen angeeigneten Wissens- und Erfahrungsbestände an ihre Schüler und die Eltern weitergeben. Für diese berufsbegleitende Gruppenarbeit (regelmäßige Treffen, Wochenendseminare) wurde den Lehrern Stundenentlastung gewährt. Die angeregten Veränderungen auf der Lehrer- wie auch der Schülerebene erforschten wir in ihren Wirkungen.

Unser Verständnis von Gesundheitserziehung

Nach unserem Verständnis soll Gesundheitserziehung den einzelnen Schüler dabei unterstützen, sich möglichst häufig für gesundheitsfördernde und gegen gesundheitsriskante Einflüsse zu entscheiden. Diese selbstbestimmten Entscheidungen lassen sich naturgemäß nicht verordnen, sondern müssen gelernt werden. Damit verbindet sich Gesundheitserziehung mit bestehenden pädagogischen Lernformen wie Sozialerziehung und soziales Lernen. Als unser Kernziel beschreiben wir denn auch die Förderung der Selbstsicherheit im Umgang mit Alltagssituationen. Damit wollen wir auf die grundlegende Kategorie des Selbstwertgefühls Einfluß nehmen. Das Selbstwertgefühl, gemessen mit einer standardisierten Skala, ist für uns der wichtigste Parameter für gesundes Verhalten.

Da, nach unserer Hypothese, ein höheres Selbstwertgefühl sich auf gesundheitsorientiertes Verhalten auswirkt, meinen wir, auf diesem Wege die weiteren Zielfelder unserer gesundheitspädagogischen Arbeit zu erreichen. Diese sind:
- Umgang mit Genuß- bzw. Suchtmitteln,
- Ernährungs- und Bewegungsverhalten (Freizeitgestaltung),

U. Laaser, G. Sassen, G. Murza, P. Sabo (Hrsg.)
Prävention und Gesundheitserziehung
© 1987 Springer-Verlag Berlin Heidelberg

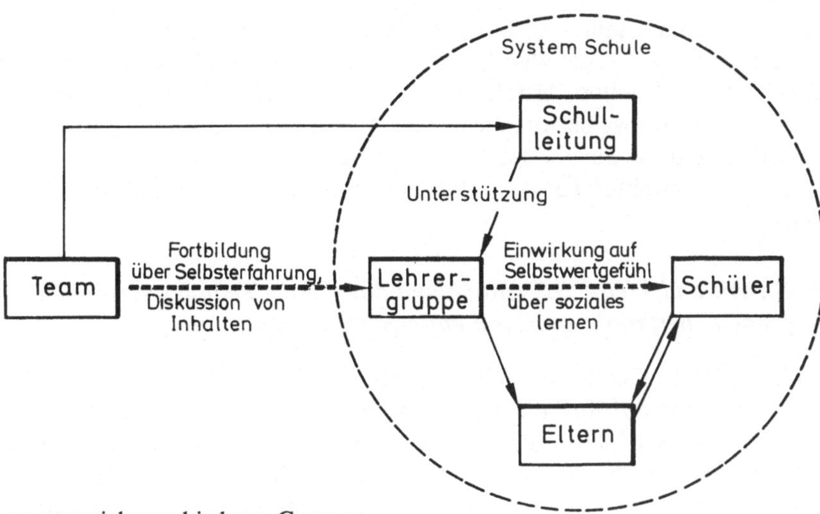

Abb. 1. Zusammenspiel verschiedener Gruppen

– Beeinflussung schulischer und schulnaher Rahmenbedingungen, soweit sie die Gesundheitserziehung behindern.

Für individuelle Verhaltensänderungen sind Veränderungen der strukturellen Bedingungen oft hilfreich.

Von besonderer Wichtigkeit ist für uns, daß gesundheitsrelevante Verhaltensänderungen durch einen ganzheitlichen Lernprozeß initiiert werden. Das bedeutet, daß die gesundheitsbezogenen Inhalte nicht allein kognitiv vermittelt werden, sondern in der konkreten Lernsituation auch erlebbar sind. Dieses Konzept setzt die Einbeziehung der eigenen Person in gesundheitserzieherische Lernprozesse voraus. Die Vermittlung von Wissen und Haltungen sind erst dann sinnvoll, wenn beide auch für das persönliche Leben für wichtig erachtet werden (Abb. 1).

Mit diesem Verständnis haben wir auch versucht, die Zusammenarbeit in den 2 Lehrergruppen zu gestalten.

Bedingungsfaktoren

Folgende Bedingungsfaktoren waren auf der Lehrerebene für die Arbeitsgruppe von Bedeutung:

1. Eine grundsätzliche Bereitschaft zur Mitarbeit verspricht eine höhere Effektivität

2. Die Lehrerarbeitsgruppe wurde über die gesamte Zeit von hauptamtlichen Mitarbeitern der Studie geleitet und begleitet

Dieses Vorgehen hatte den Vorteil, daß die Lehrer von der Planung und von der inhaltlichen Gestaltung der Treffen sowie der Suche nach brauchbaren

Unterrichtsmaterialien entlastet wurden. Andererseits führte diese Arbeitsform zu Konflikten zwischen den Lehrern und dem Team. Das Team trat mit Ansprüchen zur inhaltlichen Arbeit und zur Erforschung an die Lehrer, die für diese nicht üblich, teilweise ihre bisherige Arbeitsform veränderte und sie zusätzlich belastete und verunsicherte (z. B. häufig vorkommende Lehrerrationalisierungen wie „in meiner Klasse gehen keine Rollenspiele" konnten überprüft werden).

3. Die Art und Weise der Leitung und das diesem Leitungsverständnis zugrundeliegende Leiterprofil waren von entscheidender Bedeutung

So betrachtete das Team sich auch als Lernende, die diese Form der Gesundheitserziehung auf ihre eigene Person anwendeten und mit solcher Selbsterfahrung in gewisser Weise als Vorbilder dienten. Dieses war nicht immer für alle Beteiligten einfach. Weiterhin versuchte das Team über eine Auseinandersetzung mit dem Bereich Umwelt und Gesundheit eine Identifikation mit dem Gesundheitsthema zu erreichen. Denn gerade in Umweltfragen war bei vielen Lehrern eine höhere Motivation zur Auseinandersetzung vorhanden als bei gesundheitlichen Themen. Ein weiterer wichtiger Punkt war der sensible Aufbau einer Vertrauensebene zwischen Lehrern und Team, die z. B. dazu führte, daß verschiedene Arbeitsgruppen bei den Lehrern zu Hause arbeiteten.

4. Die enge Kooperation der Klassen- und Fachlehrer eines Jahrgangs erfolgte regelmäßig über einen längeren Zeitraum

Die häufige und sehr enge Kommunikation bei regelmäßigen Gruppenarbeiten, Pausentreffs und Wochenendseminaren führte zu einer intensiveren persönlichen Beziehung als sie sonst in Schulkollegien üblich ist. Dies war eine Voraussetzung für die Bereitschaft zur Selbsterfahrung (z. B. neue Erfahrungen zulassen und ausprobieren, Probleme des Unterrichts erörtern, Supervision). Die enge Kooperation führte zu einer besseren Selbsteinschätzung der Kollegen, eine Voraussetzung für neue gesundheitsorientierte Lernprozesse.

Diese Form der Zusammenarbeit über Fächergrenzen hinaus ermöglichte es, Themen in mehreren Fächern zugleich von unterschiedlichen Sichtweisen her zu bearbeiten (z. B. Thema Bewegung in Sport, Deutsch und Biologie, Entspannungsübungen in Sport und Politik, klassenübergreifende Projekte in den Projektwochen). Diese ganzheitliche Sichtweise des Lernens setzte gemeinsame Unterrichtsvorbereitungen der Kollegen voraus, die teilweise Arbeitserleichterungen mit sich brachten, aber auch einengende Verpflichtungen (z. B. sich an Absprachen halten), die für Lehrer nicht selbstverständlich sind.

5. Die Form der inhaltlichen Planung und Themenaneignung

Wie schon oben angedeutet, war es bei dieser Form der Gesundheitserziehung notwendig, bei der inhaltlichen Planung schon vorhandene Interessen der Lehrer zu berücksichtigen und aufzugreifen, d. h. jeden dort abzuholen, wo er steht. Bei folgenden Themen war dies in unserer Lehrergruppe möglich:

- Freizeitprojekt (Wie verbringe ich meine Freizeit? Was ist dabei gesundheitsförderlich? Was tut die Schule dazu?),
- Schullandheim (Gründung und Organisation eines Schullandheims, eigenverantwortlicher Ablauf bei Tagesplanung, Ernährung, Anreise mit Fahrrädern u. a.),
- Neigungskurse (Theatergruppe zum Pubertätsthema, gesundes Kochen in der Arbeitslehre, Spiel- und Sportgruppen),
- Elternarbeit (Probleme von Lehrern mit den eigenen Kindern und Schülern führten zur Erarbeitung des Themas Pubertät mit einer Elterngruppe).

Die für den Berufsalltag wichtigen Anregungen werden um so besser umgesetzt, je größer bei den Lehrern die Bereitschaft zu persönlichen Lernprozessen ist. Diese persönliche Selbstaneignung des Themas führt zu höherer Selbstsicherheit. Damit erleben die Lehrer an sich selbst, was wir auf der Schülerebene als Ziel entworfen haben.

Das bedeutet u. a., die Reflexion gruppendynamischer Abläufe auf Wochenendseminaren, das Nachdenken über eigene Vorstellungen und Erfahrungen von Gesundheit und Krankheit, das Selbsterfahren von unterrichtlichen Themen wie Entspannungsübungen, Rollenspielen, gesunde Ernährung.

In unserer gesundheitspädagogischen Arbeit stießen wir auf Probleme, die auf individueller Ebene allein nicht mehr zu lösen waren.

Diese Erfahrungen bedeuten für das begleitende Team, die Lehrer bei der strukturellen Veränderung des Arbeitsfeldes zu unterstützen.

- In der Fächerplanung wurde ein Fach (Ernährungslehre) im nächsten Schuljahr fortgesetzt, obwohl dies nach den Rahmenrichtlinien nicht vorgesehen war.
- Die Pausenordnung wurde dem täglichen Leistungsrhythmus angepaßt, um Schülern und Lehrer eine längere Erholungspause zu ermöglichen.
- Einige Lehrer der Studie waren bei der Entwicklung und Einrichtung einer Schulkantine behiflich.
- Bei Planung, Entwicklung, Ausbau und Nutzung des Schullandheimes waren Eltern, Schüler und Lehrer der Studie maßgeblich beteiligt.

Empirische Ergebnisse auf Schülerebene

Um zu verdeutlichen, inwieweit die oben beschriebene inhaltliche Arbeit mit den Lehrergruppen sich auf der Schülerebene gesundheitsfördernd ausgewirkt hat, werde ich nun kurz einige empirische Ergebnisse auf der Schülerebene darstellen. So werden hier die Auswirkungen anhand der Parameter Selbstwertgefühl, Rauchen und Alkohol erläutert.

Von den Schülern mit niedrigem Selbstwertgefühl zu Beginn der Studie ist bis zum Abschluß der Studie bei 72 % das Selbstwertgefühl angestiegen.

Von den Schülern mit mittlerem Selbstwertgefühl zu Beginn der Studie ist bis zum Abschluß der Studie bei 48 % das Selbstwertgefühl angestiegen.

Von den Schülern mit hohem Selbstwertgefühl zu Beginn der Studie bis zum Abschluß der Studie bei 25 % das Selbstwertgefühl angestiegen (Abb. 2).

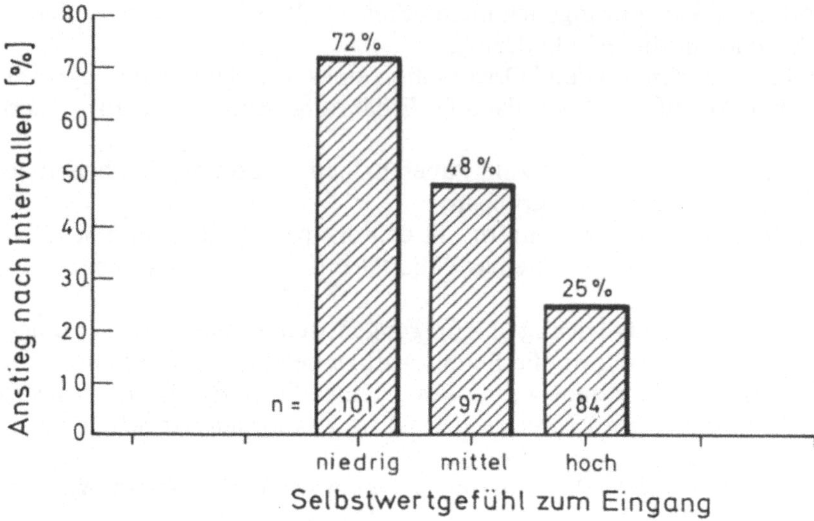

Abb. 2. Selbstwertgefühl (Gesamtpopulation) zu Beginn und Anstieg nach Intervention (p = 0,000)

Die Zunahme des Selbstwertgefühls hängt sehr deutlich von der Ausgangslage im Selbstwertgefühl ab. Es ist hierbei allerdings zu berücksichtigen, daß bei den Schülern mit hohem Selbstwertgefühl dieses nicht mehr unbegrenzt ansteigen kann.

Veränderung des Selbstwertgefühls in Abhängigkeit vom Ausgangsniveau

Von den Schülern mit niedrigem Selbstwertgefühl zu Beginn der Studie ist in der Interventionsgruppe das Selbstwertgefühl um 9 Punkte angestiegen, während es in der Vergleichsgruppe um 4 Punkte angestiegen ist.

Von den Schülern mit mittlerem Selbstwertgefühl zu Beginn der Studie ist in der Interventionsgruppe das Selbstwertgefühl gleich geblieben, während es in der Vergleichsgruppe um 1 Punkt angestiegen ist.

Von den Schülern mit hohem Selbstwertgefühl zu Beginn der Stuide ist in der Interventionsgruppe das Selbstwertgefühl um 1 Punkt gefallen, während es in der Vergleichsgruppe um 3 Punkte gefallen ist (Abb. 3).

Es zeigt sich also ein signifikanter Interventionseffekt bei den Schülern mit niedrigem Selbstwertgefühl (9/4).

Alkoholkonsum zu Beginn und bei Abschluß der Studie

Von den Schülern, die zu Beginn keinen Alkohol konsumierten, haben beim Abschluß 77,1 % Alkohol getrunken.

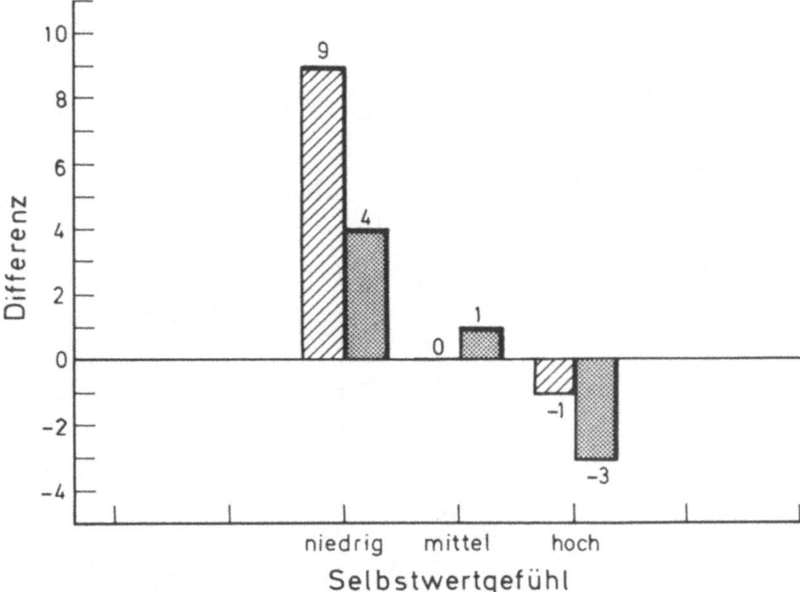

Abb. 3. Veränderung des Selbstwertgefühls in Abhängigkeit vom Ausgangsniveau (n = 339, p = 0,024). ▨ Intervention, ▨ Vergleich

Von den Schülern, die zu Beginn Alkohol konsumierten, haben beim Abschluß 93,1 % Alkohol getrunken (Abb. 4). Es besteht also eine systematische Beziehung zwischen Alkoholtrinken zu Beginn und bei Abschluß der Studie. Aus diesem Ergebnis läßt sich die Konsequenz ziehen, daß eine Intervention in diesem Bereich möglichst früh anfangen sollte, ehe noch Erfahrungen mit dem Alkoholkonsum vorliegen.

Alkoholkonsum und Selbstwertgefühl zu Beginn der Studie

Von den Schülern mit niedrigem Selbstwertgefühl zu Beginn der Studie haben 68,5 % der Schüler Alkoholkonsumerfahrung. Von den Schülern mit mittlerem Selbstwertgefühl zu Beginn der Studie haben 54 % der Schüler Alkoholkonsumerfahrung. Von den Schülern mit hohem Selbstwertgefühl zu Beginn der Studie haben 49,5 % der Schüler Alkoholkonsumerfahrung. (Abb. 5).

Die Häufigkeit der Angaben zum Alkoholkonsum hängt also von der Höhe des Selbstwertgefühls ab; d. h. mit ansteigendem Selbstwertgefühl fällt die Alkoholkonsumerfahrung.

Selbstwertgefühl und Rauchen zu Beginn der Studie

Von den Schülern mit niedrigem Selbstwertgefühl zu Beginn der Studie gaben 39 % an, Raucherfahrungen zu haben.

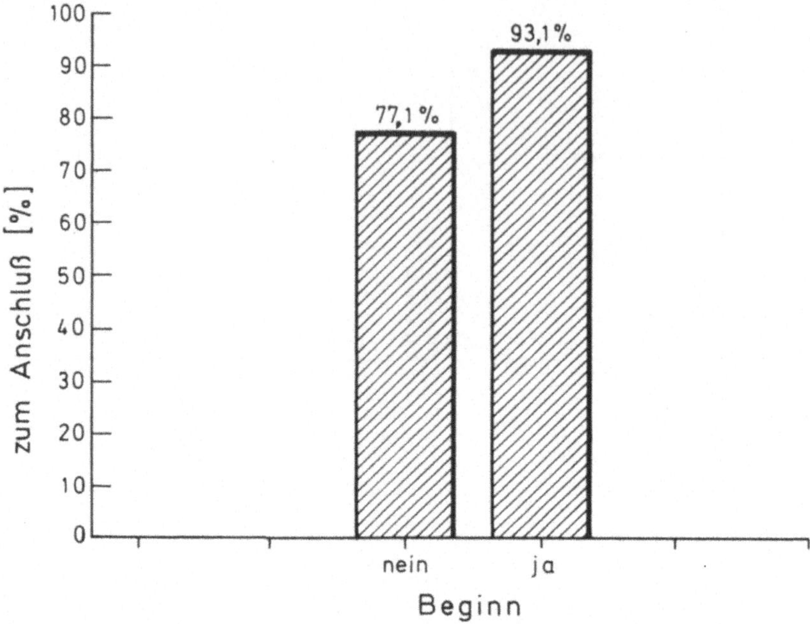

Abb. 4. Alkoholkonsum (Gesamtpopulation) zu Beginn und bei Abschluß der Studie (p = 0,012)

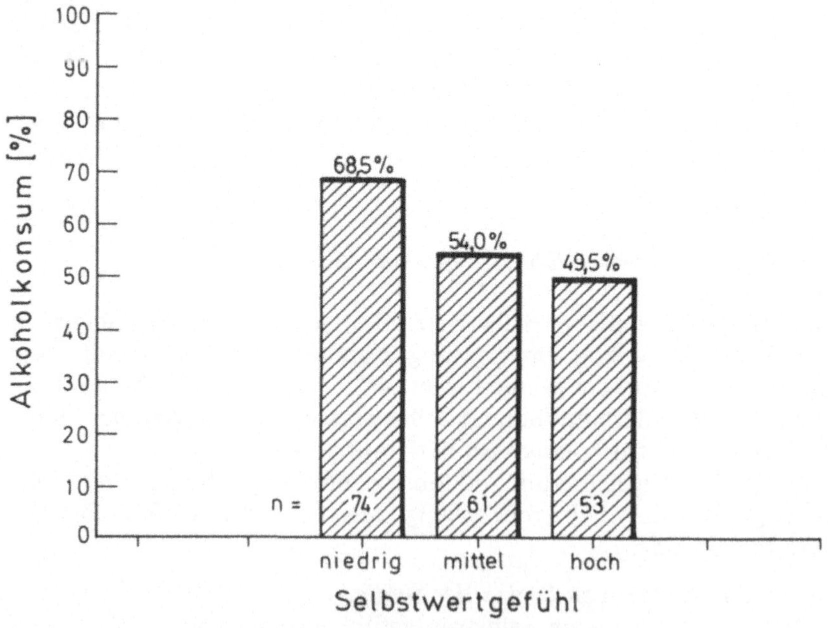

Abb. 5. Alkoholkonsum und Selbstwertgefühl zu Beginn der Studie (n = 328, p = 0,0272)

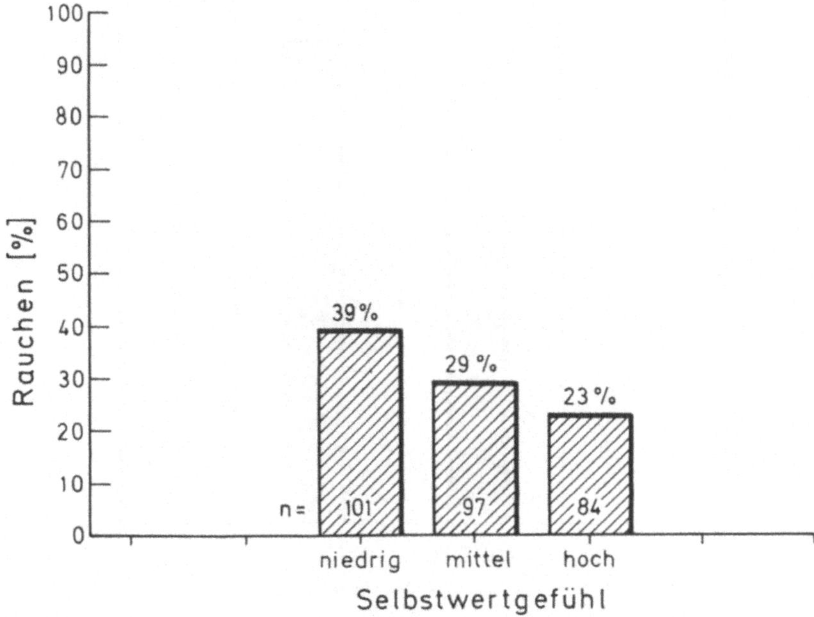

Abb. 6. Selbstwertgefühl und Rauchen zu Beginn der Studie (p = 0,0979)

Von den Schülern mit mittlerem Selbstwertgefühl zu Beginn der Studie gaben 29 % an, Raucherfahrungen zu haben. Von den Schülern mit hohem Selbstwertgefühl gaben 23 % an, Raucherfahrungen zu haben (Abb. 6).

Es zeigt sich hierbei, ähnlich wie beim Alkohol, daß, je höher das Selbstwertgefühl ist, desto geringer die Raucherfahrungen sind.

Rauchverhalten bei Abschluß der Studie, wenn das Selbstwertgefühl angestiegen ist

Es ist also festzustellen, daß bei Schülern (die am Anfang noch nicht geraucht haben) mit niedrigem Selbstwertgefühl zu Beginn und einem Anstieg des Selbstwertgefühls durch die Intervention der Anteil der Schüler, die auch nach Abschluß noch nicht rauchen, etwas höher ist (90,9 %:81,2 %) als in der Vergleichsgruppe.

Bei den Schülern mit mittlerem Selbstwertgefühl ist der Interventionseffekt nicht mehr so groß (nie geraucht auch bei Abschluß der Intervention 94,1 %; Vergleichszahl 92,8 %).

Bei den Schülern mit hohem Selbstwertgefühl ist kein Unterschied festzustellen (Abb. 7).

Auch hier zeigt sich bei den Schülern mit niedrigem Selbstwertgefühl zu Beginn ein gewisser Effekt in die Richtung, daß diese Schüler bei angestiegenem Selbstwertgefühl in der Interventionsgruppe beim Abschluß weniger Raucherfahrung haben als in der Vergleichsgruppe.

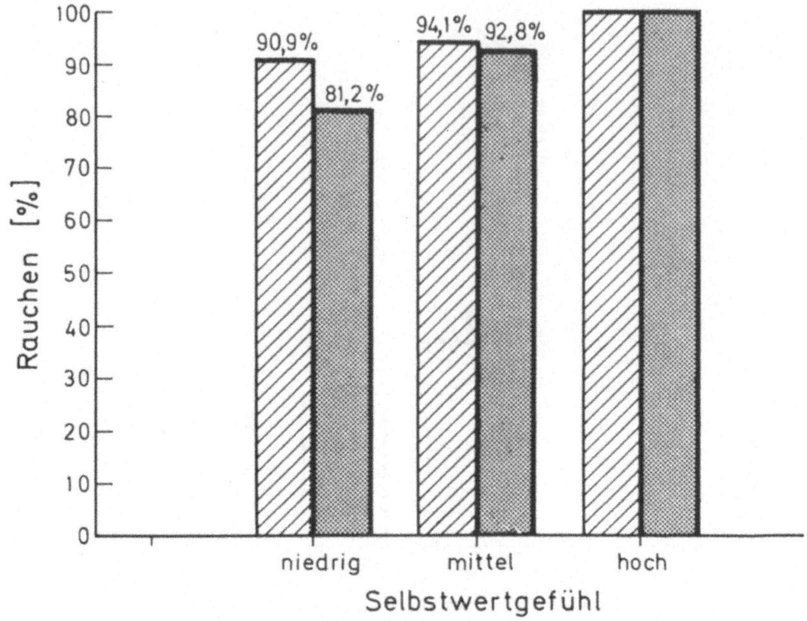

Abb. 7. Rauchverhalten bei Abschluß, wenn anfangs niedrig, und Selbstwertgefühl (n = 282, p = 0,0632) ▨ Intervention, ▨ Vergleich

Schluß

Unser Modellprojekt Gesundheitserziehung reklamiert für sich weder, völlig neue Konzepte zu entwerfen und zu propagieren, noch bereits erfolgreich existierende gesundheitspädagogische Konzepte abzulösen. Vielmehr wollen wir gesundheitserzieherischen Ideen, bestehenden pädagogischen Ansätzen und Erfahrungen im Bereich Schule ein Bezugs- und Orientierungssystem geben. Dies ist nach bisheriger Einschätzung auch gelungen.

Körperliche Aktivität von Jugendlichen – Validität der Messung, Prävalenz und Determinanten. Die Berlin-Bremen-Studie

R. Fuchs, N. Semmer, P. Lang, K. Okonek

Entwicklung gesundheitsbezogener Verhaltensweisen

Die Bedeutung der körperlichen Aktivität für die Prävention von Herz-Kreislauf-Erkrankungen ist mittlerweile recht gut belegt. So konnte in einer Reihe von epidemiologischen Studien insbesondere nachgewiesen werden, daß regelmäßig ausgeübte Aktivität mit einem verringerten Herzinfarktrisiko einhergeht (vgl. z. B. Paffenbarger et al. 1978; Salonen et al. 1982).

Ferner gibt es Hinweise darauf, daß die Grundlagen für eine körperlich aktive Lebensweise im Erwachsenenalter bereits in der Jugend herausgebildet werden (Dishman et al. 1985).

Wenn dem so ist, dann müssen hier – ähnlich wie bei anderen gesundheitsrelevanten Verhaltensweisen – präventive Bemühungen möglichst frühzeitig einsetzen, dann muß die Entwicklung und Verfestigung eines körperlich aktiven Lebensstils bereits im Jugendalter beginnen.

Solche präventiven Bemühungen setzen voraus, daß man ein möglichst genaues Bild vom Entwicklungsverlauf der körperlichen Aktivität im Jugendalter hat und daß man die Einflußfaktoren kennt, die dafür verantwortlich sind, daß sich manche Jugendliche sportlich engagieren, während andere vom körperlicher Bewegung nichts wissen wollen.

Von 1983–1985 wurde am Institut für Sozialmedizin und Epidemiologie des Bundesgesundheitsamts eine Längsschnittstudie an Jugendlichen durchgeführt, die sich u. a. auf diese Fragen konzentriert hat.

Ziel der Berlin-Bremen-Studie ist es,
- das Ausmaß und die Entwicklung gesundheitsbezogener Verhaltensweisen bei Jugendlichen zu untersuchen (dabei geht es speziell um die 3 Verhaltensweisen körperliche Aktivität, Zigarettenrauchen und Alkoholkonsum),
- die sozialen und psychologischen Determinanten dieser 3 Verhaltensweisen sowie
- deren Zusammenhang mit medizinisch relevanten Gesundheitsindikatoren zu bestimmen.

Rund 1250 Jugendliche aus Berlin und Bremen haben kontinuierlich am Längsschnitt teilgenommen. Etwa die Hälfte dieser 1250 waren Hauptschüler, die andere Hälfte Gymnasiasten. Zu Beginn der Studie gehörten alle Schüler entweder der 7. oder der 8. Klassenstufe an. Während der 2jährigen Untersu-

U. Laaser, G. Sassen, G. Murza, P. Sabo (Hrsg.)
Prävention und Gesundheitserziehung
© 1987 Springer-Verlag Berlin Heidelberg

chungsphase wurden im jährlichen Abstand medizinische Messungen und parallel dazu im halbjährlichen Abstand Fragebogenerhebungen durchgeführt[1].

Nachfolgend werden im Überblick einige zentrale Ergebnisse zum Verhaltensbereich „körperliche Aktivität" vorgestellt. Dabei wird auf 3 Themenkreise näher eingegangen:
1. Messung der körperlichen Aktivität (Problem der Validität),
2. Ausmaß (Prävalenz) der körperlichen Aktivität,
3. Determinanten der körperlichen Aktivität.

Messung der körperlichen Aktivität und ihre Validität

Die Messung der körperlichen Aktivität erfolgte mit Hilfe eines Fragebogens, der von den Schülern während der Unterrichtszeit im Klassenverband ausgefüllt wurde. Für jede der 11 vorgegebenen Aktivitäten (bzw. Aktivitätsgruppen) wurde erfragt, wie oft und ggf. wie lange sie während der Freizeit ausgeübt wird. Diese Angaben wurden in einem Index zusammengefaßt[2].

Die Validierung solcher auf Selbstangaben beruhender Aktivitätsmaße stellt die empidemiologische Forschung vor ein bislang nicht zufriedenstellend gelöstes Problem (vgl. Washburn u. Montoye 1986). Der Grund dafür liegt im Fehlen eines akzeptablen *direkten* Kriteriumsmaßes. Bislang ist man auf nur indirekte Validierungsmethoden angewiesen, bei denen die auf Selbstangaben basierenden Aktivitätsindizes mit solchen Maßen in Beziehung gesetzt werden, von denen man annimmt, daß sie ihrerseits mit der körperlichen Aktivität kovariieren. Ein solches indirektes Kriterium ist auch die „kardiovaskuläre Fitneß", die in dieser Studie zur Abschätzung der Validität der Aktivitätsmessung verwendet wurde.

Da die Fitneß nicht nur vom Ausmaß des körperlichen Aktivseins beeinflußt wird, sondern in erheblichem Umfang auch von genetischen Voraussetzungen abhängig zu sein scheint (Klissouras 1973), kann a priori ein hoher Zusammenhang zwischen dem Aktivitätsmaß und der Fitneßmessung nicht erwartet werden.

Als Maß für die kardiovaskuläre Fitneß wurde die sog. „physical work capacity 170" (PWC 170) gewählt. Sie gibt an, wieviel Leistung (in Watt) erbracht werden kann, wenn der Puls das Niveau von 170 Schlägen/min erreicht.

---

[1] Die Studie wird finanziert vom Bundesminister für Jugend, Familie, Frauen und Gesundheit, vom Senator für Gesundheit und Sport der Freien Hansestadt Bremen und vom Bundesgesundheitsamt.

[2] Die Angaben zur Häufigkeit und zur Dauer (pro Episode) für eine bestimmte Aktivität wurden miteinander multipliziert; im Index für die *Gesamtaktivität* wurden diese Produkte über alle 11 Aktivitäten bzw. Aktivitätsgruppen aufsummiert. Dabei handelt es sich um Fußball, Schlittschuhlaufen, Ballspiele (ohne Fußball), Hockey/Eishockey, Trimmen/Dauerlauf/Joggen, Rollschuh-/Rollbrettfahren, Tanzen, Schwimmen, Radfahren, Turnen/Gymnastik/Ballett und Tischtennis. Um der Tatsache Rechnung zu tragen, daß einzelne Aktivitäten nur zu bestimmten Zeiten des Jahres ausgeübt werden können, wurden die jeweiligen Häufigkeitsangaben saisonal gewichtet.

Zur Ermittlung der PWC 170 wurde eine fahrradergometrische Untersuchung an einer Teilstichprobe von rund 300 Schülern durchgeführt; ein halbes Jahr später wurde diese Messung an der gleichen Stichprobe wiederholt.

Für einen fairen Validitätstest ist zu berücksichtigen, daß sich die körperliche Aktivität nur dann merklich auf die Fitneß auswirken kann, wenn die ausgeübte Aktivität eine bestimmte Intensität erreicht. Nur dann sind Trainingseffekte zu erwarten, die sich in der Höhe der Fitneß niederschlagen. Diese Überlegung führte dazu, diejenigen Aktivitäten zu einem eigenen Index zusammenzufassen, denen in der sportphysiologischen Literatur eine hohe durchschnittliche Intensität (mindestens dem 7fachen der Energieverausgabung im Ruhezustand) zugeschrieben wird[3].

Abb. 1 zeigt die Beziehung zwischen diesem Index für die stärker beanspruchende Aktivität und der PWC 170 (adjustiert für das Körpergewicht). In Abb. 2 wird das entsprechende Ergebnis der Wiederholungsmessung ein halbes Jahr später dargestellt. Trotz eines nicht völlig linearen Verlaufs der Kurven ist für die Jungen wie für die Mädchen die Tendenz eindeutig: je höher das ermittelte Niveau der Aktivität, um so besser ist auch die körperliche Fitneß[4].

Die hier – und auch in den nachfolgenden Abbildungen – angegebenen Mittelwerte sind jeweils vom Effekt möglicher konfundierender Drittvariablen bereinigt; im vorliegenden Fall vom möglichen Effekt des Schultyps, der Stadt, des Alters und der Nationalität.

Dieses Resultat der beiden ergometrischen Untersuchungen kann als erster Hinweis dafür gelten, daß die Selbstangaben das Niveau der körperlichen Aktivität in der Tat recht gut widerspiegeln. Weitere Analysen zur Abschätzung der Validität des Instruments werden z. Z. vorgenommen.

Prävalenz der körperlichen Aktivität

Die nachfolgend berichteten Ergebnisse beruhen auf dem Index für die Gesamtaktivität.

Abb. 3 vergleicht das Ausmaß der Aktivität bei deutschen Jungen und Mädchen. Bei den eher Inaktiven (bis zu 2 h/Woche) sind keine Geschlechtsunterschiede festzustellen. Im Bereich der moderaten Aktivität (2–7 h/Woche) liegen die Mädchen anteilsmäßig vorne. Dagegen kehrt sich das Bild um, wenn das Aktivitätsniveau die Marke von 7 h/Woche überschreitet: ca. 75 % aller Jungen, dagegen nur ca. 60 % aller Mädchen liegen in diesem Bereich. Der Mittelwert für die Jungen liegt bei 14,1 h/Woche, der der Mädchen bei 11,6 h/Woche.

---

[3] Zu den stärker beanspruchenden Aktivitäten zählen die ersten 6 in Anm. 2 aufgezählten Aktivitäten. Ferner wurden hier die Angaben zu der offenen Frage nach einer weiteren (nicht im Fragebogen aufgelisteten) sportlichen Aktivität berücksichtigt. Die Klassifizierung als stärker beanspruchende Aktivität nimmt Bezug auf die folgenden Literaturquellen: Taylor et al. 1978; Folsom et al. 1985; McArdle et al. 1981.

[4] Bei beiden Analysen wäre für die Mädchen eine andere Kategorisierung des Aktivitätsniveaus angemessener gewesen, um die geringe Fallzahl im Bereich „größer als 90 min/Tag" zu vermeiden. Da entsprechende Analysen mit adäquaterer Kategorisierung aber prinzipiell das gleiche Ergebnis erbracht haben, wurde hier aus Gründen der Vergleichbarkeit mit den Jungen die vorliegende Darstellungsform gewählt.

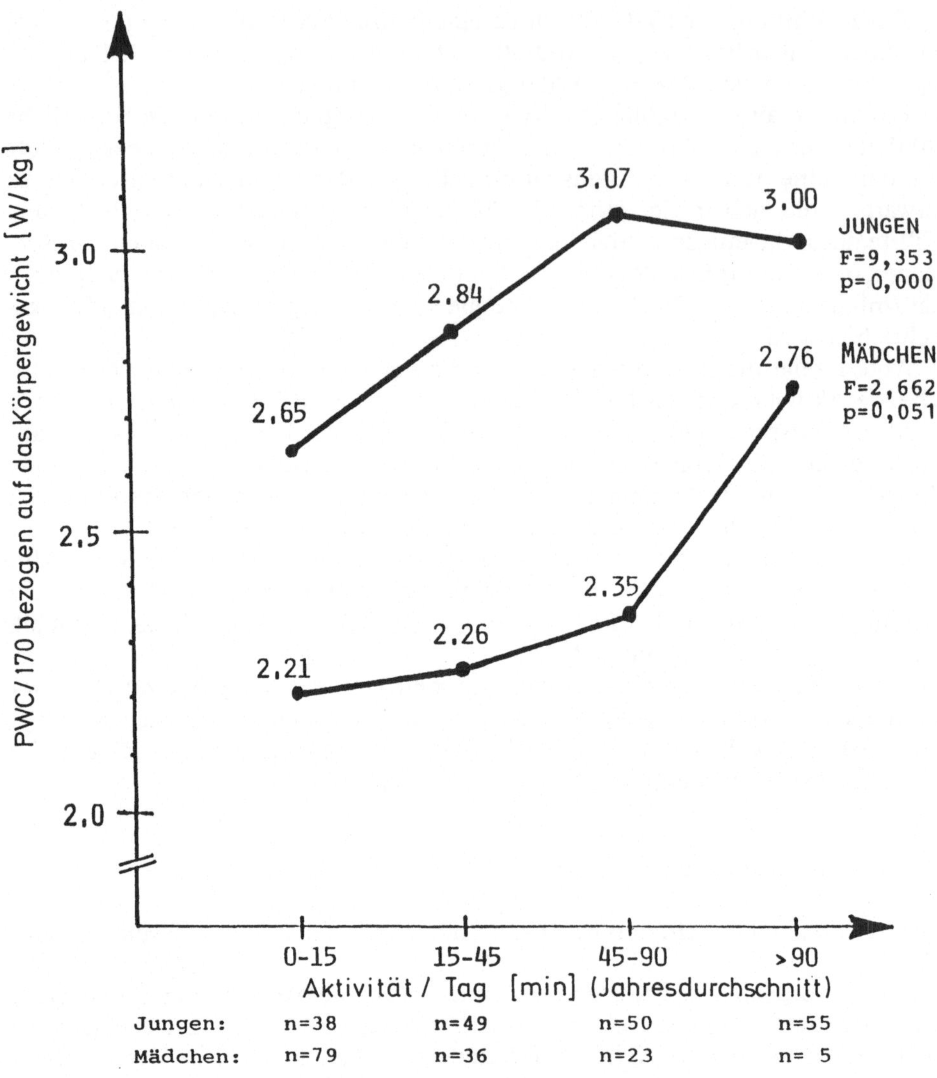

Abb. 1. Zusammenhang zwischen stärker beanspruchender Aktivität und Fitneß (Mittelwerte der Angaben). Daten vom Frühjahr 1985

Von Interesse ist ferner die Frage, wie sich der soziale Hintergrund in der Prävalenz der körperlichen Aktivität widerspiegelt. Abb. 4 stellt die (deutschen) Hauptschüler und Gymnasiasten einander gegenüber. Auch hier treten bei den eher Inaktiven (bis 2 h/Woche) kaum Unterschiede auf. Im mittleren Bereich der Aktivität (4–14 h/Woche) sind die Gymnasiasten stärker vertreten, während bei einem Niveau von über 14 h/Woche die Hauptschüler mit ca. 40 % vor den Gymnasiasten mit rund 27 % liegen. Die durchschnittliche Aktivität der Hauptschüler beträgt 14,3, die der Gymnasiasten 11,4 Wochenstunden.

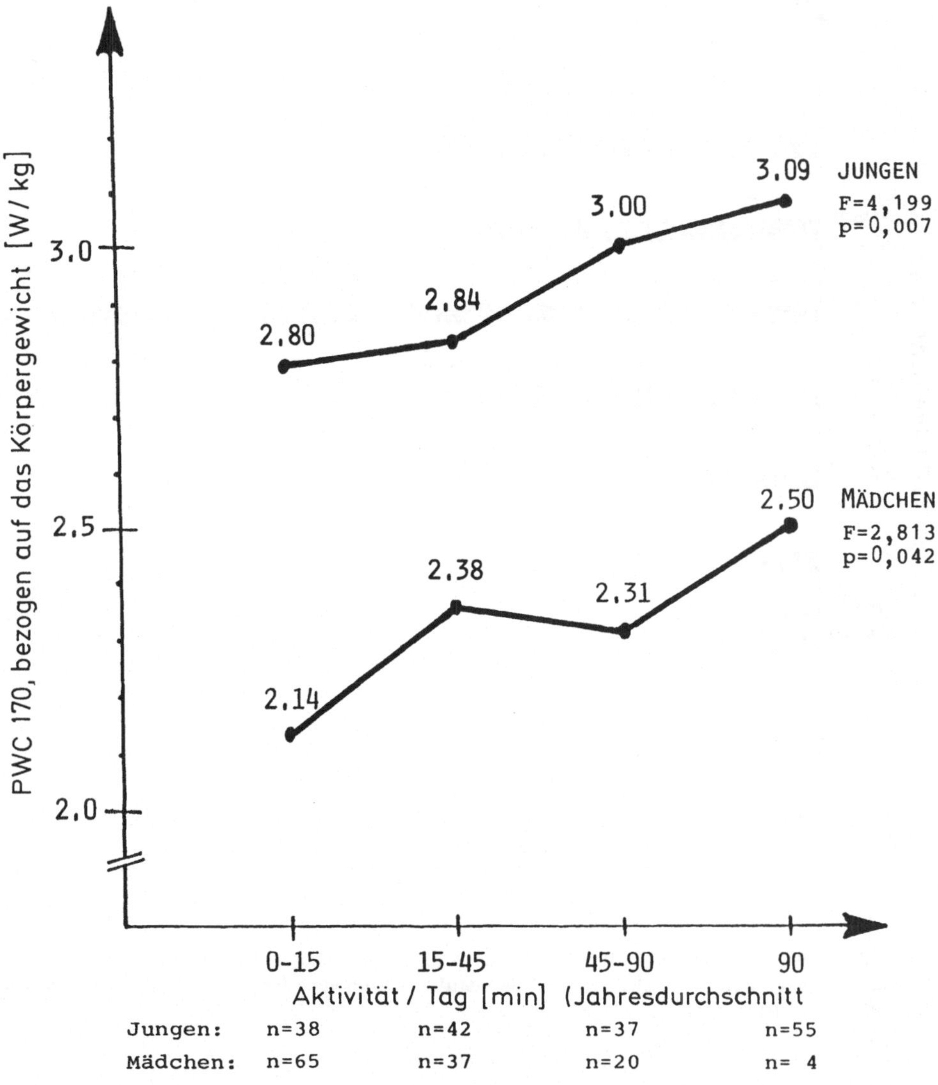

Abb. 2. Zusammenhang zwischen stärker beanspruchender Aktivität und Fitneß (Mittelwerte der Angaben). Daten vom Herbst 1985

Insgesamt gesehen, sind rund zwei Drittel der untersuchten Jugendlichen wenigstens 1 h/Tag im Jahresdurchschnitt körperlich aktiv. Die Jungen sind aktiver als die Mädchen und die Hauptschüler aktiver als die Gymnasiasten. Das recht hohe Aktivitätsniveau ist zu einem erheblichen Teil auf das Radfahren zurückzuführen. Dieses leistet (in der Stichprobe aller Schüler) mit 3,1 h/Woche den größten Beitrag einer Einzelaktivität zur mittleren Gesamtaktivität von 12,9 h/Woche.

Aus sozialmedizinischer Sicht ist dieses Ergebnis sicher sehr zufriedenstellend.

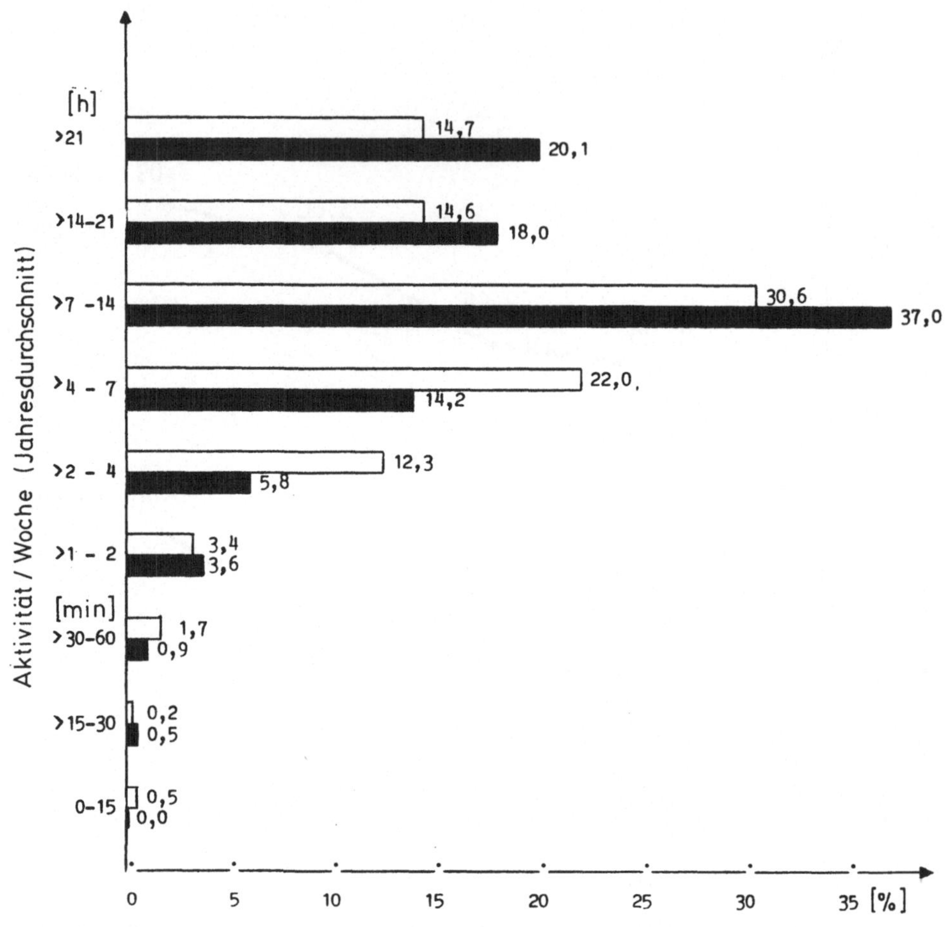

Abb. 3. Prävalenz der körperlichen Gesamtaktivität nach Geschlecht (nur deutsche Schüler, Gewichtung nach Schultyp, Stadt und Klassenstufe). Daten vom Herbst 1983. ☐ Mädchen (n = 522), ■ Jungen (n = 623)

Determinanten der körperlichen Aktivität

Im folgenden wird die Bedeutung von 3 potentiellen Einflußgrößen auf die körperliche Aktivität untersucht: das Vorbildverhalten anderer, Erwartungen, die die Jugendlichen mit dem Sporttreiben verbinden und das Bild vom eigenen Körper.

Dabei ermöglicht die Anlage der Studie, über die Analyse von Querschnittzusammenhängen hinauszugehen, die bekanntlich keine Rückschlüsse auf mögliche Kausalbeziehungen erlauben, da nur Zusammenhänge zwischen gleichzeitig erhobenen Variablen geprüft werden. Der Längsschnittcharakter der Studie ermöglicht hingegen die Überprüfung der Frage, ob mit Hilfe der genannten Variablen – erhoben im Herbst 1983 – das Aktivitätsniveau zu einem späteren

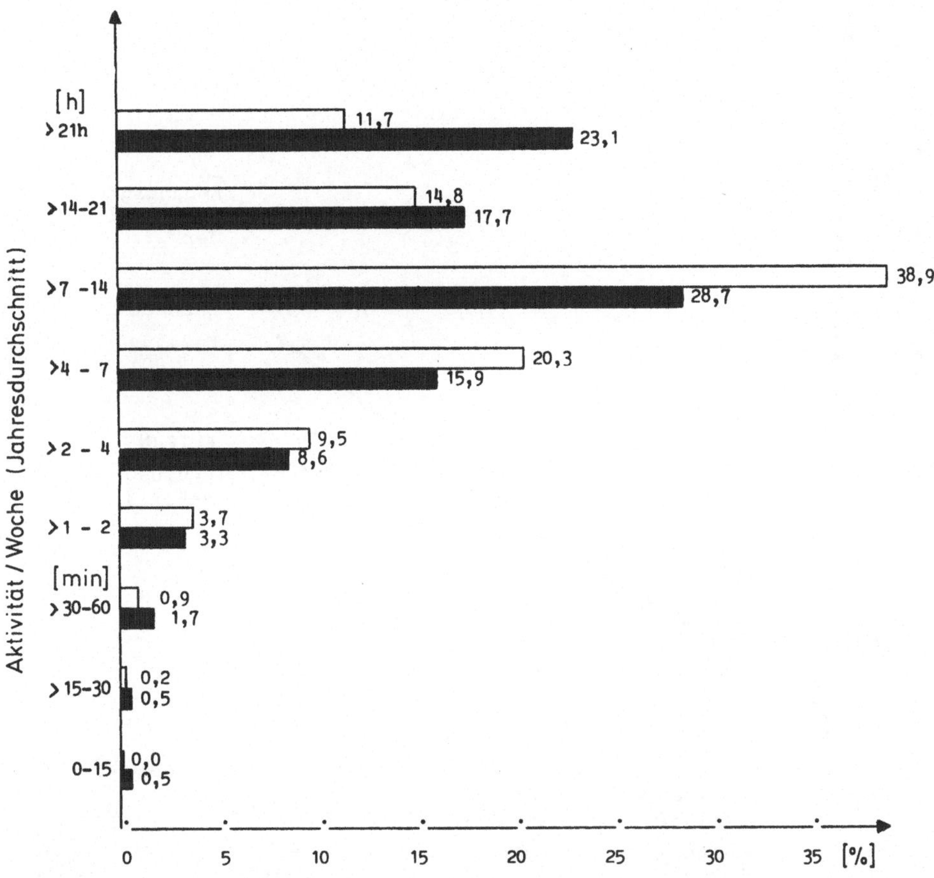

Abb. 4. Prävalenz der körperlichen Gesamtaktivität nach Schultyp (nur deutsche Schüler, Gewichtung nach Geschlecht, Stadt und Klassenstufe). Daten vom Herbst 1983. □ Gymnasiasten (n = 592), ■ Hauptschüler (n = 553)

Zeitpunkt (in diesem Fall Herbst 1985) vorhergesagt werden kann. Ein solches Vorgehen liefert zwar keinen endgültigen Beleg für eine kausale Interpretation, stärkt deren Gewicht aber erheblich.

Vorbildverhalten

Aus der sozialpsychologischen Forschung der letzten Jahre ist bekannt, daß das Verhalten der engeren sozialen Umgebung (Freunde, Eltern, Geschwister, usw.) als Vorbild einen entscheidenden Einfluß auf die Entwicklung der entsprechenden Verhaltensweisen des Jugendlichen ausübt (Bandura 1969). Erwartet wurde, daß dies auch auf das sportliche Verhalten zutrifft, umstritten war jedoch die

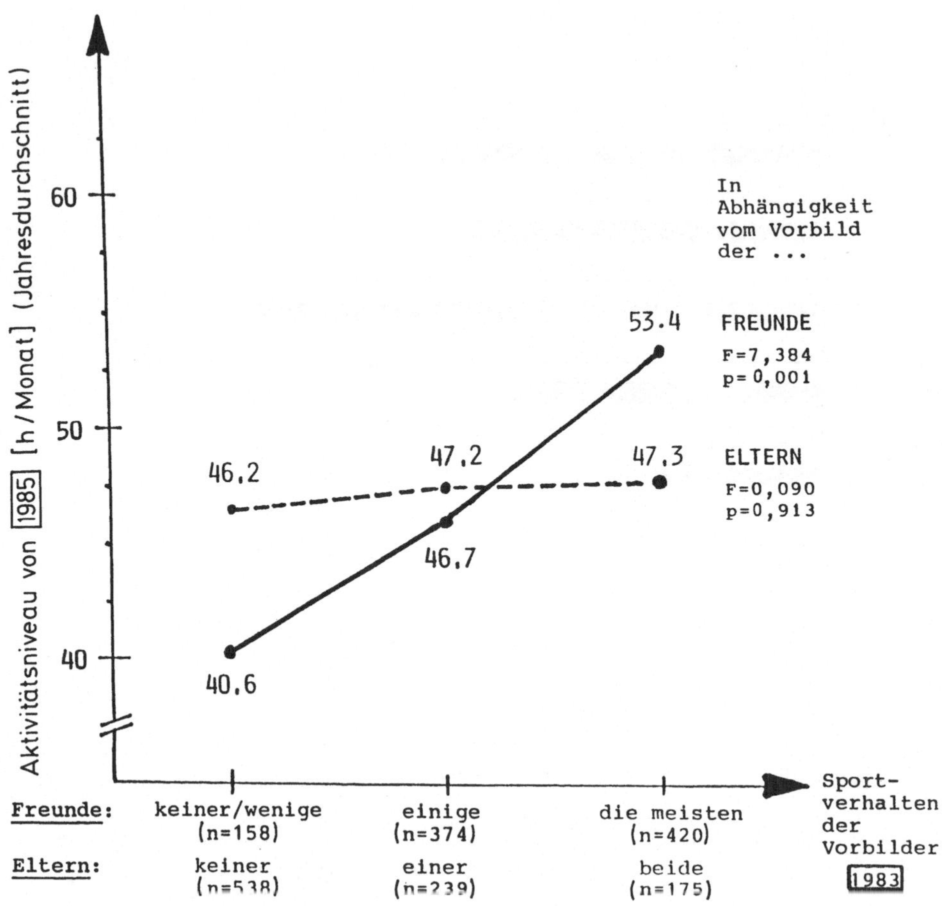

Abb. 5. Körperliche Gesamtaktivität in Abhängigkeit vom Sportverhalten der Freunde und Eltern (Mittelwerte der Angaben, adjustiert für das Aktivitätsniveau 1983, für Geschlecht, Schultyp, Stadt und Alter sowie für das Sportverhalten des jeweils anderen Vorbilds). 1983 → 1985: n = 952 (nur deutsche Schüler)

Frage, ob – in der Altersgruppe der 12- bis 15jährigen – eher das Vorbildverhalten der Eltern oder eher das der Freunde von Bedeutung ist.

Abbildung 5 ist zu entnehmen, daß das Sporttreiben der Freunde einen erheblichen Effekt auf das Aktivitätsniveau des Schülers 2 Jahre später ausübt, während das regelmäßige Sporttreiben der Eltern keinen solchen Effekt zeigt. Schüler, die 1983 angaben „Die meisten meiner Freunde treiben regelmäßig Sport", haben 1985 ein um 12,8 h/Monat höheres Aktivitätsniveau als solche Jugendliche, bei denen – der eigenen Angabe zufolge – kein bzw. nur wenige Freunde aktiv waren. Betreiben beide Eltern regelmäßig Sport, liegt das Aktivitätsniveau 2 Jahre später bei 47,3 h/Monat und damit nur geringfügig höher als bei solchen Schülern, deren beide Eltern keinen Sport ausüben (46,2 h/Monat).

Diese Werte sind für den Effekt des jeweils anderen Vorbilds sowie für das Ausgangsniveau der körperlichen Aktivität (von 1983) und für die soziodemographischen Merkmale kovarianzanalytisch adjustiert worden. Die beobachteten Mittelwertsunterschiede können deshalb mit einiger Sicherheit tatsächlich auf den Effekt des jeweiligen Faktors zurückgeführt werden.

Erwartungen

Eine weitere zu überprüfende Determinante der körperlichen Aktivität sind die Erwartungen, die die Jugendlichen mit dem Sporttreiben verbinden (vgl. dazu das Konzept der salient beliefs von Fishbein u. Ajzen 1975).

Gefragt wurden die Schüler, was sie sich vom regelmäßigen Sporttreiben versprechen würden: eine bessere Kondition bekommen, beweglicher werden, etwas mit anderen Leuten machen können, sich besser von Problemen ablenken können, usw. Erwartungen, die sich auf die körperlichen, sozialen und affektiven Folgen des sportlichen Aktivseins beziehen. Die Angaben wurden zu einer Skala zusammengefaßt[5].

Abbildung 6 zeigt, welchen Effekt diese Erwartungen auf das Aktivitätsniveau 2 Jahre später ausüben (bei kovarianzanalytischer Kontrolle der Effekt des Ausgangsniveaus der Aktivität und der soziodemographischen Hintergrundvariablen).

Deutlich erkennt man, wie in der Gruppe, die eher positive Erwartungen mit dem Sporttreiben verbindet, das Niveau der sportlichen Aktivität nach 2 Jahren erheblich höher liegt als in der Gruppe derjenigen, die solche Erwartungen nicht hat.

Was oft in Frage gestellt wird, läßt sich hier recht eindrucksvoll belegen: Die Einstellung zu einem bestimmten Gesundheitsverhalten – und die Erwartungen sind im Sinne von Fishbein & Ajzen die wesentlichen Bausteine einer solchen Einstellung – kann durchaus einen bedeutsamen Effekt auf die weitere Entwicklung dieser Verhaltensweise (hier der körperlichen Aktivität) ausüben.

Körperbild

Wenig ist bekannt über den Einfluß, den das eigene Körperbild auf das sportliche Aktivsein hat. Plausibel erscheint die Annahme, daß Jugendliche, die sich selbst wenig attraktiv finden, auch weniger soziales Selbstvertrauen haben und deshalb um den Sport einen großen Bogen machen. Zu überprüfen war daher, ob die Angaben zum Körperselbstbild geeignet sind, das Niveau der körperlichen Aktivität 2 Jahre später vorherzusagen.

Der Schüler wurde gefragt, ob er findet, daß er gut aussehe und ob er meint, er sei gut gebaut. Fragen also, die darauf abzielen, das Bild vom eigenen Körper zu erfassen[6].

---

[5] Die interne Konsistenz dieser Skala beträgt 0,73 (Cronbach-*a*a). Die Auswahl der mit dem Fragebogen erfaßten Erwartungen basiert auf dem Ergebnis einer im Rahmen des Vorhabens durchgeführten qualitativen Vorstudie.

[6] Die beiden Körperbilditems wurden für die weiteren Analysen zu einem Index zusammengefaßt.

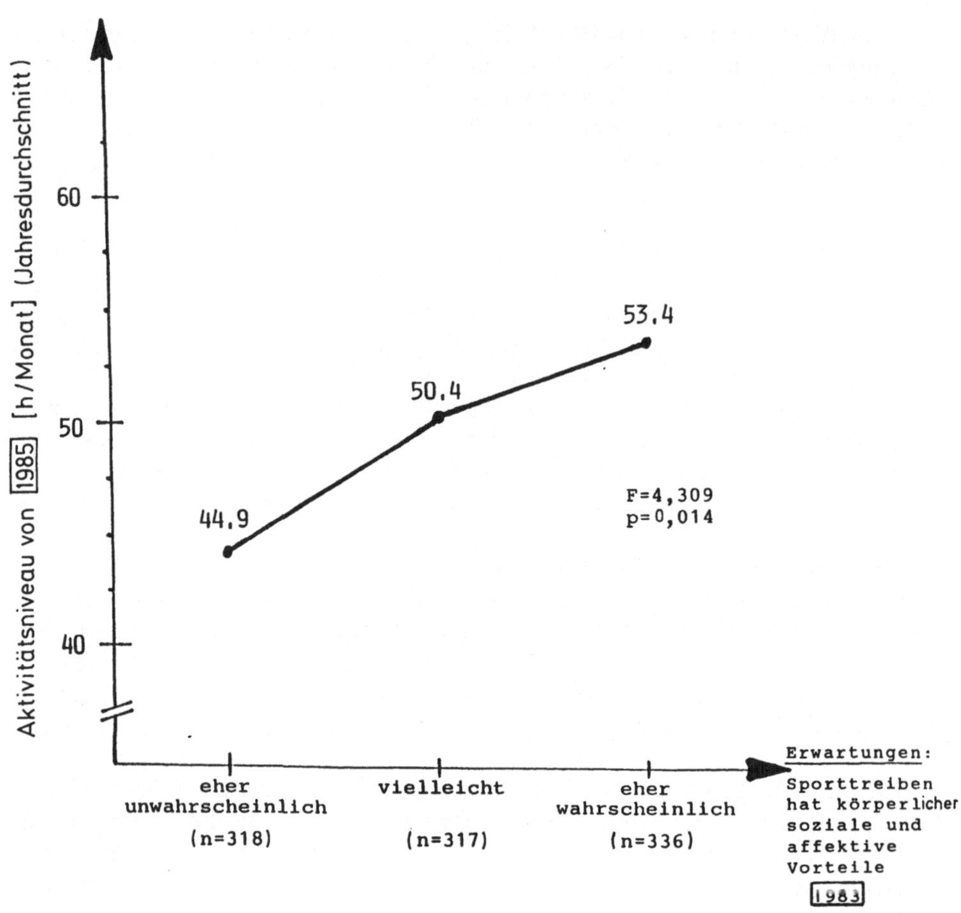

Abb. 6. Körperliche Gesamtaktivität in Abhängigkeit von Erwartungen (Mittelwerte der Angaben, adjustiert für das Aktivitätsniveau 1983, für Geschlecht, Schultyp, Stadt und Alter). 1983 → 1985: n = 971 (nur deutsche Schüler)

Abbildung 7 zeigt das Resultat: Schüler, die 1983 der Meinung waren, daß sie eher gut aussehen, sind 2 Jahre später deutlich aktiver als diejenigen, die ihr Aussehen eher negativ eingeschätzt haben (auch hier wieder: kovarianzanalytische Kontrolle der Aktivität von 1983 und der Hintergrundvariablen).

Zum Thema Einflußgrößen kann also festgehalten werden: Wenn viele der eigenen Freunde Sport treiben, wenn das sportliche Aktivsein mit positiven Erwartungen verknüpft wird und wenn schließlich auch die Einstellung zum eigenen Körper eher positiv ist, dann erhöht sich die Wahrscheinlichkeit, daß der betreffende Jugendliche zukünftig deutlich aktiver ist als ein vergleichbarer Jugendlicher, bei dem aber diese Merkmale nicht vorliegen.

Insgesamt ist eines augenfällig: Hinter all den hier vorgestellten Einflußgrößen tritt in verschiedener Form immer wieder die *soziale Natur* des Sporttreibens

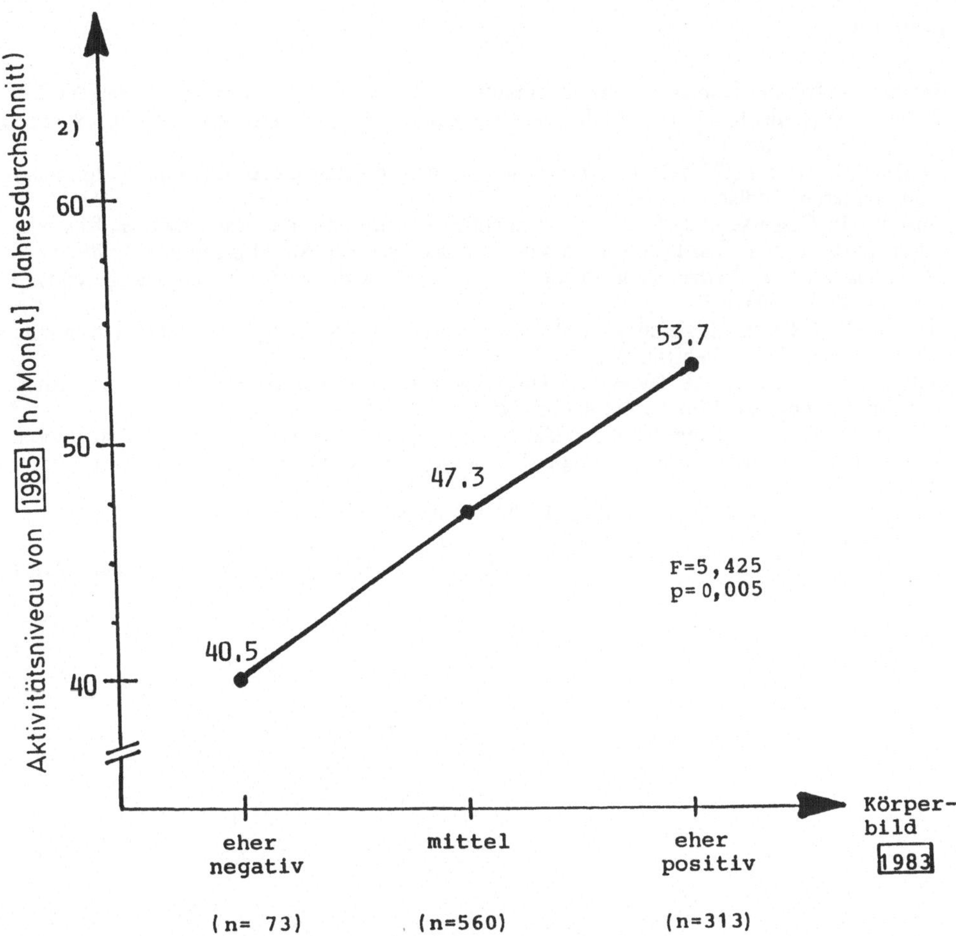

Abb. 7. Körperliche Gesamtaktivität in Abhängigkeit vom Körperbild (Mittelwerte der Angaben, adjustiert für das Aktivitätsniveau 1983, für Geschlecht, Schultyp, Stadt und Alter). 1983 → 1985: n = 946 (nur deutsche Schüler)

zum Vorschein. Erwachsene tendieren oft dazu, Verhaltensweisen wie das sportliche Aktivsein oder z. B. auch das Rauchen unter dem Aspekt ihrer medizinischen Bedeutung zu sehen, was sich z. B. in dem oft benutzten Terminus „Gesundheitsverhalten" ausdrückt. Aber das ist eben nur unsere Sicht der Dinge, offenbar aber weniger die Sichtweise der Jugendlichen. Präventive Interventionen, die primär an den gesundheitlichen Aspekten des Sporttreibens ansetzen, laufen Gefahr, zu den relevanten sozialen und den eng damit verknüpften emotionalen Verhaltensbarrieren nicht vorzudringen und daher ineffektiv zu bleiben.

Literatur

Bandura A (1969) Principles of behavior modification. Holt Rinehart & Winston, New York
Dishman RK, Sallis JF, Orenstein DR (1985) The determinants of physical activity and exercise. Public Health Rep 100:158–171
Fishbein M, Ajzen J (1975) Belief, attitude, intentions and behavior: An introduction to theory and research. Addison-Wesley, Boston
Folsom AR, Caspersen CJ, Taylor HL et al (1985) Leisure time physical activity and its relationship to coronary risk factors in a population-based sample. Am J Epidemiol 121:570–579
Klissouras V (1973) Prediction of potential performance with special reference to heredity. J Sports Med 13:100–107
McArdle WD, Katch FI, Katch VL (1981) Exercise physiology. Energy, nutrition, and human performance. Lea & Febiger, Philadelphia
Pfaffenbarger RS, Wing AL, Hyde RT (1978) Physical activity as an index of heart attack risk in college alumni. Am J Epidemiol 108:161–175
Salonen JT, Puska P, Tuomilehto J (1982) Physical activity and risk of myocardial infarction, cerebral stroke and death. A longitudinal study in eastern Finland. Am J Epidemiol 115:526–537
Taylor HL, Jacobs DR, Schucker B et al (1978) A questionnaire for the assessment of leisure time physical activities. J Chronic Dis 31:741–755
Washburn RA, Montoye HJ (1986) The assessment of physical activity by questionnaire. Am J Epidemiol 123:563–576

Fragen zur Gesundheit im Mikrozensus

K. Kern

Vorbemerkung

Bereits seit 1957 wird in der Bundesrepublik Deutschland der Mikrozensus (MZ), d. h. Erhebungen über die Bevölkerung und den Arbeitsmarkt auf Stichprobenbasis, durchgeführt. Dabei werden auf der Basis von 1 % der Bevölkerung, z. Z. ca. 600 000 Personen oder 250 000 Haushalte, Ergebnisse über die wirtschaftliche und soziale Lebenslage der Bevölkerung ermittelt. Die Entwicklung des MZ läßt sich in 3 Phasen beschreiben:

Die *1. Phase* begann nach 5jähriger Vorbereitungszeit 1957 als Arbeitskräftestichprobe und dauerte bis 1962. Diese Zeit ist gekennzeichnet durch Untersuchungen, inwieweit Ergebnisse des MZ sich mit Ergebnissen aus anderen Quellen decken. Hierbei wurden insbesondere methodische und organisatorische Fragen erörtert.

In der *2. Phase,* die von 1963–1974 dauerte, wurden Konzepte über Befragungen nach einem Grundprogramm und einem sog. Zusatzprogramm erarbeitet. Es gab über Jahre ein unverändertes Fragenprogramm, das durch Zusatzfragen ergänzt wurde. So wurden bis 1975 ca. 40 Zusatzbefragungen durchgeführt. Hierzu gehörten auch Wiederholungsbefragungen ein und derselben Haushalte für Längsschnitt- oder verlaufsstatistische Untersuchungen.

Die *3. Phase* begann 1975 und ist gekennzeichnet durch eine flexible Gestaltung des Fragenprogramms.

Erhebungs- und Aufbereitungsprogramm

Ab 1975 gliederte sich das Gesamtprogramm in einen konstanten, jährlich mit einem Auswahlsatz von 1 % zu erhebenden Teil und einen variablen Teil mit Befragungen in ein- oder mehrjährigen Abständen. Das konstante Programm besteht aus Tatbeständen wie Angaben zur Person, Familie, Haushalt, Staatsangehörigkeit, Wohnsitz und Erwerbstätigkeit. Im variablen Teil (hierzu gehören auch die Fragen zur Gesundheit) wurden Angaben aus unterschiedlichen Bereichen wie Schulabschluß, Urlaubs- und Erholungsreisen, Behinderteneigenschaften u. a. mehr erhoben. Während die Fragen im konstanten Teil mit einem festen Ausfallsatz erhoben werden, werden die Befragungen im variablen Teil mit variablen Ausfallsätzen (z. B. 0,1 %, 0,25 %, 0,5 %, 1 %) durchgeführt. Jährlich

U. Laaser, G. Sassen, G. Murza, P. Sabo (Hrsg.)
Prävention und Gesundheitserziehung
© 1987 Springer-Verlag Berlin Heidelberg

wird ein Viertel der befragten Haushalte (besser müßte man Auswahlfläche sagen) ausgetauscht; ein Haushalt bleibt also 4 Jahre in der Befragung und wird dann durch einen anderen Haushalt ersetzt, um die Belastung einzelner Haushalte zu begrenzen. Damit sind Querschnittsuntersuchungen enge Grenzen gesetzt.

Der Stichprobenplan des Mikrozensus ist so angelegt, daß er universell repräsentativ für Gebäude, Wohnungen, Haushalte, Familien und Personen gilt. Der Mikrozensus ist eine Flächenstichprobe und beruht auf den Zählbezirken der Volks- und Berufszählung. Die laufenden Grundbefragungen schaffen jährlich ein gut differenziertes Bild der Bevölkerung, Erwerbstätigkeit und sozialen Sicherheit mit Schwerpunkt der Erwerbstätigkeit sowohl in sachlicher als auch in regionaler Untergliederung für die Bundesländer und die Regierungsbezirke.

Entsprechend den Bestimmungen im Grundgesetz der Bundesrepublik Deutschland und dem Bundesstatistikgesetz obliegt die Durchführung und Aufbereitung des Mikrozensus den 11 Statistischen Landesämtern. Zusatzbefragungen mit einem Auswahlsatz von 0,1 % wurde in der Vergangenheit abstimmungsgemäß meist im Statistischen Bundesamt (StBA) aufbereitet.

Erhebungsprogramm der Fragen zur Gesundheit

Im Juli 1963 erfolgte erstmals eine freiwillige Probeerhebung über Erkrankungen und Unfälle im Rahmen des Mikrozensus. 1966 folgte die 1. reguläre Befragung über Krankheiten und Unfälle, der sich weitere Erhebungen in den Jahren 1970, 1972, 1973 und 1974 anschlossen. Seit 1972 wurden die Fragen über das Vorliegen einer Krankheit oder Unfallverletzung am Befragungstag und/oder einem vorangegangenen 4-Wochen-Zeitraum – einem sog. gleitenden Berichtszeitraum – gestellt. Bis einschließlich 1974 waren die Antworten auf Fragen zur Gesundheit freiwillig, 1976 und 1978 obligatorisch und ab 1980 wieder freiwillig. 1966 waren Mehrfachnennungen zu Krankheiten und Unfällen möglich, aber nur die schwerwiegendste Krankheit bzw. Unfallverletzung wurde ausgewertet. Ab 1972 wurde nur die schwerwiegendste Krankheit erhoben und gleichzeitig gefragt, ob ein akutes oder chronisches Leiden vorlag.

Das Mikrozensusgesetz von 1975 war bis 1982 befristet. In diesem Zeitraum wurden die Fragen zur Gesundheit mit folgenden Auswahlsätzen erhoben: 1976 (0,25 %), 1978 (1 %), 1980 (0,25 %) und 1982 (1 %). Im Mikrozensusgesetz vom Juni 1985 schreibt der Gesetzgeber vor, daß Erhebungen zu Fragen der Gesundheit ab 1986 mit einem Auswahlsatz von 0,5 % im Abstand von 3 Jahren durchzuführen sind. Die Fragen sind freiwillig, eine Befragung nach Art der Erkrankung ist nicht mehr vorgesehen. Zusätzlich zu den Fragen nach dem Vorliegen einer Erkrankung oder Unfallverletzung können auch Fragen zur Vorsorge gegen Krankheiten sowie Krankheitsrisiken gestellt werden.

Kritische Würdigung der Ergebnisse

Die Problematik der Gesundheitsstichproben ergibt sich zunächst daraus, daß Fragen an Laien gerichtet werden. Ärztliche Diagnosen wurden bis 1982 (Jahr der letzten Befragung nach Krankheitsarten) dabei nicht erhoben. Es entscheidet also letztendlich das subjektive Empfinden der Befragten über das Vorliegen einer Erkrankung. Die Auskunftsbereitschaft bei bestimmten Erkrankungen (z. B. bösartige Neubildungen) war deshalb auch gering. Ein weiterer Schwachpunkt der Befragung besteht darin, daß der Befragte nicht nur über sich selbst, sondern auch über andere Haushaltsmitglieder Auskunft erteilen kann. In vielen Fällen dürfte darunter die Exaktheit der Angaben leiden. Weiterhin sind die Interviewer in aller Regel medizinische Laien. Trotz Schulung können deshalb sowohl die Befragungstechnik als auch das subjektive Interesse des Interviewers die Ergebnisse beeinflussen. Von Einfluß auf die Ergebnisse ist auch die Freiwilligkeit der Auskunft; dennoch ist zu betonen, daß bei der letzten Befragung eine Antwortquote von mehr als 80 % erreicht wurde.

Auch mit den genannten Einschränkungen stellt der Mikrozensus eine wichtige Datenquelle zur Beurteilung der Morbidität in der Bevölkerung dar. Der Vorteil besteht darin, daß Angaben über Erkrankungen und Unfälle mit sozioökonomischen Angaben verknüpft werden können. In der Vergangenheit sind relativ wenig weiterführende Analysen des Datenmaterials vorgenommen worden. Das StBA unterstützt alle Forschungsaktivitäten soweit diese unter Wahrung der statistischen Geheimhaltung zulässig sind. Dies gilt sowohl für zurückliegende als auch künftige Erhebungen.

Die sozialmedizinische Bedeutung der koronaren Herzerkrankungen aus der Sicht niedergelassener Ärzte

R. Rychlik

Einleitung

Laut statistischem Bundesamt Wiesbaden (1984) stehen die Herz-Kreislauf-Erkrankungen mit über 50 % an der Spitze der zum Tode führenden Erkrankungen in der Bundesrepublik Deutschland. Die in der Todesursachenstatistik an 2. Stelle stehenden bösartigen Tumoren verzeichnen demgegenüber lediglich 21 %. Allein im Jahre 1981 sind ca. 85 000 Menschen einem Herzinfarkt zum Opfer gefallen, weitere ca. 100 000 Personen dürften erstmals in dem genannten Jahr von einem Herzinfarkt betroffen worden sein. Jeder 2.-3. Bundesbürger, der heute seinen 50. Geburtstag feiert, muß innerhalb der nächsten 10 Jahre mit nennenswerten klinischen Beschwerden seitens seines Herz-Kreislauf-Systems rechnen.

Zwar ist der Anstieg der Herz-Kreislaus-Erkrankungen, gemittelt über alle Altersgruppen, Mitte der 60er Jahre zum Stillstand gekommen, und in der Gruppe der 55- bis 64jährigen Männer findet seit 1976 sogar ein Rückgang statt (Junge u. Hoffmeister 1982). Der angegebene Rückgang ist jedoch von einem hohen Niveau. Falsch ist die Behauptung, daß die Herz-Kreislauf-Mortalitätsstatistik das normale Lebensende der meisten Menschen reflektiert.

Holtmeier (1983, Zur Verlagerung der Myokardsterblichkeit in die höchsten Lebensdezennien als Ausdruck eines normalen physiologischen Lebensendes, unveröffentlicht) wies mittels einer Altersdifferenzierung der Mortalitätsdaten der durch akuten Moykoradinfarkt verursachten Todesfälle nach, daß in der letzten Dekade der Anteil dieser Sterbefälle in der Altersgruppe von 0 bis 65 Jahren, bezogen auf die Myokardinfarkttoten insgesamt, von 33,1 % auf 22,2 % gefallen ist.

Hierbei bleibt jedoch der Umstand unberücksichtigt, daß die tatsächliche Zahl der Sterbefälle in der ersten Altersgruppe in dieser Dekade nur geringfügig gesunken ist. Die Prozentverschiebung kommt offenbar zustande, weil relativ mehr ältere als jüngere Menschen an der koronaren Herzerkrankung verstarben und zugleich innerhalb der Gruppe der über 65jährigen eine Zunahme des Anteils der Myokardinfarkttoten an den Gesamtsterbefällen zu registrieren ist. Aber auch eine Verlagerung der Myokardsterblichkeit in die höchsten Lebensdezennien als Ausdruck eines normalen physiologischen Lebensendes können diese Daten nicht beweisen, da die Sterblichkeitsrate der jüngeren Patienten in etwa konstant geblieben ist. Für eine solche Schlußfolgerung wäre nur der

U. Laaser, G. Sassen, G. Murza, P. Sabo (Hrsg.)
Prävention und Gesundheitserziehung
© 1987 Springer-Verlag Berlin Heidelberg

entsprechend altersgemittelte Bezug auf die Gesamtsterblichkeit und nicht auf die Gesamtgruppe der Infarkttoten Voraussetzung.

Bei der Abschätzung der Häufigkeit darf zudem nicht nur die Mortalitätsstatistik berücksichtigt werden. Die Morbidität muß in die Abschätzung des Häufigkeitskriteriums bei der Auswahl der Erkrankung unbedingt miteinbezogen werden, auch wenn „die viel höher anzusetzende Krankheitsquote bisher nicht sicher zu erfassen oder auch nur abzuschätzen ist" (Schettler 1983). Möglicherweise läuft die Verringerung der Mortalität gerade in den jüngeren Altersgruppen mit einem Anstieg der Erkrankungsrate, jedoch geringerer Letalität, parallel, was als Erfolgsmaß von Therapie und Rehabilitation gewertet werden könnte (Ladwig 1982).

Untersuchungen über die Ursachen der Herz-Kreislauf-Erkrankungen ließen erkennen, daß nicht mehr, wie noch in den ersten Jahrzehnten dieses Jahrhunderts, die entzündlich oder toxisch bedingten Herzschäden im Vordergrund stehen, sondern degenerativ bedingte Veränderungen. Während erstere in den vergangenen 3 Jahrzehnten zurückgegangen sind, erfuhren letztere in der Bundesrepublik Deutschland von 1952 bis heute eine Zunahme. Die Mortalität z. B. an Tuberkulose der Atmungsorgane nahm im Zeitraum von 1952–1971 bei Männern um 75 % und bei Frauen um fast 90 % ab, die Zahl der Herzinfarkte stieg im gleichen Zeitraum bei Männern um 200 % und bei Frauen um 175 % an (Statistisches Bundesamt, Wiesbaden 1973).

Auch bei der vorzeitigen Berentung nehmen in der Bundesrepublik Deutschland bei beiden Geschlechtern die Krankheiten des Herz-Kreislauf-Systems die erste Stelle ein.

Die hohe Mortalität durch Herz-Kreislauf-Erkrankungen ist nicht erklärbar durch die Zunahme des durchschnittlichen Lebensalters der Bevölkerung. Eine Analyse von 29 technisch weit entwickelten Ländern zeigte bereits 1967, daß in der Altersgruppe der 25- bis 64jährigen Männer 39 % durch Kreislaufkrankheiten vorzeitig gestorben sind. Dabei stand die koronare Herzkrankheit mit 75 % im Vordergrund. Ferner ist festzustellen, daß die Herzkranzgefäßleiden und ihre tödlichen bzw. lebensbedrohlichen Komplikationen zunehmend häufiger in den jüngeren Altersgruppen auftreten.

Auf dem Boden dieser Grundlagen erscheint es deshalb sinnvoll, am Beispiel der koronaren Herzkrankheiten die Bedeutung der Herz-Kreislauf-Erkrankungen aus der Sicht behandelnder Ärzte zu untersuchen.

Methode und Stichprobe

Als Grundlage der Studie diente eine Befragung von 400 niedergelassenen Ärzten, die 1985 bundesweit durchgeführt wurde. Etwa zwei Drittel aller befragten Ärzte waren länger als 5 Jahre niedergelassen. Die Altersstruktur zeigt Tabelle 1.

Von den 300 praktischen Ärzten und 100 Internisten behandelten die weitaus meisten Ärzte (62,6 %) zwischen 30 und 70 Patienten/Tag.

Die Größe der 366 Praxen ist aus Tabelle 2 zu entnehmen.

Tabelle 1. Alter der Ärzte

Alter (Jahre)	n	[%]
≦ 40	130	(32,5)
41–50	88	(22,0)
51–50	81	(20,3)
> 60	101	(25,2)

Tabelle 2. Größe der Praxen
1. Keine Kassen, keine konkrete Angabe
2. Spezifizierungen:

Patientenzahl	Praxen	[%]
≦ 800	106	(29,0)
801–1000	68	(18,6)
1001–1200	53	(14,5)
1201–1400	66	(18,0)
> 1400	73	(19,9)

Insgesamt wurde die Erhebung repräsentativ für das gesamte Bundesgebiet angelegt. Die Auswahl des Arztes erfolgte nach dem Quoten-Random-Prinzip, wobei als Quoten die Gebietsbezeichnung und die regionale Verteilung entsprechend der Grundgesamtheit der Ärzte in den einzelnen Bundesländern festgelegt wurden. Somit entsprechen regionale Verteilung und sozioökonomische Merkmale der Stichprobe weitgehend der Grundgesamtheit. Lediglich Ärzte mit einer größeren Praxis sind in der Stichprobe leicht überrepräsentiert. Für den Untersuchungsaspekt der sozialmedizinischen Relevanz der koronaren Herzerkrankungen (KHK) wurde eine Teilstichprobe von 200 Interviews gezogen.

Ergebnisse

Zum Zeitpunkt der Erhebung standen im Durchschnitt 111 Patienten mit KHK/Arzt in Behandlung (Tabelle 3). Dies zeigt, daß die KHK in der täglichen

Tabelle 3. Zahl der bei 200 niedergelassenen Ärzten in Behandlung stehenden Koronarpatienten (Angabe der den jeweiligen Patientenzahlen entsprechenden Praxisanzahl in %)

Patienten mit KHK in Behandlung (n)	[%]
≦ 30	(14)
31– 50	(17)
51–100	(36)
101–200	(22)
> 200	(11)

Tabelle 4. Anteil der Koronarpatienten am Gesamtpatientengut der 200 niedergelassenen Ärzte

Anteil am Gesamtpatientengut (Schätzung)	[%]
≦ 5 %	(20)
6–10 %	(36)
11–20 %	(23)
> 20 %	(21)

Praxis des niedergelassenen Arztes einen relativ breiten Raum einnehmen. Der Anteil der Koronarpatienten am Gesamtpatientengut wird durchschnittlich auf 14 % geschätzt (Tabelle 4), wobei innerhalb einer Woche ca. 22 Patienten mit KHK behandelt werden; darunter befinden sich etwa 3 ersterkrankte Patienten, die vorher noch nicht wegen KHK behandelt wurden.

Bei 84 % der neuen Patienten wurden Stenokardien (Angina-pectoris-Anfälle), bei 8 % akute Myokardinfarkte und bei weiteren 8 % Postmyokardinfarktzustände diagnostiziert. 8 % dieser Patienten wiesen bereits eine Herzinsuffizienz, 7 % Herzrhythmusstörungen und 6 % einen manifesten Hypertonus auf.

Die durchschnittliche Zahl der in Behandlung stehenden Koronarpatienten ist bei den Internisten mit 129 Patienten/Arzt höher als bei den Praktikern mit 107 Patienten/Arzt.

Die durchschnittliche Zahl der in der „letzten vollen Praxiswoche" behandelten Koronarpatienten liegt bei den Praktikern bei 21 Patienten/Arzt, bei den Internisten bei 25 Patienten/Arzt.

Bei Patienten, die bereits wegen ihrer KHK in Behandlung stehen, zeigte sich in den meisten Fällen eine Koinzidenz mit z. T. mehreren Begleiterkrankungen (Tabelle 5). Dabei stehen Hypertonie, Herzinsuffizienz und Hyperlipidämie an erster Stelle.

Tabelle 5. Koinzidenz bei KHK (Durchschnitt in %)

Gleichzeitiges Vorliegen anderer Krankheiten	[%]
Hypertonie	(40)
Herzinsuffizienz, Altersherz	(39)
Hyperlipidämie	(25)
Diabetes mellitus	(22)
Herzrhythmusstörungen	(20)
Hypertonie	(10)

Wie Tabelle 6 zeigt, gibt ein größerer Teil der Ärzte an, in den letzten 1–2 Jahren zumindest eine gewisse Zunahme an Patienten mit KHK registriert zu haben.

Tabelle 6. Trendbeobachtung der KHK (Angaben der Ärzte in %)

Trend	[%]	[%]
Stärkere Zunahme	6	(17)
Gewisse Zunahme	42	(31)
Abnahme	4	(1)
Keine (wesentl.) Veränderung	48	(51)

Dabei stehen an erster Stelle pektanginöse Beschwerden (55 %). Aber auch beim akuten Myokardinfarkt wurde eine Zunahme um ca. 10 % beobachtet. Dies gilt auch für funktionelle Herzbeschwerden.

Insgesamt wurde eine Zunahme im Bereich der KHK v. a. bei jüngeren Patienten beobachtet.

Bei der überwiegenden Mehrzahl der Ärzte erhalten KHK nach wie vor einen hohen Stellenwert aus medizinisch-therapeutischer Sicht (Tabelle 7). Fallspezifisch unterscheiden dabei lediglich 5 % der Ärzte.

Tabelle 7. Stellenwert der KHK (Angaben der Ärzte in %)

Medizinisch-therapeutische Bedeutung	[%]	[%]
Sehr hohe Bedeutung	38	(33)
Hohe Bedeutung	45	(52)
Mittlere Bedeutung	12	(11)
Geringe Bedeutung	0	(0)
Fallspezifisch unterschiedliche Bedeutung	5	(4)

84 % aller Ärzte begründen die hohe Einschätzung der medizinisch-therapeutischen Bedeutung mit der hohen Letalität gerade zur Einmündung in einen möglichen Infarkt oder anderer lebensbedrohlicher Komplikationen.

21 % benannten in erster Linie patientenbezogene Aspekte wie unangenehme Beschwerden, Todesangst und Leistungseinschränkungen. Verwiesen wurde in diesem Zusammenhang auf eine evtl. notwendige Fachbetreuung.

Sonstige Aspekte wie das große Patientengut, therapeutische Schwierigkeiten oder notwendige prophylaktische Maßnahmen wurden dabei in den Hintergrund gestellt.

Allerdings wurde auch auf die gute therapeutische Ansprechbarkeit und die Möglichkeit der Überweisung problematischer Fälle zum Kardiologen hingewiesen. Eine Beeinflussung durch präventive Maßnahmen wurde hingegen nicht benannt.

Die hohe Bedeutung aus medizinisch-therapeutischer Sicht bezog sich dabei v. a. auf Angina-pectoris-Anfälle, den Myokardinfarkt und durch Rhythmusstörungen und Herzinsuffizienz komplizierte Krankheitsbilder.

Auffällig ist in diesem Fall, daß die Feststellung einer Zunahme dieses Krankheitsbildes auch von einem zunehmenden sozialmedizinischen Interesse begleitet wird. Möglicherweise ist die hier höher eingeschätzte Inzidenz auf die Erstmanifestation jüngerer Patienten zurückzuführen.

Die hauptsächliche Begründung für den hohen Stellenwert der KHK, nämlich die lebensbedrohenden Komplikationen, die Infarktgefahr und die hohe Letalität, unterstreichen den Aussagewert dieser Studie, weil unter diesen Prämissen eine realistische Einschätzung angenommen werden kann.

Diskussion

1982 wurden ca. 9000 Angina-pectoris-Patienten frühberentet, ca. 4000 Infarktpatienten wurde eine Erwerbsunfähigkeitsrente zugesprochen. Damit stehen die koronaren Herzkrankheiten an der Spitze der Zugänge an Frührenten wegen Berufs- und Erwerbsunfähigkeit vor den Dorsopathien (ca. 10 000). Während Mortalitätsdaten hierzu regelmäßig erhoben werden, fehlt nach Schettler (1983) die Abschätzung der Morbidität weitgehend. Wie Blohmke et al. (1977) dazu ausführen, sind die Ermittlungen von Sterbeziffern, aber auch der Inzidenz und Prävalenz äußerst fragwürdig und beruhen mehr auf groben Schätzungen. Nach Krasemann (1976) bedarf es hierzu bereits einer Gruppe praktisch tätiger Sozialmediziner, die diese Fragestellungen gezielt angehen. Hollmann et al. (1983) weisen darauf hin, daß apparative und sozialmedizinische Methoden nicht miteinander Schritt halten und verweisen in diesem Zusammenhang auch auf die Bedeutung der KHK für andere arteriosklerotische Erkrankungen. Buchholz et al. (1984) halten deshalb zur interdisziplinären epidemiologischen Erforschung der degenerativen Herz-Kreislauf-Erkrankungen Langzeitprogramme mit einer Laufzeit von mindestens 10–20 Jahren für unverzichtbar.

Insofern gewinnt die Einschätzung behandelnder Ärzte, die täglich mit den koronaren Herzkrankheiten konfrontiert werden, an Bedeutung. Die vorliegende Untersuchung ist dabei zwar für den Raum der Bundesrepublik Deutschland als repräsentativ einzustufen, dennoch gestattet sie allenfalls eine Schätzung. Ebenfalls darf nicht übersehen werden, daß die Diagnostik der KHK keinen objektiven Kriterien standhält. Dennoch erlaubt diese Studie auch quantifizierbare Einblicke als Status-quo-Querschnittsanalyse und zeigt dabei gleichzeitig den Stellenwert dieses Krankheitsbildes für die behandelnden Ärzte.

Geht man von nur einem neuerkrankten Koronarpatienten/Woche/Arzt aus ohne Berücksichtigung gleichzeitiger Behandlung durch mehrere Ärzte, so kann die Inzidenz auf nahezu 20/Jahr/1000 geschätzt werden. Die Punktprävalenz läßt sich auf 70 schätzen. Da das internationale Schrifttum (vgl. Blohmke et al. 1977) eine große Streubreite aufweist, soll an dieser Stelle auf einen Vergleich verzichtet werden. Man kann jedoch davon ausgehen, daß diese Schätzungen durchaus realistisch einzustufen sind (Caron u. Roth 1968; Mushlin u. Appel 1977; Fischer u. Oster 1985).

Zusammenfassung

In einer repräsentativen Studie mit 400 Ärzten wurde der sozialmedizinische Stellenwert der KHK von den behandelnden Ärzten als sehr bedeutsam eingestuft. Zum Patientengut niedergelassener Ärzte gehören durchschnittlich 100 Koronarpatienten. Wöchentlich wird dieses Patientengut um 1–3 Neuerkrankte erweitert. Nach Einschätzung der befragten Ärzte kann eine Zunahme an KHK-Patienten registriert werden, insbesondere bei jüngeren Patienten.

Dabei resultiert der hohe Stellenwert v. a. aus der hohen Letalität und lebensbedrohlichen Komplikationen, aber auch aus der Einschränkung der Lebensqualität des Patienten, insbesondere durch Frühberentung infolge von Berufs- und Erwerbsunfähigkeit.

Bezeichnenderweise wurde eher eine Inanspruchnahme therapeutischer als primärpräventiver Methoden benannt.

Literatur

Blohmke M, Ferber CV, Leistner KP, Schaefer H (1977) Handbuch der Sozialmedizin, Bd II. Enke, Stuttgart

Buchholz L, Morgenstern W, Scheidt R, Bergdohlt H, Ebschner KJ, Nuessel E (1984) Heidelberger Herz-Kreislauf-Studie. In: Herz-Kreislauf-Prävention. Urban & Schwarzenberg, München, S 9–20

Caron HS, Roth HP (1968) Patients' cooperation with a medica regimen. JAMA 203:922

Fischer G, Oster J (1985) Compliance älterer Patienten. MMW 127:451

Hollmann W, Rost R, Dufaux B, Liesen H (1983) Prävention und Rehabilitation von Herz-Kreislaufkrankheiten durch körperliches Training. Hippokrates, Stuttgart

Hüllemann KD (Hrsg) (1982) Präventivmedizin. Thieme, Stuttgart

Junge B, Hoffmeister (1982) Entwicklung von Herzkrankheiten und Gesamtsterblichkeit. MMW 124:523

Krasemann EO (Hrsg) (1976) Herzinfarkt – Rehabilitation. perimed, Erlangen

Ladwig KH (1982) Strategische Aspekte von Früherkennungsmaßnahmen bei koronaren Herzkrankheiten. Euromed 9:504

Ladwig KH (Hrsg) (1984) Herz-Kreislauf-Prävention. Urban & Schwarzenberg, München

Mushlin AJ, Appel FA (1977) Diagnosing patient non-compliance. Arch Intern Med 137:318

Rychlik R (1984) Primäre und sekundäre Prävention von koronarer Herzkrankheit und arterieller Verschlußkrankheit in der Praxis. Der Kassenarzt 24:42

Rychlik R, Lohaus R (1985) Langzeittherapie der koronaren Herzkrankheit. MMW 6:108

Schettler G (1983) Arteriosklerose – eine bedrohliche Entwicklung fordert Präventivmaßnahmen. Dtsch Ärztebl 11:35

Bringt die Gesundheitsberatung meßbare Ergebnisse?
Zur Bewertung von Herz-Kreislauf-Risikofaktoren bei Betriebsangehörigen

H. Reckendorf, A. Döring

Einleitung

In Anbetracht der Häufigkeit von degenerativen Herz-Kreislauf-Erkrankungen muß auch der Betriebsarzt ihrer Verhütung und Bekämpfung erhöhtes Augenmerk schenken. Es darf aber nicht bei der Registrierung von Werten bleiben, vielmehr sollte gleichzeitig ein Gespräch über die Behebung von Gesundheitsrisiken stattfinden. Bekanntlich wird ja die Frage, ob eine Intervention erfolgreich ist, kontrovers diskutiert. Es fehlt nicht an Stimmen, die aufgrund überseeischer Erkenntnisse dem Nihilismus das Wort reden und eine gezielte Intervention im Endeffekt für zwecklos halten. Das mag für den Einzelfall hier und dort stimmen. Wenn man jedoch eine größere Zahl von Mitarbeitern einige Jahre später ein zweites Mal untersucht, dann drängt sich der Schluß auf, daß eine betriebliche Gesundheitsberatung auch meßbare Erfolge bringt.

Wir haben in unserem Betrieb zwischen 1977 und 1985 alle Belegschaftsmitglieder, die vorwiegend eine sitzende Tätigkeit ausüben und nicht (wie im gewerblichen Bereich) nach bestimmten berufsgenossenschaftlichen Richtlinien untersucht werden müssen, zur Erfassung der wichtigsten Herz-Kreislauf-Risikofaktoren aufgerufen. 1439 Damen und Herren folgten diesem Aufruf und wurden zunächst zu einem Blutentnahmetermin einbestellt, wobei es im wesentlichen um Cholesterin- und Blutzuckerwerte ging.

Zusätzliche Bestimmungen anderer Serumparameter wie Harnsäure, Kreatinin, γ-GT, Transaminasen und der Triglyzeride trugen zwar zur Bewertung des allgemeinen Gesundheitszustandes bei, sie waren jedoch für den von uns angewendeten „Risikotest" nicht erforderlich. Bei diesem Test handelt es sich um ein einfaches, auch für den medizinischen Laien gut verständliches Schema zur schnellen Erfassung aller wichtigen Herz-Kreislauf-Risikofaktoren, das nach Vorliegen der Serumwerte anläßlich eines 2. Termins ausgefüllt und jedem Untersuchten mitgegeben wurde.

Die in Betracht kommenden Zahlen werden angekreuzt und addiert. 5 der 8 Parameter sind meßbar; nur beim Rauchen, der Frage nach vererbter Disposition und bei der Einschätzung des körperlichen Trainings muß sich der Untersucher weitgehend auf die Angaben der zu untersuchenden Person verlassen. Die Befragung über Rauchgewohnheiten machte i. allg. keine Schwierigkeiten, zumindestens nicht die Frage, ob ja oder nein, denn, wer Tabakrauch inhaliert, ist Raucher, obwohl das gesundheitliche Risiko zweifellos mit der Zahl der

U. Laaser, G. Sassen, G. Murza, P. Sabo (Hrsg.)
Prävention und Gesundheitserziehung
© 1987 Springer-Verlag Berlin Heidelberg

gerauchten Zigaretten korreliert. Bei Angaben über die Tagesmenge können sich schon mal eher Ungenauigkeiten einschleichen, da manche Raucher zum „Mauern" neigen. Das Gesamtergebnis wird dadurch aber nur unwesentlich beeinflußt.

Auf die Frage, ob in der Familie schon Herzinfarkte vorgekommen sind und ob die Erkrankten über oder unter 60 Jahre waren, wird kaum jemand bewußt falsche Angaben machen.

Eine realistische Einschätzung des körperlichen Trainings bietet dagegen wesentliche Schwierigkeiten, da viele Betriebsangehörige die Kreislaufwirkung ihrer sportlichen Übungen zu hoch bewerten. Dem Gutachter bleibt jedoch kaum mehr, als auch diese Angaben trotz seiner Zweifel so festzuhalten, wie sie gemacht werden. So kann dieses Schema mit seiner übersichtlichen Punktzuordnung in weniger als einer halben Minute ein relativ zuverlässiges Ergebnis liefern: 1–8 Punkte bedeuten eine besonders günstige Risikosituation, 9–17 Punkte soviel wie Standardrisiko, und Ergebnisse über 18 Punkte gelten als erhöhtes Risiko. Sollte jemand 40 Punkte und darüber erreichen, ist die Beurteilung „besonders hohes Risiko" am Platze.

Abbildung 1 zeigt den „Risikotest", der vom Institut für Gesunde Ernährung, Ballindamm 37, 2000 Hamburg 1, bezogen werden kann.

Wo und wie erfolgte nun die Intervention?

Lagen erhöhte Cholesterinwerte und/oder Übergewicht vor, so waren diese Punkte Anlaß zur Erörterung. Neben einer Teilnahme am „Weight-Watchers-Club" in der Firma wurde von der Vergabe leicht verständlichen Informationsmaterials Gebrauch gemacht. Zur Anwendung gelangten Tabellen über den Cholesteringehalt verschiedener Nahrungsmittel, ferner:
„Nahrungsmittelauswahl bei cholesterinsenkender Diät" (*Medizinische Welt* 26, 1975),
– „Richtige Ernährung leicht gemacht" (Boehringer Mannheim),
– „1200-Kalorien-Plan zum Kombinieren" (Boehringer Mannheim),
– „Diät-Empfehlung" (Asche AG, Hamburg) und der
– „Becel-Diät-Kalkulator".

Auf eine nicht immer willkommene Diskussion mußten Raucherinnen und Raucher gefaßt sein. Da überraschend viele von ihnen lieber ohne ständige Nikotinzufuhr weiterleben wollten und nur auf einen Anstoß mit Hilfsangebot warteten, war für die Untersucher der Anlaß gegeben, auf die Möglichkeit der Teilnahme am Gruppennichtrauchertraining nachmittags in der Firma hinzuweisen. Wer sich dazu entschloß, hatte auch meistens Erfolg.

Auch dem Bewegungsmangel wurde abgeholfen, falls auf seiten der untersuchten Personen dazu die Bereitschaft bestand. Aus dem Buch *Bewegungstraining* von Dr. Kenneth H. Cooper stand uns hektographiertes Material für den Trainingsaufbau zur Verfügung. Gefragt waren in erster Linie die Ausdauersportarten Dauerlauf, Radfahren und Schwimmen. Bei über 40jährigen, die in letzter Zeit wenig oder gar keinen Sport betrieben hatten, wurde zu einer genaueren Herz-Kreislauf-Untersuchung mit Ergometerbelastung und EKG vor Trainingsbeginn geraten.

Risikofaktor						
1 Raucher	**0** Nie-Raucher	**1** Ex-Raucher oder Zigarre oder Pfeife (nicht inhalieren)	**2** weniger als 10 Zigaretten	**8** 10–20 Zigaretten	**9** 21–30 Zigaretten	**10** 31–40 Zigaretten
2 Blut-cholesterin (in mg %)	**0** unter 180	**1** 181–200	**2** 201–220	**7** 221–249	**9** 250–280	**10** 281–300
3 Oberer Blutdruckwert (in mm Hg) (= systolisch)	**0** 110–119	**1** 120–130	**2** 131–140	**6** 141–160	**9** 161–180	**10** 180 und mehr
4 Blutzucker (in mg %)	**0** nüchtern unter 80	**1** Zuckerkranke in der Familie	**2** nüchtern 100, 1Std nach Mahlzeit 130	**5** nüchtern 120, 1Std nach Mahlzeit 160	**6** behandlungsbedürftige Zuckerkrankheit	**10** schlecht eingestellte Zuckerkrankheit
5 Vererbung	**0** keine atheroskler Herzkrankheiten in der Familie	**1** ein Elternteil über 60 mit atheroskler Herzkrankheit	**2** beide Eltern über 60 mit atheroskler Herzkrankheit	**3** ein Elternteil unter 60 mit atheroskler Herzkrankheit	**7** beide Eltern unter 60 mit atheroskler Herzkrankheit	**8** Eltern und Geschwister der Eltern unter 60 mit atherosklerotischer Herzkrankheit
6 Körpergewicht	**0** mehr als 5 kg unter Normalgewicht	**1** ± 5 kg Normalgewicht	**2** 6–10 kg Übergewicht	**3** 11–19 kg Übergewicht	**7** 20–25 kg Übergewicht	**8** 26 kg und mehr Übergewicht
7 Körperliches Training	**0** intensive berufliche und sportliche Bewegung	**1** mäßige berufliche und sportliche Bewegung	**2** sitzende Arbeitsweise und intensiver Sport	**3** sitzende Arbeitsweise und mäßiger Sport	**4** sitzende Arbeitsweise und wenig Sport	**6** körperliche Inaktivität
8 Geschlecht und Alter	**0** weiblich unter 40	**0** weiblich 40–50	**2** weiblich nach den Wechseljahren	**3** jüngere Frauen mit entfernten Eierstöcken	**5** Geschwister mit Herzinfarkt	**6** Frauen mit Zuckerkrankheit
	0 männlich und weiblich 20–30	**1** männlich 31–40	**2** männlich 41–45	**3** männlich 46–50	**4** männlich 51–60	**6** männlich 61–70 und darüber

Abb. 1. Risikofaktoren des Herzinfarkts: Wie stark bin ich gefährdet? (Text nach Michigan Heart Association, bearbeitet und ergänzt von Prof. Dr. S Heyden)

Will man die Antwort auf die Frage nach dem „körperlichen Training" auch durch Zahlen belegen, so bietet sich eine 3minütige Kurzbelastung auf dem Fahrradergometer mit vorheriger Ermittlung des Ruhepulses und abermaliger Messung nach 4minütigem Liegen an. Gewiß kann auch dieser Test keinerlei Anspruch auf Verläßlichkeit in jedem einzelnen Falle erheben. Beim Vergleich von Gruppen hat sich jedoch gezeigt, daß häufiges Training fast immer mit langsamer Herzschlagfrequenz einhergeht und daß die Maximalwerte nach Belastung niedrig liegen im Vergleich zu untrainierten Gruppen. Auch erholt sich der Trainierte viel rascher nach der Belastung, d. h. seine Pulswerte erreichen bald wieder den Ausgangswert.

Für die Ergometerbelastung haben wir 2 bis 3 W/kg KG gewählt. Übergewichtige wurden mit 2 W, Normalgewichtige mit 3 W/kg KG belastet. Weniger genau läßt sich der Dauerlauf auf der Stelle dosieren, der ohne Fußbekleidung auf einer Decke ausgeführt werden kann, wenn kein Fahrradergometer vorhanden ist. Er kam bei dieser Untersuchungsserie nicht zur Anwendung. Der Deutsche Sportbund hat neben dem Pulsverhalten noch einige andere Parameter angegeben, die sich zwar nicht am Untersuchungstag auf die Fitneß auswirken müssen, jedoch auf Dauer nichts Gutes für die Herz-Kreislauf-Gesundheit versprechen. Dazu gehören Rauchen und Übergewicht. Ein Minimum an Ausdauersport wird auch mit Recht erwartet, wenn jemand in vorgeschrittenen Jahren fit und leistungsfähig bleiben will. Wer etwas Sport betreibt, entsprechendes Pulsverhalten aufweist, nicht raucht und keine Extrakilos auf die Waage bringt, wird leicht 100 Punkte erreichen und damit die Benotung „gut", ab 150 Punkte sogar „sehr gut" bekommen. 50–100 Punkte gelten als „befriedigend", nur wer weniger als 50 Punkte zusammenbringt, muß die Bezeichnung „gefährdet" akzeptieren. Auch dieses Bewertungsschema ist, ebenso wie der Risikotest, einfach, zeitsparend und dabei relativ zuverlässig. So sieht der Test aus:

Der gesundheitserzieherische Wert einer solchen Herz-Kreislauf-Vorsorgeuntersuchung läßt sich zunächst für den einzelnen, später auch für das Kollektiv durch Vergleiche von alten und neuen Untersuchungsergebnissen ermitteln. Sie geben Aufschluß über Verbesserung oder Verschlechterung einzelner Parameter. Zwischen beiden Untersuchungen lagen 5–8 Jahre. An *beiden* Untersuchungen haben 374 Männer und 350 Frauen, also ingesamt 724 Belegschaftsmitglieder teilgenommen (s. Tabelle 1):

Es zeigte sich, daß es bei der Bewertung „Standardrisiko" praktisch überhaupt keine Veränderung gegeben hat, daß jedoch die Zahl derjenigen mit besonders günstiger Bewertung bei Männern und Frauen abgenommen und die mit besonders ungünstiger Bewertung bei Männern und Frauen zugenommen hat. Nimmt man also alle Parameter zusammen, so verspricht das zunehmende Alter nichts Gutes. Sowohl die Neigung zu erhöhten Lipidwerten als auch zu erhöhtem Blutdruck und zum Diabetes wird deutlich erkennbar. Beim Gewicht hat sich in den Jahren keine Veränderung nach oben ergeben. Ob das durch die Intervention erfolgte? Besonders deutlich ist die prozentuale Abnahme von Raucherinnen und Rauchern im Gesamtkollektiv: bei den Männern von 30,2 auf 23,3 %, bei den Frauen von 31,1 auf 27,7 %. Die Diabeteshäufigkeit hat nur bei den Frauen geringfügig zugenommen (s. Tabelle 2).

Fitneßtest nach den Richtlinien des Deutschen Sportbundes

Name: . . . .   Vorname: . . . .
Abteilung: . . . .   Alter: . . . . Jahre
Größe: . . . . cm   Gewicht: . . . . kg

1. Lebensalter (1 Punkt pro Jahr):   . . . .

2. Körpergewicht (5 Minuspunkte pro kg über Normgewicht):   . . . .

3. Nikotingenuß (Nichtraucher 30 Pluspunkte,
              je Zigarette täglich 1 Minuspunkt,
              je Zigarre und Pfeife 2 Minuspunkte):   . . . .

4. Ausdauersport (mindestens 12 min täglich ohne Pause)
   – 5mal wöchentlich und mehr (30 Punkte)
   – 4mal wöchentlich   (25 Punkte)
   – 3mal wöchentlich   (20 Punkte)
   – 2mal wöchentlich   (10 Punkte)
   – 1mal wöchentlich   (5 Punkte)   . . . .

5. Ruhepuls . . . . . . (Pluspunkte 90 minus Ruhewert):   . . . .

6. Pulserholung nach 2minütiger Belastung
   (entweder als Lauf auf der Stelle, ohne Schuhe,
   Wolldecke als Unterlage oder 2 W/kg KG

   – 0 – 10 Schläge höher (30 Punkte)
   – 11 – 15 Schläge höher (20 Punkte)
   – 16 – 20 Schläge höher (10 Punkte)   . . . .

                                            Gesamt:_________

Auswertung:

>   150 Punkte = sehr gut
100 – 150 Punkte = gut
 50 – 100 Punkte = befriedigend
  0 – 50 Punkte = gefährdet

Tabelle 1. Risikotestergebnisse

Risiko- bewertung	Männer				Frauen			
	1. Untersuchung		2. Untersuchung		1. Untersuchung		2. Untersuchung	
	n	[%]	n	[%]	n	[%]	n	[%]
1– 8 Punkte	78	(20,9)	46	(12,3)	145	(41,4)	133	(38,0)
9–17 Punkte	180	(48,1)	181	(48,4)	149	(42,6)	150	(42,9)
18–40 Punkte	116	(31,0)	147	(39,3)	56	(16,0)	67	(19,1)
Gesamt	374	(100)	374	(100)	350	(100)	350	(100)

Tabelle 2. Gesamtergebnis

Risiko-bewertung	Männer				Frauen			
	1. Untersuchung		2. Untersuchung		1. Untersuchung		2. Untersuchung	
	n	[%]	n	[%]	n	[%]	n	[%]
Raucher	113	(30,2)	87	(23,3)	109	(31,1)	97	(27,7)
Blutdruck > 140/90 mm Hg	62	(16,6)	114	(30,5)	18	(5,1)	48	(13,7)
Cholesterin > 5,7 mmol/l	169	(45,2)	210	(56,1)	110	(31,4)	148	(42,3)
Übergewicht (> Broca-Index)	166	(44,2)	164	(43,9)	97	(27,7)	101	(28,9)
Nüchtern-Blut-zucker > 5,5 mmol/l	35	(9,4)	36	(9,6)	12	(3,4)	17	(4,9)

Viel günstiger sieht das Bild bei der „Fitneßbewertung" aus. Hier schrumpfte die Gruppe der „Gefährdeten" innerhalb von 5–8 Jahren um 50 % bei den Männern und um über 60 % bei den Frauen! Auch mit „befriedigend" schnitten bei der 2. Untersuchung signifikant weniger Teilnehmerinnen und Teilnehmer ab, wohingegen unter der Bewertung „gut" und teilweise auch „sehr gut" eine deutliche Zunahme zu erkennen war. Relativ hoch fiel bei der 3. Untersuchung die Zahl derjenigen Frauen aus, die den kurzen Ergometerversuch aus irgendwelchen Gründen abbrechen mußte oder ihn aus irgendwelchen Gründen nicht durchführen konnten. Es ergab sich folgendes Bild (Tabelle 3):

Tabelle 3. Fitneßbewertung

Risiko-bewertung	Männer				Frauen			
	1. Untersuchung		2. Untersuchung		1. Untersuchung		2. Untersuchung	
	n	[%]	n	[%]	n	[%]	n	[%]
< 50	63	(16,8)	31	(8,3)	49	(14,0)	19	(5,4)
50–100	167	(44,7)	142	(38,0)	195	(55,7)	118	(33,7)
> 100	129	(34,5)	174	(46,5)	72	(20,6)	100	(28,6)
> 150	7	(1,9)	11	(2,9)	1	(0,3)	1	(0,3)
abgebrochen	2	(0,5)	8	(2,15)	28	(8,0)	68	(19,4)
nicht durchge-führt	6	(1,6)	8	(2,15)	5	(1,4)	44	(12,6)
Gesamt	374	(100)	374	(100)	350	(100)	350	(100)

Zusammenfassung

In einem Großbetrieb der pharmazeutischen Industrie mit 7000 Belegschaftsmitgliedern wurden die Ergebnisse einer Erstuntersuchung und gleichzeitiger Gesundheitsberatung mit denen der Zweituntersuchung 5–8 Jahre später verglichen. 374 Männer und 350 Frauen folgten dem Aufruf und nahmen die Gelegenheit zur Erfassung ihrer wichtigsten Herz-Kreislauf-Risikofaktoren wahr. Für jede untersuchte Person wurde ein „Risikotest" angelegt, ein einfaches, auch für den medizinischen Laien gut verständliches Schema zur schnellen Erfassung aller Herz-Kreislauf-Risikofaktoren.

Gleichzeitig gelangte ein kurzer Fitneßtest nach den Richtlinien des Deutschen Sportbundes zur Durchführung. Die Intervention erfolgte in jedem Fall bei erhöhten Cholesterinwerten und/oder Übergewicht. Neben einer Teilnahme am Weight-Watchers-Club in der Firma wurde von der Vergabe praktisch gut verwendbaren Informationsmaterials über Reduktionsdiäten Gebrauch gemacht. In puncto Rauchen erhielten entwöhnungswillige Raucher die Möglichkeit zur Teilnahme am Gruppennichtrauchertraining, das nach Arbeitsende in der Firma stattfand. Auch dem Bewegungsmangel wurde abgeholfen, falls die Bereitschaft dazu bestand. Interessenten erhielten entsprechendes hektographiertes Material aus dem Buch *Bewegungstraining* von Dr. Cooper für einen Trainingsaufbau der gewünschten Ausdauersportarten.

Dieselben Personen, insgesamt also 724 an der Zahl, wurden 5–8 Jahre später nach denselben Richtlinien ein 2. Mal untersucht. Die Ergebnisse der 2. Untersuchung ließen zwar altersbedingte Cholesterin- und Blutdruckerhöhungen erkennen, jedoch blieb das Körpergewicht während des Beobachtungszeitraums konstant, ein Ergebnis, das angesichts der allgemein „zunehmenden" Tendenz als Erfolg der Intervention gebucht werden kann. Bemerkenswert war auch die Beeinflussung der Rauchgewohnheiten, ging doch die Zahl der männlichen Raucher von 30 auf 23 % und die der weiblichen Raucher von 31 auf 27 % zurück. Besonders erfreulich war die Verbesserung der Fitneßtestergebnisse: Die Gruppe derjenigen, die zu Beginn wenig befriedigend abgeschnitten hatten, verringerte sich bei den Männern um 50 % und bei den Frauen sogar um 60 %.

Gesundheitsberatung im Betrieb ist also zweifellos von Nutzen und bringt auch meßbare Ergebnisse. Die Belegschaftsmitglieder nehmen die betriebsärztliche Beratung ernst, wodurch dem einzelnen zu besserer Gesundheit, Wohlbefinden und höherer Leistungsfähigkeit verholfen werden kann.

Psychologische Gruppenverfahren bei der Behandlung adipöser essentieller Hypertoniker in allgemeinärztlichen Praxen – Langzeiteffekte

K. Buser, C. Brandt, H.-D. Basler, U. Brinkmeier, K.-D. Haehn

Behandlungsprogramm

Die Wirksamkeit verhaltenstherapeutischer Methoden bei der Behandlung adipöser essentieller Hypertoniker, durchgeführt in Patientengruppen, konnte nachgewiesen werden (Basler et al. 1982, 1985).

Das hier angewandte Behandlungsprogramm (Hannover-Modell) hat zum Ziel, bei den Patienten eine Gewichtsreduktion durch Veränderung der Eßgewohnheiten und durch Einschränkung des Salzkonsums zu erreichen; ebenso sollen sie befähigt werden, belastende Situationen besser zu bewältigen. Schließlich galt es, die Compliance zu verbessern.

Das Behandlungsprogramm wird in 16 Gruppensitzungen durchgeführt, die nach einem hochstandardisierten Therapiemanual durchgeführt werden. Die ersten 12 Sitzungen finden wöchentlich statt und werden geleitet von geschultem, nichtärztlichem Hilfspersonal. Die 4 folgenden Sitzungen in größeren Abständen werden zunehmend von den Patienten selbst gestaltet und sollen in Selbsthilfegruppen überführen.

Folgende 10 Punkte sind handlungsleitend für die Gruppenbehandlung:

1. Die Verhaltensänderung findet in Gruppen statt.

   Dies geschieht nicht nur aus zeitökonomischen Gründen, sondern soll v. a. ermöglichen, daß die Patienten sich gegenseitig unterstützen. Deshalb werden sie auch aufgefordert, Adressen und Telefonnummern auszutauschen, um jederzeit auch außerhalb der Gruppensitzungen Verbindung aufnehmen zu können.

2. Vor der Behandlung wird eine schriftliche Vereinbarung abgeschlossen.

   Damit soll eine gewisse Selbstverpflichtung zur Gruppenarbeit erreicht werden, um die Abbrecherquote gering zu halten.

3. Der Patient erhält Unterstützung durch eine Person außerhalb der Gruppe.

   Da sich gezeigt hat, daß Patienten, die in der Familie keine Unterstützung für dieses Behandlungsprogramm gefunden haben, die Behandlung eher abbrachen, ist es wichtig, eine Person zu finden, die den Patienten bei dem Versuch der Verhaltensänderung unterstützt. Dies muß nicht unbedingt ein Familienmitglied sein. Für diesen Personenkreis wird eine Informationsveranstaltung angeboten, die von den Patienten selbst gestaltet wird.

U. Laaser, G. Sassen, G. Murza, P. Sabo (Hrsg.)
Prävention und Gesundheitserziehung
© 1987 Springer-Verlag Berlin Heidelberg

4. Der Patient erhält Informationen über Bluthochdruck und Ernährung.
   Diese Informationsvermittlung erfolgt in kleinen Schritten und wird häufig wiederholt. Dabei ist darauf zu achten, daß die Informationen keine Angst erzeugen.
5. Die Ernährungsgewohnheiten sollen selbst beobachtet und selbst bewertet werden.
   Der Patient kann z. B. feststellen, von welchen Signalen sein Hungergefühl abhängig ist, wie häufig und wie lange er ißt usw.
6. Die Verhaltensänderung erfolgt in kleinen Schritten.
   Dies geschieht deswegen, weil sich die Eßgewohnheiten über viele Jahre hinweg eingeschliffen haben. Der Patient muß erst allmählich lernen, sich selbst zu kontrollieren.
7. Der Erfolg der Gruppenbehandlung wird durch Selbstmessung und Selbstbewertung kontrolliert.
   Dadurch soll dem Patienten bewußt gemacht werden, daß er es ist, der für den Behandlungserfolg verantwortlich ist.
8. Das erwünschte Verhalten soll durch unmittelbare Belohnung verstärkt werden.
   Damit soll erreicht werden, den Patienten für eine positive Einstellung zur Gruppenarbeit zu gewinnen. Eine solche Verstärkung erfolgt durch Belohnungen, die sowohl durch den Gruppenleiter, die anderen Patienten, als auch durch den Patienten selbst erfolgen kann.
9. Es wird alternatives Verhalten eingeübt.
   Mit Hilfe von Rollenspielen wird versucht, dem Patienten beizubringen, mit Streßsituationen besser fertig zu werden.
10. Die Patienten werden motiviert, sich körperlich mehr zu bewegen.
    Diesbezügliche Aktivitäten sollen von dem Patienten weitgehend selbst gestaltet werden.

Inzwischen sind eine Vielzahl solcher Behandlungsprogramme durchgeführt worden. Derzeit wird in über 400 Praxen nach diesem Verfahren gearbeitet. Eine Evaluation des Behandlungsprogramms wurde in 15 Praxen durchgeführt, wobei die Effekte 4 Monate nach Beendigung der Gruppenbehandlung gemessen wurden (Basler 1982). Aus 12 von diesen 15 Praxen liegen jetzt Langzeitergebnisse vor. Dies ist deshalb von Bedeutsamkeit, da in der Literatur wenig über Studien berichtet wird, die bei der Behandlung von adipösen essentiellen Hypertonikern Langzeitergebnisse nachweisen können.

Follow-up-Studien bei der Behandlung der essentiellen Hypertonie

Follow-up-Studien zu Behandlungsprogrammen der essentiellen Hypertonie wurden u. a. von Cohen u. Sedlacek (1983), Cottier et al. (1984), Engel et al. (1983), Ford et al. (1983), Libo u. Arnold (1983), Little et al. (1984) und Wadden (1984) durchgeführt. Dabei variierte der Zeitraum der Follow-up-Phase von 6 Wochen (Little et al. 1984) bis zu 5 Jahren (Libo u. Arnold 1983), wobei die kurzfristigen Kontrolluntersuchungen bis zu 1 Jahr nach Durchführung der Behandlung überwiegen.

Wenn man als Zeitpunkt 2 Jahre nach Behandlungsbeginn wählt, an dem die Ergebnisse einer Follow-up-Untersuchung aussagekräftig erscheinen, so sind die einzigen Studien, die dieses Kriterium erfüllen, die Untersuchungen von Ford et al. und Libo et al.

Das Kollektiv der von Ford et al. nachuntersuchten Patienten ist allerdings telefonisch zu ihren Blutdruckwerten befragt worden, so daß die vorliegenden positiven Ergebnisse mit einer gewissen Vorsicht zu interpretieren sind.

Alle zitierten Arbeiten weisen zudem gewisse Probleme der Vergleichbarkeit mit dem von uns durchgeführten Behandlungsprogramm auf. Als Mittel der Blutdrucksenkung werden Biofeedbackverfahren meist in Kombination mit Entspannungsverfahren oder ausschließlich Entspannungsverfahren angewandt. Dabei wird versucht, den Blutdruck, der erst einmal der willentlichen Kontrolle entzogen scheint, durch die Ermöglichung der Wahrnehmung physiologischer Funktionen zu beeinflussen. Das Hannover-Modell versucht dagegen, eine Veränderung des Gesundheitsverhaltens zu erreichen, geht also über die unmittelbare Beeinflussung physiologischer Vorgänge hinaus, dadurch daß das Gesundheitsverhalten durch das Erlernen von Selbstkontrolltechniken beeinflußt wird.

Die zitierten Studien weisen zudem folgende methodische Unterschiede zum Hannover-Modell auf; diese sind allerdings für die Biofeedbackforschung symptomatisch.

1. Es handelt sich ausschließlich um klinisch kontrollierte Studien, während das Hannover-Modell überprüfen wollte, ob sich die Behandlung unter den Bedingungen der ambulanten Allgemeinpraxis bewährt.

2. Hingewiesen werden muß auf die geringe Fallzahl. Selbst wenn das Gesamtkollektiv wie bei Ford 340 Patienten umfaßt, die mit Biofeedback behandelt wurden, so waren es davon gerade 14 Patienten, die wegen der Hypertonie behandelt wurden.

3. Die Behandlungserfolge werden für nicht sonderlich erfolgreich angesehen. Zwar konnten klinisch relevante Veränderungen des Blutdrucks durch Biofeedbackbehandlung zum Zeitpunkt des Trainings angegeben werden, die noch dazu bei den einzelnen Patienten einer starken Streuung unterworfen sind. Deswegen sind die Follow-up-Untersuchungen weniger erfolgreich.
   Kröner u. Sachse (1981) kommen bei einer Evaluation verschiedener Studien über Biofeedbackverfahren zur Regelung des Blutdrucks zu dem Ergebnis, daß es nicht gerechtfertigt sei, „Biofeedback des Blutdrucks als eine Alternativtherapie zur pharmakologischen Kontrolle der Hypertonie zu propagieren. Vielmehr könnte es als unterstützendes Verfahren eingesetzt werden, das die Risiken einer lang dauernden medikamentösen Behandlung mindert und psychophysiologische Selbstkontrollmechanismen stärkt" (S. 79).

Methodik

Geprüft werden soll in dieser Follow-up-Studie die Hypothese, daß Gruppenbehandlungen adipöser essentieller Hypertoniker auch langfristig zu einer Verbesserung der Blutdruckwerte und zu einer Gewichtsreduktion führen.

Zur Ermittlung der Langzeiteffekte fanden sich 12 von den erwähnten 15 Praxen bereit, Daten zur Verfügung zu stellen. Dabei wurden die Quartalswerte für Gewicht und Blutdruck seit Beendigung der Gruppenbehandlung abgefragt. Weiter wurde ermittelt, ob zwischenzeitlich eine Veränderung der Laborwerte bzw. der Befunde von EKG, Röntgen (Niere und Thorax) und Sonographie eingetreten war.

Da das Follow-up in der ursprünglichen Projektplanung nicht vorgesehen war, ist die Dokumentation der abgefragten Daten unvollständig. Dennoch liegen sie in einer Größenordnung vor, die eine statistische Auswertung zuläßt.

Ergebnisse

Zur Überprüfung der Langzeitergebnisse der Gruppenbehandlung für übergewichtige Hypertoniker kontrollierten wir die Meßwertverläufe bei 28 Patienten von
– Körpergewicht,
– systolischem Blutdruck und
– diastolischem Blutdruck.

Veränderungen dieser Meßwerte analysierten wir von Quartal 3/82 (Therapiebeginn) bis zum Quartal 2/85 (Ende der Follow-up-Phase) mit Hilfe des T-Tests für abhängige Stichproben (Tabelle 1, Abb. 1a–c).

Tabelle 1. Veränderung von Körpergewicht und Blutdruck durch psychologische Gruppenverfahren bei 28 Patienten

	3/1982	2/1985	t	df	p
Körpergewicht	83,8 kg	79,5 kg	3,86	27	< 0,01
Systolischer Blutdruck	160,4 mm Hg	151,4 mm Hg	3,17	27	< 0,01
Diastolischer Blutdruck	96,2 mm Hg	89,6 mm Hg	3,77	27	< 0,001

Körpergewicht wie Blutdruck zeigten also eine statistisch gesicherte, langfristige Reduktion.

Bei der durchschnittlichen Reduktion der Meßwerte von Körpergewicht und Blutdruck sind Abhängigkeiten von individuellen Besonderheiten und Merkmalen der betroffenen Patienten zu vermuten. Einige Merkmale aus der sozialen Lebenssituation der Patienten überprüften wir auf ihren Einfluß hinsichtlich des langfristigen Therapieerfolgs.

Ältere Patienten ($t = 2{,}06$; $df = 12$; $p < 0{,}05$) konnten ihre Gewichtsreduktion langfristig sichern. Schulbildung und Gesundheitszustand zu Beginn der Therapie beeinflußten den Therapieerfolg nicht nachweislich.

Bei der längerfristigen Reduktion des systolischen Blutdrucks wirkte ein höheres Lebensalter ($t = 2{,}91$; $df = 12$; $p < 0{,}05$) positiv.

Das Alter der Patienten hatte allerdings keinen erklärenden Einfluß auf die Verringerung des diastolischen Blutdruckwertes.

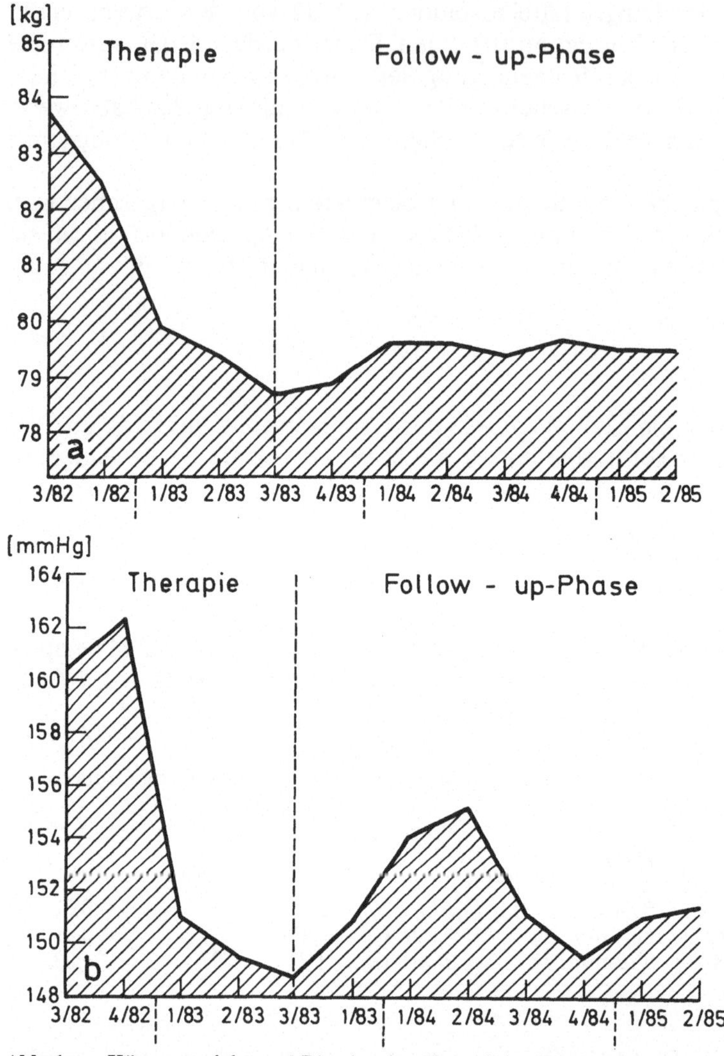

Abb. 1a–c. Körpergewicht und Blutdruck während der Therapie und in der Follop-up-Phase (28 Patienten). **a** Mittleres Körpergewicht, **b** systolischer Blutdruck, **c** diastolischer Blutdruck

Bei der Konzeption des gruppentherapeutischen Programms gingen wir davon aus, daß durch die Veränderung von Verhaltensdispositionen und Verhaltensmerkmalen die gesetzten therapeutischen Ziele erreicht werden können.

Im Hinblick auf die Sicherung des Langzeiterfolgs überprüften wir deshalb den Einfluß von:

- Compliance,
- Gesundheitswissen,
- Gesundheitsverhalten,
- Eßgewohnheiten.

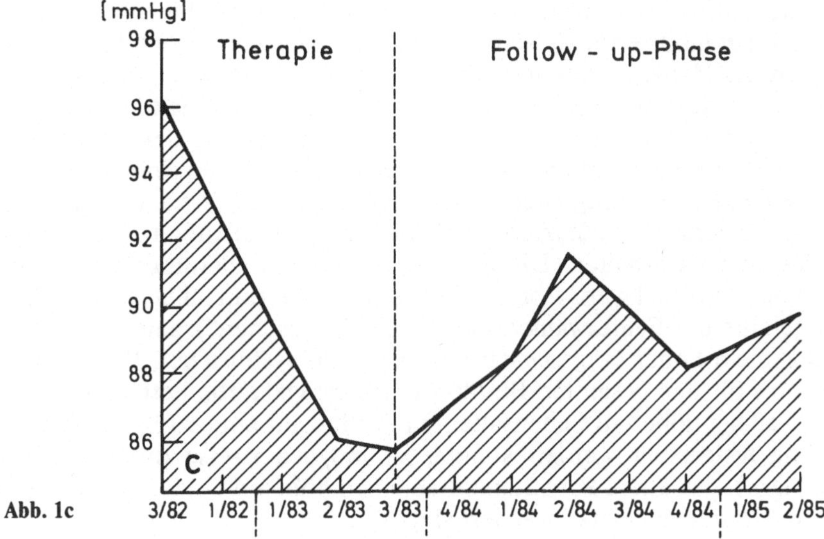

Abb. 1c

Für die längerfristige Kontrolle des Körpergewichts erwiesen sich alle diese Einflußfaktoren im Sinne unserer therapeutischen Annahmen als bedeutsam.

Einfluß auf längerfristige Gewichtsreduktion hatten:
- gute Compliance (t = 5,17; df = 15; p < 0,001),
- gutes Gesundheitswissen (t = 4,65; df = 15; < 0,001),
- positives Gesundheitsverhalten (t = 6,42; df = 18; p < 0,001),
- gute Eßgewohnheiten (t = 5,32; df = 17; p < 0,001).

Diskussion

Mit diesen Ergebnissen konnte der Nachweis erbracht werden, daß das in dieser Studie überprüfte psychologische Gruppenbehandlungsprogramm auch längerfristig erfolgreich war in der angestrebten Reduktion von Körpergewicht und Blutdruck. Der nachweisbare Erfolg besteht nun jedoch nicht darin, die durch die Therapie erreichte Reduktion von Körpergewicht und Blutdruck auch längerfristig vollständig zu sichern, sondern längerfristig ein vom Ausgangsniveau deutlich unterschiedenes, niedrigeres Werteniveau zu erreichen. Die Ergebnisse lassen außerdem den Schluß zu, daß das Gruppenbehandlungskonzept – über die Körpergewichtsreduktion zur Reduktion des Blutdrucks beizutragen – eine erfolgreiche Strategie zu sein scheint.

Durch andere derartige Studien wären die vorgelegten Ergebnisse weiterhin zu replizieren, zumal in dieser Probandenpopulation von insgesamt 105 Patienten die Fallzahl bei den Tests wegen fehlender Werte z. T. drastisch zurückging.

Die überprüften Einflußfaktoren für den Langzeiterfolg können – soweit sie statistisch gesichert sind – eine gewisse Erfolgswahrscheinlichkeit prognostizieren.

Die Gewichtsbeeinflussung war unabhängig vom jeweiligen Geschlecht der Patienten erfolgreich. Weiterhin zeigte es sich, daß durch die in dem Gruppenprogramm vermittelten Inhalte dann der Erfolg der Gewichtsreduktion für die

Patienten um so gesicherter war, je mehr bei ihnen die angestrebten Lernziele des Programms erreicht werden konnten. Diese Lernziele umfaßten im wesentlichen die Verbesserung der Compliance, die Erweiterung des Gesundheitswissens, die günstige Beeinflussung des Gesundheitsverhaltens und die Verbesserung der Eßgewohnheiten. Die berufliche Belastung der Patienten muß nach unseren Ergebnissen als ein zusätzlicher Hemmfaktor angesehen werden, dem besondere Beachtung auch in diesem Programm geschenkt werden muß.

Gesicherte Einflußfaktoren bei der Blutdrucksenkung waren Compliance und Gesundheitsverhalten. Diese Sicherung konnte allerdings nur für den systolischen Blutdruckwert festgestellt werden. Da nun aber in der einschlägigen Literatur die Fehlerwahrscheinlichkeit („Rauschen") beim diastolischen Wert allgemein höher eingeschätzt wird als beim systolischen Wert, kann unser Ergebnis für den gesamten Blutdruck als aussagekräftig betrachtet werden.

Daß bei höherem Lebensalter ein Einfluß auf eine erfolgreiche Blutdrucksenkung festgestellt werden konnte, ist möglicherweise durch die Tatsache zu erklären, daß ältere Patienten durch einen höheren Leidensdruck für ein solches Programm besonders motiviert sind.

Abschließend kann gesagt werden, daß trotz der vorhandenen Datenmängel hinsichtlich Vollständigkeit ein derartiges Therapieprogramm an einer solchen Patientenpopulation über einen Zweijahreszeitraum mit diesem Erfolg bisher noch nicht veröffentlicht worden ist. In absehbarer Zeit werden wir außerdem mit erheblich umfangreicheren Fallzahlen die Wirkungen dieses Gruppentherapieprogramms darstellen können.

Literatur

Basler HD, Brinkmeier U, Buser K, Haehn KD, Mölders-Kober R (1982) Psychologische Grup penverfahren. MMW 124/23:560–564
Basler HD, Brinkmeier U, Buser K, Haehn KD, Mölders-Kober R (1985) Essentielle Hypertonie. MMW 127/21:550–555
Cohen J, Sedlacek K (1983) Attention and autonomic self-regulation. Psychosom Med 45/3:243–257
Cottier C, Shapiro K, Julius S (1984) Treatment of mild hypertension with progressive muscle relaxation. Predictive value of indexes of sympathetic tone. Arch Intern Med 144/10:1954–1958
Engel BT, Glasgow MS, Gaarder KR (1983) Behavioral treatment of high blood pressure: III. Follow-up results and treatment recommendations. Psychosom Med 45/1:23–29
Ford MR; Stroebel CF, Strong P, Szarek BL (1983) Quieting response training: Long-term evaluation of a clinical biofeedback practice. Biofeedback Self Regul 8/2:265–278
Kröner B, Sachse R (1981) Biofeedbacktherapie. Kohlhammer, Stuttgart
Libo LM, Arnold GE (1983) Does training to criterion influence improvement? A follow-up study of EMG and thermal biofeedback. J Behav Med 6/4:397–404
Little BC, Benson P, Beard RW, Hayworth J, Hall F, Dewhurst J, Priest RC (1984) Treatment of hypertension in pregnancy by relaxation and biofeedback. Lancet I:865–867
Wadden TA (1984) Relaxation therapy for essential hypertension: Specific or nonspecific effects? J Psychosom Res 28/1:53–61

Arbeitsbedingte Belastungen und Erkrankungen beim Krankenhauspersonal – Ergebnisse und Konsequenzen für eine arbeitsplatzbezogene Prävention

U. Stößel, F. Hofmann, M. Schumacher

Einleitung

Während es für den gewerblich-industriellen Bereich der Arbeitswelt mittlerweile eine Vielzahl von psychologischen, soziologischen, aber auch arbeitsmedizinischen Untersuchungen gibt, die die arbeitsbedingten Belastungen und Erkrankungen tätigkeitenspezifisch analysieren, steht eine solche Aufarbeitung für den Bereich des Gesundheitsdienstes allgemein und für das Krankenhaus im besonderen weitgehend noch aus. Repräsentatives Zahlenmaterial etwa über den Gesundheitszustand von Krankenhauspersonal existiert allenfalls auf der Aggregatebene des Mikrozensus und ist wegen seiner globalen Aggregierung wenig brauchbar. Auch die Literaturdokumentation des Deutschen Krankenhausinstituts gibt keine unmittelbaren Anknüpfungspunkte zu dieser Fragestellung. Lediglich im Suchraster der Literaturdokumentation der Bundesanstalt für Arbeitsschutz in Dortmund lassen sich einige Arbeiten herausfiltern, die sich vor allen Dingen mit der Infektionsgefährdung durch Krankenhausarbeit, gesundheitliche Gefahren bei der Arbeit mit Narkosemitteln sowie spezifischen Problemen der Effizienz und Praktikabilität krankenhaushygienischer Maßnahmen beschäftigen. Arbeiten, die versuchen, objektivierbare Krankheitsbefunde mit Elementen subjektiven Belastungsempfindens durch Krankenhaustätigkeit zu verbinden, finden sich keine. Die vereinzelt anzutreffende Thematisierung der Krankenhausarbeit vor allen Dingen unter Arbeitszeitgesichtspunkten bezieht sich meist nur auf einen Teil der Beschäftigten im Krankenhaus (Jansen et al. 1980; Pröll u. Streich 1984). Auf der anderen Seite gibt es zuweilen Studien, die einen geschlechtsspezifischen Forschungsansatz wählen und die Belastungen an Frauenarbeitsplätzen wie z. B. der Krankenpflege untersuchen (Bartholomeyczik 1985; Demmer u. Küpper 1984). Darüber hinaus existieren einzelne Arbeiten, die sich mit unterschiedlichen arbeits-, berufs- oder medizinsoziologischen bzw. -psychologischen Aspekten, insbesondere des Krankenpflegeberufs, beschäftigen (Hampel 1983; Swoboda o. J.; Bischoff 1984; Preiser u. Witt 1980; Müller et al. 1983; Menke o. J., Holler o. J.; Leibing, im Druck; v. Troschke 1974, Soziale Konflikte im Krankenhaus, unveröffentlicht). Insgesamt rechtfertigt die Sichtung der einschlägigen Forschungsliteratur die Feststellung, daß für die Untersuchung der gesundheitlichen Belastung und Beanspruchung des Krankenhauspersonals und der spezifischen Rolle der Krankenhausbetriebsmedizin für eine arbeitsplatzbezogene Prävention nur wenige Erkenntnisse vorliegen.

U. Laaser, G. Sassen, G. Murza, P. Sabo (Hrsg.)
Prävention und Gesundheitserziehung
© 1987 Springer-Verlag Berlin Heidelberg

Untersuchungsansatz

Mittels einer standardisierten schriftlichen Befragung im 1. Quartal 1986 wurden arbeitsbedingte Belastungen und gesundheitliche Auswirkungen in folgenden Erhebungsdimensionen erfaßt:
- arbeitsanamnestische Angaben zu Bandscheiben- oder Wirbelsäulenbeschwerden,
- subjektive Einschätzung der körperlichen, psychischen, sozialen, chemonuklearen, infektionsbezogenen und organisatorischen Belastungen am Arbeitsplatz,
- subjektive, auf den Arbeitsplatz bezogene Änderungsbedürfnisse,
- Einschätzung des Tätigkeitsbereichs des betriebsärztlichen Dienstes im Krankenhaus,
- Impfanamnese,
- Meinungen und Einstellungen zum Impfen allgemein und zu spezifischen Motiven für oder gegen Impfungen,
- subjektive Angaben zum Gesundheitszustand in den letzten 4 Wochen,
- Selbsteinschätzung gesundheitsbezogener Verhaltensweisen und der eigenen Persönlichkeit,
- Sozialdaten.

In die Untersuchung einbezogen wurden unausgelesene Stichproben von Teilnehmern an arbeitsmedizinischen Vorsorgeuntersuchungen im 1. Quartal 1986 in der personalärztlichen Untersuchungsstelle des Universitätsklinikums Freiburg. Die Struktur der Stichprobe ist in Tabelle 1 wiedergegeben.

Darüber hinaus wurden für die Behandlung der Fragestellung Daten berücksichtigt, die aus einer Befragung von Betriebsmedizinern im Krankenhaus aus dem Jahre 1985 stammen (Mutschler-Kehl u. Stößel 1986).

Tabelle 1. Struktur der Stichprobe

Berufsgruppe	n	[%]
Ärztin/Arzt	39	(5,9)
Medizinstudenten vor praktischem Jahr	139	(21,0)
Zahnmedizinstudenten im klinischen Studienabschnitt	105	(15,8)
Krankenschwester/-pfleger (einschließlich Auszubildende)	149	(22,4)
MTA/CTA/MTR (einschließlich Auszubildende)	71	(10,7)
Krankengymnasten (einschließlich Auszubildende)	84	(12,7)
Kinderkrankenschwester (einschließlich Auszubildende)	53	(8,0)
Sonstige	23	(3,5)
Gesamt	663	(100)

Ergebnisse

Die hier vorgestellten Ergebnisse stellen einen Ausschnitt aus den bisher erfolgten Auswertungsarbeiten dar.

Subjektives Belastungsempfinden bei Krankenhausbeschäftigten

Die subjektiven Belastungsempfindungen der befragten Gruppen wurden mittels einer Ratingskala ermittelt, die Belastungen der Arbeitsumgebung, körperliche Belastungen, Belastungen durch die Arbeitsorganisation, psychomentale und psychosoziale Belastungen beinhaltete. Für eine erste Auswertung wurden hier nur die verschiedenen Beschäftigten- bzw. Ausbildungsgruppen aus der Gesamtstichprobe berücksichtigt (Ärzte, Pflegepersonal, Laborpersonal, sonstiges Personal, Schwesternschülerinnen, Krankengymnastikschüler[innen] und MTA-Schüler[innen]). Einen Überblick über das durchschnittliche gruppenspezifische Belastungsempfinden geben Abb. 1–9 wieder. Betrachtet man zunächst die organisationsbezogenen Belastungen, die sich aus „Termindruck" und „Personalmangel" ergeben können, so sind es vor allen Dingen in bezug auf

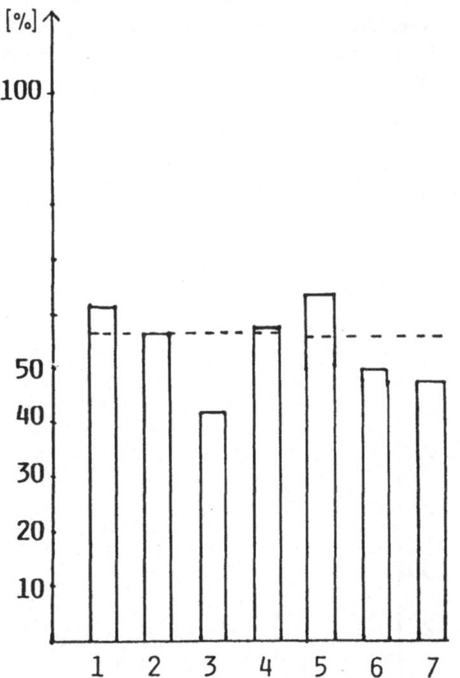

Abb. 1. Sehr stark und stark empfundene Belastung durch Termindruck. Gruppen:
1 Ärzte, *2* Pflegepersonal, *3* Laborpersonal, *4* sonstiges Personal, *5* Schwesternschülerinnen, *6* Krankengymnastikschüler(innen), *7* MTA-Schüler(innen)

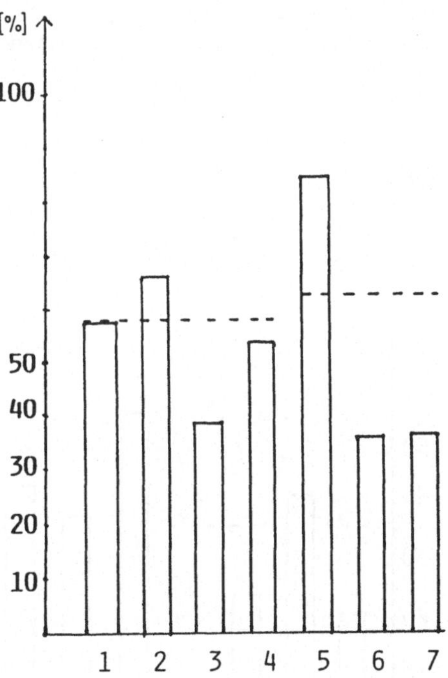

Abb. 2. Sehr stark und empfundene Belastungen durch Personalmangel (Gruppen wie in Abb. 1)

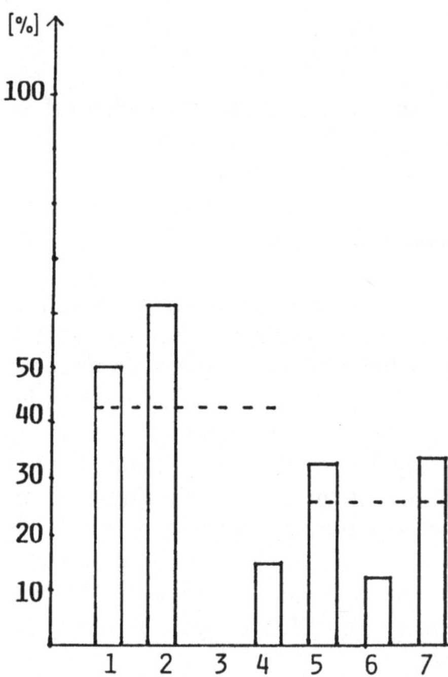

Abb. 3. Sehr stark und stark empfundene Belastung durch Nachtarbeit (Gruppen wie in Abb. 1)

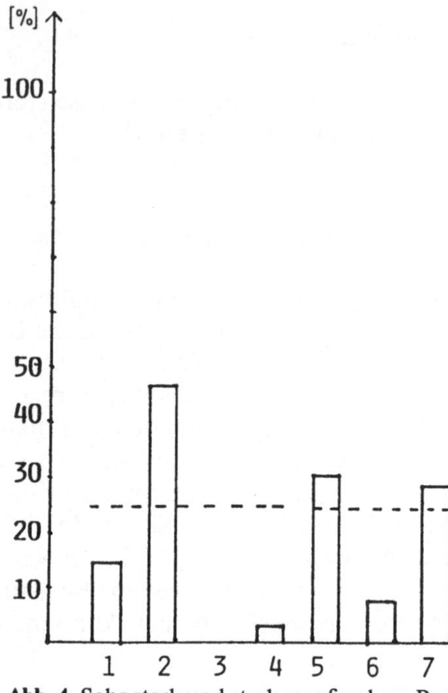

Abb. 4. Sehr stark und stark empfundene Belastung durch Schichtarbeit (Gruppen wie in Abb. 1)

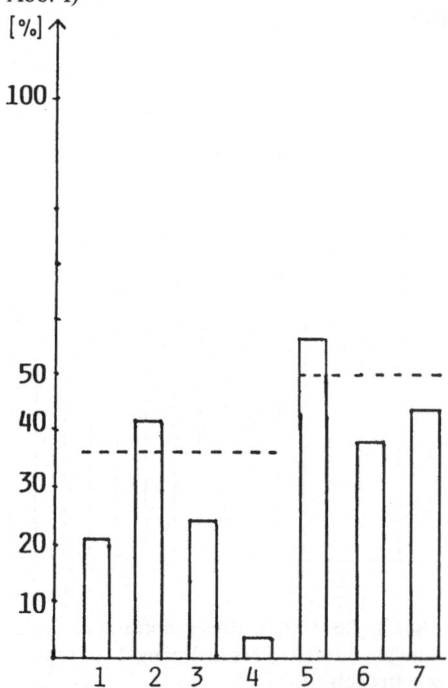

Abb. 5. Sehr stark und stark empfundene Belastung durch Infektionsgefahr (Gruppen wie in Abb. 1)

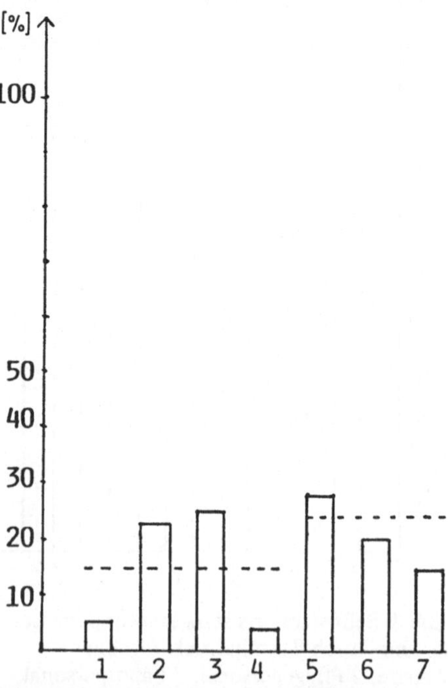

Abb. 6. Sehr stark und stark empfundene Belastung durch Unfallgefahr (Gruppen wie in Abb. 1)

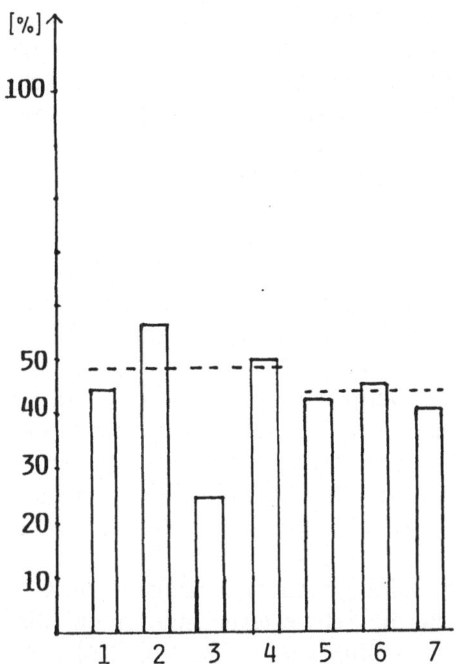

Abb. 7. Sehr stark und stark empfundene Belastung durch ständige Aufmerksamkeit (Gruppen wie in Abb. 1)

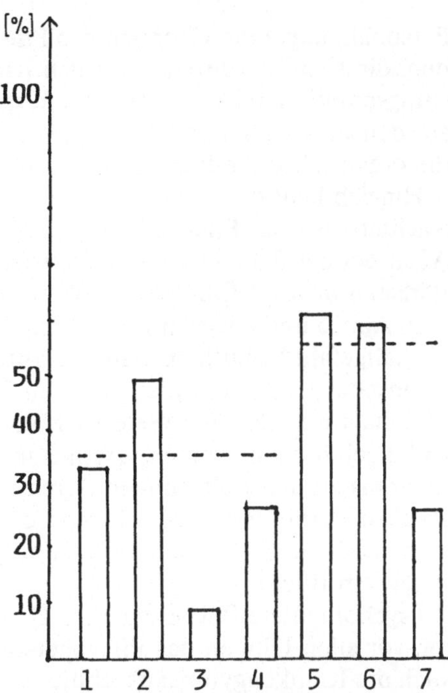

Abb. 8. Sehr stark und stark empfundene Belastung durch Umgang mit Sterbenden (Gruppen wie in Abb. 1)

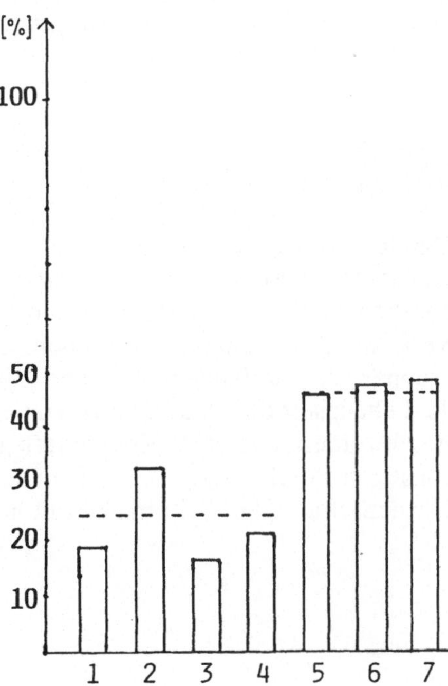

Abb. 9. Sehr stark und stark empfundene Belastung durch Konflikte mit Vorgesetzten (Gruppen wie in Abb. 1)

Personalmangel die Gruppen des Pflegepersonals und der Schwesternschülerinnen, die sich überdurchschnittlich häufig dadurch belastet fühlen. Dieses Belastungsempfinden ist bei den Ärzten stärker im Hinblick auf den Termindruck als auf den Personalmangel ausgeprägt. Insgesamt werden von allen Beschäftigten die organisationsbedingten Belastungen als relativ hoch empfunden.

Hinsichtlich der Merkmale „Nacht"- und „Schichtarbeit" zeigen bei der Nachtarbeit v. a. Pflegepersonal und Ärzte das höchste Belastungsempfinden. Auch bei der Schichtarbeit ist es wieder das Pflegepersonal, das sich relativ am stärksten belastet fühlt (vgl. Abb. 3 und 4).

In Abb. 5 und 6 wird im Vergleich der Belastungsarten „Infektionsgefahr" und „Unfallgefahr" deutlich, daß die Infektionsgefahr im Durchschnitt als höher veranschlagt wird und hier vor allen Dingen wieder in den Gruppen des Pflegepersonals und der Schwesternschülerinnen. Demgegenüber fühlen sich durch Unfallgefahren in keiner Gruppe mehr als 30 % der Befragten belastet. Das Ergebnis zu den Belastungen durch Infektionsgefahren ist insoweit interessant, als es in Verbindung mit der Impfbereitschaft und dem tatsächlichen Impfstatus eine deutliche Diskrepanz offenkundig werden läßt (vgl. Beitrag Hofmann et al. in diesem Buch).

Psychomentale Belastungen, z. B. durch „ständige Aufmerksamkeit", verspüren vor allen Dingen das Pflegepersonal und die Schwesternschülerinnen, aber auch die Krankengymnastikschüler überdurchschnittlich häufig. Zum Teil mehr als jeder zweite Befragte fühlte sich dadurch sehr stark oder stark belastet. Relativ hohe Raten des subjektiven Belastungsempfindens findet man in der Gruppe der Krankenpflegeschülerinnen, Krankengymnastikschüler, MTA-Schüler bei den Belastungsmerkmalen „Umgang mit Sterbenden" und vor allen Dingen „Konflikte mit Vorgesetzten". Gerade hinsichtlich des letzten Merkmals zielten auch eine Vielzahl von Änderungsvorschlägen auf die Verbesserung der konkreten Ausbildungssituation.

Bandscheiben oder Wirbelsäulenbeschwerden bei Auszubildenden und Beschäftigten im Krankenhaus

Daß die körperlichen Belastungen insbesondere für das Pflegepersonal und die Krankenpflegeschüler nicht zu gering zu veranschlagen sind, macht Abb. 10 deutlich. Wirbelsäulenbeschwerden wurden von insgesamt 28 % der Schüler und 52 % der Beschäftigten angegeben. Dabei dominieren in den jüngeren Altersgruppen die Lumbalgien, während Luboischialgien in den Altersgruppen ab dem 40. Lebensjahr die Oberhand gewinnen. Wie Abb. 10 deutlich macht, werden die Beschwerden von den Krankenpflegeschülern, dem Pflegepersonal und den sonstigen Beschäftigten signifikant stärker als arbeitsplatzbedingt angegeben (v. Heyden et al. 1986; Schumacher et al. 1986).

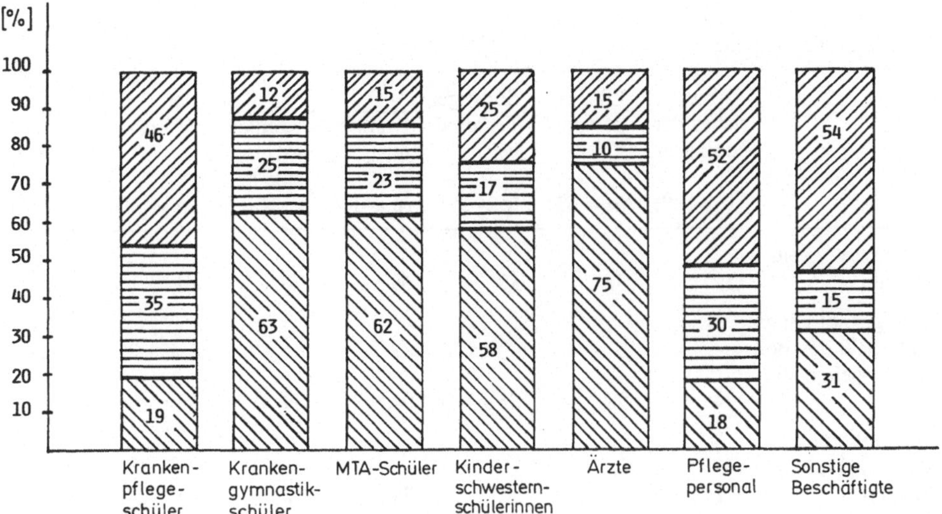

Abb. 10. Subjektive Einschätzung der Arbeitsbedingtheit von Wirbelsäulenbeschwerden bei Auszubildenden und Beschäftigten im Krankenhaus (Universitätsklinikum Freiburg). ▨ zu mehr als zwei Drittel arbeitsbedingt, ▤ bis zu zwei Drittel arbeitsbedingt, ▨ bis zu einem Drittel arbeitsbedingt

Selbsteinschätzung und -beurteilung gesundheitsrelevanter Aspekte der Arbeits- und Lebenssituation von Auszubildenden und Beschäftigten

Anhand einer Reihe von Items wurde versucht, Aussagen zu verschiedenen Merkmalen der subjektiv empfundenen Lebenssituation der Befragten zu ermitteln. Tabelle 2 gibt wieder, wieviel Prozent der Befragten der jeweiligen Beschäftigtengruppe dem jeweiligen Item zugestimmt haben. Die z. T. voneinander abweichenden Zustimmungsraten bei einzelnen Items lassen bereits deutlich werden, daß man nicht von *dem* Gesundheitsverhalten von Beschäftigten im

Tabelle 2. Selbsteinschätzung und -beurteilung des Gesundheitsverhaltens von Auszubildenden und Beschäftigten einer Universitätsklinik (Angaben in %)

	Ärztliches Personal	Pflegepersonal	Sonstiges Personal	Schüler			
				Krankenpflege	Krankengymnastik	MTA	Kinderkrankenpflege
	(n = 39)	(n = 52)	(n = 39)	(n = 104)	(n = 83)	(n = 56)	(n = 46)
Sehr gut seine Gefühle ausdrücken können	74	79	90	94	81	73	87
Gefühle anderer sehr gut wahrnehmen können	90	92	92	91	95	86	94

Tabelle 2. (Fortsetzung)

	Ärztliches Personal	Pflegepersonal	Sonstiges Personal	Schüler			
				Krankenpflege	Krankengymnastik	MTA	Kinderkrankenpflege
	(n = 39)	(n = 52)	(n = 39)	(n = 104)	(n = 83)	(n = 56)	(n = 46)
Sehr kreativ sein können	59	71	80	69	70	61	72
Sehr gut auf Dinge außerhalb des Berufs eingehen können	74	98	85	94	89	95	85
Keine Probleme mit Ein-/Durchschlafen	92	83	90	78	82	82	85
Viel Bewegung im Freien	39	67	69	50	66	57	50
Wenig oder gar nicht rauchen	80	65	74	66	92	73	91
Selten oder nie Medikamente oder Drogen einnehmen	95	92	97	94	96	95	98
Selten oder nie Alkohol einnehmen	41	77	85	89	88	80	94
Vollwertige Ernährung	85	71	92	78	86	84	94
Umweltbewußt leben	90	94	97	83	82	82	91
Zufriedenheit mit Wohnsituation	90	87	90	74	77	82	78
Interesse für gesellschaftliche und soziale Probleme	77	83	80	81	72	73	67
Politisch aktiv sein	21	15	23	13	6	13	4
Konflikte austragen	41	21	31	22	31	34	26
Zufriedenheit mit Lebenssituation	92	87	82	80	69	70	87
Zukunftsvertrauen	62	85	67	47	64	48	76
Selten Überforderungsgefühle	77	75	26	61	43	64	76
Auf das Äußere achten	54	79	85	85	77	88	83

Krankenhaus sprechen kann, sondern daß eine differenzierte Analyse nach Beschäftigen, Alters- und geschlechtsspezifischen Gruppen vonnöten ist. Allerdings muß auch aus methodischen Gründen vor einer zu weitreichenden Interpretation dieser Angaben gewarnt werden, da keine Vergleichsangaben aus der Gruppe der Nichtteilnehmer an dieser Befragung vorliegen. Aufgrund verschiedener Informationen muß angenommen werden, daß an unserer Befragung zu einem größeren Anteil arbeitszufriedene Beschäftigte teilgenommen haben und die Kritiker z. T. auch aus Datenschutzgründen den Fragebogen nicht ausgefüllt haben.

Befindlichkeitsstörungen und Beschwerden bei Krankenhausbeschäftigten aus der Sicht von Krankenhausbetriebsmedizinern

Die im Rahmen einer Umfrage unter Krankenhausbetriebsmedizinern gewonnenen Angaben zur Häufigkeit des Vorkommens bestimmter Befindlichkeitsstörungen oder Beschwerden bei Krankenhausbeschäftigten bestätigen, daß die Kreuz- und Rückenschmerzen, insbesondere bei der Gruppe des Pflegepersonals, die ausgeprägteste Beschwerdeart darstellen (Tabelle 3). Aus dieser Tabelle wird auch deutlich, daß das Pflegepersonal, die anteilig größte Gruppe unter den Krankenhausbeschäftigten, von den Betriebsmedizinern auch hinsichtlich anderer Merkmale jeweils als stärker gesundheitlich gefährdet beschrieben wird. Insoweit entsprechen die Einschätzungen der Belastungen im Trend auch den subjektiven Belastungsangaben der Beschäftigten.

Tabelle 3. Von Betriebsmedizinern aufgrund ihrer Untersuchungserfahrungen geschätzter Anteil von Befindlichkeitsstörungen und Beschwerden unter den verschiedenen Beschäftigtengruppen im Krankenhaus (arithmetisches Mittel der Prozentangaben von 104 befragten Betriebsmedizinern)

Befindlichkeitsstörung/Beschwerden	Beschäftigtengruppe		
	Ärzte [%]	Pflegepersonal [%]	Sonstige [%]
Nervosität/Reizbarkeit	13,5	11,4	15,1
Übermäßiges Schlafbedürfnis	11,8	12,8	2,9
Kreuz-/Rückenschmerzen	10,5	37,6	21,5
Kopfschmerzen	4,9	13,4	11,6
Magen-/Darmbeschwerden	3,0	7,6	6,3
Kreislaufbeschwerden	5,1	16,4	10,1
Angina-pectoris-Beschwerden	1,5	2,5	5,4
Gelenk-/Gliederschmerzen	2,8	9,6	11,7
Hautbeschwerden	3,3	10,7	10,2

Schlußfolgerungen für eine arbeitsplatzbezogene Prävention

Die hier vorgestellten Teilergebnisse lassen bereits im jetzigen Auswertungsstadium erkennen, daß die auf die industriell-gewerbliche Arbeitswelt bezogenen Forderungen nach einer Mikroepidemiologie des Betriebs auch für den Krankenhausbereich erhoben werden müssen. Die unterschiedlichen Ergebnisprofile für die verschiedenen Beschäftigtengruppen sind nicht nur ein Hinweis auf die unterschiedliche Ausprägung der Belastungen und Beschwerden, sondern zwingen auch zu einem differenzierten Nachdenken über die Art der Prävention und Prophylaxe am Arbeitsplatz Krankenhaus. Nur mit integrierten Belastungsanalysen, die dispositive Faktoren der Person und der Arbeitsorganisation mit spezifischen Gefährdungen und Risiken und deren Verknüpfung mit dem tatsächlichen Gesundheitsverhalten in Verbindung bringen, kann die Grundlage für eine Prävention arbeitsbedingter Belastungen und Erkrankungen geschaffen werden. Insoweit verbietet sich auch eine pauschale Gewichtung präventiver Maßnahmen. Eine arbeitsplatzbezogene Prävention muß folglich bei den Rahmenbedingungen ansetzen, die dafür gegeben sind. Dies betrifft zum einen die in einer Untersuchung von uns als oft defizitär ermittelte Ausstattung der Krankenhäuser mit betriebsmedizinischen Diensten und folglich mangelnder Prophylaxemöglichkeiten durch die Betriebsmediziner, aber auch die subjektiven Bedürfnisse nach Veränderungen am Arbeitsplatz. Die Präventionslogik dürfte sich den Beschäftigten erst dann vernünftig erschließen, wenn nicht nur an subjektives Verhalten und dessen Änderung appelliert wird, sondern nachvollziehbar die als z. T. krankmachend erlebten Arbeitsbedingungen im Krankenhaus in gleicher Weise beseitigt werden. Erst dann, so steht zu erwarten, wird man darangehen können, die seltsam anmutende Diskrepanz abzubauen, die zwischen der (aufgrund medizinischer Vorbildung) relativ hohen Selbstkompetenzzuschreibung im präventiven Verhalten auf der einen Seite und dem tatsächlichen Wissen und Verhalten auf der anderen Seite besteht.

Literatur

Bartholomeyczik S (1985) Arbeit in der Krankenpflege und Gesundheit bei Krankenschwestern. Krankenpflege 5:153–155

Bischoff C (1984) Frauen in der Krankenpflege. Campus, Frankfurt am Main (Reihe Campus Forschung, Bd 414)

Demmer H, Küpper B (1984) Belastungen bei Arbeitsplätzen, die überwiegend mit Frauen besetzt werden. Bundesanstalt für Arbeitsschutz und Unfallforschung, Dortmund (Forschungsbericht, Nr 383)

Hampel K (1983) Professionalisierungstendenzen in den Krankenpflegeberufen. Dissertation, Universität Münster

Heyden U von et al (1986) Gesundheitliche Belastungen bei Auszubildenden der Heilhilfsberufe. In: Hofmann F, Stößel U (Hrsg) Arbeitsmedizin im Gesundheitsdienst. Gentner, Stuttgart, S 52–58

Holler G (o J) Menschengerechte Krankenpflege. Wissenschaftliche Begleitung des Modellvorhabens des Diakoniewerkes, Kaiserwörth

Jansen R, Möllenstedt M, Preiser K (1980) Schichtarbeit im öffentlichen Dienst. BMA Bonn (Forschungsberichte des BMA, Bd 41)

Leibing C (1986) Belastungen des Pflegepersonals und gesundheitliche Auswirkungen. In: Hofmann F, Stößel U (Hrsg) Arbeitsmedizin im Gesundheitsdienst. Gentner, Stuttgart, S 39–45

Menke R (o J) Analyse zum Berufsverbleib von Krankenpflegepersonen. Institut für Entwicklungsplanung und Strukturforschung, Universität Hannover

Müller R et al (1983) Fehlzeiten und Diagnosen der Arbeitsunfähigkeitsfälle von neun Berufen. Bundesanstalt für Arbeitsschutz und Unfallforschung, Bremerhaven (Forschungsbericht, Nr 359)

Mutschler-Kehl D, Stößel U (1986) Die Organisation betriebsmedizinischer Dienste im Krankenhaus. In: Hofmann F, Stößel U (Hrsg) Arbeitsmedizin im Gesundheitsdienst. Gentner, Stuttgart, S 22–29

Preiser K, Witt K (1980) Arbeitsunfähigkeiten, Berufskrankheiten und Mobilität in Berufen. Wirtschaftsverlag, Bremerhaven

Pröll U, Streich W (1984) Arbeitszeit und Arbeitsbedingungen im Krankenhaus. Wirtschaftsverlag, Bremerhaven

Schumacher M et al (1986) Bedeutung der Lendenwirbelsäulenerkrankungen bei Beschäftigten des Gesundheitsdienstes. In: Hofmann F, Stößel U (Hrsg) Arbeitsmedizin im Gesundheitsdienst. Gentner, Stuttgart, S 79–86

Verbesserung der Teilnahme an der Krebsfrüherkennungsuntersuchung: eine multidisziplinäre Aufgabe

R. de la Haye, K. Westhoff

Einleitung

1971 wurde in der Bundesrepublik Deutschland das Programm der Krebsfrüher-
kennungsuntersuchung (KFU) eingeführt. Seit einigen Jahren sinkt die Beteiligung. 1983 nahmen 30 % der anspruchsberechtigten Frauen und 13 % der Männer
das Angebot der KFU in Anspruch. Die Beteiligung in den letzten 3 Jahren wird
eher noch niedriger sein. Durch die niedrige Beteiligungsrate sinkt die sozialmedizinische Effektivität der KFU als Massenscreeningverfahren (Schwartz u.
Brühne 1980).

In meinem Beitrag werde ich allgemeine Bedingungen für die Teilnahme und
Ergebnisse eigener Untersuchungen zu den Einstellungen von Frauen zur KFU
darstellen. Darauf gegründet werden den verschiedenen Disziplinen Vorschläge
zur Verbesserung der Teilnahme gemacht.

Allgemeine Bedingungen für die Teilnahme

Die Literatur weist in einer Vielzahl von Untersuchungen eine Reihe von Faktoren nach, die die Teilnahme an der KFU bedingen. Ich will mich hier auf die
wichtigsten Faktoren beschränken, deren Einfluß in den verschiedenen Untersuchungen belegt werden konnte.

- *Alter:* Die Beteiligung nimmt mit zunehmendem Alter ab.
- *Geschlecht:* Der Anteil der Männer ist mit 13 % nicht halb so groß wie der der Frauen.
- *Sozioökonomi-scher Status:* Hoher sozioökonomischer Status und hohes Bildungsni-veau korrelieren positiv mit der Teilnahme. Je höher also Einkommen und Bildung sind, desto höher liegt die Teil-nahmerate.
- *Familienstand:* Verheiratete besuchen häufiger als Ledige die Untersu-chung.
- *Nationalität:* Ausländische Mitbürger nehmen das Angebot der Früher-kennung kaum in Anspruch.
- *Wohnort:* In ländlichen Gebieten mit niedriger Arztdichte ist die Beteiligung geringer als in der Stadt. Die Bevölkerung scheut dort die langen Anfahrten und Wartezeiten.

U. Laaser, G. Sassen, G. Murza, P. Sabo (Hrsg.)
Prävention und Gesundheitserziehung
© 1987 Springer-Verlag Berlin Heidelberg

- *Organisation:*   Allgemein behindern organisatorische Mängel wie eben lange Anfahrt- und Wartezeiten, fehlende Sondersprechstunden für Arbeitnehmer und mangelnde Aufforderung durch die Krankenversicherungen und Ärzte die Teilnahme.

Neben diesen allgemeinen Bedingungen beeinflussen eine Reihe von psychologischen Faktoren die Beteiligung an der KFU.

Eigene Untersuchungen zu den Einstellungen von Frauen zur KFU

Innerhalb des Schwerpunktprogramms „Einstellung und Verhalten" der Deutschen Forschungsgemeinschaft wurde von Westhoff et al. (1985) untersucht, inwieweit Erwartungen Teilnehmerinnen von Nichtteilnehmerinnen an der KFU unterscheiden.

Systematisch wurde eine Liste von 147 Erwartungen zur KFU empirisch erstellt. Diese Erwartungsliste wurde 123 Frauen zur Einschätzung auf 4 Facetten vorgelegt. 60 % der Frauen hatten in den letzten beiden Jahren mindestens einmal an der KFU teilgenommen. Diese Gruppe wurde von uns als Teilnehmerinnen bezeichnet. Die restlichen 40 % der Frauen hatten in den vergangenen beiden Jahren diese KFU nicht besucht und wurden als Nichtteilnehmerinnen bezeichnet.

Eine der Erwartungen mit der Facette „Auftretenshäufigkeit" will ich zur Veranschaulichung zeigen:

Der Frauenarzt wird mir genau erklären,   An diese Vorstellung habe ich bisher
was er gefunden hat.   gedacht:

Nie, 0, 1, 2, 3, 4, 5, sehr oft.

In einer weiteren Arbeit untersuchten Westhoff u. Halbach-Suarez (in Vorbereitung) die Überzeugungen von Frauen zum Gesundheitsverhalten, zum Krebs und zur KFU.

72 Frauen, 46 KFU-Teilnehmerinnen und 26 Nichtteilnehmerinnen, wurde eine Liste mit 81 Überzeugungen vorgelegt. Jedes Item wurde auf einer 6stufigen Skala bewertet.

Zur Veranschaulichung diene ein Beispiel:

Wenn ich krank bin, fühle ich das.

Trifft auf mich gar nicht zu,   0, 1, 2, 3, 4, 5,   trifft auf mich sehr stark zu.

Teilnehmerinnen und Nichtteilnehmerinnen unterschieden sich in ihren Erwartungen und Überzeugungen. Die unterschiedlichen Einstellungen können 4 Inhaltsbereichen zugeordnet werden.
1. Einstellungen zur Vorsorge allgemein,
2. Einstellungen zum Arzt/Ärztin,
3. Einstellungen zur KFU,
4. Einstellungen zu Krebs und seinen Folgen.

Zur inhaltlichen Beschreibung der 4 Bereiche werden einige typische trennende Einstellungen vorgestellt. Alle berichteten Unterschiede sind signifikant auf dem 1 %-Niveau.

1. *Einstellung zur Vorsorge allgemein:* Die Nichtteilnehmerinnen haben das Prinzip der Vorsorge allgemein noch nicht ausreichend verstanden. So wollen sie eher nicht zum Frauenarzt gehen, solange sie keine Beschwerden haben. Sie meinen auch eher als die Teilnehmerinnen zu fühlen, wenn sie krank sind.

2. *Einstellungen zum Arzt/zur Ärztin:* Zwei Drittel der Nichtteilnehmerinnen geben an, daß man Ärzten gegenüber sehr mißtrauisch sein sollte. Übereinstimmend meinen 85 % der Nichtteilnehmerinnen, aber auch 87 % der Teilnehmerinnen, daß viele Frauenärzte nicht vertrauenserweckend sind. 40 % der Nichtteilnehmerinnen und 20 % der Teilnehmerinnen geben schlechte Erfahrungen mit Frauenärzten an. Aus den Erwartungen und Überzeugungen wird weiterhin deutlich, daß die Gynäkologen sich nicht genug Zeit für die Untersuchung und ein Gespräch mit den Patientinnen nehmen. Die Vorstellung, daß der Arzt sich Zeit für die Untersuchung nimmt, mit ihnen redet und den Befund erklärt, ist den Teilnehmerinnen wie Nichtteilnehmerinnen gleichermaßen angenehm.

3. *Einstellungen zur KFU:* Die Einstellungen der Teilnehmerinnen und Nichtteilnehmerinnen sind z. T. geprägt durch die unterschiedlichen Erfahrungen. So haben die Teilnehmerinnen häufiger an Vorstellungen gedacht, die sich auf den speziellen Ablauf der Untersuchung beziehen. Wichtig ist festzuhalten, daß die Hälfte der Nichtteilnehmerinnen überhaupt nicht daran interessiert ist, Sicherheit darüber zu besitzen, keinen Krebs zu haben. 94 % der Teilnehmerinnen wollen diese Sicherheit. Interessanterweise unterscheiden sich Teilnehmerinnen und Nichtteilnehmerinnen nicht in Angst und Scham vor der Untersuchung voneinander. Deutliche Unterschiede zeigten sich hingegen in den Einstellungen zur Effektivität der Untersuchung. Die Nichtteilnehmerinnen sind von der Effektivität der KFU weniger überzeugt. So geben sie eher an, daß häufig vorhandener Krebs in der Untersuchung nicht erkannt wird. Die Teilnehmerinnen hingegen versprechen sich von der Untersuchung eine Verminderung des Risikos, an Krebs zu sterben.

4. *Einstellungen zu Krebs und seinen Folgen:* Die Überzeugungen der Nichtteilnehmerinnen zum 4. Inhaltsbereich „Krebs und seine Folgen" sind eher durch Vermeidung des Themas Krebs bestimmt. So möchten mehr Nichtteilnehmerinnen im Falle einer Krebserkrankung dieses so spät wie möglich erfahren. Die Teilnehmerinnen wollen alle eine frühzeitige Krebsbehandlung. Die Heilbarkeit einer eigenen Krebserkrankung schätzen die Nichtteilnehmerinnen schlechter ein.

Vorschläge zur Verbesserung der Teilnahme an der KFU

Im folgenden werden die Ergebnisse der beiden Arten diskutiert und mögliche Konsequenzen für die Verbesserung der Teilnahme vorgestellt. Dies geschieht wiederum anhand der 4 Inhaltsbereiche:

1. Vorsorge allgemein,
2. Arzt/Ärztin,
3. Krebsfrüherkennung,
4. Krebs und seine Folgen.

1. Vorsorge allgemein: Die Nichtteilnehmerinnen haben das Prinzip der Prävention in der Medizin noch nicht ausreichend akzeptiert. Zu diesem Ergebnis kam auch Verres (1977) in einer Untersuchung zur Früherkennung von Krebs an einer männlichen Stichprobe. Diese allgemein negative Einstellung zur Prävention steht einer Beteiligung an der KFU als gewichtiges Hindernis im Wege. Zur Veränderung dieser negativen Einstellung zur Prävention in der Medizin sind alle an der Gesundheitserziehung Beteiligten gefordert. Die Angebote der Präventivmedizin müssen genauso selbstverständlich in Anspruch genommen werden und ebenso einfach zugänglich sein wie die kurativen Angebote.

2. Arzt/Ärztin: In den Überzeugungen der nichtteilnehmenden Frauen zeigt sich ein deutliches Mißtrauen Ärzten gegenüber. Aus Erwartungen und Überzeugungen wird eine eher schlechte Beziehung zwischen Patientin und Arzt deutlich. Eine Verbesserung der Beziehung zwischen Arzt und Patientin ließe sich erreichen, wenn die niedergelassenen Ärzte und insbesondere die Frauenärzte den positiv bewerteten Erwartungen der Frauen nach Zeit für Untersuchung und Gespräch entgegenkämen. Wie wichtig aber gerade das Vertrauen zum Arzt ist, zeigt eine Untersuchung von Henderson (1966). Zwei Drittel der Krebspatienten, die im Frühstadium zum Arzt gingen, hatten ein positives Verhältnis zu ihrem Arzt. Dagegen berichteten nur 4 % der Patienten mit verschleppter Präsentation über ein gutes Verhältnis zum Arzt. Eine Verbesserung der Arzt-Patient-Beziehung würde auch eine Verbesserung der Teilnahme an der KFU bewirken. Mehr Vertrauen der Patienten in ihren Arzt hätte in diesem Zusammenhang sicher auch Auswirkungen auf die Compliance bei der Abklärung auffälliger Befunde in der KFU. Erschreckend viele Patienten vermeiden oder verschleppen die notwendige Abklärungsdiagnostik.

3. Krebsfrüherkennung: Hier ist zunächst einmal wichtig, festzuhalten, daß nur ca. die Hälfte der Nichtteilnehmerinnen überhaupt daran interessiert ist, Sicherheit darüber zu besitzen, daß sie keinen Krebs haben. Weiterhin haben die nichtteilnehmenden Frauen wenig Vertrauen in die Effektivität der KFU. Die Effektivität der Untersuchung müßte zukünftig besser herausgestellt werden. In dem Bereich Information liegen Aufgaben für Psychologen. Informationstexte zur KFU werden nach lern- und gedächtnispsychologischen Gesichtspunkten erstellt und auf ihre Brauchbarkeit hin empirisch überprüft. In einer Untersuchung von Redecker et al. (1986) konnte die Überlegenheit psychologisch optimierter Aufklärungstexte belegt werden. 4 Klassen von Informationen zur KFU müssen entwickelt und geprüft werden:

1. Informationen für die Anspruchsberechtigten:
   - Informationen über die Krankenkassen,
   - nonpersonale Information in den Arztpraxen:
   • Text,
   • Video,

2. Informationen für die Ärzte,
3. Informationen für das ärztliche Hilfspersonal,
4. Informationen für die Medien.

Am Institut für Psychologie der RWTH Aachen soll 1987 ein lokales Projekt zur Verbesserung der Teilnahme an der KFU anlaufen. In diesem Projekt sollen u. a. diese Informationen gemeinsam mit medizinischen Fachleuten entwickelt und in der Praxis geprüft werden.

Nichtteilnehmerinnen haben weniger an Vorstellungen gedacht, die den konkreten Ablauf der Untersuchung zum Inhalt haben. Dieser Mangel an Informationen über den Ablauf der Untersuchung ist, wie Fargel et al. (1977) zeigen konnten, mit Unbehagen und Unsicherheit verknüpft. Nichtteilnehmerinnen haben häufiger daran gedacht, daß sie einen Anstoß brauchen, um zur Untersuchung zu gehen. Dieser Anstoß, aber auch Informationen zu Inhalt und Ablauf, könnte von der Ärzteschaft kommen. Der anspruchsberechtigte Patient wird bei einem kurativen Arztbesuch über die KFU informiert und zum Besuch aufgefordert. Kirschner (1984) konnte zeigen, daß das Ausbleiben des ärztlichen Hinweises auf die KFU sehr hohen Erklärungswert für die Nichtteilnahme hat. Fargel et al. (1977) berichten, daß die Informationstätigkeit der Ärzte gering ist. So geben in der Befragung von Versicherten nur 23 % der Frauen an, daß ihr Arzt sie persönlich über die KFU informiert habe. Eine vermehrte ärztliche Information und Aufforderung ist vermutlich die effektivste und wahrscheinlich auch wirtschaftlichste Methode, die Teilnahme nachhaltig zu erhöhen.

In Gruppendiskussionen und qualitativen Interviews, die Kirschner (1984) im Auftrag der Bundesregierung durchführte, zeigten sich die befragten Ärzte „von der Wirksamkeit ihrer Information im Hinblick auf eine Motivation der Teilnahme völlig überzeugt".

Bislang ist es dem niedergelassenen Arzt nicht möglich, kurative und präventive Leistungen an einem Tag durchzuführen und abzurechnen. Sicher wäre eine Steigerung der Teilnahme zu erreichen, wenn der kurative Arztbesuch von Arzt und Patient genutzt werden könnte, um die KFU durchzuführen.

Eine Aufgabe der Kassen liegt darin, bestehende Defizite in der Information über Anspruchsberechtigung, Inhalte und Ablauf der Untersuchung abzubauen. Falk (1977) zeigte, daß Kassen, die die Versicherten persönlich informierten, die Teilnahme um 10 % steigern konnten.

Abschließend ist zu diesem Bereich noch zu sagen, daß Teilnehmerinnen und Nichtteilnehmerinnen sich in unseren Untersuchungen nicht im Ausmaß von antizipierter Angst und Scham vor der Untersuchung unterscheiden. Verres (1977, 1978) kam in seiner Untersuchung zu einem ähnlichen Ergebnis. Wie sich zeigte, liegen die Unterschiede zwischen Teilnehmerinnen und Nichtteilnehmerinnen in den Kognitionen, nicht in den Emotionen zur Früherkennung.

4. *Krebs und seine Folgen:* Hier ist die fatalistische Einstellung der nichtteilnehmenden Frauen zu Krebs und seinen Folgen das zentrale Ergebnis. Die Heilbarkeit einer eigenen Krebskrankheit wird von den teilnehmenden Frauen höher eingeschätzt als von den nichtteilnehmenden. Dieses Ergebnis entspricht dem Befund von Wenderlein (1976). Weiterhin haben sich die

Teilnehmerinnen mit Krebs und seinen möglichen Folgen mehr auseinandergesetzt, während bei den Nichtteilnehmerinnen eher ein Moment der Vermeidung der Beschäftigung mit Krebs und seinen Folgen im Vordergrund steht. Ohne überzogene Erwartungen zu wecken, sollten die Fortschritte der Krebsbehandlung differenziert dargestellt werden. Wichtig ist hier grundsätzlich zu informieren, daß *der* Krebs nicht existiert und daß für die verschiedenen Krebserkrankungen unterschiedliche Möglichkeiten der Früherkennung und Therapie bestehen. Über die Möglichkeiten und Grenzen von Früherkennung und Therapie sollte offen gesprochen werden, um so die fatalistische Einstellung zum Krebs zu verändern, die der Bereitschaft zur Teilnahme an der KFU im Wege steht.

Literatur

Falk W (1977) Beziehungen zwischen den Informationen durch die Krankenkassen und der Inanspruchnahme der Früherkennungsuntersuchungen. Früherkennung bösartiger Neubildungen bei der Frau, Erfahrungsergebnisse der Krebsfrüherkennung im Rahmen der gesetzlichen Krankenversicherung. Zentralinstitut für die kassenärztliche Versorgung in der BRD 8:38–45

Fargel M, Küchler M, Schiebel R (1977) Krebsfrüherkennung, sozialwissenschaftliche Analyse des Versichertenverhaltens. Dtsch Ärztebl 14:951–957

Henderson IG (1966) Denial and repression as factors in the delay of patients with cancer presentin themselves to the physicians. Ann NY Acad Sci 125:856–864

Kirschner W (1984) Krebsfrüherkennungsuntersuchungen in der Bundesrepublik Deutschland. Deutsche Forschungs- und Versuchsanstalt für Luft- und Raumfahrt, Köln

Redecker T, Westhoff K, Hacke W, Zeumer H (1986) Patientenaufklärung mit standardisierten Texten. Psychother Med Psychol 36:199–204

Schwartz FW, Brühne C (1970) Die Beteiligung an den Krebsfrüherkennungsmaßnahmen und das Problem ihrer Effektivität. Öff Gesundheitswes 42:70–78

Verres R (1977) Psychosoziale Faktoren der mangelnden Inanspruchnahme von Krebsfrüherkennungsuntersuchungen. Lang, Frankfurt/M Bern

Verres R (1978) Wie beeinflußt Angst vor Krebs die Motivation zur Krebsvorsorge? Medizin, Mensch, Gesellschaft 3:153–160

Wenderlein M (1976) Einstellung zur Heilbarkeit von Krebs und Teilnahme an Krebsvorsorgeuntersuchungen. Dtsch Ärztebl 73:1

Westhoff K, Halbach-Suarez C (in Vorbereitung) Vorhersage von Gesundheitsverhalten mit Hilfe der Theorie der kognitiven Orientierung

Westhoff K, Glitz A, Berka HH, Falkenberg-Schwermer L (1985) Erwartungen an die Krebsfrüherkennungs-Untersuchungen und damit verbundenes Verhalten. Zwischenbericht zum DFG-Projekt 792/2-4, Aachen

Gesundheitliche Prävention durch Schutzimpfungen. Ergebnisse einer Fragebogenerhebung an Beschäftigten des Universitätsklinikums Freiburg

F. Hofmann, U. von Heyden, U. Stößel

Einführung

Die „klassischen" Infektionskrankheiten wie Diphtherie, Kinderlähmung, Masern, Mumps oder Röteln werden hierzulande offenbar derzeit nicht mehr als ernsthafte Bedrohung der Gesundheit angesehen. Dies zeigen einige Untersuchungen zum Durchimpfungs- und Immunitätsstatus, die in den letzten Jahren durchgeführt wurden. So kamen 1975–1982 bei 103 Erkrankungen im Bundesgebiet 22 Personen an den Folgen der Diphtherie zu Tode (Windorfer u. Naumann 1983). Gleichzeitig konnte gezeigt werden, daß über 70 % der Jugendlichen und jungen Erwachsenen entweder keinen oder nur einen unzureichenden antitoxischen Schutz gegen das Diphtherietoxin aufwiesen und daß auch bei Kindern nur 51 % einen weitgehend sicheren Immunschutz besitzen (Pilars de Pilar 1985). Bezüglich der Röteln, bei denen als schwerste Komplikation die Rötelnembryopathie (Doerr 1985) gilt, ermittelten Enders et al. (1984) eine Durchimpfungsrate der 12- bis 13jährigen Mädchen von 62–77 %, obwohl gerade hier eine Immunität von möglichst 100 % erreicht werden sollte, um Embryopathien und Tausende von Schwangerschaftsabbrüchen vermeiden zu können. Bei einer von mehr als 1000 Beschäftigten im Universitätsklinikum Freiburg durchgeführten Untersuchung zum Rötelnimmunstatus (Hofmann u. Grotz 1985) fanden wir eine Rate von 10 % gegenüber der Erkrankung Ungeschützter. Da diese Zahlen praktisch identisch mit denen sind, die für die Allgemeinbevölkerung der Bundesrepublik Deutschland angegeben werden (Enders et al. 1984), lag es nahe, für die wichtigsten Infektionskrankheiten die Zeiträume der letzten aktiven Schutzimpfung zu ermitteln und gleichzeitig den Ursachen für die unzureichenden Durchimpfungsraten nachzugehen. Wir entwickelten daher einen Fragebogen, der im Rahmen der arbeitsmedizinischen Vorsorgeuntersuchungen ausgegeben und insgesamt von 663 Angehörigen des Universitätsklinikums Freiburg ausgefüllt wurde. In der vorliegenden Arbeit berichten wir über die hinsichtlich Schutzimpfung und Meinungen über Impfungen erhobenen Ergebnisse und diskutieren die Frage, inwieweit die Durchimpfungsraten zu verbessern sind.

Untersuchungsgut und Methoden

In die Fragebogenaktion einbezogen wurden auslesefrei Beschäftigte des Universitätsklinikums Freiburg, die sich mit 1. Quartal des Jahres 1986 zu arbeitsme-

U. Laaser, G. Sassen, G. Murza, P. Sabo (Hrsg.)
Prävention und Gesundheitserziehung
© 1987 Springer-Verlag Berlin Heidelberg

dizinischen Vorsorgeuntersuchungen vorstellten. Da die Terminvergabe nach dem Geburtsdatum erfolgte, ergab sich aufgrund der Fragebogenerhebung ein repräsentativer Querschnitt durch alle Beschäftigtengruppen. Mit in die Untersuchung integriert wurden Medizinstudenten im 10. Semester, die kurz vor dem Eintritt in das praktische Jahr arbeitsmedizinisch untersucht wurden, sowie 105 Zahnmedizinstudenten in den klinischen Semestern.

Der Fragebogen enthielt neben Fragen zum Arbeitsbereich im Universitätsklinikum, zur Berufsanamnese und zur genauen Spezifizierung der beruflichen Tätigkeit insgesamt 37 Fragen zur Impfschutzproblematik, wobei einige Fragen noch in Unterfragen unterteilt waren.

Neben allgemeinen Meinungen zum Impfen wurde der Zeitpunkt der letzten aktiven Schutzimpfung gegenüber den wichtigsten Infektionskrankheiten eruiert – Diphtherie, Tetanus, Röteln, Windpocken, Polio, Mumps, Virusgrippe, Hepatitis B, Masern, Tuberkulose, Keuchhusten. Zusätzlich wurde nach einer aktiven Schutzimpfung gegenüber der Hepatitis A gefragt, um festzustellen, inwieweit Kenntnisse bezüglich Impfungen existieren; denn die Hepatitis-A-Tot-Schutzimpfung befindet sich derzeit erst im experimentellen Stadium und wird erst in einigen Jahren kommerziell erhältlich sein.

Weiterhin wurde nach dem *Stellenwert der sog. „Kinderkrankheiten"* gefragt sowie nach der *vermuteten Effizienz verschiedener Vakzinen* (z. B. „Ich habe/werde/würde meine Kinder nicht gegen Masern/Mumps/Röteln/Keuchhusten/Polio impfen lassen, weil ich die entsprechenden Impfungen nicht für effektiv halte"). Schließlich wurde auch ein Fragenteil bezüglich der Hepatitis-B-Schutzimpfung in den Bogen aufgenommen, um die Stellung gegenüber der wichtigsten Berufskrankheit des Krankenhauspersonals (Butz et al. 1985) genauer zu eruieren.

Ergebnisse

Von den 1020 ausgegebenen Fragebögen erhielten wir 663 zurück, was einer Rücklaufquote von exakt 65,0 % entspricht. Die Zusammensetzung des Kollektivs, dessen Meinungen zum Impfen ausgewertet wurden, geht aus Tabelle 1 hervor.

Daß Impfungen in erster Linie durchgeführt werden, damit ein optimaler persönlicher Schutz gegenüber bestimmten Krankheiten erreicht wird, ist offenbar für 80–100 % der Befragten der wichtigste Anstoß zur Vakzinierung.

Auf der anderen Seite wird aber durchaus die Problematik gesehen, daß Impfungen auch deshalb erfolgen, „weil ich einen Beitrag zur Ausrottung von Infektionskrankheiten leisten will". Die so gestellte Frage beantworteten immerhin im Mittel etwa 50 % der in die Untersuchung miteinbezogenen Probanden mit „ja".

Daß es trotz der guten Erfahrungen mit Impfstoffen – sieht man einmal von der Pockenimpfung ab – immer noch eine ganze Reihe von Impfgegnern gibt, zeigte die Reaktion auf die Fragen „Ich lasse mich grundsätzlich nicht impfen, weil ich Bedenken wegen eventueller Nebenwirkungen der Impfstoffe habe" und „Ich lasse mich aus weltanschaulichen/religiösen Gründen nicht impfen".

Tabelle 1. Zusammensetzung des zur Impfproblematik befragten Kollektivs

Berufsgruppe	n	[%]
Ärztin/Arzt	39	(5,9)
Medizinstudenten vor dem PJ	139	(21,0)
Zahnmedizinstudenten im klinischen Studienabschnitt	105	(15,8)
Krankenschwester/-pfleger (inkl. Auszubildende)	149	(22,4)
MTA/CTA/MTR (inkl. Auszubildende)	71	(10,7)
Krankengymnasten (inkl. Auszubildende)	84	(12,7)
Kinderkrankenschwestern (inkl. Auszubildende)	53	(8,0)
Sonstige	23	(3,5)
Gesamt	663	(100)

Während bei der letzten Frage 0,7–2,9 % der Befragten mit „ja" antworteten, beantworteten die erste Frage 1,0–5,9 % mit „zutreffend". Dabei fiel auf, daß es *v. a. ältere Beschäftigte aus der Gruppe der Ärzte und der Krankenschwestern* waren, die Bedenken wegen eventueller Nebenwirkungen von Impfstoffen haben.

Interessant waren die Antworten auf die Frage „Wenn es einen Impfstoff gegen AIDS gäbe, würde ich mich auf jeden Fall damit impfen lassen" (Abb. 1). Denn gerade hier hat die Erfahrung der letzten 5 Jahre gezeigt, daß die Gefahr

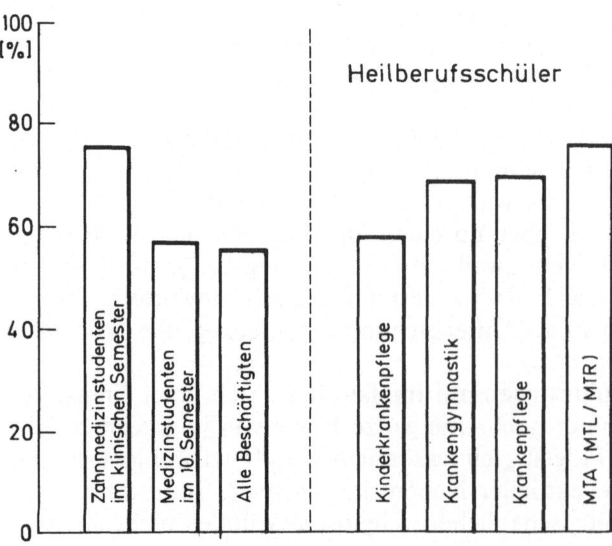

Abb. 1. Ja-Antworten auf die Frage „Wenn es einen Impfstoff gegen AIDS gäbe, würde ich mich auf jeden Fall damit impfen lassen" (Angaben in %)

einer Übertragung der Krankheit weniger von den AIDS-Erregern HIV selbst (Hofmann et al. 1986a) als vielmehr von den Begleitkrankheiten wie z. B. Hepatitis oder Tuberkulose ausgeht.

Wie weit die Auffassung verbreitet ist, daß von den sog. „Kinderkrankheiten" Masern, Mumps, Röteln, Keuchhusten und Polio nur Kinder befallen werden, wurde aus der Beantwortung zweier Fragen deutlich („Impfungen gegen . . . sind bei mir als Erwachsenem nicht nötig, weil von diesen Krankheiten ohnehin nur Kinder befallen werden" und „Ich werde mich auch in Zukunft gegen . . . impfen lassen, weil ich der Auffassung bin, daß auch Erwachsene einen entsprechenden Impfschutz benötigen").

Die „Ja"-Antworten bei der 1. und die „Nein"-Antworten bei der 2. Frage wurden stichprobenartig bei der Gesamtgruppe der Ärzte, Krankenschwestern und MTA (n = 136) als schon länger im Berufsleben stehender Gruppe und bei den Medizinstudenten vor Eintritt in das praktische Jahr als relativ „jungem" Kollektiv (n = 139, Durchschnittsalter 24–26 Jahre) untersucht. Die Auswertung (Abb. 2 und 3) zeigt, daß durchgängig die Meinung zu herrschen scheint, daß z. B. Mumps praktisch nur Kinder befällt und daß gegenüber den Masern Erwachsene keinen Impfschutz mehr benötigen, obwohl erst kürzlich bekannt wurde, daß in den nächsten Jahren mehr Masernerkrankungen bei Erwachsenen zu erwarten sind als bei Kindern und Jugendlichen (Dietz 1986). Daß auch Heilberufsschüler keine grundsätzlich anderen Auffassungen vertreten, wurde bei der Beantwortung der Frage „Impfungen gegen Masern sind bei mir als Erwachsenem nicht nötig" deutlich, als

- 23,1 % der Krankenschwesternschülerinnen,
- 20,5 % der Krankengymnastikschüler,

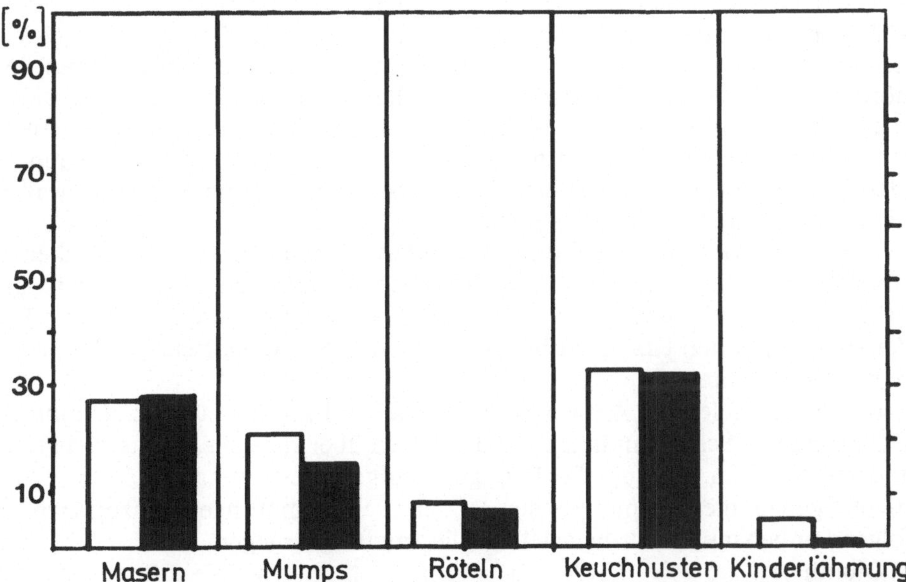

Abb. 2. Ja-Antworten auf die Frage „Impfungen gegen . . . sind bei mir als Erwachsenem nicht nötig, weil von diesen Krankheiten ohnehin nur Kinder befallen werden" (*weiße Säulen:* Beschäftigte, *schwarze Säulen:* Medizinstudenten im 10. Semester; Angaben in %)

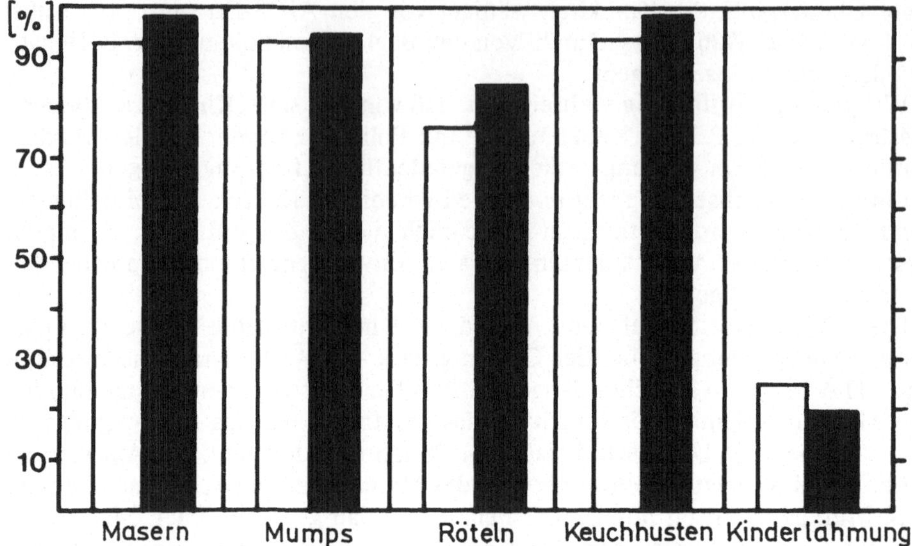

Abb. 3. Nein-Antworten auf die Frage „Ich werde mich auch in Zukunft gegen ... impfen lassen, weil ich der Auffassung bin, daß auch Erwachsene einen entsprechenden Impfschutz benötigen" (*weiße Säulen:* Beschäftigte, *schwarze Säulen:* Medizinstudenten im 10. Semester; Angaben in %)

- 21,4 % der MTA-Schüler und
- 23,9 % der Kinderkrankenpflegeschüler (n gesamt = 289)

der Meinung waren, daß eine Impfung gegen Masern bei Erwachsenen nicht nötig ist, weil von dieser Erkrankung ohnehin nur Kinder befallen werden.

Daß darüber hinaus – abgesehen von der Kinderlähmung – „Kinderkrankheiten" für harmlos gehalten werden, zeigen die Antworten auf die Behauptung „Ich habe/werde/würde meine Kinder nicht gegen ... impfen lassen, weil ich diese Krankheiten für harmlos halte".

Immerhin wird die Rötelnimpfung offenbar wenigstens für Mädchen als sinnvoll erachtet, wie dies die Reaktionen auf den Satz zeigen „Ich habe/werde/würde meine Tochter gegen Röteln impfen lassen, weil es im Falle der entsprechenden Krankheit bei einer späteren Schwangerschaft Komplikationen geben könnte" (Tabelle 2).

Interessant fielen die Antworten im speziellen Frageteil aus, der sich mit den letzten aktiven Schutzimpfungen und Urteilen über spezielle Impfungen auseinandersetzte. Hier wurden die Befragten aufgefordert, anhand der Impfdokumente genau die Zeitpunkte der letzten Schutzimpfungen einzutragen. Im folgenden behandeln wir beispielhaft die Impfungen gegen

- Diphtherie,
- Polio,
- Virusgrippe und
- Hepatitis B.

Tabelle 2. Bejahung der Frage einer Rötelnimpfung bei der eigenen Tochter. („Ich habe/werde/würde meine Tochter gegen Röteln impfen lassen, weil es im Falle der entsprechenden Krankheit bei einer späteren Schwangerschaft Komplikationen geben könnte.")

Berufsgruppe	[%]
Krankenpflegeschüler	86,5
Krankengymnastikschüler	94,0
MTA/MTL/MTR-Schüler	92,9
Kinderkrankenpflegeschüler	93,5
Alle Beschäftigten	81,6
Medizinstudenten vor dem praktischen Jahr	95,7
Zahnmedizinstudenten im klinischen Abschnitt	80,9

Während die Diphtherieimpfung von durchgängig 50–60 % der Befragten für sinnvoll gehalten wird, sind Impfungen in den letzten 10 Jahren offenbar nur bei 0–14 % durchgeführt worden (Tabelle 3). Etwas besser sehen die Verhältnisse bei der Kinderlähmung aus, wo 70–95 % die Impfung für sinnvoll halten. Gleichwohl sind im letzten Zehnjahreszeitraum, und damit innerhalb der optimalen Schutzfrist offenbar nur – je nach Beschäftigtengruppe verschieden – 40–80 % der Beschäftigten immunisiert worden (Tabelle 4). Fast vernichtend ist das Urteil über die Virusgrippeimpfung, die offenbar nur etwa 10–20 % der Befragten für sinnvoll erachten (Tabelle 5), obwohl gerade dank dieser Impfung die Bundesrepublik Deutschland in den letzten Jahren von großen Grippewellen verschont geblieben ist.

Tabelle 3. Diphtherieimpfung: Zeitraum der letzten aktiven Schutzimpfung und Urteil über die Impfung (Angaben in %)

Befragtengruppe	Zeitraum (in Jahren)				Urteil		
	0–5	5–10	11 und mehr Jahre	Nicht erinnerlich	Sinnvoll	Nicht sinnvoll	Kein Urteil
Ärzte	–	2,6	28,2	69,2	61,5	10,3	28,2
Medizinstudenten vor dem PJ	0,7	1,4	40,3	57,5	70,5	5,8	23,8
Zahnmedizinstudenten im klinischen Abschnitt	3,8	4,8	24,6	66,8	40,0	6,7	53,3
Krankenschwestern/-pfleger	1,3	4,7	34,2	59,8	43,6	6,0	50,4
MTA/CTA	1,4	1,4	53,5	63,2	53,5	4,2	42,3
Krankengymnasten	2,4	3,6	37,2	56,8	48,1	3,6	17,0
Kinderkrankenschwestern/-pfleger	1,9	5,7	26,4	66,0	58,5	7,5	34,0
Sonstige	–	–	26,1	73,9	47,8	–	52,2

Tabelle 4. Kinderlähmung: Zeitraum der letzten aktiven Schutzimpfung und Urteil über die Impfung (Angaben in %)

Befragtengruppe	Zeitraum (in Jahren)				Urteil		
	0–5	5–10	11 und mehr Jahre	Nicht erinnerlich	Sinnvoll	Nicht sinnvoll	Kein Urteil
Ärzte	30,8	20,5	28,2	20,5	84,6	–	15,4
Medizinstudenten vor dem PJ	56,1	5,8	18,7	19,4	94,2	–	5,8
Zahnmedizinstudenten im klinischen Abschnitt	12,4	11,4	33,3	42,8	81,9	2,8	15,2
Krankenschwestern/-pfleger	29,5	14,8	18,8	36,9	75,9	0,7	23,4
MTA/CTA	23,9	19,7	19,7	36,4	90,1	–	9,9
Krankengymnasten	58,9	14,4	7,2	19,5	95,0	1,1	3,9
Kinderkrankenschwestern-/pfleger	24,5	17,0	5,7	47,2	84,9	1,9	13,2
Sonstige	30,4	13,0	21,7	34,8	69,6	4,3	16,7

Tabelle 5. Virusgruppe: Zeitraum der letzten aktiven Schutzimpfung und Urteil über die Impfung (Angaben in %)

Befragtengruppe	Zeitraum (in Jahren)				Urteil		
	0–5	5–10	11 und mehr Jahre	Nicht erinnerlich	Sinnvoll	Nicht sinnvoll	Kein Urteil
Ärzte	–	2,6	2,6	94,9	15,4	33,3	51,3
Medizinstudenten vor dem PJ	3,6	2,9	1,4	92,1	16,5	48,9	34,6
Zahnmedizinstudenten im klinischen Abschnitt	7,6	3,8	–	88,6	20,0	39,1	40,9
Krankenschwestern/-pfleger	2,7	2,0	2,0	93,3	12,8	38,9	48,3
MTA/CTA	2,8	5,6	4,2	87,4	11,3	36,6	52,1
Krankengymnasten	2,4	1,2	–	96,4	6,0	43,0	51,0
Kinderkrankenschwestern/-pfleger	–	–	1,9	98,1	5,7	50,9	43,4
Sonstige	8,7	4,3	8,7	78,3	17,4	43,5	13,0

Tabelle 6. Hepatitis B: Zeitraum der letzten aktiven Schutzimpfung und Urteil über die Impfung (Angaben in %)

Befragtengruppe	Zeitraum (in Jahren)				Urteil		
	0–5	5–10	11 und mehr Jahre	Nicht erinnerlich	Sinnvoll	Nicht sinnvoll	Kein Urteil
Ärzte	48,7	–	2,6	48,7	74,4	–	25,6
Medizinstudenten vor dem PJ	26,6	–	–	73,4	77,7	1,4	20,9
Zahnmedizinstudenten im klinischen Abschnitt	56,1	–	–	43,9	87,6	1,0	11,4
Krankenschwestern/-pfleger	21,8	–	–	78,2	51,7	6,1	42,2
MTA/CTA	26,8	–	–	73,2	72,0	–	28,0
Krankengymnasten	1,2	–	–	98,8	55,1	5,9	39,0
Kinderkrankenschwestern/-pfleger	11,3	–	–	88,7	66,0	–	34,0
Sonstige	26,1	–	–	73,9	83,3	–	16,7

Wie die Beschäftigten gegenüber der Impfprophylaxe im Beruf eingestellt sind, wurde aus der Befragung hinsichtlich der Hepatitis-B-Schutzimpfung deutlich, die von ca. 40–80 % der Befragten für sinnvoll gehalten wird (Tabelle 6). Auch hier ist – wie bei allen anderen Impfungen – eine deutliche Differenz zwischen dem Zeitraum der letzten aktiven Schutzimpfung und dem Urteil „sinnvoll" zu konstatieren.

Diskussion

Die hier kurz in einer Auswahl vorgestellten Ergebnisse der Befragung bei Beschäftigten des Gesundheitswesens zum Impfschutz zeigen neben z. T. erheblichen Informationsdefiziten auch eine relativ hohe Indifferenz gegenüber dem eigenen Impfschutz. Bei den meisten Beschäftigten läßt sich konstatieren, daß ihr Informationsstand nicht besser oder schlechter ist als der der Allgemeinbevölkerung. Angesichts der Tatsache, daß wir es hier mit Beschäftigten im Gesundheitswesen zu tun haben, die durch mangelnde Impfprophylaxe nicht nur ein persönliches Risiko eingehen, sondern gleichzeitig ein Risiko für andere darstellen können, erscheinen Überlegungen angebracht, wie man über eine verbesserte Impfprophylaxe zu einem besseren Impfstatus der Beschäftigten im Krankenhaus kommen kann.

Aufgrund der Unterschiede zwischen den Meinungen zum Impfen und dem tatsächlichen Impfstatus sieht man sich zunächst mit dem allgemein bekannten Phänomen konfrontiert, daß gesundheitsbezogene Einstellungen, wenn man sie via Befragungsstudien zu erfassen versucht, nur bedingt Aufschluß über das tatsächliche Verhalten geben. Unsere Erhebungen, die nicht ausschließlich die Gefährdung durch Infektionskrankheiten bei Beschäftigten im Krankenhaus betrafen, haben in den bislang vorgenommenen Zwischenauswertungen gezeigt, daß die Analyse des Gesundheitsverhaltens von Beschäftigten in diesem Bereich sich nicht auf einzelne Verhaltens- und Gefährdungsausschnitte beschränken darf. Die Wertigkeit, die bestimmte Gesundheitsrisiken in der Krankenhaustätigkeit für die einzelnen Beschäftigten haben, differiert in Abhängigkeit von Berufsgruppenzugehörigkeit, Alter, Bewältigungsstrategien, der Unmittelbarkeit der Gefährdung und anderen Faktoren mehr. Eine arbeitsplatzbezogene Prävention, die sich nicht ausschließlich auf die Impfprophylaxe bezieht, hätte zunächst zu eruieren, unter welchen Umständen die Beschäftigten bereit sind, sich gegen spezifische Risiken impfen zu lassen, wie dies vom arbeitsmedizinischen Standpunkt her erforderlich scheint. Die distanzierte bis ablehnende Haltung gegenüber bestimmten Impfungen am Arbeitsplatz Krankenhaus rührt sicherlich zu einem großen Teil daher, daß man die statistische Wahrscheinlichkeit des eigenen Betroffenseins gegen Null veranschlagt und von daher keine Notwendigkeit sieht, für diesen Eventualfall einen Schutz zu suchen. Insofern verhalten sich Krankenhausbeschäftigte in diesem Punkt nicht anders als die Allgemeinbevölkerung, die ihr Gesundheitsverhalten nicht an der statistischen Wahrscheinlichkeit des Auftretens von Risikofaktoren in ihrem Gesundheitsverhalten orientiert. Zudem haben die Änderungen im Krankheitsspektrum dazu beigetragen, Infektionskrankheiten zu einem marginalen Geschehen innerhalb des gesamten Krankheitsgeschehens werden zu lassen.

Aus der Erfahrung heraus, daß es außerordentlich schwierig ist, Berufstätige im Gesundheitswesen davon zu überzeugen, daß gerade in ihrer Berufsgruppe ein effektiver Impfschutz vonnöten ist, scheinen Anstrengungen nötig, die über den Rahmen des Arbeitsplatzes Krankenhaus hinausreichen. Wir denken hierbei insbesondere an Untersuchungen in Kindergarten und Schule, wobei wir aufgrund der eher negativen Erfahrungen mit einer Verlagerung der Impftätigkeit in den Bereich der niedergelassenen Ärzte auf einen Ausbau der diesbezüglichen Leistungen des öffentlichen Gesundheitsdienstes setzen würden. Um eine solche Intensivierung zu erzielen, bedarf es allerdings einer gesundheitspolitischen Entscheidung, die sicherstellt, daß z. B. der schulärztliche Dienst im Rahmen von Screeninguntersuchungen verläßliche Daten zum Impfstatus von Kindern und Jugendlichen erfaßt. Uns erscheint es nicht ausreichend, daß Mädchen etwa im präpubertären Alter in Schulen angesprochen und empfehlend zur Rötelnimpfung aufgefordert werden. Eine obligatorische schulärztliche Untersuchung vor allen Dingen in der Altersspanne, in der die Jugend „am gesündesten" ist, würde erlauben, vor Eintritt in Berufsausbildungen den Impfstatus zu erfassen und ggf. zu verbessern. Hierbei ist auch an die Jugendarbeitsschutzuntersuchungen zu erinnern, die allerdings nicht den qualitativen Ansprüchen genügen, die das Gesetz an sie stellt. Im Fall der Gesundheitsberufe stellt sich das Problem, daß z. B. zwar vor der ärztlichen Ausbildung keine obligatorische Vorstellung bei den für das Gesundheitswesen zuständigen Arbeitsmedizinern vorgesehen ist. Hier wäre es wichtig, auch im Hinblick auf eventuelle Schwangerschaften in der Studienzeit zumindest hinsichtlich des Rötelnschutzes

Einfluß auf die zukünftigen Studentinnen zu nehmen. Diese Untersuchungen können entweder von den Gesundheitsämtern oder aber von den an den Universitätskliniken tätigen Arbeitsmedizinern übernommen werden. Dafür wäre es allerdings erforderlich, daß die arbeitsmedizinischen Dienste an Krankenhäusern generell erheblich besser ausgestattet werden, um diesem Aufgabenbereich auch nur annähernd nachkommen zu können. Eine kürzlich von uns durchgeführte Erhebung zur arbeitsmedizinischen Versorgung in Großkrankenhäusern (mit mehr als 500 Betten) hat deutlich werden lassen, daß ein erheblicher Unterversorgungsgrad in diesen arbeitsmedizinischen Diensten besteht (Hofmann et al. 1986b). Insofern kann bei der derzeitigen Ausstattung auch nicht davon ausgegangen werden, daß die arbeitsmedizinischen Dienste zu einer Intensivierung der Impfprophylaxe erheblich beitragen können.

Politisch sicherlich sehr viel schwerer durchzusetzen wären Regelungen, die reglementierte Impfungen vorsehen, wie sie beispielsweise in Ländern wie Finnland, Schweden, Kanada oder auch der Tschechoslowakei propagiert werden. Die Impfbereitschaft hängt entscheidend von dem Bedrohungsgefühl ab, das von einer Infektionskrankheit ausgeht. Die Diskussion um AIDS und der laute Ruf nach einer wirksamen Schutzimpfung zeigen dies überdeutlich.

Literatur

Butz M, Drexel G, Emmerich N (1985) Das Berufskrankheiten-Geschehen. Hauptverband der gewerblichen Berufsgenossenschaften, St. Augustin

Dietz K (1986) Schutzimpfungen. Epidemiologische Auswirkungen von Schutzimpfungen gegen Masern, Mumps und Röteln. Arbeitsmed Sozialmed Präventivmed 21:219–251

Doerr HW (1985) Schutzimpfungen gegen Röteln. In: Spiess H (Hrsg) Schutzimpfungen. Notwendigkeit, Wirkungen – Nebenwirkungen. Med Verlagsgesellschaft, Marburg, S 73–79

Enders G, Greeck A, Schüle C, Votila S (1984) Stand der Röteln-Schutzimpfung in der Bundesrepublik 1983. MMW 126:141

Hofmann F, Grotz W (1985) Zur Frage der Rötelnschutzimpfung bei den Beschäftigten des Gesundheitswesens. Arbeitsmed Sozialmed Präventivmed 20:293–297

Hofmann F, Berthold H, Grotz W, Kleimeier B, Neumann-Haefelin D (1986a) Zur Gefährdung des Klinikpersonals durch den Umgang mit AIDS-Patienten. Arbeitsmed Sozialmed Präventivmed 21:43–46

Hofmann F, Stößel U, Mutschler-Kehl D (1986b) Zur Lage der Arbeitsmedizin im Gesundheitswesen. Arbeitsmed Sozialmed Präventivmed 21:76–78

Pilars de Pilar CE (1983) Schutzimpfungen gegen Diphtherie und Tetanus. In: Spiess H (Hrsg) Schutzimpfungen. Notwendigkeit, Wirkungen – Nebenwirkungen. Med Verlagsgesellschaft, Marburg, S 147–162

Windorfer A, Naumann P (1983) Zur gegenwärtigen Diphtherie-Situation. Dtsch Med Wochenschr 108:1087–1089

Massenkommunikation per TV – Wirkung und Wertung der Gesundheitsspots „Bleib gesund" der Hessischen Arbeitsgemeinschaft für Gesundheitserziehung

W. von Freytag-Loringhoven

Im Rahmen eines vielfachen Medienfächers, ohne den moderne Gesundheitserziehung nicht mehr denkbar ist, ebenso im Medienverbund rangieren die Fernsehspots als eine Information in den Lebensraum besonders der Familie durch ihre Darbietung in der Zeit am Wochenende.

Bisher sind ca. 250 Fernsehfilme zu den Themengruppen
- Umwelt,
- Kindheit,
- Schutzimpfung,
- Zahngesundheit,
- Ernährung,
- Freizeit,
- Sport,
- Sexualität und
- Unfall

mit dem Hessischen Rundfunk gemeinsam produziert und seit 1970 jeden Samstagabend um 19.17 Uhr für eine 5,6 Mio. zählende Bevölkerung ausgestrahlt worden (ARD, 1. Programm).

Die Themen rangieren im Medienverbund mit anderen Aufklärungsmitteln, und alle sind Teile übergreifender Informationsprojekte.

Durch das Entgegenkommen des Rundfunks wurden bis jetzt 803 Informationssendungen ausgestrahlt, zusätzlich als „Pausenfüller" jedoch noch weitere 260 Sendungen. Jedem Bürger ist die Sendung inzwischen bekannt.

Der pekuniäre Aufwand für die Herstellung eines Fernsehspots ist mit etwa 15 000,- DM fast nur ein Zehntel des Aufwands bei kommerziellen Werbestreifen. Die Einschaltung ins Programm geschieht unberechnet, da der Hessische Rundfunk sich dem Gemeinwohl verpflichtet fühlt.

Der Wert der Sendezeiten seit 1970 beträgt weit mehr als 20 Mio. DM.

Die Spots werden vielfältig auch in Vorträgen oder beim Unterricht als Videokassetten eingesetzt, etwa bei der Rehabilitation von Kurpatienten, im Schwesternunterricht oder in der Schule.

Nachdem bereits früher die Spots vom französischen und österreichischen Fernsehen und vom Sender Freies Berlin ausgestrahlt wurden, haben mehrere andere Bundesländer in der Bundesrepublik Deutschland die Spots übernommen, so daß nahezu 14 Mio. Bürger die Gesundheitsinformation sehen können.

U. Laaser, G. Sassen, G. Murza, P. Sabo (Hrsg.)
Prävention und Gesundheitserziehung
© 1987 Springer-Verlag Berlin Heidelberg

Inhaltlich sind die Spots
- leicht verständlich,
- aktuell,
- impulshaltig,
- angstfrei,
- positiv emotional.

In dreimaliger Querschnittanalyse wurden das
- Verstehen sowie die
- Motivationswirkung und das
- Behalten

der gesandten Inhalte empirisch analysiert. Die neueste der 3 Untersuchungen ist die ausführlichste und hat differenzierteste Korrelationen zwischen Spots und soziodemografischen Gegebenheiten herausgebracht:

- Kaum einer schaltet aus Interessenmangel den TV-Spot „Bleib gesund" ab; über die Hälfte der Zuschauer erwartet ihn jedoch gern.
- Die Verständlichkeit läßt sich bei den schwierigsten Inhalten – z. B. Humangenetik – noch bei 63 % der Zuhörer feststellen.
- Zuschauer von „Bleib gesund" sprechen in Familie und Arbeitswelt intensiver über Prävention.
- Zuschauer von „Bleib gesund" gehen zahlreicher und frühzeitiger zu Vorsorgeuntersuchungen.
- Zuschauer von „Bleib gesund" bemühen sich mehr als andere um Printmedien.
- Eine Korrelation zwischen Bildungsgrad und Spotsehen existiert nur geringfügig.
- Durch Wiederholungen werden Impulse kalenderentsprechend verstärkt, z. B. „Schwimmen in unbekannten Gewässern".
- Die Erkennungsmelodie der Spots kennen alle, Kinder trällern sie auf der Straße.

Bei Filmwettbewerben haben der Kürze wegen Spots von knapp 2 min Dauer wenig Chancen zur Auszeichnung; erst auf der Medicinale 1984 wurden die Fernsehspots „Bleib gesund" mit „magna cum laude" ausgezeichnet.

Zum Verständnis der weitstreuenden Inhalte soll nachstehende Liste dienen:

Themengruppen

Themen-Nr.	Bezeichnung
1.	Allergie
2.	Allgemeine Gesundheitserziehung
3.	Behinderte
4.	Bewegung und Haltung
5.	Ernährung
6.	Herz-Kreislauf-Risikofaktoren
7.	Hygiene
8.	Infektionskrankheiten und Impfschutz

Themen-Nr.	Bezeichnung
9.	Kinder und Jugend
10.	Krankenpflege und Medikamente
11.	Krebsvorsorge
12.	Schwangerschaft und Kleinkind
13.	Seelische Gesundheit
14.	Sexualerziehung
15.	Stoffwechselkrankheiten (Gicht/Diabetes/Fettsucht/Rheuma)
16.	Suchtgefährdung
17.	Spezielle Krankheiten
18.	Umwelt
19.	Unfallverhütung
20.	Zahngesundheit
21.	Urlaub und Freizeit
22.	Arbeitsmedizin
23.	Unsere Organe
24.	Natürliche Mittel
25.	Gesundheit im Alter
26.	Vergiftungen

Die Zusammenfassung in solchen Gruppierungen erwies sich für Fortbildungszwecke besonders nützlich.

Abschließend kommen als Beispiele zur Exposition:

Bleib-gesund-Spots

Lfd. Nr.	Folge-Nr.	Filmtitel	MAZ-Band	Counter
1	182	Wohlan die Luft geht frisch und rein	62,03	0410
2	187	Nichtraucher wehrt euch	34,06	1425
3	190	AIDS: Vorurteile	34,07	1700
4	189	AIDS: Infektionswege	34,08	1925
5	188	AIDS: Vorbeugung	34,09	2215
6	191(M)	Kein Wässerchen trüben	34,10	2410
7	192(M)	Mit Gift und Feuer ist kein Spaßen	34,11	2650
8	193	Verstopfung	34,12	2855
9	194	Schwangere und Rauchen	34,13	3215

Folge-Nr.	Titel	Inhalt
182	Wohlan die Luft geht frisch und rein (18) Umwelt	Was können Sie, als Autofahrer, zur Luftverbesserung beitragen?

Folge-Nr.	Titel	Inhalt
187	Nichtraucher wehrt euch	Wehren muß man sich schon als Nichtraucher, denn es geht um Ihre Gesundheit.
	(16) Suchtgefährdung (18) Umwelt	Auch für den Raucher ist jede nicht gerauchte Zigarette ein gesundheitlicher Gewinn!
190 189 188	AIDS: Vorurteile AIDS: Infektionswege AIDS: Vorbeugung	Von dem Virus HTVL III weiß man, daß es die neue Viruskrankheit AIDS auslöst. Es ist vor allem in Blut und in der Samenflüssigkeit vorhanden und wird fast ausschließlich beim Geschlechtsverkehr übertragen.
	(8) Infektionskrankheiten	Man kann etwas tun – gegen die Geschlechtskrankheit AIDS.
191(M)	Kein Wässerchen trüben	„Alle, die die Umwelt lieben, soll'n ein Wässerchen nicht trüben!"
	(18 Umwelt)	(Abfälle in Feld, Wald und Wasser)
192(M)	Mit Gift und Feuer ist kein Spaßen	„Also, all das stehen lassen! Mit Gift und Feuer ist kein Spaßen".
	(09) Kinder und Jugend (19) Unfallverhütung (26) Vergiftungen	(Kind und Haushaltsgifte)
193	Verstopfung	Ernährungsumstellung zu einer ballaststoffreichen Kost und mehr körperlicher Bewegung helfen vielleicht nicht von heute auf morgen; auf Dauer jedoch versprechen sie Erfolg.
	(04) Bewegung und Haltung (05) Ernährung (17) Spezielle Krankheiten	
194	Schwangere und Rauchen	Die hilflosesten Passivraucher: ungeborene Kinder im Mutterleib. Über die Nabelschnur gelangen die Schadstoffe, die die Mutter aufnimmt, auch in den Körper des Kindes.
	(12) Schwangerschaft und Kleinkind (16) Suchtgefährdung	

Zusammenfassung

Der nachstehende Bericht versucht, einen Überblick über 1063 im Rahmen von seit 16 Jahren laufenden partialen Maßnahmen zur Bevölkerungsaufklärung zu geben. Hierzu werden Titel, Inhalt, technische Daten, haushaltstechnische Überlegungen sowie die entsprechende Vertragsgrundlage zwischen der Sendeanstalt und der Hessischen Arbeitsgemeinschaft für Gesundheitserziehung (HAGE) dargestellt.

Im Rahmen einer angewandten Fernsehwirkungsforschung wird auf 3 empirische Untersuchungen (erschienen Freytag-Loringhoven 1971; Freytag-Loringhoven u. Dinter 1976; Freytag-Loringhoven u. Handke 1986) verwiesen. Danach darf das „Ankommen" der Spots wie auch deren Verständlichkeit als sicher gelten. Streutechnisch gilt die wöchentliche Emission als am weitesten flächendeckend: Pro Monat sehen von rund 5 Mio. Bürgern 1 Mio. den Gesundheitsspot.

Das öffentliche Gesundheitswesen weiß die Einschaltungen von Spots zu wichtigen Tagesthemen besonders zu schätzen, vgl. AIDS, Radioaktivität, Winterunfälle, Impfkampagnen.

Die Einsatzmöglichkeiten sind inzwischen über die reine Fernsehnutzung weit hinaus gediehen: Gesundheitsämter, Sanatorien, Fachschulen, Selbsthilfegruppen, Bundeswehr, Vereine und Verbände, alle Gesundheits-, Erziehungs- und Sozialberufe setzen die Fernsehspots ein.

Mehrere deutsche Sendeanstalten übernahmen die Spots in ihre Programme auf dem Weg des Programmaustausches. Ferner liefen die Spots gelegentlich in Frankreich, Österreich, in der CSSR, England und in Übersee. Die Spots erhielten Wettbewerbsauszeichnungen.

GE-SEGMENTE: Leitlinien für die Vermittlung präventiven Wissens in Wort, Schrift und Bild

H. Jeske, G. Sassen

Einleitung

In diesem Seminarbericht wird ein Kriterienkatalog für die Planung, Durchführung und Bewertung gesundheitserzieherischer Maßnahmen beschrieben. Der Kriterienkatalog hat dabei das mnemotechnische Gerüst „GE-SEGMENTE" erhalten, wobei GE für Gesundheitserziehung steht. Jeder einzelne der 10 Buchstaben steht für ein Kriterium, das beim Entwurf gesundheitserzieherischer Aktionen, Broschüren, Seminare usw. bedacht sein will (Tabelle 1).

Tabelle 1. Schlagwörter und Leitfragen zu dem gesundheitserzieherischen Kriterienkatalog „GE-SEGMENTE"

Schlagwörter	Leitfragen
G: Ziel-Gruppe	Sind die Zielgruppen bestimmt?
E: Ergebnis	Ist das gewünschte Ergebnis (Ziel) formuliert?
S: Sprache	Wird die Sprache des Adressaten benutzt?
E: Erleben	Sind Assoziationen zu konkretem Erleben der Zielgruppe mit positivem Gefühlswert angebahnt?
G: Glaubwürdigkeit	Werden Sender und Botschaft als glaubwürdig angesehen?
M: Mode	Sind Zeittendenzen als Vehikel ausgenutzt?
E: Eingänge	Wird die Botschaft auf verschiedenen Kanälen angeboten?
N: Nutzen	Bietet die Aussage Vorteile an, die sich unmittelbar realisieren lassen?
T: Training	Wird Training zur Handlungsfähigkeit angeboten oder vermittelt?
E: Einprägung	Sind die Methoden so gewählt, daß eine langfristige Wirkung zu erwarten ist?

Die 10 Leitfragen und insbesondere das Bündel der dahinterstehenden Regeln und Tips leiten sich aus verschiedenen wissenschaftlichen Disziplinen ab: Kommunikationstheorie, Pädagogik, Psychologie, Soziologie und soziales Marketing. Die GE-SEGMENTE führen dabei die wissenschaftlichen Erkenntnisse praxisorientiert zusammen. Sie stellen damit für den Gesundheitserzieher einen Leitfaden dar, der garantiert, bei der Planung, Analyse, Umsetzung und Bewertung gesundheitserzieherischer Maßnahmen keinen wichtigen Aspekt zu vergessen. Da gesundheitserzieherische Maßnahmen verschiedene inhaltliche Konkretisierungen zulassen, müssen die einzelnen Kriterien je nach Maßnahme unterschiedlich gewichtet werden.

U. Laaser, G. Sassen, G. Murza, P. Sabo (Hrsg.)
Prävention und Gesundheitserziehung
© 1987 Springer-Verlag Berlin Heidelberg

Zielgruppe

Unterschiedliche Bildung, Herkunft, Geschlecht oder Zugehörigkeit zu bestimmten Arbeitsgruppen erfordern eine unterschiedliche, spezifische Ansprache an den Adressaten; denn soziale und biographische Merkmale bedingen jeweils eigene bewußte oder unbewußte Wertsysteme und Bedürfnisse. Auch der Status des „Betroffenseins" oder „(Noch)nichtbetroffenseins" als Hintergrund fordert verschiedene Vermittlungsweisen.

Wertesysteme wie Sitten und Gebräuche als Orientierungsrahmen machen den Menschen weniger verletzlich und sein Verhalten in der Gruppe voraussehbarer. Für die Gesundheitserziehung sind sie förderlich, wenn ein gesundheitsrelevanter Wert über die Androhung der Gruppensanktion geschützt wird, z. B. Alkoholverbot im Training. Wertesysteme sind dagegen hinderlich, wenn gesundheitsschädliche Sitten eingefahren sind, z. B. früher bei Lehrlingen im Baugewerbe hinsichtlich ihres Trinkverhaltens. Gesundheitserziehung darf mit Wertesystemen nicht in offenen Konflikt geraten, sondern eine Änderung über eine Verhaltensumschulung mit Erwerb von Handlungskompetenz anstreben.

Da also die Zielgruppen unterschiedlich sind, müssen die gesundheitsfördernden Aktivitäten zielgruppenspezifisch sein und unterschiedliche Interessen und Vorkenntnisse berücksichtigen. Die Illustrierte erreicht z. B. sehr viele, das Sachbuch sehr viel weniger Menschen. Wer soll durch die gesundheitserzieherische Maßnahme erreicht werden?

Aspekte:

- Interessen, Vorkenntnisse, soziales Umfeld, Alter und Geschlecht bedenken.
- Geeignete Ansatzpunkte wählen, um die Zielgruppe zu motivieren.
- Gründe für Abwehrhaltungen aufdecken.

Ergebnis

„Wenn man nicht genau weiß, wohin man will, landet man leicht da, wo man gar nicht hin wollte" (Mager 1969). Gesundheitserzieherische Maßnahmen sollen menschliche Verhaltensweisen beeinflussen. Deshalb müssen das Handeln des Gesundheitserziehers und die Aussagen der Medien zielgerichtet sein; sie selbst müssen legitimiert sein. Gute, detaillierte Zielformulierungen geben dem Gesundheitserzieher in der Planungsphase Hinweise auf Methoden, Zielerreichungsmaßnahmen wie Medieneinsatz oder Gesprächs- und Überzeugungstechniken; für die Evaluation stellen Ziele den Bewertungsmaßstab für gesundheitserzieherische Aktivitäten dar.

Wissensvermittlung reicht allein nicht aus, um Verhaltensweisen dauerhaft zu ändern. Dennoch dominieren meist kognitive Ziele; affektive, soziale und psychomotorische Ziele werden dagegen vernachlässigt. Dabei können gerade durch Ziele in diesen Zieldimensionen Einstellungen, Interessen, Werthaltungen und das konkrete Handeln in der Umwelt „gezielt" angesprochen werden. Um bei der Zielgruppe eine hohe Akzeptanz der Ziele zu erreichen, müssen darüber hinaus bestimmte Zielkriterien beachtet werden: Ziele sollten auf die Lösung konkreter Probleme gerichtet sein und einen persönlichen Nutzen für den Adressaten deutlich machen.

Aspekte:

- Kognitive, emotionale, soziale und psychomotorische Zieldimensionen berücksichtigen.
- Zielkriterien wie Akzeptanz, Durchführbarkeit und Erreichbarkeit beachten.
- Ziele konkret formulieren; denn aus den Zielen leiten sich Methoden und Bewertungsmaßstäbe für die Evaluation ab.

Sprache

Informieren im präventivmedizinischen Bereich bedeutet einerseits, eine immense Wissensfülle zu bewältigen, andererseits die begrenzte menschliche Fähigkeit zu berücksichtigen, Informationen aufzunehmen, verarbeiten und behalten zu können. Es gibt inzwischen zahlreiche Techniken und Regeln, die darauf hinzielen, Gespräche und Texte verständlicher und einprägsamer zu gestalten (Tabelle 2).

Tabelle 2. Einfache Regeln, um das Verstehen und Behalten von gesundheitserzieherischen Aussagen zu verbessern. (Nach Jeske u. Bredenpohl 1987)

Verstehen	Behalten
Der Gesundheitserzieher sollte versuchen,	
seltenere Wörter durch häufig gebrauchte Wörter der Umgangssprache zu ersetzen,	Informationen in eine logische Anordnung zu bringen,
die Sätze nicht zu sehr auszuschmücken,	wichtige Informationen nicht zu dicht aufeinander folgen lassen,
nur die wichtigsten Informationen mitzuteilen,	Informationen angemessen häufig zu wiederholen,
in kurzen Sätzen zu sprechen,	wichtige Informationen an Gesprächsanfang oder -ende zu setzen,
langsam und deutlich zu reden.	einfache W-Fragen (Wie, Wann, Warum ...?) zur Festigung verwenden.

Für Gesprächssituationen können besondere Gesprächsstrategien, Frage- und Argumentationstechniken weitere wertvolle Hilfen geben, Informationen wirkungsvoll zu übermitteln. Gesprächsstrategien bestimmen die Abfolge von Gesprächsschritten, um letztlich konsequent zu den angestrebten Zielen und Handlungsschritten zu führen, etwa nach dem Muster des folgenden Schemas (nach Kiessling 1983).

Fragen können viele Funktionen übernehmen: Sie geben Denkanstöße, schaffen Problembewußtsein, sind Sprechanlässe, bekunden Interesse usw. Argumentationsmuster unterstützen die Überzeugungskraft; sie können die Wirkung des gesprochenen Wortes auf Einstellungen, Meinungen, Motive, Verhalten und Handeln der Adressaten erhöhen.

Einstimmung	
Interessenweckung	**Einführung**
Vertrauensfestigung	
Angebot	**Durchführung**
Nutzen	
Bedürfnisdeckung	**Ausführung**
Aufruf zur Aktion	

(Die 7 Anfangsbuchstaben – EIVANBA – können als „Merkwort für ein 7-Schritte-Gespräch" gelten

Aspekte:

- In kurzen Sätzen sprechen und schreiben, Fach- und Fremdwörter vermeiden.
- Beispiele und Vergleiche geben.
- Einfache Modellvorstellungen verwenden.

Erleben

Soziale Werbung muß an Bekanntem anknüpfen, um Zugang zum Adressaten zu finden. Deshalb muß man von und mit ihm sprechen und nicht über das eigene Anliegen. Man muß vorweg abschätzen oder experimentieren, wie positive Assoziationen geschaffen werden können. Das schafft Motivation zum Mitmachen. Mit Emotionen wirbt sich bei den meisten Adressatengruppen besser als mit Worten. Deshalb muß man emotional positiv besetzte Identifikationsobjekte herausstellen und besonders bei Jugendlichen und Kindern z. B. durch Spielformen zur Imitation anregen. Negative Bilder wie der Totenkopf gegen Rauchen rufen eher Abwehr wegen eigener Schuldgefühle hervor. Dennoch wird allzuoft Gesundheitserziehung mit dem „erhobenen Zeigefinger", also mit einer Negativmotivation versucht.

Der Adressat muß sich mit dem Gezeigten und Gesagten identifizieren. So können Neugier und Wünsche geweckt werden, die gesundheitserzieherische Anregung selbst zu versuchen und zu übernehmen. Wird der emotionale Appell überzogen, so kommt es zu keiner dauerhaften Änderung. Allerdings muß auch die emotionale Ansprache sachlich richtig bleiben.

Aspekte:

- Gefühle und Empfindungen berücksichtigen.
- Beispiele aus der Erfahrungswelt der Zielgruppe bringen.
- Informationen an bekannte, vertraute Situationen anbinden.

Glaubwürdigkeit

Der Sender kann als Person oder Institution in Erscheinung treten und/oder sich auf eine solche beziehen. Es sollte der in den Vordergrund treten, der über die größte Glaubwürdigkeit bei der Adressatengruppe oder das höchste Prestige verfügt. Glaubwürdigkeit beruht auf Annahmen über Neutralität, Solidität und Erfahrung des Senders. Für die Botschaft gilt, daß sie widerspruchsfrei, sachlich, vollständig (unselektiert) und anschaulich sein muß. Herunterspielen und Aufputschen beeinträchtigen ebenso wie Arroganz.

Positive Einschätzungen des Senders ändern sich aus der Sicht des Adressaten im Laufe der Zeit. Noch sind Ärzte und paramedizinische Berufe erste Adressen. Der Staat verliert z. Z. offensichtlich an Prestige unter den Jüngeren. Emotional ist die Attraktivität des Senders wichtig, wie z. B. der Einsatz von Boris Becker in der Werbung. Hervorragend können sich offensichtlich Gurus bei der Jugend als glaubwürdig herausstellen.

In der Gesundheitsbildung haben sich Personen als Vorbilder bewährt, die selbst erfolgreich an gesundheitserzieherischen Interventionsprogrammen teilgenommen haben. Sie vermitteln mit überzeugender und glaubwürdiger Begeisterung ihre Schritte zum persönlichen Erfolgserlebnis. Eine Steigerung der Glaubwürdigkeit ergibt sich, wenn die Kommunikation keine Einbahnstraße ist. Im Wechselgespräch in der Gruppe oder im Seminar können Mißverständnisse ausgeräumt werden. Sprichwörter gelten bei den meisten als glaubwürdig.

Werden Moderatoren eingesetzt, so ist ihre Ausstrahlung von hervorragender Bedeutung. Ihre Wirkung ist vorweg am schwierigsten abzuschätzen. Selbst regelrecht geplante Aktionen können bei „trockenen" Moderatoren geringen Erfolg zeitigen, während mittelmäßige Moderatoren durch ihre Überzeugungskraft erfolgreich werden. Deshalb darf sich eine Moderatorenschulung nicht nur auf Inhalte beschränken, wie das häufig geschieht.

Aspekte:

- Einen von der Zielgruppe akzeptierten Absender/Moderator suchen.
- Bewährung der Vorschläge in anderen Situationen und bei anderen Personen aufzeigen.
- Interesse an den Problemen der Adressaten bekunden.

Mode

Jede Zeit hat ihre Eigenart im Denken und Darstellen. Diese drückt sich in künstlerischen Epochen ebenso aus wie z. B. in betont sachlichen oder eher verspielten Modetrends. Darauf ist der Adressat grundeingestimmt. Wird diese Grundbefindlichkeit genutzt, so fällt die Assoziation leichter.

Wie avantgardistisch oder konservativ ein Medium sein darf, ist natürlich auch zielgruppenspezifisch. Sprechblasengeschichten sind bei Jugendlichen „in". Der Kasper bleibt im Kindergarten immer noch attraktiv. Gesundheitserziehung sollte auch modisch hochgespielte Trends wie z. B. die Aerobicwelle beachten. Sie können einen zugkräftigen Aufhänger bieten, der in gezielter Umgestaltung während laufender gesundheitserzieherischer Aktivitäten zum Dauerläufer umformiert wird.

Aspekte:

- Modetrends beachten.
- Moderne, zeitgemäße Medien verwenden.
- Gesundheitstrends nutzen.

Eingänge

Mit den Eingängen sind unsere 5 Sinne gemeint. Verschiedene Untersuchungen zeigen, daß Informationen besser aufgenommen und behalten werden, wenn sie über mehrere Sinne gleichzeitig angeboten werden. Außerdem gibt es verschiedene Lerntypen: z. B. den visuellen, den auditiven oder den haptischen Typ, der besonders gut lernt, wenn er selbst mit Materialien hantiert. Bei der Planung einer gesundheitserzieherischen Maßnahme weiß man nicht, mit welchen speziellen Lerntypen man es zu tun hat. Deshalb bleibt nichts anderes übrig als der Versuch, durch unterschiedliche Medien alle möglichen Lerntypen gleichzeitig zu berücksichtigen.

Die These gilt jedoch auch für anscheinend einseitige Medien wie eine Broschüre. Eine Broschüre spricht zunächst allein das Auge an. Für die Verschlüsselung von Informationen gibt es dabei verschiedene Darbietungsformen:
- Kodierungsformen (ikonisch, symbolisch, verbal, schematisch),
- Simulationsarten (Aspekte der Realität: Farbe, Zeit, Raum, Bewegung),
- Gestaltungsformen (Text, Skizzen, Tabelle, Bilder, Diagramme, Figuren usw.).

Auch wenn sich eine Broschüre auf den visuellen Sinn beschränken muß, gilt dies jedoch nicht unbedingt für die Lernerfahrungen des Adressaten. Sie kann den Leser anhalten, aktiv zu werden, die Inhalte zu erarbeiten und sinnlich zu erleben. Beispielsweise haben Textlücken, unausgefüllte Tabellen, Diagramme, Kreuzwort- und Silbenrätsel hohen Aufforderungscharakter.

Medien können in allen Phasen der Informationsvermittlung eingesetzt werden: Einstimmung, Problemstellung, Motivation, Information, Erarbeitung, Zusammenfassung, Systematisierung, Übung, Vertiefung, Erweiterung. Je nach Zielsetzung ist dann das eine oder andere Medium geeigneter wie z. B. Tafel, Flipchart, Broschüren, Plakate, Dias, Film usw. Um beispielsweise Gruppenarbeit zu initiieren, muß ein Medium mit einer geeigneten Methode kombiniert werden; Methoden für die Vorführung eines Films sind z. B. das Verteilen von Beobachtungsaufgaben, eine abschnittweise Vorführung, eine Vorführung ohne Ton, Ergänzung durch andere Medien, das Filmende erfinden lassen und anderes mehr.

Aspekte:

- Unterschiedliche Lerntypen berücksichtigen.
- Aussagen in Wort, Bild und Denkanstößen anbieten.
- Materialien in die Hand geben.

Nutzen

Die Werbung weist darauf hin, daß nur der persönliche Nutzen zu Verhaltensänderungen führt. Nur Nutzen und Vorteile sind für den Adressaten interessant und motivierend. Diese These gilt auch für gesundheitserzieherische Intentionen.

Dabei muß der Vorteil in naher Zukunft liegen; denn die wenigsten Menschen werden einem vagen Fernziel – wie z. B. Gesundheit – zuliebe, ihre Verhaltensweisen dauerhaft ändern. Nur wenn der augenblickliche Leidensdruck groß genug ist und ein beschwerdefreier Zustand kurzfristig erreichbar ist, kann von einer direkten Motivation zur Verhaltensänderung ausgegangen werden. Ansonsten müssen die gesundheitserzieherischen Zielvorstellungen mit rationalen oder emotionalen Bedürfnissen verbunden werden. Rationale Bedürfnisse sind Wirtschaftlichkeit, Geld-, Zeit- und Arbeitsersparnis. Emotionale, sozialpsychologische und kulturelle Bedürfnisse sind Wünsche nach Anerkennung, Selbstverwirklichung, Sicherheit, Schönheit, Mode, Kontakt und Zuneigung. Die Bedürfnisse sind dem Menschen z. T. unbewußt. Insofern kann es notwendig sein, sie bewußt zu machen und sie zu vertiefen. Je erlebnishafter der Nutzen, die Vor- und Nachteile sowie die persönliche Bedürfnisbefriedigung dem Adressaten vor Augen liegen, desto wahrscheinlicher ist der Erfolg für eine intendierte Verhaltensänderung. Für den erkennbaren Nutzen sind weitere Fragen zu beantworten: Wie schnell und für welche Zeit, mit welchem Aufwand, in welchem Ausmaß und mit welcher Sicherheit kann der Adressat seine Bedürfnisse und Interessen befriedigen?

Aspekte:

- Ohne erkennbaren Vorteil keinen Erfolg.
- Auf Bedürfnisdeckung abzielen.
- Maßnahmen auswählen, die leicht durchführbar und möglichst individuell zugeschnitten sind.

Training

Lernen ist, kurz formuliert, ein Prozeß der Veränderung in Wissen, Einstellung und Verhalten. Das aus dem Wissen aufgebaute innere Bild ist nicht ausreichend, um den Transfer in das handelnde Verhalten zu bewirken. Aber es ist nötig, um eine Einstellung zu schaffen, die Handeln überhaupt zuläßt. Zulassen ist aber noch lange nicht Vollziehen. Gemeinschaftliches Handeln überwindet diese letzte Hemmschwelle leichter. Der Gruppendruck unterstützt den Verhaltensprozeß. Dabei muß auch Verhaltenskompetenz angeboten werden, d. h. Techniken, wie man handeln kann. Sie müssen eingeübt werden; auch Fußballspielen lernt man nur durch Mitmachen.

Was nicht in den einzelnen Handlungsschritten trainiert wird, hat kaum eine Chance, im Alltag praktiziert zu werden; denn nur die wenigsten sind in der Lage, abstrakte Handlungsanweisungen in Alltagshandeln umzusetzen. In der

Sekundär- und Tertiärprävention sind die Selbstbetroffenen und dadurch Erfahrenen als Übermittler von Handlungskompetenz von kaum überschätzbarem Wert (Selbsthilfegruppen). Sie sind selbstverständlich auch die Glaubwürdigsten.

Aspekte:

- Praktische Übungen anbieten.
- Konkrete Ratschläge geben, die praktisch umsetzbar sind.
- Möglichkeiten aufzeigen, sich mit Gleichgesinnten zusammenzuschließen.

Einprägung

Um beim Geschäftsmarketing ein neues Produkt einzuführen, bedarf es 12-17 Kaufaufforderungen. Persönlicher Kontakt kann den Entschluß zum Einmalkauf beschleunigen. Zeitung, Radio, Fernsehen, Plakate werden z. B. zur Förderung von Impfaktionen auch im sozialen Marketing eingesetzt. Sehr viel schwieriger läßt sich langfristiges Verhalten erreichen. Empirische Untersuchungen zeigen, daß eine Handlung meistens 3mal geübt sein muß, bevor sie im aktuellen Fall ausgeführt wird. Das ist aber nur zu erreichen, wenn die Teilnehmer aktiv in den Lernprozeß eingebunden werden.

Nicht jede gesundheitserzieherische Maßnahme kann praktische Elemente des „learning by doing" anbieten. Damit Aussagen und Anweisungen besser behalten und umgesetzt werden, gilt es hier, sie einfach und konkret zu formulieren. Slogans, Sprichwörter und Reime erfüllen diesen Anspruch. Sie sind anschaulich, kurz prägnant. Sie geben Denkanstöße, werden diskutiert, sprechen den Adressaten in einfacher, unkomplizierter Form an und setzen sich im Gedächtnis fest.

Die Geschichte zeigt, daß die Einbindung gesundheitlicher Regeln in religiöse Vorschriften oder in verschiedene Rituale in ähnlicher Weise verhaltensstabilisierend wirkt. Das wurde von Teilnehmern bei „Risikofaktorenseminaren" bestätigt. Sie wünschten, daß der „Eingangsritus" Pulszählen, Blutdruckselbstmessung, kleines Lauftraining mit Musik und anschließendem Belastungspuls- und Blutdruckmessen Regelbestandteil jedes Treffens wurde. Das Ritual hat der Gruppe und ihrem risikoabwendenden Verhalten Kontinuität vermittelt.

Aspekte:

- Einprägsame Slogans und Sprichwörter verwenden.
- Verschiedene Aktionen und Übungen zum selben Thema anbieten.
- Übungen möglichst ritualisieren.

Schlußbemerkung

Die Darstellung eines auf gemeinsames Erarbeiten angelegten Seminars stößt auf immanente Schwierigkeiten. Dies hat dazu geführt, für den Bericht die Thesen herauszuschälen, die den Teilnehmern vermittelt wurden. Diskussionsbeiträge sind nur insofern berücksichtigt, als sie zu neuen Einsichten verhalfen. Unmöglich ist es in diesem Rahmen, die vertretenen Thesen und die skizzierten Aspekte, die sich aus der empirischen Forschung ableiten, im einzelnen zu begründen und durch Beispiele zu veranschaulichen.

Die kurz umrissenen Seminarinhalte vermitteln dem Gesundheitserzieher dennoch einen Eindruck, welche didaktischen Vorüberlegungen er anstellen sollte. Die GE-SEGMENTE geben ihm einen Leitfaden, den Erfolg seiner gesundheitserzieherischen Maßnahme vorweg abzuschätzen, Maßnahmen auf Fehler und Lücken hin abzutasten und Anregungen, zusätzliche Medien und verschiedene Methoden einzusetzen.

Ein Kriterienkatalog für die Praxis muß leicht anwendbar sein. Um die GE-SEGMENTE praktikabel zu halten, wurde bewußt auf Vollständigkeit verzichtet. Beispielsweise werden die unterschiedlichen Rahmenbedingungen für gesundheitserzieherischen Maßnahmen nur implizit angesprochen. Auch Spaß, Freude, Vergnügen sind Aspekte, die nicht ausdrücklich in den Leitfaden aufgenommen wurden. Aber Spaß und Freude zu vermitteln, sollte über allen gesundheitserzieherischen Bemühungen stehen und ist eine erfolgversprechende Unterstützung jeder Maßnahme. Der Gesundheitserzieher sollte seine gesundheitserzieherischen Maßnahmen deshalb immer so aufbereiten, daß die Sache dem Adressaten und ihm selbst Spaß macht.

Literatur

Greitemeyer M, Mayer K, Schiffner K, Mangold W (1980) Über das medizinische Wissen von Laien. Z Allg Med 56:250–255

Hagemann W, Tulodziecki G (1978) Einführung in die Mediendidaktik. Verlagsgesellschaft Schulfernsehen, Köln

Jeske H (1984 a) Was nimmt der Patient von medizinischen Informationen und Lehrinhalten auf? Ernährungs Umscha 31:18–22

Jeske H (1984 b) Eine neue Form der Patienten-Aufklärung – Medizinische Informierung mit Science-Fiction-Flair. Arzt 12/13:38–45

Jeske H, Bredenpohl M (1987) Der Beratungsdiamant – Ernährungsberatung mit Schliff. Ernährungs Umschau 34/1:17–20

Kiessling FA (1983) Die Vorbereitung von Verhandlungen. Rasche, Heiligenhaus

Lehrl S, Fischer B, Fischer U, Schmidt A, Burkard G (1982) Welche medizinischen Wörter erkennt der Laie? Eine empirische Untersuchung. Psycho 8:358–364 (S)

Mager RS (1969) Lernziele und programmierter Unterricht. Beltz, Weinheim

Meyer HL (1975) Trainingsprogramm zur Lernzielanalyse. Athenäum Fischer, Frankfurt

Sassen G (1985 a) Gesundheitserziehung heute. Von der Volksaufklärung zum Sozialen Marketing. Ernährungsumschau 32/4:109–113

Sassen G (1985 b) Soziales Marketing im Betrieb – eine Meßlatte für Gesundheitsaktionen. Arbeitsmed Sozialmed Präventivmed 20/8:187–191

Sassen G, Jeske H (1986) Gesundheitserziehung und Ernährungsberatung im Krankenhaus – GE-SEGMENTE: Aspekte der Planung, Durchführung und Beurteilung gesundheitserzieherischer Maßnahmen. Kongreßband-Präventa

Saurbier B (1983) Praxis und Gesundheitsbildung. Dtsch Ärztebl 80/33:41–47

Teigeler P (1968) Verständlichkeit und Wirksamkeit von Sprache und Text. Nadolski, Stuttgart

Thiele A (1984) Argumentationstechniken und Dialektik. Rasche, Heiligenhaus

Wollnitz G (1983) Marketing in der Gesundheitsvorsorge. Nomos, Baden-Baden

Ein Vergleich von Methoden der Identifizierung von Risiken der menschlichen Fortpflanzung*

W. Karmaus

Einleitung

Die Epidemiologie beschäftigt sich mit der menschlichen Fortpflanzung, da zur Beurteilung von reproduktiven Risiken am Arbeitsplatz, in der Umwelt und im individuellen Lebensstil bevölkerungsbezogene wissenschaftliche Analysen notwendig sind. Solche Untersuchungen gehen auf der einen Seite über die subjektbezogenen Beurteilungen der Gynäkologie, der Andrologie und der Kinderheilkunde hinaus. Auf der anderen Seite erfordert diese Aufgabe mehr als Statistik: Negative Ereignisse der Fortpflanzung wie beispielsweise Unfruchtbarkeit, Fehl- und Totgeburten, Mißbildungen und Krebs im Kindesalter sind *Beobachtungsdaten,* bei denen komplexe methodische, medizinische und sozialwissenschaftliche Verschränkungen zu bedenken sind. Daher ist die Epidemiologie als Lehre von der „Architektur wissenschaftlich-medizinischer Untersuchungen mit Beobachtungsdaten" gefordert.

Im folgenden wird nach generellen ätiologischen Überlegungen und deren Bedeutung für die Bestimmung verschiedener „reproduktiver Endpunkte" versucht, methodische Untersuchunsansätze für einzelne Endpunkte zu beschreiben. Die Arbeit konzentriert sich dabei auf:
1. Subfekundität und Infertilität,
2. Fehl-/Totgeburten (fetaler Tod) und Abtreibungen sowie
3. Mißbildungen oder Geburtsfehler.

Die dargestellten Überlegungen sind auf andere Beobachtungsdaten wie Krebs im Kindesalter, Geburtsgewicht usw. prinzipiell übertragbar.

Generelles ätiologisches Modell

Die Begriffe „Exposition", „Prädiktor" oder „erklärende Variable" bezeichnen die X-Variable von ätiologischen Modellen; die Begriffe „Endpunkt", „Ereignis" und „reproduktive Störung", die Y-Variable. Liegen multiple Prädiktoren vor,

---

* Die Grundlagen für diese Arbeit konnten durch eine Förderung der Behörde für Wissenschaft und Forschung in Hamburg (H.213.45/60.00-4/02.4) sowie während eines vom Deutschen Akademischen Austauschdienst ermöglichten Studienaufenthalts in den Vereinigten Staaten von Amerika erarbeitet werden.

U. Laaser, G. Sassen, G. Murza, P. Sabo (Hrsg.)
Prävention und Gesundheitserziehung
© 1987 Springer-Verlag Berlin Heidelberg

können diese korreliert oder unkorreliert sein. Im ersten Fall kann das Datenproblem der Kollinearität auftreten: 2 oder mehrere Prädiktoren sind soweit linear abhängig, daß der Beitrag eines einzelnen Prädiktors nicht mehr geschätzt werden kann.

Werden gleichzeitig mehrere Endpunkte betrachtet, so könne auch diese untereinander eine Beziehung haben: Muster einer Multimorbidität lassen sich ermitteln. Besondere, über solche Muster hinausgehende Bedingungen finden sich in der Beziehung reproduktiver Endpunkte: So setzt beispielsweise die Entdeckung einer Mißbildung bei einem neugeborenen Kind voraus, daß

1. die Eltern nicht unfruchtbar waren,
2. keine Abtreibung vorgenommen wurde und daß
3. keine Fehl- oder Totgeburt stattfand.

Das heißt, die Endpunkte sind zeitlich voneinander abhängig und schließen sich gegenseitig aus. Diese Beziehungen sollen als *diachronische Abhängigkeiten* bezeichnet werden; die Vielfalt der möglichen Ereignisse wird das *Spektrum der reproduktiven Endpunkte* genannt.

Viele Schadstoffe und andere Fortpflanzungsrisiken wirken sich nicht nur auf einen „Endpunkt" aus wie beispielsweise Unfruchtbarkeit oder Mißbildungen, sondern auf mehrere (Bufler u. Aase 1982). In einem klassischen Tierexperiment konnten Beck u. Lloyd (1963) aufzeigen, daß der Bestand der aufgrund eines Schadstoffs mißgebildeten Mäuse über die Zeit der Schwangerschaft abnahm (Abb. 1). Der Großteil der Mißbildungen starb, was beim Menschen einer Fehlgeburt gleichkommen würde. Diese Aussonderung des „geschädigten ungebore-

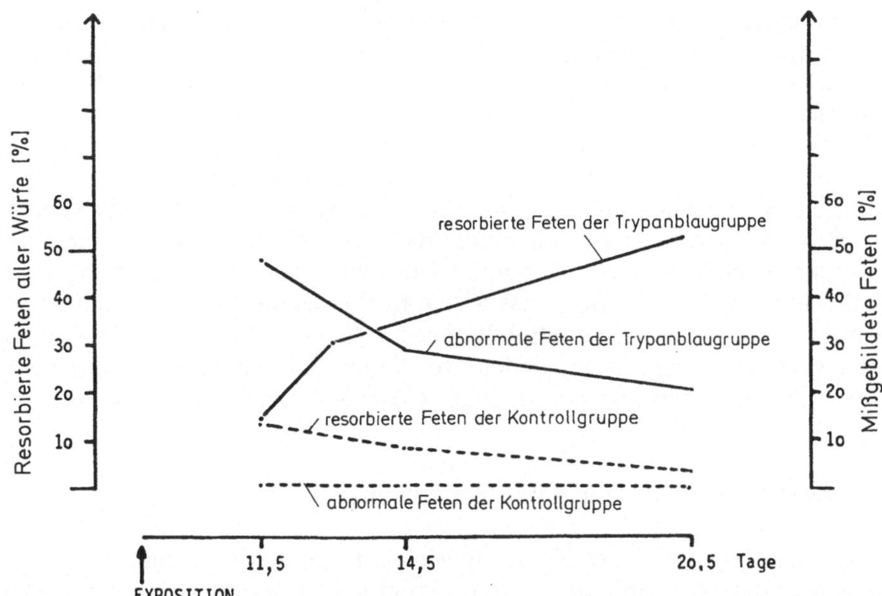

Abb. 1. Prozentsatz des Absterbens eines Wurfs und der mißgebildeten Feten zu verschiedenen Zeiten der Gestation in einer exponierten (Trypanblau) und einer Kontrollgruppe. Zahl der Getöteten pro Untersuchungstag: 12, Zahl in den Gesamtgruppen: 36

nen Lebens" kann dann soweit gehen, daß bei schadstoffbelasteten Müttern weniger Kinder mit Mißbildungen geboren werden als in Vergleichsgruppen. So zeigen Statistiken des norwegischen Mißbildungsregisters (Bjerkedal, zit. nach Erickson 1982), daß Textil- und Lederarbeiterinnen signifikant weniger mißgebildete Kinder zur Welt bringen (Risikoquotient 0,77), als andere berufstätige Frauen. Daraus könnte man schließen, daß keine gesundheitlichen Gefahren für das ungeborene Kind in dieser Tätigkeitsgruppe vorliegen. Dieser Schluß steht jedoch in Widerspruch zu den Untersuchungen über Fehlgeburten: Gerade bei Textil- und Lederarbeiterinnen fand sich eine Erhöhung der Rate an Fehlgeburten bis zu 50 % (Hemminki et al. 1983; Vaughan et al. 1984).

Dieses Zusammenspiel wird von vielen nicht vollends verstanden. Es wird fälschlicherweise gleichgesetzt etwa mit dem Wettstreit zweier verschiedener Todesursachen wie beispielsweise Krebs oder Herzinfarkt: Personen, die an Krebs gestorben sind, können nicht mehr am Herzinfarkt sterben. Bei der Betrachtung von Fruchtschäden liegen jedoch nicht 2 getrennte Krankheiten oder Störungen vor. So können manche Embryos an einer Fehlentwicklung des Gehirns sterben, während andere bis zur Geburt überleben mit der Folge, daß diese Mißbildungen entdeckt werden. Daher ist ein anderer Vergleich angemessener: Betrachten wir nur die Herzinfarkt-Patienten, die ein Jahr überlebt haben (etwa 50 %) und nehmen wir an, daß gerade Arbeiter früher sterben als Angestellte, so werden wir *fälschlicherweise bei den Überlebenden* finden, daß das Risiko für Arbeiter, einen Herzinfarkt zu erleiden, nicht höher oder geringer ist als für Angestellte. In diesem Fall wie auch bei einer ausschließlichen Betrachtung der mißgebildeten Kinder wird nämlich der Fehler begangen, daß das selektive Überleben von weniger Geschädigten nicht berücksichtigt wird. Daher ist in epidemiologischen Untersuchungen der Reproduktion nicht nur ein Endpunkt der Fortpflanzung zu betrachten, sondern aus dem *Spektrum der reproduktiven Endpunkte zumindest immer 2 benachbarte* in Betracht zu ziehen. Werden also Mißbildungen untersucht, so sind auch die zeitlich vorgelagerten Fehlgeburten zu betrachten. Werden Fehlgeburten untersucht, so sollte eine mögliche Reduzierung der zeitlich vorgelagerten Unfruchtbarkeit miterhoben werden. Wird jedoch nur ein Endpunkt untersucht und findet sich kein Risiko, so ist es nicht legitim zu behaupten, daß keine Gefahren für die menschliche Fortpflanzung oder das ungeborene Kind vorliegen. Auch kann in der einen Untersuchung beispielsweise das Risiko für Fehlgeburten erhöht sein, wohingegen in einer anderen eher Mißbildungen auftreten. Solche Ergebnisse erscheinen widersprüchlich, sie sind jedoch verständlich, wenn beispielsweise bei hoher Dosis Fehlgeburten und bei niedriger Dosis Mißbildungen auftreten.

Reproduktive Endpunkte und ihre Bestimmung

Nach der Diskussion des Zusammenspiels reproduktiver Endpunkte sollen in den nächsten Abschnitten – unter Berücksichtigung dieser Abhängigkeiten – Methoden zur Bestimmung der Endpunkte vorgestellt werden.

Unfruchtbarkeit

Unfruchtbarkeit kennzeichnet Störungen der menschlichen Fortpflanzung, bei denen es gar nicht erst zu einer Schwangerschaft kommt. Infertilität ist ärztlich definiert als eine „Wartezeit auf eine Schwangerschaft" von länger als 1 Jahr. Für die Bundesrepublik Deutschland liegen keine Angaben zur Häufigkeit von Unfruchtbarkeit vor. Statistiken aus den USA und Dänemark folgend sind etwa 14–16 % aller verheirateten Paare „unfruchtbar" (Pratt et al. 1984; Rachootin u. Olsen 1983). Eine verringerte Fruchtbarkeit – empirisch bestimmt als längere Wartezeit – wird als Subfekundität bezeichnet.

Baird u. Wilcox (1986) unterscheiden 3 verschiedene Verfahren, Störungen der Fruchtbarkeit zu bestimmen:
1. Fertilitätsstatus,
2. Geburtsdichte,
3. Wartezeit auf eine Schwangerschaft.

Für klinische Fall-Kontrollstudien eignen sich Angaben aus Behandlungszentren von „unfruchtbaren Paaren" *(Fertilitätsstatus)*. Werden für Paare mit Fertilitätsproblemen – seien sie männlicher oder weiblicher Genese – angemessene Kontrollgruppen gesucht, kann die Häufigkeit von Risiken in den beiden Gruppen ermittelt werden. Ein gutes Beispiel ist die Studie von Rachootin u. Olsen (1983) aus Dänemark. Offensichtlich ist der einzige Nachteil dieser Vorgehensweise, daß leichte Störungen der Fruchtbarkeit (Subfekundität) nicht entdeckt werden (geringe Sensitivität).

Die Untersuchung der Geburtsdichte und die Ermittlung einer *standardisierten Fertilitätsrate* wurden insbesondere von Levine et al. (1981, 1983) vorangetrieben. Betrachtet werden dabei die Geburtsdaten der Kinder. Es ist von Vorteil, daß diese Angaben verläßlich erhoben werden können. Die Gruppe um Levine konnte nachweisen, daß sich Störungen der männlichen Fruchtbarkeit beispielsweise durch Dibromchlorpropan schon frühzeitig und ohne Spermienuntersuchungen durch eine Reduzierung der Vaterschaften nachweisen ließen. Baird u. Wilcox (1986) sehen jedoch als Nachteil, daß die Sensitivität dieses Verfahrens gering ist, da eine Reduzierung der Fertilität aufgrund einer Summe an gegenläufigen Prozessen bei Subfekundität ausbleiben kann. So war beispielsweise bei Arbeitern, die in einer Abwasserreinigungsanlage einer Raffinerie arbeiteten, die Fertilitätsrate nicht vermindert, obwohl bei den Frauen der gleichen Arbeiter eine signifikante Erhöhung der Fehlgeburten festgestellt wurde (Wong et al. 1985).

Die *Wartezeit auf die Schwangerschaft/Konzeption* (WSS) wird empirisch definiert als die Periode zwischen dem Beginn ungeschützten Geschlechtsverkehrs und dem Eintritt einer Schwangerschaft (Baird et al. 1986; Karmaus 1986). Während die vorangehenden Instrumente sowohl bei Männern als auch bei den Frauen eingesetzt werden können, ist die Ermittlung der WSS auf die Angaben der Frauen angewiesen. Bei der Erhebung können unterschiedlichste Einflüsse wie Zeiten ohne Geschlechtsverkehr (Krankheit usw.), Art der Schwangerschaftsverhütung, Versager usw. berücksichtigt werden. Damit ist die Erhebung der Daten aufwendiger als bei den ersten beiden Instrumenten, die Sensitivität, mit der Unterschiede in den Wartezeiten gefunden werden können, wird jedoch größer als die der vorangehenden Ansätze beurteilt.

Fetaler Tod

Zu Fehlgeburten kann es kommen, wenn das befruchtete Ei oder der Embryo geschädigt werden oder wenn die Einnistung und Versorgung des Embryos in der Gebärmutter nicht ausreichend ist. Nach Wilcox et al. (1986) enden etwa 10–15 % aller Schwangerschaften in einer bemerkten Fehlgeburt und zusätzlich 15–20 % in einem unbemerkten Verlust des Embryos.

Die Bestimmung der Fehlgeburtsrate hat einige Hürden zu überwinden. Erstens ist die Auswahl von Frauen zur Ermittlung von Fehl- oder Totgeburten einem Selektionsbias ausgesetzt. Dabei spielt zum einen die Wahl der nichtexponierten Vergleichsgruppe eine Rolle: Sind Hausfrauen oder andere „unbelastete" Frauen als Vergleichsgruppe heranzuziehen? Zum anderen ist ein Ill-healthy-worker-Effekt (Kranke-Arbeiter-Effekt) in der Richtung festzustellen, daß Frauen mit Lebendgeburten aus den exponierten Gruppen ausscheiden und Hausfrauen werden, wohingegen Frauen mit Fehlgeburten in Lohnarbeit verweilen. So kann es zu einer Akkumulation der letzten Gruppe im Betrieb kommen (Axelson 1984).

Zweitens unterliegen Fragen zur Vorgeschichte von fetalem Tod der Gefahr eines Informationsbias: Zielt die Frage direkt auf das Ereignis, so ist es möglich, daß sensibilisierte exponierte Frauen mehr Fehlgeburten angeben, weil sie mehr „unbemerkte" Fehlgeburten bemerkt haben. Oder anders gesagt, Frauen mit Fehlgeburten suchen nach Erklärungen und werden daher u. U. mehr Risiken nennen können. Wege, mit diesem möglichen Informationsbias umzugehen, bestehen

1. in der Berücksichtigung der WSS, um den Effekt unbemerkter Konzeptionen auszugleichen, und
2. in der systematischen Erfassung der reproduktiven Biographie (alle Schwangerschaften und deren Ausgang).

Ein solches Instrument liegt beispielsweise in der National Survey of Family Growth aus den USA vor (Mosher 1985, 1986).

Drittens wird die Berechnung der Fehlgeburtrate durch das Vorhandensein von Abtreibungen gestört: Fehlgeburten und Abtreibungen schließen sich gegenseitig aus und sind zeitlich voneinander abhängig. Es existieren 2 Annäherungsformeln zur Bestimmung der Rate von Spontanaborten mit jeweils extrem unterschiedlichen Annahmen (Hemminki et al. 1983; Susser 1983):

$$\text{Rate an Fehl-Geb.} = \frac{^{n}\text{Fehl-Geb.}}{^{n}\text{Fehl-Geb. } ^{n}\text{LG-total}};$$

oder

$$\text{Rate an Fehl-Geb.} = \frac{^{n}\text{Fehl-Geb.}}{^{n}\text{Fehl-Geb. } ^{+n}\text{LG-total } ^{+n}\text{Ind.Geb}}.$$

Dabei bedeuten: *n* Anzahl, *Fehl-Geb.* Fehlgeburten, *Ind.Geb.* induzierte Geburten (Abtreibungen), *LG-total* alle Lebendgeburten.

Bei der ersten Annäherungsformel wird davon ausgegangen, daß alle induzierten Geburten (Abtreibungen) über die Expositionsgruppen gleichverteilt sind und daher für die Bestimmung der Rate unberücksichtigt bleiben können. Diese *Kondition* ist wenig angemessen eingedenk der Tatsache, daß erstens die Häufigkeit von Abtreibungen über Merkmale wie beispielsweise die Zugehörigkeit zu einer sozialen Schicht streut und daß zweitens Frauen, die schädliche Belastungen vermuten (beispielsweise wie in Seveso, Italien), häufiger eine Abtreibung durchführen lassen.

Bei der zweiten Annäherungsformel wird angenommen, daß die Verteilung der Abtreibungen über das Gestationsalter bei den verglichenen Gruppen gleich ist. Daher werden in allen Gruppen die induzierten Aborte im Nenner des Quotienten gleichwertig berücksichtigt. Vergleichen wir jedoch 2 Gruppen, die z. B. aufgrund ihres Vorwissens unterschiedlich mit Abtreibungen umgehen, so kann es wegen dieser *Kondition* zu Fehleinschätzungen kommen, z. B. beim Vergleich von weiblichen Angestellten und Fabrikarbeiterinnen. Nehmen wir an, daß erstere sich bei einer ungewollten Schwangerschaft schon nach kurzer Zeit zu einer Abtreibung entschließen, wohingegen die zweite Gruppe eine längere Zeit benötigt, dann würde in diesem Beispiel die Rate an Fehlgeburten bei weiblichen Angestellten unterschätzt werden, da die frühen Abtreibungen verhindern, daß es überhaupt zu einer Fehlgeburt kommen kann.

Diese Ännäherungsformeln sind daher ungenügend (Karmaus 1986). Eine exakte Schätzung der *konditionalen Rate* ist jedoch mittels der Survivalanalyse (Lee 1980; Allison 1984) möglich. Mit der Hazardfunktion h(t) wird die konditionale Rate der Fehl- und Totgeburten bestimmt, wobei dann induzierte Aborte und Lebendgeburten als zensierte Daten eingehen:

$$h(t) = \frac{\text{Anzahl der Feten, die, im Interval beginnend mit t, abgingen}}{\text{Anzahl der Feten, die bis zum Zeitpunkt t überlebten} \cdot \text{Weite des Intervalls}}$$

Für diese Schätzung, die nicht durch Abtreibungen verzerrt ist, wird außer Daten über Fehl- oder Totgeburten oder Abtreibungen noch die Information benötigt, wie lange die Schwangerschaft bei diesen Ereignissen bestand (Gestationsalter).

Die 3 genannten epidemiologischen Probleme bei der Bestimmung von Fehlgeburtsraten (Selektions- und Informationsbias sowie konditionale Rate) können in wissenschaftlichen Studien berücksichtigt werden. Ein Vergleich der Fehlgeburtshäufigkeiten zur Identifizierung reproduktiver Risiken ist daher aufgrund der großen Häufigkeit ein sehr attraktives und sensitives Vorgehen (Kline et al. 1985; Petitti o. J.). Eine Verfeinerung dieses Ansatzes – insbesondere in bezug auf das Informationsbias – zeichnet sich für die Zukunft durch die Bestimmung von β-HCG in den ersten Tagen, an denen die Regel erwartet wird, im Rahmen prospektiver Studien ab (Wilcox et al. 1985). Wird dieser Schwangerschaftstest nämlich nicht nur bei einer vermuteten Schwangerschaft durchgeführt, sondern in jedem Fall, so lassen sich auch unbemerkte Aborte bestimmen.

Mißbildungen und Geburtsfehler

Unter Mißbildungen und Geburtsfehler werden alle strukturellen oder funktionellen Defekte verstanden, die zum Zeitpunkt der Geburt (Geburtsfehler) oder in der späteren Entwicklung des Kindes zu diagnostizieren sind. Etwa 5 % aller Neugeborenen weisen Veränderungen auf, davon sind die Hälfte schwerere Deformitäten (Myrianthoppolos u. Chung 1974; Persaud et al. 1985). In späteren Jahren erhöht sich der entdeckte Bestand auf etwa 15 %. Gleichwohl sind spezielle Veränderungen sehr selten. Eine häufige strukturelle Mißbildung ist die Lippen-Kiefer-Gaumenspalte, die sich einschließlich sehr diskreter Formen (Spaltung des Gaumenzäpfchens) nur bei 26 von 10 000 Lebendgeburten findet (Koller 1983).

Über den Nachteil ihrer geringen Eintrittswahrscheinlichkeit hinaus ist die Betrachtung von Fehlbildungen zur Identifizierung von reproduktiven Risiken mit einem Problem belastet: Fehlgeburten und Abtreibungen können – wie Abb. 1 zeigt – den Bestand weit reduzieren und u. U. bei Exponierten sogar unter die sonst vorhandene Häufigkeit absenken. Deshalb stellen Geburtsfehler auch nur die Prävalenz der Veränderungen zum Zeitpunkt der Geburt dar. Da Fehlgeburten und Abtreibungen sehr häufig sind, kann der Bestand großen Schwankungen ausgesetzt sein, die ohne eine Berücksichtigung eines selektiven Überlebens nicht zu erklären sind. Es ist dabei an 2 Konstellationen zu denken, die bei Expositionen *zufällig auftreten* können:
1. Die Spontanaborte (Fehlgeburten) sind erhöht und der Bestand an Mißbildungen ist dadurch erniedrigt;
2. es treten nur marginal mehr Spontanaborte auf und daher auch nur noch insignifikant mehr Mißbildungen.

Für den 1. Fall wurden Beispiele genannt: experimentelle Untersuchungen (Abb. 1) und epidemiologische Hinweise (Textilarbeiterinnen). Ein weiteres Indiz für einen solchen Zusammenhang ist, daß in England die Rate an Spontanaborten invers mit der Prävalenz an Mißbildungen kovariiert (Roberts u. Lowe 1975; Fedrick u. Adelstein 1976). Hinweise auf Umstände, in denen beide, Fehlgeburten und Mißbildungen, jedoch nur marginal erhöht sind, finden sich für die radioaktive Strahlung und die Folgen des Seveso-Unglücks in Italien 1976. Die Atombombenabwürfe in Nagasaki und Hiroshima hatten sowohl eine Erhöhung der Fehlgeburten (Yamazaki et al. 1954) als auch eine Erhöhung von Mißbildungen zur Folge (Blot u. Miller 1973; Miller u. Blot 1972). Für Seveso berichtet Bruzzi (1983) von einem leichten Anstieg der Prävalenz an Mißbildungen, und Neubert (1985) zeigt unbeabsichtigt eine Inzidenzzunahme für Fehlgeburten auf (Karmaus 1985). Da diese Konstellationen auch rein zufällig verschieden ausfallen und in einem Fall für die eine Gruppe zufällig signifikant sind und in einem anderen Fall nicht, finden sich in der Literatur über schädliche Wirkungen von arbeitsplatz- oder umweltbedingten Risiken oft scheinbare „Widersprüche". Eine sinnvolle Beurteilung dieses Zusammenhangs ist nur unter gleichzeitiger Berücksichtigung beider Endpunkte möglich, wie dies in der folgenden Formel (simplifiziert nach Stein et al. 1975) ausgedrückt wird:

| Wahre Rate an Mißbildungen | } | Wahrscheinlichkeit eines fetalen Todes | { | Prävalenz von Defekten bei Geburt. |

Die wahre Rate an Mißbildungen läßt sich folglich nur durch Einbeziehung des selektiven Überlebens schätzen. Ein solches epidemiologisches Denken, das Daten nicht als naturgegebene „Wahrheiten an sich" sondern als Beobachtungsdaten behandelt, hätte zur Konsequenz, daß ein Großteil der „Mißbildungsforschung" neu überdacht werden müßte. Eine solche Neubetrachtung findet sich beispielsweise bei Hook u. Cross (1983) für die Trisomie 21 (Down-Syndrom).

Zusammenfassung

Die reproduktive Epidemiologie ist ein noch junges Fach mit großer Bedeutung von umwelt- und arbeitsplatzbedingten Risiken der menschlichen Fortpflanzung. Neu gegenüber der klassischen Epidemiologie sind die methodischen Herausforderungen, die sich ergeben, um der diachronischen Abhängigkeit der Ereignisse gerecht zu werden. Die vorgestellten Ansätze zeigen vielversprechende Wege auf. Es ist zu wünschen, daß auch in der Bundesrepublik Deutschland – einem epidemiologischen Entwicklungsland – in der Zukunft Forschungen dieser Art Unterstützung finden.

Literatur

Allison PD (1984) Event history analysis. Regression for longitudinal event data. Sage University Paper, Beverly Hills London
Axelson G (1984) Selection bias in studies of spontaneous abortion among occupational groups. J Occup Med 26:525–528
Baird DD, Wilcox AJ (1986) Effects of occupational exposures on the fertility of couples. In: Stein ZA, Hatch MC (eds) Reproductive problems in the Workplace. Occupational Medicine. State of the Art Reviews Vol 1, No 3, 361–374
Baird DD, Wilcox AJ, Weinberg CR (1986) Use of time to pregnancy to study environmental exposures. Am J Epidemiol 124:470–480
Beck F, Lloyd JB (1963) An investigation of the relationship between foetal death and foetal between foetal malformation. J Anat 97:555–564
Blot WJ, Miller RW (1973) Mental retardation following in utero exposure to the atomic bombs of Hiroshima and Nagasaki. Radiology 106:617–619
Bruzzi P (1983) Birth defects in the TCDD polluted area of Seveso: Results of a four-years follow-up. In: Coulston F, Pocchiari F (eds) Accidental exposure to dioxins. Academic Press, New York London, pp 271–280
Buffler PA, Aase JM (1982) Genetic risks and environmental surveillance: Epidemiologic aspects of monitoring industrial populations for environmental mutagens. J Occup Med 24:305–314
Erickson JD (1982) Assessing occupational hazards to reproduction: Uses of existing data sets. In: Lockey JE, Lemasters GK, Keye WR (eds) Reproduction: The new frontier in occupational and environmental health research. Liss, New York
Fedrick J, Adelstein PH (1976) Area differences in the incidence of neural tube defect and the rate of spontaneous abortion. Br J Prev Soc Med 30:32–35
Hemminki K, Kyyrönen P, Niemi M-L, Koskinen K, Sallmen M, Vainio H (1983) Spontaneous abortions in an industrialized community in Finland. Am J Public Health 73:32–37

Hook EB, Cross PK (1983) Spontaneous abortion and subsequent down syndrome livebirth. Hum Gent 64:267–270

Karmaus W (1985) Dreizehn Fehlerquellen epidemiologischer Studien. Schwierigkeiten beim Nachweis von Gesundheitsrisiken am Arbeitsplatz und in der Umwelt. In: Abholz H, Borgers D et al (Hrsg) Umweltmedizin. Argument Verlag, Berlin, S. 65–87

Karmaus W (1986) Fecundability and fetal deaths. An exploratory investigation controlling for cigarette smoking, alcohol consumption, pelvic infection, and occupational groups using survival analysis. Thesis, Chapel Hill

Kline J, Stein Z, Hatch M, Strobino B (1985) The role of spontaneous abortion studies in environmental research. U.S. Environmental Protection Agency EPA-600/S1-84-024

Koller S (1983) Risikofaktoren und Schwangerschaft. Springer, Berlin Heidelberg New York Tokyo

Lee ET (1980) Statistical methods for survival data analysis. Lifetime Learning Publications, Belmont

Levine RJ, Symons MJ, Balogh SA, Milby Th, Whorton MD (1981) A method for monitoring the fertility of workers. 2. Validaton of the method among workers exposed to dibromochloropropane. J Occup Med 23:183–188

Levine RJ, Blunden PB, Dalcorso RD, Starr TB, Ross CE (1983) Superiority of reproductive histories to sperm counts at a dibromochlorporpane manufacturing plant. J Occup Med 25:591–597

Miller RW, Blot WJ (1972) Small head size after in-utero exposure to atomic radiation. Lancet II:784–787

Mosher WD (1985) Reproductive impairments in the United States, 1965–1982. Demography 22:415–430

Mosher WD (1986) Fecundity, infertility, and reproductive health in the United States: 1982. (Draft) US Department of Health and Human Services, Public Health Service, Office of Health Research, Statistic and Technology. National Center for Health Statistics, Hyattsville (DHHS Publication, No 14, Series 23)

Myrianthopolous NC, Chung CS (1974) Congenital malformations in singletons: Epidemiologic survey. Birth Defects 10/11

Neubert D (1985) Teratogenes Risiko durch Dioxine? Eine differenzierende Beurteilung. Ärztebl 82:821–829

Persaud TVN, Chudley AE, Skalko RG (1985) Basic concepts in teratology. Liss, New York

Pettiti D (oJ) Studying potential reprodutive hazards. Department of Medical Methods Research: The Kaiser Permanente Medical Care Program. 3451 Piedmont Av, Oakland, CA 94611

Pratt F, Mosher WD, Bachrach CA, Horn MC (1984) Understanding U.S. fertility. Findings from the national survey of family growth, cycle III. Popul Bull 39:3–40

Rachootin P, Olsen J (1983) The risk of infertility and delayed conception associated with exposures in the Danish workplace. J Occup Med 25:395–402

Roberts CJ, Lowe CR (1975) Where have all the conceptions gone? Lancet I:498–499

Stein Z, Susser M, Warburton D, Wittes J, Kline J (1975) Spontaneous abortion as a screening device. The effect of fetal survival on the incidence of birth defects. Am J Epidemiol 102:275–290

Susser E (1983) Spontaneous abortion and induced abortion: An adjustment for the presence of induced abortion when estimating the rate of spontaneous abortions from cross-spectional studies. Am J Epidemiol 117:305–308

Vaughan TL, Daling JR, Starzyk PM (1984) Fetal death and maternal occupation. An analysis of birth records in the state of Washington. J Occup Med 26:676–678

Wilcox AJ, Weinberg CR, Wehmann RE, Armstrong EG, Canfield RE, Nisula BC (1985) Measuring early pregnancy loss: Laboratory and field methods. Fertil Steril 44:366–374

Wilcox AJ, Weinberg CR, Armstrong EG, Canfield RE, Nisula BC (1986) Incidence of subclinical pregnancy loss: Preliminary data from a prospective study. 19th Annual Meeting of the Society for Epidemiologic Research, Pittsburgh, June 17–20, 1986

Wong O, Morgan RW, Whorton MD (1985) An empidemiologic surveillance program for evaluating occupational reproductive hazards. Am J Ind Med 7/4:295–306

Yamazaki JN, Wright SW, Wright PM (1954) Outcome of pregnancy in women exposed to the atomic bomb in Nagasaki. Am J Dis Child 87:448–463

Das „Soziale Handbuch Osnabrück" – Eine Informationsquelle über die soziale, gesundheitliche und soziokulturelle Infrastruktur in einer Gemeinde*

W. Timm

Wenn man die Entwicklung der sozialen und gesundheitlichen Dienstleistungen in den letzten 15–20 Jahren betrachtet, kann man kaum umhin, diese Prozesse als atem- und sichtberaubend zu charakterisieren. Die physiologisch-sensorischen Metaphern sind vielleicht angebracht, wenn man registriert, daß die Kommunen, Krankenkassen und anderen Sozialleistungsträger sich einem permanenten Aufgaben- und Ausgabenzuwachs ausgesetzt sehen und darüber hinaus nur unter Schwierigkeiten wahrnehmen, in welchem unüberschaubaren und unwegsamen Gelände sie sich zunehmend bewegen.

Für die Bundesrepublik Deutschland kann man von folgenden Entwicklungstrends ausgehen: In den letzten 10–15 Jahren wuchs wahrscheinlich die Zahl der Beschäftigten im Gesundheits- und Sozialbereich jährlich um rund 3 %. Eine Verdopplung der Sozial- und Gesundheitsberufe im Zeitraum von 1970 bis 1990 ist vermutlich eine zurückhaltende Schätzung. Der Gesamtumfang der vor Ort angebotenen Dienste, Abteilungen, Praxen, Zentren, Programme, Initiativen, Selbsthilfeorganisationen usw. hat sich wahrscheinlich in ähnlichem Maße ausgedehnt. Geradezu explosiv stellt sich die Entwicklung dar bei den zahlreichen Initiativen und Projekten, Selbsthilfegruppen, Selbsthilfeorganisationen, ehrenamtlichen Aktivitäten und Vereinen. Dieser „voluntary sector" oder Selbstorganisationssektor wächst in jedem Jahr bundesweit mit Sicherheit um 5 %, vermutlich jedoch bedeutend mehr. Entgegen den vorherrschenden Befürchtungen oder Hoffnungen werden durch diese Welle bürgerschaftlicher Selbsttätigkeit keineswegs soziale Dienstleistungen und Personal reduziert. Vielmehr liegt hier der dynamischste Zweig der wachsenden Beschäftigung im Gesundheits- und Sozialwesen, nicht zuletzt durch interne Professionalisierung, Arbeitsbeschaffung und zahlreiche Sekundärwirkungen auf den formellen Dienstleistungssektor.

Das auch für Fachleute inzwischen nicht mehr überschaubare Dienstleistungsspektrum im Sozial- und Gesundheitsbereich war der Anlaß, ein „Soziales Handbuch für Osnabrück" zu erstellen. Diese Arbeit wurde durch eine Arbeitsbeschaffungsmaßnahme bewältigt, die vom Fachgebiet Sozialpädagogik/Sozial-

* Bearbeiterin des Handbuchs ist Angela Schoettler, Diplomsozialpädagogin. Ich danke ihr nicht nur für die engagierte und umsichtige Durchführung der Arbeiten, sondern auch für viele weiterführende Diskussionen. Inhaltlich und organisatorisch betreut wird das Projekt von meiner Kollegin Dr. Ursula Aumüller-Roske und mir. Ihre Initiative und Kollegialität sind schon fast eine Selbstverständlichkeit.

U. Laaser, G. Sassen, G. Murza, P. Sabo (Hrsg.)
Prävention und Gesundheitserziehung
© 1987 Springer-Verlag Berlin Heidelberg

arbeit, Universität Osnabrück, initiiert wurde. Die Personalkosten trug das Arbeitsamt, die inhaltliche Betreuung erfolgte durch das Fachgebiet Sozialpädagogik/Sozialarbeit, und das Sozial-, Jugend- und Gesundheitsdezernat der Stadt Osnabrück finanzierte die Herstellungskosten. Dieses Dezernat ist auch ein enger Kooperationspartner bei der Bearbeitung; wir geben das Handbuch daher gemeinsam mit der Stadt heraus (Erscheinungstermin: Februar 1987).

Mit den „medizinischen Topographien" hat Deutschland seit dem 18. Jahrhundert eine lange Tradition der Ortsbeschreibung in sozialer und gesundheitlicher Hinsicht. Im 19. und 20. Jahrhundert sind diese Ansätze jedoch keineswegs durchgängig weitergeführt und systematisiert worden. Nach Weltwirtschaftskrise, nationalsozialistischer Herrschaft, Krieg und ökonomischem bzw. sozialpolitischem Wiederaufbau nach 1950 ist von einem weitgehenden Traditionsabbruch auszugehen. Das jeweilige lokale Entwicklungs- und Systematisierungsniveau der sozialen und gesundheitlichen Dienstleistungen in der Nachkriegszeit wird sich also kaum durch zeitgenössische Bestandsaufnahmen dokumentieren lassen.

Seit den 70er Jahren ist eine neue Dynamik zu verzeichnen. Die seitdem entstandenen Informationssammlungen lassen sich grob in 3 Typen zusammenfassen:

1. Es gibt die von den Kommunen und Kreisen herausgegebenen „Bürgerhandbücher", „Bürgerinformationen", „Bürgerwegweiser" etc. ... Hier dominieren die alphabetisch oder nach Sachgebieten aufgeführten Informationen über staatliche und kommunale Dienste und Behörden, bisweilen ergänzt um Informationen über weitere soziale und gesundheitliche Dienste. Das Spektrum reicht von PR-Broschüren bis zu detaillierten Informationen, von Adressen- und Sprechstundenangaben bis zu spezifischen Benutzerhinweisen.

2. Die 2. Kategorie umfaßt Bestandsaufnahmen, Adressensammlungen und Ratgeber über bestimmte Problembereiche oder für spezifische Zielgruppen. Hierzu gehören z. B. Seniorenratgeber, Behindertenführer, psychosoziale Adreßbücher und Wegweiser, Ausländerinformationen, Frauenadreßbücher, Präventionsführer usw. Zum Teil stehen diese Broschüren im Zusammenhang mit zielgruppenbezogenen Planungs- oder Koordinationsansätzen. Herausgeber sind sowohl Städte oder Kreise als auch Koordinationsgremien, spezielle Dienste, Verbände oder Betroffenenorganisationen. Je nach Arbeitsaufwand und Informationsstand können diese Spezialbroschüren unterschiedliche Grade an Repräsentativität und Benutzerfreundlichkeit aufweisen.

3. Schließlich sind die vielen alternativen Adreßbücher, Stadtbücher usw. zu nennen, die mehr oder weniger intensiv und repräsentativ über die lokale alternative Szene Auskunft geben.

Möglicherweise wird es notwendig, die seit wenigen Jahren zunehmend erscheinenden Selbsthilfebroschüren als einen 4. Typ zu berücksichtigen. Sie werden in der Regel von den immer zahlreicheren lokalen Kontakt- und Informationsstellen für Selbsthilfegruppen herausgegeben. Vorerst können diese Informationssammlungen noch dem Typ der Zielgruppen- oder Problemfeldbroschüren zugeordnet werden.

I ZENTRALE EINRICHTUNGEN

Stadt Osnabrück: Rat und Verwaltung
Spitzenverbände der Freien Wohlfahrtspflege
Sozialversicherungsträger
Landesbehörden

II ÜBERGREIFENDE DIENSTE

Notrufe/Rettungsdienste
Bürgerberatung/Rechts- und Verbraucherberatung
Arbeit/Beruf
Wohnen
Bildung
Kommunikationszentren/Stadtteiltreffs
Wirtschaftliche und soziale Hilfen
Ambulante soziale und pflegerische Dienste
Psychologische und psychosoziale Beratung
Selbsthilfeförderung/Unterstützungsfonds

III SPEZIELLE DIENSTE

Alter
Ausländer/Asylbewerber
Aussiedler
Familie/Partnerschaft/Sexualität
Frauen
Jugend
Kinder
Krankheit und Behinderung
Nichtseßhafte/Obdachlosigkeit
Psychische Krisen und Erkrankungen
Straffälligkeit
Suchtprobleme und -erkrankungen

Abb. 1. Das *Soziale Handbuch Osnabrück:*
Inhaltsverzeichnis   Anhang: Kirchengemeinden

Das „Soziale Handbuch Osnabrück" soll die wesentlichen Aspekte aller 3 Typen aufgreifen und unter spezifischen Zielsetzungen bündeln.

1. Die Vorarbeiten zu dem Handbuch gingen von einem breiten Verständnis sozialer und gesundheitlicher Bedarfslagen aus. Daher sollte sowohl die Trennung zwischen gesundheitlichen und sozialen Diensten als auch die in der Realität weitgehend überholte Aufteilung in professionelle bzw. nichtprofessionelle Angebote vermieden werden.

2. Das Handbuch richtet sich nicht an die Bevölkerung direkt und hat daher auch keinen Ratgebercharakter. Vielmehr soll es als Arbeits- und Informationsmittel, als Nachschlagwerk oder Orientierungsquelle dienen: für die Fachleute in den verschiedenen Sozial- und Gesundheitseinrichtungen und ebenso für die vielen Multiplikatoren, die als Berufstätige, Ehrenamtliche oder in Selbsthilfegruppen Engagierte mit sozialen Problemen sowie Informations-, Beratungs- und Vermittlungsaufgaben konfrontiert sind (z. B. Lehrer, Erzieher, Journalisten, Pfarrer, niedergelassene Ärzte, Pflegekräfte, Juristen, Initiativenmitglieder, freiwillige Helfer usw.).

3. Das Handbuch versucht daher, einen möglichst vollständigen Überblick über das lokale Dienstleistungssystem im Sozial- und Gesundheitsbereich herzu-

stellen, unter Einschluß z. B. von Selbsthilfeorganisationen und sozialen Initiativen, der rechtlichen und Sozialversicherungsaspekte, der Erwachsenen- und Familienbildungsaktivitäten usw. (vgl. die Inhaltsübersicht in Abb. 1). Hervorgehoben wird insbesondere die multisektorale Funktion der verschiedenen Dienste und Angebote. Gleichzeitig wird für jeden Zielbereich (Alte, Arbeitslose, Krankheit und Behinderung usw.) und jeden zielübergreifenden Sektor (Beratungsdienste, ambulante soziale Dienste, Bildung usw.) eine detaillierte Systematik benutzt. Diese interne Gliederung erleichtert den Überblick über die faktische oder auch die wünschenswerte Struktur des jeweiligen Sektors. Die Kooperation in der Alltagspraxis und eine zielgerechte Nutzung der Angebote kann dadurch ebenso gefördert werden wie eine bedarfsorientierte Weiterentwicklung der sozialen Infrastruktur.

4. Das Handbuch ist einerseits nach zielgruppenorientierten Angeboten gegliedert, („spezielle Dienste"), die man als die vertikalen Dienstleistungssektoren bezeichnen könnte. Andererseits werden zielgruppenübergreifende Dienste ausgewiesen („übergreifende Dienste"): hier kommen die Querschnittsfunktionen oder die horizontalen Aspekte zum Tragen (vgl. Abb. 2).

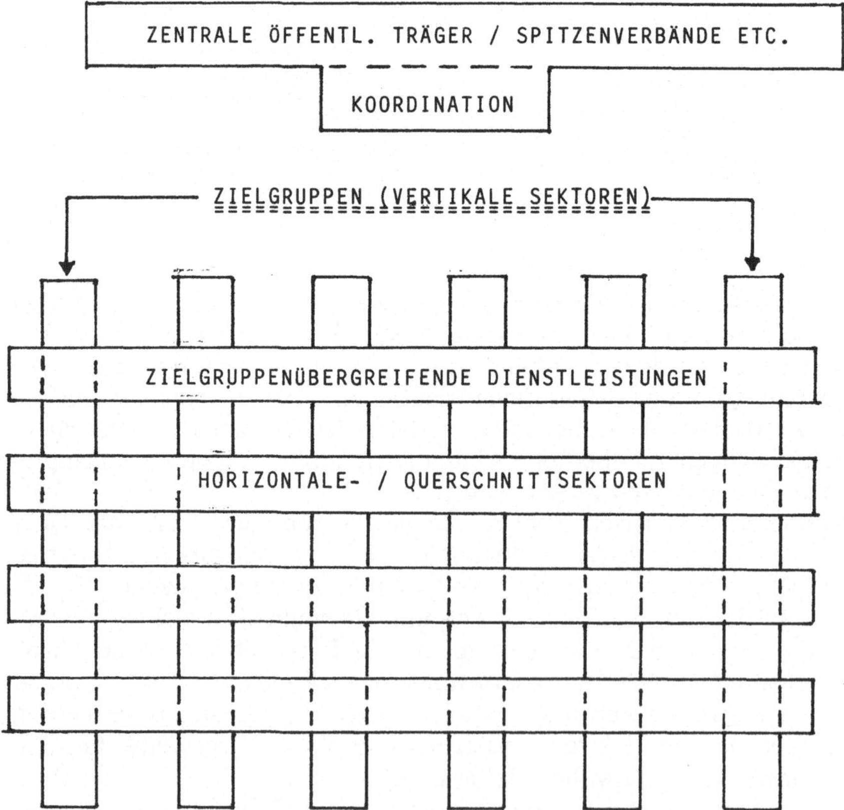

Abb. 2. Das lokale Dienstleistungssystem

Die zentralen Einrichtungen lassen sich durch die Aspekte Trägerschaft, Entscheidung, Finanzierung und Koordination charakterisieren. (Die zielgruppenübergreifende Koordination ist allerdings in Osnabrück kaum ausgeprägt. In einigen Sektoren dagegen sind Koordinationsansätze zu verzeichnen, sie werden dann in den jeweiligen Kapiteln berücksichtigt.)
Die Einrichtungen, Initiativen, Selbsthilfegruppen etc. werden im Handbuch mit Bezeichnung, Adresse, Telefon und Sprechzeit/Öffnungszeit erfaßt. Darüber hinaus werden in der Regel die Zielsetzungen und Arbeitsschwerpunkte der Dienste durch eine Kurzdarstellung verdeutlicht. Die Multifunktionalität zahlreicher Dienste wird durch Mehrfachbenennung in den verschiedenen Kapiteln berücksichtigt. Die Untergliederung jedes Kapitels durch bis zu 3 Dezimalstellen und weitere Zwischenüberschriften sowie zahlreiche Erläuterungen, Hinweise und Querverweise ermöglichen jeweils eine systematische Übersicht über die verschiedenen Zielbereiche bzw. die übergreifenden Dienste und ihre inhaltlichen oder operativen Verflechtungen.

5. Da das „Soziale Handbuch" das örtliche Dienstleistungsspektrum nach Zielgruppen und Querschnittsangeboten systematisiert, zahlreiche Verknüpfungen berücksichtigt und über einzelne Arbeitsfelddarstellungen hinausgeht, kann es als zentrales Informationssystem im Sozial- und Gesundheitssektor dienen, wenn es auf Dauer gestellt und ständig verbessert wird. Es erleichtert die Erstellung spezifischer Zielgruppeninformationen (also von Ratgebern oder Arbeitsfeldübersichten). Es ermöglicht und fördert die Berücksichtigung von Planungsaspekten (z. B.: Wieweit gibt es in den Stadtteilen ein hinreichendes und koordiniertes Spektrum an primären Sozial- und Gesundheitsangeboten?). Es fördert die problembezogene Zusammenarbeit von Mitarbeitern bzw. Nichtprofessionellen aus unterschiedlichen Bereichen und Dienstleistungsformen (z. B.: Wieweit können in Erwachsenenbildungseinrichtungen oder Stadtteilzentren Aktivitäten der Gesundheitsförderung, der sozialpsychiatrischen Arbeit oder der Altenarbeit zusammen mit anderen Einrichtungen und Organisationen entwickelt werden?). Langfristig ist zu erwarten, daß die lokale Arbeit der Bestandsaufnahme sozialer Dienstleistungen und Aktivitäten in ein breites Muster von Koordination und Planung einmündet. Das Ausmaß an Koordinationsbestrebungen nimmt eindeutig zu. Es fehlt allerdings noch weitgehend an Erfahrungen mit einer lokalen Entwicklungsplanung der sozialen Infrastruktur und ihrer partizipativen Koordination. Das Handbuch könnte diesen Erfahrungsprozeß beschleunigen.

Das *Soziale Handbuch Osnabrück* ist erhältlich über den Bürgerberatungsdienst (Stadt Osnabrück), Markt 223/23, 4500 Osnabrück.

Modell zur Trendanalyse ausgewählter Todesursachen auf der Basis der Mortalitätsstatistiken. Altersstandardisierte und altersspezifische Mortalitätsraten für Mammakarzinom in Nordrhein-Westfalen

H. Jeske, S. Heuermann, U. Laaser

Problemstellung

Die Bedeutung der Mortalitätsstatistiken für die epidemiologische Berichterstattung ist – trotz aller Diskussion – unbestritten. Mortalitätsdaten sind vollständig und relativ verläßlich. Um Mortalitätsphänomene zu beschreiben, werden verschiedene Indizes verwendet: alters- und geschlechtsspezifische Mortalitätsziffern, die mittlere Lebenserwartung, die Anzahl verlorener Lebensjahre und ähnliche mehr. Die Indizes werden in verschiedenen Bereichen als Indikatoren und Entscheidungsdaten benötigt, z. B. um Konsequenzen für gesundheits-, sozial- und wirtschaftspolitische Auswirkungen und Zielsetzungen zu hinterfragen. Im gesundheitspolitischen Sektor werden sie herangezogen, um Prioritäten zu setzen und um Planungs- und Evaluationsentscheidungen vorzubereiten und zu legitimieren.

Die Entwicklung der Sterblichkeit, insgesamt und bei den einzelnen Todesursachen, gehört damit zu den wichtigsten Gesundheitsindikatoren. Trotz dieser Erkenntnis fehlt es jedoch bisher an langfristigen systematischen Trenddarstellungen (Hoffmeister u. Junge 1984; Robra et al. 1983; Romeder u. McWhinnie 1977; Wissenschaftliches Institut der Ortskrankenkassen 1979). In dieser Arbeit werden die Entwicklungen der Gesamtmortalität und der Todesursachen „bösartige Neubildungen" und „Mammakarzinom" für Frauen in Nordrhein-Westfalen vorgestellt. Es interessierten folgende Fragen:
- Welche Mortalitätstrends können für das Land Nordrhein-Westfalen zwischen 1969 und 1984 beobachtet werden?
- Wie können die Trends statistisch gesichert werden?
- Gibt es Trendunterschiede auf Länderebene – z. B. zwischen Nordrhein-Westfalen und Baden-Württemberg?
- Ergeben sich aus den Trends Hinweise auf Risikodeterminanten oder auf Präventionsprogramme, die mögliche Trendunterschiede erklären können?

Datenmaterial

Als Datenmaterial standen die publizierten Berichte der Statistischen Landesämter Nordrhein-Westfalen und Baden-Württemberg und des Statistischen Bundesamtes zur Verfügung. Sie enthielten Angaben über mittlere Bevölkerungszahlen, Alter und Geschlecht, Sterbefälle und Sterberaten nach ICD-kodierten

U. Laaser, G. Sassen, G. Murza, P. Sabo (Hrsg.)
Prävention und Gesundheitserziehung
© 1987 Springer-Verlag Berlin Heidelberg

Todesursachen (ICD: „international classification of diseases and causes of death").

In den Betrachtungszeitraum von 1969 bis 1984 fällt die 9. Revision der ICD, die sich auf die Kodierungspraxis bei verschiedenen Todesursachengruppen auswirkte, auch auf die bösartigen Neubildungen. Deshalb sind für diese Gruppe gesonderte Trendanalysen über die Zeiträume der jeweils gültigen ICD-Fassung angemessen, also von 1969 bis 1978 und 1979 bis 1984. Speziell für die Todesursache Mammakarzinom brachte die 9. ICD-Revision keine bedeutenden Veränderungen, so daß eine durchgängige Analyse des Datenmaterials erlaubt ist.

Um die Validität der Todesursache Mammakarzinom abzuschätzen, wurden aus der einschlägigen Literatur allgemeine Indikatoren für die Einschätzung der Validität herangezogen. Hiernach gelten die bösartigen Neubildungen und speziell das Mammakarzinom als besonders sichere, zuverlässige Todesursachendiagnosen. Beispielsweise fanden de Faire et al. (1976) bei einer Analyse schwedischer Todesbescheinigungen für „bösartige Neubildungen" eine Sensitivitätsrate von 98,2 % und eine Bestätigungsrate von 99,5 %. Dabei bestimmt die Sensivität, wieviel der gesamten, als wahr angenommenen, pathologisch positiven Diagnosen durch die Todesursachendiagnosen erfaßt werden. Die Bestätigungsrate gibt dagegen an, wieviele der Todesursachendiagnosen richtig waren (De Faire et al. 1976; Frentzel-Beyne u. Keil 1981; Frentzel-Beyne et al. 1980; Hackl 1982).

Methoden

Für die Trendanalysen zur Gesamtmortalität (ICD 000–999), zur Todesursachengruppe „bösartige Neubildungen" (ICD 140–208) und zum Mammakarzinom (ICD 174) wurden zunächst die altersstandardisierten Raten betrachtet. Wegen der ausschließlich nationalen Vergleiche wurden als Standards die Daten der Volkszählung von 1970 (BRD 70) und die entsprechende „truncated rate" (TRUNC) gewählt. Die Altersstandardisierung durch die „truncated rate" bezieht sich dabei auf eine Rumpfbevölkerung zum Volkszählungstermin 1970, hier auf die Altersgruppe von 35 bis 65 Jahre, für beide Geschlechter zusammen. Daneben werden auch die altersspezifischen Sterberaten der 35- bis 45-, 45- bis 55- und 55- bis 65jährigen Probanden betrachtet. Diese Altersgruppen gelten für die meisten Lokalisationen bösartiger Neubildungen als Risikogruppen (Bundesminister des Innern 1983; Fraumeni 1975; Schottenfeld u. Fraumeni 1982).

Zur Trendsicherung werden Regressionsmodelle verwendet, wobei die Regressionsgleichungen nach der Methode der kleinsten Quadrate berechnet worden sind. Um zu prüfen, ob die Voraussetzungen für eine Regressionsanalyse erfüllt sind, wurden Residualanalysen und Q-Q-Plots durchgeführt. Die Residuen bestätigen das gewählte Modell und zeigen eine hinreichende Anpassung an die Normalverteilung (Abb. 1 und 2). Neben linearen Regressionen wurden auch quadratische durchgeführt. Die Anpassung der Sterberaten durch eine quadratische Funktion wurde akzeptiert, wenn die Summe der Abweichungsquadrate im quadratischen Modell statistisch signifikant kleiner war als beim linearen Ansatz.

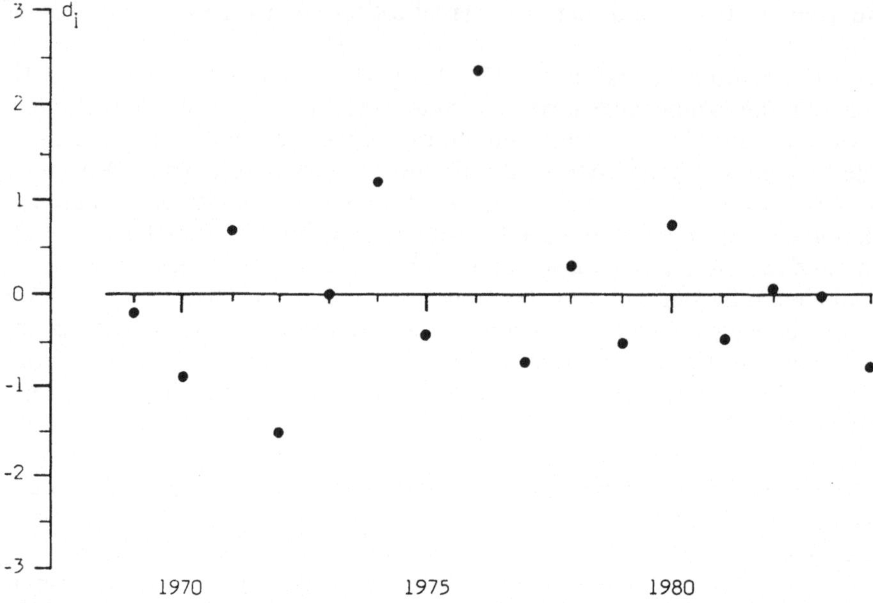

Abb. 1. Residualplot für Mammakarzinom bei Frauen (TRUNC) in Nordrhein-Westfalen. Bei der Residualanalyse müssen die normierten, geschätzten Residuen d_i zufällig um die Zeitachse streuen ($d_i = y_i - \tilde{y}_i)/s$; y_i Sterberate im Jahr x_i; $\tilde{y}_i$ Schätzwert aufgrund der Regression; s Standardabweichung)

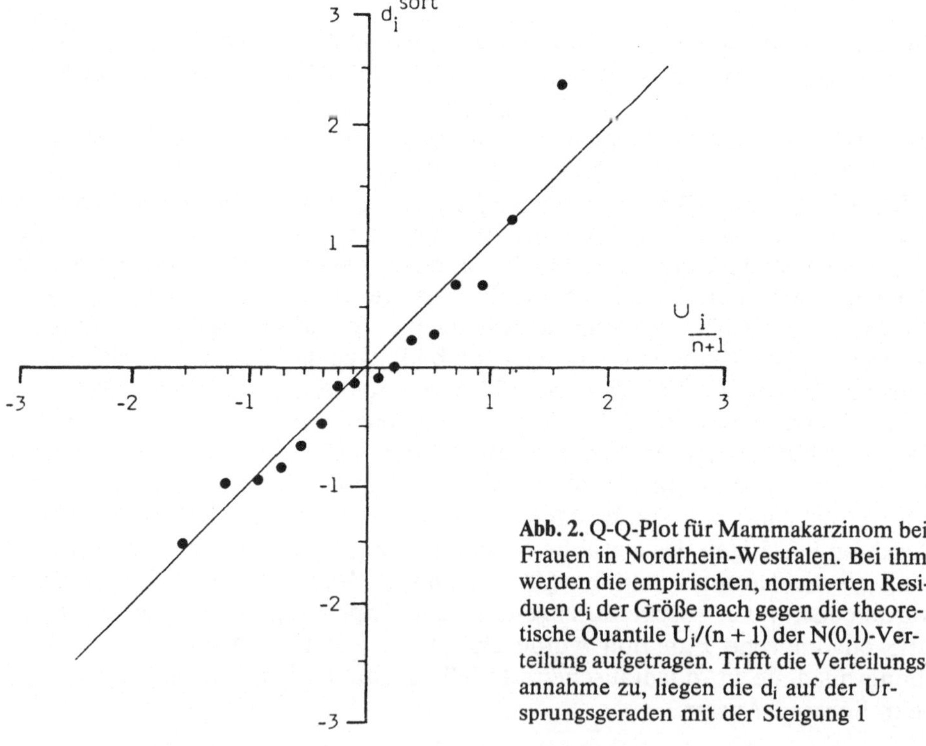

Abb. 2. Q-Q-Plot für Mammakarzinom bei Frauen in Nordrhein-Westfalen. Bei ihm werden die empirischen, normierten Residuen d_i der Größe nach gegen die theoretische Quantile $U_i/(n + 1)$ der N(0,1)-Verteilung aufgetragen. Trifft die Verteilungsannahme zu, liegen die d_i auf der Ursprungsgeraden mit der Steigung 1

Die Güte der Anpassung an die Sterberaten, für beide Regressionsmodelle, gibt das Bestimmtheitsmaß B an; es zeigt, wie gut die Modelle für die Daten geeignet sind. Das Bestimmtheitsmaß nimmt dabei Werte zwischen Null und Eins an, wobei die Anpassung um so besser ist, je näher der Wert bei Eins liegt (Tabellen 1 und 2). Für die lineare Regression entspricht die Wurzel aus dem Bestimmtheitsmaß dem Korrelationskoeffizienten, der den Grad des linearen Zusammenhangs ausdrückt (Bundesminister des Innern 1983; Hakama 1980; Hartung 1985; Hartung u. Elpelt 1985; Kleinbaum u. Kupper 1978).

Die Darstellung des Mortalitätstrends durch lineare Funktionen ermöglicht, die jährliche Änderung, d. h. die berechnete mittlere Zunahme bzw. Abnahme der Sterberate für den betrachteten Zeitraum, durch die Steigung, den linearen Regressionskoeffizienten b, anzugeben. Der steigende bzw. fallende Trend wurde statistisch geprüft, d. h. es wurde die Nullhypothese (H_0: $b = 0$) gegen die Alternativhypothese (H_1: $b = 0$) auf dem 5 %-Signifikanzniveau getestet (Tabellen 1 und 2). – Für die altersspezifischen Trends sind die Konfidenzintervalle eingezeichnet. Sie geben Schwankungsbereiche der zu erwartenden jährlichen Sterberaten an, die aufgrund der Regressionsmodelle berechnet wurden.

Es wurden folgende *Regressionsgleichungen und -koeffizienten benutzt:*
linear: $y_1 = a_1 + bx$;
quadratisch: $y_q = a_q + b_1x + b_2x^2$.

Dabei bedeuten:

y_l, y_q	Sterbefälle pro 100 000;
x	betrachtetes Jahr minus 1976 ($-7 \leqq x \leqq 8$);
a_l	nach dem linearen Modell geschätzte Anzahl der Sterbefälle im Jahr 1976 ($x = 0$);
b	Steigung des linearen Trends;
$a_q, b_{1/2}$	Regressionsparameter des quadratischen Modells, die nicht wie im linearen Modell interpretierbar sind.

Ergebnisse

Trends der altersstandardisierten Mortalitätsraten

Abbildung 3 zeigt, daß die Entwicklung der Gesamtmortalität zwischen 1969 und 1984 günstig verläuft. Dabei liegt die Regressionsgerade TRUNC deutlich unterhalb der Regressionsgeraden BRD 70. Das ist für die Gesamtmortalität unmittelbar einsichtig, denn bei der Altersstandardisierung TRUNC werden die Sterberaten der Altersgruppen „0–35 Jahre" und „älter als 65 Jahre" mit dem Faktor Null gewichtet.

Für die bösartigen Neubildungen bleiben die Sterberaten auf nahezu konstantem Niveau; nach der 9. ICD-Revision (1979) sinken die Mortalitätsraten statistisch nicht signifikant. Da sich die Regressionskurven BRD 70 und TRUNC überlagern, sind in Abb. 4 nur die Regressionsgeraden der „truncated rate" eingetragen. Die Überlagerung der altersstandardisierten Werte BRD 70 und

Tabelle 1. Statistische Werte zu den altersstandardisierten Mortalitätstrends (*B*: Bestimmtheitsmaß; *ICD 69:140-208* entspricht der 8. ICD-Revision „Bösartige Neubildungen")

Abb.	ICD	Region	Standard	Regressionskoeffizienten					B	Konfidenzintervall		Signifikanz
				linear		quadratisch						
				a_1	b	a_q	b_1	b_2				$\alpha = 0{,}05$
5	000-999	NRW	BRD70	883,64	−20,35				0,98	−21,80	−18,90	+
			TRUNC	503,22	−10,80				0,99	−11,40	−10,20	+
6	69: 140-208	NRW	BRD70			186,70	0,55	0,42	0,83			
	79:					173,44	5,03	−0,57	0,88			
	69:		TRUNC	192,45	−1,26				0,71	− 1,91	− 0,60	+
	79:			187,04	−1,22				0,51	− 2,89	0,45	−
7	174	NRW	BRD70	30,90	0,39				0,86	0,29	0,48	+
			TRUNC	44,30	0,44				0,73	0,28	0,59	+
8	174	BRD	BRD70	30,10	0,28				0,92	0,24	0,33	+
			TRUNC	42,90	0,36				0,87	0,28	0,44	+

Tabelle 2. Statistische Werte zu den altersspezifischen Mortalitätstrends (B: Bestimmtheitsmaß; *ICD 69:140-208* entspricht der 8. ICD-Revision „Bösartige Neubildungen")

Abb.	ICD	Region	Alter	Regressionskoeffizienten					B	Konfidenzintervall		Signifikanz
				linear		quadratisch						
				a_1	b	a_q	b_1	b_2				$\alpha = 0{,}05$
9	000-999	NRW	35 – 45	162,88	– 3,80				0,92	– 4,43	–3,16	+
			45 – 55			419,26	–8,17	–0,71	0,97			
			55 – 65	966,58	–20,55				0,93	–23,86	–17,23	+
10	69:140-208	NRW	35 – 45	54,33	– 1,88				0,87	– 2,48	– 1,28	+
	79:			57,16	– 0,51				0,20	– 1,91	0,90	–
	69:		45 – 55			175,59	–3,60	–0,55	0,64			
	79:			173,69	– 3,55				0,86	– 5,53	– 1,57	+
	69:		55 – 65	362,24	– 0,47				0,05	– 2,30	1,29	–
	79:			328,18	1,65				0,16	– 3,57	6,87	–
11	174	NRW	35 – 45	17,48	0,19				0,23	0,01	0,38	–
			45 – 55			48,92	0,26	–0,09	0,52			
			55 – 65	72,69	1,11				0,69	0,68	1,55	+
12	174	BRD	35 – 45	16,85	0,16				0,50	0,07	0,25	+
			45 – 55	44,99	0,16				0,13	– 0,76	0,40	–
			55 – 65	69,91	0,80				0,84	0,60	1,00	+
13	174	BW	35 – 45	16,28	0,14				0,17	– 0,04	0,32	–
			45 – 55	42,60	– 0,18				0,09	– 0,51	– 0,16	–
			55 – 65	69,60	0,45				0,29	0,04	0,85	+
14	174	BRD/ NRW	35 – 45			15,81	0,03	0,04	0,52			
			45 – 55	44,18	0,16				0,13	– 0,07	0,39	–
			55 – 65	69,25	0,73				0,79	0,52	0,94	+

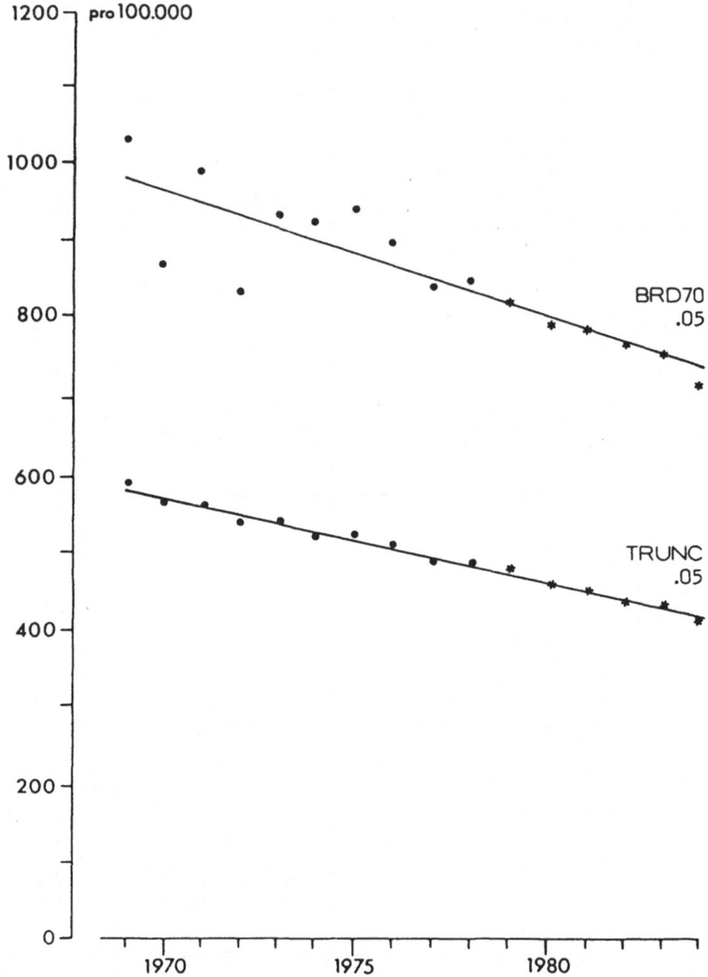

Abb. 3. Trend der altersstandardisierten Gesamtmortalität bei Frauen in Nordrhein-Westfalen

TRUNC sagt aus, daß die Sterberate in den Randgruppen – insgesamt genommen – ähnlich groß ist wie in der Rumpfbevölkerung. Für die bösartigen Neubildungen ist anzunehmen, daß die Sterberate bei den Jüngeren niedrig und bei den Älteren hoch ist; in dieser Studie wurden hierzu keine weiterführenden Analysen durchgeführt.

Der Trend für die Todesursache Mammakarzinom ist signifikant steigend und mit dem Trend in der gesamten Bundesrepublik Deutschland nahezu identisch (Abb. 5 und 6). Die Regressionsgeraden TRUNC liegen dabei deutlich über den Regressionsgeraden BRD 70, d. h. die Sterbehäufigkeit in der Rumpfbevölkerung ist größer als in den Randgruppen. Damit wird für das Mammakarzinom die Altersgruppe der 35- bis 65jährigen Patienten tatsächlich als Risikogruppe ausgewiesen. – Die wichtigsten Parameter der statistischen Analysen enthält Tabelle 1.

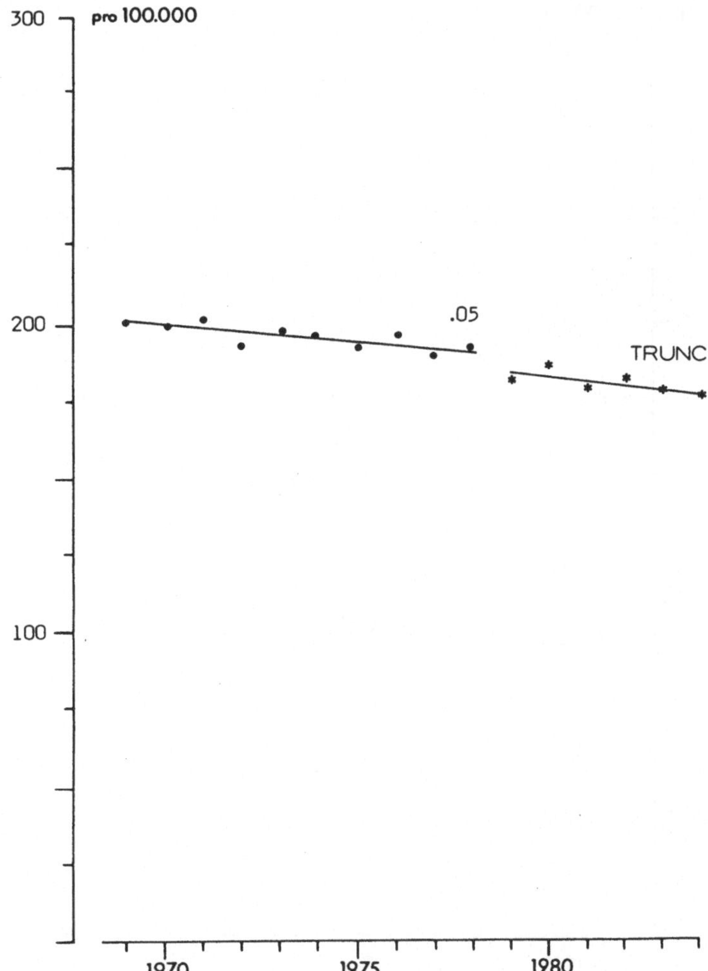

Abb. 4. Trend der altersstandardisierten Mortalität durch bösartige Neubildungen bei Frauen in Nordrhein-Westfalen

Trends der altersspezifischen Mortalitätsraten

Durch die Betrachtung altersstandardisierter Sterberaten bleiben verschiedene Mortalitätsphänomene verdeckt. Die Analysen der altersspezifischen Mortalitätsraten zeigen, daß die Trends in den einzelnen Altersgruppen recht unterschiedlich zum Gesamttrend TRUNC verlaufen können und welchen Beitrag die einzelnen Altersgruppen zur „truncated rate" liefern. – Für die Gesamtmortalität ist ein leichtes Absinken bei den 35- bis 45jährigen und ein starkes Absinken bei den 55- bis 65jährigen Patienten zu beobachten. Der Trend für die mittlere Altersgruppe wird durch eine quadratische Funktion beschrieben, wobei die Sterberaten seit etwa 1971 kontinuierlich sinken (Tabelle 2). Die Abnahme

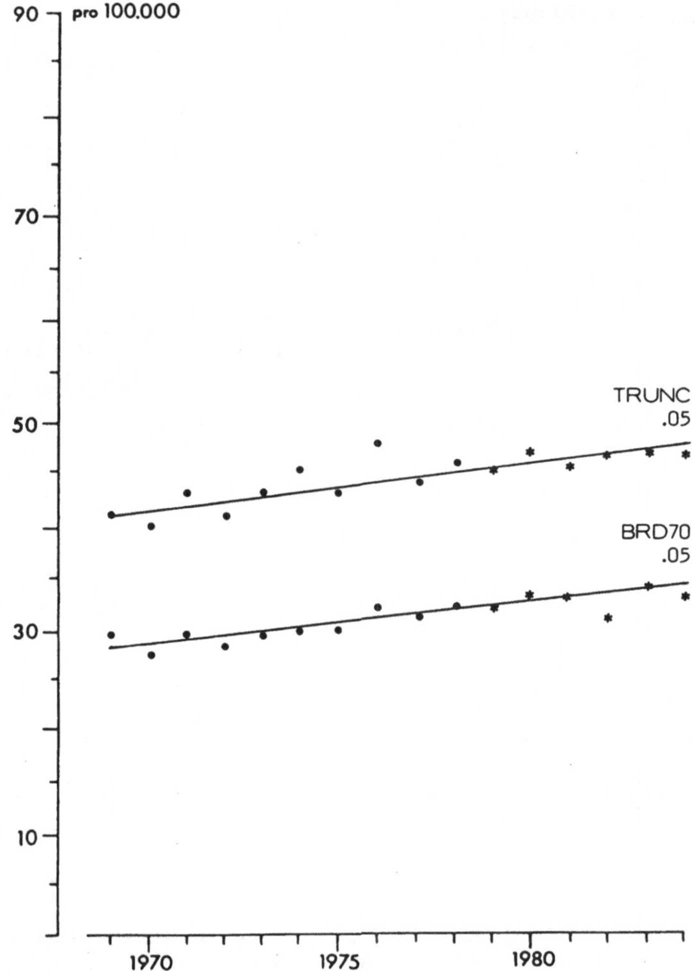

Abb. 5. Trend der altersstandardisierten Mortalität durch Mammakarzinom bei Frauen in Nordrhein-Westfalen

verläuft seit 1979 schneller als bei den jüngeren Patienten und erreicht in den Jahren 1983 und 1984 fast den Trend der 55- bis 65jährigen Patienten (Abb. 7).

Für die bösartigen Neubildungen ist der Trend in der Altersgruppe 35–45 Jahre von 1969 bis 1978 signifikant fallend; seit 1979 ist die Sterberate etwa gleich geblieben. Für die 45- bis 55jährigen Patienten ist die Entwicklung seit 1973 rückläufig (quadratische Anpassung) und wird seit der 9. ICD-Revision durch einen signifikant abfallenden, linearen Trend gekennzeichnet. Bei der Altersgruppe 55–65 Jahre verläuft die Sterberate von 1969 bis 1978 auf gleichbleibendem Niveau. Mit der Einführung der 9. ICD-Revision sinkt die Sterberate um etwa 8 % ab und steigt danach leicht an. – Am Beispiel der 55- bis 65jährigen

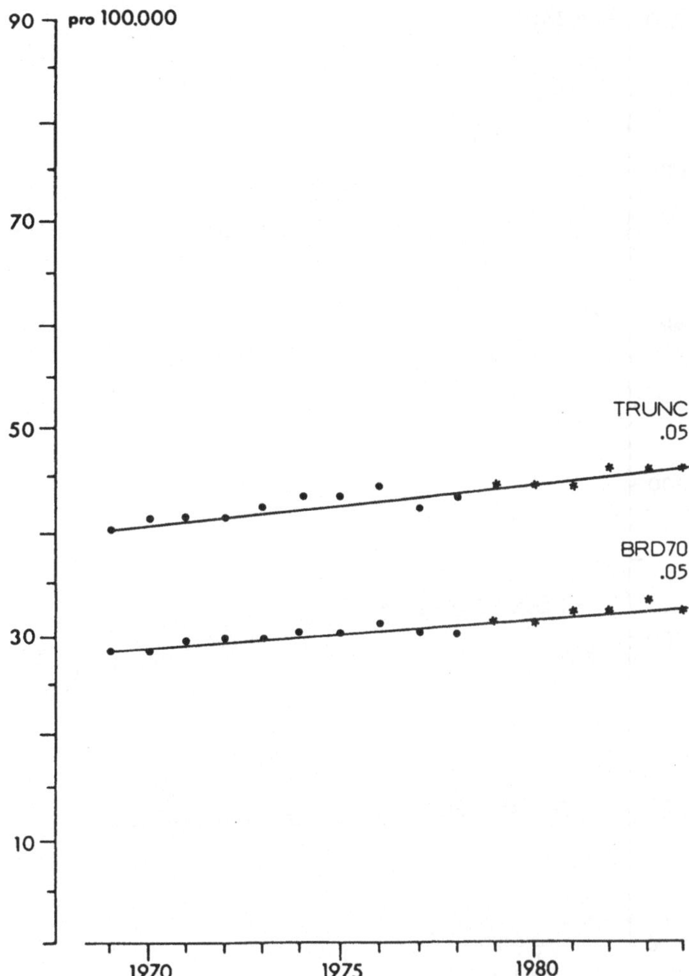

Abb. 6. Trend der altersstandardisierten Mortalität durch Mammakarzinom bei Frauen in der BRD

Patienten wird demonstriert, daß man einen anderen Trend erhält, wenn man die 9. ICD-Revision nicht beachtet. Bei einer Analyse über den Gesamtzeitraum 1969–1984 ergibt sich ein linearer Zusammenhang, wobei die Regressionsgerade ($y = 354,78 - 2,33\ x$) signifikant abfällt (Abb. 8).

Die Entwicklungen für die Todesursache Mammakarzinom zeigen ansteigend lineare Trends für die Gruppen 35–45 und 55–65 Jahre (Abb. 9 und 10). Die Steigung der Regressionsgeraden ist für die Bundesrepublik Deutschland in beiden Fällen statistisch signifikant von Null verschieden, in Nordrhein-Westfalen nur für die Gruppe 55–65 Jahre. Die Entwicklungen sind vergleichbar, wobei allerdings für Nordrhein-Westfalen die Trends schneller ansteigen als für die Bundesrepublik Deutschland (Tabelle 2). Die Sterberaten in der mittleren

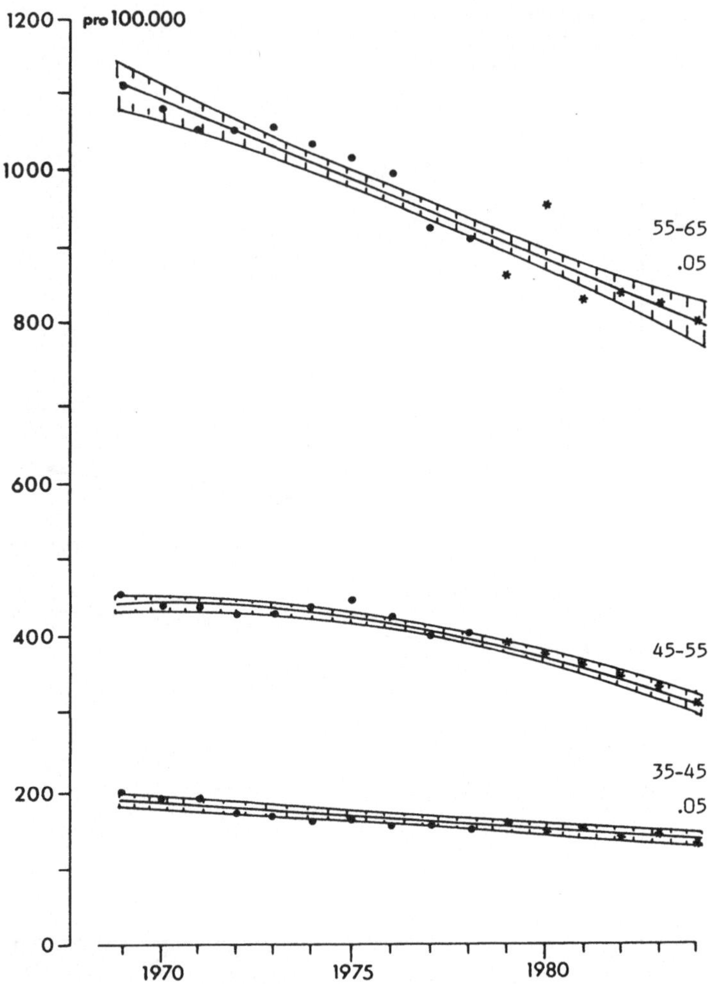

Abb. 7. Trends der altersspezifischen Gesamtmortalität bei Frauen in Nordrhein-Westfalen

Altersgruppe sind für die BRD seit 1969 etwa konstant. Für Nordrhein-Westfalen zeigt sich dagegen ein quadratischer Zusammenhang, ansteigend bis 1974 und seitdem abfallend. Seit 1983 liegt das Niveau unter dem der BRD.

Baden-Württemberg hatte 1969 für die Todesursache Mammakarzinom vergleichbare Sterberaten wie Nordrhein-Westfalen; die Entwicklung verläuft allerdings unterschiedlich (Abb. 11). Die Trends sind für die unteren beiden Altersgruppen nicht signifikant von Null verschieden; die Sterberaten haben etwa das Niveau von 1969 gehalten. Bei den 55- bis 65jährigen Patienten wächst – wie für Nordrhein-Westfalen und für die BRD – die Sterberate kontinuierlich an. Der Anstieg der Regressionsgeraden verläuft allerdings flacher als in Nordrhein-Westfalen und in der BRD (Tabelle 2). Die Abb. 12 zeigt die Entwicklungen für

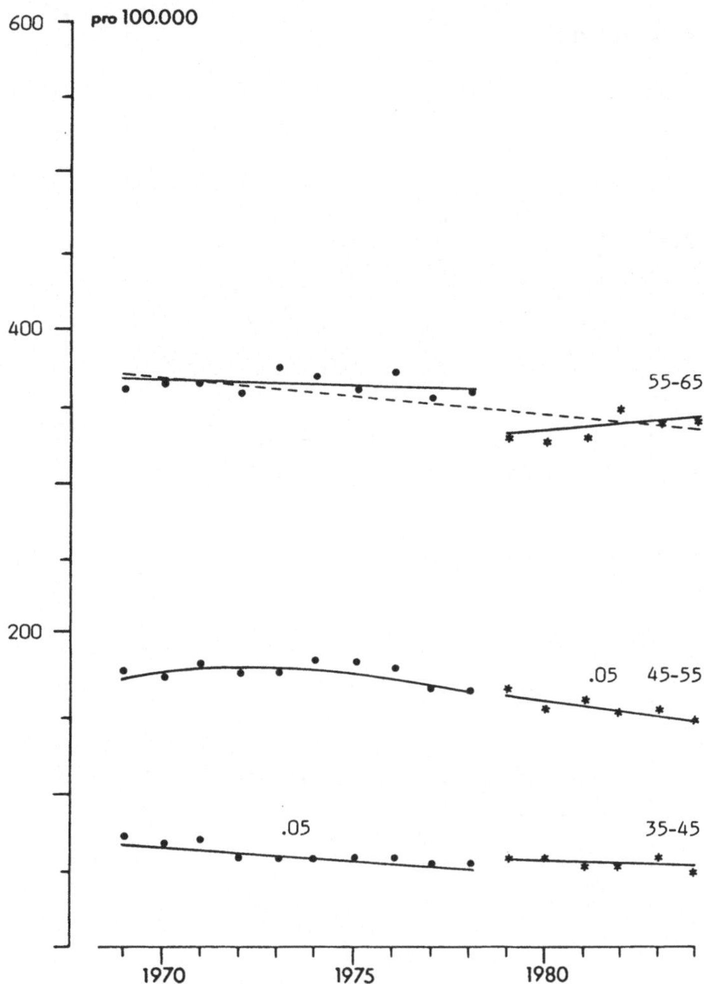

Abb. 8. Trends der altersspezifischen Mortalität durch bösartige Neubildungen bei Frauen in Nordrhein-Westfalen

die BRD ohne Nordrhein-Westfalen. Auffallend ist die quadratische Regression für die untere Altersgruppe; der Trend ist seit 1979 ansteigend. – Eine Veranschaulichung der Vergleiche zwischen Nordrhein-Westfalen, BRD, BRD ohne Nordrhein-Westfalen und Baden-Württemberg zeigt Abb. 13.

Konsequenzen

Die Verwendung von Regressionsmodellen für die Darstellung von Mortalitätstrends haben sich in dieser Studie bewährt und können auf vergleichbare Fragestellungen übertragen werden. Die zugrundeliegenden Modelle ermöglichen die Trends statistisch zu sichern, „glätten" die jährlichen Zufallsschwankungen bei

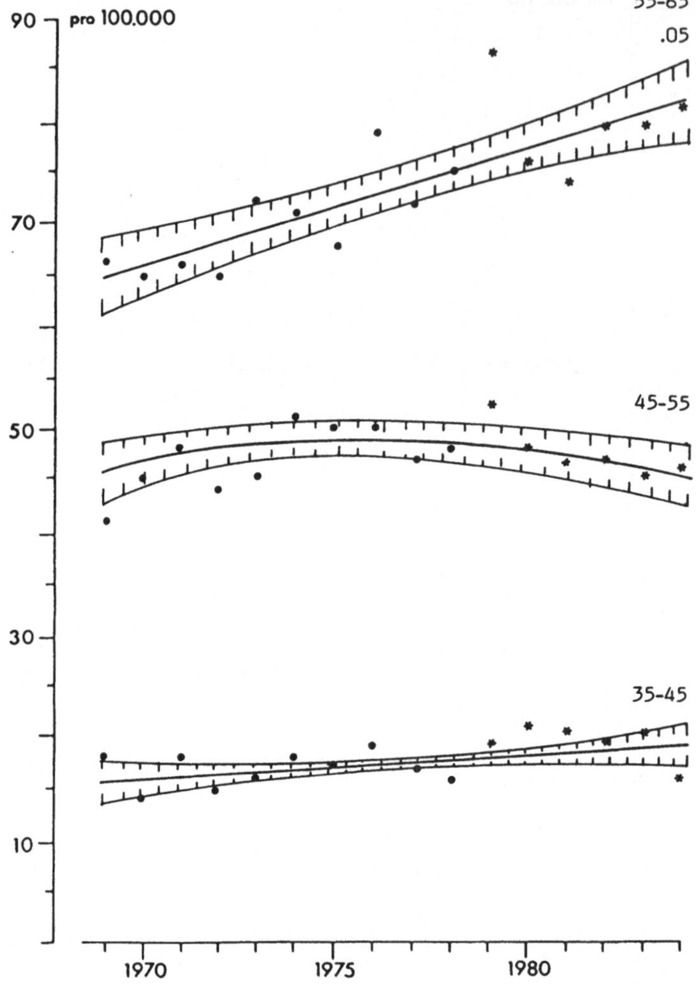

Abb. 9. Trends der altersspezifischen Mortalität durch Mammakarzinom bei Frauen in Nordrhein-Westfalen

den Sterberaten, führen zu generalisierten Aussagen und vereinfachen vergleichende Auswertungen. Diejenigen, die Analyseergebnisse als Entscheidungsgrundlagen verwenden müssen, können sich anhand der Veranschaulichungen schnell und dennoch sicher orientieren.

Aus den konkreten Ergebnissen leiten sich Hinweise für gesundheitspolitische Maßnahmen und Planungen ab. Zunächst wird die Bedeutung des Mammakarzinoms als Todesursache unterstrichen; die altersstandardisierten Sterberaten sind in dem betrachteten Zeitraum von 1969 bis 1984 gestiegen. Die regionalen Unterschiede weisen darauf hin, umweltbedingte Einflußfaktoren zu kontrollieren.

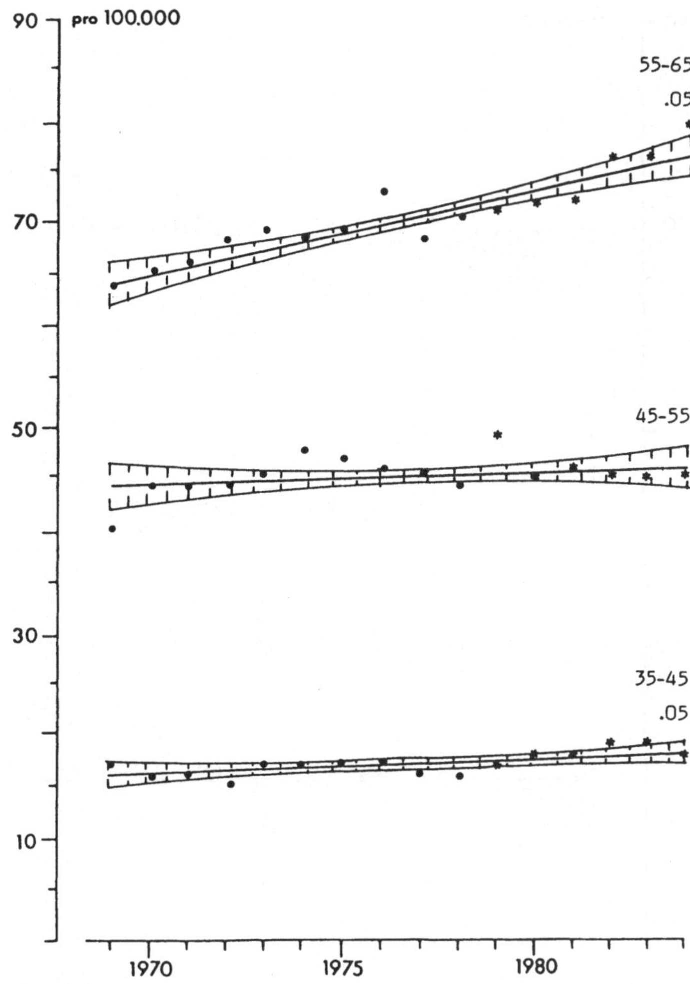

Abb. 10. Trends der altersspezifischen Mortalität durch Mammakarzinom bei Frauen in der BRD

Das Alter wird als eine entscheidende Risikodeterminante bestätigt und die 55-
bis 65jährigen Frauen als vordringliche Zielgruppe für Präventionsprogramme
identifiziert. Der seit 1975 fallende Trend für die Altersgruppe 45–55 Jahre wirft
Fragen auf: Sind Frauen dieses Alters aufgrund der Wechseljahre für Gesundheitsfragen sensibler und gehen häufiger zu ärztlichen Untersuchungen? Nehmen diese Frauen verstärkt das Angebot der Krebsvorsorge wahr? Spielen
hormonelle Veränderungen eine Rolle?

Die vorliegenden Trendanalysen führen damit zu Arbeitshypothesen und
geben Anhaltspunkte, Forschungs- und Präventionsfelder zu definieren. Um
allerdings detaillierte Lösungsvorschläge z. B. hinsichtlich geeigneter Präventionsprogramme ableiten zu können, ist es erforderlich, Mortalitätsdaten mit

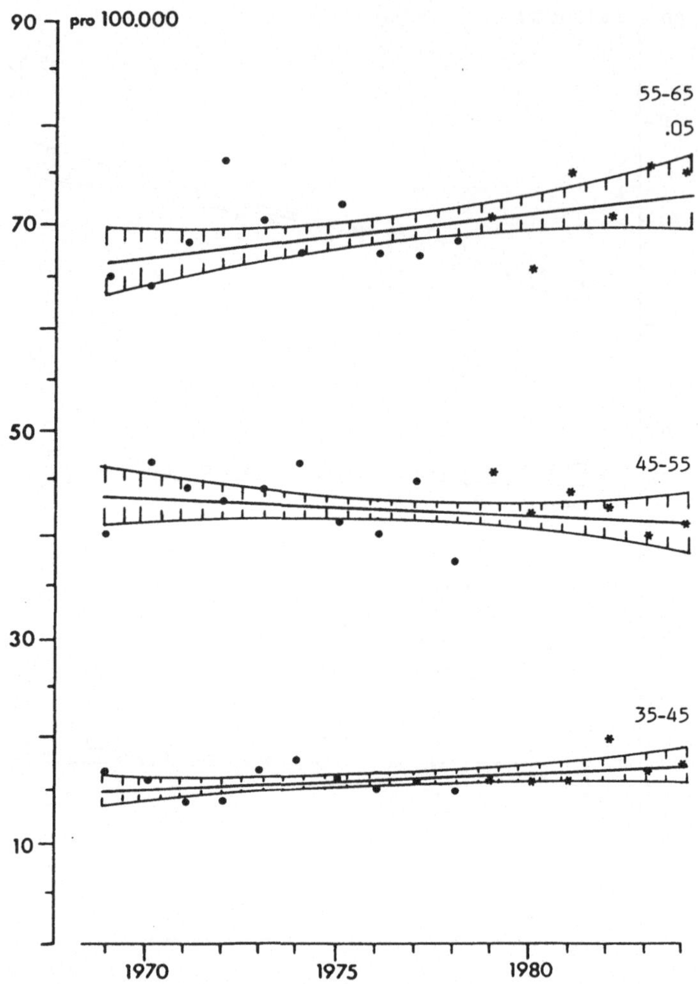

Abb. 11. Trends der altersspezifischen Mortalität durch Mammakarzinom bei Frauen in Baden-Württemberg

Individualdaten und mit Daten zur Krebsvorsorge oder zu Umweltbedingungen zu verknüpfen. Erst dadurch wird es möglich, statistische Zusammenhänge aufzudecken und diese auf ursächliche Wechselwirkungen zu hinterfragen und zu prüfen.

Zur Zeit fehlen spezielle Zusammenhangsanalysen über Erkrankungen und Sterblichkeit sowie deren Einflußfaktoren. Deshalb muß sich der Gesundheitspolitiker bei der Entwicklung von Präventionsprogrammen an allgemein akzeptierten, wissenschaftlich gesicherten Risikodeterminanten orientieren (Tabelle 3).

Da es allerdings für das Mammakarzinom keine eindeutigen unmittelbaren Risikoverhaltensweisen gibt wie das Rauchen hinsichtlich des Lungenkrebses,

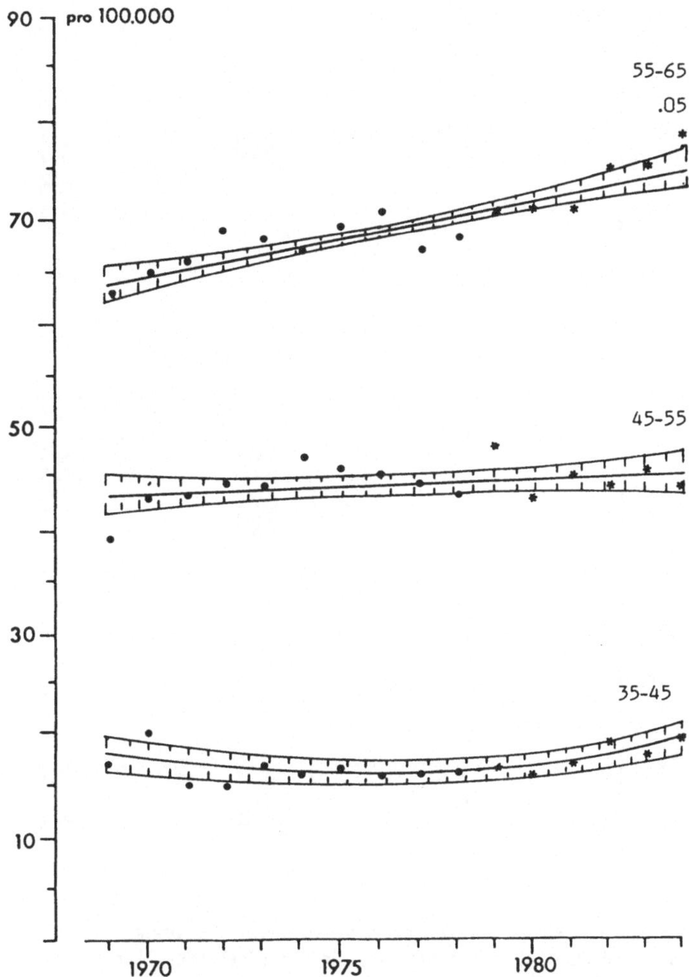

Abb. 12. Trends der altersspezifischen Mortalität durch Mammakarzinom bei Frauen in der BRD ohne Nordrhein-Westfalen

können Präventionsprogramme nicht gesundheitsfördernde Interventionen beinhalten, die auf Verhaltensänderung und Umstellung von Lebensweisen abzielen. Präventionsprogramme hinsichtlich des Mammakarzinoms müssen daraufhin abzielen, Risikodeterminanten durch Aufklärung in das öffentliche Bewußtsein zu bringen. Selbstuntersuchungen in kleinen Zeitabständen und die regelmäßige Teilnahme an den wirkungsvollen Krebsvorsorgeuntersuchungen ermöglichen, das Mammakarzinom bereits im Vor- und Frühstadium zu erkennen und wirkungsvoll zu behandeln. Die Wirksamkeit einer Behandlung im Frühstadium ist nachgewiesen: Die Fünfjahresüberlebensrate bei Behandlung im Frühstadium liegt mit 76 % deutlich über der mittleren Fünfjahresüberle-

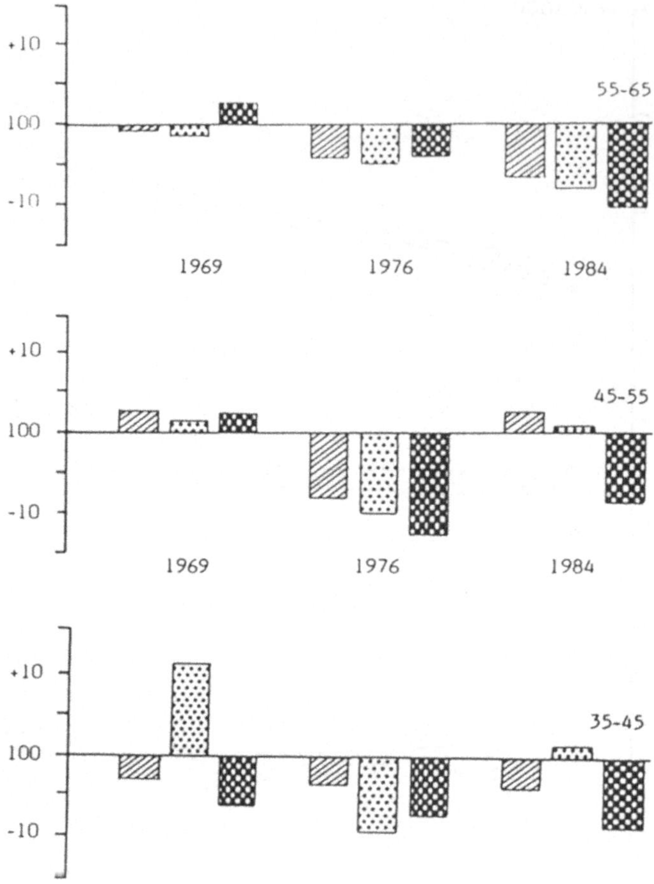

Abb. 13. Prozentuale Differenzen zu Nordrhein-Westfalen (100 %) gegenüber der Todesursache Mammakarzinom in der BRD (▨), in der BRD ohne Nordrhein-Westfalen (▩) und in Baden-Württemberg (▦)

bensrate (50 %) (Kassenärztliche Bundesvereinigung . . . 1986; Meyer u. Frederiksen 1986).

Die Ärzte, v. a. die Allgemeinmediziner, sind als eine wichtige Zielgruppe für landesweite Präventionsprogramme herauszustellen. Um den diagnostischen Standard zu erhalten und ihn laufend den wachsenden Kenntnissen anzupassen, sind adäquate Fortbildungsangebote zu schaffen. Ärzte können bereits im Vorfeld gesicherte Informationen über individuelle Risikodeterminanten wie Alter, Familienanamnese, Schwangerschaften, gutartige Brusterkrankungen usw. erheben und ihren Patientinnen die Krebsvorsorge begründen und empfehlen.

Die vorliegenden Trendanalysen vermitteln Eindrücke über das Mortalitätsgeschehen. Es bleibt jedoch zu fragen, inwieweit die Mortalität Rückschlüsse auf das tatsächliche Krankheitsgeschehen zuläßt. Insbesondere die unterschiedli-

Tabelle 3. Risikofaktorentabelle für Mammakarzinom. (Nach Fraumeni 1975; Herwig 1977; Schottenfeld u. Fraumeni 1982)

Risikofaktoren	Risikoveränderungen
Alter	Risiko wächst mit zunehmendem Alter.
Sozioökonomischer Status	Risiko wächst mit steigendem Lebensstandard.
Familienanamnese	Risiko verdreifacht sich, wenn Mutter und Schwester an Krebs erkrankt sind.
Familienstand	Risiko ist für Ledige größer als für Verheiratete.
Schwangerschaften	Risiko ist für kinderlose Frauen größer. Auch bei späten Schwangerschaften erhöht sich das Risiko.
Stillen	Risiko verringert sich bei Müttern, die ihre Kinder stillen.
Menstruation	Risiko ist um so größer, je früher die Menarche und je später die Menopause einsetzt.
Gutartige Brusterkrankungen	Risiko ist etwa dreimal höher bei vorhandenen gutartigen Brusterkrankungen.
Ernährung	Risiko kann durch den Konsum von Fett, Öl und tierischen Eiweißen erhöht werden.
Ionisierende Strahlung	Risiko erhöht sich mit der Strahlenbelastung.

chen Überlebenswahrscheinlichkeiten bei verschiedenen bösartigen Neubildungen erfordern, auch die Inzidenz, also Morbiditätsdaten, zu erfassen und zu analysieren. Die Verfügbarkeit dieser Datenquellen ist eine unabdingbare Voraussetzung, um dem gesundheitspolitischen Sektor umfassende, gesicherte Ergebnisse zu liefern, die Inzidenz- und Mortalitätsentwicklungen und deren Einflußfaktoren aufzuzeigen und die Qualität für fundierte politische Weichenstellungen zu erfüllen.

Literatur

Bundesminister des Innern (Hrsg) (1983) Die Krebssterblichkeit in der Bundesrepublik Deutschland 1970–1978, Bd I/II. Verlag TÜV Rheinland, Köln

Faire de U, Friberg L, Lorich U, Lundman T (1976) A validation of cause-of-death certification in 1156 deaths. Acta Med Scand 200:223–228

Fraumeni JF (1975) Persons at high risk of cancer. Academic Press, New York San Francisco London

Frentzel-Beyme R, Keil U (1981) Sterblichkeit und Todesbescheinigungen. In: Koller SP, Reichertz PL, Überla K (Hrsg) Medizinische Informatik und Statistik, Datenquellen für Sozialmedizin und Epidemiologie. Springer, Berlin Heidelberg New York

Frentzel-Beyme R, Keil U, Pflanz M, Struba R, Wagner G (1980) Mortalitätsdaten und Mortalitätsstatistik. MMW 122/24:901–906

Hackl H (1982) Der Aussagewert der klinischen Todesursachen für die Mortalitätsstatistik. Öff Gesundheitswes 44:733–735

Hakama M (1980) Projection of cancer incidence: Experiences and some results in Finland. World Health Stat Q 33/4:228–240

Herwig E (1977) Krankheitsfrüherkennung Krebs – Frauen und Männer. Deutscher Ärzte-Verlag, Köln

Hartung J (1985) Statistik, 4. Aufl. Oldenbourg, München Wien

Hartung J, Elpelt B (1985) Multivariate Statistik. Oldenbourg, München Wien

Hoffmeister HB, Junge B (1984) Was sagt die Mortalitätsstatistik aus? Z Allg Med 60:240–252

Kassenärztliche Bundesvereinigung und Spitzenverbände der Krankenkassen (Hrsg) (1986) Gesetzliche Krankheits-Früherkennungsmaßnahmen (1983). Köln

Kleinbaum D, Kupper L (1978) Applied regression analysis and other multivariable methods. Duxbury, North Scituate

Meyer JA, Frederiksen LW (1986) Encouraging long-term compliance with breast self-examination: The evaluation of prompting strategies. J Behav Med 9/2:179–189

Robra BP, Schwartz FW, Kramer P (1983) Zur Entwicklung der Mortalität in der Bundesrepublik Deutschland, 1952–1979 1. Mitteilung: Gesamtmortalität und altersstandardisierte Mortalität an Herz-Kreislauf-Krankheiten und Krebs. Öff Gesundheitswes 45:47–52

Romeder JM, McWhinnie JR (1977) Potential years of life lost between ages 1 and 70: An indicator of premature mortality for health planning. Int J Epidemiol 6/2:143–151

Schottenfeld D, Fraumeni JF (1982) Cancer epidemiology and prevention. Saunders, Philadelphia London Tokyo

Wissenschaftliches Institut der Ortskrankenkassen (Hrsg) (1979) Verlust an Lebensjahren. WIDO, Bonn (WIDO-Materialien, Bd 5)

Die Risikosprechstunde am Essener Gesundheitsamt (1977–1983)

L. Pientka, E. Gräfe, A. Holtwick-Singendonk, J. Pagenberg

Einleitung

Ernährungsbedingte Risikofaktoren spielen neben dem Rauchen eine wesentliche Rolle für die Inzidenz v. a. von kardiovaskulären Erkrankungen. Aus präventiver und gesundheitsökonomischer Sicht wird, wie z. B. die Nordkarelienstudie zeigt (vgl. Puska et al. 1985), der Ansatzpunkt für Interventionen zunehmend in kommunalen Einrichtungen gesehen.

So wurde im Jahre 1977 in Zusammenarbeit mit dem Gesundheitsamt Essen und der internen Abteilung des Knappschaftskrankenhauses Essen-Steele eine Risikosprechstunde mit der Zielrichtung eingerichtet, eine Anlaufstelle für Personen mit Übergewicht zu schaffen. Dabei wurde der Risikofaktor Übergewicht v. a. deshalb gewählt, da dieser zum einen in Zusammenhang mit anderen Risikofaktoren wie Hyperlipidämien und Bluthochdruck und deren Folgeerkrankungen steht. Andererseits wurde damals, wie man sehen wird, zurecht erwartet, über das weithin bekannte Problem „Übergewicht" eine Vielzahl von Risikoträgern ansprechen zu können.

Ablauf der Risikosprechstunde

Träger der Risikosprechstunde ist die Stadt Essen mit Unterstützung der Bundesknappschaft. Durchgeführt wird sie von Ärzten und Arztsekretärinnen des Gesundheitsamts sowie Ärzten und einer Diätassistentin des Knappschaftskrankenhauses Essen-Steele.

Während der Initiierungsphase wurde die Einrichtung der Risikosprechstunde durch Zeitungsberichte, Faltblätter, Aushänge etc. der Öffentlichkeit bekannt gemacht.

Gespräche mit den Teilnehmern der Risikosprechstunde haben ergeben, daß die Bedeutung dieser Medien für die erste Inanspruchnahme mit der Zeit zurückging. Vielmehr stieg die Anzahl der Personen, die durch die sog. „Mundpropaganda", d. h. durch Ansprache von Teilnehmern der Risikosprechstunde selbst, zur Inanspruchnahme motiviert wurden.

Die Durchführung der Risikosprechstunde gestaltet sich so, daß beim ersten Besuch der Teilnehmer von einem der Ärzte anhand eines speziell für diesen Zweck entwickelten Anamnese- und Befundbogens befragt und untersucht wird.

U. Laaser, G. Sassen, G. Murza, P. Sabo (Hrsg.)
Prävention und Gesundheitserziehung
© 1987 Springer-Verlag Berlin Heidelberg

Im Vordergrund stehen Fragen zu kardiovaskulären Risikofaktoren, Medikamenteneinnahme, Gewichts- und Familienanamnese sowie Untersuchungsbefunde wie Körpergewicht und Blutdruck. Zusätzlich wird ein persönliches Gespräch mit Fragen nach den speziellen Problemen und Erfahrungen der einzelnen Teilnehmer im Umgang mit ihrem Übergewicht und ihren Verzehrgewohnheiten durchgeführt.

In Kenntnis dieser Daten wird ein Zielgewicht mit dem Teilnehmer vereinbart und zu dessen Erreichung eine bestimmte Diät sowie eine Kalorienzahl festgesetzt. Mit diesen Angaben wird dann von einer Diätassistentin eine Ernährungsberatung durchgeführt, die zum einen aus einem längeren Gespräch als auch in der Verteilung von Kalorientabellen und Einkaufs- und Kochrezepten besteht. Zusätzlich wird dem Teilnehmer angeboten, sich einer laborchemischen Kontrolle von Blutzucker, Cholesterin, Triglyzeriden und Harnsäure nebst Ableitung eines Ruhe-EKG zu unterziehen.

Bei diesem Erstkontakt wird mit dem Teilnehmer ein wöchentlicher Rhythmus von Kontrolluntersuchungen vereinbart, die sich auf ärztliche Gespräche mit Blutdruckmessungen und evtl. notwendigen Änderungen des Ernährungsplans sowie auf Wiegetermine erstrecken. Alle dabei erhobenen Daten werden in dem bereits erwähnten Anamnese- und Befundbogen erfaßt.

Untersuchungsergebnisse

Tabelle 1 zeigt die wesentlichen qualitativen Daten der behandelten Personen. Dabei zeigt sich ein deutliches zahlenmäßiges Übergewicht von Frauen (79 %) gegenüber Männern (21 %).

In derselben Tabelle sind auch die anamnestischen Angaben über kardiovaskuläre Erkrankungen sowie Rauchgewohnheiten aufgeführt. Sie zeigen, daß nur 2 % der Teilnehmer einen Herzinfarkt durchgemacht haben und 13 % an Angina pectoris leiden. Somit ist die Mehrzahl der Teilnehmer an der Risikosprech-

Tabelle 1. Vergleich der qualitativen Werte der Risikosprechstunde

	n	[%]
Geschlecht	1428	(100)
m.	300	(21)
w.	1128	(79)
Anamnese Herzinfarkt	1187	(100)
Ja	23	(2)
Nein	1164	(98)
Anamnese Angina pectoris	1187	(100)
Ja	145	(13)
Nein	987	(87)
Anamnese Rauchen	1216	(100)
Ja	311	(26)
Nein	905	(74)

Tabelle 2. Alter und Geschlecht der 1425 Teilnehmer der Risikosprechstunde

Alter (Jahre)	Männlich n	[%]	Weiblich n	[%]	Gesamt n	[%]
0–19	154	(52)	233	(21)	387	(27)
20–29	25	(8)	155	(14)	180	(13)
30–39	31	(10)	226	(20)	251	(18)
40–49	42	(14)	266	(24)	308	(22)
50–59	26	(9)	175	(16)	201	(14)
60–69	16	(5)	62	(6)	78	(5)
70 und mehr	5	(2)	15	(1)	20	(1)

stunde noch einer primärpräventiven Intervention zugänglich. 26 % der behandelten Personen sind Raucher.

Tabelle 2 zeigt die Altersverteilung der Teilnehmer. Aus präventiver Sicht ist diese Verteilung insofern sehr positiv zu beurteilen, da die Zahl der Teilnehmer unter 40 Jahren insgesamt 58 % beträgt. Das Durchschnittsalter beträgt 34 Jahre.

In Tabelle 3 ist die Verteilung der wesentlichen Risikofaktoren zusammengestellt. Dabei zeigt sich als Maß für das Übergewicht ein hoher „body mass index" (BMI) von durchschnittlich 30,29. Der Normalbereich reicht bis 27 (vgl. Thomas et al. 1976). Die weiter aufgeführten Risikofaktoren weisen auf eine sehr heterogene Risikobelastung der Teilnehmer hin.

Tabelle 3. Verteilung der Risikofaktoren

Variable	n	Mittelwert ($\pm$ SD)	Extremwerte
Alter	1426	34,35 $\pm$ 17,13 Jahre	3– 83 Jahre
BMI	1422	30,29 $\pm$ 5,95	14– 57
Systolischer RR	1173	147,12 $\pm$ 26,32 mmHg	80–255 mmHg
Diastolischer RR	1170	90,86 $\pm$ 13,92 mmHg	60–165 mmHg
Cholesterin	781	206,48 $\pm$ 48,22 mg/100 ml	80–452 mg/100 ml
Triglyzeride	776	136,85 $\pm$ 79,46 mg/100 ml	45–910 mg/100 ml

Tabelle 4 demonstriert die Anzahl der einzelnen Risikofaktoren bei den Teilnehmern der Risikosprechstunde. Danach haben das Übergewicht und die Hypertonie, definiert nach den WHO-Kriterien mit den Grenzwerten von systolischem Blutdruck gleich/größer 160 mmHg und diastolischem Blutdruck gleich/größer 95 mmHg wesentliche Bedeutung. 70 % der Teilnehmer hatten bei der ersten Untersuchung einen BMI größer als 27,39 % einen erhöhten diastolischen und 30 % einen erhöhten systolischen Blutdruck. Eine Hypercholesterinämie wurde bei 12 % und eine Hypertriglyzeridämie bei 17 % der Teilnehmer zu Beginn der Behandlung beobachtet.

Tabelle 4. Anzahl einzelner Risikofaktoren bei den Teilnehmern der Risikosprechstunde

	Fälle n	Gesamtzahl n	[%]
Systolischer RR $\geq$ 160 mmHg	354	1170	(30)
Diastolischer RR $\geq$ 95 mmHg	455	1170	(39)
BMI $\geq$ 27	999	1422	(70)
Cholesterin > 260 mg/100 ml	93	781	(12)
Triglyzeride > 180 mg/100 ml	134	776	(17)

In Tabelle 5 ist die Verteilung der Kombination von mehreren Risikofaktoren bei den Teilnehmern dargestellt. Zur Untersuchung kamen die 5 wesentlichen Risikofaktoren, nämlich Hypertonie, Rauchen, Übergewicht und Hyperlipid-ämien.

Von den insgesamt erfaßten 550 Personen weisen allein 426 (83 %) 2 oder mehrere Risikofaktoren auf. Dabei steht erwartungsgemäß die Kombination von hohem Blutdruck und Übergewicht an erster Stelle.

Tabelle 5. Verteilung der Kombination von mehreren Risikofaktoren bei 550 Untersuchten

Risikofaktoren	Hypertonie systisch 160 $\geq$ mm Hg diastolisch $\geq$ 95 mm Hg	Rauchen ja/nein	BMI > 27	Cholesterin >260 mg/ 100 ml	Triglyzeride > 180 mg/ 100 ml	n
1			+			73
1		+	+			10
1	+					9
übrige 1						$\underline{2}$
						94 (17 %)
2	+		+			156
2		+	+			20
2			+	+		98
2		+			+	7
übrige 2						$\underline{25}$
						306 (56 %)
3	+	+	+			31
3	+		+		+	22
3	+		+	+		16
3			+	+	+	14
übrige 3						$\underline{17}$
						100 (18 %)
4	+		+	+	+	21
4	+	+	+		+	18
übrige 4						$\underline{8}$
						47 (8 %)
5						3 (1 %)

Diese vorliegenden Zahlen zeigen, daß von dem Angebot der Risikosprechstunde des Gesundheitsamts Essen insbesondere die Personen Gebrauch machen, die besonders gefährdet sind und angesprochen werden sollten.

Wie aus vielen Screeninguntersuchungen bekannt ist, gelingt es nur selten, Personen mit großer Risikobelastung zu einer kontinuierlichen Teilnahme an Präventivangeboten zu bewegen.

Aus diesem Grund sollen im folgenden Daten über die Häufigkeit der Inanspruchnahme sowie einige Charakteristika der Teilnehmer vorgestellt werden.

Durchschnittlich nehmen alle Teilnehmer 4mal die Sprechstunde in Anspruch. Dabei ist anzumerken, daß immerhin zwei Drittel der Teilnehmer nach der ersten Kontaktaufnahme wiederkommen.

Die folgenden Tabellen zeigen eine Aufschlüsselung einiger demographischer und medizinischer Faktoren hinsichtlich ihrer Bedeutung für die Kontinuität der Teilnahme an der Risikosprechstunde.

Die nach Geschlecht und Anzahl der Kontrolluntersuchungen gegliederte Tabelle 6 weist insbesondere auf die überdurchschnittliche Teilnahmekontinuität der Frauen hin, dadurch daß 282 Frauen 6mal und öfter teilnehmen.

Tabelle 6. Anzahl Kontrolluntersuchung/Geschlecht bei 1428 Untersuchten

Anzahl/Geschlecht	m.		w.		Gesamt	
	n	[%]	n	[%]	n	[%]
0	136	(45)	338	(30)	474	(33)
1	55	(18)	192	(17)	247	(17)
2–5	65	(22)	316	(28)	381	(27)
6–10	21	(7)	152	(15)	173	(12)
> 10	23	(8)	130	(12)	153	(11)

Von den Personen mit einem BMI größer als 27 nehmen mehr als 70 % mehrmals, ein Drittel immerhin mehr als 5mal teil (Tabelle 7).

Tabelle 7. Zusammenhang von BMI und Zahl der Kontrolluntersuchungen

BMI	0	1–4	5 und mehr	Gesamt
< 27	198 (47 %)	162 (38 %)	65 (15 %)	425 (100 %)
≧ 27	271 (27 %)	406 (41 %)	320 (32 %)	997 (100 %)
Gesamt	469 (33 %)	568 (40 %)	385 (27 %)	1422 (100 %)

Für die Frauen als Hauptteilnehmer stellen sich die Daten ebenso dar (Tabelle 8).

Tabelle 8. Zusammenhang von BMI und Zahl der Kontrolluntersuchungen bei Frauen

BMI	0	1–4	5 und mehr	Gesamt
< 27	136 (43 %)	128 (41 %)	52 (16 %)	316 (100 %)
≧ 27	192 (24 %)	332 (41 %)	278 (35 %)	807 (100 %)
Gesamt	333 (30 %)	460 (41 %)	330 (29 %)	1123 (100 %)

Ähnliche Werte finden sich auch für den Zusammenhang von Hypertonie und Häufigkeit der Teilnahme an der Risikosprechstunde (Tabelle 9). Auch hier kommen von den ca. 45 % Hypertonikern ungefähr 70 % mehr als einmal zur Sprechstunde.

Tabelle 9. Zusammenhang von Hypertonie und Zahl der Kontrolluntersuchungen

	0	1–4	≧ 5	Gesamt
Ja	127 (24 %)	205 (39 %)	190 (37 %)	522 (100 %)
Nein	210 (32 %)	279 (24 %)	161 (25 %)	650 (100 %)
Gesamt	337 (29 %)	484 (41 %)	351 (30 %)	1172 (100 %)

Auch auf die Frage, wie erfolgreich diese Art der Intervention ist, soll nun kurz eingegangen werden.

Dabei sollen nur Teilnehmer in die Auswertung einbezogen werden, die mindestens 6mal an der Risikosprechstunde teilnahmen und bei denen etwaige Veränderungen hinsichtlich der Zielvariablen Körpergewicht und Blutdruck als Ergebnis der Teilnahme aufgefaßt werden dürfen.

Dabei sind die Kriterien so festgesetzt worden, daß sie oberhalb der bereits gezeigten Standardabweichung liegen.

So zeigt Tabelle 10, daß zwei Drittel der nach den oben genannten Kriterien ausgewählten Teilnehmern ihr Körpergewicht um mehr als 2 BMI-Punkte senken konnten. Für den systolischen Blutdruck (Tabelle 11) konnte eine Senkung bei einem Drittel der Teilnehmer und für den diastolischen Blutdruck (Tabelle 12) bei der Hälfte erzielt werden.

Schlußfolgerungen

Welche weitergehenden Aussagen lassen sich nun aus diesen deskriptiven Daten ziehen?

Tabelle 10. Vergleich der Werte des Gewichts (BMI-Punkte) bei der ersten und letzten Inanspruchnahme der Untersuchung. 522 Personen mit mindestens 5 Kontrolluntersuchungen und Alter über 19 Jahren

	n	[%]
Abnahme zwischen 2 und 3 BMI-Punkten	53	(15)
Abnahme zwischen 3 und 4 BMI-Punkten	90	(28)
Abnahme mehr als 5 BMI-Punkte	41	(13)
Gesamt	184	(66)

Tabelle 11. Vergleich der Werte des systolischen Blutdrucks bei der ersten und letzten Inanspruchnahme der Untersuchung. 277 Personen mit mindestens 5 Kontrolluntersuchungen und Alter über 19 Jahren

	n	[%]
Abnahme von 25–49 mm Hg	62	(22)
Abnahme von 50 mm Hg und mehr	37	(9)
Gesamt	99	(31)

Tabelle 12. Vergleich der Werte des diastolischen Blutdrucks bei der ersten und letzten Inanspruchnahme der Untersuchung. 277 Personen mit mindestens 5 Kontrolluntersuchungen und Alter über 19 Jahren

	n	[%]
Abnahme von 10–19 mm Hg	59	(21)
Abnahme von 20–29 mm Hg	44	(16)
Abnahme von 30 mm Hg und mehr	23	(8)
Gesamt	126	(55)

Ein wichtiges Ergebnis dürfte darin bestehen, daß diese Risikosprechstunde nun seit nunmehr 10 Jahren kontinuierlich arbeitet.

Dabei sind unserer Ansicht nach 2 Gesichtspunkte bemerkenswert:

1. Zum einen wird in dieser Risikosprechstunde an die Tradition der vorbeugenden Aufgaben des öffentlichen Gesundheitsdienstes angeknüpft. In den in Nordrhein-Westfalen immer noch geltenden Durchführungsverordnungen aus den 30er Jahren wurde die Prävention von Krankheiten als eine wesentliche Aufgabe des öffentlichen Gesundheitsdienstes gesehen. Dabei galt das Hauptaugenmerk allerdings der Verhütung von übertragbaren Krankheiten. Mit der Verringerung der Inzidenz und Prävalenz dieser Krankheiten verlagerten sich die Schwerpunkte des öffentlichen Gesundheitswesens mehr in Richtung Gesundheitserziehung. Insofern bedeutet das Angebot einer Risiko-

sprechstunde eine Fortsetzung der präventiven Aufgabentradition, angepaßt an das veränderte Krankheitsspektrum.

Bemerkenswert dürfte auch die Kontinuität sein, mit der hier 2 völlig unterschiedliche Träger, nämlich die Stadt Essen und die Bundesknappschaft, als auch Gesundheitsamtsärzte und Kliniker zusammenarbeiten.

2. Zum anderen zeigen die Daten, daß ohne formales Überweisungssystem oder öffentliche Werbung Personen angesprochen werden können, die aus präventivmedizinischer Sicht als risikoträchtig gelten können. Ihre besondere Bedeutung erfährt diese Aussage, wenn man dabei in Betracht zieht, daß die Teilnehmer oft aus Kostengründen andere Angebote, z. B. kommerzielle Anbieter wie die Weight Watchers, nicht wahrnehmen können.

Hier schält sich eine Personengruppe heraus, für die das Gesundheitsamt als wesentliche Anlaufstelle bei gesundheitlichen Problemen seinen Stellenwert (wieder) besitzt.

Literatur

Puska P et al. (1985) The community – based strategy to prevent coronary heart disease: Conclusions for the ten years of the North Karelia project. Annu Rev Public Health 6:147–194

Thomas AE et al. (1976) A nomograph method for assessing body weight. Am J Clin Nutr 29:302–304

Gesundheitsentwicklung im Schulalter: Datenlage und Bewertung aus medizinischer und epidemiologischer Sicht

U. Laaser, W. Gerdel, G. Sassen

Der Begriff „Gesundheitsentwicklung" könnte in naivem Verständnis meinen, daß eine bei Geburt vorhandene ganzheitliche Gesundheit sich wie eine Blütenknopse in Kindheit und Jugend wie von selbst entfaltet. Ich meine, daß dieses idyllische Modell einer klassischen Pädagogik dort selbst nie uneingeschränkt gültig war und aus medizinischer Sicht nicht zutreffen kann. Ärzte sehen – wie die mittelalterliche Theologie – zumindest die biologische Existenz eher als ein ständiges Leben zum Tode. Schon beim Embryo setzen Schädigungen ein: Das Zigarettenrauchen der Schwangeren reduziert das Geburtsgewicht des Kindes, wenn nicht niedrig dosierte Strahlung schon vorher zum Abort führt; wenige Wochen später führt salzhaltige Babynahrung zu ersten Blutdruckerhöhungen und beeinflußt wahrscheinlich lebenslang die geschmackliche Salzpräferenz. Der um das 2- bis 3fache zu schwere Schulranzen (als zuträglich werden 10 % des Körpergewichts angesehen) bewirkt schließlich im Verein mit dem unzureichenden Sportunterricht an den Schulen bleibende Haltungsschäden, und schließlich entzieht die jugendliche Flucht in die Subkultur das bedauernswerte Ergebnis dieses Prozesses allen Bemühungen um Korrektur!

Sicher ist diese Skizze überzeichnet, sind die Zusammenhänge z. T. spekulativ, aber: Wird es nicht so oder zumindest so ähnlich bei näherer Untersuchung sein? Sind wir dann nicht gehalten, möglichen Schaden vom Kind, vom späteren Erwachsenen zu wenden und diesen Fragen nachzugehen? Dies wäre eine Aufgabe, die alle verfügbaren Ressourcen binden würde. Wir müssen also Prioritäten setzen, ein Denkschema, das unserem unterschwelligen Ideal von der zweckfreien Wissenschaft als „l'art pour l'art" immer noch schmerzhaft widerspricht.

Also weder das Bild von der Knospe noch das vom Todeskeim! Woran können wir uns orientieren? Ich meine: an der Gesundheit des Erwachsenen und – da wir nicht anders können – am Gesundheitsbegriff der heutigen Erwachsenengeneration. Vielleicht gab es früher zur Zeit der dominierenden Infektionskrankheiten zu Recht eine weitgehend in sich abgeschlossene Pädiatrie. Seit aber die durchschnittliche Lebenserwartung mit der Zurückdrängung der Kinderkrankheiten um 20–30 Jahre emporgeschnellt ist, muß sich die Kinderheilkunde fragen lassen, wo ihre Schwerpunkte in Zukunft liegen sollen. Die Determinanten einer lebenslangen Gesundheit und eines gesunden Lebens entfalten ihren Einfluß wesentlich schon im Wachstumsalter, sie führen jedoch nur selten so früh zur Krankheit und haben nur selten Krankheitswert. Die wichtigsten biolo-

U. Laaser, G. Sassen, G. Murza, P. Sabo (Hrsg.)
Prävention und Gesundheitserziehung
© 1987 Springer-Verlag Berlin Heidelberg

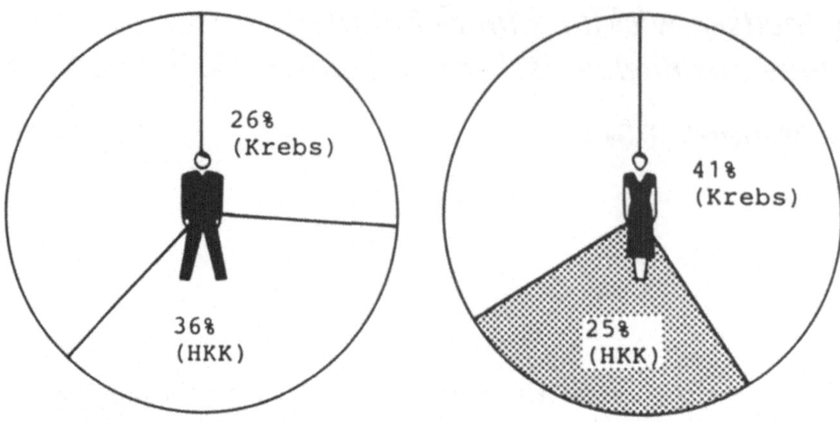

Abb. 1. Vorzeitige Mortalität in der BRD 1978 (Männer und Frauen 45–65 Jahre; Angaben in %; *HKK* (Herz-Kreislauf-Krankheiten)

gischen Risikofaktoren weisen eine lange Latenzzeit auf, bevor sie auch nur selbst manifest werden oder gar zur manifesten Folgekrankheit führen. Protektivfaktoren – konzeptionell wenngleich vorerst nicht praktisch von ähnlicher Bedeutung – verhindern Krankheit und sind somit in ihren Folgewirkungen sogar nur indirekt meßbar. Bevor wir also fragen können, welche gesundheitlichen Determinanten im Wachstumsalter bevorzugt untersucht und beeinflußt werden sollten, um Gesundheit im Erwachsenenalter zu fördern, müssen wir uns fragen, welche Beeinträchtigungen unsere erwachsene Generation erfährt.

Die übliche Mortalitätsstatistik mit der Spitzenstellung der Herz-Kreislauf-Krankheiten von ca. 50 % ist bekannt. Weniger bekannt ist die Tatsache, daß auch die vorzeitige Sterblichkeit bei Frauen wesentlich, d. h. zu ungefähr einem Viertel, durch Herz-Kreislauf-Krankheiten mitbestimmt wird (Abb. 1). Ein verhältnismäßig gut erfaßbarer Summenindikator der gesamtgesellschaftlichen Bedeutung von Krankheit, Invalidität und Tod sind verlorene Erwerbstätigkeitsjahre (Tabelle 1), wenngleich hier der Beitrag der Hausfrau und Mutter ebensowenig eingeht wie der erworbene Anspruch der Alten auf gesundheitliche Lebensqualität.

Danach tragen die Morbidität und Mortalität rund je zur Hälfte zur Einschränkung der Erwerbstätigkeit bei. Die Invalidität spielt eine erstaunlich geringe Rolle. Nicht Herz-Kreislauf-Krankheiten, sondern Verletzungen und Vergiftungen haben mit 21 % den höchsten Stellenwert insgesamt bzw. durch die hohe Zahl jugendlicher Unfälle mit 29 % bei der Mortalität. Immerhin folgen Herz-Kreislauf-Krankheiten mit 15 bzw. 19 % auf dem zweiten Platz. Nur bei der Morbidität dominieren Erkrankungen des Skeletts (20 %) und der Atmungsorgane (18 %) mit Abstand. Die Neubildungen erreichen ihren höchsten Anteil mit 18 % bei der Mortalität.

Aber nicht nur der aktuelle Querschnitt ist von Bedeutung! Für die Analyse möglicher interventiver Ansatzpunkte sind Trendaussagen wichtiger. Abbil-

Tabelle 1. Verlorene Erwerbstätigkeit in der BRD 1980 (Angaben in %; absolute Basis gerundet in 1000). (Mod. nach Henke u. Behrens, unveröffentlicht)

ICD-9	Morbidität	Invalidität	Mortalität	Gesamt
Traumen (800E–999)	11	3	29	21
Herz-Kreislauf (390–459)	9	36	19	15
Skelett (710–739)	20	18	1	9
Atmungsorgane (460–519)	18	5	3	10
Neubildungen (140–239)	3	8	18	11
Andere	38	30	30	34
Alle	100	100	100	100
(001–E999)	43	2	55	100
(n)	(1434)	(74)	(1863)	(3371)

dung 2 zeigt exemplarisch die Entwicklung der zerebrovaskulären Sterblichkeit (Schlaganfall) für Frauen in Nordrhein-Westfalen zwischen 1969 und 1984. Während der Trend für die 55- bis 65jährigen Frauen in diesem Zeitraum steil von über 110 pro 100 000 auf unter 60 fällt, zeigt sich für die jungen Altersgruppen auf deutlich niedrigerem Niveau nur ein ganz schwacher Trend nach unten. Die spekulative Deutung ist: Die medikamentöse Hochdrucktherapie wirkt zumindest bei älteren Frauen offenbar auch, was die Behandlungscompliance angeht. Sie greift nicht bei den jüngeren Frauen. Ebensowenig ist ein Effekt der primär präventiven Bemühungen im Wachstumsalter zu erkennen. Dort aber läge das eigentliche Reduktionspotential, nur sind Fragen der Verhaltensbildung und ihrer Determinanten in Kindheit und Jugend kaum epidemiologisch untersucht worden.

Immerhin gibt auch eine Betrachtung der Sterblichkeit im Wachstumsalter bereits Hinweise auf ein hohes pädagogisches Präventionspotential. Sicher ist die Sterblichkeit im Kindes- und Jugendalter sehr niedrig: 72 pro 100 000 für Jungen zwischen 10 und 20 Jahren, 32 pro 100 000 für Mädchen (Tabelle 2), im Schnitt 55 Todesfälle pro 100 000, in dieser Altersgruppe. Dabei erklärt sich die höhere Rate bei Jungen v. a. durch die ca. 3mal häufigeren Kraftfahrzeugunfälle (34,8 vs. 12,0 pro 100 000). Aber auch die Selbstmordrate liegt mit 9,4 vs. 3,1 pro 100 000 etwa 3mal höher. Herz-Kreislauf-Krankheiten spielen mit 3,6 bzw. 4,5 % Anteil an allen Todesursachen noch keine wesentliche Rolle, wohl aber auf der Ebene ihrer Prädiktoren.

Die Kölner Studie (Laaser et al. 1982) liefert nach wie vor die einzigen epidemiologisch fundierten Angaben zur Prävalenz kardiovaskulärer Risikofaktoren bei deutschen Jugendlichen (Tabelle 3). Als wesentlich müssen v. a. der mit 9,1 % häufig erhöhte systolische Blutdruck bei männlichen Adoleszenten und die

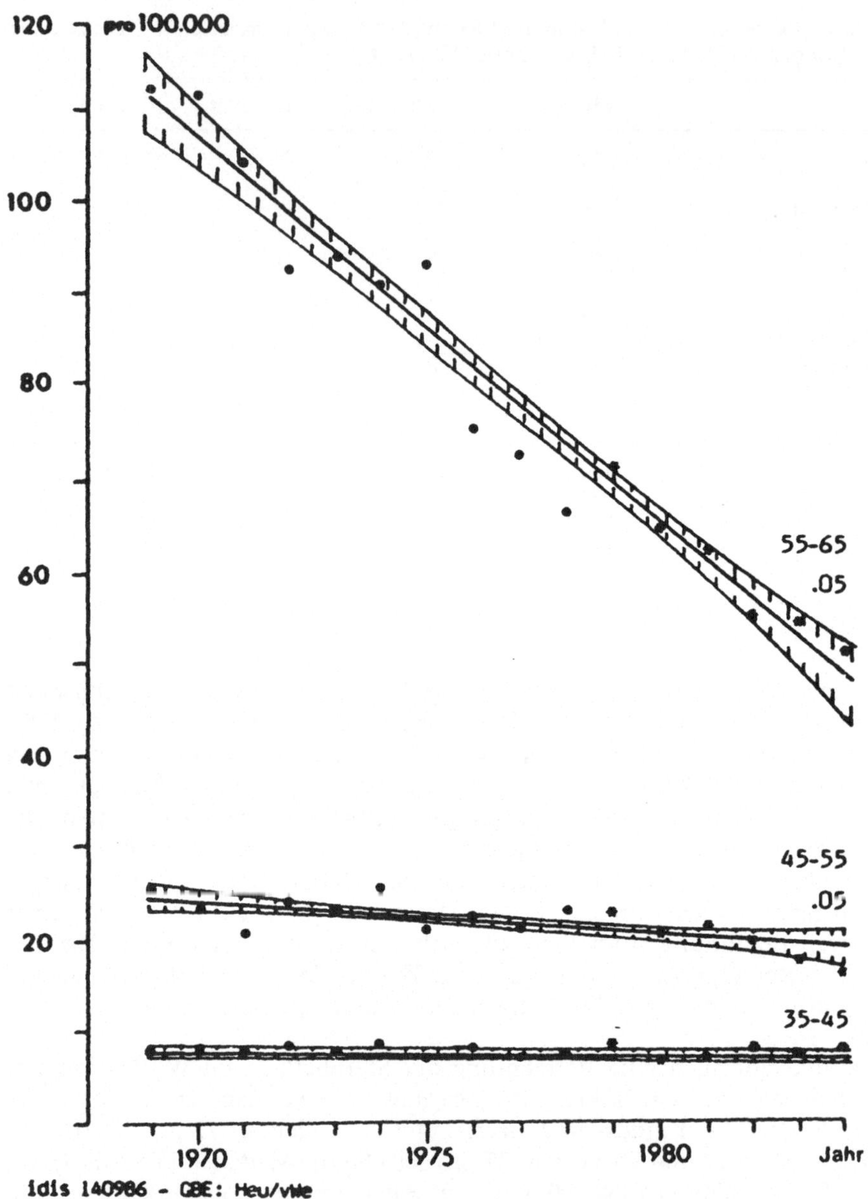

Abb. 2. Verlauf der Häufigkeit von Krankheiten des zerebrovaskulären Systems (ICD 430–438) bei Frauen in NRW 1968–1988

relativ hohen Prävalenzwerte der Hypercholesterinämie bei beiden Geschlechtern angesehen werden (wenn man den heute gültigen Grenzwert von 200 mg/dl zugrundelegt, liegt die Prävalenz erhöhter Werte sogar bei 7,3 % bzw. 11,4 % für die beiden Geschlechter). Für einen Grenzwert von 3 und mehr Zigaretten pro Tag erhöht sich die Prävalenz der Raucher auf 46,7 % bzw. 40,6 %. Noch wissen

Tabelle 2. Mortalität im Alter von 10–20 Jahren in der BRD 1982 (Angaben in %)

ICD-9		Männlich	Weiblich
Traumen	(800E–999)	73,7	57,4
– Kfz-Unfälle	(810E–819)	48,2	37,1
– Selbstmord	(950E–959)	13,0	9,5
Herz-Kreislauf	(390 –459)	3,3	4,4
Atmungsorgane	(460 –519)	2,0	5,0
Neubildungen	(140 –239)	9,0	12,9
Nervensystem	(320 –389)	3,6	4,5
Kongenitale Anomalien	(740 –759)	1,9	3,6
Andere		6,5	12,2
Alle	(001	100,0	100,0
(Raten/100 000)		(72,2)	(32,3)

Tabelle 3. Tentativ nach klinisch relevanten Grenzwerten zusammengefaßte Prävalenzen (Angaben in %)

		Männlich	Weiblich
Systolischer Blutdruck	140 mm Hg	9,1	1,8
Diastolischer (4.) Blutdruck	90 mm Hg	1,9	0,7
Cholesterin	220 mg/dl	3,3	5,0
Harnsäure	7 mg/dl	5,4	1,3
Glucose pp.	130 mg/dl	1,8	1,0
Broca-Index	1 kg/cm	9,6	11,0
Nikotin	3 Zigaretten/Tag	46,7	40,6

Anmerkung: Ausschließliche Verwendung der Blindmessungen beim Blutdruck sowie Ausschluß aller Probanden mit antihypertensiver Medikation (0,6 %), ebenso Ausschluß aller Diabetiker (gemäß Fragebogen 0,3 %). Der Zigarettenkonsum wurde unter Berücksichtigung des reduzierten Stichprobenumfanges bei Berufsschülern für die Kölner Gesamtbevölkerung standardisiert.

wir zu wenig über die prädiktive pathophysiologische Wertigkeit dieser Zahlen, aber es scheint klar, daß hier zumindest Frühindikatoren einer Verhaltensformierung vorliegen, die der späteren Entwicklung manifester Risikofaktoren Vorschub leisten. Wenn man die Längsschnittentwicklung mit Hilfe einer Clusteranalyse betrachtet, dann ergeben sich 2 relativ stabile Gruppen, die sich in bezug auf ihre Mittelwerte deutlich unterscheiden, und zwar gleichsinnig für alle einbezogenen Parameter der Kölner Studie (Tabelle 4). Entscheidend ist aber die hohe Clusterstabilität über zumindest 5 Jahre (Tabelle 5): Zwei Drittel aller Jugendlichen behalten ihre Zuordnung zu Gruppen mit hohem bzw. niedrigem Risiko; 27 % bleiben konstant in der Gruppe mit dem höchsten Risiko. Dies bedeutet, daß das unter klinischen Gesichtspunkten niedrige Niveau der Meßwerte und die hohe Variabilität von Einzelmessungen den epidemiologischen Stellenwert der frühen Risikoformierung nicht entscheidend einschränken.

Tabelle 4. Längsschnittentwicklung mit Hilfe der Clusteranalyse (Daten der Kölner Studie)

Variable	Männer 1975 I. Niedrig		II. Hoch[a]		1980 I. Niedrig		II. Hoch[a]	
	Mittelwert	SD	Mittelwert	SD	Mittelwert	SD	Mittelwert	SD
Systolischer Blutdruck (mmHg)	119	9,9	136	11,4	115	9,1	128	10,8
Diastolischer Blutdruck (mmHg)	64	9,4	74	9,4	64	7,3	72	6,9
Herzfrequenz (min⁻¹)	75	10,3	91	14,0	72	11,2	78	12,6
Gesamtcholesterin (mg/dl)	153	28,9	161	32,9	169	30,0	182	36,7
Index Körpergewicht	20,5	2,3	21,1	2,7	21,6	1,9	22,6	2,9

Variable	Frauen 1975 I. Niedrig		II. Hoch[b]		1980 I. Niedrig		II. Hoch[c]	
	Mittelwert	SD	Mittelwert	SD	Mittelwert	SD	Mittelwert	SD
Systolischer Blutdruck (mmHg)	110	7,8	126	8,5	105	7,7	117	8,0
Diastolischer (4.) Blutdruck (mmHg)	63	8,3	71	8,3	62	8,1	68	8,9
Herzfrequenz (min⁻¹)	76	9,5	92	12,3	70	7,7	84	10,3
Gesamtcholesterin (mg/dl)	173	40,5	171	29,3	180	32,2	193	33,9
Index Körpergewicht	20,2	2,0	21,2	2,5	20,9	2,2	21,6	2,9

[a] Sämtliche Unterschiede II. vs. I. signifikant (p < 0,001)
[b] Unterschiede II. vs. I. signifikant (p < 0,001) außer für Cholesterin (n. s.)
[c] Unterschiede II vs. I. signifikant (p < 0,001) außer für Cholesterin (p < 0,01)

Damit komme ich zu der entscheidenden Frage: Welche Datengrundlage steht uns für die Bewertung von Indikatoren („precursors") der großen Volkskrankheiten bzw. für die Erfassung erster Krankheitszeichen im Wachstumsalter zur Verfügung?

Dabei ist die Unterscheidung zwischen exemplarischen Einzelstudien und Routinedaten wesentlich. So wichtig – und interessant – die ersteren sind, ein

Tabelle 5. Clusterstabilität (Daten der Kölner Studie). Folgende Variablen wurden berücksichtigt: Systolischer und diastolischer (4.) Blutdruck, Herzfrequenz, Gesamtcholesterin und Index Körpergewicht

| | Männer (n = 674) 1980 | | |
	I. Niederes Risiko	II. Hohes Risiko	Gesamt
1975			
I. Niederes Risiko	39,6	14,7	54,3
II. Hohes Risiko	18,7	27,0	45,7
Gesamt	58,3	41,7	100,0
	Frauen (n = 668) 1980		
	I. Niederes Risiko	II. Hohes Risiko	Gesamt
1975			
I. Niederes Risiko	41,2	16,8	58,0
II. Hohes Risiko	16,9	25,1	42,0
Gesamt	58,1	41,9	100,0

vollständiges und beständiges Bild läßt sich nur aus vollständigen und kontinuierlich zur Verfügung stehenden Zahlen gewinnen. Solche Datenkörper entstehen in der Bundesrepublik Deutschland fast ausschließlich aus der gesundheitlichen Routineversorgung der Bevölkerung. Eine der wenigen Ausnahmen stellt der jetzt im Zusammenhang mit der deutschen Herz-Kreislauf-Präventionsstudie erstmals durchgeführte nationale Befragungs- und Untersuchungssurvey (Infratest) dar mit ca. 900 „sample-points", verteilt über die gesamte Bundesrepublik Deutschland. Leider liegt das Eingangsalter bei 25 Jahren aufgrund restriktiver Entscheidungen der fördernden Bundesregierung.

Welche Daten werden im Rahmen der Routineversorgung im Kindes- und Jugendalter erhoben? Die Übersicht zeigt die wesentlichen derzeit bestehenden Untersuchungsschemata:

Potentiell nutzbare Routineerhebungen im Wachstumsalter

1. Schwangerenvorsorge,
2. Perinatalerhebung,
3. Früherkennungsuntersuchungen,
4. schulärztliche Untersuchungen,
5. Einstellungsuntersuchungen,
6. Musterungsuntersuchungen,
7. Reihenuntersuchungen (z. B. Röntgen),
8. kinderonkologisches Register (Mainz),
9. nationaler Untersuchungssurvey
   (ergänzt um eine Stichprobe im Wachstumsalter).

Stehen die Daten aus diesen Erhebungen vollständig und beständig zur Verfügung? Mitnichten! Nach Allhoff (persönliche Mitteilung) gilt z. B. für die kassenärztliche Standarddokumentation zur Krankheitsfrüherkennung:

- Die nicht gesetzlich Versicherten werden nur z. T. erfaßt, da die Einsendung der Befundblätter nur bei den gesetzlich Versicherten vorgesehen ist.
- Die Teilnahme variiert zwischen über 90 % bei den geburtsnahen und 70 % bei den späteren U-Stufen.
- Verursacht durch das Kostendämpfungsgesetz werden nur noch 50 % der zu erwartenden Befundblätter zur Auswertung gegeben (bei U 1 und U 2).
- Stark geschädigte Kinder scheren aus dem Programm aus mit der Folge einer überproportionalen Untererfassung gerade der schwersten Schäden.
- Aufgrund der „offenen" Arbeitsrichtlinien liegt es ausschließlich im Ermessen des Arztes, welche diagnostischen Schritte er unternimmt und wie exakt er die endgültige Diagnose definiert, mit der Folge einer wesentlich eingeschränkten Vergleichbarkeit von Befunddaten.
- Eine regionale Differenzierung ist nur grob durch die KV-Abrechnungsstellennummer möglich. Diese wird zudem nur in ca. 50 % der Fälle erfaßt.
- Geburtsdatum bzw. -jahr werden nicht dokumentiert.
- Eine Längsschnittverknüpfung von U 1 bis U 8 ist nicht möglich.

Es wird deutlich: Routinedaten werden ausschließlich für ihren unmittelbaren und individuellen Versorgungszweck erhoben. Ihre generelle Gültigkeit und Repräsentativität spielen nicht die geringste Rolle! Wenn dies so bleibt, sind Routinedaten für gesundheitspolitische Entscheidungen nicht nutzbar. Es sei denn, diese stützen sich – was ja leider weitgehend der Fall ist – ausschließlich auf Analysen der erfaßten Leistungen und Kosten ohne Bezug zu Wirksamkeitsindikatoren; von Kostenwirksamkeits- oder gar Kosten-Nutzen-Beziehungen ganz abgesehen.

Haben wir eine Möglichkeit, die Qualität der ärztlichen Früherkennungsuntersuchungen zu überprüfen? Ansatzweise können dazu Ergebnisse der Schuleingangsuntersuchung nach dem Bielefelder Modell herangezogen werden. Dabei legen einige bisher durchgeführte Auswertungen ein Versagen der Früherkennungsmaßnahmen in bestimmten Bereichen nahe. So dürfte es im Einschulungsalter keinen Fall von unbehandeltem Strabismus geben. Bei frühzeitig einsetzender adäquater Behandlung dürfte Strabismus in größerer Zahl nicht mehr auftreten. Der Schnitt liegt aber mindestens seit 1980 im wesentlichen unverändert bei 3,5 % (Abb. 3).

Die Retentio testis sollte ebenfalls bei Schulbeginn nicht mehr nachweisbar sein, da nach den heute propagierten Verfahren die Behandlung vor Erreichen des 3. Lebensjahrs abgeschlossen sein muß. Tatsächlich findet der Schularzt aber eine Prävalenz um 5 % (Abb. 4). Dies weist allerdings gleichzeitig auch auf große Defizite bei der schulärztlichen Fortbildung hin, denn schulärztlich tätige Pädiater finden sie nur bei ca. 1–2 % der Untersuchten. Die geographische Betrachtung (Abb. 5) erlaubt mehrere überraschende Feststellungen:

1. Nur etwa die Hälfte aller Gesundheitsämter in Nordrhein-Westfalen nimmt teil.

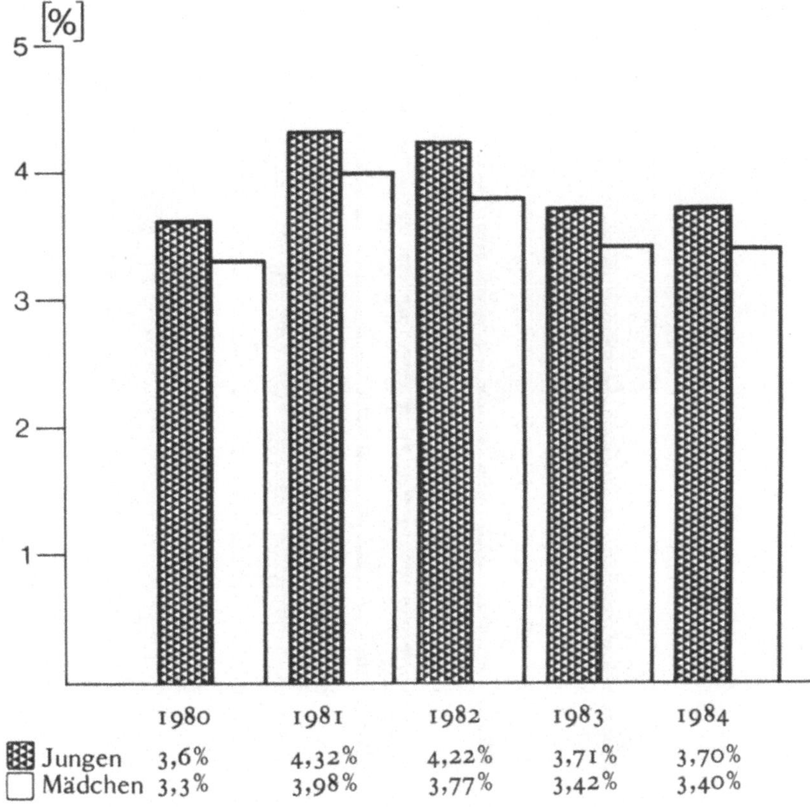

Abb. 3. Häufigkeit von Schielen bei Schulanfängern in NRW 1980–1984

2. Teilweise werden die Untersuchungen nicht standardisiert (nach den Richtlinien des Bielefelder Modells) durchgeführt.
3. Regionen mit hoher und niedriger Prävalenz scheinen zu konfluieren.

Es bleibt die Frage, ob die Qualität der ärztlichen Früherkennung oder der schulärztlichen Untersuchung kreisübergreifend variiert. Wahrscheinlich trifft beides zu. Natürlich muß auch eine Variation des pathologischen Phänomens selbst in Betracht gezogen werden. Die Untersuchungsempfehlungen des Bielefelder Modells sind einfach genug: Eine Retentio testis liegt vor, wenn sich mindestens ein Hoden an atypischer Stelle befindet und ein Pendelhoden nicht vorliegt. Dazu werden ausführliche Erläuterungen gegeben (Maneke 1980). Es handelt sich eindeutig um ein Problem der Qualitätssicherung in beiden Untersuchungssystemen. Dennoch lassen sich mit entsprechendem Aufwand, d. h. persönlichem Engagement, geradezu sensationelle Ergebnisse aus Daten der schulärztlichen Eingangsuntersuchungen in Nordrhein-Westfalen ablesen:

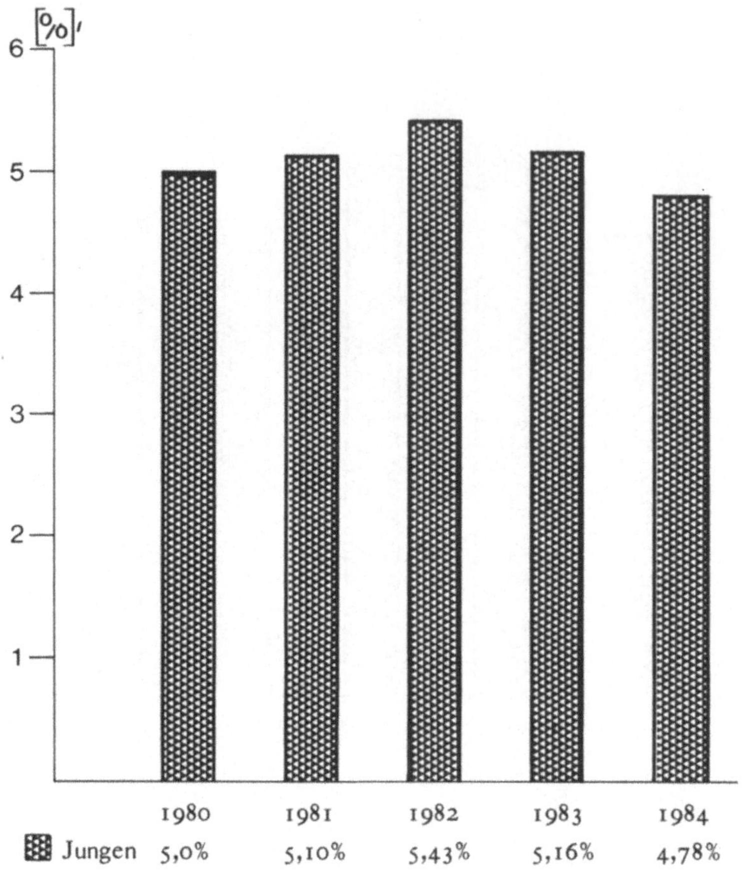

Abb. 4. Häufigkeit von Retentio testis bei Schulanfängern in NRW 1980–1984

1. Zeitreihenanalyse der Häufigkeit von „Asthma"

Für die Jahre 1970–1984 wurde die Zeitreihe der Häufigkeitswerte für das Merkmal Asthma zusammengestellt (Tabelle 6). Für alle Jahre beträgt die Häufigkeit 0,5 %. Der Wert für Jungen ist mit 0,6 % doppelt so hoch wie bei Mädchen mit 0,3 %. Die Zeitreihe zeigt folgenden Verlauf: Bis Mitte der 70er Jahre bleibt der Wert auf einem mittleren Niveau von 0,5 %, sinkt bis 1980 auf 0,3 % und steigt dann relativ steil bis 1984 auf 0,6 % an. Das entspricht einer Verdoppelung innerhalb von 4 Jahren. Es kann angeführt werden, daß diagnostische Methoden bei Asthma in den letzten Jahren verbessert und verstärkt angewandt wurden und daß dies dazu beigetragen haben könnte, daß mehr Fälle als früher als Asthma bezeichnet werden. Jedoch wird bei allergischen Krankenheiten überhaupt eine Erhöhung der Häufigkeit in den letzten Jahren verstärkt diskutiert. Die Verdoppelung der Häufigkeit von Asthma bei der Einschulungsuntersuchung darf daher nicht ohne genauere Prüfung abgetan werden.

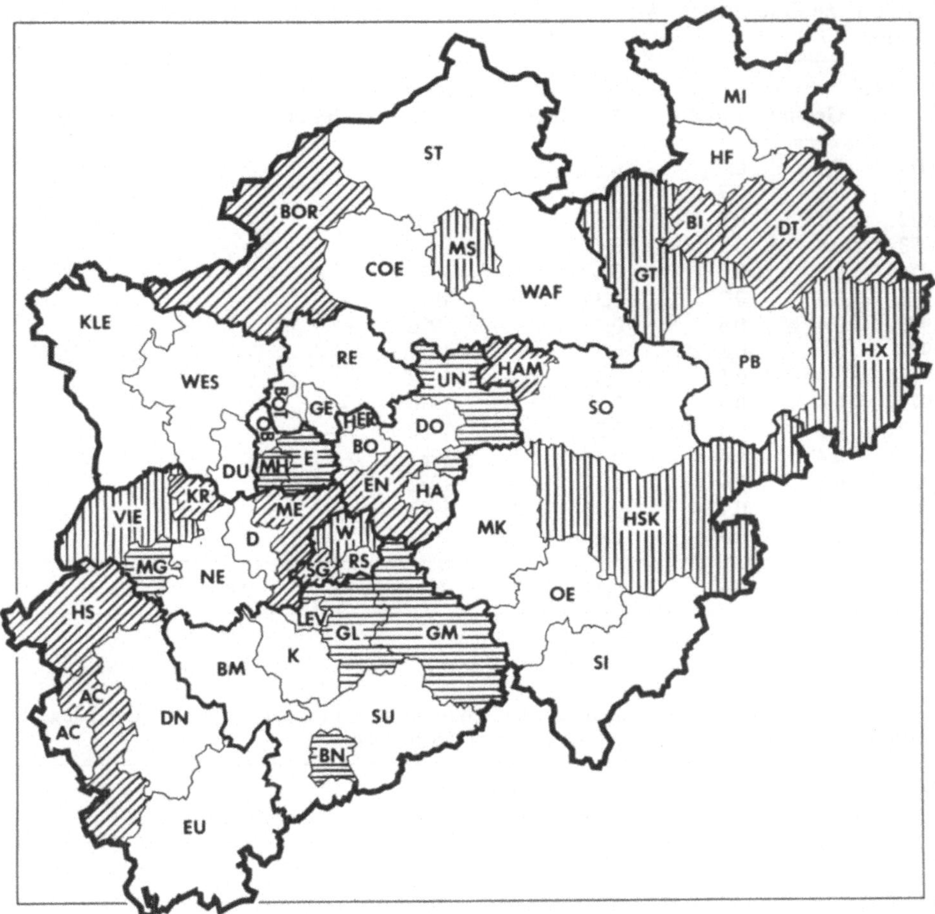

Abb. 5. Häufigkeit von Retentio testis bei Schulanfängern in den Kreisen und kreisfreien Städten in NRW 1984 (Gesamtheit in NRW: 4,75 %). ▨ Durchschnitt, ▤ unter dem Durchschnitt, ▥ über dem Durchschnitt, ☐ nicht standardisiert oder nicht dem Verfahren angeschlossen

2. Herabsetzung der Sehschärfe und Schwermetallbelastung

Die Untersuchung mit dem Rodatestgerät, die die Herabsetzung der Sehschärfe für Nah- und Fernsehen erfaßt, wurde bei Schulanfängern in einem Schulbezirk eines Gesundheitsamtes mit 23,5 % bei Jungen und 24,4 % bei Mädchen nahezu doppelt so häufig markiert wie in den übrigen Schularztbezirken des Gebietes (Tabelle 7). Dabei liegen die Ergebnisse in den übrigen Schularztbezirken maximal bei 14,8 %. Es fanden sich keine Hinweise darauf, daß dieser Befundhäufung ein systematischer Fehler zugrundeliegt, da der Test in den anderen Schularztbezirken von ähnlich qualifiziertem Personal mit vergleichbaren Geräten durchgeführt und ausgewertet wurde. Zudem läßt sich die Befundhäufung in ver-

Tabelle 6. Häufigkeiten von „Asthma" in Nordrhein-Westfalen (schulärztliche Untersuchungen; IDIS)

| Zeitreihe | | | | Analyse | | | |
Jahr	Gesamt	Jungen	Mädchen	Jahr	Gesamt	Jungen	Mädchen
1970	0,5	0,6	0,3	1970	·	·	·
1971	0,5	0,7	0,4	1971	·	·	·
1972	0,5	0,6	0,4	1972	·	·	+
1973	0,5	0,7	0,4	1973	+	·	+
1974	0,5	0,6	0,3	1974	·	·	·
1975	0,5	0,7	0,3	1975	+	+	·
1976	0,4	0,6	0,3	1976	·	·	·
1977	0,4	0,5	0,3	1977	--	--	·
1978	0,4	0,5	0,3	1978	-	-	·
1979	0,4	0,6	0,2	1979	-	·	-
1980	0,3	0,5	0,2	1980	---	--	---
1981	0,4	0,5	0,3	1981	·	·	·
1982	0,5	0,6	0,3	1982	·	·	·
1983	0,5	0,7	0,4	1983	+	·	·
1984	0,6	0,9	0,4	1984	++++	++++	+
∅	0,5	0,6	0,3	∅	0,5	0,6	0,3

Tabelle 7. Nachweis der Herabsetzung der Sehschärfe mit dem Rodatestgerät. Schuleingangsuntersuchungen 1984 (Angaben in %). (Mod. nach Kurth 1984)

| Bezirk | Prävalenzen | |
	Männlich	Weiblich
1	7,6	7,7
2	14,8	13,5
3	5,2	5,1
4	23,5	24,0
5	0,7	0,0
1–5 (n = 1305)	11,6	11,2
IDIS (n = 25 463)	14,5	15,8

gleichbarer Größenordnung auch für die Vorjahre feststellen. Ein systematischer Fehler der Befundhäufung ist auch deshalb unwahrscheinlich, weil der Anteil der bereits mit einer Sehstörung vordiagnostizierten Schulanfänger, die eine besondere Markierung tragen, mit 8,4 % für Jungen und 13,1 % für Mädchen ebenfalls deutlich über den vergleichbaren Daten der übrigen Schulbezirke liegt. Entsprechende Recherchen ergaben, daß in dem betreffenden Schulbezirk eine umwelthygienische Belastung durch Schwermetalle besteht: Wiederholte Untersuchungen von Kindern aus jenem Raum haben relativ erhöhte Blutbleispiegel sowie erhöhte Bleikonzentrationen in den Haaren und in den Milchzähnen ergeben. Ohne daß bei diesen Kindern neurologische Symptome im Sinne einer

Bleiintoxikation diagnostiziert werden konnten, kann doch eine Beeinträchtigung des Sehvermögens als Folge einer „subklinischen Bleiintoxikation" nicht mit Sicherheit ausgeschlossen werden. Dies wird v. a. dadurch unterstrichen, daß Schädigungen des N. opticus und der Retina in Zusammenhang mit chronischen Bleiintoxikationen bekannt geworden sind (Kurth 1984).

Wäre eine wissenschaftlich saubere Nutzung der Daten aus der Schuleingangsuntersuchung möglich, dann hätten wir über diese beiden hochbrisanten epidemiologischen Befunde bereits ausreichende Gewißheit. Aber als es Ende der 70er Jahre nach einem Jahrzehnt der Praxisbewährung an der Zeit war, das Verfahren der schulärztlichen Untersuchung und Dokumentation zu überarbeiten, hatten öffentlich geführte Diskussionen (insbesondere ausgelöst durch Äußerungen des damaligen niedersächsischen Kultusministers) eine restriktive Handhabung des Datenschutzes im Gefolge. Die zum Zweck der Überarbeitung eingesetzte Arbeitsgruppe unter Leitung des im schulärztlichen Dienst erfahrenen Professors Dr. med. M. Maneke, Hannover, hatte keine andere Möglichkeit, als nur einen Torso des ehemals progressiven Bielefelder Modells übrig zu lassen:

- Der Elternfragebogen wurde um wichtige Elemente (insbesondere aus dem Verhaltensbereich) gekürzt mit der Auflage, sie in Zukunft mündlich zu erfragen. Das bedeutet, daß sie seither nur noch in Ausnahmefällen erfragt und in keinem Fall dokumentiert werden.
- Eine Reihe von sozialmedizinisch bedeutsamen Angaben (z. B. Familienstand, Berufe der Eltern) sollte weder mündlich noch schriftlich erhoben werden; die Schulgesundheitsbögen sehen hierfür keine Dokumentationsfelder mehr vor.
- Die Möglichkeit zur Auswertung nach (schul)statistischen Bezirken wurde genommen, somit entfällt die Verknüpfung von aggregierten schulärztlichen Daten mit ebensolchen aus dem Sozial- oder Umweltbereich.
- Die epidemiologisch und für die Qualitätskontrolle so wichtige Möglichkeit der Längsschnittuntersuchung wurde genommen, indem die Verwendung einer Kenn-Nr. untersagt wurde. Erst kürzlich wurde nach einer Unterbrechung von 5 Jahren dieses Verfahren wieder erlaubt. Durch diesen Schildbürgerstreich sind mehr als 12 Jahre Dokumentationsarbeit in ihrer epidemiologischen Bedeutung erheblich abgewertet worden. Die schulärztliche Epidemiologie steht vor einem neuen Anfang.

Um die schulärztliche Dokumentation wieder zu einer epidemiologisch relevanten Datenbasis auszubauen, ist folgendes erforderlich:
1. Es muß dafür gesorgt werden, daß schulärztliche Untersuchungen möglichst flächendeckend dokumentiert werden, daß jedoch insbesondere in bezug auf die Umweltbelastung kritische Gebiete in die Dokumentation einbezogen werden.
2. Wegen der innerhalb der Kommunalgebiete stark schwankenden Belastungswerte muß die Möglichkeit zur Auswertung von Teilgebieten unterhalb der Kreisebene gegeben sein.
3. Der schulärztliche Untersuchungskatalog muß für bestimmte Merkmale obligatorisch werden und verstärkt umwelt- sowie verhaltensrelevante Merk-

male enthalten. Die Möglichkeiten für eine Inbeziehungsetzung der Befunddaten zu sozioökologischen Daten müssen geschaffen werden.
4. Eine Verbesserung der Datenqualität ist anzustreben, und zwar durch Verbesserung der Definitionen, durch verstärkte Einweisung, Nachschulung und Qualitätskontrolle sowie durch die Anwendung objektiver Verfahren und durch Datenmonitoring zur frühzeitigen Erkennung und Beseitigung von Fehlerquellen. Dazu gehört auch die Befundkontrolle durch eine Feedbackschleife beim behandelnden Arzt.

Möglichkeiten und Beschränkungen der Schuleingangsuntersuchung, die vom IDIS in Bielefeld für Nordrhein-Westfalen und einige weitere Bundesländer dokumentiert und ausgewertet wird, wurden exemplarisch dargestellt, um stellvertretend für andere Routineuntersuchungen im Kindes- und Jugendalter auf ein brachliegendes Potential von größter Bedeutung hinzuweisen. Gegenwärtig ist nicht kontrollierbar, ob die Schuleingangsuntersuchung auch nur einen ihrer möglichen Zwecke erfüllt:
1. Schulfähigkeitsuntersuchung (fehlende Prozeßkontrolle für falsch-negative und falsch-positive Befunde),
2. individuelle Vorsorgeuntersuchung (fehlende Überweisungskontrolle),
3. Leistungsstatistik des öffentlichen Gesundheitsdienstes (nichtobligatorischer Untersuchungskatalog),
4. Früherkennungskontrolle (eingeschränkte Untersuchungsqualität),
5. epidemiologische Auswertung (fehlende Vollständigkeit und eingeschränkte Datenqualität).

Die Bewertung durch Pflanz (1973) gilt heute unverändert, vielleicht sogar verstärkt:

> Die Schulgesundheitsuntersuchungen der Schulanfänger in der Bundesrepublik sind die einzigen an einem vollständigen Jahrgang durchgeführten Untersuchungen. Sie würden sich für epidemiologische Zwecke gut eignen, sind aber erst an wenigen Stellen in dieser Weise ausgewertet worden. Die Voraussetzung für eine solche Auswertung, nämlich die einheitliche Definition, die schriftlich in einem Protokoll niedergelegt ist, ist wenigstens in einigen Bundesländern geschaffen worden. Trotzdem ist die Dokumentation noch uneinheitlich, und v. a. ist sie primär auf individuelle Betreuung ausgerichtet und nicht so ohne weiteres epidemiologisch auswertbar.

Erlauben Sie mir, dieses methodisch nüchterne Statement abschließend zu verschärfen: Wie lange wird es sich unsere Gesellschaft noch leisten, bei der Abwägung der individuellen Rechte auf informationelle Selbstbestimmung und des gesamtgesellschaftlichen Anspruchs auf die epidemiologisch einwandfreie Analyse von ökologischen Schädigungsfaktoren, die vielleicht schwereren gesundheitlichen Beeinträchtigungen der heute heranwachsenden Generation einfach hinzunehmen und aus unserem Bewußtsein auszublenden? Wenn die Fortschritte in den nächsten Jahren nicht wesentlich größer sind als die Rückschritte seit dem Statement von Professor Pflanz 1973, dann haben wir wenig Chancen in der Bundesrepublik Deutschland, den Vorgaben der Weltgesundheitsorganisation für das Jahr 2000 zu entsprechen, v. a. im Hinblick auf das 3. Ziel: „Add health to live!"

Literatur

Laaser U, Allhoff P, Denner A, Lemke P, Schütt A (1982) Kölner Studie zum Kardiovaskulären Risikoprofil bei Jugendlichen 1975-76-80 (Abschlußbericht). Bundesminister für Jugend, Familie und Gesundheit, Bonn
Maneke M (Hrsg) (1980) Arbeitsrichtlinien für die jugendärztliche Untersuchung und Dokumentation - Bielefelder Modell, 5. verbesserte Aufl. IDIS, Bielefeld
Kurth F-J (1984) Epidemiologische Auswertung der Schulgesundheitsuntersuchungen der Schulanfänger im Kreis Aachen des Jahres 1980. Med Dissertation, Universität Aachen
Pflanz M (1973) Allgemeine Epidemiologie. Thieme, Stuttgart
Sassen G (1971) Ist die Schulgesundheitsuntersuchung notwendig und zeitgemäß? Jugendärztl Informationsblätter 4:53-60

Kosteneffektivität in der Hypertoniebehandlung: eine Modellanalyse

H. Wenzel, U. Laaser

Ziel der Untersuchung

Der permante Anstieg der Ausgaben im Gesundheitswesen führt bei den verschiedenen Akteuren und Betroffenen des Gesundheitswesens zu einem steigenden Interesse an Effizienzbetrachtungen. Trotz aller Skepsis gegenüber Bilanzierungen in einem Bereich, in dem es um das „Unbezahlbare", die Gesundheit, geht, werfen steigende Ansprüche der Bevölkerung, verbunden mit einer Zunahme des medizinisch Machbaren, immer häufiger die Frage auf, ob die im Gesundheitswesen eingesetzten Mittel, da sie in anderen Sektoren der Volkswirtschaft abgezogen werden, sinnvoll eingesetzt werden. Verbunden damit ist auch die Überlegung, inwiefern die eingesetzten Mittel im Gesundheitswesen zwischen den Bereichen Prävention, Therapie und Rehabilitation sinnvoll aufgeteilt sind und gegebenenfalls wirksamer aufgeteilt werden können, um das größtmögliche Maß an Gesundheit zu erreichen.

Ein wichtiges Hilfsmittel, um die Rationalität (Effizienz) der eingesetzten Mittel nachzuweisen, sind Kosten-Nutzen-Untersuchungen. Mit der vorliegenden Kosten-Wirksamkeits-Analyse soll die Grundlage für ein Evaluationsmodell gelegt werden, das verschiedene Therapiemöglichkeiten (medikamentöse Therapie, diätetische Maßnahmen etc.) der Hypertonie hinsichtlich ihrer Effizienz vergleichen kann und v. a. aufzeigen soll, wo und in welchem Umfang ineffiziente Teilbereiche vorhanden sind.

Methodenwahl

Die wichtigsten Formen unter den Effizienzanalysen sind die Kosten-Nutzen-Analyse (KNA) und die Kosten-Wirksamkeits-Analyse (KWA). Der wesentliche Unterschied zwischen den beiden Methoden liegt dabei in der Behandlung der Nutzenseite. Während der Analytiker im Rahmen einer KNA bestrebt ist, möglichst alle Wirkungen in Geld auszudrücken, wird im Verlauf einer KWA nur die Kostenseite monetär erfaßt, die Nutzenseite wird in nichtmonetären Größen ausgedrückt, die für den jeweiligen Untersuchungsbereich wichtige Zielgrößen sind. Im Gesundheitswesen ist ein solcher relevanter Indikator die Lebenserwartung, oder darauf aufbauend, die verlorenen bzw. geretteten Lebensjahre.

U. Laaser, G. Sassen, G. Murza, P. Sabo (Hrsg.)
Prävention und Gesundheitserziehung
© 1987 Springer-Verlag Berlin Heidelberg

Da traditionelle KNA, die auf dem Humankapitalansatz aufbauen, wegen ihrer Art der Monetarisierung von Gesundheit und Leben nicht unumstritten sind, es sei hier nur an die verschiedenen Probleme bei der Bewertung der Gesundheit von Rentnern, Hausfrauen und Kindern erinnert, wurde für die vorliegende Analyse eine KWA gewählt.

Als Nutzenkriterium werden in einer ersten Stufe die Zahl der geretteten Lebensjahre verwendet. In einem zweiten Entwicklungsabschnitt sollen auch Morbiditätsaspekte (also der Gesundheitszustand der zusätzlichen Lebenszeit) und Auswirkungen der Therapie auf die Lebensqualität (Nebenwirkungen einer medikamentösen Therapie, geschmackliche „Beeinträchtigungen" bei diätetischen Maßnahmen) berücksichtigt werden.

Konzeption der Studie

Die vorliegende Analyse ist eine Modellanalyse, d. h. sie baut nicht auf den Ergebnissen einer einzelnen Interventionsstudie auf, wie z. B. der DHP-Studie, sondern muß mangels entsprechender Daten die Ergebnisse verschiedener Studien zusammenführen. Dies macht verschiedene Annahmen notwendig, auf die weiter unten noch näher eingegangen wird.

Das Wirksamkeitsmodell

Um die Auswirkungen der Hypertonie auf die Gesundheit der bundesrepublikanischen Bevölkerung und den Nutzen, der sich aus einer Senkung des Blutdrucks ergibt, aufzeigen zu können, ist es erforderlich, die Mortalität mit und ohne Therapie in Abhängigkeit von der Blutdruckhöhe ausdrücken zu können. Diese Angaben sind aus allgemeinen statistischen Quellen nicht zu erhalten. Die Auswirkung des hohen Blutdrucks auf die Gesamtmortalität wurde daher anhand der entsprechenden Risikofunktionen der Framingham-Studie (Kannel u. Tavia 1974) errechnet.

Da es außerdem keine statistischen Daten über die Hypertonieprävalenz in der hier notwendigen Gliederung gibt (nach Blutdruckhöhe, Alter und Geschlecht), wurden Daten der Münchner Blutdruckstudie (MBS) (Stieber et al. 1982) herangezogen und auf die Bundesrepublik Deutschland übertragen. Dies ist sicherlich nicht unproblematisch, andererseits zeigen jedoch inzwischen Ergebnisse aus Lübeck und Stuttgart, daß die Daten nicht sehr divergieren.

Eine weitere wichtige Annahme bezüglich des Nutzens einer Blutdrucksenkung stellt die des altersabhängigen Teilnutzens dar. Weinstein u. Stason (1976) weisen zu Recht darauf hin, daß der Nutzen einer Blutdrucksenkung auch davon abhängt, wie lange die Exposition mit dem höheren Risiko dauert und in welchem Alter die Blutdrucksenkung erfolgt.

Um diesen altersabhängigen Teilnutzen (FOB) Rechnung zu tragen, wurden die Daten von Weinstein u. Stason (1976) übernommen und in einer Delphi-Runde mit internationalen Experten für deutsche Verhältnisse modifiziert. Die Übersicht gibt einen Überblick über das Wirksamkeitsmodell und die Datenquellen:

Wirksamkeitsgröße: gerettete Lebensjahre

$$J = \sum_{a,g,k} M_{a,g,k} \times L_{a,g,k}$$

M = Sterbefälle
L = mittlere Lebenserwartung
g = Geschlecht
a = Alter
K = Krankheitsartengruppe

Elemente des Wirksamkeitsmodelles und Datenquellen

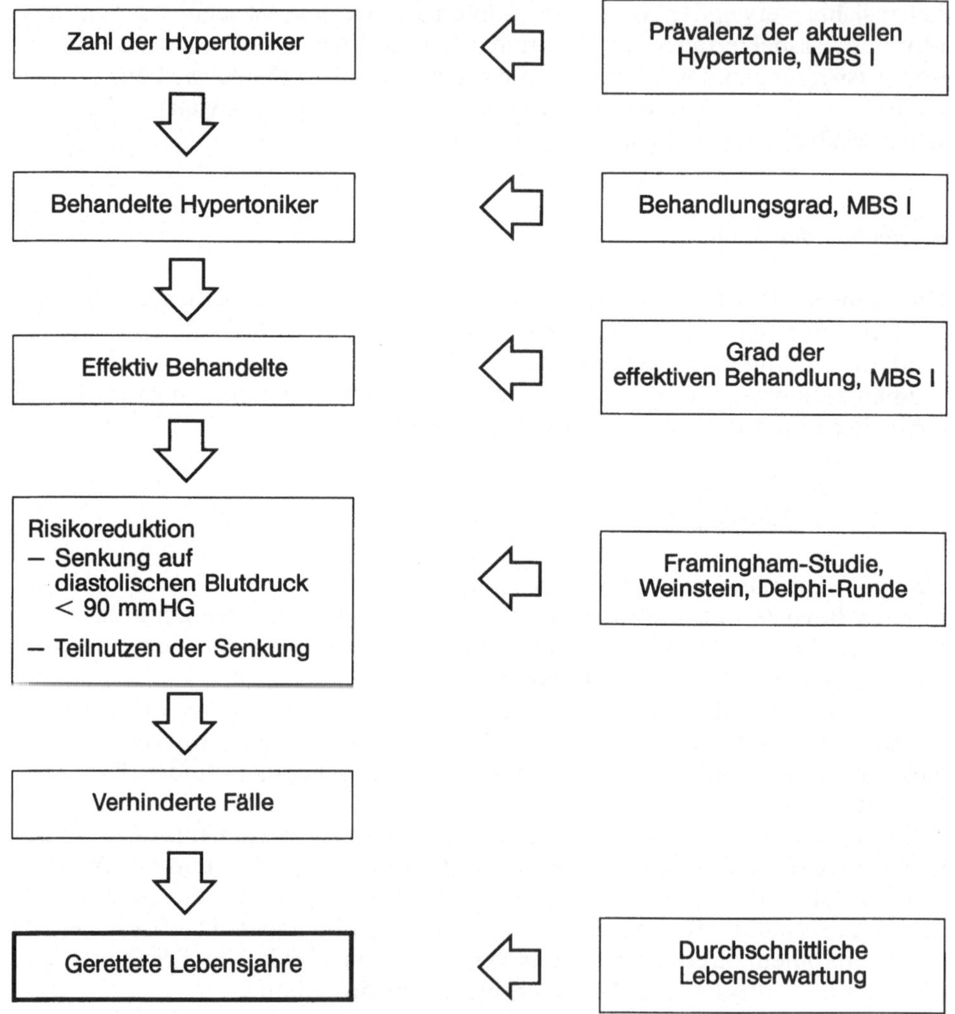

Das Kostenmodell

Zur Abschätzung des ärztlichen Aufwands einer medikamentösen Therapie wurden die Empfehlungen zur Basisdiagnostik der Deutschen Liga zur Bekämpfung des hohen Blutdruckes zugrund (o. J.) gelegt und durch Empfehlungen der

Expertenrunde (Delphi-Runde) ergänzt. Die Bewertung dieses Aufwands erfolgte anhand des BMÄ.

Für Patienten mit einem diastolischen Blutdruck zwischen 90 und 104 mm Hg wurden Arztkosten von 150 DM im ersten Jahr angesetzt. Personen mit einem Blutdruck von 105 mm Hg wurden mit 320 DM veranschlagt.

Zur Berechnung der Medikamentenkosten wurden gewichtete Durchschnittspreise für Packungen mit 50 und 100 Tabletten ermittelt. Die Berechnungen erfolgten auf der Grundlage einer Marktanalyse; dabei wurden Präparate berücksichtigt, die ca. 80 % des Marktes abdecken. Für diese Präparate wurden anhand der roten Liste die empfohlenen Tagesdosen und die Preise ermittelt. Diese Preise wurden mit den jeweiligen Marktanteilen gewichtet.

Es wurde angenommen, daß Patienten mit einem diastolischen Blutdruck zwischen 90 und 104 mm Hg mit einer Tablette pro Tag auskommen, bei Patienten mit einem Blutdruck von 105 mm Hg und mehr wird eine Tagesdosis von 2 Tabletten angenommen. Gleichzeitig wird unterstellt, daß bei Patienten der letzteren Kategorie überwiegend die kostengünstigere Packung von 100 Tabletten verordnet wird.

Nicht berücksichtigt werden konnten bisher Kosteneinsparungen aufgrund verhinderter Morbidität und eventuelle Kosten für die Behandlung von Nebenwirkungen. Es folgt eine Übersicht über das Kostenmodell:

Arztkosten im ersten Jahr pro Behandeltem:
diastolischer Blutdruck unter 105 mm Hg: 150 DM
diastolischer Blutdruck über 105 mm Hg: 320 DM

Aufwandsabschätzung auf der Grundlage:
- von Empfehlungen zur Basisdiagnostik des Hochdrucks der Deutschen Liga zur
  Bekämpfung des hohen Blutdruckes
- einer internationalen Expertenrunde im DIBHB

Bewertung anhand des BMÄ
Medikamentenkosten im ersten Jahr pro Behandelten:
- diastolischer Blutdruck unter 105 mm Hg: 233 DM
- diastolischer Blutdruck über 105 mm Hg: 410 DM

Aufwandsabschätzung auf der Basis:
- der Roten Liste (Dosis p.d. und Preis)
- von Marktanteilen der Antihypertonika, Abdeckung ca. 80 % des Marktes.

Daraus ergibt sich ein gewichteter durchschnittlicher Marktpreis.

Kosten-Wirksamkeits-Quotient:

$$\frac{C}{W} = \frac{C(Med) + C(Arzt)}{Y}$$

$C(Med)$ = Medikamentenkosten
$C(Arzt)$ = Arztkosten
Y = gerettete Lebensjahre

Noch nicht berücksichtigt sind eingesparte Kosten [– C(Morb)] und Kosten einer Behandlung von Nebenwirkungen [+ C(Side)].

Ergebnisse

Die Angaben über die Prävalenz und den Behandlungsgrad der Hypertonie in der BRD sind sehr unterschiedlich. In Abhängigkeit davon, welche Kriterien (Grenzen) der Diagnose Bluthochdruck zugrunde gelegt und welche Altersgruppen betrachtet werden, werden 4–6 Mio. Hypertoniker angenommen (vgl. Deutsches Institut zur Bekämpfung des hohen Blutdruckes 1980, S. 21).

Orientiert man sich nun an den Münchner Prävalenzdaten, muß davon ausgegangen werden, daß es in Deutschland 4,6 Mio. Personen im Alter zwischen 45 und 74 Jahren mit einem diastolischen Blutdruck über 90 mm Hg gibt. Davon sind ca. 2,4 Mio. Männer und 2,2 Mio. Frauen. Abbildung 1 zeigt die angenommene Verteilung nach Blutdruckkategorie, Alter und Geschlecht.

Geht man weiter von den Münchner Daten aus, so sind durchschnittlich 47 %[1] der angenommenen Hypertoniker in Behandlung, d. h. 900 000 Männer und 1,2 Mio. Frauen.

---

[1] Gewichteter Durchschnitt. Die Zahl basiert nur auf dem diastolischen Blutdruck und weicht auch bezüglich der Altersgruppen von den veröffentlichten Daten der Münchner Blutdruckstudie ab.

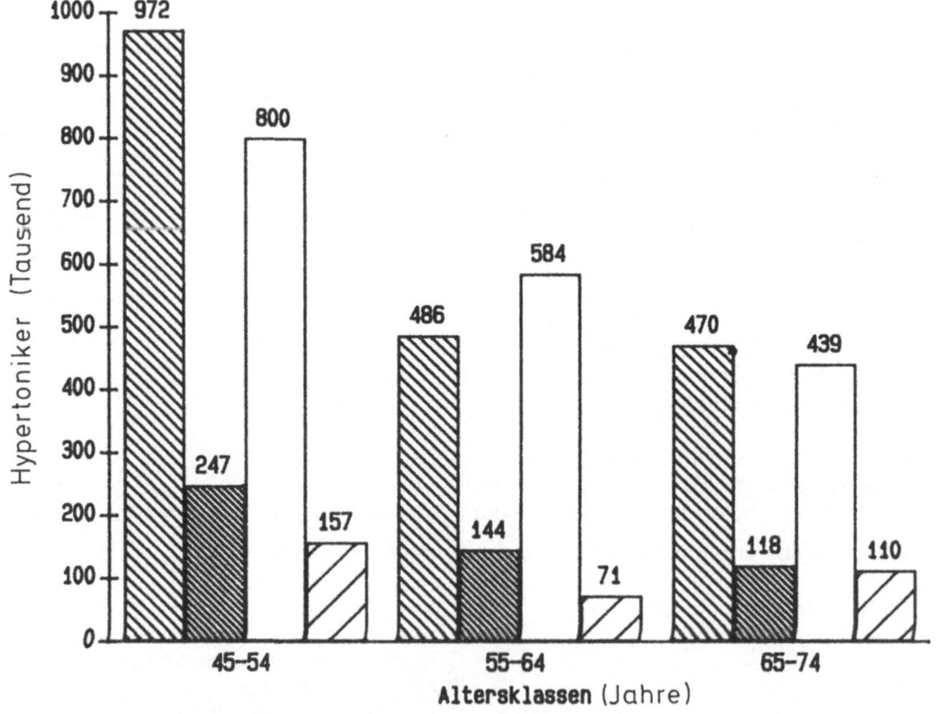

Abb. 1. Anzahl der Hypertoniker in der BRD. Den Annahmen liegt die Münchner Blutdruckstudie zugrunde; ▨ diastolischer Blutdruck 90–104 mm Hg, ▨ diastolischer Blutdruck ⩾ 105 mm Hg, ☐ Frauen mit diastolischem Blutdruck von 90–104 mm Hg, ▨ Frauen mit diastolischem Blutdruck ⩾ 105 mm Hg

Aufgrund des hohen bzw. erhöhten diastolischen Blutdrucks sind bei den Männern ca. 4400 Todesfälle (Gesamtmortalität) und bei den Frauen 4000 zu erwarten.

Durch eine Senkung des diastolischen Blutdruckes auf 89 mm Hg und weniger lassen sich ca. 300 Fälle der Gesamtmortalität bei den Männern und ca. 230 Todesfälle bei den Frauen im ersten Jahr verhindern. Dies entspricht ca. 5000 geretteten Lebensjahren bei den Männern und 4500 bei den Frauen. Dem stehen für diesen Zeitraum rund 984 Mio. DM Arzt- und Medikamentenkosten gegenüber.

Pro gerettetem Lebensjahr müssen demnach durchschnittlich 100 000 DM aufgewendet werden, bei den Männern ca. 82 000 DM und bei den Frauen 122 000 DM.

Ändert man im Rahmen einer Sensitivitätsanalyse einige der Eingangsdaten, wie Prävalenz (untere und obere Grenzen), Behandlungsgrad und Grad der effektiven Behandlung, so liegen die durchschnittlichen Kosten pro gerettetem Lebensjahr zwischen 101 000 DM und 58 000 DM und im günstigsten Fall bei 47 000 DM. Abbildung 2 zeigt die Kostenwirksamkeiten bei verschiedenen Annahmen:

(I)   niedrige Prävalenzrate (nach MBS), um 15 % niedrigere Behandlungsrate und gleicher Grad der effektiven Behandlung;

(II)   obere Prävalenzrate (nach MBS), effektiver Behandlungsgrad von 80 %;

(III) effektive Behandlungsrate von 98 % sonst wie bei (II).

Auf eine Aufteilung zwischen weiblichen und männlichen Hypertonikern wurde verzichtet, da die Unterschiede möglicherweise dadurch bedingt sind, daß bei einigen Variationen nicht alle Annahmen sinnvoll differenziert werden konnten.

Diskussion

Die ausgewiesenen Kosten pro gerettetem Lebensjahr erscheinen auf den ersten Blick sehr hoch, lassen sich doch z. B. bei einer Zytostatikatherapie bei Kindern (Dinkel u. Schulze-Röbbecke 1982) mit 1515 DM pro gerettetem Lebensjahr wesentlich günstigere Ergebnisse vorweisen. Aus dem Nordkarelienprojekt werden ebenfalls günstigere Daten berichtet: 56 $ pro gerettetem Lebensjahr (Nissinen et al., im Druck). In der Studie von Stason u. Weinstein (1977) liegen dagegen die entsprechenden Werte, je nach Annahme, zwischen 6900 $ und 59 000 $ für ein qualitätsgewichtetes Lebensjahr. Das schwedische Planungsinstitut im Gesundheitswesen (SPRI) errechnet in einer vergleichbaren Studie für ein gerettetes Lebensjahr 18 000 SEK (SPRIT Rapport 1983).

Der wichtigste kostentreibende Faktor ist der geringe Grad an effektiver Behandlung. Mit dem Grad der effektiven Behandlung wird sowohl die Patientencompliance erfaßt als auch die adäquate Behandlung durch den Arzt. In der vorliegenden Modellrechnung wurde von durchschnittlich 57 % kontrollierten Hypertonikern ausgegangen. Taylor et al. (1978) z. B. geben unter den obigen

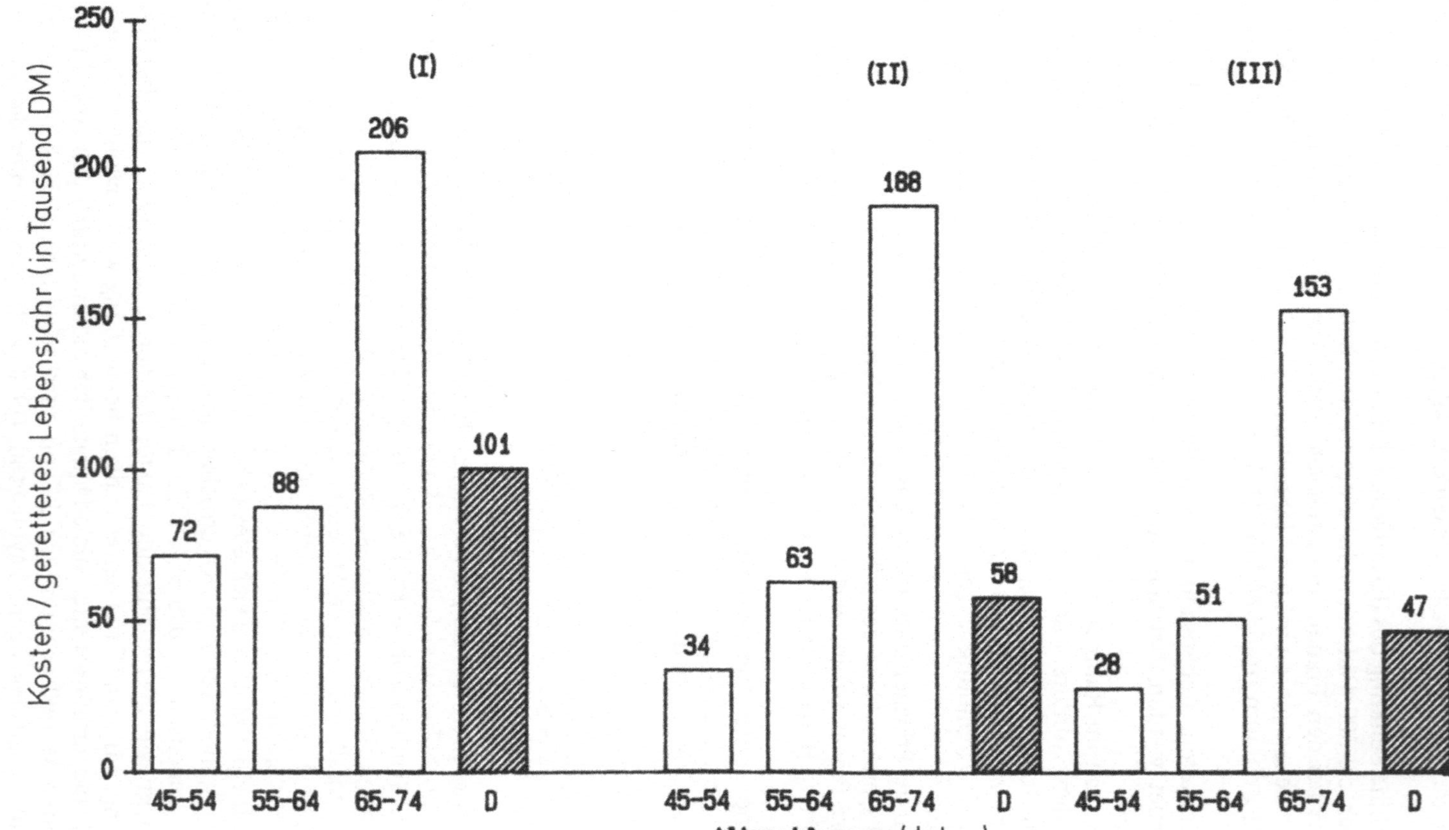

Abb. 2. Kostenwirksamkeit der Blutdrucksenkung bezüglich der Gesamtmortalität. Männer und Frauen im ersten Jahr (nähere Erläuterungen s. Text)

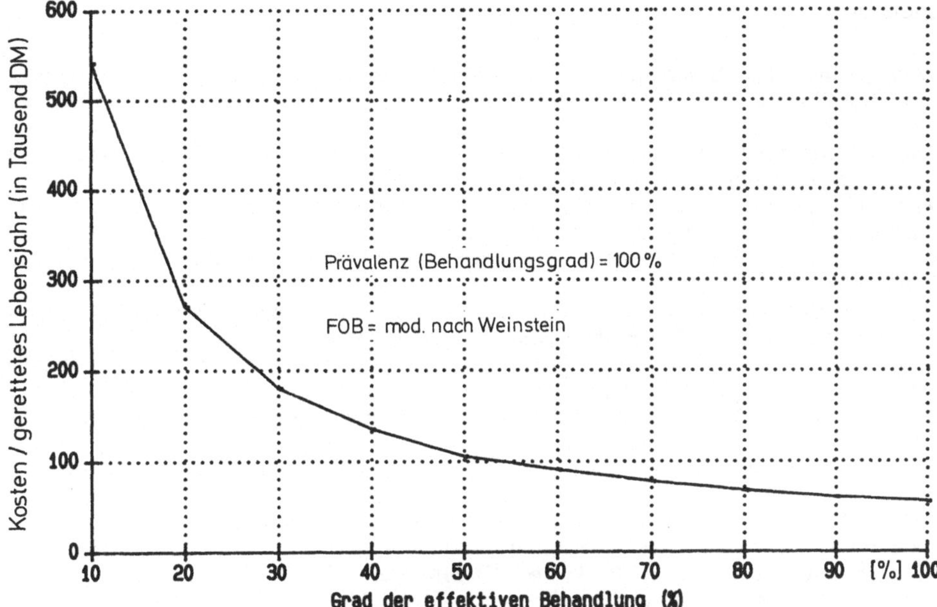

Abb. 3. Kostenwirksamkeit der Blutdrucksenkung in Abhängigkeit vom Grad der effektiven Behandlung; Männer

Bedingungen für einen Behandlungszeitraum von 6 Monaten lediglich 35 % kontrollierte Personen an.

Abbildung 3 zeigt, wie stark der Einfluß der effektiven Behandlung auf die Kostenwirksamkeit ist.

Im Vergleich zur Zytostatikatherapie dürfte der vergleichsweise ungenügende Grad der effektiven Behandlung einen großen Teil der Ineffizienz erklären. Durch die Kliniksituation ist die Compliance bei der Zytostatikatherapie ungleich günstiger einzuschätzen. Dennoch lassen sich nicht alle Unterschiede auf eine ungenügende Compliance zurückführen. Ein weiterer Grund für die divergierenden Ergebnisse sind methodische Unterschiede in den Studien. So beruht das günstige Ergebnis der Nordkarelienstudie auch auf einer vom üblichen abweichenden Vorgehensweise. Obwohl es bisher keine Standardform für eine KWA gibt, wird jedoch allgemein der monetäre Nutzen der geretteten Lebensjahre nicht zusätzlich berücksichtigt. Nissinen et al. (im Druck) haben jedoch die geretteten produktiven Lebensjahre in Geld ausgedrückt und von den Projektkosten abgezogen. Damit wird der gleiche Effekt zweifach berücksichtigt: im Zähler als gerettete Lebensjahre und im Nenner als monetäres Äquivalent zur Reduktion der Kosten. Dies stellt eine unzulässige Doppelzählung dar. Ohne diese Doppelzählung liegen die Kosten für ein gerettetes Lebensjahr bei 2926 $.

Literatur

Deutsches Institut zur Bekämpfung des hohen Blutdruckes (DIBHB) (1980) Weißbuch Hypertonie. Die Blutdruckkrankheit. Wissensstand, Analysen, Konsequenzen. Schattauer, Stuttgart New York

Deutsche Liga zur Bekämpfung des hohen Blutdruckes (oJ) Bluthochdruck. Diagnose und Therapie, programmed, Frankfurt, 6 Jahrgang, supplement

Dinkel A, Schulze-Röbbecke T (1982) Kosten-Effektivitäts-Analyse der Zytostatikatherapie von akuter Leukämie im Kindesalter. Prognos, Basel

Drummond MF (1980) Principles of economic appraisal in health care. Oxford University Press, Oxford

Kanel WB, Tavia G (eds) (1974) The Framingham study. An epidemiological investigation of cardiovascular disease. DHEW Publication NO (NIH) 74–599

Nissinen A, Tuomilehto J, Kottke T, Puska P (in press) Cost-effectiveness of the North Karelia hypertension program: 1972 to 1977

SPRI Rapport (1983) Vardprogram för högt blodtryck. Ekonomisk utvärdering. SPRI RAPPORT 159, Stockholm, p 79

Stason WB, Weinstein MC (1977) Allocation of ressources to manage hypertension. N Engl J Med 31:732–739

Stieber J, Döring A, Keil U (1982) Häufigkeit, Bekanntheits- und Behandlungsgrad des hohen Blutdrucks in einer Großstadtbevölkerung der Bundesrepublik Deutschland: Ergebnisse der Münchner-Blutdruck-Studie I (MBS 1980/81). MMW 35:747–752

Taylor DW, Sackett DL, Haynes RB, Johnson AL, Gibson ES, Roberts RS (1978) Antihypertensive drug therapy. Ann NY Acad Sci 304:309–402

Weinstein MC, Stason WB (1976) Hypertension: A policy perspective. Harvard University Press, Cambridge, London

D. Kooperation

Institutionelle Kooperation:
Situationsanalyse in Nordrhein-Westfalen

M. Schapeit, G. Murza, W. Werse

Einleitung

Der Beitrag stellt einen Versuch dar, einen Überblick über den derzeitigen Stand von Kooperation im Land Nordrhein-Westfalen zu geben.

Im Vordergrund dieser Darstellung stehen kooperative Aktivitäten, in die die Gesundheitsämter des Landes eingebunden sind. Zugrunde gelegt ist des weiteren eine Umfrage bei Volkshochschulen; angesprochen werden aber auch Ansätze, die von Verbänden ausgehen.

Der Auftrag des öffentlichen Gesundheitsdienstes

Wenn auch uralt, so doch nicht minder gültig, stellen die Durchführungsverordnungen aus den Jahren 1934–35 klar, daß Gesundheitserziehung in der Bundesrepublik Deutschland im umfassenden Sinne Pflichtaufgabe des öffentlichen Gesundheitsdienstes (ÖGD) ist.

Neben der Durchführung eigener Programme und der Ausrüstung anderer Institutionen mit entsprechenden Materialien hat der öffentliche Gesundheitsdienst insbesondere übergreifende Aufgaben in der Gesundheitserziehung: eben die Koordination laufender Projekte und Anregung bzw. Integration gesundheitsbezogener Themen bei Maßnahmen anderer Behörden.

Dieser Auftrag wurde in der Entschließung der 50. Konferenz der für das Gesundheitswesen zuständigen Minister (GMK) im Jahre 1982 bekräftigt. Hier wurde die Auffassung zum Ausdruck gebracht, daß eine Verbesserung und Intensivierung der Gesundheitserziehung dadurch erreicht werden kann, daß der ÖGD bei der Erfüllung der ihm seit jeher zugewiesenen Aufgaben im Bereich der Prävention verstärkte Anstrengungen unternimmt, um die bereits entwickelten neuen Konzepte durchzusetzen und bereits vorhandene Ansätze auszubauen. Dort heißt es: „Die GMK hält folgende, im wesentlichen kostenneutralen Maßnahmen für vordringlich:

Ausbau bestehender und Entwicklung neuer örtlicher und regionaler Arbeitsgemeinschaften, die durch den ÖGD angeregt und koordiniert werden unter besonderer Berücksichtigung der Schwerpunktbereiche Erziehung und Bildung, Arbeit und Umwelt sowie Selbsthilfe. In diesen Arbeitsgemeinschaften sollen alle in Betracht kommenden Träger mitarbeiten. Dazu gehören insbesondere die

U. Laaser, G. Sassen, G. Murza, P. Sabo (Hrsg.)
Prävention und Gesundheitserziehung
© 1987 Springer-Verlag Berlin Heidelberg

Wohlfahrtsverbände, Selbsthilfegruppen und andere freie Initiativen, Kirchen, Schul- und Sozialämter, Gewerkschaften und Arbeitgeber, Politiker, Parlamentarier, örtliche Verbraucherverbände, Institutionen der Erwachsenenbildung, Sportvereine, Krankenkassen, Sozialversicherungsträger, niedergelassene Ärzte, Zahnärzte, Apotheker, Elternvertreter, (Sozial)pädagogen, Psychologen, Sozialarbeiter etc."

Bei der Vielzahl der genannten Gruppen stellt sich natürlich die Frage, ob es sich dabei eher um eine Schreibtischidee oder um eine realistische Herausforderung handelt.

Anzumerken ist darüber hinaus, daß Arbeitsgemeinschaften doch ein mögliches Instrument darstellen, mit dem Kooperationen geschaffen werden können.

Als Alternative zu Arbeitsgemeinschaften, die hinsichtlich ihrer Mitglieder relativ festgelegt sind, sind Arbeitsgremien zu sehen, die projektbezogen arbeiten. Bei dieser Kooperationsform liegt ein festumrissener Arbeitsauftrag zugrunde, und dieses Gremium arbeitet solange zusammen, bis der Auftrag ausgeführt ist.

Kooperationsinitiativen

Unabhängig von dieser mehr grundsätzlichen Frage effektiver Kooperationsvoraussetzungen gehen Initiativen von Kooperationsbemühungen keineswegs nur von den Gesundheitsämtern aus: Freie Initiativen, Sportverbände und auch Volkshochschulen entdecken Gesundheitserziehung als geeignetes Aufgabenfeld, um in Zusammenarbeit mit anderen Gruppen ihre bisherigen Angebote auf eine breitere Basis zu stellen.

Kooperationen sind nicht nur von institutioneller Seite zu betrachten. Hier und da entwickeln sich aus freier Initiative Gremien, die sich das Thema Gesundheit auf die Fahnen schreiben.

Diese Ansätze beschränken sich häufig auf Stadtteile und vergleichbare kleine Gebilde. Die Initiativen gehen meistens von einer überzeugten Persönlichkeit aus, der es gelingt, andere Menschen für gesundheitserzieherische Ideen zu gewinnen. Die Planung und Organisation dieser Aktionen wird weitgehend von Ehrenamtlichen getragen.

Diese treffen sich in der Regel in lockeren Organisationsstrukturen – die Organisationsform eines eingetragenen Vereins ist eher die Ausnahme –, obwohl sie Vorteile bei anerkannter Gemeinnützigkeit bringt.

Repräsentanten von Institutionen als Mitglieder dieser Arbeitskreise unterstützen die Aktivitäten durch maßnahmenbezogene Zuwendungen und Medien oder aber übernehmen Aufgaben der Öffentlichkeitsarbeit. Beispiele für Umsetzungsformen, die aus ihrer Arbeit hervorgehen, sind Gesundheitswochen(enden), Angebote von Kursen und Seminaren innerhalb des Stadtteils, Gesundheitszeitungen usw.

Sport- und Gesundheitszentren

Unter dem Arbeitstitel „Sport- und Gesundheitszentren" entwickelt der Landessportbund NRW derzeitig eine Konzeption, die ebenfalls die Zusammenarbeit mit anderen Institutionen sucht.

Ausgehend von einem Gesundheitsverständnis, das sowohl durch körperliches als auch psychisches und soziales Wohlbefinden geprägt ist, sollen den Bürgern einer Stadt bzw. einer Region in „Sport- und Gesundheitszentren" Angebote unterbreitet werden, die von der reinen Information über die Beratung bis hin zu konkreten Anleitungen für gesundheitsrelevantes Alltagsverhalten reichen.

Über die Analyse und Dokumentation vorhandener Angebote in den Bereichen Sport, Gesundheit, Kindergarten und Schule reicht der Maßnahmenkatalog zunächst von der allgemeinen Öffentlichkeitsarbeit bis hin zur Einzelberatung des Bürgers. Erweiternd sollen – so heißt es in den Planungspapieren des Landessportbundes – dann nach der Ermittlung des Bedarfs die Angebote koordiniert, ergänzt und verbessert werden.

Als geeignete Methode der Zusammenarbeit wird auch bei dieser Konzeption auf die Einrichtung örtlicher Arbeitskreise gebaut, wobei dieselben Institutionen eingebunden werden sollen, die vorher schon im „Wunschkatalog" der GMK-Entschließung genannt wurden.

Da in den meisten Städten und Kreisen, die von der Gesundheitsministerkonferenz empfohlenen Arbeitskreise noch nicht existieren, ist davon auszugehen, daß dort von den Sport- und Gesundheitszentren die Initiative ergriffen wird, indem zunächst auf informeller Ebene eine Arbeitsgruppe gebildet wird, aus der dann jeweils der vorgesehene Arbeitskreis erwachsen kann. Modellversuche werden gerade in den Städten Wuppertal und Essen sowie in den Kreisen Siegen und Erftkreis durchgeführt.

Gesundheitswochen

Unter dem Stichwort Kooperationsinitiativen, die von den Gesundheitsämtern ausgehen, soll im folgenden auf eine Konzeption eingegangen werden, die im IDIS (Institut für Dokumentation und Information über Sozialmedizin und öffentliches Gesundheitswesen, Bielefeld) seit 1978 sehr konsequent vertreten und ganz und gar darauf ausgerichtet ist, die Förderung von Kooperation durch Gesundheitsämter zu intensivieren.

Hinter der Projektkonzeption „Gesundheitswochen" steht der Grundgedanke, den Gesundheitsämtern ein umfassendes Unterstützungsprogramm zu Verfügung zu stellen, das aus Hilfen für Öffentlichkeitsarbeit und Organisation sowie umfangreichen Medien und auch technischen Hilfsmitteln besteht.

Das Gesundheitsamt ist damit in der Lage, mit einem gesundheitsrelevanten Thema an die in einer Kommune bestehenden Organisationen, Gruppen und Institutionen heranzutreten und die Planung von Aktionen anzubieten, die breite Bevölkerungskreise ansprechen. Die dabei angestrebten Maßnahmen werden überwiegend von der Kompetenz der sich beteiligenden Gruppen bzw.

Organisationen bestimmt und umfassen alle Varianten von Kommunikationsformen bis hin zu administrativen und strukturellen Veränderungen.

Hinter diesem Konzept steht neben den Aspekten der Koordination durch das Gesundheitsamt und der Kooperation möglichst zahlreicher Gruppen auch der Gedanke der Kontinuität: Ein Programm- bzw. Maßnahmenrhythmus in der jeweiligen Kommune wird angestrebt.

Auf diese Weise wird der Boden für ein umfangreiches kooperatives Netzwerk aufbereitet, das die Beteiligten aufgrund der Kenntnis anderer Gruppen und den Erfahrungen mit ihnen ein breiteres Spektrum potentieller Zusammenarbeit entwickeln läßt. Dieses führt zu sehr unterschiedlichen, inhaltlichen Schwerpunkten, so daß die Zusammensetzung der Planungsgremien insgesamt variiert. Es schält sich jedoch meist eine Art „Kernarbeitsgruppe" heraus, in der neben dem Gesundheitsamt einige Gruppen immer wieder vertreten sind, wie z. B. die gesetzlichen Krankenkassen, Volkshochschulen, aber auch Wohlfahrtsverbände.

Im Prinzip entsprechen diese Gruppen eher den vorher genannten Arbeitsgremien, die sich für die Planung und Umsetzung eines Projektes zusammensetzen, um sich nach abschließender Bewertung zunächst wieder aufzulösen.

In Abb. 1 ist die Verteilung der Gesundheitswochen im Zeitraum von 1978–1985 dargestellt.

Dazu ist anzumerken:
- In den Orten, in denen nur eine Eintragung besteht, ist auf der Grundlage von Gesundheitswochen noch keine kontinuierliche Planung eingeleitet worden. Andererseits liegt es ganz und gar in der Zielsetzung des Konzepts, wenn sich in der Folgezeit solch einer umfangreichen Maßnahme auch andere, kleinere Kooperationsprojekte entwickeln, die nur von bestimmten Gruppen getragen werden.
- Wenn in einigen Kreisen mehrere Eintragungen bestehen, bedeutet dies in der Regel, daß zwar im selben Kreis, aber in verschiedenen Kreisstädten Gesundheitswochen durchgeführt worden sind und sich damit auch mehrere Gremien – wenn auch unter der Leitung eines Gesundheitsamtes – mit der Planung befaßt haben.
- Es ist nicht immer das Gesundheitsamt, das die Planungen übernimmt. Der Vollständigkeit halber ist zu ergänzen, daß es
  - Gesundheitsämter gibt, die auf der Erfahrungsgrundlage einiger solcher Veranstaltungen einen kontinuierlichen Planungs- bzw. Arbeitskreis aufzubauen gedenken.
  - Es gibt durchaus auch Kommunen, bei denen sich eine Weiterführung nicht abzeichnet, obwohl dort bereits mehrere Aktionen durchgeführt worden sind.
  - Es gibt Kommunen, in denen eine oder zwei Gesundheitswochen zu anderen Kooperationsformen geführt haben.

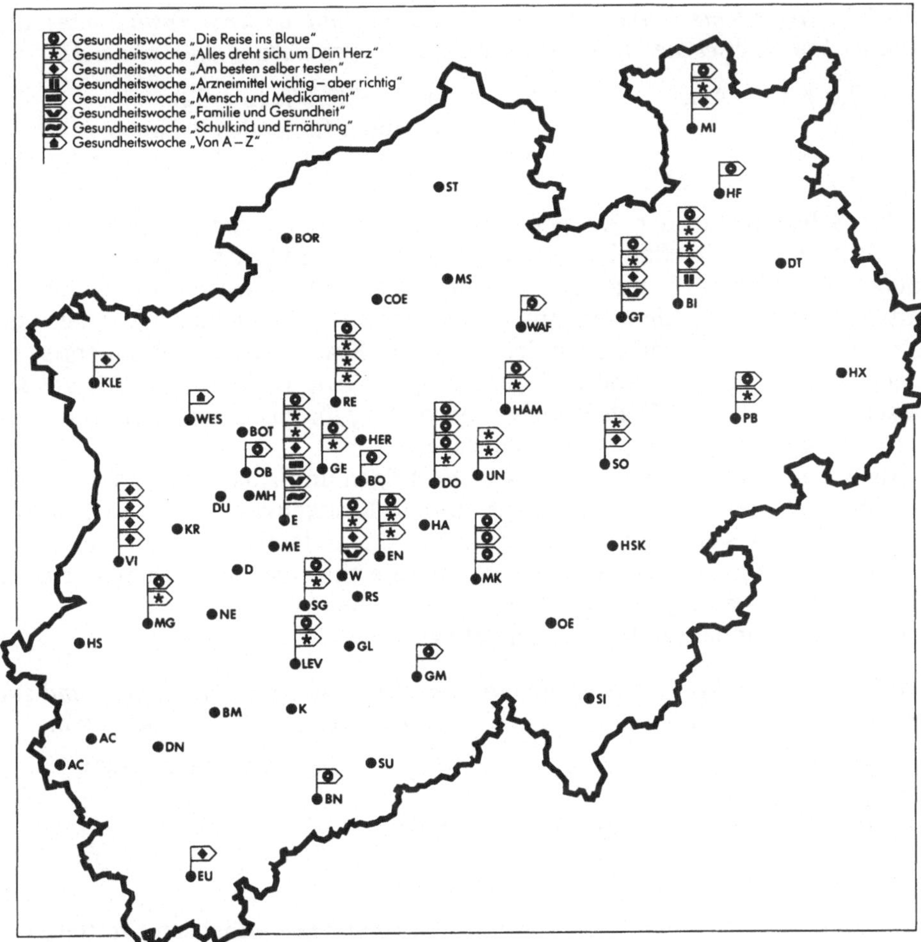

Abb. 1. Verteilung der Gesundheitswochen 1978–1985

Umfrage bei Gesundheitsämtern

Im Herbst 1985 wurde bei allen 54 Gesundheitsämtern in Nordrhein-Westfalen eine Befragung durchgeführt.

Vorrangiges Ziel war, zu erfragen, inwieweit die Etablierung von „Arbeitsgemeinschaften zur Gesundheitsförderung" vorangeschritten ist. Allerdings ergab die Umfrage auch Einblicke in andere Kooperationsformen.

Interviewpartner waren in 33 % der Fälle der Amtsarzt, in 17 % sein Stellvertreter, in 37 % der Verwaltungsleiter und in 7 % dessen Stellvertreter. Es kann also davon ausgegangen werden, daß der Ansprechpartner in jedem Fall zuständig und damit kompetent war.

Dabei ergab sich folgendes:

Gibt es irgendeine Form von Zusammenarbeit mit anderen Institutionen auf örtlicher bzw. Kreisebene im Bereich der Gesundheitserziehung und -bildung?

Ja = 77,6 % (n = 42); nein = 22,3 % (n = 12).
Gründe: fehlendes Personal,
fehlende Finanzmittel.

Der Schwerpunkt der Kooperation von Gesundheitsämtern mit anderen Institutionen liegt im Bereich der Durchführung von Gesundheitswochen und anderen komplexen Gesundheitsaktionen mit einer Vielzahl von Kooperationspartnern. Drei Viertel aller genannten Kooperationen finden hier statt. Häufigste Kooperationspartner sind neben dem IDIS die Krankenkassen, Wohlfahrtsverbände, Beratungsstellen und Selbsthilfegruppen. Die Bedeutung der Krankenkassen (primär der AOK) als Kooperationspartner für das Gesundheitsamt zeigt sich auch im Bereich der Kariesprophylaxe.

Auch die Durchführung von Kursen, Vorträgen und Ausstellungen ist Anlaß für Kooperationen – auch hier primär mit den Krankenkassen. Die Volkshochschule spielt als Kooperationspartner für das Gesundheitsamt eine untergeordnete Rolle. Einige wenige Nennungen finden sich in den Bereichen Vorträge, Kurse und Ausstellungen bzw. Gesundheitswochen.

Die 54 Gesundheitsämter wurden gefragt:

Gibt es regelmäßige Zusammenkünfte zum Austausch von Erfahrungen und zur Vorbereitung von Aktivitäten (Gesundheitsarbeitsgemeinschaften)? Antworten:

Ja = 22,3 % (n = 12); nein = 77,7 % (n = 42);
4 AGs. befinden sich im Aufbau,
1 existiert (derzeitig) nicht mehr, 7 sind aktiv.

Wer ist Mitglied dieser Arbeitsgemeinschaften?

In den 12 Arbeitsgemeinschaften sind neben dem Gesundheitsamt vertreten:

gesetzliche Krankenversicherungen	9mal,
Volkshochschule	7mal,
Ersatzkassen	5mal,
Ärzte	5mal,
Selbsthilfegruppen	3mal,
andere Erwachsenenbildungseinrichtungen	2mal

Themen- und Inhaltsschwerpunkte der Arbeit:

Drei Arbeitsgemeinschaften arbeiten themen- bzw. zielgruppenorientiert (Suchtprävention bzw. Zahngesundheit bzw. schulische Gesundheitserziehung). Zweimal wird die Vorbereitung und Durchführung von Schwerpunktaktionen wie „Gesundheitswochen" als Hauptaufgabe genannt. Die anderen Arbeitsgemeinschaften sehen ihre Hauptaufgabe in der Planung, Koordination, Organisation und Durchführung von Kursen und sonstigen Veranstaltungsangeboten. Hierzu gehört auch die Kriterienfestlegung für die Erstattungsfähigkeit von Kursangeboten. Keine Aussagen, da noch im Aufbau, machten 4, 1 machte keine Aussage wegen Inaktivität.

Warum ist es bisher noch nicht gelungen, die punktuelle Zusammenarbeit zur ständigen Einrichtung in Form einer Gesundheitsarbeitsgemeinschaft werden zu lassen?

Diese Frage wurde von 22 Gesundheitsämtern beantwortet. Bis auf 3 Ausnahmen (Befürchtung, daß ein Krankenkassenkooperationspartner zu mächtig wird; dezentrale Organisationsform, Zwischengebiet; Nutzen und Effektivität von Arbeitsgemeinschaften grundsätzlich in Frage gestellt) nennen alle anderen Ämter institutionsbezogene Gründe. An der Spitze stehen eindeutig die fehlende personelle Ausstattung (14), dann folgen finanzielle Gründe (4), kein Bedürfnis (3) sowie fehlende Konzepte (2) und Grundlagen (2) (Mehrfachnennungen waren möglich).

In den Kommunen gibt es aber noch weitere Gruppen, die in der Gesundheitsbildung die Zusammenarbeit suchen.

Innerhalb der Erwachsenenbildungseinrichtungen sind es in vorderster Linie die Volkshochschulen, die mit anderen sozusagen gemeinsame Sache machen.

Aus diesem Grund sind die Antworten auf folgende Frage nicht ohne Interesse:

Wie bewerten Sie die Qualität und die Quantität der Zusammenarbeit mit der VHS und Gesundheitsamt?

Keine Zusammenarbeit	66,6 % (n = 35),
eher sporadisch mit wenigen praktischen Ergebnissen	23,5 % (n = 12).

92 % der Gesundheitsämter arbeiten mit Volkshochschulen nie oder nur selten zusammen.

Umfrage bei Volkshochschulen

Der gleiche Fragebogen wurde verwendet, um auch einen Überblick bei den Volkshochschulen zu bekommen. Bei dieser Umfrage konnten jedoch nicht – wie bei den Gesundheitsämtern – alle Volkshochschulen in NRW befragt werden. Von den insgesamt 153 Volkshochschulen wurden 49 angesprochen, also rund 33 %.

Diese Stichprobe ist zudem nicht repräsentativ, da die Kontakte und Befragungen über die VHS-Mitglieder einer Arbeitsgruppe erfolgten. Es ergab sich folgendes:

Gibt es irgendeine Form von Zusammenarbeit mit anderen Institutionen auf örtlicher bzw. Kreisebene im Bereich der Gesundheitserziehung und -bildung?

	Gesundheitsamt	*Volkshochschule*
Ja	77,7 %	89,8 %
Nein	22,3 %	10,2 %

Bei der Frage nach Arbeitsgemeinschaften ergeben sich insofern Interpretationsschwierigkeiten, als aufgrund der engeren regionalen Strukturierungen von den Volkshochschulen Mehrfachnennungen festzustellen waren. Dies trifft ein, wenn z. B. in einem Kreisgebiet eine Arbeitsgemeinschaft existiert, die u. a. von mehreren Volkshochschulen getragen wird. Insgesamt wurden von den Volkshochschulen 10 verschiedene Arbeitsgemeinschaften genannt. Sie überschneiden sich nur zu 50 % mit den von den Gesundheitsämtern genannten Arbeitsgemeinschaften; benannt werden auch Gremien, die für die Planungen von Gesundheitswochen verantwortlich waren und auch solche, in denen Vertreter von Gesundheitsämtern *nicht* beteiligt waren.

Zusammenfassende Bewertung

Versucht man, eine Zwischenbilanz zu ziehen, könnte man zunächst zu einer eher pessimistischen Bewertung neigen: Seit der GMK-Entschließung sind 4 Jahre ins Land gegangen und erst rund 25 % der Gesundheitsämter können über die gewünschte Form der Zusammenarbeit berichten, zumal die Aufforderungen nach mehr Zusammenarbeit durch den ÖGD ja keineswegs erst seit 1982 bestehen. Allerdings kann man diese Bewertung auch aus einer ganz anderen Perspektive vornehmen:

- Der Kern der GMK-Entschließung ist als Auftrag zu sehen, die örtlichen bzw. regionalen Kooperationen zu intensivieren. Das formalisierte Gebilde einer Arbeitsgemeinschaft ist dabei Mittel zum Zweck. Es ist keineswegs nachgewiesen, daß gerade diese Arbeitsform optimale Möglichkeiten der Kooperation als Ergebnis haben muß. Andere Formen der Zusammenarbeit können unter bestimmten Rahmenbedingungen zu gleichen oder besseren Ergebnissen führen.
- Arbeits- bzw. Planungsgremien „funktionieren" z. B. häufig dann, wenn sie sich festumrissene Projekte zum Ziel gesetzt haben, denen eine überschaubare Planungszeit zugrunde liegt. Ein empfehlenswerter Weg ist, eine Arbeitsgemeinschaft erst allmählich aus der Tätigkeit solcher Gremien zu entwickeln.
- Eine grundsätzlich positive Tendenz in bezug auf die Entstehung von Arbeitsgemeinschaften ist dennoch letztlich festzustellen: Solche Entwicklungen brauchen ihre Zeit, wenn sie sich auf einer soliden Grundlage bewegen und nicht zu einer durch Erlaß angeordneten Scheinwelt entwickeln sollen. Dies trifft insbesondere zu, wenn sich herausstellen sollte, daß effektive Kooperationsformen nur möglich sind, wenn an entsprechenden Stellen dafür auch personelle Verantwortlichkeiten geschaffen werden – und die Erarbeitung und Etablierung von entsprechenden Aufgabenprofilen ist nun einmal erst über einen Zeitraum von mehreren Jahren zu erreichen.

Kooperation ist keine Zauberformel, sondern setzt einen Lernprozeß für den sensitiven Umgang mit potentiellen Kooperationspartnern in einem durch Wettbewerb geprägten kommunalen Umfeld voraus.

Literatur

Murza G (1984a) Gemeindeorientierte Prävention – Stellenwert und Strukturen kommunaler Arbeitsgemeinschaften bei Modellprojekten – Teil 1. Prävention 7:1

Murza G (1984b) The meaning of local committees within a consept of community health promotion. Third International Conference on System Science in Health Care, München. Springer, Berlin Heidelberg New York Tokyo

Murza G (1987) Fördernde und hemmende Faktoren beim Aufbau von Arbeitsgemeinschaften zur Gesundheitserziehung in NRW aus der Sicht des IDIS. Akademie für öffentliches Gesundheitswesen, Düsseldorf

Murza G, Hüsgen H-A (1983) Das 3-K-Konzept: Kooperative und koordinierte Gesundheitserziehung in der Kommune. Prävention 6:2

Murza G, Nacke O (1980) Kommunale Gesundheitswochen. Ein neues Konzept zukünftiger Gesundheitserziehung in NRW. Prävention 3:2

Murza G, Schapeit M (1985) Kommunale Prävention. Materialien für die Gesundheitsförderung. Gesundheitsaktion Oberbergischer Kreis. IDIS, Bielefeld

Murza G, Werse W (1986) Kommunale Arbeitsgemeinschaften für Gesundheitsförderung. Prävention 3:3

Saurbier B, Schumacher H-L, Murza G, Werse W (1985) Gesundheit trainieren: Übertragbarkeit eines Gesundheitsbildungssystems aus dem klinischen Bereich in ein kommunales Modell. Prävention 8:1

Gesundheitsamt und Einrichtungen der Erwachsenenbildung – Voraussetzungen zur Zusammenarbeit, Probleme, Ergebnisse

T. Hilbert

Einleitung

In diesem Referat wird über die Zusammenarbeit des Hauptgesundheitsamtes Bremen mit der Volkshochschule Bremen berichtet.

Eine solche Kooperation ist inzwischen vielerorts gang und gäbe und keine Neuigkeit mehr. Mein Referat verfolgt nicht die Absicht, Musterbeispiele zu liefern oder ein besonders lobenswertes Vorbild zu verkaufen.

Wir wissen in Bremen ganz gut, daß wir nicht das Rad neu erfunden haben. Sowohl das Hauptgesundheitsamt als auch die Volkshochschule haben Vorbilder gehabt: Es besteht schon seit längerer Zeit ein Kontakt der Volkshochschule zur Bundeszentrale für gesundheitliche Aufklärung, und es gibt bekanntlich einen Rahmenplan zur Gesundheitsbildung durch Weiterbildungseinrichtungen, in dem die Zusammenarbeit mit dem öffentlichen Gesundheitsdienst angeregt wird. Mir persönlich hat als entscheidende Anregung das Beispiel des Landkreises Unna geholfen. In meiner vielleicht begrenzten Außenwahrnehmung besteht dort eine fest institutionalisierte Form der Zusammenarbeit mit einer auf dem Sektor der Gesundheitsbildung hochmotivierten Volkshochschule an der Spitze.

Ich möchte hier also Bilanz ziehen. Zur Erarbeitung dieser Bilanz haben Mitarbeiter des Hauptgesundheitsamtes und der Volkshochschule Bremen beigetragen, mit denen ich in Form von Interviews Gespräche geführt habe.

Geschichte der Zusammenarbeit

Eine informelle Kontaktaufnahme zwischen Volkshochschule und Gesundheitsamt fiel in das Spätjahr 1984. Die feste Absicht, zusammenarbeiten zu wollen, haben dann beide im Frühjahr 1985 ausgesprochen. Das mündete in die gemeinsame Diskussion über Veranstaltungen der Volkshochschule, die noch ohne Mitwirkung des Gesundheitsamtes geplant waren, und in die gemeinsame Erarbeitung des Herbstsemesters 1985. Das gleiche haben wir dann für das Frühjahrssemester 1986 und das laufende Herbstsemester 1986 getan.

Die Geschichte der Zusammenarbeit ist also kurz. Sie ist aber offensichtlich schon alt genug, um alle Gesprächspartner in Gesundheitsamt und Volkshochschule den Beginn vergessen zu lassen: Von 6 Gesprächspartnern konnte sich

U. Laaser, G. Sassen, G. Murza, P. Sabo (Hrsg.)
Prävention und Gesundheitserziehung
© 1987 Springer-Verlag Berlin Heidelberg

nur noch einer exakt an den Beginn der Zusammenarbeit erinnern. Auch ich war mir zunächst nicht sicher und habe durch das Studium meiner Notizen die Erinnerung auffrischen müssen.

Fast alle Mitarbeiter, die unmittelbar in die Zusammenarbeit eingebunden sind, haben die Zeitdauer völlig überschätzt und in einem Fall den Kooperationsbeginn sogar auf Ende der 70er Jahre verlegt. Das ist kein Beleg für Gedächtnisschwund, sondern für die Selbstverständlichkeit, mit der wir heute zusammenarbeiten.

Die Gesundheitsbildung ist im Programm der Bremer Volkshochschule im Sachgebiet Gesundheit und Kommunikation angesiedelt. Wir haben bisher 24 Veranstaltungen miteinander durchgeführt oder geplant. Es wurden - in gemeinsamer Diskussion erarbeitet - verschiedene Veranstaltungstypen angeboten. Mehrwöchige Kurse und Wochenendseminare, Tagesseminare und sogar ein Bildungsurlaub sind dabei. Einstieg in das gemeinsame Kursprogramm waren die beiden sattsam bekannten Programme der BZgA „Nichtraucher in 10 Wochen" und „Abnehmen, aber mit Vernunft". Themen der Wochenend- oder Tagesseminare waren exemplarisch „Literatur als Therapie", „AIDS - eine Zwischenbilanz" oder „Die Gesundheit steht auf dem Spiel" - ein Versuch, Elemente des Theaters und des Spiels in die Gesundheitsbildung einzubringen. Eine kurze, aber von beiden Kooperationspartnern sehr ernst genommene Tradition hat das Gesundheitsforum, in dem in Form von Podiumsdiskussionen aktuelle gesundheitliche oder gesundheitspolitische Fragen bearbeitet werden. Innerhalb dieser Veranstaltungsreihe laden wir diesen Herbst zu 3 Abenden zum Thema „Sexualität und Gesundheit" ein und werden uns darüber hinaus mit umweltmedizinischen Problemen befassen unter der Fragestellung „Vorgestern Glykol, gestern Methanol, und was gibt's morgen?". Die Stadtbibliothek Bremen ist in die Arbeit dieser Veranstaltungsreihe mit einbezogen worden und liefert uns Plakate und Literaturverzeichnisse für interessierte Teilnehmer.

Allen Veranstaltungen ist gemeinsam, daß sie von Mitarbeitern des Hauptgesundheitsamtes durchgeführt oder zumindest begleitet werden.

Ich möchte an dieser Stelle - quasi relativierend - aber darauf hinweisen, daß das Programm der Volkshochschule auf dem Sektor Gesundheit und Kommunikation im Herbstsemester 1986 noch 89 weitere Veranstaltungen vorsieht, die ohne Mitwirkung des Hauptgesundheitsamtes entstanden sind. Die Tatsache, daß das Gesamtprogramm der Volkshochschule (schätzungsweise) mehr als 1000 Veranstaltungen auf 100 Seiten anbietet, ist für uns im Gesundheitsamt allemal ein Grund zur Bescheidenheit.

Wir sind z. Z. noch in der Phase, in der wir miteinander das Gehen lernen. Die Frage, warum wir nicht eher zusammengearbeitet haben, läßt sich folgendermaßen beantworten: Im Hauptgesundheitsamt Bremen wurde erst Ende 1983 die Möglichkeit geschaffen, sich in Form eines eigenständigen Arbeitsbereiches der Probleme der Gesundheitsförderung anzunehmen. Vorher mögen manche Mitarbeiter - in aller Regel Ärzte - des Gesundheitsamtes sich fallweise der Volkshochschule zur Verfügung gestellt haben; eine systematische Zusammenarbeit konnte aber erst zu einem Zeitpunkt beginnen, zu dem dieser neue Arbeitsbereich institutionalisiert war und eigenständig initiativ werden konnte. Ohne den eigenen Arbeitsschwerpunkt Gesundheitsförderung - wir nennen ihn

„Gesundheitsberatung" in Anlehnung an Berliner Vorbilder – wäre eine solche Kooperation unsererseits nicht möglich gewesen. Umgekehrt wurde auch die Volkshochschule erst 1983 ermächtigt, sich systematisch dem Aufgabenfeld der Gesundheitsbildung zuzuwenden, indem der Schwerpunkt Gesundheit und Kommunikation erstmals im Programm ausgewiesen wurde. Mit dem Leitungswechsel der Bremer Volkshochschule im gleichen Jahr hatte auch eine konzeptionelle Änderung begonnen, die wegführte von den am Defizitmodell orientierten kompensatorischen Leistungen für sozial benachteiligte Gruppen und hinführte zu einem allgemeiner begriffenen kritischen Bildungsauftrag für die Kommune. Waren also vor 1983 gesundheitsfördernde Angebote, die sich logischerweise an alle Bürger der Kommune richten, zugunsten von zielgruppenorientierter Arbeit vernachlässigt worden, so folgte jetzt eine Hinwendung zur Öffentlichkeit, die an Gesundheitsfragen schon viel länger interessiert war. Die Beobachtung eines Teilnehmerschwundes vor 1983 hat diesen Umdenkungsprozeß der Volkshochschule Bremen beschleunigt; natürlich ist es auch für eine Volkshochschule nicht uninteressant, wenn in dem expandierenden Sektor Gesundheitsbildung durch rege Nachfrage Einnahmen erzielt werden, die sich durch die größere „Marktorientierung" quasi von selbst einstellen.

Gemeinsamkeiten und Differenzen

War also 1983 mit der Etablierung eines eigenen Arbeitskreises im Gesundheitsamt und eines Sachgebietes in der Volkshochschule rein äußerlich die Möglichkeit der jetzigen Kooperation erhöht worden, bedarf es dennoch noch weiterer Gemeinsamkeiten, um solche Kooperation mit Leben zu erfüllen.
   Die ersten beiden Gemeinsamkeiten sind eher formal:
1. sind sowohl Volkshochschule als auch Hauptgesundheitsamt kommunale
   Einrichtungen,
2. haben beide einen festgeschriebenen gesetzlichen Auftrag.

Während Gesundheitsförderung, Gesundheitsbildung und Gesundheitserziehung als zeitgemäße Fortsetzung der alten gesundheitlichen Volksaufklärung angesehen werden können und damit in unserem Aufgabenkatalog integriert sind, hat sich Bremen ein eigenes Weiterbildungsgesetz gegeben, in dem nun seinerseits der Erwachsenenbildung bestimmte Regeln gegeben werden.
   Das ist insofern von Bedeutung, als für das Hauptgesundheitsamt die Kooperation mit der Volkshochschule naheliegender und logischer ist als mit den ca. 24 anderen Bremer Weiterbildungseinrichtungen, die zur Hälfte nicht nach dem Weiterbildungsgesetz anerkannt sind.
   Entscheidender als die formalen Gemeinsamkeiten sind die inhaltlichen Übereinstimmungen, die die Kooperation eigentlich vorangetrieben haben.
1. Dem kritisch-emanzipatorischen Bildungsauftrag der Volkshochschule mit
   ihrem weitgefaßten Spektrum kommt der seit 1983 sich immer mehr verändernde Ansatz von Gesundheitsförderung und Gesundheitsbildung im
   Gesundheitsamt entgegen. Wir versuchen immer wieder, die Grenzen des
   naturwissenschaftlich-ärztlich orientierten Modells der Prävention zu verlas-

sen, wie es beispielhaft im Konzept der Risikofaktoren ausgedrückt ist. Statt dessen bemühen wir uns – wo immer möglich – in der Praxis, uns dem Konzept der Lebensweisen anzunähern, wie es die WHO formuliert hat.

Man könnte sehr wohl die These aufstellen, daß eine gedeihliche Zusammenarbeit zwischen öffentlichem Gesundheitsdienst und Institutionen der Erwachsenenbildung auf der Basis des Risikofaktorenmodelles nicht möglich ist. Zumindest wäre eine solche Beschränkung für Volkshochschulen in höchstem Maße uninteressant.

2. Stellen wir Übereinstimmung in dem der Arbeit zugrundeliegenden Gesundheitsbegriff fest. Das dokumentiert sich beispielsweise darin, daß alle Gesprächspartner auf meine Frage, was sie denn unter Gesundheit verstünden, mehr oder weniger wörtlich die Definition der WHO zitiert haben. In die Praxis übertragen heißt das: Der öffentliche Gesundheitsdienst akzeptiert, fördert und unterstützt auch Veranstaltungen, die nach traditionellem Verständnis mit Gesundheit nichts zu tun haben und schon gar nicht mit den klassischen Aufgaben des öffentlichen Gesundheitsdienstes.

3. Es ist schließlich gemeinsames Interesse beider Institutionen, Gesundheitsbildung langfristig zu planen und fachlich abzusichern. Für das Gesundheitsamt heißt das, einen erfahrenen Träger der Weiterbildung an der Seite zu haben, der unsere Defizite in gruppenbezogener Arbeit, in pädagogischer und in didaktischer Hinsicht auffangen kann. Für die Volkshochschule heißt das, nicht selbst auf einem Gebiet „herumdilletieren zu müssen", auf dem sie fachlich nichts beizutragen hat; so ein Zitat des Leiters der Bremer Volkshochschule.

4. Ist es natürlich für einen Träger der Erwachsenenbildung nicht unerheblich, wenn für Veranstaltungen in Kooperation mit dem Hauptgesundheitsamt keine Kursleiterhonorare bezahlt werden müssen.

Diese Gemeinsamkeiten dürfen nicht darüber hinwegtäuschen, daß Mißverständnisse jederzeit möglich sind.

Eine Quelle von Mißverständnissen liegt in der unterschiedlichen Funktion, die sich aus mangelnder Kenntnis beide Institutionen gegenseitig zuschreiben. So glaubten bis vor kurzem Mitarbeiter der Volkshochschule, das Hauptgesundheitsamt habe therapeutische Kompetenzen, die die Volkshochschule in ihren Kursangeboten selbstverständlich nicht hat und nicht haben darf.

Umgekehrt waren unsere Vorstellungen über die Tätigkeit der Volkshochschule offenbar auch nicht mehr ganz zeitgemäß, denn wir vermuteten teilweise ihren Auftrag noch ausschließlich auf dem Feld des Ausgleichs sozialer Defizite und sozialer Benachteiligung.

Am Rande sei erwähnt, daß Mitarbeiter unseres Kooperationspartners Volkshochschule – durchaus nicht im Unterschied zu anderen Bürgern – das Gesundheitsamt noch überwiegend den traditionellen Verhaltensmustern verhaftet glauben und erst allmählich gemerkt haben, daß nicht nur überwacht und kontrolliert wird.

Wird einerseits das Gesundheitsamt als „neutral" in Sachen Weiterbildung angesehen, ein Aspekt, der in der Situation 24 konkurrierender Weiterbildungseinrichtungen durchaus wesentlich ist, so droht andererseits die Gefahr selbst als

Konkurrent betrachtet zu werden. Als wir uns von unserem Verständnis von Gesundheitsförderung ausgehend zu den Institutionen der Weiter- und Erwachsenenbildung hingewendet haben, löste das auch Befürchtungen aus, die eine verantwortliche Mitarbeiterin der Volkshochschule so aussprach: „Meine Güte, die könnten ja deinen ganzen Bereich übernehmen!"

Auch bei optimaler und enger Kooperation gibt es grundsätzliche Differenzen zwischen einer Institution der Erwachsenenbildung und einem Gesundheitsamt, so banal diese Bemerkung auch anmutet.

Was gemeint ist, sei an 2 Punkten verdeutlicht:

1. Volkshochschulen arbeiten stark nachfrageorientiert. Von einer Nachfrageorientierung kann oder sollte wenigstens beim öffentlichen Gesundheitsdienst keine Rede sein. Diese Nachfrageorientierung heißt in der Konsequenz, daß eine Volkshochschule dann Kurse und Veranstaltungen anbietet, wenn sie Teilnehmer findet, und das sind eben auch exotische Angebote, die von der Fußreflexzonenmassage über Tai Chi bis zum Zen reichen und manchen Mitarbeiter eines Gesundheitsamtes irritieren mögen. Ich finde es dennoch richtig, solche Veranstaltungen anzubieten. Im weitesten Sinne geht es ja bei ihnen auch um kleine individuelle Veränderungen, um Lernprozesse, um die „Wiederentdeckung des Körpers oder die Wiederentdeckung des Lernens" durch Erwachsene und um die Möglichkeit, Selbstbestimmung zu erwerben. Das ist sehr wohl gesundheitsfördernd.

2. Der öffentliche Gesundheitsdienst ist keine Institution der Erwachsenenbildung. Wir stoßen sehr schnell an die Grenzen, die durch den gewaltigen Aufgabenkatalog eines Gesundheitsamtes gezogen sind. Wir leisten Arbeit auf Tätigkeitsfeldern, die meilenweit von Erwachsenenbildung entfernt sind und werden auch Dinge tun müssen, die im Sinne eines kritischen und emanzipatorischen Bildungsauftrages völlig unattraktiv sind.

Ein weiteres Mißverständnis hat uns ganz praktische Schwierigkeiten verursacht. Beide Institutionen glaubten, viel mehr wechselseitig voreinander profitieren zu können, als es dann in der Realität der Fall war. Während die Volkshochschule glaubte, mit Hilfe des Gesundheitsamtes einen Teilnehmerkreis für ihre Veranstaltungen heranziehen zu können, der sonst nicht von der Volkshochschule erreicht wird, glaubte umgekehrt das Gesundheitsamt, seinerseits eine Öffentlichkeit erlangen zu können, die es sonst nicht besitzt. Dieser Effekt der wechselseitigen Verstärkung ist – wiewohl er theoretisch zu erwarten gewesen wäre – bislang nicht in erwartetem Maße eingetreten.

Er ist vermutlich deswegen nicht eingetreten, weil beide Partner sich in dieser Kooperation zu sehr aufeinander verlassen und die Kooperation bisher eher als Möglichkeit einer Erleichterung als einer Verpflichtung verstanden haben. Es herrscht eine Atmosphäre, die zu sehr vom Gefühl des grundsätzlichen Einverständnisses, der Kreativität, der Nonchalance und der Vermutung geprägt ist, die als gut und richtig befundenen Inhalte würden sich quasi naturwüchsig für die Öffentlichkeit, also für die Bürger unserer Stadt, als ebenso gut und richtig herausstellen.

Die Erfahrung relativ schlecht besuchter Veranstaltungen bei einem „eigentlich" attraktiven Angebot hat denn auch reichlich Grund zum Nachdenken geboten.

Organisation der Zusammenarbeit

Die Reflexion der Zusammenarbeit zwischen Volkshochschule und Gesundheitsamt hat in letzter Zeit verstärkt zu Ergebnissen geführt, die sich auch in der organisatorischen Strukturierung niedergeschlagen haben und niederschlagen werden.

1. Die Verantwortlichkeit für die Kooperation ist in beiden Institutionen personell fixiert. Sowohl in der Volkshochschule liegt die Verantwortlichkeit direkt unterhalb der Leitungsebene und ist repräsentiert durch die Leiterin des Sachgebietes „Gesundheit und Kommunikation", die zugleich stellvertretende Leiterin der Volkshochschule ist, als auch im Gesundheitsamt, wo die Zuständigkeit einem Abteilungsleiter zugeordnet ist. Beide sind unmittelbar gegenüber den jeweiligen Amtsleitungen verantwortlich, sie besitzen andererseits aber genügend Autonomie, selbständig für ihre Institutionen handeln zu können. Eine solche Regelung ist Nachahmern dringend zu empfehlen. Diese festgeschriebene Verantwortlichkeit soll in Zukunft noch stärker für die mittel- und langfristige Planung nutzbar gemacht werden.

2. Es hat sich als sinnvoll herausgestellt, bestimmte Aufgaben und ihre Durchführung anderen Mitarbeitern zu übertragen. Das fällt im Gesundheitsamt etwas leichter als in der Volkshochschule, die nur mit einem ganz geringen Stamm an fest angestellten Mitarbeitern gegenüber einer ungeheuren Zahl von Honorarkräften auskommt. Die Möglichkeit der Delegation von Aufgaben wurde bislang noch nicht ausreichend wahrgenommen; sie führte zwar zu einer Anhäufung von Kompetenz und Detailwissen bei den Verantwortlichen, nicht aber zu einer optimalen Durchführung von Veranstaltungen, zu deren Gelingen natürlich mehr gehört als die guten Ideen weniger Verantwortlicher.

3. Es bedarf bündiger und eindeutiger Verabredungen über die Anteile, die die jeweiligen Institutionen organisatorisch einbringen. Das beginnt bei der Frage der Honorarfinanzierung für Kursleiter oder Referenten, die nicht vom Hauptgesundheitsamt gestellt werden können, und endet bei der Frage, wer für die Werbung verantwortlich ist.

Es sei allen Gesundheitsämtern, die in ähnlichen Kooperationsbezügen stehen oder stehen wollen, dringend anempfohlen, hier rechtzeitig Klarheit zu schaffen und auch schriftliche Vereinbarungen zu treffen, die nicht als Fessel, sondern als Basis der Zusammenarbeit zu betrachten sind, über die dann nicht mehr ständig geredet werden muß.

Die Notwendigkeit einer solchen Verabredung ist uns unlängst schmerzlich bewußt geworden, als wir für unsere sexualmedizinischen Veranstaltungen im Rahmen des Gesundheitsforums nur mühsam aus 4 verschiedenen Quellen die Finanzierung bereitstellen konnten. Ich hatte manchmal das Gefühl, daß über die 2000 DM für 3 attraktive öffentliche Veranstaltungen länger und intensiver nachgedacht wurde als über die 2 Mio. DM, die unlängst für die Einrichtung der digitalen Subtraktionsangiographie in einer Klinik ausgegeben wurden. Diese Bemerkung bitte ich auch als Kommentar zum Stellenwert der Prävention zu verstehen. Wir haben jetzt entschieden, daß die Volkshochschule im Rahmen der Kooperation für alle Honorare aufzukommen hat. Die Leistung des Gesundheitsamtes besteht im Einsatz von Mitarbeitern bei der Organisation der Veranstaltungen, in sachlichen Leistungen wie Erstellung und Verteilung von Plakaten, Angebot von Räumen und nicht zuletzt in der Präsenz von kompetenten und kostenlosen Referenten bzw. Kursleitern.

Zukunftswünsche

Der *erste* Wunsch gilt der Herstellung von Kontinuität. Wir wünschen uns gemeinsame Veranstaltungen, die zum Markenartikel werden und fester Bestandteil aller künftigen Volkshochschulprogramme sind. Wir wollen die Möglichkeiten, die die Reihe „Gesundheitsforum" bietet, künftig effektiver für aktuelle gesundheitliche und gesundheitspolitische Themen ausnutzen.

Unser *zweiter* Wunsch bezieht sich auf eine inhaltliche Erweiterung des Spektrums. Es wird notwendig werden, dem Dauerangebot „Übergewicht" und „Nichtrauchen" noch weitere langfristige Angebote hinzuzufügen. Kursangebote für Übergewichtige und Raucher sind langfristig nicht geeignet, allein eine Kooperation zwischen öffentlichem Gesundheitsdienst und Erwachsenenbildung zu tragen.

Der *dritte* Wunsch gilt damit einer Ausweitung des gemeinsamen Angebotes. Diese Ausweitung bezieht sich weniger auf quantitative – die personellen Möglichkeiten beider Institutionen sind begrenzt – als auf qualitative Aspekte: Die Kooperation zwischen Volkshochschule und Gesundheitsamt soll stärker in aktuelle gesundheitspolitische Diskussionen eingreifen. Der Stellenwert könnte eben auch darin bestehen, Gesundheit und Gesundheitspolitik überhaupt zum öffentlichen Thema zu machen.

Der Wert bestünde in der Verbreiterung des gesamtgesellschaftlichen Diskurses über unser Gesundheitssystem und seine Alternativen. Ich gebe zu, daß Gesundheitsämter dabei politisch Stellung beziehen und Farbe bekennen müssen.

Der *vierte* Wunsch gilt einer Ausweitung der Kooperation, wobei wir der Meinung sind, nicht alles selber machen zu müssen, wohl aber intensiver fachlich beraten zu können. Das Ziel dieser fachlichen Beratung ist dabei nicht die Eliminierung von Programmteilen, die dem traditionellen naturwissenschaftlichen Verständnis in der Medizin zuwiderlaufen, sondern die Gewinnung brachliegender Ressourcen, beispielsweise in Form von selbstorganisierten Initiativen mit ihrer oft erstaunlichen Sachkompetenz oder die Gewinnung fortschrittlicher Ärzte als potentielle Mitwirkende in der Erwachsenenbildung.

Der *fünfte* Wunsch – nicht ganz unproblematisch – zielt auf eine Vernetzung der gesundheitsfördernden Angebote in unserer Stadtgemeinde. Im Hinterkopf ist dabei ein Gesamtprogramm an Gesundheitsbildung in Bremen, das von Jahr zu Jahr fortgeschrieben wird und alle Aktivitäten aller Weiterbildungseinrichtungen enthält. Eine solche Vernetzung dürfte allerdings unter den Bedingungen der Konkurrenz von Weiterbildungsträgern und des relativ geringen Gewichtes des öffentlichen Gesundheitsdienstes eine konkrete Utopie sein, der wir alle verpflichtet sein sollten. Wir sehen jedenfalls in Bremen momentan mehr

Schwierigkeiten als Möglichkeiten auf dem Weg zu einer Vernetzung gesundheitsfördernder Angebote und mehr Schwierigkeiten als Möglichkeiten, Gesundheitsorientierung unter den Bedingungen der ökonomischen Krise zu erreichen.

Die Zusammenarbeit mit Volkshochschulen ist ein wichtiges und zukunftsträchtiges Element des zeitgemäßen öffentlichen Gesundheitsdienstes.

Damit verbindet sich meine abschließende Aufforderung, über die Konsequenzen der Entschließung der 52. Gesundheitsministerkonferenz von 1982 nachzudenken. Denn eine ertragreiche Zusammenarbeit in der Erwachsenenbildung ist weder kostenneutral, wie es in dieser Entschließung heißt, noch als pauschale Querschnittaufgabe zu erledigen. Die Zusammenarbeit mit Volkshochschulen ist sinnvoll und notwendig. Aber sie hat ihren Preis.

Koordination als Aufgabe des Gesundheitsamtes am Beispiel der psychosozialen Versorgung der Stadt Herne

A. Brandenburg, M. Müller

Den folgenden Überlegungen liegen Erfahrungen zugrunde, die während eines 5jährigen Zeitraumes mit dem „Modellprogramm Psychiatrie" in Herne gemacht werden konnten. Einzelheiten des in Herne durchgeführten „Modellprogramms Psychiatrie" – Art und Umfang der Modellförderung, Beschreibung des Versorgungsnetzes, Ergebnisse des Modellprogramms und Perspektiven für die psychosoziale Versorgung in Herne – sind dem „Psychiatrieplan" der Stadt Herne zu entnehmen.[1]

Psychosoziales und psychiatrisches Versorgungsangebot

Dieses Versorgungsangebot einer Gemeinde besteht aus einer Vielzahl von Einrichtungen und Diensten, Initiativen, Gruppierungen und ehrenamtlich tätigen Personen. Dieses vielfältige und zumeist sehr zahlreiche Angebot dient unterschiedlichen Gruppen psychisch Kranker und Behinderter. Will man das Bild des Versorgungsnetzes zur Beschreibung dieses Angebotes nutzen, so besteht es aus mehreren Ebenen, die an bestimmten Punkten auch miteinander verknüpft sind.

Tabelle 1 soll eine Vorstellung von dem Versorgungsnetz der Stadt Herne geben; sie zeigt z. B. sehr deutlich, daß das psychiatrische Fachkrankenhaus, der niedergelassene Nervenarzt und der sozialpsychiatrische Dienst die verschiedenen Ebenen miteinander verknüpfen.

Dieses Versorgungsnetz hatte sich offenbar recht „naturwüchsig" ausbilden können: Es gab/gibt ein unverbundenes Nebeneinander von Einrichtungen und Diensten, in bestimmten Bereichen Überversorgungen, Überschneidungen in den Arbeitsgebieten sowie Doppel- bzw. Gegenläufigkeiten. Aber diese „naturwüchsige" Entwicklung führte auch zu einer nicht zu verantwortenden Unterversorgung bestimmter Gruppen psychisch Kranker und Behinderter. Eine der durch diese Entwicklung besonders benachteiligten Grupen waren/sind die chronisch psychisch Kranken und Behinderten, für die keine oder nur ungenü-

---

[1] *Psychiatrie-Plan,* Hrsg. Oberstadtdirektor der Stadt Herne, Herne 1986; s. auch: Matthias K. (1985) *Modellregion Herne – welche Veränderungen in der Versorgung psychisch Kranker hat es gegeben?* Herne.

U. Laaser, G. Sassen, G. Murza, P. Sabo (Hrsg.)
Prävention und Gesundheitserziehung
© 1987 Springer-Verlag Berlin Heidelberg

Tabelle 1. Psychiatrische Gesamtversorgung der Stadt Herne

	Vorfeld/Umfeld	*Ambulanter Bereich*	*Teilstationärer Bereich*	*Stationärer Bereich*	*Komplementärer und rehabilitativer Bereich*
Allgemeine Psychiatrie	Niedergelassene Ärzte Telefonseelsorge Angehörigenarbeit Clubs	*Niedergelassene Nervenärzte* Sozialpsychiatrischer Dienst (Gesundheitsamt) *Ambulanz des St. Marien-Hospitals Eickel* Institut für Heilpädagogik und Psychotherapie	Tagesklinik des St. Marien-Hospitals Eickel	Psychiatrisches St. Marien-Hospital Eickel WLK Lippstadt[a] WLK Benninghausen[a] Psychosomatische Fachkliniken[a]	*Übergangswohnheim St. Marien Therapeutische Wohngruppe St. Marien Werkstatt und Wohnungen für psychisch Kranke* Verschiedene Heime außerhalb[a] (Sozialwerk St. Georg)
Suchtkranke	Niedergelassene Ärzte Selbsthilfegruppen Sozialdienste Clubs	Niedergelassene Nervenärzte Sozialpsychiatrischer Dienst (Gesundheitsamt) Ambulanz des St. Marien-Hospitals Eickel *Drogenberatungsstelle Suchtberatungsstelle des Diakonischen Werkes*	Tagesklinik des St. Marien-Hospitals Eickel	St. Marien-Hospital Eickel Neurologische/psychische Abteilung Evangelisches Krankenhaus Herne 1 Neurologische/psychische Belegstation St. Anna-Hospital Internistische Abteilung der Allgemeinkrankenhäuser WLK Lippstadt Verschiedene Fachkliniken[a]	*Therapeutische Wohngemeinschaft für Drogenabhängige (Esborn/Wetter)[a] Nachsorgewohngemeinschaft*
Gerontopsychiatrie	Niedergelassene Ärzte Sozialstationen Sozialdienste	Niedergelassene Nervenärzte Sozialpsychiatrischer Dienst (Gesundheitsamt)		Gerontopsychiatrische Station des St. Marien-Hospitals Eickel Internistische Abteilung der Allgemeinkrankenhäuser WLK Lippstadt[a]	Altenpflegeheime verschiedener Träger *Begegnungsstätte für psychische Alterskranke* Sozialwerk St. Georg[a]
Kinder- und Jugendpsychiatrie	Ärzte für Kinderheilkunde Ärzte für Allgemeinmedizin Frühförderstelle	Niedergelassene Nervenärzte Institut für Heilpädagogik und Psychotherapie Ambulanz (WLK) in der Haard[a]		WLK in der Haard[a] Vestische Kinderklinik Datteln[a]	Sonderkindergarten für geistig Behinderte Sonderschulen für geistig Behinderte
Geistig Behinderte (Erwachsene)	Ärzte für Allgemeinmedizin Teestube/Clubs Angehörigenarbeit	Niedergelassene Nervenärzte *Sozialpsychiatrischer Dienst* (Gesundheitsamt) Beratungsstelle für Behinderte (Gesundheitsamt)		WLK Benninghausen[a]	Werkstatt für Behinderte Wohnheim für Behinderte Verschiedene Heime außerhalb (Sozialwerk St. Georg)[a]

[a] Einrichtungen außerhalb des Stadtgebietes, *modellgeförderte Einrichtungen*

gende Angebote in der Gemeinde geschaffen worden waren und die außerhalb des lokalen Versorgungsnetzes versorgt wurden/werden.

Um diesen „mangelhaften" Zustand zu beenden, sollten in der psychosozialen/psychiatrischen Versorgung nach den Vorstellungen der Psychiatrieenquetekommission 4 Prinzipien verwirklicht werden (Tabelle 2):

1. gemeindenahe Versorgung,
2. bedarfsgerechte, umfassende Versorgung aller psychisch Kranken und Behinderten,
3. Koordination aller Versorgungsdienste,
4. Gleichstellung psychisch und körperlich Kranker.

Zwar ist in diesen sog. Hauptempfehlungen der Psychiatriekommission die Erkenntnis enthalten, daß der „ungeregelte/geregelte" Zustand des Versorgungssystems einer Regelung, Steuerung und Kontrolle zugeführt werden muß, wenn eine Versorgung entstehen soll, bei der jeder, der Hilfe braucht, auch Hilfe

Tabelle 2. Erläuterungen zu den Prinzipien der Gemeindepsychiatrie. (Aus *Modellprogramm Psychiatrie* Bericht Nr. 2, Prognos, Basel Köln 1980)

Prinzipien	Teilaspekte
1. Gemeindenahe Versorgung	– Erreichbarkeit – Überschaubarkeit, räumliche Beziehung zur Gemeinde – Kooperative und konsiliarische Verknüpfung der an der Versorgung beteiligten Einrichtungen – Aufrechterhaltung der Kontakte zu den persönlichen Bezugspersonen und -punkten – Offene, sichtbare Psychiatrie – Ortsnähe der Träger von Einrichtungen und Diensten
2. Bedarfsgerechte und umfassende Versorgung aller Patientengruppen	– Aufbau eines bedarfsgerechten gemeindenahen Versorgungsnetzes – Versorgung aller Patientengruppen – Bewältigung aller Funktionseinbußen – Wesentliche Bedürfnisse der Patienten
3. Koordination und Zusammenarbeit aller Versorgungsdienste	– Vermeidung von Fehlplazierungen – Verhinderung von Doppel- und Mehrfachbetreuung – Sicherstellung der Kontinuität der Behandlung – Schließen von Lücken im Versorgungssystem durch einen kontinuierlichen, flexiblen Anpassungsprozeß – Organisationsstrukturen auf der Ebene des Standardversorgungsgebiets
4. Gleichstellung psychisch Kranker und körperllich Kranker	– Eingliederung der Psychiatrie in der Gesamtmedizin durch interdisziplinäre Verzahnung mit den übrigen Fächern der modernen Medizin – Eingliederung der Psychiatrie in die Gesamtmedizin durch Anschluß des psychiatrischen Gesundheitswesens an den allgemeinen medizinischen Standard – Persönliche Gleichstellung psychisch und körperlich Kranker

finden kann. Diese – und das ist hier entscheidend – Prinzipien werden jedoch einfach nacheinander aufgezählt, ohne deren inneren Zusammenhang zu diskutieren. Aber ohne Koordination kann es z. B. eine bedarfsgerechte und umfassende Versorgung aller Patienten in der Gemeinde nicht geben: Koordination ist eine Bedingung, ohne deren Realisierung die anderen Prinzipien nicht verwirklicht werden können.

Einrichtungen und Dienste

Die psychosozialen und psychiatrischen Einrichtungen und Dienste einer Gemeinde lassen sich auf folgende Bereiche verteilen: Behandlung, Wohnen, Arbeiten und soziales Leben. Diese Bereiche sind alle notwendig und eigenständig, und erst ihr Zusammenspiel und Ineinandergreifen ermöglicht eine wirklich umfassende Hilfe. Besteht das Versorgungsnetz aus solchen gleichermaßen notwendigen Bereichen, so kann es kein Zentrum geben, das gegenüber anderen Einrichtungen und Diensten, Initiativen, Gruppierungen etc. eine „führende Stellung" beanspruchen kann. Gerade den Hauptstützen der psychiatrischen Gemeindeversorgung, dem psychiatrischen Krankenhaus und dem niedergelassenen Nervenarzt/Hausarzt, fällt es oft schwer, sich als Glied und Teilangebot in einem solchen Versorgungsnetz zu begreifen. Es geht bei der Koordination also einzig und allein darum, das Ineinandergreifen und das Zusammenspiel im „Netz" herzustellen oder zu verstärken.

Innerhalb des Versorgungsnetzes sind die einzelnen Versorgungsglieder nicht nur alle gleichwertig, sie sind auch autonom: Als einzelne Einrichtungen und Dienste sind sie in ihren Entscheidungen weitgehend unabhängig, jedenfalls ist eine Einflußnahme nicht ohne weiteres möglich.

Aspekte der Koordination

Wenn das „Feld", das koordiniert werden muß, so beschaffen ist, daß die Versorgungseinrichtungen gleichwertig und autonom sind, dann hat das Auswirkungen auf die Art und Weise der Koordination:

Die koordinierende Tätigkeit sollte auf einer freiwilligen und auf Überzeugung zielenden Zusammenarbeit beruhen. Dies schließt natürlich nicht aus, daß die einzelnen Einrichtungen einem eigenen Interesse folgen; es muß jedoch immer die Bereitschaft vorhanden sein, Kompromisse zu schließen, Konzessionen zu machen und einen Konsens zu erzielen. Koordination ist diesem Verständnis nach ein fortlaufender, gemeinsamer Prozeß aller in der psychosozialen und psychiatrischen Versorgung Tätigen mit dem Ziel, das Versorgungsnetz zu optimieren.

Es gibt noch 2 weitere wichtige *Charakteristiken der Koordination: ihr Charakter als sozialer Lernprozeß und ihr Charakter als Zeit beanspruchende Daueraufgabe.*

Koordination muß als ein sozialer Lernprozeß begriffen werden. Es sind unterschiedliche Berufsgruppen mit unterschiedlichen Werthaltungen, Toleranzgrenzen und Orientierungen etc. und unterschiedliche Interessen der beteiligten Einrichtungen und Dienste und Personen im Versorgungsnetz wirksam.

Auch ist die Psychiatrie selbst an einer Grenzstelle zwischen naturwissenschaftlichen und sozialwissenschaftlichen Disziplinen angesiedelt, so daß auch „von der Sache her" verschiedene Disziplinen Kompetenz beanspruchen und auch haben.[2] Vor dem Hintergrund dieser sehr differenzierten Bezüge ist es in der Tat sehr schwierig und auch erst zu erlernen, Gespräche über Versorgungsfragen zu führen und ggf. gemeinsam Entscheidungen und Absprachen vorzubereiten und zu treffen.

Auch ist es unerläßlich, daß Faktoren wie Klima und Vertrauen entstehen, da jede Vereinbarung „ins Leere gehen" kann, wenn sie nicht „emotional" getragen wird.

Soll dieser beschriebene Lernprozeß in Richtung auf eine gemeinsame koordinative Tätigkeit auch erfolgreich verlaufen, so dürfen klar und eindeutig definierte Verantwortungen, spezifische Aufgaben und Kompetenzen jedoch nicht außer Kraft gesetzt und in ihren Konturen verwischt werden. Die Zusammenarbeit verschiedener Berufsgruppen – interdisziplinäres Vorgehen – setzt gerade die klare Verteilung von Kompetenzen voraus.

Koordination ist auch ein besonders viel Zeit beanspruchender Prozeß, der nicht kurzfristig zu Erfolgen führt. Es sind kontinuierlich Anstrengungen erforderlich, und es gibt nie ein fertiges, einmal erreichtes und dann gesichertes Resultat. So zieht sich der zielgerichtete Prozeß des Aufbaus der Gemeindepsychiatrie in Herne schon seit den 70er Jahren hin, und er ist keineswegs am „Ziel" angekommen. Die Tabellen 3 und 4 geben einen Eindruck von der Dauer des Aufbaus eines gemeindenahen Versorgungsnetzes.

Nachdem das Verständnis von Koordination umrissen und der Charakter koordinativer Tätigkeit beschrieben ist, müssen noch weitere wesentliche *Bestandteile der Koordination* benannt werden: *die Planung und deren Realisierung sowie Information, Beratung und Aufklärung.*

Planung setzt detaillierte Kenntnisse des Versorgungssystems und ein profundes Wissen über das Versorgungsnetz voraus; erst aufgrund eines solchen umfassenden Wissens ist eine solide und verantwortungsvolle Planung möglich.[3] Aber gerade die Psychiatrieforschung in der Gemeinde ist noch nicht weit fortgeschritten, und oft erschöpft sich das Wissen darin, die Institutionen, Einrichtungen und Dienste zu kennen, die Versorgung betreiben. Die genaue und detaillierte Aufschlüsselung pathogener Faktoren in der Gemeinde ist bisher noch nicht systematisch in Angriff genommen worden.

Ohne die Unterstützung der in den Einrichtungen und Diensten tätigen Mitarbeiter und der im Versorgungsnetz engagierten Personen bleibt jede Koordination Stückwerk; es gilt hier, Verständnis für neue Aktivitäten zu gewinnen, Probleme gemeinsam zu erörtern, Ängste abzubauen, Konflikte zwischen

---

[2] Siehe zum interdisziplinären Charakter der Psychiatrie: Lindemann E (1985) *Jenseits von Trauer.* Göttingen (Beiträge zur Krisenbewältigung und Krankheitsvorbeugung).

[3] Siehe Graf von Schwerin (1985) *Tagungsbericht: Gemeindenahe Psychiatrie in Herne,* Herne, S. 1–28

Tabelle 3. Gemeindenahe Psychiatrie in Herne 1970–1985

1970–1980	Bestrebungen, ein gemeindenahes psychiatrisches Versorgungsangebot zu schaffen: - Einrichtung des Instituts für Heilpädagogik und Psychotherapie - Die Zahl der niedergelassenen Nervenärzte verdoppelt sich auf insgesamt 4 Ärzte - 1970 gab es keine Einrichtungen für geistig Behinderte, 1980 gab es 3 Einrichtungen (ohne Schulen)
1973	Eröffnung der WfB und kontinuierlicher Ausbau
1976	Im Rahmen der Krankenhausbedarfsplanung des Landes wird die Umwandlung des St. Marien-Hospitals Eickel in ein Psychiatrisches Fachkrankenhaus beschlossen. Ziel: Pflichtversorgung für Herne 1 und 2
1979/80	Gründung der Psychosozialen Arbeitsgemeinschaft
1980–1985	Beteiligung am „Modellprogramm Psychiatrie" - Aufbau neuer Einrichtungen und Dienste - Ausbau vorhandener Einrichtungen und Dienste
1980	Zustimmung des Rates, sich am Modellprogramm zu beteiligen
1982	Öffentliche Informationsveranstaltung zum „Modellprogramm Psychiatrie"
1984	Zwischenbericht vor dem Rat der Stadt Herne
1985	Veranstaltung zum „Modellprogramm Psychiatrie": Auswertung des Modellversuches auf regionaler Ebene
1986	Verabschiedung des Psychiatrieplanes der Stadt Herne, der Vorschläge zur Weiterführung der gemeindenahen Psychiatrie enthält: - Einrichtung eines Notfall- und Krisendienstes - Weiterer Ausbau des Versorgungsnetzes - Förderung der Psychosozialen Arbeitsgemeinschaft

Tabelle 4. Entwicklung des psychiatrischen Versorgungsangebotes 1970–1980 in Herne/Wanne-Eickel (Aus Arbeitsgruppe Begleitforschung im Modellprogramm Psychiatrie Herne; Helge Berg und Alexander Graf von Schwerin)

Dienste/Einrichtungen	1970	1980
Erziehungsberatungsstellen	2	2
Niedergelassene Nervenärzte	2	4
Sozialpsychiatrischer Dienst	2[a]	2[a]
Institutsambulanz	–	1
Suchtberatungsstellen	2	3
Tageskliniken	–	2
Neurologische Abteilungen	1	2
Psychiatrisches Krankenhaus	–	1
Einrichtungen für geistig Behinderte (ohne Schulen)	–	3
Gesamt	9	19

[a] Hauptstelle Gesundheitsamt Herne 2 und Nebenstelle Herne 1

den Mitarbeitern einzelner Einrichtungen und Dienste zu regulieren und Motivationen für neue und schwierige Aufgaben zu wecken.[4] Zu der Aufgabe der Koordination gehört es auch, alle an der Versorgung direkt und indirekt Beteiligten in angemessener Art und Weise und fortlaufend über den Stand und die Perspektiven der Versorgung zu informieren, aufzuklären und zu beraten.

Was sind nun die „Organe", in denen Koordination stattfindet?

Wichtige Gremien für koordinative Tätigkeit sind der Sozial-, Gesundheits- und Familienausschuß und der Rat der Gemeinde. Die parlamentarischen Gremien der Stadt entscheiden über den Einsatz und die Vergabe von Mitteln und damit darüber, wie die Versorgungssituation aussehen soll. Die gewählten Gemeindevertreter müssen in regelmäßigen Abständen über die psychiatrische Versorgungssituation unterrichtet werden, damit die notwendigen kommunalpolitischen Entscheidungen sachgerecht getroffen werden können.

Natürlich muß auch die Psychosoziale Arbeitsgemeinschaft erwähnt werden, in der die Mitarbeit der Einrichtungen und Dienste und interessierte Bürger miteinander diskutieren, gemeinsam Probleme erörtern, sich fortbilden und, was nicht unterschätzt werden sollte, sich auch gegenseitig kennenlernen.[5]

Es stellt sich jedoch die Frage, ob diese 2 Organe ausreichen und ob man nicht ein Gremium schaffen muß und sollte, das sich ausdrücklich mit der Versorgungsplanung in der Gemeinde beschäftigt und zumindest Entscheidungshilfen bzw. Empfehlungen für eine sinnvolle Erweiterung des bestehenden Versorgungsnetzes gibt.

Warum soll nun gerade das Gesundheitsamt diese Koordinationsaufgabe übernehmen, deren Komplexität hoffentlich deutlich geworden ist?

Es ist festzuhalten, daß es keine andere Instanz gibt, die in der Lage ist, die organisatorischen, finanziellen und personellen Mittel bereitzustellen, die nun einmal erforderlich sind, um eine solche Koordinationsaufgabe auf Dauer und kontinuierlich durchzuführen.

Ein viel wichtigerer Grund dürfte aber wohl darin liegen, daß das Gesundheitsamt einen sozialpsychiatrischen Dienst besitzt. Die Klientel dieses Dienstes sind vor allem chronisch psychisch Kranke und Behinderte, die oft eigenständig keinen Zugang zu den psychiatrischen Versorgungsinstitutionen finden: Es sind sog. „Nicht-Wartezimmer-fähige-Patienten". In einem solchen Dienst wird ein hohes Maß an Wissen gebildet, das für die Wahrnehmung der Koordinationsaufgabe äußerst wichtig ist.

Es gibt aber noch weitere Gründe, die dafür sprechen, eine solche koordinative Aufgabe dem Gesundheitsamt zuzuordnen:

---

[4] Siehe Dierking W, *ebenda*, S. 29–38
[5] Siehe Brandenburg A, Dierking W, Müller M (1985) *Die psychosoziale Arbeitsgemeinschaft der Stadt Herne 1980–1984.* Öff Gesundheitswes 47:519–523

Das Gesundheitsamt hat kein finanzielles, partikulares Interesse, da es sich nicht über Versorgungsaufgaben finanziell absichern und tragen muß. Es ist am Gesundheitsmarkt nicht beteiligt, und es steht außerhalb der Konkurrenz am „Gesundheitsmarkt".

Als Amt in die Gemeindeverwaltung eingebunden, hat das Gesundheitsamt Möglichkeiten, im Interesse der psychisch Kranken die sozialen Gegebenheiten langfristig zu beeinflussen und präventiv tätig zu werden – Zusammenarbeit mit den Planungsämtern oder mit den öffentlichen Erziehungs- und Weiterbildungsinstitutionen.

Natürlich sollte man nicht verschweigen, daß auch beim Gesundheitsamt „Lernprozesse" erforderlich sind. Flexibles Reagieren auf neue Situationen und Bedürfnisse, das Ergreifen eigener Initiativen und selbständige Akzentsetzung im Versorgungsfeld, der Mut zur „Innovation", Kooperation mit anderen Einrichtungen und Diensten und „alternativen" Gruppierungen – das alles sind Aufgaben, die den gewohnten „Gang der Dinge" allzuoft sprengen und eine Bürokratie überfordern.

Warum ist es eigentlich besonders wichtig, sich im Bereich der psychosozialen und psychiatrischen Versorgung zu engagieren und dieses Versorgungsnetz zu koordinieren?

Die Anstrengungen, mit denen man sich um die psychisch Kranken und Behinderten, um die sog. Unbrauchbaren, kümmert, können als ein Gradmesser für die Qualität der Gemeinde gesehen werden, in der man lebt. Handelt es sich dabei doch oft um Menschen, die als emotionale Last (Angst) und als finanzielle Last (Kosten) empfunden werden.

Wenn sich eine Gemeinde zielgerichtet um die Verbesserung der Situation dieser Menschen kümmert, so ist dies ein Zeichen kommunalpolitischer Verantwortung.

Schulspiel als Suchtprävention
– Kooperation zwischen Gesundheitsamt und Schule

R. Deckart

Daß Theaterspielen einer Suchtentstehung entgegenwirken kann, ist zunächst eine Arbeitshypothese. Sie basiert auf nachfolgend erläuterten theoretischen Grundlagen.

Suchtentstehung

Sucht entsteht immer auf dem Boden von 3 Bereichen: Persönlichkeit, Umgebung und Droge. Wenngleich wir bis heute nicht sicher sagen können, warum letztendlich der eine Mensch süchtig wird und der andere nicht, obwohl Biographie und Situation vergleichbar erscheinen, so haben wir doch zunehmend Erkenntnisse darüber gewonnen, welche Faktoren aus diesen 3 Bereichen suchtbegünstigend wirken.

1. Im Bereich der Persönlichkeit: geringes Selbstwertgefühl, geringes Selbstbewußtsein, geringe Selbständigkeit, schlecht ausgebildete Kommunikationsfähigkeit („frißt alles in sich hinein" bzw. „schluckt alles hinunter"), passives, konsumorientiertes Verhalten, verminderte Frustrationstoleranz und – mit all diesem verbunden – die Unfähigkeit, Konflikte zu lösen. Insgesamt also eine unreife Persönlichkeit mit ausgeprägter neurotischer Tendenz;
2. Im Bereich der Umgebung: die nicht intakte Familie, die Überbehütung, aber auch die Überforderung, natürlich auch suchtmittelkonsumierende Vorbilder, aber vor allem die Bedürfnisbefriedigung „auf Knopfdruck".[1] Natürlich ist bei einer solchen Konstellation praktisch immer die Interaktion zwischen Person und Umgebung gestört.
3. Im Bereich der Droge: Suchtbegünstigende Faktoren im Bereich der Droge, wie sie Bezahlbarkeit, Verfügbarkeit und Suchtpotential darstellen können, sind im Zusammenhang mit der Primärprävention dagegen von untergeordneter Bedeutung. Es scheint vielmehr so zu sein, daß jedes menschliche Verhalten süchtig entarten kann, wenn die genannten suchtbegünstigenden Faktoren in den Bereichen Persönlichkeit und Umgebung stark genug ausgeprägt sind. Dies lehren uns insbesondere die stoffungebundenen Süchte, die Fernsehsucht, die Arbeitssucht, die Spielsucht.

---

[1] Damit ist eine Ersatzbefriediung gemeint; z. B. erhält das Kind statt der eigentlich gewünschten elterlichen Zuwendung den Fernsehknopf oder ein Geldstück zugeteilt und lernt irgendwann, sich durch den „Knopfdruck" über den Mangel an menschlicher Interaktion hinwegzutrösten.

U. Laaser, G. Sassen, G. Murza, P. Sabo (Hrsg.)
Prävention und Gesundheitserziehung
© 1987 Springer-Verlag Berlin Heidelberg

Präventionsansätze

Da wir suchtbegünstigende Faktoren kennen, wäre es logisch und (zumindest theoretisch) naheliegend, unsere Präventionsbemühungen an eben diesen Faktoren anzusetzen:

	Suchbegünstigend	Präventionsansatz	
	Im Bereich der Persönlichkeit:		
Unreife Persönlichkeit	Wenig Selbstwertgefühl Wenig Selbstbewußtsein Wenig Selbständigkeit	Ängste abbauen, Selbstwertgefühl vermitteln, Selbständigkeit trainieren	Persönlichkeitsreifung fördern
	Schlecht ausgebildete Kommunikationsfähigkeit	Kommunikation üben (oder besser: das Miteinanderreden nicht völlig verlernen vor lauter Fernsehen)	
	Neigung zu passivem, konsumorientiertem Verhalten	Durch gemeinsames Tun die Erfahrung vermitteln, was das Kind alles kann und wieviel mehr Spaß es macht, selbst etwas zu tun, als nur zu konsumieren	
	Verminderte Frustrationstoleranz	Einüben im Entdecken und Lösen von Konflikten (auch Aufzeigen von Scheinlösungen und ihren unangenehmen Folgen)	
	Im Bereich des sozialen Umfeldes:		
	Die nicht intakte Familie	Eheberatung, Familienberatung	
	Überbehütung	Selbständigkeit verstärken	
	Bedürfnisbefriedigung „auf Knopfdruck"	Intensiv zusammenleben, dem Kind die Erfahrung vermitteln, daß Umgang mit Menschen Freude macht	
	Suchtmittelkonsumierendes Vorbild	Sich der eigenen Vorbildfunktion bewußt werden	

Wie aber kann ich als Gesundheitserzieher z. B. Selbstwertgefühl vermitteln oder Frustrationstoleranz erhöhen? Wie könnten wir diese Präventionsansätze praktizieren?

Im Gegensatz zu diesen Überlegungen hat sich bisher der überwiegende Teil unserer Präventionsbemühungen auf den Bereich der Droge konzentriert. Dabei steckten wir in einem ganz grundsätzlichen Dilemma:

1. Die reine Information „Das ist schädlich für dich" ist nicht dazu geeignet, Verhalten zu beeinflussen.
2. Der Versuch, Erfahrungen mitzuteilen (z. B. durch einen anonymen Alkoholiker, der Jugendlichen sein Schicksal erzählt) kann einen brauchbaren affektiven Einstieg ermöglichen. Der Jugendliche wird möglicherweise sein Bild vom „bösen" Alkoholiker verändern und so etwas wie Mitgefühl entwickeln. *Betroffen fühlen* wird er sich aber nicht. Es ist eine pädagogische Binsenweisheit, daß Erfahrungen eben nicht übertragbar sind.

Die entscheidende Frage ist also:

Wie können wir einerseits Identifikation mit dem Konflikt oder der Konfliktperson erreichen, *ohne* daß der Jugendliche die leidvolle Erfahrung „Heroin bekommt mir nicht" selbst macht?

Und wie können wir andererseits (ganz unabhängig von spezifischer Suchtproblematik) zur Persönlichkeitsreifung beitragen, die vielleicht die wichtigste Barriere gegen Suchtentstehung überhaupt darstellt?

So kamen wir, eine engagierte Kunsterzieherin und die Amtsärztin, auf den Gedanken, Konflikte zu spielen und sie im Spiel lösen zu lassen. Das hat keine so schädlichen Folgen wie die schmerzliche Realität. Aber die Betroffenheit, die die Identifikation mit der Rolle auslöst und die intensive geistige Auseinandersetzung mit dem Problem sind erheblich größer, als die Wirkung eines Merkblattes oder eines „aufklärenden" Vortrages. Darüber hinaus aber hat Theaterspielen auch ausgesprochen positive Wirkungen auf die Entwicklung von Selbstwertgefühl, Kommunikationsfähigkeit, Aktivität, kurz gesagt auf diejenigen Eigenschaften, die für die Reifung der Persönlichkeit wichtig sind.

Der Psychiater Moreno hat vor etwa 50 Jahren solche Wirkungen erkannt und im Psychodrama bei der Therapie von Patienten eingesetzt. Warum sollte dies nicht auch einen erfolgversprechenden Weg bei der Prävention darstellen?

Suchtpräventive Wirkung des Theaterspielens, dargestellt am „Zaubertrank"

„Der Zaubertrank" ist ein Theaterstück, das 80 Kinder, Eltern und Lehrer nach einer Idee der Amtsärztin geschrieben, eingeübt und auf die Bühne gebracht haben. Schuld und ihre Bewältigung war das Thema. Zunächst wurde mit einer sehr engagierten Kunsterzieherin und 12 zehnjährigen Kindern im Gespräch der Rohtext erarbeitet. Die Feinheiten ergaben sich später, als die übrigen Mitspieler hinzukamen und ihre Rollen gestalteten. Und alles aus der Frage heraus: Wie würde ich mich verhalten, was würde ich in dieser Situation sagen oder tun?

Zum Inhalt:
Josef, ein 12jähriger Junge, stiehlt die Klassenkasse, wird dabei beobachtet und verstrickt sich immer mehr in Schwierigkeiten. Was soll jetzt geschehen?

Diese Frage stellt der Sprecher jetzt zunächst dem Publikum. Dann werden die Lösungsmöglichkeiten vorgestellt, die den Spielern eingefallen sind:

1. Flucht in den Zaubertrank – ist das eine Lösung? Der Zauberer überredet Josef, den Zaubertrank zu trinken, und sagt: „Ich will dir helfen" – aber will er das wirklich?
2. Die „Familienkonferenz" stellt die zweite Möglichkeit dar. Ist es nicht besser, mit der ganzen Familie einen Weg zur Ent-schuldigung zu suchen? Aber dafür muß man zuerst einmal die Schuld eingestehen. Das ist schwer.
3. Ein Alptraum, inszeniert als buntes Hölleninferno, ist die eigentlich ideale Lösung: die Schuld war nur geträumt. In Wirklichkeit hat Josef gar nicht gestohlen, nicht erpreßt, nicht bedroht.

Aber warum träumt er so etwas? Könnte denn auch er schuldig werden? „Könntest denn auch du Schuld auf dich laden, könnten wir alle nicht auch Schuld auf uns laden?" fragt der Sprecher das Publikum, die Schauspieler und sich selbst.

Suchtpräventive Ansätze sehen wir auf 2 völlig verschiedenen Ebenen:
1. auf der intellektuellen Ebene, thematisch bedingt:
    a) die Scheinlösung des Zauberers wird als solche entlarvt;
    b) die Familienkonferenz zeigt, daß man Frustration aushalten muß, um zu einer wirklichen Lösung zu kommen. (Die Diskussionen, die während dieser Textarbeit zwischen Eltern und Kindern stattfanden, sind aktive Suchtprävention, wie ich sie sonst noch nirgendwo erlebt habe.)

> Zum Beispiel fragte ein mitspielendes Ehepaar seinen Sprößling, ob er denn in einer solchen Situation auf eine andere Idee käme, als seine Eltern um Hilfe zu bitten. Daraufhin der Junge: „Wenn ich mir überlege, wie Ihr Euch aufregt, wenn ich mein eigenes Portemonnaie bloß verlegt habe und grad nicht finde – dann weiß ich nicht, wie Ihr Euch aufführen würdet, wenn ich eins geklaut hätte . . ." Die Betroffenheit aller anwesenden Erwachsenen war nachhaltig.

Abgesehen von der affektiven Beteiligung werden Phantasie, logisches Denken und schöpferische Fähigkeiten gefordert und somit gefördert.
2. Die 2. Ebene ist völlig unintellektuell und wirkt damit als Prävention für alle Altersstufen (unabhängig davon, wie intensiv sie sich von ihrem geistig-seelischen Entwicklungsstand her mit der Spielhandlung identifizieren können): die begeisternde Erfahrung zu machen, was „ich" alles kann. Ich kann ein Bühnenbild entwerfen und selbst herstellen, die Musik selbst ausdenken oder aussuchen und selbst spielen. Schließlich kann ich selbst Theater spielen, vielleicht sogar das Stück selbst mitschreiben. Dies alles greift genau da an, wo wir unsere Präventionsansätze sehen: Selbstwertgefühl stärken, Kommunikation üben, gemeinsam etwas tun, das Freude macht. Außerdem haben wir unsere Fehler im Scheinwerferlicht gesehen und festgestellt, daß man Fehler, die man sieht, besser korrigieren kann, als die, die man nicht sieht. Und darüber hinaus waren Lampenfieber und Erfolg ein großes gemeinsames Erlebnis.
Diese suchtpräventive Wirkung des Theaterspielens hat ein Journalist einmal als „psychische Immunisierung"[2] bezeichnet. In Anlehnung daran haben wir den Begriff, Gesundheitstheater" gebildet. Daß dieses Gesundheitstheater „Der Zaubertrank "attraktiv war, zeigte sich daran, daß es 900 Besucher (an 2 Abenden) angelockt hat.

---

[2] Immunisierung = Bildung von Abwehrstoffen im Zustand der Gesundheit (Impfung), damit im Ernstfall (Kontakt mit Krankheitserregern) ein Schutz gegen die Krankheit besteht.

Kooperation zwischen Gesundheitsamt und Schule

Inzwischen ist Theaterspielen als Suchtprävention als pädagogisches Konzept in das Schulspiel eingegangen. In Absprache mit dem Schulamt, der Schulleitung, der Kunsterzieherin und der Musiklehrerin haben wir uns als nächstes auf das Thema „Fernsehen" geeinigt. Arbeitstitel: „Die Ecknacher Dorfmusikanten – ein Familiendrama". Das Projekt wurde dem gesamten Lehrerkollegium vorgestellt mit der Bitte um Mitarbeit. Außer den beiden erwähnten Lehrerinnen, mit denen diese kreative Arbeit nach wie vor ein Vergnügen ist, fand sich allerdings niemand zu einer Mitarbeit bereit. Die Begründungen reichten von Hinweisen auf fehlende Vergütung, geopferte Freizeit, bis hin zu der Feststellung „Wenn, dann würde ich sowas höchstens alleine machen". Mit großer Bereitwilligkeit dagegen wurden zahlreiche Hinderungsgründe für die geplante Arbeit zusammengetragen: fehlende Transportmöglichkeit am Nachmittag, unwillige Eltern, Überforderung der Kinder, andere Veranstaltungen usw.

Nachdem dann 60 Kinder (von insgesamt 240 Schülern der Schule) am Schulspiel teilnehmen wollten und das Stück fertig geschrieben war, ging der passive Widerstand in einen aktiven über: Ein beträchtlicher Teil des Lehrerkollegiums setzte die Kunsterzieherin so unter Druck, daß sie versprach, am Stück zunächst nicht mehr weiterzuarbeiten. Als Gründe für diesen massiven Angriff wurden wieder alle möglichen nebensächlichen Argumente genannt. Aber schließlich sprach doch einer das aus, was den Kern treffen dürfte: „Wir wollen nicht, daß Ihr das macht, weil das wieder gut wird. Dagegen ist dann alles, was wir machen, nicht so gut und kommt bei den Eltern nicht so gut an." Wenn ich dies im Zusammenhang mit den Antworten betrachte, die wir auf unsere Bitte um Kooperation bekommen haben, dann verschlägt es mir die Sprache ...

Inzwischen ist eine weitere Absprache zwischen Gesundheitsamt, Schulamt und Schulleitung erfolgt, in der wir Beteiligten beschlossen haben, uns nicht ausgerechnet von denjenigen Pädagogen in unser pädagogisches Konzept hineinreden zu lassen, die selber nicht im mindesten bereit sind, Zeit oder Kraft in ein solches Unternehmen zu investieren – nur als Kooperation im Sinne von freundlicher Zusammenarbeit ist dies wohl nicht zu betrachten.

Dem Thema entsprechend, darf ich eine offene Frage an die pädagogische Disziplin richten: Kann mir jemand einen Rat geben, kann mir jemand einen Weg zeigen, der zu einer erquicklicheren Zusammenarbeit mit Pädagogen führen könnte?

Literatur

Davison GC, Neale JM (1984) Klinische Psychologie. Urban & Schwarzenberg, München Wien Baltimore
Heckmann W (1981) Drogenkonsum und Drogenabhängigkeit in unserer Gesellschaft. Klett, Stuttgart (Unterrichtswerk zu Drogenproblemen, hrsg von der Bundeszentrale für politische Bildung)
Heckmann W (1985) Kinder einer süchtigen Gesellschaft. Öff Gesundheitswes 47:424–429
Moreno JL, Kipper DA (1968) Group psychodrama and community-centered counseling. In: Gazda GM (ed) Basic approaches to group psychotherapy and group counseling. Thomas, Springfield
Schulreport Nr. 3 (1986) Bayerisches Staatsministerium für Unterricht und Kultus, München
Vuille J-C, Lüthi R, Hürsch L, Nüesch F (1983) Das Berner präventive Elterntraining. Öff Gesundheitswes 45:213

Betriebskrankenkassen und Prävention – Überlegungen zur betriebsbezogenen Kooperation

W. Kammerer

Kooperation als vordringliche Aufgabe

Bereits der Blick auf die übrigen Beiträge dieses Kongresses macht deutlich, daß kooperativen Arbeitsformen in der Prävention ein hoher Stellenwert beizumessen ist. Allerdings fällt auf, daß als organisatorische Basis solcher Kooperation in aller Regel der Gemeinderahmen bzw. regionale Bezugsgrößen gewählt werden. Der Ausgangspunkt Gemeinde oder Region hat sicherlich durch die nicht unbedeutende Zahl funktionierender gemeindenaher Kooperationsmodelle seine Berechtigung. Gleichermaßen ist aber zu berücksichtigen, daß z. T. innerhalb des Gemeinderahmens zum anderen Teil auch darüber hinausreichend und die regionale Strukturierung überlagernd sektorale Organisationsformen existieren, die ebenfalls nur im Wege kooperativer Ansätze für Präventionsmodelle zu erschließen sind. Einer solchen sektoralen Strukturierung unterliegt insbesondere die Arbeitswelt.

Gesundheit und Arbeit

In erfreulicher Weise entwickelt sich in letzter Zeit der Trend, auch der Arbeitswelt hinsichtlich gesundheitlicher Anliegen größere Bedeutung zuzumessen. Diese Entwicklung scheint einerseits durch volks- und betriebswirtschaftliche sowie arbeitsmarktpolitische Einflüsse, aber auch durch eine gewisse Vorbildfunktion nützlicher betrieblicher Gesundheitsprogramme, v. a. in den USA, begünstigt. Es sind 2 grundsätzliche Betrachtungsweisen, die an das Thema „Arbeit und Gesundheit" heranführen:
1. Aufgrund der dort anzutreffenden zeitlichen und räumlichen Konzentration potentieller Zielgruppen kommt den Betrieben besonderer Stellenwert als Interventionsebene zu.
2. Die Bedeutung betrieblicher Belastungen als Verursachungs- oder Verstärkungsmomente für etliche Erkrankungen dürfte mittlerweile kaum zu widerlegen sein.

U. Laaser, G. Sassen, G. Murza, P. Sabo (Hrsg.)
Prävention und Gesundheitserziehung
© 1987 Springer-Verlag Berlin Heidelberg

Aufgabenfelder der Prävention

Die Unterscheidung in primäre, sekundäre und tertiäre Prävention ist gebräuchlich und signalisiert im Grunde eine chronologische Reihenfolge der Interventionsmöglichkeiten. Tertiäre Prävention ist demnach nahezu deckungsgleich mit Rehabilitation, d. h. dem Bemühen, ein möglichst umfassendes gesundheitliches Niveau nach Krankheit wiederherzustellen bzw. zu erhalten; sekundäre Prävention ist gleichbedeutend mit Krankheitsfrüherkennung im klassischen Sinne, also all jenen Ansätzen, die geeignet sind, Erkrankungen in einem möglichst frühen Stadium zu erkennen und einer adäquaten Behandlung zuzuführen. Primäre Prävention umfaßt alle Maßnahmen zur Erhaltung und Stabilisierung der Gesundheit möglichst weit vor Eintritt einer Erkrankung. Aus dieser Abfolge wird ersichtlich, daß die primäre Prävention nicht nur von vorrangiger Bedeutung sein muß, sondern auch mit Abstand das umfassendste Aufgabenspektrum beinhalten dürfte.

Im Rahmen der Primärprävention unterscheiden neuere Forschungsansätze nochmals in sog. Verhältnis- und Verhaltensprävention. Als Verhältnisprävention gelten jene Aktivitäten, die krankheitsverursachende oder krankheitsverstärkende objektive Lebens- und Arbeitsbedingungen positiv verändern sollen. Daneben ist es Aufgabe der Verhaltensprävention, Lebensstile und Verhaltensweisen der Individuen im Hinblick auf Gesundheitsrisiken zu problematisieren und ggf. zu korrigieren.

Betriebskrankenkassen und Prävention

Wenn auch Betriebskrankenkassen intensiv über Prävention nachdenken bzw. seit Jahren präventiv handeln, so liegen maßgebliche Gründe dafür sozusagen schon in der Bezeichnung „Krankenkasse": Ein zeitgemäßes Verständnis der Aufgaben einer Krankenkasse muß u. E. notwendigerweise über die Leistungserbringung im Krankheitsfalle hinausgehen und Fragen der Gesundheitserhaltung und Gesundheitsförderung mit einbeziehen. Eine solche Auffassung war und ist sicherlich nicht immer und überall gleichermaßen ausgeprägt; das wird die betriebliche Krankenversicherung jedoch nicht hindern, auch in Zukunft den vielleicht etwas unbequemeren, letztendlich aber besseren Weg zu gehen.

Bereits seit Jahrzehnten beschäftigen sich die Betriebskrankenkassen mit den Fragen der Gesundheitsförderung; dies weisen nicht zuletzt die Diskussionen und Ergebnisse der Betriebskrankenkassentage seit 1969 in aller Deutlichkeit aus. Neben dem umfassenden Auftrag für die Gesundheit der Versicherten sind es schließlich auch wirtschaftliche Gründe, die es den Krankenkassen nahelegen sollten, der Erhaltung und Förderung der Gesundheit ihrer Versicherten ein besonderes Augenmerk zu widmen.

Der besondere Bezug gerade der betrieblichen Krankenversicherung zur Arbeitswelt wird durch die organisatorische Anbindung der Betriebskrankenkassen an die jeweiligen Unternehmen deutlich.

Die Betriebskrankenkassen haben deshalb ihre Präventionsbemühungen darauf ausgerichtet, sowohl Maßnahmen für jeden einzelnen Versicherten (Verhaltensprävention) als auch Aktivitäten zur Vermeidung von Gesundheitsrisiken in Lebens- und Arbeitsbedingungen (Verhältnisprävention) zu entwickeln.

Beispiele für die Gesundheitsförderung durch Betriebskrankenkassen

Gemeinhin bekannt und mehr oder weniger gut angesehen sind die Werbe- und Öffentlichkeitsmaßnahmen der Kassen in der gesetzlichen und privaten Krankenversicherung. Aus naheliegenden Gründen hat die Öffentlichkeitsarbeit der Krankenkassen häufig einen vordergründig präventiven Anstrich (z. B. Plakate, Broschüren, Aufkleber, Messestände usw.), ohne dabei allerdings tatsächlich qualifiziert präventiv wirksam sein zu können. Das Spannungsverhältnis zwischen echter Prävention und Öffentlichkeitsarbeit sollte im wohlverstandenen Interesse beider Bereiche sachbezogen arbeitsteilig gelöst werden. Dazu gehört auch, daß der Wettbewerb zwischen den verschiedenen Kassenarten (ausgedrückt in Werbe- und Öffentlichkeitsarbeit) soweit zu beschränken ist, daß Bereiche, die den gesundheitlichen Zielen einer qualifizierten Prävention zuwiderlaufen, ausgeklammert bleiben.

Betriebskrankenkassen haben für ihre Versicherten deutlich über die Öffentlichkeitsarbeit hinausgehende Aktivitäten der Verhaltensprävention entwickelt. Eine kreative Vielzahl von qualifizierten Veröffentlichungen, zahlreiche Veranstaltungen (wie themenzentrierte Aktionen etwa zu Ernährungsfragen im Betrieb oder zur Suchtproblematik), Kurse zu einschlägigen Risikofaktoren (Rauchen, Bewegung, Ernährung, Streß) und weiteres mehr sind dafür beredtes Zeugnis. In aller Regel werden solche Aktivitäten in enger Zusammenarbeit und Abstimmung mit fachlich ausgewiesenen Personen und Institutionen durchgeführt. So existieren z. B. auf Anregung und mit Unterstützung der Betriebskrankenkassen in etlichen Betrieben Rheumagruppen, die mit örtlichen Einheiten der Rheumaliga kooperieren oder auch ausgereifte betriebliche Suchtberatungs- und -betreuungsmodelle in Zusammenarbeit mit ambulanten Beratungsstellen oder einschlägigen Selbsthilfeorganisationen.

Gerade im Zusammenhang solcher zunehmend zu beobachtender Präventionsansätze sind häufig fließende Übergänge von der reinen Verhaltens- und Verhältnisseprävention zu konstatieren. Es liegt auf der Hand, daß etwa in Kursprogrammen gegen Streß nicht nur personenbezogene Bewältigungsstrategien vermittelt werden können, sondern darüber hinaus auch streßauslösende oder streßfördernde Faktoren in der Arbeitswelt thematisiert und mittel- bis langfristig auch reduziert werden müssen. Ähnliches gilt für die Themen der mißbräuchlichen Nutzung von Suchtmitteln im Betrieb, der Nacht- und Schichtarbeit, der Erkrankungen des rheumatischen Formenkreises und etwa auch der gesamten Außer-Haus-Verpflegung bzw. der Kantinenernährung.

Sicherlich sind die Aktivitäten vielfach noch zu punktuell angelegt, um beispielsweise bereits unter Kostengesichtspunkten wirksam werden zu können, vor dem Hintergrund einer realistischen Erwartungshaltung sind jedoch achtbare Erfolge nicht zu bestreiten.

Strukturvorteile der betrieblichen Krankenversicherung

Obwohl es vermutlich verfehlt wäre, Betriebskrankenkassen sozusagen als quasi-naturgesetzliche Anlaufstellen für gesundheitliche Fragestellungen im Betrieb zu betrachten, ist jedoch nicht zu verkennen, daß vielleicht gerade sie aufgrund ihres umfassenden Auftrages zur Gesundheitssicherung der Versicherten möglicherweise besser als andere denkbare Institutionen oder Personen im Betrieb die organisatorische Koordination der Gesundheitsvorsorge übernehmen können. Diese Sichtweise bedeutet keine Schönfärberei und bezieht durchaus mit ein, daß die gesetzliche Krankenversicherung in ihrer Gesamtheit Bestandteil eines gewachsenen Gesundheitssystems ist und dies dann eben auch in defizitären Bereichen des Systems.

Die über 700 Betriebskrankenkassen in der Bundesrepublik Deutschland sehen für sich realistische Möglichkeiten, wichtige Organisations- und Koordinationsfunktionen auszufüllen. Durch ihre Verfassung als Körperschaften des öffentlichen Rechts sind sie zwar im betrieblichen Zusammenhang völlig unabhängig, verfügen aber trotzdem über beste Kenntnisse der betrieblichen Abläufe und Situationen. Die paritätische Selbstverwaltung der Betriebskrankenkassen in der Vertreterversammlung und im Vorstand ermöglicht darüber hinaus eine relativ vorurteilsfreie Thematisierung gesundheitlicher Aspekte, unabhängig von denkbaren Belastungen der Gesprächsatmosphäre durch beispielsweise arbeitsrechtliche oder tarifliche Auseinandersetzungen. Die Betriebskrankenkassen verfügen schließlich durch ihre gesetzlichen Aufgaben über Daten, die auch im Sinne einer betriebsbezogenen Epidemiologie nutzbar wären. Gleichzeitig unterliegen die Betriebskrankenkassen sehr strengen Datenschutzverpflichtungen, die eine personenbezogene Nutzung oder Auswertung solcher Daten unmöglich macht.

Ursachenorientierte Prävention im Betrieb

Die Darstellung struktureller Ansatzpunkte und Möglichkeiten der betrieblichen Krankenversicherung gibt gleichzeitig deutliche Hinweise auf deren Handlungskompetenz im Bereich der Verhältnisprävention. Für eine ausreichende Analyse betrieblicher Belastungsschwerpunkte müssen zunächst differenzierte Informationen beschafft und aufbereitet werden. Nur so sind die komplexen Fragestellungen über mögliche Ursachen und Zusammenhänge arbeitsbedingter Erkrankungen zu beantworten. Bei der Beschaffung entsprechender Daten können die Betriebskrankenkassen durch Zusammenfassung und Auswertung ihrer Routinestatistiken wertvolle Hilfe leisten. Zur Klärung inhaltlicher und methodischer Fragen hat der Bundesverband der Betriebskrankenkassen z. B. ein Forschungsprojekt „Krankheit und arbeitsbedingte Belastungen" durchgeführt. Derzeit ist ein 2. Forschungsvorhaben zum Thema „Krankenkassen- und Betiebsmedizindaten – ihre Verwendung für die Gesundheitsvorsorge insbesondere den betrieblichen Gesundheitsschutz" zur Differenzierung und Spezifizierung der Erkenntnisse in Vorbereitung.

Auf der Basis der Sammlung, Systematisierung und Auswertung arbeitsweltbezogener Gesundheitsdaten soll also die Konzipierung und Umsetzung effektiver Maßnahmen einer betriebsbezogenen Ursachenprävention möglich werden. Die Entwicklung solcher Präventionsstrategien kann allerdings nicht allein von Betriebskrankenkassen geleistet werden.

Kooperative Gesundheitsförderung im Betrieb

Auch im betrieblichen Rahmen muß Prävention multiprofessionell und kooperativ durchgeführt werden. Komplexe und vielschichtige Anforderungen, wie sie bei der Gesundheitsvorsorge und -förderung anfallen, müssen im arbeitsteiligen Zusammenwirken aller im Betrieb mit gesundheitlichem Anliegen befaßten Personen und Stellen gelöst werden. Dazu gehören mindestens Arbeitgeber und Arbeitnehmervertretungen, darüber hinaus Betriebsärzte, Sicherheitsfachleute, soziale Dienste, Kantinenpersonal, Betriebssportgemeinschaften u. a. Die organisatorische Grundlage betriebsbezogener Kooperation und Koordination kann beispielsweise ein Arbeitskreis „Gesundheit" sein. Die Betriebskrankenkassen regen die Bildung solcher Arbeitskreise an und bringen ihre organisatorische und inhaltliche Kompetenz in diese Instanzen ein.

Als ein Schritt in diese Richtung ist beispielsweise die seit 1957 existierende und 1984 letztmals überarbeitete „Vereinbarung zur Zusammenarbeit zwischen Betriebskrankenkassen und Betriebsärzten" zu verstehen, wenn dort zum Ausdruck gebracht wird, „daß sich Betriebskrankenkassen und Betriebsärzte in ihren Aufgaben zum Nutzen der gemeinsam zu betreuenden Arbeitnehmer und Versicherten gegenseitig noch stärker unterstützen". Unter anderem ist konkret vereinbart, ein „Zusammenwirken in allen Fragen der Prävention", um „gesundheitliche Schäden auch unter Berücksichtigung arbeitsbedingter Belastungen zu vermeiden".

Darüber hinaus unterhalten die Betriebskrankenkassen und ihre Verbände enge Kontakte auch zu außerbetrieblichen Einrichtungen, wie etwa Selbsthilfegruppen, ambulante Einrichtungen, Rheumaliga usw., um den dort vorhandenen Sachverstand in betriebliche Programme miteinbinden zu können.

Schwierigkeiten und offene Fragen

Neben einigen sicherlich zu lösenden innerorganisatorischen Problemen der Kassen scheint momentan insbesondere die Verwirklichung eines multiprofessionellen Vorgehens schwierig. Die dringend erforderliche Kooperation und Koordination stößt häufig dann auf Probleme, wenn traditionelle Ansprüche und Denkstrukturen der beteiligten Partner im Interesse einer gleichberechtigten und arbeitsteiligen Aufgabenzuweisung zur Disposition stehen müssen. Es erscheint daher geboten, auf allen Ebenen aller beteiligten Berufsgruppen diese Probleme zu thematisieren und auf eine entsprechende Veränderung hinzuarbeiten.

Schließlich wird eine erfolgreiche Umsetzung sektoraler Kooperation im Betrieb vorausgesetzt, ebenfalls sollte ausführlich und intensiv über die Verzahnungen regionaler und sektoraler Ansätze in der Prävention nachzudenken sein.

Soziale Mischstrukturen – behinderte Volljährige und alte Menschen in der Altenhilfe. Kooperativer Ansatz im Sozialwesen

B. Mann

Einleitung: Problemstellung und Literaturauswertung

Ist ein gemeinsames Wohnen behinderter Volljähriger und alter Menschen in der stationären Altenhilfe generell unerwünscht? Gibt es Bestimmungsgrößen, die ein gemeinsames Wohnen behinderter Volljähriger und alter Menschen in der stationären Altenhilfe begründen? Gibt es Bestimmungsgrößen, welche zur Überprüfung der Angemessenheit des gemeinsamen Wohnens behinderter Volljähriger und alter Menschen in der stationären Altenhilfe geeignet sind? Welche Bedeutung kommt dem kooperativen Ansatz im Sozialwesen hierbei zu?

Diese Fragen sollen hier besprochen werden. Empirischer Hintergrund ist eine Erhebung des Diakonischen Werks Bayern.

Zunächst einige einleitende Worte zu behinderten Volljährigen:

1. Neuerdings verweisen Wohlfahrtsverbände darauf, daß, erklärt durch die allgemeine Zunahme der Lebenserwartung, auch die Lebenserwartung behinderter Volljähriger zunimmt. Deswegen, so die Wohlfahrtsverbände, stellt sich die Frage nach der Betreuung und Beherbergung alternder behinderter Volljähriger zusehends, die z. B. aus Altersgründen nicht mehr in beschützenden Werkstätten tätig sein können. Kann die stationäre Altenhilfe weiterhelfen als Betreuungsangebot – angesichts einer älter werdenden Behindertengeneration?

2. Sozialanthropologische und sozialethische Fragen (vgl. hierzu v. Wiese 1964) der Begründung und Legitimierung von Behindertenarbeit möchte ich hier nicht vertiefen (vgl. auch die umfangreiche Literatur und Kontroversen in: Ott 1984). Daß eine Gesellschaft, die sich anmaßen würde – wie es hierzulande einmal üblich gewesen ist – zwischen wertem und unwertem Leben zu differenzieren, schließlich inhumane Züge aufweist, dürfte hier kein Thema sein. Jedoch werden einerseits soziale Fragen der Stigmatisierung und der Segregation Behinderter, also Fragen des Vermeidens und Verachtens, wie auch Fragen der Ausgrenzung, Isolation und Isolierung Behinderter, aufgeworfen. Andererseits stehen Fragen der sozialen Integration Behinderter, also Fragen des prosozialen Verhaltens an (Jauch 1983). Diese gesellschaftliche Spannung von Stigmatisierung und Segregation einerseits und prosozialem Verhalten und der sozialen Integration andererseits ist die zentrale Fragestellung zur sozialen Lage behinderter Volljähriger, zumindest aus soziologischer Sicht. Welche Hilfen die stationäre Altenhilfe in diesem soziologischen

U. Laaser, G. Sassen, G. Murza, P. Sabo (Hrsg.)
Prävention und Gesundheitserziehung
© 1987 Springer-Verlag Berlin Heidelberg

„Spannungsfeld" (Wurzbacher 1963) anzubieten vermag, ist eine offene und zu erforschende Fragestellung.

3. Juristisch angemerkt werden 3 Formen von Schädigungen und daraus ableitbaren Behinderungen unterschieden. Als sozialrechtliches Abgrenzungskriterium dient die jeweilige Funktionseinbuße (§ 47, BSHG). So wird der Personenkreis differenziert in körperlich wesentlich Behinderte, geistig wesentlich Behinderte und seelisch wesentlich Behinderte. „Wesentlich" heißt, daß es sich dabei nicht um eine nur vorübergehende Schädigung handeln darf; vielmehr um eine auf Dauer angelegte Schädigung (§ 39, S. 1 BSHG). Behinderte Volljährige sind also, juristisch gesehen, alternde Menschen mit einer auf Dauer angelegten Schädigung; hier zwischen 18 und 65 Jahren.

Zur Literaturauswertung ist zusammenfassend festzuhalten (vgl. Bergener 1979; Gerngroß-Haas 1982; Lehmkuhl et al. 1985; Schulte 1982; Tews et al. 1982; Thomae 1985):

Ein generelles Plädoyer zur Unterbringung behinderter Volljähriger in der stationären Altenhilfe wie auch ein generelles Plädoyer einer Negierung dieser Beherbergungsform ist nicht zu beobachten; dazu ist die Problematik zu komplex. Pro- und Kontraargumente einer gemeinsamen Beherbergung werden ausgeführt.

Zur Beantwortung der Frage, unter welchen Voraussetzungen eine Unterbringung in der stationären Altenhilfe zu begrüßen sei, knüpfe ich an die von Tews et al (1982) in diesem Zusammenhang aufgeworfenen Fragen an. Dabei steht das Problem einer möglichen „Fehlplazierung" im Mittelpunkt:

1. Für welche Krankheits- und Behinderungsgruppen sollen Einrichtungen geschaffen werden?

Krankheits- und Behinderungsgruppen sind, wie erwähnt – in Anlehnung an § 47 BSHG – geistig, seelisch und körperlich behinderte Volljährige. Aufgrund der Ghettobildung, Stigmatisierungs- und Segregationseffekte wird die Etablierung von Spezialeinrichtungen nicht als grundsätzliche und generelle Lösung der Beherbergungsfrage behinderter Volljähriger begrüßt: sei es stationär, seien es Heime, Großheime und Dörfer. Das Normalitätsprinzip des sozialen Lebens zu gewährleisten, indem Kontakte zwischen Menschen mit verschiedenen Behinderungsformen und zwischen Nichtbehinderten und Behinderten möglich sind und indem eine Kontinuität zur vertrauten Wohnumwelt am ehesten gewährleistet ist, entspricht auch am ehesten dem Stand der Behindertenforschung. So wird dafür plädiert, nicht Einrichtungen für Krankheits- und Behindertengruppen zu schaffen; vielmehr kleine Gruppen von Behinderten wie z. B. MS-Kranke, psychisch kranke Volljährige, geistig behinderte Volljährige. So kann auch eher der Kontakt zur vertrauten Wohnumwelt gewährleistet werden. Die Unterbringung in speziellen Pflegeheimen hat zur Folge, daß behinderte Volljährige nach Erreichen der Altersgrenze in ein Altenpflegeheim umziehen müssen; also Anpassungsleistungen zu erbringen haben – und das ist auch gerontologisch interessant –, die z. B. bei geistig behinderten Volljährigen, so Thomae (1985), schwerlich zu erbringen sind.

2. Wie groß ist das Einzugsgebiet?
Als Einzugsgebiet wird eine „Regionalisierung" – im Gegensatz zur „Zentralisierung" – angeraten, da dann bei der Beherbergung die anzustrebende Kontinuität zur Wohnumwelt am ehesten garantiert ist.

3. Welche Ausbildung soll das Personal haben?
Ein pflegendes Personal, das mit den funktionalen und psychologischen Erfordernissen der behinderten Volljährigen wie auch mit Rehabilitationsbedürfnissen qualifiziert umzugehen vermag, ist eine wesentliche Voraussetzung. Kooperationsmodelle und Konsiliardienste, so insbesondere Bergener (1979; auch Lehmkuhl et al. 1985), werden als essentielle sozialpolitische Instrumente angeführt, insbesondere, falls das Personal einer dringenden fachlichen Ergänzung bedarf.

4. Welche Leistungen (u. a. an Therapie) sollten verfügbar sein?
Eine aktivierende Pflege und ein guter funktionaler Ablauf, in Abhängigkeit von der Behinderungsform, sind zu gewährleisten. Die Betreuung habe sich am Bedarf des Einzelfalls auszurichten, worauf insbesondere Lehmkuhl et al. (1985) hinweisen, da jeweils spezifische Bedürfnisse vorlägen. Jedoch, auf Kosten anderer Gruppen, z. B. alter Menschen, so Tews et al (1982), solle die Therapie nicht gehen, falls eine soziale Mischstruktur „behinderte Volljährige und alte Menschen" in der stationären Altenhilfe angestrebt würde.

Es liegt also – so die einschlägige Literatur – eine Fehlplazierung vor, wenn
– eine Kontinuität zur vertauten Wohnumwelt nicht gewährleistet ist;
– das Normalitätsprinzip des sozialen Lebens durch Ghettobildung und Segregationseffekte gefährdet ist;
– Anpassungsleistungen zu erbringen sind, welche die kognitiven und emotionalen Umstellungsfähigkeiten überfordern;
– kein entsprechend qualifiziertes Personal vorhanden ist und dieser Mangel durch Kooperationspraktiken und Konsiliardienste nicht kompensiert wird;
– die Betreuung nicht am Bedarf des Einzelfalls ausgerichtet ist;
– durch die Etablierung einer sozialen Mischstruktur die Bedürfnisse alter Menschen übergangen werden.

Methode und wissenschaftstechnische Fragen

Grundlage für die Bestandsaufnahme sind die 132 Altenheime des Diakonischen Werks Bayern. In diesen Häusern wohnen ca. 14 000 alte Menschen und ca. 500 behinderte Volljährige. Bei einer Rückantwortquote von 68 % liegt eine gute empirische Ausgangsbasis vor, um repräsentative Aussagen zu einem Wohlfahrtsverband, nämlich dem Diakonischen Werk, zu treffen. Schlüsselperson der Untersuchung ist die Heimleitung, da es personell und finanziell ausgeschlossen ist, unterschiedliche Bezugspersonen zu befragen, da die Interviews auch wissenschaftlich von Interesse sind.

Konzeptionell und methodologisch ist die Untersuchung ausgerichtet an der differentiellen Gerontologie, wie sie insbesondere von Lehr (1984) und Thomae (1983, Die psychologische Situation des alternden und alten geistig Behinderten, unveröffentlicht) vertreten wird. Hierbei handelt es sich sozialwissenschaftlich wie auch gerontologisch um einen validen Ansatz, da sowohl individuellen wie auch generellen Einsichten Raum gewährt wird.

Schließlich mußte eine Totalerhebung vorgenommen werden, da es sich quantitativ um eine bescheidene Population handelt innerhalb einer hochkomplexen Struktur; nämlich differenzierte Behinderungsformen und differenzierte Wohnformen der stationären Altenhilfe.

Immerhin konnte somit eine brauchbare Stichprobe gewonnen werden, bei einer Rücklaufquote > 50,0%.

Ergebnisse: Daten der Bestandsaufnahme

Als Ergebnisse möchte ich 3 Fragen besprechen:

1. Welche „Strukturdaten" lassen sich auf der Grundlage dieser Bestandsaufnahme exemplarisch zusammenfassen?

a) Welche Behinderungsform überwiegt?
   Bei den gemessenen Behinderungsformen rangiert an 1. Stelle die geistige Behinderung mit 38,5 %. Am wenigsten anzutreffen sind Schwerhörige mit 3,5 % und Blinde mit 2 %. Depressivität wurde mit 34,5 %, Verhaltensstörung mit 32,5 %, sonstige seelische Störung mit 26 %, Körperbehinderung mit Gehfähigkeit mit 22,8 %, Körperbehinderung mit Greiffähigkeit mit 22,5 %, Sprachstörung mit 22,5 %, Körperbehinderung ohne Gehfähigkeit mit 20,8 %, Mehrfachbehinderung mit 17,8 %, sonstige Behinderung mit 9,6 %, Sehbehinderung mit 9,1 % und Körperbehinderung ohne Greif- und Gehfähigkeit mit 5,6 % angegeben.
b) Wie ist die soziale Einbindung der behinderten Volljährigen?
   Durchschnittlich wohnen 3,5 % behinderte Volljährige in der stationären Altenhilfe. Die Streuung liegt bei 6 behinderten Volljährigen. 2/3 sind weiblich wie auch ledig. 45 % haben eine Pflegschaft und 20 % eine Vormundschaft. Falls eine Familie vorhanden ist, haben 4,1 % keine Kontakte zur Familie; 8,5 % haben sehr viele Kontakte. Falls Freunde und Bekannte vorhanden sind, so bei 21 %, unterhalten davon 27,3 % Kontakte mit behinderten Volljährigen in der stationären Altenhilfe. Innerhalb der stationären Altenhilfe unterhalten behinderte Volljährige zu pflegebedürftigen Alten 30,4 % „viele Kontakte"; zu nichtpflegebedürftigen Alten 37,2 %.
c) Wie ist die Altersverteilung der behinderten Volljährigen?
   78 % sind zwischen 50 und 65 Jahre. 17 % sind zwischen 40 und 49 Jahre. 5 % sind zwischen 30 und 39 Jahre. Der Altersgruppe zwischen 18 und 29 gehört kein behinderter Volljähriger an.
d) Welches Berufsprofil des Personals liegt vor?
   Bei den hauptberuflichen Betreuungskräften überwiegen bei weitem Altenpfleger mit 30 %. Beschäftigungstherapeuten, Krankengymnasten und Sozial-

arbeiter mit jeweils weniger als 1 % sind somit äußerst selten anzutreffen; Pädagogen, Psychologen und Sozialwissenschaftler überhaupt nicht. Ärzte sind mit 1,4 % hauptberuflich und mit weniger als 1 % nebenberuflicht tätig.

e) Welches Heimleiterprofil liegt vor?

Es überwiegen mit 49 % Diakone und 16,4 % Krankenpfleger. Sozialpädagogen und Absolventen der Krankenpflegehochschule sind mit jeweils 2,7 % anzutreffen. Ansonsten liegt ein breites Spektrum vor: Berufspraktiker, Erzieher, Hauswirtschaftsleiterin, Lehrer, Oberin, technischer Angestellter, Mutterhausschwester und Absolventen von Heimleiterkursen (8,2 %).

f) Welcher Pflegebedarf wird nachgewiesen? Wo liegen die Probleme?

Ein Vergleich von Pflegebedarfskriterien zeigt, daß die Probleme eher bei der Mobilität mit 35,3 %, Inkontinenz mit 29,8 % und Kooperationsbereitschaft mit 28,7 % zu suchen sind; weniger beim Ein- und Durchschlaf mit 10,3 %, sich waschen mit 10,9 % und der selbständigen Nahrungsaufnahme mit 11,9 %.

g) Kann die Privatheit der alten Menschen wie auch der behinderten Volljährigen gewährleistet werden?

Drei- und Mehrbettzimmer sind bei 7 % anzutreffen. Einzelzimmer bei 52,0 %.

h) Warum wohnen behinderte Volljährige in Einrichtungen der stationären Altenhilfe?

65,3 % geben an, daß eine Familienbetreuung zu Hause nicht möglich sei. 20,2 % verweisen darauf, daß sie keine Angehörigen hätten. Für weniger als 1 % ist keine ambulante Hilfe am Wohnort geboten oder eine andere Unterbringung aus finanziellen Gründen ausgeschlossen.

i) Wie wird der Heimaufenthalt finanziert?

54,7 % Sozialhilfeträger, 26,3 % Selbstzahler und 19,0 % Mischfinanzierung.

j) Mit welchen Einrichtungen kooperieren die Heime?

10 % führen aus, nicht mit anderen Einrichtungen zusammenzuarbeiten. Bei der Kooperationsstruktur überwiegen die Pfarrämter – da es sich um einen kirchlichen Wohlfahrtsverband handelt. Kooperierende Einrichtungen sind der Bürgermeister mit 58 %, Vereine, Sozialreferat, Wohlfahrtsverbände, Kulturreferat und sonstige Einrichtungen mit 24,6 %.

k) Wie werden soziale Mischstrukturen in der stationären Altenhilfe aus der Sicht der Heimleitungen beurteilt?

Als generelle Lösung zur Beherbergung behinderter Volljähriger wird die stationäre Altenhilfe von 16 % der Heimleiter abgelehnt. Von einer generell guten Lösung sprechen 14 %. 70 % sehen in der stationären Altenhilfe dann eine generell gute Lösung für behinderte Volljährige, wenn die Beherbergung vom Einzelfall abhängig gemacht wird.

2. Was sind die zentralen Probleme sozialer Mischstrukturen behinderter Volljähriger und alter Menschen in der stationären Altenhilfe?

a) In der Literatur wird auf die ungünstige Personalsituation hingewiesen (vgl. Tews et al. 1983). Dies wird hier bestätigt.

b) Die physiotherapeutischen Erfordernisse – gerade für behinderte Volljährige – sind keinesfalls generell erfüllt.

c) In der Literatur wird darauf verwiesen, so Lehmkuhl et al. (1985), daß für seelisch behinderte Volljährige von der stationären Altenhilfe eher abzuraten sei. Die Auswertung – insbesondere der offenen Fragen – bestätigen, daß bei dieser Behinderungsgruppe auch am ehesten abweichende Verhaltensweisen vorliegen.

d) Auch die Einstellung der Heimleiter zur Beherbergung behinderter Volljähriger in seinem Haus ist von zentraler Bedeutung. Es ist festzustellen, falls ein Heimleiter mit einem Stereotyp, d. h. nicht differenziert aufgrund objektiver Umstände, die Beherbergung ablehnt, dort auch kaum mit prosozialem Verhalten zu rechnen ist. Die Erfüllung dieser Führungsaufgabe setzt wohl prosoziales Verhalten voraus (vgl. Wurzbacher 1963; Kübler 1974; Specht et al. 1974).

3. Unter welchen Voraussetzungen ist in der stationären Altenhilfe ein Beitrag zur Beherbergung behinderter Volljähriger zu begrüßen?

a) Die Beurteilung einer sozialen Mischstruktur in der stationären Altenhilfe durch die Heimleitungen zeigt, daß behinderte Volljährige keinesfalls generell fehlplaziert sind. Eine Einzelfallprüfung – Bergener (1979) spricht von Fallkonferenz – ist jedoch unabdingbare Voraussetzung.

b) Adäquat ist die Unterbringung auch nur dann – nach dem Stand der bisherigen Forschungen –, wenn eine Transparenz der Bedürfnisse und eine Transparenz der Angebote gewährleistet ist (vgl. Mann 1985 a) und dabei die subjektive Sicht des behinderten Volljährigen nicht übergangen wird, wie es Thomae mit der kognitiven Persönlichkeitstheorie zeigte (vgl. Thomae 1985). Diese Prüfung beinhaltet auch ein „nein" zur stationären Altenhilfe im Einzelfall, wie auch ein „ja" zur stationären Altenhilfe im Einzelfall. Unter Berücksichtigung dieses differentiellen Ansatzes (vgl. Lehr 1984) ist die positive Heimleiterbeurteilung zur Beherbergung behinderter Volljähriger – unter der Bedingung der Einzelfallprüfung – zu erklären.

c) Die in der Literatur besprochene Fehlplazierung behinderter Volljähriger in der stationären Altenhilfe – und durch die vorliegende Untersuchung bestätigt –, falls z. B. die erforderliche Personalausstattung nicht gewährleistet ist, finden in dem von Bergener (1979) erörterten Kooperationsmodell einen Lösungsansatz. Operationalisiert wird dieses Modell durch „screening instruments", z. B. Konsiliardienste sozialer Berufe wie Ärzte, Pädagogen, Psychologen, Therapeuten etc. Behinderte Volljährige werden, wie Bergener (1979) belegte, teils hospitalisiert aufgrund von diagnostischen Resultaten und therapeutischen Erfordernissen, die diesen Schritt nicht legitimieren. Unter den Bedingungen dieses Kooperationsmodells ist die eine oder andere Unterbringung behinderter Volljähriger eher anzuraten.

Zusammenfassung

Zusammenfassend zeigt das bisherige Ergebnis der Untersuchung beim Diakonischen Werk Bayern, daß die Angemessenheit der stationären Altenhilfe als Betreuungs- und Beherbergungsangebot eine detaillierte Einzelfallprüfung notwendig voraussetzt. Dies ist jedoch nicht ausreichend; denn diese detaillierte Einzelfallprüfung setzt – personell – ein fachwissenschaftliches und fachpraktisches Gremium, d. h. eine „Fallkonferenz", voraus; methodisch setzt sie, wie diese Untersuchung zeigen konnte, jeweils ein differentielles Vorgehen voraus. Hervorstechende Prüfkriterien zur Vermeidung einer Fehlplazierung sind:

- Einstellung des behinderten Volljährigen zur stationären Altenhilfe, d. h. Prüfung seiner subjektiven Sicht, soweit möglich;
- objektive Umstände des behinderten Volljährigen, d. h. Transparenz tatsächlicher Angebote;
- räumliche Nähe der stationären Altenhilfe zur vertrauten Wohnumwelt;
- Prüfung der Behinderungsart und a) des erforderlichen Personalangebots, b) der räumlichen Ausstaffierung, c) der erforderlichen Therapieangebote;
- kooperatives Verhalten der Heimleitung;
- Gewährleistung von Konsiliardiensten;
- prosoziales Führungsverhalten der Heimleitung.

Fazit 1

Im Zweifelsfall, d. h. bei einer Entscheidung unter Unsicherheit (Specht et al. 1974), ist der Behindertenhilfe der Vorrang einzuräumen, da in der stationären Altenhilfe nicht generell (Schmitz-Scherzer 1984) die Entsprechung lebensnotwendiger Bedürfnisse behinderter Volljähriger, wie nach angemessener Betreuung, angemessener Therapie, angemessener Innenarchitektur, angemessener Führung und angemessener Kontaktmöglichkeiten garantiert ist.

Fazit 2

Ein ungeprüftes Auffüllen der stationären Altenhilfe, bei einer ökonomischen Krise entsprechender Häuser, ist ohne detaillierte Einzelfallprüfung nicht nachvollziehbar, da Beispiele inadäquater Beherbergung vorliegen.

Fazit 3

Ein gänzliches Abschotten der stationären Altenhilfe, ohne sachlich fundierte Prüfung des Einzelfalls, ist des weiteren nicht nachvollziehbar, da 70 % der Heimleiter unter der Bedingung der Einzelfallprüfung einer Beherbergung zustimmen.

Fazit 4

Mit der Frage nach der Angemessenheit der Unterbringung behinderter Volljähriger in der stationären Altenhilfe konnte die vorliegende Untersuchung einen Ansatz vorlegen, der *für die Praxis einen Angelpunkt* bietet, von dem ausgehend ratsamerweise die Einzelfallprüfung vorgenommen wird. Weiter konnte mit der Frage nach der Angemessenheit der Unterbringung behinderter Volljähriger in der stationären Altenhilfe die vorliegende Untersuchung einen Ansatz vorlegen, der *für die Wissenschaft einen Angelpunkt* bietet; nämlich für vertiefende Untersuchungen. Neben wissenschaftlich begründeten Fallstudien – die nur zu empfehlen sind (vgl. Mann 1985, Zur Lebenslage behinderter Volljähriger, unveröffentlicht; Thomae 1986) – ist die Frage der Kooperation unabweislich, soll eine Fehlplazierung im Einzelfall vermieden werden.

Fazit 5

Eine jener notwendigen Voraussetzungen für die Prüfung der Angemessenheit der Unterbringung behinderter Volljähriger in der stationären Altenhilfe auf wissenschaftlicher Grundlage ist die Zusammenarbeit der Heimleitung mit Experten und Trägern der Gesundheits- und Wohlfahrtspflege, da das Personal, wie die empirische Untersuchung belegt, in aller Regel den funktionalen und psychologischen Bedürfnissen behinderter Volljähriger nicht zu entsprechen vermag. Somit kommt dem kooperativen Ansatz im Sozialwesen eine besondere Bedeutung zu, wenn eine Fehlplazierung vermieden werden soll.

Literatur

Bergener M (1979) Möglichkeiten und Grenzen der Rehabilitation psychisch Kranker im Senium. Aktuel Gerontol 9:451–457
Gerngroß-Haas G (1982) Pflegebedürftige im mittleren Lebensalter: im Altenpflegeheim fehlplaziert? (III). Das Altenheim 12:289–292
Jauch S (1983) Behinderte und Nichtbehinderte in einer Freizeitgruppe. Die Analyse von stigmatisierendem und prosozialem Verhalten. Fischer, Frankfurt am Main
Kübler H (1974) Organisation und Führung in Behörden. Kohlhammer, Stuttgart
Lehmkuhl D, Bosch G, Steinhart I (1985) Psychisch Kranke im Altenheim – Fehlplazierung, Bedarf und Versorgungsstruktur. Öff Gesundheitswes 47:320–325
Lehr U (1984) Psychologie des Alterns. Quelle & Meyer, Heidelberg
Mann B (1985) Bedürfnis- und Situationsanalyse bei Eintritt in die stationäre Altenhilfe als sozialgerontologischer Beitrag zur Lebenszufriedenheitsforschung im Alter. In: Herchen H-A (Hrsg) Beiträge zur Soziologie. Reader, Haag Herchen, Frankfurt am Main, S 59–105
Ott H, Otte K (Hrsg) (1973) Die Antwort des Glaubens. Systematische Theologie in 50 Artikeln. Kreuz, Stuttgart
Schmitz-Scherzer R (1984) Sterbebegleitung. In: Oswald WD, Herrmann WM, Kanowski S, Lehr UM, Thomae H (Hrsg) Handbuch der Gerontologie. Kohlhammer, Stuttgart, S 465–477
Schulte A (1982) Pflegebedürftige im mittleren Lebensalter: Im Altenpflegeheim fehlplaziert? Das Altenheim 5:125–126
Specht KG (1974) Soziologie im Blickpunkt der Unternehmensführung. Gabler, Herne
Tews HP, Rückert W (1982) Pflegebedürftige im mittleren Lebensalter: im Altenpflegeheim fehlplaziert? Das Altenheim 1:6–10
Thomae H (1983) Alternsstile und Altersschicksale. Ein Beitrag zur Differentiellen Gerontologie. Huber, Bern
Thomae H (1986) Altern zwischen Kompetenz und Versorgung. Gesprächsleitung beim Symposium Gerontopsychologie, Universität Erlangen-Nürnberg
Wiese L von (1984) Der Mensch als Mitmensch. Göschen, Bern
Wurzbacher G (1983) Der Mensch als soziales und personales Wesen. Kohlhammer, Stuttgart

Gesundheit trainieren – Verallgemeinerungsfähige Strukturen eines ganzheitlich orientierten kommunalen Präventionsprogramms.
Teil 3: Das Gesundheitsamt als Koordinations- und Organisationsstelle in der Gesundheitserziehung

K. Allwicher

Gesundheitserziehung ist seit jeher Pflichtaufgabe der Gesundheitsämter. So schreibt § 3 des Gesetzes über die Vereinheitlichung des Gesundheitswesens vom 3. Juli 1934 (GVG) u. a. vor, daß die Durchführung der gesundheitlichen Volksbelehrung eine der ärztlichen Aufgaben des Gesundheitsamtes ist. Aber auch die Mitwirkung bei Maßnahmen zur Förderung der Körperpflege gehören zu den ärztlichen Aufgaben eines Gesundheitsamtes.

Das Gesundheitsamt als Koordinations- und Organisationsstelle

Die 3. Durchführungsverordnung (DVO) zum GVG geht in § 54 hierauf noch näher ein. Es heißt wörtlich:

„(1) Das Gesundheitsamt hat die Tätigkeit aller an der gesundheitlichen Aufklärung des Volkes beteiligten Stellen, sowohl der öffentlichen Einrichtungen (z. B. Schulen) als auch der privaten Einzelpersonen und Verbände, einheitlich zusammenzufassen. Auf eine enge Zusammenarbeit und Fühlungnahme mit den Stellen, die für die Durchführung gesundheitlicher Schulung in Frage kommen... ist Bedacht zu nehmen. Das Gesundheitsamt soll darauf achten, daß Vorträge, Ausstellungen und andere Veranstaltungen vom ärztlichen Standpunkt einwandfrei sind.

(2) Der Beschaffung und Bereitstellung von Anschauungs- und Aufklärungsstoff ist besondere Aufmerksamkeit zu widmen."

Diese Pflichtaufgabe ist nun in der Vergangenheit von den einzelnen Gesundheitsämtern mit unterschiedlicher Akribie wahrgenommen worden.

Durch die Entschließung der 50. Gesundheitsministerkonferenz am 10. Dezember 1982 wurde der Gesundheitserziehung durch den öffentlichen Gesundheitsdienst (ÖGD) wieder besonderer Stellenwert beigemessen.

In ihrer Entschließung fordert die Konferenz der für das Gesundheitswesen zuständigen Minister und Senatoren der Länder von den Gesundheitsämtern eine Verbesserung und Intensivierung der Gesundheitserziehung. So heißt es wörtlich:

„Die GMK ist der Auffassung, daß eine Verbesserung und Intensivierung der Gesundheitserziehung dadurch erreicht werden kann, daß der öffentliche Ge-

U. Laaser, G. Sassen, G. Murza, P. Sabo (Hrsg.)
Prävention und Gesundheitserziehung
© 1987 Springer-Verlag Berlin Heidelberg

sundheitsdienst bei der Erfüllung der ihm seit jeher zugewiesenen Aufgaben im Bereich der Prävention verstärkte Anstrengung unternimmt, um die bereits entwickelten neuen Konzepte durchzusetzen und bereits vorhandene Ansätze auszubauen. "

Sie hält u. a. folgende Maßnahmen für vordringlich:

„Ausbau bestehender und Einrichtung neuer örtlicher und regionaler Arbeitsgemeinschaften, die durch den ÖGD angeregt und koordiniert werden unter besonderer Berücksichtigung der Schwerpunktbereiche Erziehung und Bildung, Arbeit und Umwelt sowie Selbsthilfe. In diesen Arbeitsgemeinschaften sollen alle in Betracht kommenden Träger mitarbeiten."

Weiter heißt es in der Entschließung, daß die Gesundheitserziehung in den Gesundheitsämtern organisatorisch verankert sein soll. Dabei sei eine möglichst enge Zusammenarbeit mit allen anderen in Betracht kommenden Einrichtungen und Trägern anzustreben.

Weitere Einrichtungen und Institutionen

Welche Stellen in Betracht kommen, ist in der Entschließung auch beispielhaft wiedergegeben und aus Abb. 1 entnehmbar.

Als für die Gesundheitserziehung zuständige Koordinations- und Organisationsstelle ist das Gesundheitsamt auf die Mitarbeit folgender Einrichtungen und Institutionen angewiesen:

Kommune (Trägerschaft)

Hierunter versteht man den Kreis, die kreisfreie Stadt oder die Gemeinde, der/die die jeweilige gesundheitserzieherische Maßnahme durchzuführen beabsichtigt. Dieser Absicht geht die politische Willensbildung voraus. Das zuständige politische Gremium (Kreistag, Rat der Stadt oder Gemeinde) muß für die Erkenntnis der wichtigen Aufgabe, wie sie die Gesundheitserziehung darstellt, gewonnen werden. Letztlich erwarten wir auch von der Kommune die notwendigen finanziellen Mittel und Sachmittel zur Durchführung der Gesundheitserziehung.

Kassen und Versicherungen

Gemeint sind die Krankenkassen und Kranken- und Rentenversicherungen. Auch sie können als Träger oder Mitträger in Betracht kommen. Solange sie als Träger eigener gesundheitserzieherischer Veranstaltungen tätig werden, sollte ein klares Konzept für eine gedeihliche Zusammenarbeit mit anderen Einrichtungen der Gesundheitserziehung am Ort bestehen. Dieser Wunsch ist nicht nur an die Kassen und Versicherungen zu richten, sondern an alle Einrichtungen, die Gesundheitserziehung selbständig durchführen wollen.

Wohlfahrtsverbände und Selbsthilfegruppen

Gerade diese Einrichtungen leisten eine erhebliche Mitarbeit auf dem Sektor der Gesundheitserziehung. Als Beispiel sei die Aufgabe der Suchtkrankenberatung und -hilfe genannt. Überall findet man bei Caritas, Innerer Mission, Arbeiter-

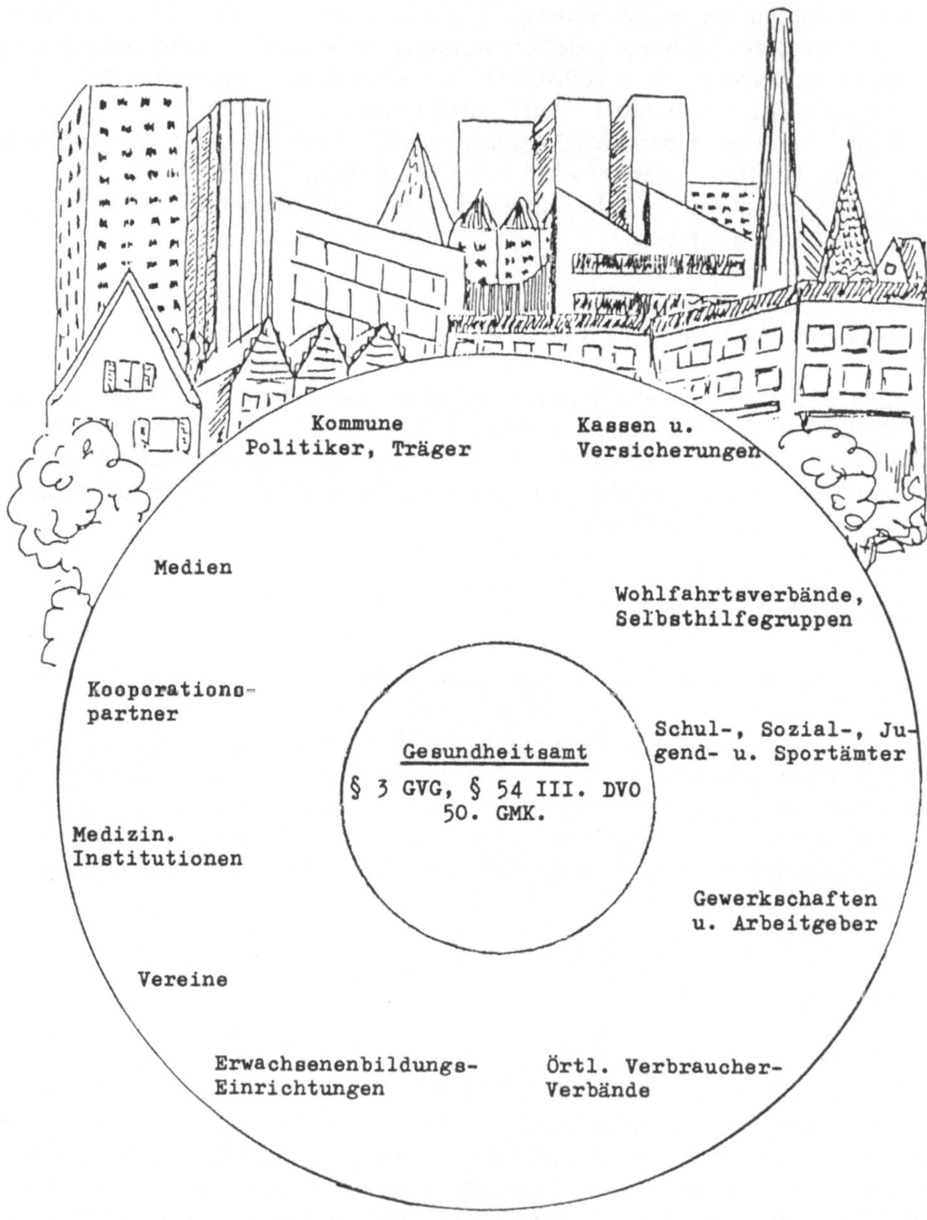

Abb. 1. Das Gesundheitsamt als Koordinations- und Organisationsstelle für die Gesundheitserziehung

wohlfahrt und anderen freien Wohlfahrtsverbänden entsprechende Einrichtungen. Gleiche Aufgaben haben sich auch die Selbsthilfegruppen wie Anonyme Alkoholiker, Al-a-non, Al-a-teen, Kreuzbund u. a. gesetzt.

Schul-, Sozial-, Jugend- und Sportämter

Eine Zusammenarbeit mit diesen Ämtern ist einfach unverzichtbar. Gesundheitserziehung fängt ja bereits in den Kindergärten und noch viel früher an. Denken Sie beispielsweise an die Rachitis- und Kariesprophylaxe. Sie setzt in der Säuglings- und Mütterberatung ein und bleibt im Kindergarten und in den Schulen bestehen. Damit ist bereits ein Teil der Zusammenarbeit zwischen Jugend- und Schulämtern angesprochen. Aber auch die Sozialämter sind aufgerufen, wenn es sich um die Gesundheitserziehung Minderbemittelter oder Behinderter handelt. Eine Zusammenarbeit mit den Sportämtern ist unverzichtbar beim Thema „Gesundheit durch Bewegung". So führt beispielsweise das Sportamt in Mönchengladbach innerhalb eines Trimesters u. a. durch:
20 Fitneß- und Gymnastikkurse,
 2 Kurse: therapeutisch ausgerichtetes Turnen für Kinder,
 2 Kurse zur Lösung der Proportionsprobleme mit gezielter Gewichtsreduktion,
21 Schwimmkurse,
 2 Skikurse,
 4 spezielle Gymnastikkurse für Senioren,
20 Lauftreffs für Ausdauertraining
und vieles andere mehr.

Noch heute werden u. a. die im Rahmen des Pilotprojekts „Gesundheit trainieren" 1984 begonnene Kurse unter dem Slogan „Gesund durch Bewegung" fortgesetzt.

Gewerkschaften und Arbeitgeber

Auch Gewerkschaften und Arbeitgeber sind für die Gesundheitserziehung wichtig. Denken Sie z. B. an den Betriebssport. Es war u. a. 1984 in der Phase der Bekanntmachung des Pilotprojekts „Gesundheit trainieren" dank der Einsicht von Arbeitgebern und gewerkschaftlichorganisierten Mitarbeitern möglich, verschiedenen Belegschaften das Pilotprojekt vorzustellen. Denken Sie aber auch an die Zusammenarbeit in der Gesundheitserziehung zwischen Krankenkassen und Versicherungen einerseits und den Gewerkschaften und Arbeitgebern andererseits.

Örtliche Verbraucherverbände

Diese haben ihrerseits eine wichtige partnerschaftliche Aufgabe bei der Gesundheitserziehung, wenn es sich beispielsweise um die gesunde Ernährung dreht.

Erwachsenenbildungseinrichtungen

Damit sind die Volkshochschulen, Familienbildungsstätten und ähnliche Stellen gemeint. Auch für sie ist die Gesundheitserziehung ein wichtiger Wirkungskreis. Denken Sie z. B. an Gesundheits-, Ernährungs- und Gymnastikkurse. Deshalb ist auch hier eine Zusammenarbeit dringend notwendig. Bei der Durchführung des Gesundheitstrainings 1984 ist beispielsweise die problemorientierte Weiterarbeit durch die Volkshochschule in Zusammenarbeit mit einer Krankenkasse erfolgt. Hier wurden Gesprächs- und Übungsgruppen eingerichtet und von den jeweiligen Gesundheitstrainern geleitet.

Vereine

Bei der Einbeziehung von Vereinen in die Gesundheitserziehung sind Sportvereine und Kneippvereine vordringlich zu berücksichtigen. Die Bedeutung dieser Zusammenarbeit bedarf keiner besonderen Worte.

Medzinische Institutionen

Gesundheitserziehung ohne Zusammenarbeit mit Ärzten, Zahnärzten, Kliniken, Krankenhäusern und Apotheken sowie mit den ärztlichen Hilfsberufen, wie Masseuren, Bademeistern und Krankengymnasten, ist nicht denkbar. Koordination und Kooperation sind hier unverzichtbar.

Kooperationspartner

Problemorientierte Gesundheitserziehung ist durch Einzelfälle oder in Gruppenarbeit möglich. Sie muß von Kooperationspartnern geleistet werden. Je nach Zielvorstellung kommen hierfür, entsprechend ihrer beruflichen Vorbildung, in Betracht: Sozialpädagogen, Psychologen, Sozialarbeiter, Gesundheitstrainer, Ernährungsberater, Sportlehrer u. a.

Medien

Um eine Gesundheitserziehung durchführen zu können, bedürfen die vorgesehenen Maßnahmen der Bekanntmachung. Das geht natürlich in Form von Plakaten, Handzetteln u. ä. Die Erfahrung lehrt aber, daß die Zusammenarbeit mit den Medien wohl die wichtigste Werbung für die Gesundheitserziehung darstellt. Man denke dabei an die Berichterstattung durch die örtliche Presse, aber auch durch die Regionalprogramme des Hörfunks und des Fernsehens. Daneben kommen auch Veröffentlichungen in Fachblättern (z. B. der Krankenkassen, des Kneipp-Vereins usw.) in Betracht.

Abschließende Empfehlung

Bei Durchführung einer Maßnahme der Gesundheitserziehung ist die Infrastruktur der Gemeinde zu bedenken, d. h.:
Wo ist der günstigste Standort?
Wo sind entsprechend große, geeignete Räumlichkeiten?

Denken Sie auch u. U. an ausreichend günstige Parkmöglichkeiten und geben Sie den Teilnehmern einen besonderen Anreiz durch die Aussetzung von Preisen oder die Verteilung von Teilnehmerurkunden. Welch großen Eindruck gerade Preise und Urkunden auf die Teilnehmer gemacht haben, war besonders beim Pilotprojekt „Gesundheit trainieren" deutlich feststellbar.

Möglichkeiten und Hindernisse für eine Kooperation der Träger in der gemeindebezogenen Gesundheitsförderung

H. Abt, O. Gieseke

Als die 50. Gesundheitsminister-Konferenz (1984) die Förderung von regionalen und örtlichen Arbeitsgemeinschaften vorschlug, sprach sie von der Verbesserung der Gesundheitserziehung. Wenn hier von Gesundheits*förderung* die Rede ist, so deckt sich dieser Begriff nur teilweise mit dem der Gesundheitserziehung. Gesundheitsförderung meint die auf Dauer angelegte, direkte Unterstützung der Bürger bei der Aneignung bzw. Aufrechterhaltung einer gesundheitsgerechten Lebensweise. Dazu zählen wir gegenwärtig vor allem Angebote zur Förderung von
- ausreichender Bewegung,
- ausgewogener und bedarfsgerechter Ernährung,
- Streßbewältigung,
- angemessenen Bewältigungsformen für gegenwärtig weit verbreitete belastende Lebenssituationen,
- gesundheitlich unbedenklichem Umgang mit potentiellen Suchtmitteln (Abt u. Gieseke 1983).

Gegenwärtige Situation der Gesundheitsförderung

In einer Regionalstudie in Nordrhein-Westfalen wurde festgestellt, daß mit Aktivitäten der Gesundheitsförderung eine Vielzahl von Trägern befaßt ist (Abt et al. 1986; Abt u. Gieseke 1983). Träger aus 4 gesellschaftlichen Bereichen beanspruchen, zu Säulen der Gesundheitsförderung in der Gemeinde zu werden bzw. es schon zu sein:
- Träger der medizinischen Versorgung,
- der Wohlfahrtspflege,
- der Erziehung und Bildung,
- Organisationen mit Freizeitbezug (vgl. Tabelle 1).

Das bedeutet, daß in der Gemeinde an der Gesundheitsförderung Träger mit erheblich voneinander abweichenden „Bezugssystemen" beteiligt sind (v. Ferber u. v. Ferber 1978). Sie unterscheiden sich im Hinblick auf formalrechtliche Grundlagen, Zielrichtung, organisatorische Rahmenbedingungen, Qualifikation der Mitarbeiter und Handlungskonzepte. Eine Gesamtverantwortung für die Gesundheitsförderung gibt es nicht (Abt et al. 1986; v. Ferber 1981).

U. Laaser, G. Sassen, G. Murza, P. Sabo (Hrsg.)
Prävention und Gesundheitserziehung
© 1987 Springer-Verlag Berlin Heidelberg

Tabelle 1. Gesundheitsförderung in der Gemeinde: Angebote, Träger und Bezugssysteme

	Gesundheitsförderung			
Angebote	Gesundheitsaufaufklärung Kurse gegen Risikofaktoren Ernährungs- und Diätberatung Gesundheitsberatung Unfallverhütung Reihenuntersuchungen	Psychosoziale Gesprächskreise § 218-Beratung Erziehungsberatung Ehe- und Lebensberatung Suchtberatung	Schulpsychologische Beratung Drogenprophylaxe Selbstsicherheits- und Kommunikationstraining Entspannungstraining Kochkurse Bewegungskurse	Freizeitsport Wandern Sonstige Aktivitäten
Träger	Ortskrankenkasse Gesundheitsamt Arbeitsmedizinische Einrichtungen Niedergelassene Ärzte	Sozial- und Jugendämter Wohlfahrtsverbände Psychosoziale Beratungsstellen Kindergärten Selbsthilfeorganisationen	Schulen Familienbildungswerke Volkshochschulen	Sportvereine Wandervereine Bürgervereine Vereine und Gruppen
Bezugssystem	„Gesundheit"	„Wohlfahrtspflege"	„Bildung"	„Freizeit" „Sport"

Notwendigkeit der Kooperation

Auch wenn für den einzelnen Träger eine Gesamtbetrachtung innerhalb des genannten Spektrums befremdlich erscheinen mag, muß hier die gesamte Breite gesundheitsfördernder Angebote und Träger in eine Perspektive eingebunden werden.

Eine solche Vielfalt von Angeboten und Trägern fordert eine Zusammenfassung gerade heraus, wenn man von der Aufgabe der Gesundheitsförderung selbst ausgeht.

Der Koordinations- und Kooperationsbedarf, wie ihn die Gesundheitsministerkonferenz feststellt, ist nicht zu bestreiten angesichts der verschiedenartigen Aktivitäten. Bedenklich stimmen müssen jedoch die Rahmenbedingungen, unter denen die Gesundheitsminister sich Fortschritte für eine der größten Aufgaben der Gesundheitssicherung erwarten in einem Staat wie der Bundesrepublik Deutschland mit gesundheitlichen und sozialen Institutionen, die auf eine lange Tradition zurückblicken können (Achinger 1979). Ihre Entschließung geht davon aus, daß kostenneutral und ohne große institutionelle Veränderungen solche Fortschritte zu erzielen sind (Gesundheitsminister-Konferenz 1984; Leistungsfähigkeit des Gesundheitswesens ... 1985; Ministerium f. Arbeit ... 1982). Sie setzen dabei ganz wesentlich auf das Element der Kooperation unter den Trägern. Auf welche Erfahrungen können sich solche Erwartungen aber bisher stützen? Wir wollen dafür auf Ergebnisse eigener Untersuchungen zurückgreifen (Abt et al. 1986; u. Gieseke 1983).

Aufgaben und Probleme der Kooperation

Die Unterschiedlichkeit der Träger legt es nahe, die Intensität des gegenseitigen Austausches zum Ausgangspunkt der Betrachtung zu machen:
- Herstellung der Angebotstransparenz unter den Trägern,
- gegenseitige Abstimmung von Angeboten,
- Zusammenarbeit bei Angeboten,
- gemeinsame Planung und Verbesserung des Gesamtangebots.

Transparenz der Angebote

Die Transparenz der Angebote stellt sich nach 2 Richtungen hin als Problem dar:
- im Verhältnis der Träger untereinander,
- im Verhältnis zu den Bürgern als den Nutzern der Angebote.

Transparenz unter den Trägern ist als eine wesentliche Voraussetzung für deren Abstimmung und Kooperation anzusehen. Die Sichtbarkeit der Angebote ist wegen ihrer Bedeutung für die eigene Orientierung der Träger und die Vermeidung von Fehlplanungen allerdings auch eines der häufiger diskutierten Probleme (Aries 1984; Eberle 1985; Moritzen 1984). Das Interesse an der Einsehbarkeit der Angebote ist jedoch nicht bei allen Trägern gleichermaßen ausgeprägt. Die Erfassungsprobleme in der regionalen Angebotsstudie haben hier einige Schwierigkeiten deutlich gemacht.

Träger, die für ihr fertiges Angebotsprogramm die Nachfrage aktivieren müssen („Außenorientierung"), legen selbst viel Wert auf die Transparenz ihres Angebots (z. B. Erwachsenenbildung, AOK-Gesundheitszentren, Weight Watchers). Sie betreiben eine relativ intensive Öffentlichkeitsarbeit. Wichtige Nuancierungen im Angebot sind allerdings von außen nicht immer erkennbar. Träger mit klar umrissenem Mitgliederkreis (Sportvereine, kirchliche Gruppen) tendieren hingegen eher zur Zurückhaltung bei der Außendarstellung („Binnenorientierung").

Das unterschiedliche Selbstverständnis ist ein weiterer wesentlicher Einflußfaktor. Eine Krankenkasse, die mit ihren Aktivitäten neue gesundheitspolitische Ideen propagieren und ihr Image in der Bevölkerung damit verbessern will (Bundeszentrale f. gesundheitliche Aufklärung 1985), wird mehr Wert auf die Außendarstellung legen als ein Sportverein, der sich durch Wettkampferfolge profiliert und nebenbei auch noch Freizeitsportgruppen laufen läßt.

Die Unterschiedlichkeit der zentralen Zielsetzungen der Trägerorganisationen (Gesundheit, Bildung, Wohlfahrtspflege, Sport) erweist sich schon auf dieser relativ niedrigen Berührungsebene als ein strukturelles Hemmnis für die Koordination der Angebotsseite in der Gesundheitsförderung.

Durch Betonung der gesundheitlichen Bedeutung bestimmter Angebote wird es möglich, Gemeinsamkeiten und Berührungspunkte verschiedener Träger sichtbar zu machen. Dies manifestiert sich dann in zunehmenden „Gesundheitstagen" oder „Gesundheitswochen mit gemeinsamer Außendarstellung. Wesentliches Motiv bleibt für die Mehrzahl der Träger aber die Vergrößerung der Mitgliedschaft, Teilnehmer- oder Klientenzahl ihrer Angebote. Wegen der Konkurrenz zwischen den Trägern oder Trägergruppen führt die Herstellung von Transparenz allein manchmal schon zur Angebotsausweitung.

Es gibt jedoch auch Träger, deren Aktivitäten auf Gemeindeebene nicht oder nur mit Mühe sichtbar werden. Der betriebliche Arbeitsschutz ist völlig aus der gemeindebezogenen Gesundheitsförderung ausgegliedert.

Die Schulen verhindern mit bürokratischen Mitteln mehr Transparenz, und Kindergärten sowie soziale Dienste werden von den freien Verbänden etwas abgeschottet. Kommerzielle Träger wie „Weight Watchers" sind ebenfalls überhaupt nicht an der Transparenz unter den Trägern interessiert.

Die Angebotstransparenz unter den Trägern ist – obwohl Voraussetzung einer besseren Abstimmung – immer noch ein Problem.

Transparenz für die Bürger stellt eine Voraussetzung für die ausreichende und bedürfnisgerechte Nutzung von Angeboten dar. Sie beinhaltet mehr als die getrennte Außendarstellung jedes einzelnen Trägers, nämlich die übersichtliche Zusammenstellung der Angebote. Hier scheitert die gemeinsame Öffentlichkeitsarbeit jedoch nicht nur oft am Willen der entsprechenden Träger, sondern auch an differierenden Planungszeiträumen. Die Bürger sind daher in der Regel selbst aufgefordert, sich einen Überblick zu verschaffen. Möglicherweise stützt diese Tatsache die Anhänglichkeit vieler Bürger an „ihre" jeweilige Institution (Abt et al. 1986).

Schlüsselpersonen können für die Bevölkerung eine Vermittlerrolle übernehmen, etwa ein informierter Mitarbeiter des Sportamtes.

Gegenseitige Abstimmung

Eine gegenseitige Abstimmung der Angebote findet derzeit nur punktuell statt, insbesondere bei innovativen Angeboten, deren Nachfrage nicht gesichert scheint. Sie dient insofern in erster Linie der Rückversicherung über die Erfolgsaussichten, also den Eigeninteressen der Träger, nicht etwa der Verbesserung des Gesamtangebots. Da die Abstimmung ins Belieben des einzelnen Trägers gestellt ist, überwiegt die Konkurrenz im Verhältnis der Träger zueinander. Besonders gespannt ist die Beziehung zwischen Sportvereinen und Volkshochschulen. Die Konkurrenz dreht sich in erster Linie um die Verteilung knapper Ressourcen wie Übungsleiter und Sportanlagen (Situation der Sportvereine ... 1978). Ideologisch überhöht werden diese Konflikte noch durch Ansprüche von Sportvereinen, den gesamten Sport zu vertreten (Landessportbund Nordrhein-Westfalen 1981). Aufgrund ihrer Machtstellung in den Gemeinden sind die Sportvereine offenbar in der Lage, eine Reduzierung der Bewegungsangebote an den Volkshochschulen durchzusetzen (Abt, im Druck).

Vergleichsweise harmlos sind hingegen die Folgen der Konkurrenz um Teilnehmer oder Klienten, wie sie unter Bildungswerken, Wohlfahrtsverbänden oder Selbsthilfeorganisationen herrscht. Distanzierung und Abschottung sind die eine Seite, die Nachahmung erfolgversprechender Angebote eine andere.

Weitere Hindernisse für eine Abstimmung sind zu sehen
- in fachlichen Differenzen aufgrund berufsständischer Interessen oder theoretischer Meinungsverschiedenheiten, v. a. im psychosozialen Sektor: denselben Personengruppen wird Unterstützung zur Selbsthilfe und Therapie angeboten;
- in unterschiedlichen Zielgruppenorientierungen, die in der Regel nicht aufeinander beziehbar sind: Sind die Bewegungsarmen, Übergewichtigen, Raucher, Bürger mit psychischen oder sozialen Belastungen dieselben Personen oder aber ganz verschiedene?

Da die Träger ihre Ressourcen finanzieller, fachlicher und personeller Art meist unabhängig voneinander beziehen, wird kein Druck zur gegenseitigen Abstimmung auf sie ausgeübt (Femmer et al. 1984).

Zusammenarbeit bei Angeboten

Trotz ungelöster Aufgaben bei der Herstellung von Transparenz und Abstimmung existieren schon gewisse Formen der Zusammenarbeit. Da sie sich auf freiwilliger Basis entwickeln, müssen sich alle Seiten Vorteile davon versprechen.

Solche gesuchten Vorteile sind z. B.:
- räumliche Möglichkeiten und Honorare für Fachkräfte (gesucht von Selbsthilfeorganisationen und sozialen Diensten bei der Erwachsenenbildung),
- personelle und soziale Infrastruktur für die Initiierung neuer Angebote (von der örtlichen AOK bei den Sportvereinen gesucht),
- fachliche Kompetenz und praktische Erfahrung für Kursleitertätigkeiten (von der Erwachsenenbildung bei sozialen Diensten gesucht),
- Erweiterung der Mitgliedschaft, Klientel, Teilnehmerzahlen (von fast allen Trägern gesucht),
- finanzielle Anreize (von Sportvereinen bei der AOK gesucht),
- fachliche Legitimation für die Angebote (z. B. in medizinischen Fragen von der AOK beim öffentlichen Gesundheitsdienst gesucht).

Die Erwachsenenbildungsträger sind auf Kooperation mit Fachkräften und Organisationen direkt verwiesen, um Kompetenz und Nachfrage zu garantieren (Aries 1984). Das bedeutet allerdings nur eine bilaterale und punktuelle Zusammenarbeit, die jederzeit auflösbar bleibt.
Mit dem Ziel der Verbesserung der Gesundheitsförderung durch Kooperation ist allein die örtliche AOK (AOK für den Kreis Mettmann) 1981 angetreten. Sie hat jedoch v. a. mit 2 Schwierigkeiten zu kämpfen:

- Sie stößt auf Bestrebungen anderer Träger, vorhandene Domänen zu sichern, so daß Veränderungswünsche zunächst Mißtrauen auslösen, auch dort, wo diese Träger nichts Entsprechendes anbieten.
- Sie kann die Wirkung der von ihr angestoßenen Zusammenarbeit dort nicht überprüfen, wo andere Träger die Durchführung der Angebote übernehmen, weil sie dafür nicht legitimiert erscheint.

So bleibt die Zusammenarbeit meist auf dem kleinsten gemeinsamen Nenner stehen, weil die übergeordneten Zielperspektiven nicht übereinstimmen. Auf diesem Hintergrund gewinnen einzelne Selbstdarstellungsbedürfnisse leicht die Oberhand über das Interesse an gemeinsamen Aktivitäten.

Planung und systematische Angebotsentwicklung

Bisher kommt das Gesamtangebot recht zufällig zustande. Es variiert demnach von Gemeinde zu Gemeinde deutlich im Angebotsquerschnitt wie in der Angebotsdichte. Es ist selektiv hinsichtlich der Inhalte und der erreichten Bevölkerungsgruppen (Abt et al. 1986; Abt u. Gieseke 1983). Diese Defizite können nur durch eine systematische Angebotsentwicklung beseitigt werden. Aber dafür sind wichtige Voraussetzungen nicht gegeben:
- Kaum ein Träger versucht, sich selbst ein Bild über erreichte Gruppen oder Defizite zu machen. Bewertungskriterien sind fast immer oberflächlich und auf die Trägerorganisationen selbst bezogen (Mitgliederzahlen, Teilnehmerzahlen).
- Es fehlen Planungsgrundlagen z. B. sozialmedizinischer Art, die einem Bedarf überhaupt öffentliche Geltung verschaffen könnten (v. Ferber 1978; Hopf 1984; Schweizerische Gesellschaft . . . 1986). Es fehlt damit die Legitimationsgrundlage, um Angebotsveränderungen begründen zu können.

Die Aufgabe einer systematischen Entwicklung der Gesundheitsförderung sprengt die Perspektive jedes einzelnen Trägers. Daher führt die alleinige Zusammenfassung bestehender Träger möglicherweise auch zu einer wechselseitigen Blockade, weil der Handlungsbedarf selbst auch von den Trägern definiert wird (Achinger 1959, 1979). Um hier weiterzukommen, ist eine Infrastruktur erforderlich, die die genannten Aufgaben auf Dauer übernehmen könnte. Eine solche Infrastruktur braucht einen sehr starken Bezug auf die Gemeinde, sie kann aber nicht kostenneutral geschaffen werden (v. Ferber 1986; Härtig 1984; Schweizerische Gesellschaft . . . 1986).

Die Schwierigkeiten sind nicht nur finanzieller Art, sondern auch politischer. In den Gemeinden haben freie Träger eine starke politische Stellung, die eine Zusammenbindung erschwert. Sie bestimmen bei der Gestaltung vieler Angebote und bei der Verteilung finanzieller Zuwendungen in kommunalen Ausschüssen mit.

Die Ressourcen von öffentlicher Seite werden zudem auf verschiedenen Ebenen verteilt (Landes-, Kreis-, Gemeindeebene) und aus verschiedenen Etats. Es gibt daher bisher keine Handhabe, die Vergabe von Mitteln von der Koopera-

tion in der Gesundheitsförderung abhängig zu machen. Fragen der Gesundheitsförderung spielen entsprechend keine bedeutsame Rolle in der Kommunalpolitik (Community Prevention . . . 1986). Gegenwärtig fehlt den Gemeinden – von
Ausnahmefällen abgesehen – ein eigenes gesundheitspolitisches Profil.

Wenn der Gesundheitsförderung tatsächlich eine hervorragende gesundheitspolitische Bedeutung beigemessen wird, kann man ohne eine gemeindebezogene Infrastruktur, die das Angebot koordinierend, ergänzend und korrigierend
mitgestaltet, nicht wesentlich über punktuelle Aktivitäten und Erfolge hinaus-
kommen. Es geht dabei nicht um die Ausschaltung der Trägervielfalt, insbesondere der freien Träger, sondern um deren Einbindung in ein übergreifendes
Konzept, das es ermöglicht, die zufälligen und systematischen Lücken im Angebot erst einmal zu erkennen und dann auch zu schließen.

Wenn die Entschließung der Gesundheitsminister dazu beitragen sollte, daß
diese Mängel vor Ort aufgedeckt werden und die gesundheitspolitische Diskussion darüber auf den verschiedenen Ebenen, von der Gemeinde bis zum Land,
in Gang gebracht wird, so könnte man sie als wichtigen Fortschritt für die Gesundheitsvorsorge begrüßen. Aber noch bleibt große Skepsis angebracht.

Literatur

Abt HG (im Druck) Entwicklung von Angeboten der Gesundheitsförderung im Bereich der
    Erwachsenenbildung
Abt HG, Ferber C von, Gieseke O (1986) Netzwerkförderung in der Gemeinde am Beispiel der
    Gesundheitsvorsorge. In: Forschungsverband Laienpotential, Patientenaktivierung und
    Gesundheitsselbsthilfe (Hrsg) Gesundheitsselbsthilfe und professionelle Dienste. Soziologi-
    sche Grundlagen einer bürgerorientierten Gesundheitspolitik. Springer, Berlin Heidelberg
    New York Tokyo
Abt HG, Gieseke O (1983) Perspektiven der Gesundheitsvorsorge am Beispiel des Kreises
    Mettmann. In: Ferber C von, Badura B (Hrsg) Laienpotential, Patientenaktivierung und
    Gesundheitsselbsthilfe. Oldenbourg, München S 95–117
Achinger H (1959) Gefahren der Institutionalisierung in der Sozialpolitik. In: Rüstow A et al
    (Hrsg) Sinnvolle und sinnwidrige Sozialpolitik, Hoch, Ludwigsburg
Achinger H (1979) Sozialpolitik als Gesellschaftspolitik. Von der Arbeiterfrage zum Wohlfahrts-
    staat, 3. erw. Aufl. Deutscher Verein, Frankfurt/M
AOK für den Kreis Mettmann (Hrsg) (1981) Grundlagenbericht zur Aktion Gesundheit. Selbst-
    verlag, Velbert (Schriften der AOK für den Kreis Mettmann)
Aries WD (1984) Kooperation in der Gesundheitsbildung. Volkshochschule im Westen 2/81–82
Bundeszentrale für gesundheitliche Aufklärung (Hrsg) (1985) Gemeindenahe Gesundheitserzie-
    hung durch Krankenkassen. Tagungsbericht. Bundeszentrale für gesundheitliche Aufklärung,
    Köln
Community Prevention and Control of Cardiovascular Diseases (1986) Report of a WHO Expert
    Committee. WHO Tech Rep Ser 732
Eberle G (1985) Prävention und AOK. Diskussionsgrundlage für eine strategische Orientierung.
    Ortskrankenkasse 15/16:581–596
Femmer HJ, Hüsgen HA, Lieske M (1984) Fünf Jahre Landesfachbeirat für Gesundheitserzie-
    hung in Nordrhein-Westfalen. Öff Gesundheitswes 46:182–186
Ferber C von (1978) Das sozialtherapeutische Instrumentarium der Gesundheitshilfe. Ortskran-
    kenkasse 7–8:237–243
Ferber C von (1981) Gesundheitsvorsorge im Sozialrecht. In: Gitter W, Thieme W, Zacher HF
    (Hrsg) Im Dienst des Sozialrechts. Festschrift für G. Wannagat zum 65. Geburtstag. Hey-
    manns, Köln S 97–113

Ferber C von (1986) Möglichkeiten der Finanzierung gemeindebezogener Gesundheitsvorgänge: marktwirtschaftliche oder sozialstaatliche Finanzierung? Vortrag auf der PRÄVENTA, Düsseldorf, am 19. 3. 1986 (vervielfältiges Manuskript)
Ferber C von, Ferber L von (1978) Der kranke Mensch in der Gesellschaft. Rowohl, Reinbek
Gesundheitsminister-Konferenz (1984) Entschließung zu Gesundheitserziehung und öffentlicher Gesundheitsdienst (ÖGD). 50. Konferenz der für das Gesundheitswesen zuständigen Minister und Senatoren der Länder am 10. 12. 1982 in Berlin. In: Bundeszentrale für gesundheitliche Aufklärung (Hrsg) Gesundheitserziehung und Krankenkassen. Bundeszentrale für gesundheitliche Aufklärung, Köln, S 75–76
Härtig L (1984) Gesundheitserziehung – eine Dienstaufgabe des Gesundheitsamtes. Öff Gesundheitswes 46:273–276
Hopf E-J (1984) Zukünftige Aufgabenschwerpunkte des Gesundheitsamtes. Öff Gesundheitswes 46:347–351
Landessportbund Nordrhein-Westfalen (Hrsg) (1981) Sportplan '80. Teilbereich Sport und Gesundheit. LBS, Duisburg
Leistungsfähigkeit des Gesundheitswesens und Qualität der gesundheitlichen Versorgung der Bevölkerung. Bundestags-Drucksache 10/3374 vom 22. 5. 1985
Ministerium für Arbeit, Gesundheit und Sozialordnung Baden-Württemberg (1982) Erlaß „Gesundheitserziehung und Gesundheitsbildung; Bildung von Arbeitsgemeinschaften auf der Ebene der Stadt- und Landkreise" vom 30. 8. 1982
Moritzen P (1984) Kooperation und Koordination der Gesundheitserziehung durch das Gesundheitsamt. Öff Gesundheitswes 46:118–121
Schweizerische Gesellschaft für Sozial- und Präventivmedizin (1986) Gesundheitsförderung und Prävention in der Schweiz (Leitbild '86). Sozial Präventivmed [Sonderheft]
Situation der Sportvereine in Nordrhein-Westfalen (1978) Landtag Nordrhein-Westfalen. Drucksache 8/3639 vom 11. 9. 1978

Interdisziplinäre Zusammenarbeit aufgezeigt am Beispiel einer stationären und ambulanten Präventions- und Rehabilitationsmaßnahme

F. Haux

Einleitung

Prävention und Rehabilitation werden in zunehmendem Maß von Sozialarbeitern, Diätassistenten und Bewegungstherapeuten als attraktives Arbeitsfeld entdeckt; der Ausbau der Ausbildungsstätten und die Ausweitung der entsprechenden Stellenangebote tragen dieser Tatsache Rechnung; fast jeder 13. findet heute im psychiatrischen Bereich, in Pflegeheimen, Gesundheitsämtern, Krankenhäusern, Rehabilitationszentren, Kurkliniken und vergleichbaren Institutionen eine Anstellung. Neben den fachspezifischen, fürsorgerischen und administrativen Funktionen stehen selbständig durchgeführte Patienteninformationen und Gesundheitsberatung sowie die eigenständige paramedizinische Therapie zur Diskussion. Bei der Konzeptionsentwicklung und Umsetzung eines auf ganzheitlichem Ansatz basierenden Modells, des „Modells Bad Sachsa", ergaben sich unmittelbare Bezugspunkte zu dieser Problematik. Die praktischen Erfahrungen mit diesem Modell sollen im folgenden dargestellt werden, um daraus Schlüsse für eine Neuorientierung im Berufsbild der betreffenden Disziplinen entwickeln zu können.

Ausgangsproblematik

Die Dominanz chronischer Erkrankungen im heutigen Morbiditätsspektrum läßt neben der bisher traditionell üblichen Erhebung einer auf Körper und Psyche konzentrierten Krankheitsgeschichte, im besonderen die sozialen und ökologischen Beziehungen des Kranken zu seiner Umgebung an Bedeutung zunehmen. Die Wertigkeit der Sozio- und Ökogenese bei der Krankheitsentstehung sind heute unbestritten; Diagnosestellung und Therapiefindung wurden von ihr nachhaltig beeinflußt. Chronische Erkrankungen als eine der wesentlichen Folgen von erlernten umgebungsabhängigen Fehlverhaltensweisen können nur dann sinnvoll und damit auch effektiv und effizient behandelt werden, wenn neben der körperlichen und psychischen Betreuung auch die Einbeziehung des sozialen und ökologischen Patientenumfeldes in Familie, Freizeit und Beruf berücksichtigt wird. Ein noch so einsichtiger und bereitwilliger Übergewichtiger kann durchaus in ungewohnter, nicht alltäglicher Umgebung, wie sie eine Kur darstellt, vernünftig sein Gewicht reduzieren; er wird jedoch in seinem gewohn-

U. Laaser, G. Sassen, G. Murza, P. Sabo (Hrsg.)
Prävention und Gesundheitserziehung
© 1987 Springer-Verlag Berlin Heidelberg

ten, ihm vertrauten sozialen Netzwerk erfahrungsgemäß auf Dauer nur dann sein gesundheitsförderndes Verhalten beibehalten können, wenn seine Bezugsgruppen in Familie, Freizeit und Beruf ihn positiv unterstützen. Darüber hinaus ist es jedoch auch notwendig, daß der Patient selbst Konfliktsituationen, die ihn zu gesundheitsschädlichem Verhalten verleiten, erkennt und produktiv mit ihnen umzugehen lernt.

Konzeption des Modells Bad Sachsa

Eine auf Dauer erfolgreiche Therapie chronischer Erkrankungen mit dem Ziel, langfristig eine gesundheitsorientierte Lebensstilveränderung zu erreichen, ist nur durch eine alle einschlägigen Berufe einbeziehende und verbindende Gesundheitsversorgung möglich. Neben ambulanten, am Wohnort lokalisierten Maßnahmen sind je nach Stärke sozialer Störfaktoren in Familie, Freizeit und Beruf auch stationäre, kurklinische Therapiemaßnahmen angezeigt. In einer lernfördernden, selbstkonzentrierten und alltagsabgeschiedenen Situation, wie sie eine Kur bietet, können entscheidende gesundheitsbezogene Impulse vermittelt werden. Bedingungen für eine sinnvolle stationäre Phase ist die Übertragbarkeit des Erlernten auf die ambulante Phase zu Hause; dieses Kriterium weist das Kurkonzept des Modells Bad Sachsa auf.

Stationäre Phase

Während der stationären Phase des Modells Bad Sachsa werden 110 Patienten in der AOK-Kurklinik Pfaffenberg in Bad Sachsa von Ärzten, Schwestern, Sozialarbeiterinnen, Arzthelferinnen, Diätassistentinnen und Bewegungstherapeuten betreut. Besondere Indikationsgruppen sind Risikofaktorenträger wie Übergewichtige, Bluthochdruckkranke, Diabetiker etc.

Therapieangebote

Die Therapieangebote der AOK-Kurklinik liegen neben der medizinischen Grundversorgung, Beratung und Betreuung vor allem im pädagogisch-psychologischen und sozialen Bereich mit folgenden Schwerpunkten:
- Anleitung zur Autonomie und Selbsthilfe: Das Erlernen und Einüben allgemeiner und spezieller Gymnastik, Entspannungstechniken, physikalische Maßnahmen, Verbandstechniken, Erste Hilfe, Diätkochen, Inhalationen, Blutdruckmessen etc.
- Soziale Betreuung: Konkrete Sozialarbeit wie Beratung, Vermittlung und Hilfestellungen bei psychosozialen und sozialrechtlichen Problemen etc.
- Gesundheitsinformation: tägliche allgemeine und spezielle Gesundheitsinformation.
- Verhaltenstherapeutisch orientierte Maßnahmen: Erkennen von Fehlverhaltensweisen, Einüben eines alternativen Verhaltensrepertoires.
- Freizeitaktivitäten: Pflege von sozialer Kontaktfähigkeit und Kompetenz etc.

Kurverlauf

Nach ihrem Können und Wollen werden die Patienten in kleine, von Bewegungstherapeuten geleitete Gruppen aufgeteilt, wählen einen Gruppensprecher und absolvieren ein ihnen angepaßtes, individuell veränderbares Kurprogramm, bestehend aus aktiven, Bewegungsübungen enthaltenden und passiven, medizinisch und balneologische Maßnahmen enthaltenden Tagen. Übertriebenes Konkurrenzdenken, Höchstleistungen und Überanstrengungen werden vermieden, Ängste nach dem Prinzip „Lernen durch Erproben" und geduldige Zuwendung und Rücksichtnahme auf die persönlichen, psychischen und körperlichen Schwächen überwunden. Der Kurverlauf gliedert sich in 4 Phasen:
- Abschalten vom Alltag, Konzentration auf die eigene Person und die Kur,
- Kennenlernen der Therapieangebote,
- Erproben und Einüben der akzeptierten neuen Verhaltensweisen,
- Vorbereitung auf den Alltag, Fassen konkreter Vorsätze für zu Hause.

Ambulante Phase

Die während der Kur erzielten gesundheitsbezogenen Fortschritte gilt es, auf den Alltag zu übertragen. Eine kontinuierliche Beratung und Betreuung durch ein therapeutisches Team unterstützt die gezielte Verhaltenskorrektur und Lebensstilveränderung durch folgende Angebote:
- allgemeine Beratung und Betreuung bei der Vermittlung und Wahrnehmung von wohnortnahen gesundheitsbezogenen Angeboten,
- soziale Betreuung und Vermittlung sozialtherapeutischer Hilfen,
- Aufbau von Selbsthilfegruppen,
- Gesundheitsinformationen.

Kurklinische interdisziplinäre Zusammenarbeit

Die dargestellten Konzeptionen des Modells Bad Sachsa basieren auf interdisziplinärer Zusammenarbeit. Um eine langfristige, koordinierte und integrierte Gesundheitssicherung zu etablieren, ist eine fachübergreifende Kooperation im ambulanten und stationären Bereich erforderlich; 2 prinzipielle Aufgabengebiete lassen sich unterscheiden: 1 patientenbezogenes und 1 teambezogenes.

Patientenbezogene Aufgabengebiete

Erhebung der Anamnese
Im ganzheitlichen Rahmen des Modells zählt die Erhebung der Anamnese mit Lebensstilanalyse zu den Hauptaufgaben des interdisziplinären Teams; ergänzend zu den ärztlich erhobenen körperlichen und psychischen Befunden vervollständigt sie den Versuch, die Wirklichkeit des Patienten in seinem sozialen Kontext miteinzubeziehen, um auf Dauer angelegte therapeutische Maßnahmen realitätsgerecht und situationsbezogen umsetzen zu können.

Unterstützung bei der Lebensstilveränderung
Die für alle Bevölkerungsschichten nachweisbare Attraktivität riskanten Gesundheitsverhaltens garantiert nicht selten die Anerkennung des einzelnen als vollakzeptiertes Mitglied innerhalb seiner Bezugsgruppen; eine Lebensstilveränderung stellt häufig eine elementare Bedrohung des Selbstbildes dar, die nur durch eine begleitende sozialarbeiterische, diätetische und bewegungstherapeutische Hilfestellung und Beratung im ambulanten und stationären Bereich aufgefangen werden kann. In ärztlich empfohlenen oder auch selbstgewählten Einzel- und Gruppengesprächen berät und unterstützt das therapeutische Team den Patienten hinsichtlich gesundheitsorientierter Lebensweisen, z. B. bedarfsgerechte Ernährung, ausreichende Bewegung und Entspannung etc., in die die gelebten und erlebten häuslichen und beruflichen Abläufe integriert werden können. Gemeinsam mit dem Patienten werden Möglichkeiten alltagsnaher Bewältigungsstrategien erarbeitet.

Vermittlung gemeindenaher Angebote
Die Kur kann nur der Beginn einer Langzeitmaßnahme sein; die entscheidende Bewährung für neu erlernte Verhaltensmuster ist die Alltagssituation in Familie, Freizeit und Beruf. Durch Vermittlung von Arzt, Sozialarbeiter, Diätassistentin und Bewegungstherapeut muß schon während der Kur die Angebotspalette und ihre Träger für die Patientengemeinde offengelegt werden. Eine mögliche Teilnahme wird patientenbezogen diskutiert. Bereits in der 4. Kurphase werden Termine für die lokalen Angebote vereinbart. Ein Sozialatlas und die konkrete Festlegung örtlich, zeitlich und inhaltlich abgesprochener Angebote erleichtern dem Patienten die Fortsetzung der in der Kur eingeleiteten Maßnahmen und stärken seine Position gegen Versuche seiner Alltagsumgebung, ihn in seinen ehemaligen Lebensstil zurückzudrängen.

Entscheidend für den Erfolg angestrebter Lebensstiländerung ist die begleitende Beratung und Betreuung des Patienten am Wohnort durch ein fachübergreifendes Team. Ein ortsansässiger Arzt, Bewegungstherapeut, Sozialarbeiter etc. haben durch ihre Fachkompetenz, ihre lokale Nähe und ihre Kenntnis des sozialen Netzwerkes eine tragende Funktion bei der Unterstützung der Verhaltensmodifikation des Patienten in seinem sozialen Umfeld.

Psychosoziale Betreuung
Wie in allen medizinischen Bereichen, so zählt auch in einer Kurklinik die psychosoziale Betreuung zu den alltäglichen Anforderungen. Gerade in der Kur münden bisher unterdrückte persönliche Schwierigkeiten der Patienten offenbar häufig in gezielte Einzelhife. Die Beratung bei sozial- und arbeitsrechtlichen Problemen, die Vermittlung von finanziellen Hilfen und die Unterstützung bei der Lösung psychosozialer Probleme stehen hierbei im Vordergrund. Hinzu kommt die Erörterung von Divergenzen zwischen intendiertem und tagtäglichem Kurverlauf. Eine eindeutige Abgrenzung von den Tätigkeitsmerkmalen anderer Berufsgruppen ist nicht immer möglich. Häufig geben sachbezogene Detailfragen, z. B. nach Kostenträgern, steuerlichen Vergünstigungen oder finanziellen Zuwendungen, Anlaß und Einstiegsmöglichkeiten für ein ausführliches fachübergreifendes Gespräch über den Lebensstil des Betroffenen. Die Integration von Behinderten, die nur partiell am Gruppenprogramm teilnehmen

können, von Einzelgängern und seelisch alterierten, kontaktarmen Patienten untereinander und zwischen Patienten und Personal stellen weitere, konkrete Aufgabenfelder des therapeutischen Teams dar.

Beteiligung an den übrigen therapeutischen Angeboten
Neben den fachspezifischen Schwerpunkten liegen auch die Organisation und z. T. auch die Durchführung der „Freizeitaktivitäten" in der Hand des Teams. Eingeschränkte körperliche und seelische Leistungsfähigkeit führen häufig zu sozialer Isolation, Einsamkeit und konsumierendem Freizeitverhalten. Freizeitaktivitäten sollten durch gesundheitserzieherische Momente geprägt sein und neben einer kommunikativ vermittelnden Funktion auch das Einüben sozialer Kompetenz, die Steigerung des Selbstwertgefühls, die Sensibilisierung für Eigenverhalten, das Erlernen von Kontakt- und Konfliktfähigkeit und das Erlangen eines realitätsgerechten Krankheitserlebnisses zur Folge haben. Zusätzlich können Schwellenängste vor Einzelgesprächen überwunden werden.

Die Auseinandersetzung mit Gesundheit und Lebensstil ist für die meisten Kurpatienten die vordringlichste Beschäftigung während der Kur. Während dieser Zeit besteht eine optimale Möglichkeit zur Durchführung einer systematischen und fundierten Gesundheitserziehung, wie sie in unserem Gesundheitssystem nur selten möglich ist. Die Beteiligung aller genannten Berufsgruppen an den Angeboten „Gesundheitsinformation" und „Verhaltenstherapeutisch orientierte Maßnahmen" bietet den Teammitgliedern die Chance, die während des Studiums erworbenen fachlichen, gesundheitserzieherischen und pädagogischen Kenntnisse einzusetzen, um den Patienten zu ermutigen, neue risikoärmere Lebensweisen anzunehmen.

Schließlich fördert die aktive Teilnahme des Teams am Gruppenprogramm „Anleitung zur Autonomie und Selbsthilfe" die Kontakt- und Kommunikationsbereitschaft vieler Patienten, denen die Rolle und der Status eines Teammitgliedes nicht geläufig sind und die ihm keine eigenständige Funktion bei der kurklinischen Betreuung zutrauen. Sie sind während oder nach einem gemeinsam durchgeführten aktiven Programm nicht selten bereit, spontan sehr persönliche psychosoziale Probleme zu erörtern, konkrete Hilfe anzufordern oder an themenzentrierten Gesprächskreisen teilzunehmen.

Teambezogene Aufgabengebiete

Interdisziplinäre Teamarbeit ist eine Voraussetzung für den Aufbau einer koordinierten und integrierten Gesundheitsvorsorge. Jede kurklinische Berufsgruppe wählt einen Sprecher, der im therapeutischen Team, bestehend aus den Sprechern aller Funktionsbereiche, die patienten-, organisations- und personenbezogenen Probleme seines Funktionsbereiches vertritt. Der Arzt ist Sprecher des therapeutischen Teams mit entsprechenden Entscheidungskompetenzen für den medizinischen Bereich; der Sozialarbeiter ist zuständig für den paramedizinischen Bereich.

Bisherige Erfahrungen

Seit 6 Jahren wird eine interdisziplinäre Kooperation in der AOK-Kurklinik praktiziert. Im Rahmen eines Forschungsprogramms mit dem Titel „Studien zur Prävention – zum Zusammenhang von Kurmaßnahmen und nachgehender Betreuung" wird die Nachkurzeit von Patienten aus Hildesheim bewertet. Die Ergebnisse dieser Studie basieren auf fachübergreifender Zusammenarbeit und sind ohne diese nicht realisierbar.

Für Teamarbeit in einer Kurklinik mit vergleichbarem ganzheitlichem Ansatz gibt es keine Erfahrungsberichte, auf die bei der Beschreibung zurückgegriffen werden konnte. In der Einarbeitungsphase mußten die theoretisch erarbeiteten Modelle interdisziplinärer Tätigkeit aufgrund laufender Erfahrungen immer wieder korrigiert und neu formuliert werden, um möglichst effektive Teamarbeit im Rahmen des kurklinischen Programmes zu ermöglichen.

In der Anfangsphase mußten, wie bei allen neuen Organisationsformen erhebliche Barrieren überwunden werden. Die wenigsten Patienten hatten weder eine Vorstellung von der fachlichen Kompetenz und Zuständigkeit des Teams und des einzelnen Mitgliedes noch von der Rolle einer interprofessionellen Kooperation im Gefüge einer Kurklinik. Weder die aus eigenem Antrieb gewählten, noch die ärztlicherseits empfohlenen Sprechstunden bei den spezifischen Fachgruppen wurden von den Patienten voll in Anspruch genommen, obwohl großer Bedarf formuliert worden war. Die Furcht vor sozialer Kontrolle, vor Aufdeckung familiärer Problematik und vor Offenlegung von als ausschließlich persönlich empfundenen Lebensumständen waren weitere kommunikationshindernde Faktoren. Hinzu kamen vergleichbare Vorbehalte von seiten des Personals, die unklare Definition des Funktionsbereichs und Positionsstatus, mangelnde Vorstellungen über Möglichkeiten der Zusammenarbeit, nicht einschätzbare Konkurrenz bei der gemeinsamen Durchführung therapeutischer Angebote etc.

Mit der regelmäßigen Teilnahme an den aktiven Gruppenprogrammen und den Freizeitaktivitäten gelang dem Team der Einstieg in die eigentliche therapeutische Arbeit. Nach dem Erkennen der eigenständigen Funktion auch in der Zusammenarbeit mit dem medizinischen Personal stellte sich allmählich das für eine sinnvolle Arbeit unerläßliche gegenseitige Vertrauen ein. Im Verlauf der Kuren wurden für die einzelnen Berufsgruppen verschiedene Modelle vertrauensbildender Maßnahmen erprobt.

Zum gegenwärtigen Zeitpunkt findet z. B. der Sozialarbeiter über die Durchführung von Freizeitaktivitäten in den Anfangstagen der Kur eine gute Einstiegsmöglichkeit, um seine eigenständige Rolle und Funktion im Klinikgeschehen und seinen Anteil an den therapeutischen Angeboten darzustellen. Eine Festigung seiner Rolle erwirbt er im Kurverlauf durch die regelmäßige Teilnahme an den aktiven Gruppenprogrammen, gelegentlich notwendige spontane Hilfestellung und Beratung bei akut anfallenden psychosozialen Problemen, wie Beziehungsprobleme, Kontaktwünsche, Isolation etc. und durch die immer häufiger frequentierten Gesprächsmöglichkeiten. Die Akzeptierung als Sprecher des therapeutischen Teams für paramedizinische Fragestellungen, mit seinen koordinierenden und integrierenden Funktionen, ist in einem traditionell medizinisch orientierten und dominierten Team bisher nicht ohne Komplikationen verlaufen.

Die Notwendigkeit, das soziale Netzwerk in die diagnostischen und therapeutischen Überlegungen im Sinne eines ganzheitlichen Ansatzes mit einzubeziehen, erscheint in vielen Bereichen noch nicht hinreichend erkannt worden zu sein. Überraschende „therapeutische Erfolge" beim Genesungsprozeß vermeintlich körperlich Erkrankter durch sozialarbeiterischen Einsatz haben mittlerweile die Teamposition des Sozialarbeiters gestärkt. Dies hat dazu geführt, daß die übrigen Mitglieder des therapeutischen Teams in Gruppensitzungen den Sozialarbeiter gezielt um Rat fragen und um dessen Unterstützung bitten, wenn es um die Lösung von psychosozialen Patientenproblemen geht. Für die Diätassistentinnen und Bewegungstherapeuten sowie für die Krankenschwestern ergaben sich dank einer bekannten Funktionszuordnung erheblich weniger Integrationsprobleme.

Perspektiven

Zusammenfassend läßt sich nach 6jähriger Beobachtung und Erfahrung mit einem interdisziplinären Team in einer Kurklinik resümieren, daß die Konzeption und die Umsetzung des Modells Bad Sachsa auf die fachübergreifende Kooperation und Mitarbeit einschlägiger Berufsgruppen nicht verzichten kann; ihre Tätigkeit ergänzt und unterstützt die medizinisch-ärztlichen Maßnahmen entscheidend. Durch diese Form interdisziplinärer Kooperation wird es möglich, die Patienten aus ihrer erlebten und gelebten Alltagswirklichkeit heraus besser zu verstehen und sie in diesem Sinne realitätsgerechter betreuen zu können.

Wünschenswert ist ein näher an den Belangen von Prävention und Rehabilitation ausgerichtetes ergänzendes Lehrangebot an den Ausbildungsstätten mit Vermittlung basismedizinischen Wissens und ein frühzeitig im Studiumverlauf angebotenes patientenorientiertes Praktikum, um interdisziplinäre Zusammenarbeit in der Praxis einzuüben und erste Erfahrungen zu sammeln. Eine systematische und fundierte Absprache und Ergänzung zwischen medizinischer Betreuung, psychologisch-pädagogischer Beratung und sozialer Hilfestellung ist im Sinne einer optimalen Patientenbetreuung erforderlich.

Das Modell Bad Sachsa zeigt beispielhaft auf, wie medizinisch orientierte fachübergreifende Kompetenz zu einer Optimierung der Patientenbetreuung in der Prävention und Rehabilitation führen kann. Durch die Einbeziehung einschlägiger Experten in die verschiedenen medizinischen Bereiche ließe sich wie in dem beschriebenen Modell Bad Sachsa Effektivität und Effizienz im Gesundheitswesen insgesamt steigern.

Mangelnde Kooperationsfähigkeit der Ärzte in der Gesundheitserziehung – ein Resultat ihrer Ausbildung?

S. Wilm, K. Jork

Medizinstudenten lernen nichts über *Prävention*.
Medizinstudenten lernen nichts über *Kooperation*.
Wie sollen sie als Ärzte *in der Prävention kooperieren* können?

Methoden und Inhalte von Prävention, Gesundheitserziehung und Gesundheitsberatung finden in der Ausbildung der Medizinstudenten und der Weiter- und Fortbildung der Ärzte nur sehr wenig Berücksichtigung (Troschke u. Stößel 1981). Die Curricula sind weitgehend kurativ orientiert, ein Umstand, der seit langem kritisiert wird. Ebenso häufig wird beklagt, daß in den gemeinsamen Anstrengungen zur Prävention z. B. auf Gemeindeebene gerade die Ärzte wenig kooperationsbereit und -fähig sind (Troschke u. Füller 1981). Daß wichtige Gründe dafür in der ärztlichen Ausbildung zu suchen sind, soll im folgenden erläutert werden.

Dabei wird der Begriff der „Kooperation" in 2 Bezügen verstanden:
1. Kooperation mit anderen Berufsgruppen im Gesundheitswesen,
2. Kooperation mit dem Bürger als zeitlich befristetem Patienten.

Für die Kooperation zwischen Ärzten und anderen Berufsgruppen und mit den Bürgern lassen sich 3 grundsätzliche Modelle entwerfen.

Das 1. Modell (Abb. 1) gibt das Kooperationsverständnis wieder, wie es ein Großteil der derzeit tätigen Ärzte hat. Der Arzt und *sein* Patient stehen im Mittelpunkt, die anderen Berufe im Gesundheitswesen führen, überwiegend auf Anordnung des Arztes, bestimmte Aufgaben aus.

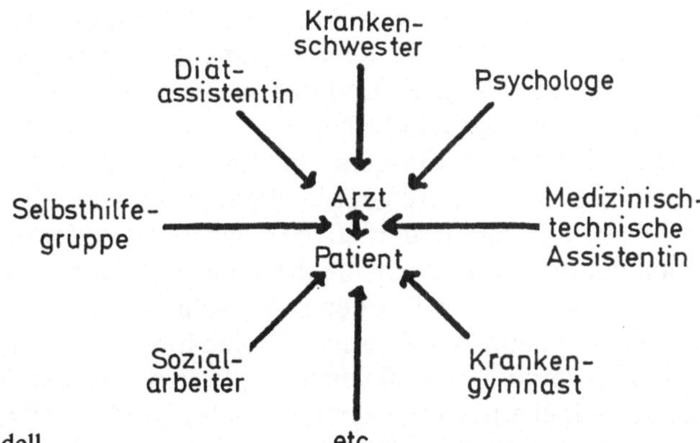

Abb. 1. Erstes Kooperationsmodell

U. Laaser, G. Sassen, G. Murza, P. Sabo (Hrsg.)
Prävention und Gesundheitserziehung
© 1987 Springer-Verlag Berlin Heidelberg

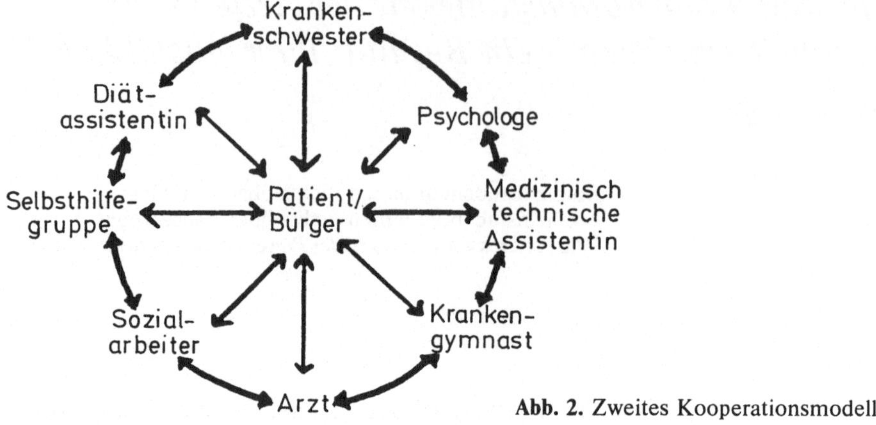

Abb. 2. Zweites Kooperationsmodell

Dieses Verständnis seiner eigenen Rolle erlernt der angehende Arzt vom 1. Tag seiner Ausbildung an. Seine professionelle Sozialisation findet fast ausschließlich an Universitätskliniken statt mit schwerpunktmäßiger Ausrichtung auf kurative, spezielle Inhalte. Dort begegnet dem Studenten eine hierarchisch organisierte, fast ausschließlich auf den Arzt hin orientierte Medizin. Dieser Umstand spiegelt sich schon in der Terminologie wider; neben dem Arzt gibt es noch „paramedizinische" und „Heilhilfsberufe" (Kelley 1982). Die anderen Berufsgruppen lernt der junge Mediziner kaum näher kennen. Die einzige Möglichkeit bietet sich im Krankenpflegepraktikum, das aber dementsprechend oft abgelehnt oder bereits zum Erproben der Arztrolle benutzt wird.

Das 2. Modell für Kooperation zwischen Ärzten, anderen Berufsgruppen und Bürgern (Abb. 2) sieht den Patienten im Mittelpunkt. Ihm stehen die Berufe im Gesundheitswesen gleichberechtigt auf einer Ebene gegenüber. Ein solches Rollenverständnis bereitet dem herkömmlich ausgebildeten Arzt große Probleme.

Er bringt aus der Universität nicht nur ein Omnipotenzverständnis mit, daß es ihm schwermacht, die Begrenztheit eigener Leistungsfähigkeit und Kompetenz wahrzunehmen (Jork 1985; Pirker 1986). Ihm wurde auch das Gefühl vermittelt, für die Lösung der meisten Probleme des Patienten oft *besser* als andere Berufe geeignet zu sein. Diese beiden Aspekte seines eigenen Rollenverständnisses hemmen seine Fähigkeit und Bereitschaft zur Arbeit in einem Team, z. B. in der Prävention auf Gemeindeebene.

Das 3. Modell für Kooperation (Abb. 3) wird vom Bürger getragen. Er befindet sich in einem Netzwerk gegenseitiger Hilfe, z. B. Selbsthilfegruppen oder Nachbarschaftshilfe. Bei Bedarf suchen der Bürger oder die Gruppe aktiv die Kooperation der Professionellen, die ihrerseits miteinander kooperieren. Dieses Modell setzt ein grundlegend anderes Verständnis der eigenen Professionalität und Kompetenz beim Arzt in seiner Beziehung zum Bürger als zeitlich befristetem Patienten voraus. Er muß verstehen lernen, daß das Wissen des Laien über *seine* Lebenswelt ebenso unverzichtbar wichtig und gleichwertig für die Änderung des Gesundheitsverhaltens ist wie das professionelle Wissen, das der Arzt vertritt

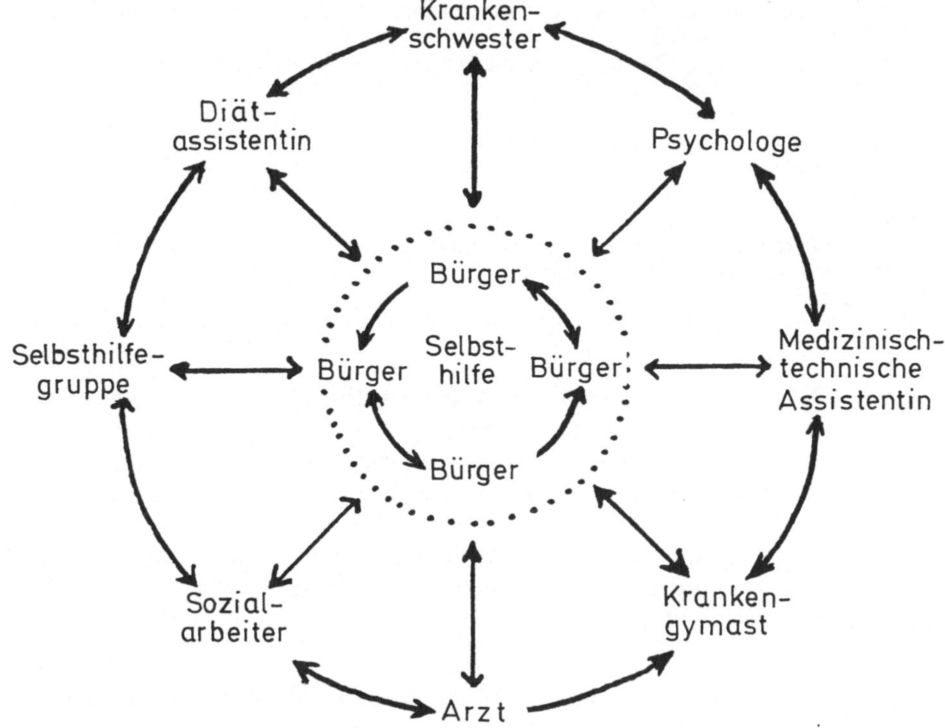

Abb. 3. Drittes Kooperationsmodell

(Abt 1985; C. v. Ferber 1983). Dieses Lernen ist an der Universität kaum möglich, da die „Krankheit" und nicht der „Patient" im Mittelpunkt der Ausbildung stehen.

Die unterschiedliche Bewertung der Wissensstände von Laien und Professionellen und die daraus resultierende nichtpartnerschaftliche Interaktion (Freidson 1979) dürften mit ein Grund sein, daß so viele präventive Programme gescheitert sind. Deshalb wird gemeindenahe Prävention langfristig nur erfolgreich sein, wenn sie nicht nur bürgerzentriert, sondern bürger*getragen* ist.

Die Einschätzung des Selbstverständnisses der Studenten und Ärzte in den 3 skizzierten Modellen soll an 3 Beispielen erläutert werden.

Das 1. Beispiel (Tabelle 1) bezieht sich auf den Stellenwert, den die Prävention in der Ausbildung haben sollte. Die befragten Studenten wollen im Unterricht in Primärmedizin, sofern sie einen solchen überhaupt bejahen, lieber etwas über Diagnose und Therapie der gängigen Krankheiten hören. Elemente der Prävention und Kooperation stehen im Mittel- bis Endfeld des Interesses. Der Mangel an präventiven Inhalten in der Arztausbildung wird also gar nicht als Mangel erlebt (Wilm und Habeck 1985).

Das 2. Beispiel (Tabelle 2) ermöglicht Aussagen über *kooperative* Fähigkeiten der Studenten. Kooperieren kann man nur dort, wo man seinen Partner kennt.

Tabelle 1. Kooperation am Beispiel der Primärmedizin (63 Studenten im praktischen Jahr). (Nach Wilm u. Habeck 1985)
Welche Themen aus dem Bereich der primärärztlichen Versorgung sollten in der ärztlichen Ausbildung vermittelt werden?

Bereich	[%]
Diagnostik	8
Therapie	46
Chronische Erkrankungen/Geriatrie/Rehabilitation	29
Prävention/Vorsorge/Umwelt/Beratung	19
u. a. (Mehrfachantwortmöglichkeit)	

Aber nur 26 % der Befragten konnten z. B. Selbsthilfegruppen nennen. Interessant ist auch die Einschätzung des Partners: Die Selbsthilfegruppe wird als potentieller Konkurrent gesehen, der das Arzt-Patient-Verhältnis stören kann. Er wird eingebunden, indem er unter ärztliche Kontrolle und Anleitung gestellt wird, was natürlich dem Selbsthilfegedanken konträr gegenübersteht. Dahinter steckt auch die Befürchtung, die Patienten könnten „etwas falsch machen", ihnen wird also auch die nötige Kompetenz für sich selbst abgesprochen (Hofmann 1986, unveröffentlicht).

Tabelle 2. Kooperation am Beispiel der Selbsthilfegruppen (641 Studenten aus dem 4.-6. klinischen Semester). (Nach Hofmann 1986)

Bitte nennen Sie Ihnen bekannte Selbsthilfegruppen aus dem Gesundheitsbereich.

Welchen der folgenden Urteile über die Stellung von Selbsthilfegruppen (SHG) im Gesundheitsbereich würden Sie zustimmen?

Antwortmöglichkeit	[%]
SHG können die Kooperation zwischen Arzt und Patient behindern.	19
SHG können negative Auswirkungen für den Patienten haben.	22
SHG sollten mit ärztlicher Anleitung arbeiten.	82
u. a. (Mehrfachantwortmöglichkeit)	

Das 3. Beispiel (Tabelle 3) zeigt Kassenärzte und das Bild, das sie von ihrer Rolle in der *Prävention* und *Kooperation* haben. 3/4 aller befragten Ärzte schätzen demnach ihre eigenen Möglichkeit zur positiven Beeinflussung des Gesundheitsverhaltens höher ein als die anderer Berufsgruppen. Nur 1/3 von ihnen kooperieren überhaupt in der Prävention (v. Troschke u. Erlbruch 1978; zit. nach v. Troschke u. Stößel 1981).

Tabelle 3. Kooperation am Beispiel der Kassenärzte (n = 1843). (Nach v. Troschke u. Erlbruch 1978)

Arbeiten sie regelmäßig mit bestimmten Organisationen zusammen in der Durchführung gesundheitserzieherischer bzw. gesundheitsaufklärerischer Maßnahmen (z. B. Vorträge, Kurse etc.)?

ja . . . . 34,4 %
Besonders mit
– Kirchengemeinde,
– Sportverein,
– Gesundheitsamt.

Wie groß schätzen Sie Ihre Möglichkeiten zur positiven Beeinflussung des Gesundheits- und Krankheitsverhaltens Ihrer Patienten ein im Vergleich zu anderen Berufsgruppen oder Organisationen und Vereinen zur Gesundheitserziehung?

Antwortmöglichkeit	[%]
Sehr viel geringer	0,7
Geringer	3,9
Gleich groß	19,6
Größer	49,7
Sehr viel größer	26,1

Aus der Analyse dieser Studien ergibt sich die Frage, wie die ärztliche Ausbildung verändert werden kann, um die Kooperationsfähigkeit und -bereitschaft der zukünftigen Ärzte zu fördern.

Drei kooperative Ausbildungsformen sind von verschiedenen Seiten vorgeschlagen worden:
– Unterricht durch Lehrer anderer Professionen,
– Unterricht zusammen mit Lernenden anderer Professionen,
– Horizontale und vertikale Integration aller Berufe im Gesundheitswesen und aller Aus-, Weiter- und Fortbildungsebenen unter einer Institution.

Das am weitesten gehende Modell ist die „regionale Gesundheitsuniversität", die das Centre for Educational Research and Innovation (CERI) (1977) der OECD ausführlich untersucht hat. Es handelt sich um eine Gesamthochschule für die Gesundheitsberufe, an der alle Berufsgruppen in weitgehend interdisziplinären und interprofessionellen Studien- und Ausbildungsgängen auf ihre jeweilige Funktion vorbereitet werden (Schütze 1980). Diese gemeinsame Ausbildung erstreckt sich auch auf die Weiter- und Fortbildung. Als Beispiel sei die Faculty for Health Sciences an der McMaster-Universität in Hamilton/Kanada genannt (Block 1980; Katz u. Fülop 1978). Alle derartigen Reformversuche gehen mit einer verstärkten Ausrichtung an
– primärmedizinischen Inhalten und
– an der Versorgung der umliegenden Gemeinden
einher. Auch die Weltgesundheitsorganisation (WHO) (1985) favorisiert diese Konzeption innerhalb ihrer Primary-Health-Care-Strategie zur Erreichung des Zieles „Gesundheit für alle bis zum Jahr 2000".

Obwohl eine wirkliche Reform des Medizinstudiums anstelle dauernder Novellierung dringend angezeigt wäre, scheint eine solche grundlegende Neustrukturierung der ärztlichen Ausbildung zumindest *mittelfristig* in der Bundesrepublik Deutschland aus interessenpolitischen Gründen nicht möglich zu sein. Daher kommt den 3 oben genannten Vorschlägen z. Z. größere Bedeutung zu.

Der Einsatz von *Lehrenden* anderer Professionen in der Arztausbildung, z. B. in den USA alltäglich, ist bei uns kaum zu finden. Medizinstudenten der ersten klinischen Semester unterrichten zwar Schwesternschülerinnen, aber Unterrichtsschwestern oder Diätberaterinnen nicht Medizinstudenten. Ein Unterricht zusammen mit *Lernenden* anderer Professionen bietet sich im Anschluß an das Grundstudium an. In Kursen und Workshops kann problem- statt fachorientiert z. B. über Krankengymnastik, Ernährung oder Rehabilitation unterrichtet werden. Im Rahmen des „lebenslangen Lernens" findet diese Unterrichtsform ihre Fortsetzung in gemeinsamen Fortbildungen, wie sie z. B. die Gesellschaft für medizinische Ausbildung (1986), die Deutsche Sektion der World Federation for Medical Education (WFME), vorschlägt.

Um den rechtlichen und politischen Gegebenheiten und den noch vorhandenen Abgrenzungsbedürfnissen aller Berufe im Gesundheitswesen Rechnung zu tragen, muß eine *kurzfristige* Änderung der Ausbildung hin zu verbesserter Kooperationsfähigkeit ohne Eingriffe in die Approbationsordnung ermöglicht werden. Dafür bietet sich ein 4teiliges Modul an, das ohne großen Aufwand schon in das 1. vorklinische Semester integriert werden kann. Ein Einsatz möglichst zu Beginn des Studiums ist wegen des prägenden Charakters der ersten Semester für den weiteren Studien- und Berufsweg wünschenswert.

Kurs 1 dieses Moduls dient der Berufsfelderkundung des angehenden Arztes. Es soll Verständnis dafür geweckt werden, daß der Arzt in vielfältiger Weise mit anderen Berufsgruppen im Gesundheitswesen vernetzt ist. Die verschiedenen Arten des Arztberufes (niedergelassener Arzt, Krankenhausarzt, Arzt im öffentlichen Gesundheitswesen usw.) werden vorgestellt und Kontakte mit anderen Gesundheitsberufen aufgenommen, um deren Berufswirklichkeit kennenzulernen. Auf diese Weise wird eine erste Vorstellung von den Kooperationsmöglichkeiten gewonnen.

In *Kurs 2* des Moduls stehen Gespräche mit Patienten im Mittelpunkt. Dadurch soll ein Grundstein für das spätere Verhalten im Umgang mit Patienten und das Selbstverständnis der angenommenen Arztrolle gelegt werden. Der Patient als fächerintegrierendes Moment des gesamten medizinischen Studiums soll als Mensch in seinem sozialen Kontext begriffen werden. Der Student lernt, in dieser Rolleninteraktion *mit* dem Patienten und nicht *über* den oder *zu* dem Patienten zu sprechen. Dabei wird von vornherein die Gleichwertigkeit der Kompetenz des Patienten betont.

Kurs 3 des Moduls dient durch Kleingruppen- und Selbsterfahrungsgruppenarbeit der Verbesserung der Selbsteinschätzung des zukünftigen Arztes.
Zentraler Begriff in *Kurs 4* ist, abweichend von den bisherigen Curricula, der Begriff der „Gesundheit". Hier werden an einfachen Beispielen aus der Anatomie, Physiologie und Biochemie die Fragen „Was ist gesund?" und „Was hält gesund?" besprochen.

Das skizzierte Modul zielt also zum einen auf die Verbesserung der Kooperationsfähigkeit der Medizinstudenten mit anderen Berufsgruppen *und* mit Patienten; zum anderen soll aber auch die persönliche Motivation für das Studium und den Arztberuf geklärt und von Anfang an eine Prägung in Richtung präventiver und primärmedizinischer Inhalte vorgenommen werden.

Die patientenbezogenen Anteile dieses Moduls wurden bereits im Modellversuch „Praxisorientierte Ausbildung Allgemeinmedizin" in Frankfurt in der Vorklinik erprobt (Jork 1982). Ohnehin scheint gerade das Fach Allgemeinmedizin – neben medizinischer Soziologie und Sozialmedizin – besonders geeignet, präventive *und* kooperative Aspekte in die ärztliche Ausbildung einzuführen.

Drei Vorteile kennzeichnen in diesem Zusammenhang die Allgemeinmedizin:

1. Präventive Inhalte spielen in der täglichen Praxis eine wichtige Rolle, z. B. in der Risikofaktorenberatung, in der Hypertoniekontrolle, im Verhaltenslernen für Patienten, in der Sexualberatung usw.
2. Gerade die Allgemeinärzte sind in der täglichen Praxis mehr als alle anderen auf Kooperation angewiesen, z. B. mit Krankengymnasten, Sozialarbeitern, Gemeindeschwestern, anderen Ärzten u. a.
3. Durch ihren Mangel an spezieller somatischer Ausrichtung und professioneller Einbindung sind die Allgemeinmediziner viel näher an der Lebenswelt der Patienten orientiert (L. v. Ferber 1979), was eine Grundvoraussetzung für Kooperationsfähigkeit mit dem Patienten darstellt.

Das Fach Allgemeinmedizin wäre also in besonderem Maße geeignet, Aspekte der Prävention und Kooperation in der Lehre zu vertreten. Daher stimmt es in Bezug auf die Kooperationsfähigkeit und -bereitschaft der zukünftigen Ärzte um so nachdenklicher, daß gerade dieses Fach an den medizinischen Fakultäten nach wie vor nur unzureichend institutionalisiert ist.

Zusammenfassend betrachtet liegen wichtige Gründe für die Annahme vor, daß die mangelnde Kooperationsfähigkeit der Ärzte tatsächlich ihre Wurzeln in der Ausbildung hat. Solange sich in der *Aus*bildung nichts ändert, können Anstrengungen im Rahmen der *Fort*bildung nur sehr bedingt Früchte tragen.

Literatur

Abt HG (1985) Laienwissen und professionelles Wissen in der Gesundheitsvorsorge. Prävention 8/3:79–84

Bloch R (1980) Medizinische und paramedizinische Ausbildung in Hamilton, Kanada. In: Kahlke W, Sturm E, Schütze H-G (Hrsg) Neue Wege der Ausbildung für ein Gesundheitswesen im Wandel. Urban & Schwarzenberg, München Wien Baltimore

Centre for Educational Research and Innovation (CERI) (1977) Health, higher education and the community. Organization for Economic Co-operation and Development (OECD), Paris

Ferber C von (1983) Laienpotential, Patientenaktivierung und Gesundheitsselbsthilfe. Zur Soziologie des Laien vor den Ansprüchen der Medizin. In: Ferber C von, Badura B (Hrsg) Laienpotential, Patientenaktivierung und Gesundheitsselbsthilfe. Oldenbourg, München Wien

Ferber L von (1979) Sozialdialekte in der Medizin. Das Sprachverhalten von Laien, Praktikern und Wissenschaftler. In: Böhme G, Engelhardt M von (Hrsg) Entfremdete Wissenschaft. Suhrkamp, Frankfurt/M

Freidson E (1979) Der Ärztestand. Enke, Stuttgart
Gesellschaft für medizinische Ausbildung (1986) Stellungnahme zur Anfrage der World Federation for Medical Education vom November 1985 – In Vorbereitung der World Conference on Medical Education 1988. Papier für die 13. Arbeitssitzung der GMA, 29. 5. 1986, Heidelberg
Jork K (1982) Praxisorientierte Ausbildung. Allgemeinmed Int 11/1:10–16
Jork K (1985) Gesundheitsberatung – Themen-Methoden-Abrechnungsfragen. MMW 127/ 12:274–278
Katz FM, Fülop T (Hrsg) (1978) Personnel for health care: case studies of educational programmes, Vol 1. World Health Organization, Geneva
Kelley H (1982) Partnerschaftliche Kooperation in der Primärversorgung – Forderungen an die Aus- und Weiterbildung in den Gesundheitsberufen. In: Deutsche Zentrale für Volksgesundheitspflege (Hrsg) Gesundheit für alle bis zum Jahr 2000. Primäre Gesundheitsversorgung als Gemeinschaftsaufgabe. Kongreßbericht. DZV, Frankfurt/M
Pirker C (1986) Urwald für die Seele. Sexualmedizin 15/5:226–227
Schütze, H-G (1980) Neue Wege der Ausbildung für ein Gesundheitswesen im Wandel – internationale Aspekte des Trends zur primären Gesundheitsversorgung und ihrer Konsequenzen und Voraussetzungen für die Ausbildung der Gesundheitsberufe. In: Bundesamt für Gesundheitswesen; Bundesamt für Bildung und Wissenschaft (Hrsg) Gesundheitsbedürfnisse und Ausbildungsziele. Seminar Schweiz/OECD. Thun, 21. bis 23. Februar 1980. Wissenschaftspolitik, Beiheft 24
Troschke J von, Füller A (1981) Gesundheitswochen in Emmendingen. Gesamed, Freiburg
Troschke J von, Stößel U (Hrsg) (1981) Möglichkeiten und Grenzen ärztlicher Gesundheitsberatung. Gesamed, Freiburg
Wilm S, Habeck D (1985) Meinungen zur Ausbildung in Primärmedizin. Int Allgemeinmed Hochschule 16/171:1125–1230
World Health Organization (1985) Health manpower requirements for the achievement of health for all by the year 2000 through primary health care. World Health Organization, Geneva

Die Gesundheitstage als Möglichkeit, im ländlichen Raum Kooperation anzuregen und auf Dauer zu etablieren

D. Wittler

Bis zum Zeitpunkt des Inkrafttretens des 1. WBG NW im Jahr 1975 und auch darüber hinaus war das Gebiet des ehemaligen Kreises Lübbecke in bezug auf gesundheitserzieherische Maßnahmen und Weiterbildungsangebote ein fast weißer Fleck. Zwar wurden vereinzelt Maßnahmen angeboten, die aber nicht über Yoga- oder Erste-Hilfe-Kurse bzw. Schwangerschaftsgymnastik und Säuglingspflege hinausgingen. Als Veranstalter traten der Kneipp-Verein, das DRK bzw. das Gesundheitsamt Lübbecke auf, wobei der Kneipp-Verein in Espelkamp bereits mit dem dortigen Volksbildungswerk zusammenarbeitete. Andere Institutionen oder Organisationen hatten den Bereich der Gesundheitsbildung noch nicht für sich entdeckt.

Das 1. WBG NW schreibt die Bildung von Volkshochschulen (VHS) zwingend vor. Die im Kreis Minden-Lübbecke gelegenen Städte und Gemeinden Espelkamp, Lübbecke, Pr. Oldendorf, Rahden, Hüllhorst und Stemwede – diese entsprechen dem ehemaligen Kreis Lübbecke – mit zusammen ca. 93 000 Einwohnern auf einer Fläche von 565 qkm haben Ende Dezember 1976 den Zweckverband Volkshochschule Altkreis Lübbecke gegründet. Das Volksbildungswerk Espelkamp ging mit seinen Weiterbildungsangeboten darin auf, ebenso die ehrenamtlich geleitete VHS in Lübbecke. In der 2. Jahreshälfte 1977 wurde erstmalig im gesamten Zweckverbandsgebiet ein Weiterbildungsangebot vorgeschlagen. Zu diesem Zeitpunkt wurde ein hauptamtlicher Pädagoge (HPM) als Leiter der Einrichtung beschäftigt. Im August 1978 wurde neben dem Leiter ein 2. HPM eingestellt, dem im August 1979 ein 3. HPM folgte. Dieser übernahm u. a. den Fachbereich Gymnastik – Sport – Gesundheit als Fachbereichsleiter.

Mit dieser personellen Verstärkung ging die Ausweitung des Programmangebots, speziell im Bereich Gesundheit, einher. Es war allerdings in diesem stark ländlich strukturierten Gebiet ein gewisses Ressentiment den Angeboten gegenüber sowohl bei den die Einrichtung kontrollierenden gewählten Vertretern als auch bei der Bevölkerung zu spüren. Gesundheitserziehung und Volkshochschule – das konnte nicht in Einklang gebracht werden. Wo war da die medizinische Kompetenz?

Diese auch so ausgesprochene Frage führte zu verschiedenen Versuchen, medizinisch ausgebildete Dozenten in die VHS-Arbeit einzubinden. Bis auf wenige Ausnahmen (2–3 Vorträge von Ärzten und Apothekern, eine Vortragsreihe mit der KZV Westfalen-Lippe) waren diese Versuche aber nicht erfolg-

U. Laaser, G. Sassen, G. Murza, P. Sabo (Hrsg.)
Prävention und Gesundheitserziehung
© 1987 Springer-Verlag Berlin Heidelberg

reich. So mußte nach anderen Wegen gesucht werden, die Fachkompetenz der medizinischen Heil- und Pflegeberufe einerseits der VHS nutzbar zu machen und andererseits der Bevölkerung deutlich zu machen, daß VHS-Arbeit sich nicht nur auf Sprachenlernen und Kreativkurse beschränkt.

Mögliche Kooperationspartner waren in folgenden Gruppen zu finden (Einteilung nach Wolf D. Aries, „Kooperation in der Gesundheitsbildung", in: *Volkshochschule im Westen* 2/84, S. 81):

1. gesundheitliche Dienste der öffentlichen Hand,
2. alle Arten der Krankenkassen,
3. Einrichtungen der medizinischen Versorgung,
4. Selbsthilfeorganisationen und -gruppen,
5. Betriebe,
6. Wohlfahrtsverbände,
7. gesundheitliche Bildung vermittelnde Vereine.

Um eine breite Öffentlichkeitswirkung erzielen zu können, mußten die möglichen Kooperationspartner in eine großangelegte Aktion eingebunden werden, vereinzelte Kursangebote schienen da zunächst nicht sinnvoll. So entwickelte sich die Idee, Gesundheitstage durchzuführen, die unter dem Motto „Gefährdet ist jeder – Alkohol, Drogen, Medikamente, Nikotin" flächendeckend organisiert werden sollten.

Nach einigen internen Vorbereitungen traten die Planungen im April des Jahres 1980 in die entscheidende Phase. Ein erstes gemeinsames Gespräch fand Anfang Mai in der Geschäftsstelle der VHS statt. Eingeladen zu diesem Gespräch waren die im Altkreis vertretenen Krankenkassen (AOK, BEK, DAK, IKK, WLKK), die Drogenberatungsstelle des Kreises, das Kreisgesundheitsamt in Minden sowie die Nebenstelle Lübbecke, das Kreisjugendamt und das Diakonische Werk des Kirchenkreises Lübbecke mit seiner Suchtberatungsstelle. Erfreulicherweise griffen die Krankenkassen, die Nebenstelle des Gesundheitsamtes sowie die Beratungsstelle des Diakonischen Werkes die Initiative sofort dankbar auf, während sich die Institutionen des Kreises zunächst sehr zurückhielten.

Der zuständige Fachbereichsleiter der VHS, die Vertreter der genannten Krankenkassen, die Leiterin des Gesundheitsamtes Lübbecke sowie der Suchtkrankenhelfer des Diakonischen Werkes bildeten dann einen ständigen Arbeitskreis zur Vorbereitung der Gesundheitstage, der mehrere Male tagte. Daneben wurden von den Mitgliedern des Arbeitskreises zahlreiche Einzelgespräche mit anderen Vereinigungen, Verbänden oder Institutionen geführt. Als Ergebnis der Beratungen und Gespräche konnte die Mitarbeit weiterer Institutionen verbucht werden. Das waren auf örtlicher Ebene das Kreisjugendamt, die Ärztekammer Westfalen-Lippe Bezirk Minden, der Apothekerverband des Kreises sowie überörtlich die Deutsche Hauptstelle gegen die Suchtgefahren in Hamm, das Institut für Dokumentation und Information über Sozialmedizin und öffentliches Gesundheitswesen (IDIS) in Bielefeld sowie der Polizeipräsident in Bielefeld.

Die Veranstalter der Gesundheitstage wollten mit diesem Vorhaben nicht nur Informationen gegenüber den Gefahren und Auswirkungen des Suchtmittelmißbrauchs, sondern vor allem Hilfen im Falle der Gefährdung und Alternativen beim Suchtmittelgebrauch aufzeigen.

Hauptveranstaltungsorte für die Gesundheitstage waren die Städte Espelkamp und Lübbecke. In diesen beiden Orten wurden für die Dauer des Vorhabens Ausstellungen gezeigt, die in Espelkamp in einem Zelt auf dem Wilhelm-Kern-Platz, in Lübbecke im evangelischen Gemeindezentrum aufgebaut wurden. Begleitet wurden die Ausstellungen an den gleichen Orten von Filmen oder Tonbildschauen zum angesprochenen Problemkreis. Betreut wurden sie während der Öffnungszeiten von Mitarbeitern der beteiligten Stellen. Besonders erwähnenswert scheint mir, daß die beteiligten Krankenkassen sich bereits damals zu einem gemeinsamen Informationsstand durchringen konnten, was die weitere Zusammenarbeit beispielgebend positiv verstärkte. Da aber alle Schulorte der VHS Altkreis Lübbecke mit einem Angebot bedacht werden sollten und die Zielgruppe hier in der Regel Jugendliche und junge Erwachsene waren, wurde die Zusammenarbeit mit den örtlichen Jugendheimen bzw. -zentren gesucht und gefunden. Begleitet wurde die gesamte Reihe von einem Quiz zum Themenkreis „Suchtmittelmißbrauch". Hierzu stellten verschiedene Firmen, Sparkassen, Bankinstitute, Sportvereine und Stadt- und Gemeindeverwaltungen Preise zur Verfügung, z. B. Fahrräder, Jahresfreikarten für Sportveranstaltungen, Jahreskarten für Freibäder, Probemitgliedschaften in Sportvereinen u. ä.

Da, wie oben bereits erwähnt, nicht nur Informationen vermittelt, sondern auch Alternativen aufgezeigt werden sollten, wollten die Veranstalter allen Sportvereinen des Altkreises Gelegenheit geben, sich im Rahmen der Ausstellungen der Öffentlichkeit vorzustellen. Dieser Vorschlag ist nur von sehr wenigen Vereinen angenommen worden, sicherlich war das damals nicht gerade gute Verhältnis zwischen Sportvereinen und VHS mitentscheidend für die Zurückhaltung der Vereine. Ein geplanter Schülerwettbewerb konnte in Anbetracht der relativ kurzen Vorbereitungszeit nicht verwirklicht werden, da solche Vorhaben nur noch vom Kultusministerium genehmigt werden dürfen.

Mitte August konnte dann die Vorbereitung mit der endgültigen Programmfestlegung abgeschlossen werden. Eine Informationsbroschüre wurde in Druck gegeben und Mitte September an alle Schulen des Altkreises versandt sowie in allen öffentlichen Einrichtungen, Banken und Sparkassen ausgelegt. Von Anfang an stand die Presse dem Vorhaben sehr wohlwollend gegenüber und berichtete sowohl über die Vorbereitungsphase als auch über die Durchführung sehr umfassend.

Neben dem ständigen Angebot der Ausstellungen sowie der Filme und Tonbildschauen waren in den verschiedenen Orten 16 Einzelveranstaltungen geplant. Hiervon konnten lediglich 2 wegen zu geringer Teilnehmerzahl nicht durchgeführt werden.

Nach Beendigung der Gesundheitstage, die vom 25. 10. bis 08. 11. 1980 liefen, fand zu Beginn des Jahres 81 eine Nachbesprechung mit den beteiligten Institutionen statt. Einhelliger Tenor war, daß die gemachten Erfahrungen – gerade in bezug auf die Zusammenarbeit – in weitere gemeinsame Projekte eingebracht werden sollten und man sich zu gegebener Zeit wieder zusammenfinden wollten. Man kam jedoch auch zu dem Schluß, daß die Aktion zu groß angelegt war und ähnliche Vorhaben nicht mehr flächendeckend, sondern nur noch punktuell durchgeführt werden sollten.

Es darf aber besonders herausgestellt werden, daß seitdem v. a. die Krankenkassen untereinander kooperationsbereiter und -fähiger sind. Nicht mehr das Konkurrenzdenken bestimmt das Handeln, sondern das Bewußtsein, gemeinsam effektiver arbeiten zu können.

Diese Entwicklung wurde beim nächsten Probjekt – eine Woche anläßlich des Jahres der Behinderten – darin deutlich, daß die Vertreter der Krankenkassen bereits mit einem untereinander abgestimmten Konzept bezüglich der Aufgabenverteilung zur 1. Sitzung der Planungsgruppe erschienen. Eine Absprache untereinander war hier bereits selbstverständlich; dies hatte es vorher nicht gegeben.

Für dieses 2. Projekt konnten auf örtlicher Ebene neben den oben erwähnten Partnern der Reichsbund, die Behindertensportgemeinschaften, das DRK, die Lebenshilfe Lübbecke, das Arbeitsamt sowie der Förderkreis der Martinsschule (Schule für Lernbehinderte) e. V. gewonnen werden. Nach allgemeiner Ansicht drückte sich hierin die positive Wirkung des Zusammengehens der ersten Planungsgruppe aus.

Auch die 3. gemeinsame Aktion, eine „Woche des ausländischen Mitbürgers" im Jahr 1982, brachte weitere Partner mit der VHS und der bestehenden Planungsgruppe an einen Tisch. Bemerkenswert bei diesem Projekt war, daß auch die Partner, deren originäre Aufgabe nicht in der Ausländerarbeit liegt, den gemeinsam eingeschlagenen Weg nicht verließen und die Vorbereitung dieser Woche begleiteten.

Auch die ständige Arbeit der VHS, nicht nur im Bereich der Gesundheitsbildung, profitierte von den positiven Erfahrungen der gemeinsamen Aktionen und der vielfältigen Kooperationen aller bisher beteiligter Partner:
- Werbemaßnahmen verpufften nicht mehr, sondern wurden von verschiedenen Seiten unterstützt.
- Bei der Suche nach erwachsenengerecht ausgestatteten Räumen (für eine VHS ohne eigenes Haus ein ständiges Problem) taten sich plötzlich Möglichkeiten auf (Vortragsräume der Krankenkassen, Schulungsräume DRK/Feuerwehr etc.).
- Bei der Ansprache möglicher Dozenten gerade aus den medizinischen Heil- und Pflegeberufen stand die VHS nicht mehr allein auf weiter Flur, sondern erhielt auch hier Unterstützung.

Parallel zu dieser Entwicklung konnten die Kontakte zu den beiden anderen im Kreisgebiet arbeitenden VHSn Bad Oeynhausen und Minden verstärkt werden. Die zuständigen Fachbereichsleiter Gesundheit hielten regelmäßig Kontakt. Als die VHS Bad Oeynhausen für das Jahr 1983 die Durchführung der Gesundheitswoche „Alles dreht sich um dein Herz" vorbereitete, konnten aus den Erfahrungen der 3 im Altkreis Lübbecke durchgeführten Großprojekte wertvolle Hilfe und Unterstützung gezogen werden.

Mittlerweile war auch beim Kreis eine deutlichere Bereitschaft zur Mitarbeit und auch zur finanziellen Unterstützung erkennbar. Um diese allen im Kreisgebiet arbeitenden VHSn zugute kommen zu lassen, einigten sich die Fachbereichsleiter Gesundheit darauf, Gesundheitswochen im turnusmäßigen Wechsel zu organisieren.

Wie erwähnt fand im Frühjahr 1983 in Bad Oeynhausen die Woche „Alles dreht sich um dein Herz" statt. Die VHS Altkreis Lübbecke führte im Herbst 1984 die Woche „Eine Reise ins Blaue" durch und im Frühjahr 1986 organisierte die VHS Minden die Woche „Am besten selber testen - Herz, Kreislauf, gesunde Ernährung". Die nächsten Aktionen werden absprachegemäß für den Herbst 1987 von der VHS Bad Oeynhausen, für das Jahr 1989 von der VHS Altkreis Lübbecke, für den Herbst 1990 von der VHS Minden usw. geplant.

Wie dargestellt konnten für die genannten Projekte im ländlich strukturierten Bereich des Altkreises Lübbecke Planungsgruppen gebildet werden, deren Zusammensetzung - abhängig von der Thematik des Projekts - unterschiedlich war. Eine gewisse Kerntruppe aber war bei jeder Projektplanung vertreten und daraus ergab sich nach Abschluß der Woche „Eine Reise ins Blaue" (1984) die Konstituierung einer ständigen Arbeitsgemeinschaft Gesundheit.

Ihr gehören die Krankenkassen, die Suchtberatungsstellen des Diakonischen Werkes und des Kreisgesundheitsamtes, ein Mitarbeiter des Landeskrankenhauses Lengerich, der Sozialdienst des Kreiskrankenhauses Lübbecke, der Arbeitsmedizinische Dienst Espelkamp sowie die VHS Altkreis Lübbecke an. Ihre Mitarbeit zugesagt haben in den letzten Wochen der Asthma-Allergiker-Bund Lübbecke, die Rheumaliga Lübbecke sowie der leitende Arzt des KKH Lübbecke.

Gerade die Gesundheitswoche aus dem Jahr 1984 zeigte, was Kooperationsmöglichkeiten und -bereitschaft angeht, eine vielfältige Wirkung:
1. Durch die Mitarbeit des Arbeitsmedizinischen Dienstes, Espelkamp, konnten Kontakte zu den Industriebetrieben geknüpft werden. Aus einer Klage der Betriebe, geäußert anläßlich einer Podiumsdiskussion, zu der gezielt Arbeitnehmer- und Arbeitgebervertreter eingeladen waren („In den Betrieben fehlen kompetente Ansprechpartner für Suchtmittelgefährdete, ähnlich den Behindertenobmännern"), entwickelte sich der einjährige Lehrgang „Ausbildung zum freiwilligen Suchtkrankenhelfer", der seit Januar 1986 in 2 Gruppen mit jeweils 15 Teilnehmern erfolgreich durchgeführt wird.
2. Mußte die Finanzierung der Gesundheitstage 1980 noch fast ausschließlich aus dem Etat der VHS Altkreis Lübbecke vorgenommen werden, so konnte 1984 ein Großteil aus Spenden und Einnahmen gedeckt werden.
3. 1980 waren noch 83,4 % (5420,- DM von 6500,- DM) als Fehlbetrag zuzuschießen, 1984 hingegen nur noch 25,6 % (3200,- DM von 12 500,- DM).
4. Wie oben erwähnt, war es 1980 noch nicht möglich, die Sportvereine in ausreichendem Maße zu beteiligen. 1984 waren viele Vereine bereit, ihre Arbeit in Form von Demonstrationen oder Ausstellungen zu präsentieren.
5. Gingen Kooperationswünsche in der Vergangenheit überwiegend von der VHS aus, treten Institutionen und öffentliche Einrichtungen seit 1984 häufiger mit der Bitte um Zusammenarbeit und/oder Unterstützung an die VHS heran. Daraus entwickelten sich z. B. Kursangebote
   - in Einrichtungen der Altenhilfe,
   - in Einrichtungen der Jugendhilfe,

- im Ludwig-Steil-Hof, Espelkamp (hier insbesondere in der Abteilung für psychisch Kranke),
- in der Landesheilstätte Schloß Haldem (hier u. a. ein Vorbereitungslehrgang zum nachträglichen Erwerb des Hauptschulabschlusses) und
- Vortragsveranstaltungen mit medizinischer Themenstellung mit den Chefärzten der verschiedenen Kliniken des Kreiskrankenhauses Lübbecke.

Rück- und ausblickend bleibt festzuhalten, daß – bezogen auf die Situation in unserem ländlich strukturierten Raum – die Gesundheitstage ein Weg waren, verschiedene Institutionen für gemeinsame Aktionen zu gewinnen. Allerdings ist mit vereinzelten Maßnahmen nicht viel zu erreichen, die Pflanze Kooperation will ständig gepflegt und gehegt sein, und es ist eine Stelle notwendig, in unserem Falle war und ist es die VHS, die diese Aufgabe übernimmt.

Innerhalb von 6 bzw. – aufs Ganze gesehen – von 10 Jahren konnte eine Entwicklung eingeleitet werden, die noch längst nicht abgeschlossen ist. Vor allem die Einbindung der medizinischen Heil- und Pflegeberufe – hier insbesondere die niedergelassenen Ärzte – konnte bisher in keiner Weise zufriedenstellend gelöst werden. Es sind noch gewaltige Anstrengungen notwendig. Insbesondere muß die Bereitschaft der Ärzteschaft geweckt werden, präventive Maßnahmen ihrer Klientel bekanntzumachen, und, was mir noch wichtiger erscheint, es muß ein Weg gefunden werden, Ärzte für die kontinuierliche Mitarbeit an Vorträgen, Kursen und Seminaren zu gewinnen.

Mehrere Versuche der VHS konnten diesbezüglich keinen Erfolg aufweisen. Verschiedentlich versandte Anschreiben, sowohl an alle im Altkreis Lübbecke tätigen Ärzte als auch an als engagiert bekannte, blieben fast ausnahmslos unbeantwortet. Eine Rücklaufquote von weniger als 5 % ist doch sehr deprimierend. Die Frage, warum hier so wenig Resonanz erfolgte, ist für uns momentan nur hypothetisch zu beantworten.

Weiterhin muß versucht werden, Konkurrenzdenken, wie es – wiederum bezogen auf die dargestellte Situation – insbesondere noch zwischen Kneipp-Verein und VHS-besteht, im Weiterbildungsbereich möglichst auszuschließen und Angebote zu koordinieren. Ich denke aber, daß dieses Problem weitaus einfacher zu lösen ist, als das vorgenannte.

Wir werden, und darin sind sich alle bis jetzt Beteiligten einig, den eingeschlagenen Weg konsequent weiterverfolgen und die mittels der Gesundheitstage bei allen eingangs genannten 7 Gruppen mehr oder minder vorhandene Kooperationsbereitschaft weiter zu nutzen versuchen und, wo immer möglich, ausbauen.

Gesundheitserziehung als kooperativer Ansatz

S. Eike

Betrachtet die Barmer Ersatzkasse ihre Anstrengungen und Mühen im Ablauf ihres Konzepts der Gesundheitserziehung und will sie diese werten, so ergibt sich, daß zum ersten der Erfolg jeder Erziehung sich nur schwer messen läßt. Ansatzweise lediglich, und dann in langfristigen Zeiträumen. Es kommt hinzu, daß Gesamtkonzepte, also ein alle Aktivitäten aller koordinierender Fahrplan, unter diesem Blickwinkel ohnehin zur Vorsicht herausfordern.

Es ist keinesfalls sicher, daß die Zauberformel „Vereinheitlichen, Zusammenfassen, Koordinieren, Kooperieren" irgendeinen gesundheitspolitischen Erfolg garantiert. Meist ist große Vorsicht geboten, weil Ideologie nicht ausgeschlossen werden kann. Die Idee von der Gesundheit ist oftmals mehr die Ideologie von der Gesundheit.

Wenn dem so ist, können Lebensgewohnheiten nur langfristig geändert, Verhaltensweisen gewandelt oder gar ersetzt werden. Eine ungesunde Lebensweise ist meistens recht lustvoll, schafft Vergnügungen und Befriedigung. Askese ist die unangenehme, ungewollte Ausnahme. Lustvolle Verhaltensweisen sind zudem der gegenwärtigen Gesellschaft arteigen, werden toleriert oder gar gefördert. Wenn die Gesellschaft nicht willens ist, Beschämung oder gar Verachtung, mindestens aber entschiedene Mißbilligung dem entgegenzusetzen – dann sind gutes, überzeugendes Aufklären, Erziehen, Zureden sicher nicht unwirksam, aber sie rufen kein unbedingt positives Handeln hervor. In der demokratischen liberalen Bürgerordnung wirkt der Ruf nach Askese, Maß und Zucht eher lächerlich, denn wegweisend.

Da taucht der Gedanke immer öfter auf, die Gesundheitserziehung „gemeindenah" auszurichten. Dies ist zuallererst einmal ein ideologischer Ansatz. Die Erfinder des Schlagworts von der gemeindenahen Aktion wiegen sich in dem Glauben, schon der Name macht's. Da wird zur Weltanschauung hochstilisiert, nämlich daß die Krankenkasse für den Kreis „Hinterlingen an der Tunke" Gesundheitserziehung sehr viel besser durchführen könnte als die Barmer Ersatzkasse zentralisiert in Barmen.

Abgesehen davon, daß heute jede große Krankenkasse in jedem Ort eine oder gar mehrere Geschäftsstellen hat, deren Aktivitäten, schon allein durch den Wettbewerb bestimmt und bedingt, einander nicht nachstehen, ist die große geschlossene Leistungsmacht von Millionen in der Gesundheitspolitik und Gesundheitswissenschaft wirksamer, als es die Kasse für „Hinterlingen an der Tunke" je sein kann. Ein großer zentralisierter Automobilkonzern tut sicher

U. Laaser, G. Sassen, G. Murza, P. Sabo (Hrsg.)
Prävention und Gesundheitserziehung
© 1987 Springer-Verlag Berlin Heidelberg

mehr und kann sicherlich auch mehr tun für die Kraftfahrzeugtechnik, für die Autosicherheit und für die Gesundheit der Autofahrer überall in Stadt und Land, als es eine örtliche Kfz-Werkstatt beim besten Willen tun könnte.

Die thematisierte Gemeindenähe der Gesundheitserziehung ist allein als Schlagwort zu begreifen und dementsprechend zu werten.

Wiederholen ist die Mutter der Weisheit. Dies gilt in besonderem Maße für die Gesundheitserziehung. Überschneidungen und Wiederholungen sind für die langfristige Wirkung sinnvoll und pädagogisch notwendig. Die Gesundheit kann gar nicht genug gehandelt und behandelt werden. Gesundheit immer noch einmal, aus den verschiedenen Blickwinkeln dargelegt, immer wieder aus verschiedenen Richtungen betrachtet, erhellt die Szene. Es mag sein, daß dies beim Fachmann als Zuviel, als ein Durcheinander, als eine vielfache Belastung erscheint. Wichtig ist allein, daß der Adressat mit dem Thema Gesundheit immer und überall konfrontiert wird. Gesundheit ist für jedermann ein wertvolles Gut. Gesundheit wird ein Aufmerken hervorrufen, Gesundheit ist ein „Dauerbrenner", Gesundheit hat viele Facetten. Eine Übersättigung ist nicht zu erkennen, weil jede Gesundheit auch etwas Individuelles an sich hat.

Jugend geht oft leichtfertig, wenn nicht gar leichtsinnig mit der Gesundheit um, eine nicht weiter verwunderliche Tatsache. In den meisten Fällen ist Jugend Gesundheit auch ohne Gesundheitsaktivitäten. Doch ein Sinneswandel ist durchaus feststellbar. Jugend erblickt in der Gesundheit die attraktive, aktive Schönheit – wie immer auch das jeweilige Schönheitsideal aussehen mag.

Fitneßtraining, Bodybuilding bis hin zur Sportlichkeit sind die Ansatzpunkte für die Jugend, ihrer Gesundheit zu dienen. Diese Gesundheitsförderung hat weder bei der einen noch bei der anderen Krankenkasse irgendwelche feststellbaren außergewöhnlichen oder außerordentlichen Akzente. Sicherlich mögen hier und da andere Schwerpunkte gesetzt werden, die nicht zuletzt der Landschaft zuzuordnen sind – am Meer Baden, Schwimmen, Segeln, im Gebirge Skilaufen, Rodeln, Bergsteigen.

Der „schulgeplagten" Jugend wird so die Gesundheitserziehung in verschiedenen Formen, nach verschiedenen Methoden, mit verschiedenen Mitteln nahegebracht. Gerade diese Vielfalt ist es, die jedem das Seine bietet. Die Palette ist groß, das Mitmachen leichter. Die verschiedenen, spielerisch geförderten Gesundheitstests bieten sogar jedem die Möglichkeit, sich „schwarz auf weiß" bescheinigen zu lassen, wie es um seine Gesundheit steht. Die Computertests, die von der Barmer Ersatzkasse schon vor mehr als einem Jahrzehnt eingeführt wurden, sind heute von nahezu allen Krankenkassen aufgegriffen worden und werden in den unterschiedlichsten Programmvariationen angeboten. Mit Hilfe der Technik ist es möglich geworden, vielen vieles zur Gesundheitsförderung anzudienen. Die Gefahr, daß vor lauter Kooperation ein Einheitsbrei entstehen könnte, ist gebannt.

Bei all diesen Betrachtungen und Wertungen über die Gesundheitserziehung als kooperativer Ansatz darf nicht vergessen werden, daß die Gesundheit in die Verantwortung des einzelnen fällt. In dem richtigen oder falschen Verhalten ist jeder stark auf die Familie angewiesen, zurückverwiesen. Zur Gesundheit als etwas Individuelles gehört auch die Intimsphäre. Gesundheit hat also eine Seite, die in die Öffentlichkeit hineinreicht, mit der Öffentlichkeit verbunden ist, und eine andere, die gerade nicht zur Öffentlichkeit gezählt werden kann, eine der Öffentlichkeit abgewandte, eigenständige, vielleicht auch eigenwillige oder gar eigenartige Note.

In Ergänzung zur öffentlichen Bildung und Erziehung verfügen die Krankenkassen über weitgehende Möglichkeiten, die Gesundheitserziehung über die Gesundheitsinformation oder durch ganz persönliche Gespräche in die Mitgliedschaft hineinzutragen.

Diese Gesundheitserziehung im Stillen, im vertraulichen Umfeld der Familie, bietet bessere und erfolgreichere Einwirkungen als der Marktplatz. Es gibt mehr als genug „verschämte Kilos", die Mann oder Frau gerne loswerden möchten. Aber wenn dies nicht auf Anhieb gelingt: sich des Spottes oder der Lächerlichkeit auszusetzen, ist nicht jedermanns Sache.

Der „Gesundheitsblockwart" mag mit der Gemeinschaftserziehung manches schneller erreichen und so die „Volksgemeinschaft" zur „Volksgesundheit" bringen. Vielleicht wären auf diese Art sogar kostensenkende Impulse denkbar. Dies aber ist nicht Wunschvorstellung oder Forderung der Barmer Ersatzkasse. Wir sind weder für Strafsteuern noch Strafbeiträge. Unser Ideal ist das überzeugte, mündige Mitglied. Ein Mitglied, das seine Verantwortung für seine Gesundheit kennt, das die nötigen Leistungen nach dem Prinzip der Solidarität abfordert und dem anderen hilft, gesund zu sein, gesund zu leben.

Die Gesundheitsinformation, die in die Familie hineingetragen wird, kann ganz gewiß inhaltsreicher, sach- und fachkundiger sein, wenn die Sammlung und Auswertung der Gesundheitshinweise, Gesundheitserkenntnisse, Forschungsergebnisse durch ein Zentralinstitut wie das Informationszentrum für Gesundheitsvorsorge der Barmer Ersatzkasse erfolgt. In „Hinterlingen an der Tunke" ist dies alles überhaupt nicht möglich. Örtliche Kleinaktionen können wissenschaftlich fundierte Anfragen und Recherchen zum Thema Gesundheit nicht ersetzen. Vor Ort sollte in jedem Fall die Gesundheitserziehung auf diesem Material aufgebaut und darauf zurückgegriffen werden. Jede örtliche Planung wird – wenn sie wirksam sein soll – dies beachten, jede Beratung wird darauf fußen.

Die zentral gesammelten, gespeicherten und ausgewerteten Meldungen zur Gesundheit, gleich ob es sich dabei um Gesundheitserziehung, Gesundheitsvorsorge oder Gesundheitsaufklärung handelt, sind ein unentbehrliches Hilfsmittel in diesem Arbeitsbereich.

Grippewellen, wie sie alljährlich das Land überziehen, oder gar die Immunschwäche AIDS sind keine rein örtlichen Probleme der Gesundheitserziehung, im Gegenteil. Diese Erziehung sollte mit Hilfe der Erkenntnisse aus aller Welt an jedem Ort, in jeder Familie gleich hineinwirken; „Selbstgestricktes" wäre fehl am Platze.

Völlig neue Perspektiven und Aufgaben bietet mit Sicherheit die kommende Medienvielfalt auch für die Gesundheitserziehung. Mehr als bei anderen Formen der Gesundheitserziehung tritt hier eine Kooperation der Angebotspalette in den Hintergrund.

Verändert sich z. B. die Medienlandschaft in Richtung auf viele lokale Anbieter, so entstehen viele neue personell oft dünn besetzte Redaktionen, deren Werbeetat die Wirkung des Senders bestimmt. Hier wäre es dann von großer Wichtigkeit, daß das Informationszentrum der Barmer Ersatzkasse die Gesundheitserziehung – die solche Sender ohne Zweifel aufnehmen werden – unterstützt und ihre Sachkunde zur Verfügung stellt, ihre Dienste also ähnlich anbietet wie heute in der Pressearbeit.

Aus den Darlegungen beantwortet sich folgende Schlußfrage: Ist die Gesundheitserziehung notwendigerweise ein sich ergänzendes und überlagerndes Nebeneinander mit lockerer Kooperation, oder ist die Gesundheitserziehung ein komplementäres, ein abgestimmtes gemeinsames Programm aller Krankenkassen?

Letztes wird aus der Sicht der Barmer Ersatzkasse zu verneinen sein.

E. Schule

Gesundheitsentwicklung im Schulalter: Datenlage und Bewertung aus pädagogischer Sicht

N. Bartsch

Einleitung

Wenn man die relevante Literatur zu dieser Thematik studiert, kommt man zu 6 überraschenden Feststellungen:

1. Das Forschungsinteresse ist offensichtlich krankheitsorientiert; es gibt äußerst wenig Aussagen darüber, wodurch – aus pädagogischer Sicht – ein gesundes Schulkind definiert ist.
2. Forschungsergebnisse liegen hauptsächlich von Medizinern, hier speziell von Sozialpädiatern und Psychologen vor. Entsprechend interessengeleitet liegt der Schwerpunkt auf somatischen und psychologischen Aussagen.
3. Seit Mitte der 70er Jahre häufen sich die Klagen – und hier besonders von Ärzten – daß die Schule den Schüler krank mache.
4. Von einer originär pädagogischen empirischen Datenlage kann eigentlich keine Rede sein. Immer sind die Befunde Bezugsdisziplinen (z. B. aus Medizin, Psychologie, Soziologie) zuzuordnen. Vielmehr existieren implizite Zielvorstellungen von einem gesunden Kind, wie sie sich z. B. in den Begriffen „Autonomie, Sozialkompetenz, hohes Selbstwertgefühl, stabile Persönlichkeit" abstrakt artikulieren.
5. Nach meinen Recherchen habe ich nur einmal einen mehr umgangssprachlichen Definitionsversuch gefunden, wie ein Kind ist, wenn es gesund ist: „Gesund sein, das heißt fit und aktiv sein, aber auch ausgeglichen, lebensfroh und sozial integriert" (Gesundheitserziehung in der Grundschule 1982).
6. Die Datenlage, soweit ich sie sichten konnte, zeigt ein insgesamt zwiespältiges und zumindest unvollständiges Bild über die Gesundheitsentwicklung im Schulalter. Die durchschnittliche Modalpersönlichkeit des Schülers gibt es nicht.
   Hier muß unterschieden werden nach dem Alter, der Schulstufe, der Wohnregion, dem Stadt-Land-Gefälle, der Nationalität, der Indikation, und v. a. muß zwischen somatischer und psychosozialer Gesundheit differenziert werden; jedoch darf gleichzeitig nicht auch deren ursächlicher Zusammenhang übersehen werden.

Nachfolgend will ich diesen 6 Feststellungen nachgehen und nach Belegen für deren Bestätigung oder Widerlegung suchen. Dabei werde ich exemplarisch, nicht enzyklopädisch vorgehen. Weder die Datenlage noch der Rahmen dieses

U. Laaser, G. Sassen, G. Murza, P. Sabo (Hrsg.)
Prävention und Gesundheitserziehung
© 1987 Springer-Verlag Berlin Heidelberg

Beitrags lassen eine umfassende Analyse und Interpretation der gegenwärtigen Gesundheitsentwicklung der Schulkinder zu.

Daher grenze ich mein Thema wie folgt ein:

1. In Absprache mit Herrn Kollegen Feser, der sich in dem folgenden Beitrag mit dem Jugendalter beschäftigt, konzentriere ich mich exemplarisch auf das Grundschulalter.
2. Medizinische, psychiatrische, entwicklungs- und motivationspsychologische Sichtweisen spare ich aus, da diese in den übrigen Beiträgen dargestellt werden.

Pädagogische Aspekte

Folgende Betrachtungsebenen kommen nach meiner Auffassung in Frage:

1. Welche Antworten gibt die *erziehungswissenschaftliche Forschung* auf pädagogische Fragen wie z. B. „Macht Fernsehen krank?" „Erzeugt Notengebung in der Schule Schulstreß?"
2. Infolge *bildungspolitischer* Innovation haben diese Fragen in der Schulgeschichte immer zu pauschalen Vorwürfen geführt, wonach die Schule krank mache. Ein Beispiel ist die Diskussion um die Einführung der sog. Mengenlehre (Zimmer 1981).
3. Schließlich sind die *Curricula* daraufhin zu untersuchen, was sie durch die Vermittlung gesundheitsrelevanter Themen zur Gesundheitsentwicklung des Kindes beitragen. Zum Beispiel stellt sich hier die Frage nach der Qualität und dem Einsatz von Unterrichtsmaterialien zur Gesundheitserziehung.
4. Aufgabe der *pädagogischen Psychologie* ist es, die Erziehungswirklichkeit mit den Methoden der Psychologie zu erforschen; hier interessieren z. B. Probleme von Lernstörungen und anderen abweichenden Verhaltensweisen, die die Lernfähigkeit des Schulkindes beeinträchtigen, wie Probleme von Leistungsverweigerung, Schulschwänzen, Aggressionen.
5. Eine sozialisationstheoretische Sicht setzt sich u. a. mit den negativen Auswirkungen gesundheitsfeindlicher gesellschaftlicher Rahmenbedingungen auseinander. In diesem Zusammenhang stellen sich z. B. Fragen nach den Auswirkungen von Erziehungseinflüssen der Familie, der Massenmedien und der Schule als Erziehungsinstanzen auf die gesundheitliche Entwicklung der Kinder.

Zur Erziehungswissenschaft

Hier beziehe ich mich v. a. auf Walter Bärsch, den Vorsitzenden des Kinderschutzbundes (Bärsch 1984).

Demnach geht es sehr vielen Kindern so gut wie noch nie, zumindest materiell.

Wahr ist aber auch, daß sie von vielen Gefährdungsbereichen bedroht sind:

- Mehr als 50 % der Eltern bejahen die Prügelstrafe.
- Jährlich werden 100 Kinder von den Eltern totgeschlagen.
- Kinder haben oft einen längeren Arbeitstag als Erwachsene.

- Es fehlen 100 000 Spielplätze.
- Die Wohnungen sind zu klein.
- 1982 verunglückten 727 Kinder im Verkehr tödlich.
- 36 % der Eltern sind bereit, Schulschwierigkeiten mit Medikamenten zu bekämpfen.
- Ca. 6 h wird täglich ferngesehen.
- 20 % der Kinder sind übergewichtig.
- 13 % frühstücken überhaupt nicht, 25 % erhalten Geld statt Frühstück.
- Der Konsum von Süßigkeiten in der Schule erfolgt ohne pädagogische Interventionen.

Zur Bildungspolitik

Oppermann (1985) führt an:
- Eine starre Stunden- und Pausenregelung entspricht nicht den Lernmöglichkeiten des Kindes.
- Notengebung kann Schulangst erzeugen.
- Großschulen, große Klassen und das Fachlehrerprinzip erschweren eine entspannte, partnerschaftliche und kindgemäße Lernatmosphäre.
- Die musischen Fächer sind in ihrer Wertschätzung gegenüber den übrigen Fächern benachteiligt.
  Dieser Negativbilanz stehen aber auch positive Entwicklungen gegenüber:
- Die Ausbildung der Lehrer ist wissenschaftlich.
- Nie gab es so kleine Klassen.
- Elternmitbestimmung ist Bestandteil von Schulverfassungen.
- Repressive Erziehungspraktiken sind die extreme Ausnahme.
- Reformpädagogische Zielsetzungen wie offene Lernsituationen, Handlungslernen, Schülerorientierung setzen sich immer mehr durch.
- Modellversuche zur Integration von Behinderten häufen sich.

Curricula

Die Gesundheitserziehung ist heute – zumindest implizit – in allen Stoffplänen oder Rahmenrichtlinien legitimiert. Standardthemen sind: Individualhygiene, Ernährung, Sicherheitserziehung, Sexual- und Verkehrserziehung sowie Drogenerziehung.

Weitgehende Leerstellen stellen noch die Themenbereiche Psychohygiene, Behindertenproblematik sowie Unterrichts- und Schulhygiene dar. Damit muß konstatiert werden, daß die psychosoziale Dimension des Gesundheitsbegriffs weitgehend ausgeklammert bleibt.

Zum pädagogisch-psychologischen Aspekt

Noch nie wurde so häufig über Verhaltensstörungen bei Kindern geklagt wie heute. Die Angaben laut Hartung (1984) schwanken zwischen 13 und 30 %.

Nach Zimmer (1981) kommen die höchsten Schätzungen von Lehrern, gefolgt von Schulpsychologen und Kinderärzten. Das Schlußlicht bilden die Eltern.

Beklagt werden v. a. Konzentrationsschwäche, Hyperaktivität, Nervosität, Nägelkauen, Schlaflosigkeit, Aggressionen, Schulangst usw.

Zur Sozialisationstheorie

Im allgemeinen werden folgende Faktoren für die gesundheitlichen Beeinträchtigungen verantwortlich gemacht:
- Streß und Leistungsdruck durch die Folgen der modernen Industriegesellschaft;
- Reizüberflutung durch Massenmedien und überorganisierte Freizeitangebote;
- Mangel an Bewegung durch Einschränkung des Spiel- und Bewegungsraumes;
- mangelnde Befriedigung der psychischen Bedürfnisse, insbesondere mangelnde elterliche Zuwendung;
- schultypische Faktoren wie Notengebung, stoffliche Überforderungen, Einengung notwendiger sozialer Kontakte mit Gleichaltrigen, autoritäre oder gar repressive, aber auch zu stark gewährende Erziehungsstile.

Bewertung dieser Daten

- Zunächst einmal muß eingestanden werden, daß ihre empirische Qualität stellenweise nur das Plausibilitätsniveau erreicht.
- Manche Behauptungen sind unbelegt bis polemisch. Ein Beispiel: „Die Schule macht unsere Kinder krank."

Dieser Vorwurf demotiviert und verunsichert nicht nur Lehrer, dieser Vorwurf konstruiert eine Monokausalität, die nicht besteht. Selbstverständlich muß auch die Schule prüfen, welchen Anteil sie selbst an der steigenden Anzahl von verhaltensauffälligen Kindern hat. Der alleinige Sündenbock ist sie nicht. „Die Schule badet heute vieles aus, was sie nicht zu verantworten hat. Sie versucht, Lücken abzudecken und Schwächen zu beheben, zu denen sie weder nach Konstruktion noch nach Ausbildung der Lehrer in der Lage ist" (Nitsch 1976).
Wer heute nach der Gesundheit der Schulkinder fragt, sollte auch die Frage nach der Gesundheit der Lehrer stellen.
- In der Grundschule ist der Lehrer, der in der Unterrichtspraxis das Pensionsalter erreicht, die Ausnahme.
- Die beruflichen Funktionen eines Lehrers haben sich vermehrt. Neben Unterricht und Erziehung muß er außerdem sich fortbilden, verwalten, Eltern beraten, Konferenzen besuchen und am Nachmittag und Abend beruflichen Telefondienst verrichten.
- Weitere Stichwörter mögen genügen: Ausländerproblematik, Streß durch Lärm und Hektik, Klassenfahrten, Schulfeiern.

Sicherlich würde eine empirische Forschung über das Gesundheitsverhalten von Lehrern Erkenntnisse zu Tage fördern, die den Arbeitsplatz Lehrer als höchst suchtgefährdet einstufen würden. Diese Hypothese stützt sich auf eigene Pilotstudien über den Umgang mit Alltagsdrogen von Junglehrern in der 2. Ausbildungsphase.

Schlußbemerkung: Die Schule ist nicht ein Schonraum, wo sich wie von selbst die Kinder gesund entwickeln. Sie ist als Realitätsausschnitt gesellschaftlicher Konflikte, Widersprüche und gesundheitlicher Bedrohungen Bestandteil dieser Krise, aber eher Opfer als Täter.

Literatur

Bärsch W (1984) Dem Kinderschutz stärkere Beachtung. In: Bundesvereinigung für Gesundheitserziehung (Hrsg) Gesundheit für unsere Kinder. Bundesvereinigung für Gesundheitserziehung, Bonn
Bartsch N (1982) Gesundheitserziehung in der Grundschule. In: Hygie Int J Gesundheitserziehung 1
Bundesvereinigung für Gesundheitserziehung (Hrsg) (1984) Gesundheit für unsere Kinder. BfG, Bonn
Bundesvereinigung für Gesundheitserziehung (Hrsg) (1985) Jugend '85: Gesund in die Zukunft. BfG, Bonn
Bundesvereinigung für Gesundheitserziehung (Hrsg) (1986) Lebe gesünder – es lohnt sich! BfG, Bonn
Cube F von, Alshuth D (1986) Fordern statt Verwöhnen. Piper, München Zürich
Feser H (Hrsg) (1983) Gesundheitserziehung. Modernes Lernen, Dortmund
Gesundheitserziehung in der Grundschule (1982) Zeitschrift Grundschule 11
Graf D (1980) Gesundheitserziehung im Kindesalter. Dr. Felix Büchner – Handwerk und Technik, Hamburg
Hartung K (1984) Zur gesundheitlichen Situation unserer Kinder. In: Bundesvereinigung für Gesundheitserziehung (Hrsg) Gesundheit unserer Kinder. BfG, Bonn
Horn HA (Hrsg) (1978) Der Schulbeginn und die Gesundheit des Kindes. Arbeitskreis Grundschule, Frankfurt am Main
Horn HA (Hrsg) Gesundheitserziehung im Grundschulalter. BfG, Bonn
Katzenberger LF (Hrsg) (1976) Hygiene in der Schule. Prögel, Ansbach
Kollehn K, Weber N (Hrsg) (1985) Der drogengefährdete Schüler. Schwann, Düsseldorf
Lutz-Dettinger U (1979) Gesundheitserziehung und Hygiene im Kindergarten, in Schule und Unterricht. Schöningh, Paderborn (Gesundheitserziehung und Hygiene, Bd 1)
Nitsch K (1976) Pädiatrie für Pädagogen und verwandte Berufe. Marhold, Berlin
Oppermann IM (1985) Eltern, Jugend und Schule. In: Bundesvereinigung für Gesundheitserziehung (Hrsg) Jugend '85: Gesund in die Zukunft. BfG, Bonn
Ortner R (1979) Kind – Schule – Gesundheit. Auer, Donauwörth
Peres E (1978) Das Schulkind aus ärztlicher Sicht. Marhold, Berlin
Reuter U, Höcher G (1977) Schüler und Gesundheit. Bundeszentrale für gesundheitliche Aufklärung, Stuttgart
Zimmer G (Hrsg) (1981) Persönlichkeitsentwicklung und Gesundheit im Schulalter. Campus, Frankfurt am Main New York

Gesundheitsentwicklung im Schulalter: Datenlage und Bewertung aus entwicklungspsychologischer Sicht

H. Feser

Die Entwicklungspsychologie befaßt sich nach der Definition von Thomä (1959) mit der Veränderung von Erleben und Verhalten des Menschen im zeitlichen Kontext des individuellen Lebenslaufes.

Eine entwicklungspsychologische Analyse der Gesundheitsentwicklung im Schulalter hat aus heutiger Sicht die folgenden Größen ins Auge zu fassen:
1. normative Veränderungen des Erlebens und Verhaltens in der mittleren Kindheit (6–12 Jahre, Grundschüler) und in der Adoleszenz (12–18 Jahre, Haupt-/Real-/Oberschüler);
2. nichtnormative Veränderungen des Erlebens und Verhaltens in der mittleren Kindheit und in der Adoleszenz.

Daraus können bewertende Überlegungen, insbesondere in bezug auf die Entwicklung der psychischen Gesundheit, abgeleitet werden. Sie ist im Sinne von Minsel (o. J.) die zu entwickelnde Fähigkeit des Menschen, mit sich und anderen auszukommen. Entwicklungspsychologie kann also als eine grundlegende Disziplin der Psychohygiene, als Teilaspekt der Gesundheit, angesehen werden.

Normative Veränderungen des Erlebens und Verhaltens

Das entwicklungspsychologische Konzept von Havighurst (1971) ist ein gutes Beispiel für die Beschreibung von *normativen Anforderungen* in bestimmten Lebensphasen.

Es muß betont werden, daß dieses Konzept der „developmental tasks" (Entwicklungsaufgaben) epochal und kulturell determiniert ist; die altersspezifischen Daten wurden in den USA empirisch gewonnen. Kürzlich haben jedoch für die Bundesrepublik Deutschland Liepmann u. Stiksrud (1985) vergleichbare Daten vorgelegt.

Das Konzept der Entwicklungsaufgaben nach Havighurst geht davon aus, daß die positive Bewältigung in der ersten bzw. in vorangegangenen Entwicklungsphasen ein guter Ausgangspunkt für Erfolg in späteren Phasen ist. Es gibt Entwicklungsaufgaben, die zeitlich auf eine Phase begrenzt sind, z. B. das Gehenlernen. Daneben dehnen sich unter variierenden Aspekten andere Aufgaben über mehrere Phasen des individuellen Lebenslaufes aus.

U. Laaser, G. Sassen, G. Murza, P. Sabo (Hrsg.)
Prävention und Gesundheitserziehung
© 1987 Springer-Verlag Berlin Heidelberg

Beispiel

Grundschüler: Lernen, mit Altersgenossen zurecht zu kommen
                           (gleichgeschlechtliche Beziehungen dominieren).
Schüler im Jugendalter: Neue und reifere Beziehungen zu Altersgenossen
                           beiderlei Geschlechts aufbauen.

Es bestehen auch Zusammenhänge zwischen Entwicklungsaufgaben verschiedener Regionen der individuellen Lebenswelt. Danach wirkt sich die Bewältigung einer Entwicklungsaufgabe auf die Art und Weise aus, wie eine Auseinandersetzung mit anderen Aufgaben verläuft.

Beispiel

Mittlere Kindheit (6 – ca. 12 Jahre): Erlernen eines angemessenen männlichen oder weiblichen sozialen Rollenverhaltens.
Adoleszenz (12–18 Jahre): Übernahme der männlichen oder weiblichen Geschlechtsrolle.

Betrachtet man die Entwicklungsaufgaben der Adoleszenz, so wird deutlich, daß es sich dabei nicht um isolierte Aufgaben handelt. Einige können als Weiterführung von Entwicklungsaufgaben der mittleren Kindheit interpretiert werden. Andere wiederum beginnen zwar in der Adoleszenz, erstrecken sich aber weiter ins frühe Erwachsenenalter. So muß man die Adoleszenz einmal als Resultat der Kindheit und zum andern als Basis späterer Lebensphasen verstehen.
Für Entwicklungsaufgaben im Sinne der modernen Lebenslaufpsychologie gilt allgemein das Prinzip der Interaktion.

Beispiele

- Jugendliches Ablösungsverhalten steht innerhalb der Familie in Interaktion mit elterlichem Festhalten.
- Das persönliche Erreichen von Qualifikation steht in Interaktion mit gesellschaftlichen Selektionsmechanismen und mit Verteilungsmustern für bestimmte Positionen.

Familie, Gesellschaft und materielle Umwelt stehen aber der Person nicht quasi objektiv als ein Bündel von Wirkfaktoren gegenüber, sondern Umwelt wird erst in der ganz individuellen Wahrnehmung und in der eigentümlichen Person-Umwelt-Interaktion zur fördernden oder beschränkenden Voraussetzung für Verhalten, also der Entwicklung, speziell auch für Gesundheitsverhalten (vgl. Bronfenbrenner 1979).
Solche Aussagen gewinnen besonderes Gewicht angesichts einer neuerlichen empirischen Überprüfung des Konzepts der Entwicklungsaufgaben bei deutschen Jugendlichen durch Dreher u. Dreher (1985). Sie fragten, welche Entwicklungsaufgaben von Jugendlichen selbst als relevant erachtet und von ihnen als Entwicklungsziele verfolgt werden. Insgesamt zeigen die Ergebnisse, daß die von Havighurst ermittelten traditionellen Entwicklungsaufgaben auch für heutige Jugendliche in unserer Kultur bedeutsam sind. Es scheint sich hier demnach um generationsüberdauernde Entwicklungsthemen zu handeln, die zumindest für

westlich orientierte Kulturen idealtypische Kennzeichnungen verschiedener Lebensphasen zulassen.

Übereinstimmung fand sich bei weiblichen und männlichen deutschen Jugendlichen bei den folgenden 3 als sehr wichtig bezeichneten Entwicklungsaufgaben bzw. -zielen:

Rangplatz	Entwicklungsaufgabe
1	Wissen, was man werden will, und was man dafür lernen bzw. können muß.
2	Über sich selbst im Bilde sein: wissen, wer man ist, und was man will.
3	Aufbau eines Freundeskreises: zu Altersgenossen beiderlei Geschlechts neuere, tiefere Beziehungen herstellen.

Berufsorientierung, Selbstkonzeptbildung und Soziabilität spielen also die entscheidende Rolle. Danach folgen Entwicklungsaufgaben in bezug auf die Werte- und Zukunftsorientierung sowie gegenüber dem eigenen Körper.

Bei der kürzlich veröffentlichten Untersuchung der Zeitschrift *Stern:* „Jugend 86" (Heft 37/1986), die von einer repräsentativen Stichprobe von 12- bis 16jährigen Jungen und Mädchen ausgeht, kommen die genannten Lebensziele in ähnlicher Formulierung und fast gleicher Gewichtung zum Ausdruck so z. B.:
- viele gute Freunde haben, anderen Menschen helfen;
- einen sicheren Arbeitsplatz und ein gutes Einkommen erreichen;
- Selbstverwirklichung (z. B. durch Reisen, Liebe, gesundes Leben).

Soziale Unterstützung des Schülers im skizzierten Sinne durch Lehrer und Eltern könnte somit allgemein als eine praktische primärpräventive Maßnahme begriffen werden, die im Sinne der „health promotion" die psychisch gesunde Entwicklung des Schülers in Grundschule und Haupt-, Real- und Oberschule fördern kann. Es darf sich hier aber keine besorgte Brutkastenhaltung breitmachen. Das pädagogisch-psychologische Vorgehen sollte vielmehr in erster Linie darauf abzielen, Eigenkräfte des Schülers zu aktivieren (*Beispiel:* gut vorbereitete Schulprojektarbeit). Bei der Selbstkonzeptbildung, speziell bei der Förderung von selbständigem Verhalten des Schülers, müssen aber viele Lehrer auf neue Weise lernen, mit ihren persönlichen und berufstypischen Ängsten fertig zu werden, um so überhaupt erst erwünschtes Neugierverhalten beim Schüler freizusetzen.

Bewertende Schlußfolgerungen zu den normativen Veränderungen

Eine Förderung der psychischen Gesundheit während der Kindes- und Jugendphase (Schulzeit) bedeutet nach den dargestellten theoretischen und empirischen Befunden also in erster Linie Primärprävention. Sie beinhaltet:
- Unterstützung der individuellen Selbstkonzeptbildung (Körper, Selbst, Selbständigkeit, Selbstvertrauen) durch Erzieher, Eltern und Lehrer,
- Unterstützung der Entwicklung von befriedigenden sozialen Kontakten und der sozialen Verantwortung beim Schüler,

- Hilfestellung beim Erwerb der Kulturtechniken sowie bei der Berufsfindung, und zwar durch kommunikative und strukturelle präventive Maßnahmen.

Nichtnormative Veränderungen des Erlebens und Verhaltens

Ein neuerer entwicklungspsychologischer Ansatz beschäftigt sich nicht so sehr mit den üblichen, normalen Entwicklungsverläufen (normativen Veränderungen), sondern untersucht große Lebenskrisen bzw. kritische Lebensereignisse (Filipp 1981; Seiffge-Krenke 1983).

Dies sind solche im Leben einer Person auftretenden Ereignisse, die durch gravierende Veränderungen der Lebenssituation gekennzeichnet sind und die mit entsprechenden Anpassungsleistungen durch die Person beantwortet werden müssen. Diese Forschungsrichtung wurde unter dem Begriff der „stressful life events" insbesondere von Lazarus (1966) initiiert.

Wie Menschen in anderen Entwicklungsphasen, so sind auch Schüler während ihrer Entwicklung in unterschiedlicher Weise besonderem Streß und verschiedenen Krisensituationen unterworfen.

Beispiele

- Geburt eines jüngeren Geschwisters.
- Erleiden eines schweren Unfalls mit Krankenhausaufenthalt und Operation.
- Umzug bzw. Wohnungswechsel der Eltern in Verbindung mit einem evtl. Verlust der Ortsidentität.
- Zerbrechen der elterlichen Ehe.
- Tod eines Elternteils.
- Eigenes Sitzenbleiben bzw. Schulversagen.

Als wesentliche Kriterien kritischer Lebensereignisse werden u. a. genannt: die Unerwünschtheit der Ereignisse für die Person und daß das Ereignis das Erreichen bestimmter Ziele vereitelt; die raumzeitliche Verdichtung eines Geschehensablaufes. Hinzu kommt das eingetretene Ungleichgewicht zwischen der Person und ihrer Umwelt mit hohem subjektiven Belastungsempfinden (Filipp 1981).

Entscheidend ist dabei, daß bei einem kritischen Lebensereignis plötzlich bisherige, routinemäßige Erlebens- und Verhaltensmuster ineffizient geworden sind. Der Schüler fühlt sich durch eingetretene psychosoziale, materielle oder biologische Gegebenheiten überfordert. Unangepaßtes, abweichendes Verhalten kann die Folge sein. Diese personenspezifischen Prozesse bei nichtnormativen Veränderungen werden in der entwicklungspsychologischen Theorie von Haan (1977) wie folgt modelliert (Abb. 1a, b):

Die nach Wahrnehmung der Anforderungssituation ausgelösten psychischen Prozesse können nicht koordiniert werden, die Person kann damit nicht fertig werden. Es kommt zu inadäquater Erlebnisverarbeitung bzw. zu unangemessenen Reaktionen. Längerfristig kann daraus die Entwicklung psychischer Abwehrmechanismen entstehen. Von Fall zu Fall verschieden, folgen gesundheitlich riskante Verhaltensweisen wie z. B. Drogen- oder Alkoholmißbrauch oder aber

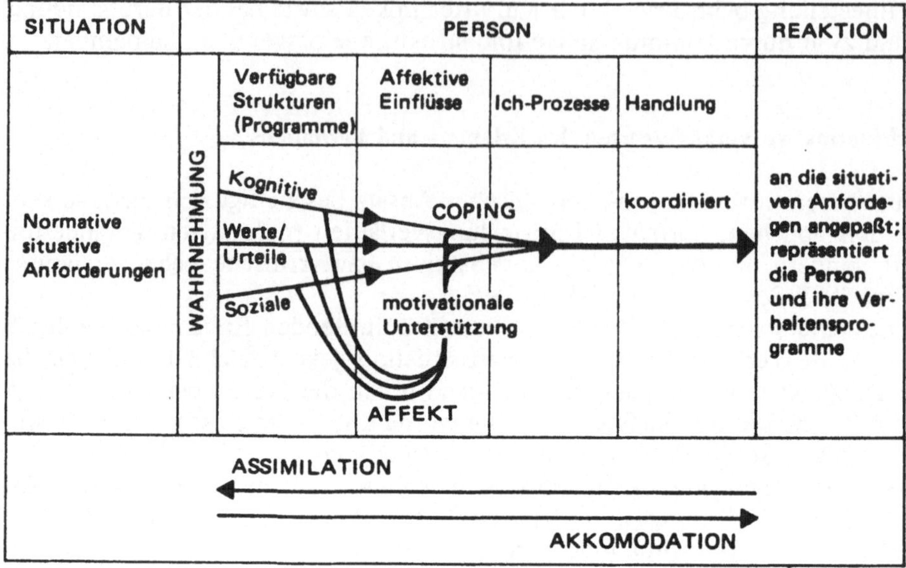

Abb. 1a. Personenspezifische Bewältigungsprozesse des Coping bei „normativen Anforderungen". (Mod. nach Haan 1977)

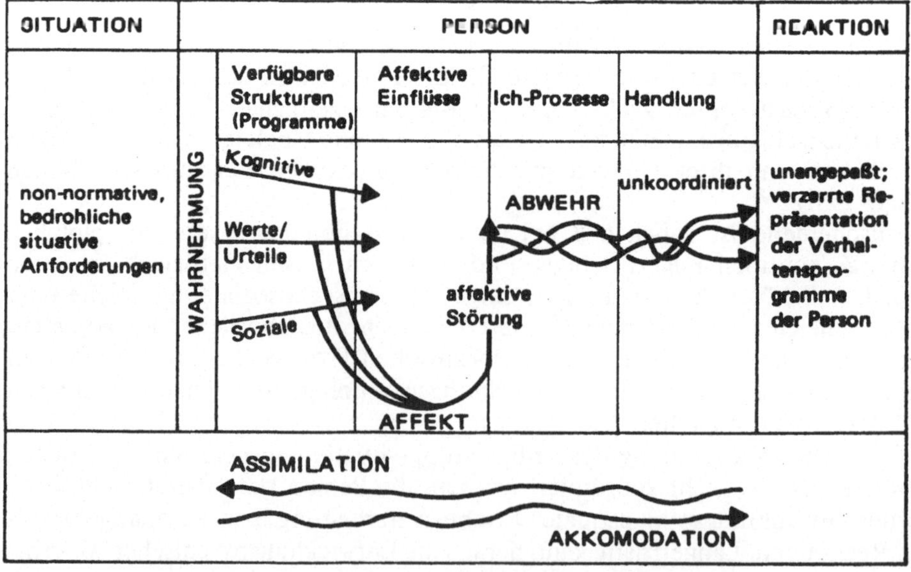

Abb. 1b. Personenspezifische Prozesse der Abwehr bei „nichtnormativen" Anforderungen. (Mod. nach Haan 1977)

neurotische Fehlhaltungen, psychosomatische Erkrankungen und Selbsttötungsversuche.

In der einschlägigen psychologischen Literatur wird jedoch darauf hingewiesen, daß nicht jedes der vorgenannten kritischen Lebensereignisse notwendig Verlust, Versagen bzw. Scheitern nach sich ziehen muß. Vielmehr können unter gewissen Voraussetzungen kritische Lebensereignisse und Konflikte auch eine Wachstums- und Reifungsfunktion für die Weiterentwicklung erfüllen. Darauf hat schon 1961 Pongratz in seinem Buch *Psychologie menschlicher Konflikte* und kürzlich Kegan (1986) hingewiesen. Beim jetzigen Stand der Forschung kann nur allgemein dazu festgestellt werden, daß die Bedingungen zur positiven Bewältigung kritischer Lebensereignisse sowohl in der vorausgegangenen Biographie der Person als auch in ihrer aktuellen somatopsychosozialen Verfassung und schließlich in Gegebenheiten der Situation begründet sein dürften.

Bewertende Schlußfolgerung zu den nicht-normativen Veränderungen

Zur Förderung der psychischen Gesundheit des Schülers kommen also bei der Bewältigung möglicher kritischer Lebensereignisse primär- und sekundärpräventive Maßnahmen in Betracht.
- „Health promotion" beinhaltet hier primärpräventiv-antizipatorisch ein psychosoziales Kompentenztraining von Schülern, entsprechend ihrem jeweiligen Entwicklungsstand:
  Aufbau einer eigenen Meinung (s. Abb. 2);
  Bewußtmachung persönlicher Wahrnehmungsmuster (z. B. durch Übungen in der Selbst- und Fremdbeobachtung);
  Reflexion der eigenen Kontrollüberzeugungen (Selbst- vs. Fremdkontrolle von Ereignissen und Situationen);
  Einübung von Verhaltensalternativen;
  Reflexion von persönlichen Sinnfragen und Sinndeutungen, insbesondere der Polaritäten von Wachstum und Scheitern oder von Bereicherung und Verlust.
- Sekundärpräventive Krisenintervention meint hier die Beratung und Hilfe in besonderen Lebenssituationen durch soziale Stützsysteme. Die Mitarbeiter von Beratungs- und Hilfeeinrichtungen müssen jedoch künftig mehr Erfahrungen darüber sammeln, wann unter welchen Bedingungen ihre Expertenintervention sogar hinderlich dafür ist, daß etwa ein Schüler selbst geeignete Bewältigungsstrategien erprobt und mit Erfolg einsetzt. Wir müssen auch mehr darüber in Erfahrung bringen, wie professionelle Hilfe oder die Unterstützung durch Selbsthilfegruppen aufgebaut sein sollte, damit die Person beispielsweise einen schweren persönlichen Verlust in der Realität letztendlich annehmen kann.

Abschließend kann festgestellt werden:

1. Die moderne Entwicklungspsychologie kann als eine Grundlagendisziplin der Psychohygiene verstanden werden.

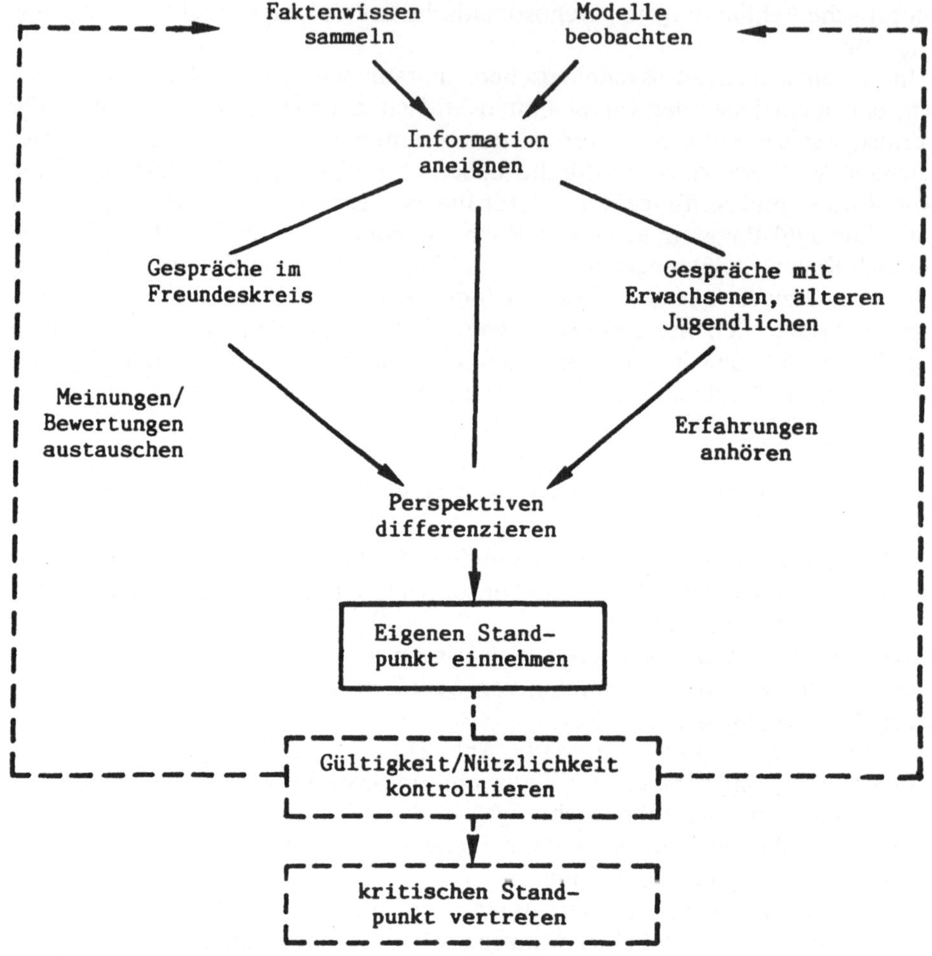

Abb. 2. Bewältigungskonzept für den Aufbau einer eigenen Meinung bzw. eines kritischen Standpunkts. (Nach Dreher u. Dreher 1981, S. 69)

2. Bei der Förderung, Erhaltung bzw. Wiederherstellung der psychischen Gesundheit müssen normative und nichtnormative Veränderungen im Erleben und Verhalten des Schülers berücksichtigt werden.
3. In letzter Zeit gewinnt das Konzept der „developmental tasks" nach Havighurst und dasjenige der kritischen Lebensereignisse nach Lazarus zunehmend an praktischer Bedeutung in bezug auf Psychohygiene und „health promotion".

Literatur

Bronfenbrenner U (1979) The ecology of human development. Harvard University Press, Cambridge, Mass.

Dreher E, Dreher M (1985) Entwicklungsaufgaben im Jugendalter. In: Liepmann D, Stiksrud A (Hrsg) Entwicklungsaufgaben und Bewältigungsprobleme in der Adoleszenz. Hogrefe, Göttingen, S 56–70

Feser H (1981) Psychologie für Sozialpädagogen. Reinhardt (UTB), München

Filipp SH (1981) (Hrsg) Kritische Lebensereignisse, Urban & Schwarzenberg, München

Haan N (1977) Coping and defending, processes of selfenvironment organization. New York

Havighurst RJ (1971) Developmental tasks and education. McKay, New York

Kegan R (1986) Die Entwicklungsstufen des Selbst. Kindt, München

Lazarus RS (1966) Psychological stress and the coping process. New York

Liepmann D, Stiksrud A (1985) Entwicklungsaufgaben und Bewältigungsprobleme in der Adoleszenz. Hogrefe, Göttingen

Minsel WR, Minsel B (o J) Seelische Gesundheit. BZgA-Selbstverlag, Köln

Olbrich E (1981) Normative Übergänge im menschlichen Lebenslauf. In: Filipp SH (Hrsg) Kritische Lebensereignisse. Urban & Schwarzenberg, München, S. 123–138

Pongratz LJ (1961) Psychologie menschlicher Konflikte. Hogrefe, Göttingen

Seiffge-Krenke I, Olbrich E (1983) Die Entwicklung persönlicher und sozialer Kompetenzen bei 15- bis 20jährigen Jugendlichen. Wehrpsychol Unterr 18/4 (Sonderheft 133)

Thomä H (1959) (Hrsg) Handbuch der Psychologie, Bd. 3: Entwicklungspsychologie. Hogrefe, Göttingen

Jugendspezifische Belastungen und psychosomatische Beschwerden. Ergebnisse einer Schülerbefragung zu auffälligem Verhalten

K. Hurrelmann, U. Engel, B. Holler, E. Nordlohne

Einleitung

Charakteristisch für die Lebenssituation Jugendlicher in Industriegesellschaften ist heute die Tatsache, daß sich die Zeitspanne der Qualifikation in Schule, Berufsschule und beruflichen Vollzeiteinrichtungen inzwischen so weit ausgedehnt hat, daß sie fast für alle Jugendlichen das ganze 2. Lebensjahrzehnt mit einschließt. Zugleich ist der Erwartungsdruck der sozialen Umwelt gestiegen, ein hochwertiges schulisches Abschlußzertifikat zu erwerben. Wegen der angespannten Arbeitsmarktsituation und des harten Verdrängungswettbewerbs von Schulabsolventen hat die schulische Leistungsbilanz objektiv und subjektiv eine hohe lebensgeschichtliche Bedeutung. Zu prüfen ist daher, ob Probleme, der Leistungserwartung zu entsprechen, mit gesundheitlichen Beeinträchtigungen auf seiten der Schüler verbunden sind.

In leistungsorientierten Gesellschaften ist die Jugendphase jedoch nicht nur durch leistungsbezogene Erwartungen allein gekennzeichnet. Vielmehr sind gesellschaftliche Rollenerwartungen auch in anderer Hinsicht maßgebend. Wir nehmen an, daß v. a. auch die Übernahme der elterlichen Lebensweise ein wichtiges Thema im Jugendalter werden kann. Gesundheitsrelevant wird dieses Thema jedoch v. a. dann werden, so unsere Annahme, wenn die entsprechenden Rollenerwartungen aus der Sicht des Jugendlichen abgelehnt werden, jedoch zugleich eine positive Beziehung zum Träger der Rollenerwartung existiert. Denn was dadurch entsteht, ist eine Situation mit hohem Grad an Ambivalenz, also eine Situation, in der handlungsbezogene „Problemlösungen" strukturell erschwert sind. Ob sich diese Situation in ihrer Wirkung auf psychosomatische Belastungen von derjenigen unterscheidet, die durch häufige familieninterne Konflikte gekennzeichnet ist, ist eine weitere Frage, die wir in diesem Beitrag untersuchen möchten. Der zur Verfügung stehende Raum erlaubt dabei nur eine gegenüber der Originalfassung stark gekürzte Darstellung.

Stichprobe und Methode

Wir berichten hier aus einer Teiluntersuchung im Rahmen des umfangreicheren Forschungsprogramms des Sonderforschungsbereichs 227 in Bielefeld.

U. Laaser, G. Sassen, G. Murza, P. Sabo (Hrsg.)
Prävention und Gesundheitserziehung
© 1987 Springer-Verlag Berlin Heidelberg

Die im folgenden präsentierten Ergebnisse basieren auf einer Surveyerhebung, die wir zur Vorbereitung der Haupterhebung unserer Studie bei 201 Schülerinnen und Schülern im Frühjahr 1986 in Bielefeld durchgeführt haben. Die Befragung wurde in 7. und 9. Klassen durchgeführt. Die Stichprobe ist keine Zufallsauswahl, jedoch ein weitgehend strukturtreues Abbild der Population der Schüler in 7. und 9. Klassen an Hauptschulen, Realschulen, Gymnasien und Gesamtschulen der Stadt Bielefeld, wenn als Kriterien Schulform und Jahrgangsstufe herangezogen werden. Dabei ist die 7. Klasse der Hauptschule leicht überrepräsentiert und die 9. Klasse des Gymnasiums sowie die 9. Klasse der Gesamtschule leicht unterrepräsentiert. Der Auswahlumfang liegt bei 3 %.

Den Schülerinnen und Schülern wurde ein Fragebogen vorgelegt. Die Bearbeitung fand im Klassenverband statt und wurde durch ein Mitglied der Forschungsgruppe geleitet. Die Beantwortung dauerte in der Regel 60–70 min. Der Fragebogen enthielt u. a. Fragen zu den Variablenbereichen soziale Lebensbedingungen, Personenmerkmale, belastende Lebenssituationen und Unterstützung durch das soziale Umfeld. Die abhängige Variable „gesundheitliche Beeinträchtigung/psychosomatische Beschwerden" ist im Anschluß an ähnliche Untersuchungen durch die Vorlage einer allgemeinen Befindlichkeitsskala („symptom checklist") operationalisiert worden.

Die folgende Analyse sützt sich auf die Angaben zur Häufigkeit (häufig/manchmal/selten/nie) folgender Symptome: Konzentrationsschwierigkeiten, Kopfschmerzen, Nervosität/Unruhe, Schwindelgefühle, Schlaflosigkeit/Schlafstörungen, Magenbeschwerden, Übelkeit, starkes Herzklopfen, Appetitlosigkeit, Alpträume, Atembeschwerden, Gewichtsverlust wegen Beunruhigung. Die psychosomatische Symptombelastung erfaßten wir dabei für jede Person über einen (globalen) Indexwert, und zwar als Anzahl der Symptome, die die betroffene Person „manchmal" bzw. „häufig" hat. Diese Verteilung wurde am Median dichotomisiert; die Datenanalysen dieses Beitrags beziehen sich auf dieses Maß. Außerdem führten wir eine faktorenanalytische Symptomstrukturanalyse durch und berechneten auf dieser Grundlage spezifische Belastungswerte. Die Ergebnisse dieser Analyse können hier aus Raumgründen nicht vorgestellt werden.

Hypothesen und Ergebnisse

Die Statuspassage „Jugend" ist eine transitorische Phase, in der mit vertikaler Mobilität in verschiedenen Hinsichten zu rechnen ist. Die Möglichkeit sozialen Aufstiegs sowie die Gefahr langfristiger Deklassierung prägen die Jugendphase in ganz entscheidender Weise. Es wird daher angenommen, daß die „Statusunsicherheit" ein grundlegendes Kennzeichen der Jugendphase ist (Kreutz 1974). Die Statusunsicherheit wird sich aber, wenn sie ein gewisses „normales" Maß übersteigt, belastend auswirken, und wir nehmen an, daß v. a. mit einer langfristigen sozialen Deklassierung eine psychosomatische Belastung verbunden ist. Um diese Annahme zu testen, konzentrierten wir uns auf die Bildungsdimension. Der empirische Befund in Tabelle 1 spricht dabei für die Haltbarkeit der folgenden Aussage:

Tabelle 1. Bildungsstand der Eltern, Schulformzugehörigkeit und psychosomatische Beschwerden (in Klammern Prozentuierungsbasis)

Überdurchschnittliche Symptomhäufigkeit (%)	Hauptschule	Realschule	Gymnasium	Gesamtschule
Elternbildung unter Abitur	39 (72)	56 (43)	70 (23)	31 (13)
Elternbildung Abitur oder höher	67 (9)	42 (12)	46 (26)	– (3)

Psychosomatische Symptome treten dann verstärkt auf, wenn der Jugendliche eine Schulform besucht, die auf einen Bildungsabschluß hinführt, der nicht dem der Eltern entspricht. Es zeigt sich – mit anderen Worten –, daß v. a. der erwartete soziale Abstieg „kostspielig" ist und diese Kosten auch psychosomatischer bzw. gesundheitlicher Art sein können.

Wie Tabelle 1 zeigt, liegen die Werte für psychosomatische Beschwerden in den Subgruppen besonders hoch, in denen zumindest ein Elternteil den Schulabschluß Abitur besitzt, die befragte Schülerin oder der Schüler aber nicht das Gymnasium besucht. Besonders hohe Werte für psychosomatische Beschwerden zeigt unsere Analyse für Schülerinnen und Schüler an Hauptschulen, bei denen ein Elternteil oder beide den Schulabschluß Abitur erreicht haben. Wir haben es hier offenbar deshalb mit einer sehr belastenden Konstellation zu tun, weil die bisherige Schullaufbahn der Befragten mit großer Wahrscheinlichkeit nicht zu einem Abschluß führen wird, der dem der Eltern entspricht. Hieraus resultiert offensichtlich eine spürbare Beanspruchung der Schülerinnen und Schüler, die sich in psychosomatischen Beschwerden niederschlägt.

Im übrigen sind die angegebenen Werte für psychosomatische Beschwerden auch in den Subgruppen überdurchschnittlich hoch, in denen die Befragten das Gymnasium besuchen, keiner der Eltern aber den Schulabschluß Abitur erworben hatte. Auch in dieser Konstellation liegen – wahrscheinlich wegen des hohen Erwartungsdrucks, der auf den Jugendlichen im Hinblick auf die weitere Statuspassage liegt – erhebliche Belastungspotentiale (Tabelle 2).

Das Risiko abwärtsgerichteter Mobilität in der Statuspassage „Jugend" ist latent stets vorhanden. Der diesbezügliche Effekt dürfte sich aber in besonders klarer Weise dann zeigen, wenn sich der aktuelle Status des Jugendlichen in der

Tabelle 2. Psychosomatische Symptome und bildungsbezogene Abwärtsmobilität in der Statuspassage (in Klammern Prozentuierungsbasis)

	Abwärtsmobilität	
	nein	ja
Anteil mit überdurchschnittlich vielen Symptomen (%)	42 (127)	61[a] (74)

[a] Signifikant, p < 0,5

betrachteten Dimension gerade rapide verschlechtert hat, also bereits eine Phase *realer* Abwärtsmobilität stattgefunden hat. Das Risiko wird so zu einem auch subjektiv sehr spürbaren Risiko, und es ist daher zu erwarten, daß sich auf diese Erfahrung entsprechende Reaktionen einstellen werden. Wir betrachten wieder die Bildungsdimension. Tabelle 2 stützt die Annahme, daß psychosomatische Symptome dann verstärkt auftreten, wenn eine „Abwärtsmobilität" in der Schullaufbahn eingetreten ist. Jugendliche, die eine oder mehrere Schulklassen wiederholt oder die Schule wegen schlechter Leistungen gewechselt haben, klagen in weitaus stärkerem Maße über Konzentrationsstörungen, Kopfschmerzen, Herzklopfen, Kreislaufstörungen usw.

Der bislang vorgestellte Befund bezieht sich auf einen zentralen Bereich der Statuspassage „Jugend". Jedoch ist dieses keineswegs der einzige relevante Bereich. Vielmehr sind eine Reihe weiterer Dimensionen in die Betrachtung einzubeziehen, so auch solche aus dem familienbezogenen Kontext. Wir konzentrieren uns hier auf ein ausgewähltes relationales Merkmal. Tabelle 3 zeigt, daß psychosomatische Beschwerden dann verstärkt auftreten, wenn eine Ambivalenz in der Beziehung zu den Eltern gegeben ist. Von „Ambivalenz" sprechen wir, wenn die Jugendlichen zwar gute emotionale Beziehungen zu Mutter oder Vater angeben, aber den Lebensstil der Eltern ablehnen. Solche mehrdeutigen sozialen Beziehungen sind offenbar aus der Sicht des Jugendlichen nur schwer veränderbar, wenn das Ereignis einmal eingetreten ist. Und genau in diesem impliziten Merkmal der geringen Veränderungschance kann eine zentrale Bedingung dafür gesehen werden, daß Ereignisse dieser Art zu Symptomen, also Reaktionsbildungen im psychosomatischen Sinne, führen.

Tabelle 3. Belastende Konstellationen in der Statuspassage „Jugend": psychosomatische Symptome, Ambivalenz und Konflikt im Elternhaus (in Klammern Prouzentuierungsbasis)

	Ambivalenz		Häufig Konflikt mit den Eltern	
	nein	ja	nein	ja
Anteil mit überdurchschnittlich vielen Symptomen (%)	39 (150)	77 (51)	45 (145)	59[a] (56)

[a] Signifikant, p < 0,5

Schließlich ist zu erwarten, daß ein sozialer Konflikt im Bereich des familiären Lebens für den Jugendlichen belastend sein kann. Entsprechend beziehen wir eine Konfliktvariable mit in die Analyse ein. Dabei interessiert uns v. a. der Vergleich des Effekts auf die Symptombelastung, der einem sozialen Konflikt als solchem zuzuschreiben ist, mit dem Effekt, der auf die Ambivalenz zurückgeführt werden kann. Denn in letzterer ist das implizite Element ungünstiger Veränderungschancen enthalten, im Falle eines sozialen Konflikts im allgemeinen nicht. Tabelle 3 zeigt den entsprechenden Befund. Psychosomatische Symptome treten demnach dann verstärkt auf, wenn ein sozialer Konflikt im Elternhaus gegeben ist.

Tabelle 4. Soziale Determinanten psychosomatischer Belastung in der Statuspassage „Jugend": Abwärtsmobilität, Konflikt und Ambivalenz der Beziehung zu den Eltern (Parameterschätzungen)

		λ_i	$\lambda_i/\text{s.e.}$ [a]
Symptomfähigkeit (S)	λ_1	0,286	2,34
S · Abwärtsmobilität (M)	λ_2	0,286	2,34
S · Ambivalenz (A)	λ_3	0,435	3,56
S · Konflikt (K)	λ_4	0,052	0,43
S · M · A	λ_5	0,233	1,91
S · M · K	λ_6	0,002	0,01
S · A · K	λ_7	−0,073	−0,60
S · M · A · K	λ_8	−0,023	−0,19

[a] Parameterschätzung, dividiert durch ihren Standardfehler

Zusammenfassend wäre danach mit erhöhter Symptombelastung, verstärkt im Falle von bildungsbezogener Abwärtsmobilität, im Falle ambivalenter Beziehungen zu den Eltern oder im Falle häufigen sozialen Konflikts im Elternhaus zu rechnen. Jedoch ist die Grenze der Aussagekraft dieser Behauptungen noch dadurch relativ eng gezogen, daß sie sich bislang nur auf *bivariate* empirische Evidenz stützen. Entsprechend ist mit der Möglichkeit von Scheinkorrelationen und konkomitanter Variation der einbezogenen unabhängigen Variablen zu rechnen. Folglich ist eine *multivariate* empirische Analyse nicht zu umgehen. Dazu stützten wir uns u. a. auf das logistische Modell. Tabelle 4 gibt den empirischen Befund. Das Design reflektiert ein saturiertes Modell, mit dem geprüft werden kann, welche der potentiell möglichen Effekte sich als statistisch signifikant erweisen. Im vorliegenden Fall sind dies die *direkten* Effekte von Abwärtsmobilität und Ambivalenz auf die Symptombelastung. Wie erwartet, *verstärken* beide sozialen Determinanten die Symptombelastung, und zwar beide in beachtlichem Ausmaß. Bemerkenswert ist, daß der Effekt der Konfliktvariable praktisch gleich Null und damit vernachlässigbar ist. Anders als im Spiegel der bivariaten Analyse spielt der Konflikt (bei entsprechender statistischen Kontrolle der übrigen Effekte) keine Rolle für die Häufigkeit psychosomatischer Symptome. Dies stützt unsere oben getroffene Vermutung über das gemeinsame Kennzeichen von Abwärtsmobilität und Ambivalenz als Variable, die eine *spezifische Situation* charakterisieren. Dieses Kennzeichen ist die geringe Chance, die Situation aus der individuellen Lage heraus zu verändern, wenn sie einmal eingetreten ist. Anders als soziale Konfliktsituationen im allgemeinen impliziert Ambivalenz ein „strukturelles Dilemma", da die Beziehung weder eindeutig positiv noch eindeutig negativ ist. Schließlich ermitteln wir einen starken Wechselwirkungseffekt von Abwärtsmobilität und Ambivalenz auf die Symptombelastung.

Die Effekte sind in der erwartenden Richtung. Durch die einbezogenen Variablen kann 11,5% der Variation erklärt werden, wenn als Maß das Entropiekriterium herangezogen wird.

Literatur

Bohle H (1983) Jugend und Lebenschancen: Bedingungen und Verarbeitungsmuster struktruell erschwerter Integration. Neue Praxis 13:235–255

Bräutigam W, Christian P (1981) Psychosomatische Medizin. Enke, Stuttgart

Colemann JS et al. (eds) (1974) Transition to adulthood. University Press, Chicago

Coleman JC (1980) The nature of adolescence. Basic Books, New York

Engel U (1986) Statusinkonsistenzforschung – Probleme und Strategien der multivariaten Datenanalyse. Diss. phil., Hannover

Hamburg BA (1980) Early adolescence as a life stress. In: Levine S, Ursin H (eds) Coping and health. Plenum Press, New York, pp 121–143

Hotaling GT, Atwell SG, Linsky AS (1978) Adolescent life changes and illness. J Youth Adolescence 7:393–402

Hurrelmann K (1984) Adjusting to an erosion of opportunities, Policy Studies, vol 5, pp 43–65

Hurrelmann K, Rosewitz B, Wolf H (1985) Lebensphase Jugend. Juventa, Weinheim

Klußmann B (1979) Psychosomatische Medizin – Eine Übersicht. Springer, Berlin Heidelberg New York

Kreutz H (1974) Soziologie der Jugend. Juventa, München

Laaser U et al. (1980) Kölner Studie zum kardiovaskulären Risikoprofil bei Jugendlichen. Heidelberg (mim.)

Remschmidt G (1984) Psychische Erkrankungen im Kindes- und Jugendalter. In: Rudolf G, Tölle R (Hrsg) Prävention in der Psychiatrie. Springer, Berlin Heidelberg New York Tokyo, S 16–29

Siddique CM, D'Arcy C (1984) Adolescence, stress, and psychological wellbeing. J Youth Adolescence 13:459–473

Wuggenig U, Engel U (1986) Statusinkonsistenz, mentale Inkonkruenz und Streß. Ergebnisse der vergleichenden Theorientestung. Hannover (mim.)

Zauner J, Biermann G (Hrsg) (1986) Klinische Psychosomatik von Kindern und Jugendlichen. Reinhardt, München

Gesundheitserziehung in der Schule aus der Sicht des Gesundheitsministeriums

W. Thiele

Ich möchte mich zu Beginn meines Beitrags mit 2 zentralen Begriffen des Themas auseinandersetzen, nämlich:
- Gesundheitserziehung und
- Schule.

Wie eigentlich immer, wenn es um Gesundheit geht, fällt es auch bei der Gesundheitserziehung leichter zu sagen, wie man sie *nicht* verstanden wissen möchte: nämlich als Maßnahmen im weitesten Sinne, die auf Individuen gerichtet sind, die im wesentlichen mittels Information, Aufklärung und Motivation zu einer Veränderung ihres Gesundheitsverhaltens zu bewegen sind.

Schon der Begriff er-ziehen vermittelt die Assoziationen an er-leiden, er-dulden oder er-geben. Es geht in jedem Fall um die passive Hinnahme einer bestimmten vorgegebenen Situation.

Solche Art der Gesundheitserziehung, die primär am individuellen Schüler als Objekt ansetzt, sich primär auf die Übermittlung von Informationen beschränkt und primär auf Verhaltensmodifikationen zielt, greift zu kurz.

Wichtig erscheint mir, den Schüler in die Lage zu versetzen, bewußt sein Leben und damit auch seine Gesundheit gestalten zu können, also in unserer Gesellschaft eine aktive Rolle zu spielen. Das bedeutet u. a. natürlich auch Informationen. Genau so wichtig ist jedoch das Aufzeigen konkreter und praktikabler Wege für den Schüler, sich gesundheitsbewußt zu verhalten, sozusagen die Vermittlung praktischer Übungen.

Mir scheint für eine solchermaßen verstandene Gesundheitserziehung der Begriff Gesundheitsbildung angemessen, ich werde daher diesen Begriff im weiteren Verlauf meiner Stellungnahme benutzen.

Auch das Interventionsfeld Schule bedarf bezüglich seiner Voraussetzungen und Möglichkeiten hinsichtlich der Gesundheitsbildung einer nüchternen Betrachtung. Allgemeines Ziel in unserer Gesellschaft, das wir mit Erziehung und Bildung verfolgen, ist die Herausbildung mündiger Bürger. Mündige Bürger sind kritische und häufig unbequeme Bürger, die ihre Fragen zumeist gerade zu vermeintlich unpassenden Zeitpunkte stellen. Inwieweit wollen wir diese Art Bürger wirklich? Welchen Beitrag leistet hierzu die Schule?

Die Schule schwankt in der Bewertung zwischen dem „Übel" und dem „Allheilmittel" der Nation. Entweder sie deformiert unsere Kinder und macht sie zu multiple-gechoiceten Analphabeten, oder sie ist Wunderwaffe bei vielen gesell-

U. Laaser, G. Sassen, G. Murza, P. Sabo (Hrsg.)
Prävention und Gesundheitserziehung
© 1987 Springer-Verlag Berlin Heidelberg

schaftlichen oder aber familialen Problemfeldern: z. B. Verkehrserziehung, Gesundheitserziehung, Naturschutz und Umweltbewußtsein, Sexualaufklärung usw. So gibt es immer noch ein weiteres Curriculum, und manche meinen die Probleme seien damit beinahe gelöst.

Die Bedingungen, unter denen Schulen in unserer Gesellschaft arbeiten, ihre Anforderungen, Ressourcen und Strukturen müssen vor diesem Hintergrund zur Kenntnis genommen werden. Die Schule verändert nicht die Gesellschaft, sie reflektiert sie bestenfalls kritisch. Die Schule ist in unserer Gesellschaft mehr noch als in der Vergangenheit zur entscheidenden Weiche für Berufskarriere und Lebensschicksal geworden. Sie fordert von dem, der sie problemfrei absolvieren will, ein hohes Maß an Konformität und Anpassungswillen.

Eher im Unterschied hierzu sind gesundheitlich bewußt lebende Menschen auch eher kritische Menschen, die auch als Schüler ihre Lehrer häufiger be- und hinterfragen, als denen meistens lieb ist.

Zusammenfassend kann gesagt werden:

Gesundheitsbildung erscheint sinnvoll, wenn sie über Informations- und Wissensvermittlung hinaus auch die Möglichkeiten der Veränderung selbst aufzeigt und die materiellen gesellschaftlichen Rahmenbedingungen dabei nicht außer acht läßt. Gesundheitsbildung ist zudem auch ein über das einzelne Individuum hinausgehender sozialer Prozeß.

Die Gesundheitsbildung in der Schule, als Teil einer umfassenden Bildung zum mündigen Bürger verstanden, ist gerade in den Lebensaltern, in denen Schüler stehen, von großer Bedeutung. Zunächst einmal wird in der Lebensspanne von 6 bis 20 Jahren die Grundlage für die allermeisten Gesundheitsgefährdungen und chronischen Volkskrankheiten im späteren Lebensalter gelegt.

Schüler durchlaufen in dieser Zeit mehrere Umbruchphasen: vom Kind zum Schüler, vom Jugendlichen zum Erwachsenen, vom Jungen zum Mann, vom Mädchen zur Frau.

Diese Umbruchphasen bedingen auch Verhaltensbrüche. Als Folge hiervon sind Schüler gegenüber vielen Eindrücken offen, unterliegen jedoch gleichzeitig auch einem starken Normierungsdruck. Sie orientieren sich wesentlich an sozialen Gruppen, wie eben der Schulklasse, und an Vorbildern, wie eben den Lehrern.

Hier wird sogleich ein großes Dilemma schulischer Gesundheitsbildung offenbar:

Wie bleibt der Lehrer glaubwürdig, der über ein gesundheitlich bewußt geführtes Leben mit den Schülern spricht, aber nicht gleichzeitig seine eigenen diesbezüglichen Fehlhandlungen thematisiert?

Damit einher geht entweder ein Bruch der sonstigen Lehrerrolle oder aber eine Unglaubwürdigkeit des Lehrers bzw. im Regelfall seine geringe Bereitschaft, sich diesen Themen ernsthaft zu widmen.

Ich glaube, daß mit diesem Punkt eine wesentliche Schwierigkeit der Etablierung gesundheitsbildnerischer Lerninhalte in der Schule genannt ist.

Gesundheitsbildung in der Schule muß für die Schüler aktuell und erfahrbar sein. Es müssen Möglichkeiten der Identifizierung mit dem Thema bestehen. Gesundheitsprobleme, die Schüler theoretisch und abstrakt in vielleicht 40 Jahren erwarten, stoßen nur auf geringes Interesse.

Gleichwohl – und das macht die Sache wiederum schwierig – muß ein Denken in anderen Kategorien als gemeinüblich eingeübt werden, das Denken in Risiken und in Wahrscheinlichkeiten, das Denken in langen Fristen. Beides ist nicht nur in der Schule unüblich und schwer zu vermitteln. Ein technizistisches oder ökonomisches Denkmodell von Ursache-Wirkung-Beziehung, input – output, dominiert überall in unserer Gesellschaft und erschwert die Popularisierung des Präventionsgedankens im Sinne einer primären Prävention erheblich.

Schließlich scheint es mir wichtig zu sein, daß neben dem Aktualitätsbezug und der individuellen Betroffenheit auch der ökologische Bezug eigenen individuellen Gesundheitsverhaltens deutlich gemacht wird. Einerseits schadet alles das, was Menschen schadet, in der Regel auch Pflanzen und Tieren, andererseits hat auch menschliches Gesundheitsverhalten Konsequenzen für die Umwelt.

Den Schülern muß vermittelt werden, was sie tun können, und zwar bei sich selbst sowohl auf der Verhaltensebene als auch strukturell, aber auch in der Familie, bei Freunden, in der Klasse usw.

Hier ergeben sich weitere Reibungspunkte:

Sind gesundheitlich bewußte Bürger auch immer tolerante Bürger? Sollen Schüler akzeptieren, daß sie auch in der Schule mitrauchen oder daß das Essen in der Mensa ernährungsphysiologischem Standard manchmal nicht entspricht?

Sollen Lehrlinge die diversen Kalendertage „mitbegießen" oder „aussteigen"?

Wie kann das geschehen ohne soziale und ökonomische Nachteile? Hier brauchen Schüler Fähigkeiten, die die Gesundheitsbildung u. a. vermitteln sollte.

Wir alle wissen, wie schnell jemand scheel angesehen wird, wenn er sich konsequent gesundheitlich bewußt verhält. Die Diskussion um das Rauchen am Arbeitsplatz verdeutlicht dieses beispielhaft.

Damit wird m. E. auch deutlich, wie sehr wir bei der Gesundheitsbildung noch am Anfang stehen, im Unterschied etwa zu den USA, wo Gesundheits und Verbraucherschutz weit offensiver vertreten wird und wesentlich durch Gerichtsverfahren auch durchgesetzt worden ist und wird.

Aus allem, was ich gesagt habe, ergibt sich als Konsequenz, daß ich „Gesundheitserziehung" als weiteres Curriculum in der Schule für im wesentlichen überflüssig, im Zweifelsfall sogar für schädlich halte. Gesundheitliche Fragen – ich hoffe, das ist deutlich geworden – sind weder allein individuelle Fragen, noch werden sie durch Verhaltensänderungen auf die Dauer adäquat beantwortet. Gesundheitsbildung sollte daher in den Curricula verschiedener Fächer oder Fächergruppen eingebaut sein. Warum soll ein Thema wie etwa Vollwerternährung nicht Thema sein in
- Biologie/Chemie,
- Deutsch/Geschichte/Sozialkunde,
- Hauswirtschaftslehre und
- Sport?

Erst wenn diese Themen altersgerecht unter Anknüpfung an konkrete Lebenserfahrungen in ihren verschiedenen Facetten immer wieder bearbeitet werden und Veränderungsmöglichkeiten aufgezeigt und in der Schule auch gelebt werden, werden Erfolge sichtbar werden.

Was tut eine Gesundheitsbehörde in diesem Feld?

Ich muß mir an dieser Stelle den ersten und einzigsten Hinweis auf Zuständigkeiten erlauben, die für die Arbeit von Ministerien ja von großer Bedeutung sind.

Im Feld der Gesundheitsbildung in der Schule hat die Gesundheitsbehörde eine fachliche Kompetenz, keinesfalls jedoch Weisungs- und Gestaltungsrechte. Die Gesundheitsbehörde kann daher zunächst für eine Bestandsaufnahme gesundheitlicher Zustände und gesundheitlicher Verhaltensweisen in der Bevölkerung und auch bei Schülern und Jugendlichen sorgen, die inhaltliche Schwerpunktsetzungen und Überprüfungen dieser Schwerpunktsetzungen ermöglicht.

Dazu gehört die Verbesserung von Dokumentationen, etwa die der schulärztlichen Dienste und Überlegungen, wie deren Arbeit auch im Sinne einer gesundheitlich bewußten Lebensführung der Schüler eingesetzt werden kann.

Hieran hat die Gesundheitsbehörde in Hamburg im letzten Jahr intensiv gearbeitet. Eine Erprobung dieser verbesserter Dokumentation ist für 1987 vorgesehen.

Die Gesundheitsbehörde wird mit der Auswertung dieser Dokumentation unverzüglich beginnen und die Ergebnisse im eigenen Bericht darstellen. Dabei soll das Bild vom Gesundheitszustand von Schülern auch durch weitere Datenquellen, die auch andere Bereiche der gesundheitlichen Lage, wie z. B. die Prävention oder das Unfallgeschehen umfassen, abgerundet werden.

Die Gesundheitsbehörde hat darüber hinaus eine Studie zur Implementation der Gesundheitserziehung in der Lehrerfortbildung initiiert und durchgeführt, über die an anderer Stelle berichtet worden ist.

Daneben initiiert und unterstützt die Behörde Aktionen gemeinsam mit anderen Einrichtungen und den Betroffenen. So wird die Gesundheitsbehörde Hamburg im Rahmen des Modellprogramms der WHO „Healthy Cities" nach Möglichkeit auch in Kooperation mit anderen Städten einen Beitrag zur Verbesserung der Gesundheitsbildung in der Schule leisten.

Vermittlung des Konzepts im Seminar „Gesundheitserziehung in der Schule" an der Pädagogischen Hochschule Freiburg

E. Kleinfelder, V. Schneider, R. Schmidt-Weller

Rechtliche Grundlage einer Gesundheitserziehung in der Schule im Rahmen der Lehrerausbildung in Baden-Württemberg

An allen Pädagogischen Hochschulen des Landes Baden-Württemberg werden z. Z. Lehrveranstaltungen mit der Thematik „Gesundheitserziehung in der Schule" angeboten.

Nach der Verordnung des Ministeriums für Wissenschaft und Kunst über die Erste Staatsprüfung für das Lehramt an Grund- und Hauptschulen (Grund- und Hauptschullehrerprüfungsordnung I – GPOI – vom 28. November 1979) und über die Erste Staatsprüfung für das Lehramt an Realschulen (Realschullehrerprüfungs-Ordnung I – RPOI – vom 30. Juni 1981) gilt die Teilnahme an diesen Lehrveranstaltungen nach § 5 als Voraussetzung für die Zulassung zur Prüfung.

Jeder Student, der das Ziel hat, Primar- oder Sekundarstufenlehrer I zu werden, ist zur Teilnahme an einer solchen Lehrveranstaltung verpflichtet.

Diese Verpflichtung bewirkt bei einem Großteil der Studierenden ein Negativverhalten bezüglich ihrer Einstellung zum Lehrangebot im Rahmen der Gesundheitserziehung. Ihr Verhaltensrepertoire reicht dabei von Passivität bis zum Opportunismus. Eine der vorrangigsten Aufgaben der Lehrenden liegt demnach darin, die Teilnehmer für die Problematik einer Gesundheitserziehung im Berufsfeld „Lehrer an einer Schule" überhaupt erst einmal zu motivieren.

Konzept einer Gesundheitserziehung an der Pädagogischen Hochschule Freiburg

Hier sollen nur die wesentlichen Gedanken dazu skizziert werden, um die Struktur und die Schwerpunkte des Seminars „Gesundheitserziehung in der Schule" besser verstehen und einordnen zu können.

- *Die Ganzheitlichkeit des Menschen:* Sie steht im Zentrum unseres Gesundheitserziehungskonzepts. Einzelne Fachaspekte, wie sie beispielsweise die Medizin, Biologie, Soziologie oder Ernährungswissenschaft liefern, sind wichtig, genügen aber nicht.

  Wir versuchen, den Ganzheitsaspekt im individuell ausgerichteten pädagogischen Bezug (Nohl 1967) zu realisieren, indem wir davon ausgehen, daß jeder Schüler, aber auch jeder Lehrer seine individuelle Gesundheitsgeschichte hat,

U. Laaser, G. Sassen, G. Murza, P. Sabo (Hrsg.)
Prävention und Gesundheitserziehung
© 1987 Springer-Verlag Berlin Heidelberg

die der Unterrichtende erspüren und herausfinden muß, soll der Prozeß des Mehr an persönlicher Gesundheit in Gang kommen.
- *Motivation für Gesundheit:* Ausgehend von der Erziehungswirklichkeit - z. B. die oben angeführte Unlust oder Abneigung der Studenten, an der Pflichtveranstaltung „Gesundheitserziehung in der Schule" teilnehmen zu müssen - wird bei den Studenten ein Selbsterziehungsprozeß intendiert, der sich an den biologischen und psychischen Situationen der Studenten orientiert. In Diskussionen sucht das Seminar gemeinsam nach Lösungsmöglichkeiten. Dazu werden die bekannten Medien eingesetzt und kritisch beleuchtet.
Dies führt zu einer intellektuell ausgerichteten Mediendiskussion und zunächst zum Erfassen des Konzepts der Gesundheitsfaktoren.
- *Fördern und Erleben von Gesundheitsfaktoren:* Es hat sich in den letzten Jahren immer wieder gezeigt, daß eine auf Risikofaktoren ausgerichtete Gesundheitserziehung - die sog. „Drohpädagogik" - auf pädagogischer Ebene nicht den Erfolg zeitigte, den man sich erhoffte.
Zugleich führt das persönliche Kennenlernen und konkrete Erleben von Gesundheitsfaktoren zu einem emotionalen Bezug. Die Sensibilisierung führt recht oft zu engagierten und aktiven Diskussionen.

Struktur der Lehrveranstaltung

Die Gesundheitserziehung an der Pädagogischen Hochschule Freiburg ist keinem bestimmten Fach (z. B. Biologie) und keiner Institution (z. B. Gesundheitsamt) zugeordnet.
Wir sind der Überzeugung, daß nur ein fächerübergreifender Erziehungsansatz der Ganzheitlichkeit des Menschen gerecht wird. Daher sind an der Gestaltung und Durchführung dieser Lehrveranstaltung gleichzeitig und gemeinsam mehrere Lehrende aus unterschiedlichen Fachrichtungen beteiligt:
- Biologie,
- Hauswirtschaft,
- Sport,
- Pädagogik.
Sinnvoll wäre es ohne Zweifel, wenn noch weitere Fächer, aber auch Eltern, Schüler, Lehrer und Ärzte, sich an unseren Veranstaltungen beteiligen würden.
Aus hochschulpolitischer und organisatorischer Sicht wird z. Z. noch davon Abstand genommen.
Die Unterrichtsform wechselt zwischen Vorlesung, Seminar und Übung in einem zeitlichen Rahmen von 2 Wochenstunden.
Sowohl in Kleingruppenarbeit als auch in Unterrichts- und Schulbesuchen wird das Konzept von den Studenten überprüft.

Inhalte der Lehrveranstaltung

Auf der Grundlage eigener Gesundheitsvorstellungen der Seminarteilnehmer und auf der Basis unterschiedlicher Definitionen der Gesundheit, wie z. B. jener der Weltgesundheitsorganisation (WHO), werden gemeinsame Ansatzpunkte einer Gesundheitserziehung in der Schule gesucht und an bestimmte Inhalte gekoppelt. Zu Beginn eines jeden neuen Semesters zeigt sich immer wieder auf's Neue, daß ein inhaltlich-sachliches Defizit bezüglich der richtigen Inhalte besteht. Dieses Defizit bezieht sich zunächst einmal auf das Menschenbild, das die Studenten erworben haben.

Wir versuchen daher über verschiedene Gesundheitsdefinitionen eine Sensibilisierung für den Themenkomplex „Gesundheit und Mensch" anzubahnen.

Es bestehen aber auch profunde Mängel im biologischen Selbstverständnis bzw. ideologisch gefärbte Verhaltensweisen, die sachlich falsch oder gar nicht begründet werden.

Daher versuchen wir in einem abgesprochenen Programm inhaltlich-sachlich die folgenden Themenkomplexe aufzuarbeiten:
- das Menschenbild des Schülers vor dem Hintergrund „Gesunde Lebensführung",
- Bewegung und Gesundheit,
- Ernährung und Gesundheit,
- Lernen und Gesundheit,
- Genußfähigkeit und Gesundheit (Antidrogenerziehung)
- Arbeits- und Spielwelt des Schülers,
- Behinderungen/Krankheiten/Hygiene,
- Sicherheit- und Sicherheitserziehung in der Schule.

In jeder Thematik wird für die Schulwirklichkeit sensibilisiert, werden entsprechende Gesundheitsfaktoren genannt und eine mediendidaktische und unterrichtsgerechte Umsetzung angebahnt.

Als Hilfe dient ein Modell, welches Auskunft über die Bezugsbereiche des Schülers gibt (Abb. 1). Es soll eine erste Einführung in das Beziehungsgeflecht bieten und für den Lehrer ein grober Bezugsrahmen für seine gesundheitsfördernden Maßnahmen sein.

Der Schüler steht dabei im Zentrum der Betrachtungsweise und wird durch sein persönliches „Menschenbild" in bezug auf „gesunde Lebensführung" definiert. Im idealtypischen Fall befindet er sich im Einklang mit der natürlichen und gesellschaftlichen Umwelt.

Wir müssen die angehenden Lehrer auf mögliche Spannungsmomente aufmerksam machen, versuchen aber zugleich, ihnen Techniken in die Hand zu geben, diese Konfliktbereiche besser zu meistern. Damit wird ein gesundheitsfördernder Beitrag für das Verhältnis zwischen Schüler und Lehrer (aber auch zwischen Dozent und Student) geleistet.

Zusammenfassung

Festzuhalten bleibt in unserem Ansatz:
- Ein Unterrichtsfach „Gesundheitserziehung", in dem geprüft wird, Noten gegeben werden und das versetzungsrelevant ist, muß abgelehnt werden.

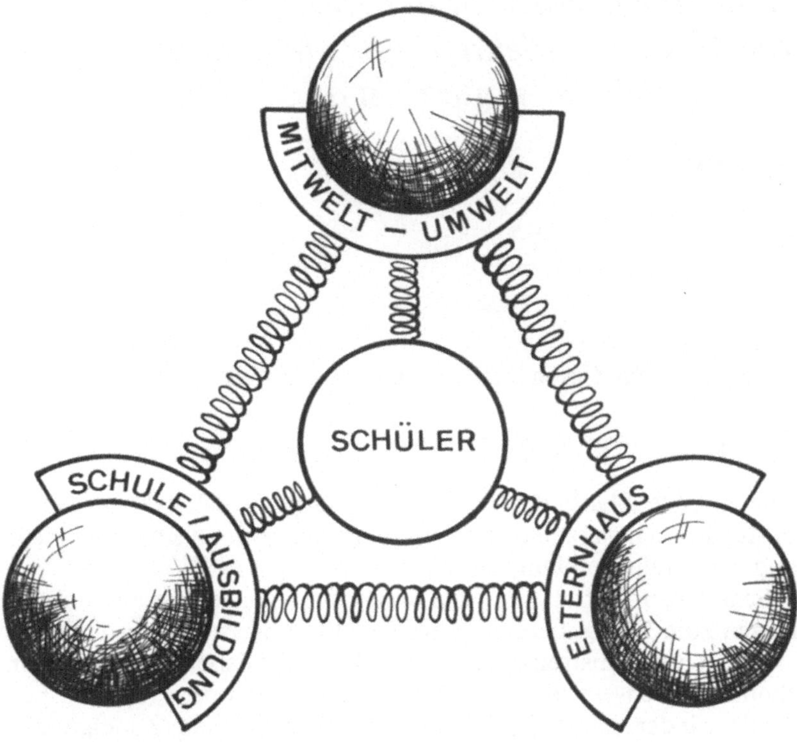

Abb. 1. Modell der Bezugsbereiche des Schülers

- Bei der Gesundheitserziehung in der Schule muß der Schüler in seiner Ganzheitlichkeit gesehen werden.
- Gesundheitserziehung in der Schule muß ein gemeinsames Anliegen zwischen Schülern, Lehrern und Eltern oder Erziehungsberechtigten sein.
- Es müssen Möglichkeiten geboten werden, daß „Gesundheitsfaktoren" erlebbar gemacht werden. Unterrichtung genügt bei weitem nicht!

Literatur

Nohl H (1967) Ausgewählte pädagogische Abhandlungen. Schöning, Paderborn

„Verordnung des Ministeriums für Wissenschaft und Kunst über die Erste Staatsprüfung für das Lehramt an Grund- und Hauptschulen (Grund- und Hauptschullehrerprüfungsordnung I – GHPO I)" vom 28. Novem. 1979, Baden-Württemberg

„Verordnung des Ministeriums für Wissenschaft und Kunst über die Erste Staatsprüfung für das Lehramt an Realschulen (Realschullehrerprüfungsordnung I – RPO I)" vom 30. Juni 1981, Baden-Württemberg

Gesundheitslernen in der Ausbildung von Grundschullehrern und -lehrerinnen für den Lernbereich Sachunterricht an der Universität Dortmund

B. Joosten

Bedingungen für Gesundheitslernen in der Ausbildung von Grundschullehrern

Theorie und Praxis der Grundschule

Der aktuelle Stand der Grundschulpädagogik ist gekennzeichnet durch die Postulate nach ganzheitlichen Bildungsprozessen, nach individueller Förderung und nach individuellem Lernen.

Schulleben, Schulraum und Unterricht sollen kindorientiert Hilfestellung leisten zum Erfolgreichsein, zum Kreativ- und zum Selbständigwerden.

Arbeit und Anstrengung sollen, dem kindlichen Lebensrhythmus entsprechend, abwechseln mit Spiel, Entspannung, Freude, Frohsinn, Fest und Feier.

Die Kinder sollen Vertrauen, Anerkennung und Zuneigung erfahren und lernen, mit sich selbst und miteinander sorgsam, sensibel und freundschaftlich umzugehen.

Die Erleichterung der Übergänge vom Kindergarten in die Grundschule und von dort in weiterführende Schulen sowie die Öffnung der Schule zur Lebenswelt der Kinder und insbesondere die ernsthaftere Mitbeteiligung von Eltern und relevanten Institutionen am schulischen Geschehen werden als unerläßlich angesehen.

Grundschule als „Schule des Kindes" kann im Prinzip günstige Voraussetzungen bieten für die gesunde, körperliche, seelisch-geistige und soziale Entwicklung des Kindes, für die Anbahnung gesundheitsgerechter Einstellungen und für die Einübung gesundheitsförderlicher Verhaltensweisen.

„Es müßte gelingen, die im pädagogischen Bewußtsein schon vorhandenen Ansatzpunkte" für Gesundheitslernen „und die in vielen Beispielen einer gelungenen pädagogischen Praxis schon umgesetzten Elemente deutlich zu machen, zu verstärken und ihnen zur Breitenwirkung zu verhelfen" (Kaspar 1985).

Allerdings ist zu berücksichtigen, daß zwischen dem Konzept pädagogisch orientierter Grundschularbeit und der Praxis eine Kluft bestehen kann, wie mehrere Autoren anläßlich der Informationstagung zum Thema Gesundheitserziehung im Grundschulalter, veranstaltet vom Arbeitskreis Grundschule e. V. und der Bundesvereinigung für Gesundheitserziehung e. V. 1984, darlegten (Horn 1985).

U. Laaser, G. Sassen, G. Murza, P. Sabo (Hrsg.)
Prävention und Gesundheitserziehung
© 1987 Springer-Verlag Berlin Heidelberg

Richtlinien für die Grundschule und Lehrplan für den Sachunterricht
in der Grundschule

Richtlinien und Lehrpläne (vgl. Kultusminister des Landes Nordrhein-Westfalen 1985) üben auf unterrichtliches Geschehen durch das dahinter stehende Erziehungskonzept einen deutlichen Einfluß aus. Hier ist zu fragen, welcher Wert der Gesundheit von Kindern, Lehrerinnen und Lehrern zuerkannt wird und ob implizit und explizit psychosomatische, psychohygienische und soziale Aspekte der Gesundheit, einzeln bzw. im Zusammenhang, bezogen auf das Individuum und die Gesellschaft, zur Behandlung angeboten werden bzw. in eine grundlegende Gesundheitspraxis umgesetzt werden können.

Zunächst ist festzustellen, daß die neuen Richtlinien für die Grundschule in Nordrhein-Westfalen die kurz dargelegten grundschulpädagogischen – gesundheitsförderlichen – Standards aufnehmen.

Der Sachunterricht entspricht der von Fachleuten für die unterrichtliche Behandlung und Anbindung gesundheitsrelevanter Ziele und Inhalte in der Grundschule wegen der Vielfalt sich wechselseitig bedingender Aspekte als günstig angesehenen, fächerübergreifenden Konzeption.

In Nordrhein-Westfalen bezieht dieses Unterrichtsfach Ziele und Inhalte der Fachgebiete Biologie, Chemie, Physik, Geographie, Technik, Haushaltslehre, Wirtschaftslehre, Soziallehre, Politik und Geschichte ein.

Der Sachunterricht hat die Aufgabe, den Grundschulkindern bei der Erschließung ihrer ganzheitlich erlebten Lebenswirklichkeit Hilfe zu geben. Er soll sie befähigen, sich mit natürlichen, technischen und sozialen Phänomenen und den Beziehungen zwischen ihnen auseinanderzusetzen. Sachlichkeit und Mitmenschlichkeit stehen im Mittelpunkt des Sachunterrichts.

Die verbindlichen inhaltlichen Aufgabenschwerpunkte (nach: Der Kultusminister... 1985, S. 27–30) und die dazugehörigen – hier nicht aufgeführten – Zielsetzungen lassen eindeutig erkennen, daß es für Gesundheitslernen, bezogen auf physische, psychische und soziale Aspekte der Gesundheit, zahlreiche Ansatzpunkte gibt:

Klassen 1 und 2	Klassen 3 und 4
Schule und Schulweg	Wohnumgebung und Heimatort
Zu Hause und auf der Straße	Nordrhein-Westfalen – Stadt und Land
Kleidung und Körperpflege	Natürliche und gestaltete Umwelt
Essen und Trinken	Geburt und Aufwachsen
Pflanzen und Tiere	Körper und Gesundheit
Arbeitsstätten und Berufe	Fahrrad und Straßenverkehr
Werkstoff und Werkzeuge	Früher und heute
Zeiteinteilung und Zeitablauf	Materialien und Geräte
Ich und die anderen	Versorgung und Entsorgung
Mädchen und Jungen	Mediengebrauch und Medienwirkung
	Luft, Wasser und Wärme
	Wetter und Jahreszeiten

Allerdings wird Sensibilität und Können von Grundschullehrern und -lehrerinnen gefordert, Inhalte und Ziele mit dem weitgespannten Begriff von Gesundheit in Verbindung zu bringen sowie die fast durchgängigen Chancen zu erkennen, gesunde Lebensweise zu initiieren.

Vorgaben für die Ausbildung von Grundschullehrern in den Lernbereichen Sachunterricht an der Universität Dortmund

Administrative Bedingungen

Nach der gültigen Lehramtsprüfungsordnung absolvieren Primarstufenstudenten und -studentinnen ihr Studium in 6 Semestern, die Prüfungszeit von 8 Monaten schließt sich an. Das Studium umfaßt insgesamt 120 Semesterwochenstunden (SWS). Davon entfallen 30 SWS auf erziehungswissenschaftliche Studien, 45 SWS auf ein Unterrichtsfach oder einen der Lernbereiche Sachunterricht/Gesellschaftslehre bzw. Sachunterricht/Naturwissenschaft/Technik; die restlichen 45 SWS verteilen sich auf 2 weitere Unterrichtsfächer, Deutsch und Mathematik.

Die besonderen Vorschriften für die beiden hier näher zu betrachtenden sachunterrichtlichen Lernbereiche legen für das Studium folgende Bereiche und Teilgebiete fest (nach: Ordnung der Ersten Staatsprüfungen für Lehrämter an Schulen in der Fassung vom 18. 11. 1985 – GV. NW. –, S. 777):

Sachunterricht Gesellschaftslehre		Sachunterricht Naturwissenschaft/Technik	
Bereich	**Teilgebiet**	**Bereich**	**Teilgebiet**
A Die natürliche und die gestaltete Umwelt des Kindes	1 Die natürliche Ausstattung der Erdoberfläche	A Wohn- und Lebensbereich des Kindes	1 Werkzeuge und Maschinen
	2 Eine Landschaft des Landes NRW in ihrer geographischen, wirtschaftlichen, sozialen und historischen Struktur		2 Konstruieren und Bauen
	3 Gestaltung der Umwelt (in verschiedenen Räumen und Zeiten)		3 Gefährdung und Schutz des Wohn- und Lebensbereichs (unter Berücksichtigung der Gefahren des Straßenverkehrs)
	4 Technik als Mittel und Gefährdung der Lebensbewältigung (unter Berücksichtigung der Gefahren des Straßenverkehrs)		4 Ernährungs- und Gesundheitspflege
			5 Versorgung und Entsorgung
		B Die unbelebte Natur in der Erfahrungswelt des Kindes	1 Wasser: Kreislauf, Bedeutung, Schutz
			2 Wetter und Klima, insbesondere Beobachtung und Deutung

Anlage 32 zu § 48 b LPO

B Das soziale und kulturelle Umfeld des Kindes
1. Gruppe, Familie, Nachbarschaft, Gemeinde und Gesellschaft
2. Geschlechtererziehung
3. Medienerziehung
4. Unterschiedliche Kulturen (ggf. in Gegenwart und Vergangenheit)

C Das wirtschaftliche und hauswirtschaftliche Umfeld des Kindes
1. Erzeugung, Verteilung und Verbrauch von Gütern
2. Arbeitsteilung in Wirtschaft und Gesellschaft
3. Arbeit, Freizeit, Lernen, Spielen
4. Wohnung, Kleidung, Ernährung

D Didaktik des Sachunterrichts
1. Lernbedürfnisse und Lernbedingungen der Grundschüler im Sachunterricht
2. Prinzipien, Methoden und Medien des Sachunterrichts
3. Unterschiedliche Konzeptionen des Sachunterrichts
4. Unterrichtsanalyse im Sachunterricht

Anlage 33 zu § 48 b LPO

3. Naturphänomene und ihre Deutung
4. Stoffe und ihre Eigenschaften

C Die belebte Natur in der Erfahrungswelt des Kindes
1. Der menschliche Körper; Geschlechtererziehung
2. Die heimische Tier- und Pflanzenwelt
3. Fortpflanzung, Wachstum, Entwicklung
4. Ordnung in der belebten Natur; Gefährdung und Schutz

D Didaktik des Sachunterrichts
1. Lernbedürfnisse, Lernbedingungen der Grundschüler im Sachunterricht
2. Prinzipien, Methoden und Medien des Sachunterrichts
3. Unterschiedliche Konzeptionen des Sachunterrichts
4. Unterrichtsplanung und Unterrichtsanalyse im Sachunterricht

Bereichs- und Teilgebietsformulierungen beider Studienrichtungen bieten Spielraum für eine inhaltliche Ausgestaltung der Lehrveranstaltungen und somit auch für Gesundheitslehren und -lernen im engen und weiteren Sinn.

Hochschuldidaktische Bedingungen

Die Frage ist allerdings, wie die bewußte Beachtung gesundheitlicher Aspekte und die Orientierung an gesundheitsbezogenen Maßstäben entwickelt und institutionalisiert werden kann.

Anders als im integrierten Unterrichtsfach der Grundschule sind im Lernbereich Sachunterricht/Gesellschaftslehre die Fächer Geographie, Geschichte, Sozialwissenschaften mit den Disziplinen Soziologie, Politikwissenschaft und Wirtschaftswissenschaft sowie die Fächer Hauswirtschaftswissenschaft und Technik beteiligt.

Das Lehrangebot für den Lernbereich Sachunterricht/Naturwissenschaft/Technik wird von den Fächern Biologie, Chemie, Physik, Geographie, Hauswirtschaftswissenschaft und Technik sichergestellt.

Nach der Bestimmung der Lehramtsprüfungsordnung sind einerseits die für den Unterricht relevanten Inhalte und methodischen Ansätze der beteiligten Fächer zu studieren und andererseits die erstmals verpflichtenden fächerübergreifenden Studien, die – entsprechend der fächerübergreifenden Konzeption des Unterrichtsfachs – u. E. in besonderer Weise für Gesundheitslernen geeignet sind, für die Prüfung nachzuweisen.

Leider ist es in den Auseinandersetzungen in den Primarstufenstudiengangskommissionen nur unzulänglich gelungen, fachspezifische Gesichtspunkte lernbereichsspezifischen Anforderungen unterzuordnen und für die äußerst knapp bemessenen fächerübergreifenden Studienanteile und Studienangebote gemeinsame Vorstellungen zu entwickeln.

Bis zu einer überzeugenden interdisziplinären, integrativen, fächerverbindenden Lernbereichszusammenarbeit als günstige Voraussetzung u. a. für Gesundheitslernen ist u. E. noch ein weiter und langwieriger Weg.

Der hierfür notwendige Prozeß kann Impulse bekommen durch die ständige Mitgliedschaft von Grundschulerziehungswissenschaftlern in den gesetzlich vorgeschriebenen Primarstufenstudiengangskommissionen. Grundprinzipien des Lehrens und Lernens in und für die Primarstufe können hierdurch eine weiterführende Verbreitung und Anwendung finden. Diskrepanzen in den Absichten und Begründung zwischen den Beteiligten können diskutiert und Annäherungen versucht werden.

Zu hoffen ist, daß eine konsequente primarstufenorientierte erziehungswissenschaftliche Ausbildungskonzeption im Sinne eines breiten Konsenses bezüglich der theoretischen Vorgaben für Lehren und Lernen in der Grundschule Studenten und Studentinnen mehr und mehr befähigen wird, die Lehrenden der Lernbereichsstudiengänge zu aktiver Auseinandersetzung herauszufordern und adäquate Lernbereichsangebote einzufordern.

Ein zusätzlicher Anstoß für die ernsthaftere Berücksichtigung der Belange der Grundschulpraxis wird sich aus der Tatsache ergeben, daß die Hochschulen sich ihrem Auftrag gemäß mehr und mehr der Lehrerfortbildung öffnen. Von den Verantwortlichen wird dabei davon ausgegangen, daß die Bedürfnisse der Lehrer und Lehrerinnen vor Ort – z. B. derjenigen, die in Nordrhein-Westfalen die neuen Richtlinien und erstmals die integrativen Lehrpläne für den Sachunterricht umzusetzen haben – ernst genommen werden und Fortbildungsangebote stärker als bisher darauf Bezug nehmen.

Stand des Gesundheitslernens an der Universität Dortmund

Im Umfeld der Lehrerausbildung kommt im Sinne einer „Klimaverbesserung"
den vielfältigen, von Rektorat und Hochschulverwaltung unterstützten Initiativen, Gesundheitslernen an der Universität Dortmund als breitangelegte Aufgabe
in Forschung und Lehre zu begreifen und zu entwickeln, eine bedeutsame Rolle
zu.

An den bereits zur Tradition gewordenen vom Fachbereich Gesellschaftswis-
senschaften, Philosophie und Theologie und dem „IDIS"-Institut veranstalteten
Studientagen z. B. beteiligen sich Wissenschaftler der verschiedenen Fachbereiche und Fachgebiete an der Bearbeitung der jeweils von der WHO gestellten
Thematik. Häufig ist damit erstmals eine ausdrückliche Befassung der Lehrenden mit gesundheitlichen Fragestellungen und eine Auseinandersetzung mit der
differenzierteren Sichtweise des Gesundheitsbegriffs verbunden; Fachinhalte
erfahren eine Umstrukturierung und Umgewichtung und kommen so indirekt
der Ausbildung künftiger Lehrer zugute.

Die Beteiligung von Experten wie Ärzten, Schulschwestern, Apothekern,
Sozialpädagogen und Laien außerhalb des Hochschulbereichs bringt zusätzlich wertvolle Anstöße und Anknüpfungspunkte für eine weiterführende Diskussion.

Tage der offenen Tür und kommunale Aktionen zur Förderung der Gesundheit sind darüber hinaus wichtige Kooperationsfelder.

Für die kontinuierliche Weiterentwicklung reichen diese punktuellen Aktivitäten und ihre Dokumentation allerdings nicht. Wichtig ist, daß anschließend
durchformt, konkretisiert, transformiert und gemeinsam an konzeptionellen
Orientierungen gearbeitet wird. Die personellen und hochschuldidaktischen
Voraussetzungen zur hierfür notwendigen längerfristigen und kontinuierlichen,
interdisziplinären oder multidisziplinären, theorie- und praxisbezogenen Arbeit
sind jedoch äußerst ungünstig.

Immerhin existiert inzwischen eine interdisziplinäre und fachbereichsüber-
greifende Arbeitsgruppe, an der auch das Gesundheitsamt der Stadt Dortmund
und das Institut IDIS, Bielefeld, beteiligt sind, die einen ganzheitlichen – als hu-
manökologisch bezeichneten – Forschungsansatz entwickelt hat. Dieser soll es
ermöglichen, aufgrund des konkreten Erfahrungs- und Bedeutungsgehalts den
Gesundheitsbegriff präziser faßbar zu machen.

In unmittelbarem Zusammenhang damit steht die Ermittlung und Entwicklung geeigneter Vermittlungs- bzw. Aneignungsformen für Inhalte und Instrumente, die besser als bisher ein gesundheitsförderliches Verhalten – Gesundheitslernen – initiieren können.

Gesundheitslernen beinhaltet danach für den einzelnen Menschen,
- sich als aktives Teilsystem eines Ganzen zu akzeptieren und Bewußtsein vom
  Einbezogensein in komplex-dynamische Wechselwirkungsprozesse zu entwikkeln,
- Ereignisse in ihrer Bedeutung für das Gleichgewicht von Lebenszusammen-
  hängen – für Gesundheit oder Krankheit – zu beurteilen,
- Kompetenzen zu aktivieren und zu entwickeln im Umgang mit sich selbst, der
  räumlichen Umwelt und anderen Menschen.

Diese Arbeitsgruppe trägt mit dem Einverständnis der jeweiligen Anbieter in jedem Semester gesundheitsrelevante Lehrveranstaltungen zusammen und weist diese unter der Überschrift „Gesundheitslernen" auf deutlich sichtbaren Plakaten an verschiedenen Stellen in der Universität aus. Die formelle Bekanntmachung unter der Rubrik „Veranstaltungen für Hörer aller Fachbereiche" wird in der nächsten Ausgabe des Vorlesungsverzeichnisses realisiert.

Die Teilnahme an diesem Angebot steht auch Interessenten aus der Berufspraxis offen, gleichgültig welche Bildungs- und Ausbildungsabschlüsse vorliegen. Es ist geplant, für verschiedene Gruppen das Angebot zu institutionalisieren und auszubauen.

Qualifizierung der Grundschullehrer und -lehrerinnen für Gesundheitslernen im Lernbereich Sachunterricht

Sensibilisierung für die eigene Befindlichkeit

Zur Qualifizierung der zukünftigen Lehrer und Lehrerinnen, die für das Gesundheitslernen im Rahmen des Sachunterrichts in der Grundschule in besonderer Weise vorbereitet werden sollen, ist zunächst eine Sensibilisierung für die eigene Befindlichkeit, für das eigene Gesundheitsverhalten und -handeln, nicht zuletzt in der Studien- und Lernsituation, vonnöten. Daß die weiter oben skizzierten Studienbedingungen an die zukünftigen Lehrerinnen und Lehrer u. a. für den Sachunterricht in der Primarstufe höchste Ansprüche stellen, liegt auf der Hand.

Zu beobachten ist, daß Studentinnen und Studenten als betroffene Individuen sich zunächst weitgehend verweigern und der Mitarbeit entziehen oder auch häufig an den Veranstaltungen nicht teilnehmen. Die Kommunikation untereinander ist äußerst dürftig; es gibt Gruppen, die sich zu Beginn der Veranstaltung anschweigen, z. T. über mehrere Sitzungstermine hinweg.

Zukünftige Lehrerinnen und Lehrer müssen u. E. sehr bewußt ihre eigene gesundheitsorientierte Lebensführung verantworten lernen, zum einen, weil sie Kindern und Eltern Beispiel und Orientierung geben, zum anderen weil hierin die Grundvoraussetzung für Zuständigkeit und Engagement zur gesundheitsgerechten und -förderlichen Gestaltung des kindgemäßen Schulalltags und des Gesundheitslernens liegt.

Gemeinsame Erlebnisse und Erfahrungen wie Exkursionen, Projekte, Feiern, intensive, offene und vertrauensvolle Gespräche sind gerade für diese Gruppe von besonderer Bedeutung.

Sind Behinderungen von Aufmerksamkeit, Aktivität, Denk- und Lernvermögen – von Wohlbefinden – erkannt und können sie artikuliert und evtl. erklärt werden, ist ein erster Schritt getan zum Suchen nach und zum Erproben von Problemlösungen, Abänderungen und Abhilfen, z. B. bezogen auf Hygiene-, Umwelt-, Licht- und Luftverhältnisse, Veranstaltungszeiten, Lehrangebotsgestaltung und Leistungsanforderungen, Mensa- und Cafeteriaverpflegung.

Befähigung für Gesundheitslernen als Prinzip

Bei den zukünftigen Grundschullehrerinnen und -lehrern müssen Einsicht und Vorstellungen wachsen für ein Gesundheitslernen als integrierten Teil der grundlegenden Bildungs- und Erziehungsarbeit. Die Lebensqualität von Kindern, Lehrerinnen und Lehrern im Schulalltag wird hiervon bestimmt und hat nicht geringe Auswirkungen auf das Leben außerhalb der Schule.

Wesentlich ist, daß Grundschullehrerinnen und -lehrer sich in diesem Prozeß als zuständig begreifen, als Zuhörer und Beobachter, als Informanten, Helfer und Berater, die Unterstützung und Orientierung anbieten. Von ihnen wird Ausgeglichenheit, Geduld, Zuwendung, Besänftigung, Ermunterung, Toleranz und Verständnis erwartet, aber auch Konsequenz, Überzeugungskraft und gerechte Beurteilung. Sie müssen ein praktisch anwendbares Instrumentarium erwerben, mit dem sie Anzeichen von Überforderungen, Behinderungen, Auffälligkeiten oder Mißhandlungen registrieren und eine entsprechende Fachkompetenz aus dem ärztlichen, sonderpädagogischen oder psychologischen Bereich zur Beratung und Unterstützung heranziehen können; u. a. können durch das Kennenlernen wichtiger Kooperationspartner beim Gesundheitsamt, in schulpsychologischen, sonder- oder ausländerpädagogischen Einrichtungen Distanzen und Hemmnisse, aber auch Chancen besser eingeschätzt werden.

Auch die Einsicht in die Notwendigkeit der Zusammenarbeit mit Vertretern aus dem Elementar- und dem Sekundarbereich gehört in diesen Qualifikationsbereich.

Grundlegung von Sachkompetenz

Der sachgerechte und sichere Umgang mit Richtlinien und Lehrplänen als Vorgaben für Schulleben und Unterricht ist für zukünftige Lehrerinnen und Lehrer grundsätzlich und für den fächerübergreifenden – gesundheitsbezogenen – Sachunterricht insbesondere von weittragender Bedeutung. Es geht dabei darum, für Auswahl und Bevorzugungen zugunsten von Zusammenhängendem, Verbindendem, Lebenswichtigem und die Lebenschancen Steigerndem vertretbare Begründungen zu artikulieren und sicher und parteiisch Chancen und Freiräume zu entdecken im Spannungsfeld zwischen staatlichem und elterlichem Druck.

In diesen Zusammenhang gehört auch, daß die Gelegenheit wahr- und angenommen wird, sich mit sachbezogenen Medien zu befassen und für Intentionen, Motivationsgehalt und Einsatzmöglichkeiten ein Analyse- und Beurteilungsinstrumentarium zu erwerben.

Verfügbare didaktische Modelle und Materialien werden in die Arbeit einbezogen, um einerseits versteckte und offengelegte Maßstäbe, Ziele und Begründungen kennenlernen, überdenken und erörtern zu können und andererseits, um für lebendiges Gesundheitslernen in der Schule Ideen zu sammeln und eigene Vorstellungen entwickeln zu können.

In der Kürze der zur Verfügung stehenden Zeit kann die notwendige Wissensfundierung nur angebahnt werden, wenn alle beteiligten Fachgebiete hierzu ihren Beitrag leisten, entsprechende Lehrangebote in Intention und Thematik gesundheitsrelevant akzentuieren und interdisziplinäre Angebote sich mehr und mehr in den Dienst dieser Sache stellen.

Wesentlicher als die Anhäufung von Wissen ist, daß gelernt wird, Informationen und Informationsquellen kritisch einschätzen zu können und die fortlaufende Ergänzungsbedürftigkeit des Gelernten einzusehen.

In regelmäßigen Abständen wird zur Thematik „Gesundheitslernen im Sachunterricht der Primarstufe" ein Seminar in Zusammenarbeit von medizinischer sowie haushalts- und ernährungswissenschaftlicher Fachkompetenz angeboten, das von den Lernbereichsstudenten in ungewöhnlich großer Zahl wahrgenommen wird.

Das Veranstaltungsprogramm beinhaltet grundlegende und orientierende Informationen über
- Gesundheits- und Krankheitsbegriffe,
- öffentliches Gesundheitswesen und seine Aufgaben,
- die Weltgesundheitsorganisation und ihre Aufgaben.

Die Aktualisierung des Wissens über anthropologische und sozialkulturelle Voraussetzungen des Unterrichtens und Lernens und deren Transformation auf Gesundheitslernen in der Grundschule im allgemeinen und im Sachunterricht im besonderen schließt sich an.

Das je spezifische Arbeitsprogramm wird in Absprache mit den Studenten festgelegt. Es bezieht den Lehrplan, Erfahrungen in der Schul- und Lebenspraxis, Probleme und besondere Anliegen ein.

Interessierende Themenkomplexe – die hier stichwortartig aufgeführt werden sollen – waren in den letzten Veranstaltungen:
- schulärztliche Dienste, Aufgaben, Zusammenarbeit von Arzt, Schule und Elternhaus; Kennenlernen des Gesundheitsamtes, seiner Einrichtungen, seines Mitarbeiterstabes; Kennenlernen anderer Institutionen, ihrer Aufgaben und Hilfsangebote wie Jugendamt, Erziehungsberatung, schulpsychologischer Dienst, Elternverbände, Kinderschutzbund;
- Impfen, Zahnarztbesuch, Krankenhausaufenthalt, Vorsorgeuntersuchungen, Zusammenarbeit von Arzt, Schule und Elternhaus, Problematik aus der Sicht des Arztes bzw. der Familie;
- Kinderkrankheiten, Auswirkungen auf die individuelle Entwicklung, Leistungsfähigkeit und -bereitschaft, Auswirkungen auf Integrationsfähigkeit und -bereitschaft;
- Notfälle im Alltag und Schulalltag, Erste-Hilfe-Maßnahmen;
- Körperhygiene, Zahnhygiene, Nahrungsmittel-, Schul- und Wohnhygiene; private und öffentliche Ansprüche und Verantwortlichkeiten, Reinigungs- und Waschmittel in ökologischer und gesundheitlicher Sicht;
- Wohnen und Gesundheit, Wohnbedürfnisse, Wohnraumansprüche; Spielen in der Wohnung und Wohnumgebung, Arbeiten und Zusammenleben in der Wohnung, Unfallgefahren im Haus und ihre Verhinderung;
- Konsumverhalten im Haushalt, Armut und Überfluß, Maßlosigkeit und Mißbrauch, Normen und Wertmaßstäbe für den Konsum;
- Essen und Trinken, Ernährungssozialisation, Ernährungsgewohnheiten, Eßkultur, Fehlernährung, ernährungsabhängige Krankheiten, Genußmittel-

probleme; bedarfsgerechte Ernährung von Schulkindern; Mahlzeiten und Zwischenmahlzeiten, Klassenfrühstück, Werbung für Lebensmittel, Lebensmittelqualität, Veränderung von Ernährungsgewohnheiten.

Lernende und Lehrende bestreiten anteilig das Programm. Im Hinblick auf Steigerung von Motivation und Bereitschaft, Gesundheitslernen in der Schule zu initiieren, wird besonderer Wert auf praktisches Tun und Erfahren gelegt durch die Durchführung von Exkursionen, durch Anreiz zu kleinen Untersuchungen und zur Präsentation von Arbeitsergebnissen, auch für eine weitere Öffentlichkeit.

Zusammenfassung

Möglichkeiten und Perspektiven des Gesundheitslernens sind bezogen auf die Grundschule und die Ausbildung von Grundschullehrern für den Sachunterricht in Nordrhein-Westfalen vorgezeichnet. Absicht und Verwirklichung stimmen allerdings bisher nicht überein.

An der Institutionalisierung und der Entwicklung eines angemessenen Konzepts in der Ausbildung der künftigen Lehrerinnen und Lehrer für den Sachunterricht muß weiterhin gearbeitet werden. Dabei ist auch an den Fortbildungsbedarf von Grundschullehrern und -lehrerinnen zu denken.

Von weittragender Bedeutung sind hochschulinterne Aktivitäten zur Sensibilisierung von Hochschullehrerinnen und -lehrern und von Vertreterinnen und Vertretern der Hochschulverwaltung und des Studentenwerks für gesundheitsförderliches Handeln in der Ausbildung, der universitären Lebens- und Lebensraumgestaltung und der Versorgung der Hochschulangehörigen.

Literatur

Horn HA (Hrsg) (1985) Gesundheitserziehung im Grundschulalter. Ärzte und Pädagogen im Gespräch. Informationstagung vom 21. bis 23. November 1984 in Bad Hersfeld, veranstaltet vom Arbeitskreis Grundschule e. V. und der Bundesvereinigung für Gesundheitserziehung e. V. BfG, Bonn, Beiträge zur Reform der Grundschule, Sonderband 47
Kasper H (1985) Gesundheitserziehung in der Grundschule – Begründungen und Zielvorstellungen; pädagogisches Konzept. In: Horn HA (Hrsg) Gesundheitserziehung im Grundschulalter. BfG, Bonn, S 33
Der Kultusminister des Landes Nordrhein-Westfalen (Hrsg) Richtlinien für die Grundschule und Lehrpläne für den Sachunterricht in der Grundschule. Greven, Köln

Lernen in der Grundschule –
das könnte auch Gesundheitslernen sein ...

B. Bauer

Einleitung

Ich möchte in einer kurzen Zusammenfassung zunächst einige Thesen zu einem humanökologischen Modell menschlicher Gesundheit, wie es in der Arbeitsgruppe „Gesundheitslernen" an der Universität Dortmund bisher formuliert wurde, vortragen. Dieses Modell stellt einen hypothetischen Entwurf dar, der im Rahmen von Forschungsprojekten empirisch fundiert werden soll. Ein Projekt zum „Gesundheitslernen" startet demnächst. Empirische Ergebnisse liegen bisher noch nicht vor.

Im 2. Teil dieses Beitrags werde ich Übertragungen auf den schulischen Bereich versuchen, um dann einige konkrete Schlußfolgerungen abzuleiten.

Der Titel „Lernen in der Grundschule – das könnte auch Gesundheitslernen sein ..." klingt provokativ und utopisch zugleich.

Einer detaillierten Analyse des Ist-Zustands der Grundschule bedarf es nicht, um hier die These zu vertreten, daß die Grundschule gewiß nicht der Ort ist, an dem Kinder „Gesundheit" lernen.

Ich möchte mich hier nicht in das weite Feld begeben, eine Definition von „Gesundheit" zu formulieren. Ich halte mich an die Aussage der WHO und verstehe den „Zustand vollkommenen physischen, geistigen und sozialen Wohlbefindens" als Gesundheit. Trotz aller Problematik weist diese sehr globale Aussage, die mehr einen Idealzustand beschreibt, doch auch auf die für die menschliche Gesundheit unabdingbare Verknüpfung physischer, psychischer und sozialer Faktoren hin.

Im folgenden werde ich einige Gesichtspunkte einer sowohl pädagogisch als auch klinisch orientierten Psychologie aufgreifen und zur Diskussion stellen.

Psychologische Überlegungen zu einem humanökologischen Gesundheitsbegriff

In der Psychologie finden sich inzwischen klassische Theorieansätze, die sich in ein übergreifendes humanökologisches Konzept menschlicher Gesundheit integrieren lassen.[1]

---

[1] Dies sind beispielsweise die Gestalt- und die Feldtheorie, die Systemtheorien und klinisch-psychologische Ansätze aus dem Bereich der humanistischen Psychologie wie die auf der Gestalttherapie basierende „integrative Therapie" (Fritz-Perls-Institut).

U. Laaser, G. Sassen, G. Murza, P. Sabo (Hrsg.)
Prävention und Gesundheitserziehung
© 1987 Springer-Verlag Berlin Heidelberg

Die für unsere Problemstellung zentralen Gedanken sollen in einer kurzen Skizze zusammengefaßt werden: Das Individuum wird als ganzheitlicher Organismus in seinem Umfeld betrachtet (Holismus) – die psychophysischen Prozesse sind Teile eines Ganzen (Isomorphismus).

Das Individuum steht mit seiner Umwelt in ständigem energetischem Austausch. Auf diese Weise bildet sich das je individuelle Person-Umwelt-Feld, der Lebensraum.

Mein subjektives Befinden ist immer eine Antwort auf dieses von mir gelebte und erlebte Person-Umwelt-Feld, in einer spezifischen Situation, an einem bestimmten Ort, zu einem bestimmten Zeitpunkt.

Charakteristika der Person – mit ihrer biophysischen, emotionalen, sozialen und intellektuellen Befindlichkeit – und Charakteristika des Umfeldes bilden gemeinsam das aktuelle Feld für das Erleben und Verhalten und für das Wohlbefinden und Mißbefinden.

Von ganz großer Bedeutung ist die Ganzheitlichkeit der Betrachtungsweise. Es werden nicht einzelne Teile des Ganzen isoliert betrachtet, vielmehr ist das gesamte „Gefüge" eines Systems – hier des Lebensraumes in seinem Kontext – Betrachtungsgegenstand.

Das klingt zunächst sehr theoretisch.

Stellen Sie sich vor: Sie arbeiten in einem Büro, das an einer vielbefahrenen Hauptverkehrsstraße liegt, keine Bäume, keine Blumen, aber Stahlbeton. Sie arbeiten in Ihrer jetzigen Tätigkeit. Je nach Person, so verschieden wie wir alle sind, bildet sich ein ganz anderes, ganz charakteristisches Person-Umwelt-Feld. Wir gestalten ja unseren Lebensraum auf dem Raster unserer individuellen Beschaffenheit, unserer Bedürfnisse, Gefühle, kognitiven Schemata, Einstellungen usw. Und dieses je individuelle Person-Umwelt-Feld besteht nun zum einen aus bewußt wahrgenommenen, erlebten und selbst gestalteten Anteilen, zum anderen aber auch aus nicht bewußt erlebten Faktoren, die dennoch überaus wirksam sein können.

Ich bleibe erst einmal auf der konkreten Ebene. Sie nehmen in diesem Büro möglicherweise den ständigen Geräuschpegel gar nicht mehr wahr – gegen diesen Krach haben Sie sich abgeschottet –, dennoch könnten Messungen zeigen, daß dieser Geräuschpegel von Ihrem Organismus durchaus als Störreiz aufgenommen wird, ebenso wie vielleicht das Raumklima eines Stahlbetongebäudes nachweisbare Spuren hinterläßt. Dazu kommt das von Ihnen erlebte soziale Klima u. v. m.

Es sind dies der Mensch in seinem Lebensraum – und hier sind alle Ebenen menschlichen Daseins eingeschlossen –, die Luft, die ich atme, der Himmel, die Pflanzen, das Klima, die Nahrung, die Häuser, nicht zuletzt auch in ihrer Ästhetik, meine Mitmenschen, meine Arbeit, meine Freizeit, meine Tageszeitung und die aktuellen Nachrichten vom Tage usw.

Mein Wohlbefinden und Mißbefinden sind ständig oszillierende, komplexe individuelle Antworten und verweisen auf die Qualität meines Lebensraums. So verstanden sind Gesundheit und Krankheit Polaritäten der Befindlichkeit des lebendigen Organismus in seinem Lebensraum. Krankheit ist somit auch ein Signal, das zur Veränderung der Lebenssituation anregen kann.

Diese vielfältige und vielschichtige Person-Umwelt-Vernetzung erfordert zwingend einen interdisziplinären Ansatz, wenn es um die menschliche Gesundheit geht.

Wir sahen schon an dem nur kurz angesprochenen Beispiel des wenig behaglichen Büros, wie viele unterschiedliche Bedingungen auf den ersten, nur oberflächlichen Blick ins Auge fallen, angefangen von der Arbeitszufriedenheit bis hin zur Geräuschkulisse usw.

Ein humanökologischer Ansatz menschlicher Gesundheit ist zwingend interdisziplinär. Bei den für die Gesundheit zentralen Fragen – wie Ernährung, Bewegung, Umgang mit Körper und Seele, Umgang mit anderen Menschen – ist erst die Zusammenarbeit vieler unterschiedlicher Disziplinen fruchtbar.

Darüber hinaus macht solch ein interdisziplinärer ganzheitlicher Ansatz auch die Entwicklung neuer, weiterführender wissenschaftstheoretischer und methodologischer Konzepte erforderlich. Eine rein additive Zusammenfügung bereits vorliegender wissenschaftstheoretischer Modelle wird dem „Gegenstand menschliche Gesundheit" nicht gerecht. Wesentlich für unser Vorgehen ist die Ermittlung und Vermittlung eines in der Erfahrungs- und Selbsterfahrungsebene verankerten Konzepts menschlicher Gesundheit.

Somit nehmen in dem startenden Projekt zum Gesundheitslernen Gesprächsgruppen und Intensivinterviews einen zentralen Stellenwert ein mit der Zielsetzung, den erlebten Zusammenhang zwischen subjektivem Befinden, Gesundheit-Krankheit, dem Verhalten und Erleben, Belastungen, Schwierigkeiten, Stärken und Kompetenzen und dem Kontext der Lebenssituation zu erhellen. In einem nächsten Schritt wird es dann darum gehen, Vermittlungsstrategien für gesundheitsförderliches Verhalten zu erarbeiten und zu vermitteln.

Der von uns anvisierte Gesundheitsbegriff ist nicht nur auf das Individuum zentriert – trotz aller Orientierung an der subjektiven Erfahrungsebene. Vielmehr besteht unser Anliegen darin, die wechselseitige Abhängigkeit Person-Umwelt in den Mittelpunkt zu stellen, die Bedeutung der Qualität der Umwelt auf den unterschiedlichen Ebenen menschlichen Daseins klar herauszuarbeiten und Kompetenzen zur „gesünderen" Gestaltung der individuellen Lebenssituation zu vermitteln.

In dem nun folgenden Abschnitt werde ich einige der zahlreichen Konsequenzen und Diskussionspunkte weiter verfolgen, die sich bei einer Übertragung der soeben dargestellten Konzeption menschlicher Gesundheit auf den Grundschulbereich ergeben.

Übertragung auf den schulischen Bereich

Zentral für den Lebensraum des Kindes sind zunächst die familiären Beziehungen, die Beziehungen zu Gleichaltrigen, die Schule. Wir können uns dieses in Form konzentrischer Kreise vorstellen, die von einem großen, alle kleineren Kreise umschließenden Kreis eingeschlossen werden: dem gesellschaftlichen, kulturellen und ideologischen Hintergrund, von dem der gesamte Lebensraum des Kindes durchfärbt ist. Der Grundschule als dem ersten Erfahrungsort institutionalisierten Lernens kommt in diesem System konzentrischer Kreise eine entscheidende Bedeutung zu.

Ein für das Kind gesundes Lernen und Leben ist in der Grundschule nur dann möglich, wenn seine grundlegenden Bedürfnisse zumindest teilweise beantwortet werden. Neben der Befriedigung seiner materiell-physischen Grundbedürfnisse sind dieses: emotionale Sicherheit, Akzeptiertwerden, Anerkennung und Bestätigung, Freude, Spaß, kreatives Tun, Neugier, der Wunsch, die Umwelt zu erkunden und zu begreifen – und das auch im wörtlichen Sinne –, Solidarität und sich in einer Gemeinschaft aufgehoben fühlen.

Denken wir noch einmal an die konzentrischen Kreise, so wird deutlich, daß sich in der Schule – ebenso wie in der Familie – genau jene gesellschaftlichen Strukturen wiederfinden, die der Gesundheit sowohl der Kinder als auch der Lehrer entgegenarbeiten.

Die Behauptung, die Schule macht krank, ist insofern falsch, als ein Großteil der Kinder bereits „krank" und „gestört", jedenfalls nicht im Sinne der Definition der WHO in vollem Wohlbefinden in die Schule kommt. Der Schule kann nicht die gesellschaftliche Aufgabe zugeschoben werden, zu reparieren, was kaputtgegangen ist. Gerade solches Ansinnen bedeutet wieder Überforderungen, die Lehrer kaputt machen.

Um noch 2 weitere Mißverständnisse von Gesundheitslernen in der Schule zu nennen: es geht auch nicht darum, eine heile Welt, einen Schonraum aufzubauen, in dem Lehrer und Kinder gesunden können. Ebensowenig können neue Rezeptologien und Technologien weiterhelfen.

Und worum soll es gehen?
Und wie soll das erreicht werden?

Ich komme zu dem ersten zentralen Punkt:

Gesprächsgruppen und Supervision für Lehrer

Lehrer(innen) sind das wichtigste Medium in den schulischen Erziehungs- und Lernprozessen und Modellpersonen, an denen sich ihre Schüler(innen) orientieren und die sie ganzheitlich imitieren (Bandura 1976).

Wenn die Zielsetzung der Grundschule „Gesundheitslernen in einem ganzheitlichen Sinne" sein soll, nehmen berufsbezogene Selbsterfahrungs- und Supervisionsgruppen für Lehrer(innen) einen zentralen Stellenwert ein.

Ehe nämlich Lehrer(innen), Eltern und Schüler gemeinsam beginnen, die Grundschule schrittweise so umzugestalten, daß gesundes Lernen und Leben möglich werden, müssen sie die vitalen Zusammenhänge, um die es hier geht, erst am eigenen Leibe erfahren und verstehen. Die Gestaltung des eigenen Lebens, das Umgehen mit Körpern, Gefühlen, Bedürfnissen, Schwierigkeiten und Belastungen des Alltages, aber auch Stärken und Kompetenzen – all dieses geht in das Berufsverhalten mit ein. Beruf und „Privatleben" durchdringen sich wechselseitig.

Im weiteren Verlauf der Gesprächsgruppen könnten für die Gesundheit zentrale Themen wie Ernährung, Bewegung, Umgang mit Gefühlen u. v. m. thematisiert werden, wobei Experten aus unterschiedlichen Fachrichtungen mitarbeiten sollten.

Aufbauend auf den Ergebnissen der Gesprächsgruppen kann die Umgestaltung des schulischen Alltags, der Inhalte und der Didaktik des Unterrichtens, der Lehrer-Schüler-Beziehungen beginnen, und zwar in kleinen Schritten, gemeinsam, in Zusammenarbeit mit Schülern, Eltern und beratenden Experten.

Es erscheint sinnvoll, in Zusammenarbeit mit einer Lehrer ausbildenden Hochschule im Rahmen eines Modellversuchs die Gesprächs- und Supervisionsgruppen zu beraten und zu begleiten sowie die Umsetzung in Unterricht und Erziehung gemeinsam zu entwickeln und zu erproben. Auf diese Weise können sich Hochschule und Grundschule in gemeinsamem Lernen gegenseitig anregen und weiterbringen.

Hier stoßen wir auf alte, bisher unerledigte Probleme in der Lehrerausbildung: die immer noch nicht aufgelösten Theorie-Praxis-Diskrepanzen, die viel zu theoretisch ausgerichtete Ausbildung und – gegenwärtig als neue Bedrohung der Lehrerausbildung – der Stellenabbau an den Hochschulen, die Lehrerarbeitslosigkeit bei immer noch akutem Lehrermangel und überhaupt, wie mir scheint, ein allgemeines Abflauen im bildungspolitischen Elan.

Aufgabe der Hochschule könnte es sein, Gesundheitslernen an Schulen in Form von Modellversuchen und Weiterbildungsangeboten zu initiieren, was ja auch teilweise schon geschieht.

Wenn es um „Gesundheitslernen" geht, so ist es nicht mit neuen Lehrinhalten, neuen Schulbüchern oder neuen Einzelmethoden allein getan. Unterrichten der Kinder beispielsweise in solchen Dingen wie Gebißpflege, Ernährungslehre etc. sind auch durchaus sinnvoll, aber im Rahmen der hier dargelegten Konzeption viel zu peripher, schlimmer noch: sie könnten eine Alibifunktion übernehmen.

Aus psychologischer Sicht erscheinen mir noch folgende Punkte besonders bedenkenswert:

Emotionale Sicherheit und Angstfreiheit

Sicherheit und Angstfreiheit bilden die unverzichtbare Basis für das Zusammenleben von Schülern und Lehrern, soll das Leben und Lernen an der Grundschule „gesundheitsförderlich" sein.

Vielfältige Konsequenzen liegen auf der Hand.

Eine Grundschule, die bereits Auslesefunktionen für die Zuordnung in die unterschiedlichen Schulkarrieren ausübt, kann nur sehr schwer Angstfreiheit vermitteln, da die Schüler(innen) dieses schon bald als Druck am eigenen Leibe, der im Elternhaus häufig noch fortgesetzt wird, erleben. Somit steht das gesamte bildungspolitische System zur Debatte, wenn Fragen des Gesundheitslernens in der Grundschule angesprochen werden. Auch das ergibt sich aus dem human-ökologischen Modell: die langsame Umstrukturierung nur eines kleinen Teiles des gesamten Systems kann nur der erste, wenn auch unverzichtbare Schritt sein. In der pädagogischen Psychologie sind die Voraussetzungen und die psychohygienischen Notwendigkeiten für einen weitgehend angstfreien Unterrichtsstil vielfach aufgewiesen worden. Doch lassen sich diese Grundlagen nicht allein theoretisch vermitteln, sondern bedürfen der lebendigen Ausgestaltung in Form von Supervisionen und Gesprächsgruppen.

Hier liegt also noch einmal eine Bekräftigung für die Notwendigkeit der oben erwähnten Gesprächsgruppen für Lehrer. Ich möchte noch einen weiteren wichtigen Punkt erwähnen:

Der persönliche Wahrnehmungsstil

Das Gewahrwerden der inneren und äußeren Gegebenheiten meines Lebensraumes setzt Offenheit im Kontakt zu mir selbst und zu meiner Umwelt voraus.

Der enge Zusammenhang zwischen Wahrnehmungsstilen und psychosomatischer Befindlichkeit ist in der Psychologie in den verschiedensten Zusammenhängen nachgewiesen worden. Ein abwehrender Wahrnehmungsstil wird mit Lücken im Kontakt zur eigenen Person und zur Umwelt bezahlt mit dem Folgepreis erhöhter Spannungen, die das psychophysische Gleichgewicht beeinträchtigen und zu Mißbefinden disponieren.

In einem Klima von Angstfreiheit und Sicherheit hingegen könnte sich in der Schule jene Offenheit entfalten, die ein genaues Gewahrwerden der individuellen inneren und äußeren Situation zuläßt.

Offenheit im Kontakt – das zieht vieles nach sich in der Schüler-Lehrer-Interaktion.

Ganz grundsätzlich muß der Lehrer darum bemüht sein, die kindliche Persönlichkeit zu akzeptieren – auch und gerade bei auftretenden Schwierigkeiten. Für das Kind ist dies eine der notwendigen Voraussetzungen bei der Gewinnung von Selbstakzeptanz.

Offenheit im Kontakt bedeutet ferner, daß die Schule kein Schonraum, keine heile Welt sein kann und zu sein braucht. Vielmehr finden sich die vielen Ungereimtheiten, Widersprüchlichkeiten, Schwierigkeiten des täglichen Lebens in der Schule wieder. Konflikte, nicht auflösbare Grenzen im Verstehen, all dieses braucht nicht verleugnet zu werden. Vielmehr kann das Kind lernen, daß Schwierigkeiten, Probleme, Schmerzen, Einsamkeit, Enttäuschungen unvermeidlich dazu gehören, vielleicht lernt es dann auch, daß man daran nicht kaputt zu gehen braucht, sondern Gegenkräfte entfalten kann.

Offenheit im Kontakt, Wahrnehmungsgenauigkeit, relative Angstfreiheit und Sicherheit gehen mit einer Stärkung der Ich-Funktionen einher. Ich-Stärke ist eine der grundlegenden Voraussetzungen dafür, gesund leben zu lernen.

Zusammenfassung

Die Grundschule könnte ein Ort der Prävention werden. Ziel des Lebens und Lernens in der Grundschule wäre dann vorrangig die Vermittlung von Kompetenzen für eine gesundheitsförderliche Gestaltung des eigenen Lebens – Kompetenzen für den Umgang mit sich selbst, den Mitmenschen und der Umwelt.

„Gesundheitserziehung" und „Umwelterziehung" sind wechselseitig aufeinander bezogen.

Damit die Grundschule solch ein Ort der Prävention werden könnte, bedürfte es vielschichtiger Umstrukturierungen – angefangen von der Bildungspolitik, der Lehreraus- und -weiterbildung bis hin zum alltäglichen Miteinanderumgehen in der Schule. Angefangen werden könnte in Form von Modellversuchen, die von den Hochschulen betreut und empirisch begleitet werden – im kooperativen Lernen.

Lehrer und Schüler haben aufeinander bezogene Probleme. In Lehrer-Eltern-Schüler-Gruppen können die oben skizzierten humanökologischen Zusammenhänge für die Gesundheit von Kindern und Erwachsenen, in der Selbsterfahrung verankert, nachvollzogen werden und darauf aufbauend schrittweise in den schulischen Alltag, das konkrete Verhalten, die Gestaltung des Unterrichtes und in die schulische Umgebung übersetzt werden.

Zugrunde liegt die Einsicht, daß verändertes Sehen und deutliches Gewahrwerden von Zusammenhängen der erste notwendige Schritt für die Einleitung von Veränderungen ist.

Literatur

Badura A (1976) Lernen am Modell. Klett-Cotta, Stuttgart

Praxisnahe Gesundheitserziehung in der Schule

G. Neuhaus

Einleitung

Unter dem Gesichtspunkt einer gesunden Entwicklung der Gesamtpersönlichkeit des jungen Menschen gilt es, die Schwerpunkte im öffentlichen Bildungswesen neu zu setzen. Dem Pauken von Einzelwissen sollte weniger Bedeutung zufallen als der emotionalen, zwischenmenschlichen und körperlichen Erziehung.

Meiner Ansicht nach kann sich die Gesundheitserziehung in der Schule nicht in gesundheitlicher Aufklärung erschöpfen. Die kognitive Überfrachtung der Schüler im Laufe des Schuljahres macht es nötig, vom informativen Charakter des Unterrichts abzuweichen.

Gesundheitserziehung ist die Beeinflussung und Lenkung von Einstellungen und Verhaltensweisen, die die Gesundheit betreffen. Sie beinhaltet die Vermittlung von Wissen zwischen Körpervorgängen und Lebensweise und von Hinweisen darauf, daß Gesundheit für unser Leben von wesentlichem Wert ist. Gesundheitserziehung beinhaltet auch die Vermittlung konkreter Vorschläge zur gesunden Lebensführung und die Verstärkung des Wunsches, Einstellungen und Verhaltensweisen aufzubauen, die auf das gewünschte Ziel Gesundheit hin ausgerichtet sind.

Falsches Verhalten wird durch das Beispiel des Elternhauses schon frühzeitig etabliert und in die Kindes- und Jugendverhaltensweisen übernommen. Hieraus ergibt sich die Forderung, dieses transparent zu machen und Alternativen zu den falschen Verhaltensweisen zu entwickeln. Diese entwickelten Alternativen nützen jedoch gar nichts, wenn sie nicht in ein Verhaltensrepertoire für die einzelnen Schüler umgewandelt werden.

Eine andere Grundüberlegung bezieht sich auf den Stellenplan der Schulen und die Finanzkraft der einzelnen Ministerien. Es wäre wünschenswert, daß zusätzlich zu dem vorhandenen Lehrerstamm Gesundheitserzieher an den Schulen etabliert würden; durch eine entsprechende Aus- und Weiterbildung der Pädagogen könnten hier die Voraussetzungen geschaffen werden. Tatsache ist allerdings, daß nach dem augenblicklichen Stand der Dinge dies in den meisten Bundesländern nicht der Fall ist. Ebenso glaube ich, daß die Förderung eines gesunden Lebensstils und die Entfaltung der Kinder Aufgabe eines jeden Lehrers ist. Eine ganzheitliche Erziehung, die die positiven Verhaltensweisen stärkt und fördert, müßte Ziel einer jeden Unterrichtsstunde und des gesamten

U. Laaser, G. Sassen, G. Murza, P. Sabo (Hrsg.)
Prävention und Gesundheitserziehung
© 1987 Springer-Verlag Berlin Heidelberg

Rahmenprogramms einer Schule sein. Somit sollte an den staatlichen Akademien wenigstens ein Minimum an Fortbildungsprogrammen im Bereich Gesundheitserziehung für alle Lehrer zur Pflicht werden.

Didaktische Grundüberlegungen

Ich habe die handlungsorientierte Gesundheitserziehung zum zentralen Punkt meiner Überlegungen gemacht.

Praxisfelder, in denen diese durchgeführt werden kann, sind insbesondere
- Wandertag,
- Landschulheimaufenthalt,
- Projektwoche,
- Schulfeste.

Der Autor hat in 2 Projektwochen und vielen Wochenendhüttenaufenthalten mit Schülern Erfahrungen zur praktischen Gesundheitserziehung sammeln können. Auf eine der beiden Projektwochen sei beispielhaft hier eingegangen.

Eine 4tägige Radtour von Konstanz am Bodensee nach Müllheim/Baden wurde als Hochrhein-Exkursion angeboten. Grundsätzlich war es von der Schulleitung und den Schulaufsichtsbehörden nicht erwünscht, daß Lehrer mit ihren Schülern in der Projektwoche den Schulort verließen. Die oben genannte Hochrhein-Exkursion wurde jedoch als Ausnahme genehmigt. Die Fahrräder wurden nebst Gepäck von Müllheim nach Konstanz in der Deutschen Bundesbahn mitgenommen. Die sich anschließende Radtour wurde in 4 Tagesetappen bewältigt. Zwei Sportlehrer bildeten die Gruppenleitung. Teilnehmer waren 15 Oberstufenschüler der 10. bis 13. Klasse. Insgesamt wurden 360 km mit dem Fahrrad gefahren. Wegen guten Wetters konnten alle Jugendherbergsübernachtungen abgesagt werden, und wir Lehrer schliefen mit den Schülern am Waldrand neben einem Lagerfeuer. Die gesamte Gruppe ging täglich gemeinsam einkaufen, diskutierte über das gemeinsam zu erstellende Essen, bereitete es gemeinsam zu und nahm auch alle Mahlzeiten gemeinsam ein. In vielen Rastpausen während der Radtour wurden Bewegungsspiele verschiedenster Art gemacht. Am Lagerfeuer abends wurden Rollenspiele durchgeführt, und es fanden Diskussionen statt. Bei mehrfachem Aufenthalt auf jeder Tagesetappe wurden Umweltprobleme in der freien Natur aufgezeigt und über Wege und Möglichkeiten zur Verhinderung von Umweltverschmutzung diskutiert. Mehrere Dorf-, Stadt-, Kirchen- und Museumsbesichtigungen gaben jedem Tag auch eine kulturelle Komponente. Neben der sportlichen Betätigung auf dem Fahrrad und Spielen in den Fahrpausen konnten wir auch täglich im Rhein baden oder ein Schwimmbad besuchen.

Auf diese Art und Weise enthielt das Gesamtprogramm für die 17köpfige Gruppe täglich gesundheitserzieherische Inhalte aus den Bereichen Bewegung, Ernährung, Psychohygiene, Sozialhygiene und Umwelthygiene. Dadurch, daß es als Aktivfreizeit (Hochrhein-Exkursion) deklariert war, wurde es dem Anspruch der Schulleitung und der Schulbehörde gerecht. Erst nach der Projektwoche in einer Nachbesprechung, als den Schülern in aufgeschlüsselter Form auf einer

Wandzeitung die gesamten Komponenten der 4 Tage vor Augen geführt wurden, wurde allen deutlich, daß dies Gesundheitserziehung in praktischer und reinster Form mit viel Freude und Kompetenzerweiterung war. Voraussetzung hierzu waren ein hohes Maß an Engagement bei allen 17 Teilnehmern, der Wille, 4 Tage lang das traute Heim zu verlassen, und die Bereitschaft, sich 4 Tage lang eng mit Nichtklassenkameraden, also relativ unbekannten anderen Schülern, sozial auseinanderzusetzen und sich um soziales Verhalten zu bemühen.

Dies ist in Kurzform geschildert, ein Beispiel, wie eine praxisnahe Gesundheitserziehung in einer Projektwoche gelaufen ist.

Begleitende motivierende Maßnahmen sind von Altersstufe zu Altersstufe verschieden und müssen von dem entsprechenden Lehrer oder Initiator einer Maßnahme situationsadäquat geplant werden. Grundsätzlich läßt sich allerdings folgendes festhalten:

Durch eine Urkunde, wie z. B. bei den Bundesjugendspielen, wird die Motivation gefördert. Eine Urkunde muß es aber nicht sein, es sind auch Medaillen, Abzeichen, ein Gesundheitspaß o. ä. denkbar.

Diese Urkunden oder Medaillen können durch das Kultusministerium oder Gesundheitsministerium verliehen werden, vielleicht zusammen mit einer Ärztekammer.

Für eine handlungsorientierte Gesundheitserziehung lassen sich Angebotsblöcke (s. unten) mit verschiedenen Schwerpunkten schaffen, aus denen die Schüler oder der Lehrer jeweils Teile herausnehmen und zu einem Gesamten zusammenfügen können. Es ist auch denkbar, daß ein kompletter Block verwirklicht wird.
- Dies ist ein Plädoyer für eine handlungsorientierte Gesundheitserziehung. Projektwoche: Gesundheit.
- Die Motivation der Schüler sollte durch externe Maßnahmen unterstützt und ausgeweitet werden.
- Die im Laufe des Jahres behandelten gesundheitserzieherischen Themen aus dem Fächerkanon der Schule können teilweise in Angebotsblöcken aufgeführt werden und somit eine Struktur für eine Projektwoche ergeben.

Folgende 5 Prinzipien sollten Leitprinzipien sein:

1. Die Schüler sind weitestgehend in die Planung mit einzubeziehen.
2. Jeder an der Gesundheitswoche teilnehmende Schüler oder Elternteil erhält ein Teilnahmezertifikat mit Aufschlüsselung des behandelten Inhalts.
3. Jeweils ältere Schüler werden dazu herangezogen, für jüngere Schüler Materialien sowie adäquate Verfahren zu erarbeiten und auch durchzuführen.
4. Eltern, Ärzte, Apotheker, Zahnärzte sowie das ortsansässige Gewerbe (Optiker, Metzger, Bäcker, Schuhgeschäfte usw.) werden, soweit wie eben möglich, an der Planung und Durchführung beteiligt.
5. Über die Gesundheitswoche erstellen die Schüler selbst eine Dokumentation, entweder durch einen kurzen Videospot oder durch den Druck einer Zeitung.

520   G. Neuhaus

Inhaltliches Spektrum der Angebotsblöcke unter dem Leitgedanken einer handlungsorientierten Gesundheitswoche

Es folgen jeweils einige Beispiele, da das Angebot je nach Schultyp und örtlichen Gegebenheiten variiert:

Ernährung
- Gemeinsames Einkaufstraining;
- gemeinsames Erstellen und Zusammenstellen eines Schulfrühstücks;
- jeden Mittag gemeinsam ein gesundes Mittagessen kochen (könnte als Kochkurs gewertet werden);
- konsequente Kalorien- und Nahrungsbestandteilbestimmung für alle Lebensmittel;
- Verhaltensweisen für kritische Situationen auf dem Nahrungs- und Genußmittelsektor über Rollenspiele ausprobieren und so das Repertoire des einzelnen Schülers erweitern.

Bewegungsaktionen
- Jeder Projektschüler erwirbt das Freischwimmerzeugnis (oder ein weiterführendes);
- Bau eines Trimmpfades;
- Bau eines bewegungsgerechten Schulhofes (Ausbau, Umbau) für die „aktive Pause";
- Pflege und Instandsetzung eines Trimmpfades;
- gemeinsame Radtour;
- DLRG-Kurs;
- Tanz mit Lehrern, Eltern, Nachbarn und Freunden (Volkstanz oder Jazztanz, alles willkommen).

Psychohygiene
- Repertoireerweiterung zur Konfliktbewältigung durch Rollenspiele und Gesprächskreise;
- Durchführung von Tests zur Feststellung der eigenen Fähigkeiten und Fertigkeiten (Berufsaffinitätstests, diese sind u. a. beim Arbeitsamt zu beziehen);
- Kurs: das Lernen lernen (angewandte Lernpsychologie);
- das Erlernen von Entspannungstechniken;
- Streßbewältigung als Beitrag zur Suchtprophylaxe durch Gesprächsführung, Rollenspiele, Entspannungstechniken, und hier auch durch physiologische Erläuterungen.

Untersuchungsaktionen
- Aufbau und Benutzung eines Kariestunnels (Verein für Zahnhygiene, Darmstadt).
- Die Schüler der Projektgruppe können der gesamten Schülerschaft das Gewicht messen und Über- oder Untergewicht anzeigen.
- Blutdruckmessung durch die Schüler auch in der Lehrerschaft, danach fachkundige Erläuterung.
- Alle Schüler könnten eine einfache Augenuntersuchung durchführen. Hierbei wäre es wünschenswert, wenn die Schüler der Projektgruppe wie schon beim

Blutdruckmessen in die Verfahrenstechniken eingewiesen würden. Ein örtlicher Augenarzt hilft hierbei.
- Das gleiche gilt für ein Audiogramm, evtl. in Zusammenhang mit einer Überprüfung des Gleichgewichtsorgans (HNO-Arzt).
- Wichtig erscheint mir eine Schuhgrößenbestimmung mit Hilfe eines von örtlichen Schuhgeschäft ausgeliehenen Apparates. Hierbei könnten alle Schüler der Schule im Laufe der Projektwoche durchgemessen werden (sehr viele Schüler tragen die falschen Schuhgrößen).
- Die Teilnehmer an diesem Gesundheitsprojekt könnten mit Fragebogen einen Querschnitt der Bevölkerung aus dem Umkreis der Schule nach bestimmten risikobehafteten oder gesunden Lebensweisen befragen (z. B. Erstellung eines Risikoprofils).
- Blutgruppenbestimmung der an diesem Projekt beteiligten Schüler (Eigenbestimmung).

Impfaktionen
- Gemeinsamer Besuch und Führung im nächsten Gesundheitsamt;
- Sichtung aller Impfausweise;
- gemeinsames Erstellen eines Impfplanes für jeden individuell;
- evtl. Umsetzung dieses für die Gruppe erstellten Impfplanes auch für andere Schüler.

Soziale Aktivitäten
- Gemeinsames Teilnehmen an der Aktion „Essen auf Rädern";
- Betreuung Kranker im Krankenhaus (Mithilfe auf Station, Besorgungsgänge erledigen, Geschichten vorlesen, gemeinsames Malen und Basteln);
- Betreuung von Alten und Behinderten zuhause;
- Betreuung von psychisch Kranken, evtl. Besuch einer Anstalt; Möglichkeit der Mithilfe suchen.

Umweltaktionen
- Gemeinsame Bachreinigungsaktionen;
- Waldrandreinigungsaktionen;
- Mülldifferenzierungskampagnen;
- Fragebogenaktionen hierzu bei der Bevölkerung;
- Aufklärungsaktionen für die eigene Gruppe und die Schüler der gesamten Schule sowie für die Bevölkerung;
- Erarbeitung und Erstellung von entsprechendem Plakat und Wandzeitungsmaterial;
- Herstellung von Bilderwänden für Demonstration und Aufklärungsarbeit, z. B. in einer Fußgängerzone, auf Märkten usw.

Rahmenbedingungen für eine praxisnahe Gesundheitserziehung

Mindestens ein Lehrer (Referendar) an jeder Schule muß mit Inhalten, Methoden und Organisationsformen der praktischen Gesundheitserziehung vertraut sein.

Die Referendare sind durch eine Ausbildung am Studienseminar alle erreichbar und könnten in den 2 Jahren des Referendariats praktisch und theoretisch kompetent gemacht werden.

Die Gesundheitserziehung ist als fächerübergreifendes Prinzip durchgängig für das ganze Jahr über ein Vorbildverhalten der Lehrer sehr stark zu fördern.

Es ist anzustreben, daß so viele Lehrer wie möglich an Fortbildungsveranstaltungen zur Gesundheitserziehung (hier auch ein großer Anteil an Selbsterfahrungskursen) teilnehmen.

Damit das Lehrpersonal auch für eine praxisorientierte Gesundheitserziehung kompetent ist, bedarf es der Ausbildung. An jedem Studienseminar könnte ein Dozent für Gesundheitserziehung etabliert sein. Das jeweilig zuständige Gesundheitsministerium könnte zusammen mit dem Kultusministerium diese Stelle besetzen. Der Stelleninhaber könnte parallel zur Ausbildung der Referendare am Seminar Fortbildungsveranstaltungen an den staatlichen Einrichtungen für die Lehrerfortbildung geben. Somit würden auch schon ältere Lehrer noch in der praktischen Gesundheitserziehung ausgebildet.

Vorteile des vorhandenen Konzepts

- An fast allen Schulen werden Referendare ausgebildet. Schon sehr bald nach Einführung der gesundheitserzieherischen Ausbildung für die Referendare wäre also flächendeckend an den Schulen ein Ansprechpartner vorhanden.
- Je nach Bundesland werden nur rund 5–10 % der ausgebildeten Referendare in der Schule eingestellt. Diese Anzahl ist zwar gering, jedoch bilden diese neu hinzugekommenen Lehrer dauerhaft einen festen Ansprechpartner für die Gesundheitserziehung.
- Referendare, die nicht in den Schuldienst übernommen werden, haben durch die Gesundheitserziehung neben ihren pädagogischen und fachdidaktischen Fähigkeiten eine weitere Kompetenz erworben.
- Somit ist die Möglichkeit gegeben, daß einige von diesen nichteingestellten Lehrern in Kurkliniken, Rehabilitationskliniken, Krankenhäusern, kommunalen Arbeitsgemeinschaften, Gesundheitsämtern und sonstigen Institutionen des Gesundheitswesens eine Arbeit finden.
- Die Lehrer, die später in der Wirtschaft einen Arbeitsplatz bekleiden, bilden dort auch ziemlich bald einen großen Kreis an gesundheitserzieherischen Ansprechpartnern.

Prävention und Kompensation von Atmungs- und Herz-Kreislauf-Schwächen durch Spiel- und Übungsformen im Sportförderunterricht

H. Hahmann

Einleitung

Ausgangspunkt dieses Beitrags sind die theoretischen Erkenntnisse, daß sich die Einflüsse der Umwelt auf den lebenden Organismus positiv, aber auch negativ auswirken können. Demnach nimmt die körperliche Aktivität im allgemeinen und die sportliche im besonderen als komplexer Reizfaktor entwicklungsfördernden Einfluß auf morphologische und funktionelle Strukturen.

Ebenso ist belegt, daß Bewegungsmangel zu Fehlentwicklungen im passiven und aktiven Bewegungsapparat führen kann, wodurch Leistungs- oder Haltungsschwächen beim Individuum die Folgen sein können. In diesem Beitrag wollen wir zeigen, wie bei geschwächten Heranwachsenden durch ausgewählte Spiel- und Übungsformen eine Förderung der Atmungs- und Herz-Kreislauf-Funktion erreicht werden kann. Es gilt, der Haupttodesursache unserer Bevölkerung – nämlich die der Herz-Kreislauf-Erkrankungen – durch Prävention (Prophylaxe) entgegenzuwirken. Im Sinne einer Kompensation sollen durch Krankheit, Bewegungsmangel oder anlagebedingt Leistungsschwächen in diesem Bereich (bei Hyper-, Hypotonikern, Fettleibigen, Adipösen) behoben werden. Die Betroffenen können letztlich auf dem Wege der Leistungsssteigerung über die Anpassung an Alltagssituationen die Aufnahme in Spiel- und Sportgemeinschaften Gleichaltriger erlangen.

Wir sind mit Gottschalk et al. (1986) derselben Ansicht, daß nach den Erkenntnissen von Biowissenschaften und Sportmedizin durch regelmäßige körperliche Beanspruchung bzw. sportliches Training sich folgende Ergebnisse einstellen:
- „Ein trainierter Organismus verfügt über verbesserte funktionelle Regulationsmöglichkeiten, die bei den unterschiedlichen Anforderungen wirksam werden können.
- Ein trainierter Organismus bewältigt eine vergleichbare körperliche Belastung (Alltagsbewegung) leichter, weil infolge der eingetretenen Adaptation die funktionelle Regulationsbreite beträchtlich erweitert ist.
- Ein trainierter Organismus baut nach einer natürlichen Ermüdungsphase verbrauchte Energien für eine erhöhte Leistungsbereitschaft schneller wieder auf.
- Ein trainierter Organismus bildet eine Grundlage für eine insgesamt verbesserte Lebensqualität des Menschen" (Gottschalk et al. 1986).

U. Laaser, G. Sassen, G. Murza, P. Sabo (Hrsg.)
Prävention und Gesundheitserziehung
© 1987 Springer-Verlag Berlin Heidelberg

Ziele und Inhalte des Sportförderunterrichts

Der Sportförderunterricht (SFU), der in seiner Zielfunktion zwischen dem obligatorischen Sportunterricht und dem Behindertensport liegt, aber ebenso im vorschulischen Alter vorbeugend auf Haltungs- und Bewegungserziehung ausgerichtet ist, vertritt primäre Belange, die auf Gesundheitsstabilisierung bzw. Gesundheitserziehung angelegt sind. Auf dieser Basis wird weitgehend die Verbesserung einer vielseitigen Leistungssteigerung angestrebt, um die Voraussetzungen für ein lebenlanges Sporttreiben zu ermöglichen.

Nach diesen Intentionen werden unsere Inhalte einmal bestimmt von der Leistungsfähigkeit des Organismus und andererseits von der Wirkungsweise ausgewählter Leibesübungen. Wir wirken somit im Sinne der Prävention einer zunehmenden Verschlechterung der Funktionstüchtigkeit entgegen und wollen im Sinne der Kompensation eine Anpassung der Organsysteme an erhöhte Belastungen erreichen. Aus dieser Ziel- und Inhaltsbestimmung ergeben sich für den SFU 5 Lernzielebenen:
- Förderung der koordinativen Fähigkeiten,
- Förderung muskulärer Halteleistungen,
- Verbesserung der Atmungs- und Herz-Kreislauf-Funktionen,
- Integration verhaltensauffälliger Kinder,
- Anbahnung sportmotorischer Handlungen.

Biologisch-medizinische Erkenntnisse zur Förderung der Ausdauerleistung

Nach der hier gestellten Thematik können wir unter Beachtung der „Arndt-Schulz-Regel" die Ausdauerentwicklung nach biologischen Gesetzmäßigkeiten fördern, wenn folgende Perspektiven beachtet worden:
- Eine Unterforderung des Individuums führt zur Minderung von Funktion und Struktur.
- Eine Vielzahl von Anforderungen allein, die nicht der Herz-Kreislauf-Atmungs-Funktion entsprechen, bleibt unwirksam.
- Eine positive Einwirkung auf den Organismus kann nur erreicht werden, wenn sich in kontinuierlicher Folge aus mäßigen Anforderungen optimale und hohe Anforderungen entwickeln.
- Überforderungen können nicht nur zu negativen biologischen Reaktionen führen, sie wirken sich auch negativ auf die Motivation aus.

Die individuelle Ausdauerleistung zu erfassen, ist seit langem das Anliegen von Arbeits- und Sportmedizinern. Pfeiffer (1969) sowie Hollmann u. Hettinger (1976) gehen in der Systematisierung von Ausdauerarten davon aus, daß in den dynamischen physischen Belastungen mehr als ein Sechstel der Skelettmuskulatur in vorgegebenen Zeiten zu beanspruchen sind. Bekannte und weitgehende korrelative Beziehungen zwischen muskelphysiologischen und neurophysiologischen mit dem Herz-Kreislauf-System sollen hier nicht weiter verfolgt bzw. untersucht werden. Ebenso können wir nicht auf Differenzen von Systematisierungsversuchen oder auf Verbindungen eingehen, die zwischen den folgenden Ausdauerarten bestehen:

- Schnelligkeitsausdauer,
- Kurzzeitausdauer,
- Mittelzeitausdauer,
- Langzeitausdauer.

Ganz allgemein wird unter dem Begriff Ausdauer die psychophysische Ermüdungswiderstandsfähigkeit des Menschen (Sportlers) verstanden. Nach Frey ist Ermüdung die reversible Herabsetzung der Funktionsfähigkeit des Organismus als Folge psychophysischer Beanspruchung (Frey 1981, S. 94 u. 95).

Man unterscheidet verschiedene Formen der Ausdauer, wie z. B. allgemeine und lokale, statische und dynamische, aerobe und anaerobe Ausdauer, Schnelligkeits-, Kurzzeit-, Mittelzeit- und Langzeitausdauer. Die Kriterien, die einer solchen Unterteilung zugrunde liegen, sind: der Anteil der eingesetzten Muskulatur, die Arbeitsform, die Energiebereitstellung und die Belastungsdauer.

Die Begriffe allgemeine und lokale Muskelausdauer beziehen sich auf den Anteil der bei der Bewegung eingesetzten Muskulatur. Bei der allgemeinen Muskelausdauer werden mehr als ein Sechstel bis ein Siebtel der Skelettmuskulatur eingesetzt, wohingegen bei der lokalen Muskelausdauer entsprechend weniger als ein Sechstel bis ein Siebtel der Skelettmuskulatur benötigt werden.

Die Begriffe statisch und dynamisch beziehen sich auf die Arbeitsform der Muskulatur. Bei der dynamischen Ausdauer kommt es zum fortlaufenden Wechsel zwischen Kontraktion und Entspannung; die Widerstände müssen also überwindbar sein. Bei der statischen Ausdauer kontrahiert der Muskel ausdauernd; er verrichtet also Haltearbeit.

Die Begriffe aerob und anaerob beziehen sich auf die muskuläre Energiebereitstellung. Bei der aeroben Ausdauer steht genügend Sauerstoff zur oxidativen Verbrennung (Sauerstoffgleichgewicht) zur Verfügung. Demgegenüber ist bei der anaeroben Ausdauer das Sauerstoffangebot, in bezug auf den Sauerstoffbedarf, unzureichend. Es wird ein Sauerstoffdefizit eingegangen. Hierbei kommt es zu einer verstärkten Milchsäurebildung. Wird der Wert von 4 mmol/l Milchsäure im arteriellen Blut überschritten, handelt es sich um anaerobe Ausdauer. Bei Kindern ist dieser Wert niedriger anzusetzen. Er liegt bei ca. 3 mmol/l Milchsäure (vgl. Peters 1980, S. 44; auch Rost et al. 1980, S. 59).

Begriffe wie Schnelligkeits-, Kurzzeit-, Mittelzeit- und Langzeitausdauer beziehen sich auf die Belastungsdauer. Der Abgrenzung liegen trainingsmethodische Aspekte, wie z. B. Wettkampfzeit bei Läufen, Intensitäten und deren leistungsbestimmende Faktoren, zugrunde. So dominiert bei der Schnelligkeitsdauer die anaerobe und bei der Langzeitdauer die aerobe Energiebereitstellung. Auf eine genaue zeitliche Zuordnung kann in diesem Rahmen verzichtet werden, da diese vorwiegend aus der Sicht des Leistungssports vorgenommen wird und so nicht auf Schüler, aber auch Untrainierte, übertragen werden kann (vgl. Peters 1980, S. 16 ff.).

Für unsere Adressaten kommen aus entwicklungs- und altersbedingten Kriterien für die Förderung der Ausdauerleistung v. a. die Mittelzeit- und Lanzeitausdauer in Betracht. Nach Peters (1980, S. 16) kann auch die Kurzzeitausdauer, in der zwar die anaerobe Energiegewinnung aus Kohlenhydraten erfolgt, begrenzt eingesetzt werden, weil auch im späteren Kindesalter die anaerobe Energiewandlung durch Beanspruchung zu verbessern ist. Wir wollen in unseren Vorschlägen für die Spiel- und Übungsformen hauptsächlich die oben genannten beiden wesentlichen Ausdauerarten berücksichtigen.

Die Mittelzeitausdauer ist charakterisiert durch die zunehmende (überwiegende) bis dominierende aerobe Energiebereitstellung. Die Bedeutung einer hohen Herz-Kreislauf-Leistungsbreite und guter Lungenfunktion sowie eines hohen Niveaus der Sauerstoffumsetzung wächst für die Ausdauerart stark an.

Die Langzeitausdauer wird fast ausschließlich durch den aeroben Stoffwechsel bestimmt.

Aus diesem Zusammenhang von biologischen Prozessen und Belastungen durch Spiel- und Übungsformen, die durch sportmedizinische Kennziffern wie Sauerstoffaufnahme, Sauerstoffpuls, Herzgröße u. a. zu erfassen sind, kommen Paul et al. (1971), Israel u. Lorenz (1975) sowie weitere Autoren zu der Erkenntnis, daß es bei einer systematischen, methodisch richtigen Schulung der Mittel- und Langzeitausdauer zu Adaptationen in vielen Funktionssystemen kommt.

Im Sportförderunterricht steht die allgemeine dynamische aerobe Ausdauerschulung im Mittelpunkt. Diese Form der Ausdauerbelastung, die wir durch die extensive Intervallmethode und Dauerleistungsmethode erreichen, ist für Kinder aus medizinischer Sicht unbedenklich und wünschenswert, da sie unter dem gesundheitlichen Aspekt den höchsten Stellenwert besitzt.

Für den Lehrer gilt es, neben den sachspezifischen Kriterien, die auf einen funktionalen und morphologischen Trainingseffekt abzielen, gleichrangig durch sein pädagogisches Geschick ein Vertrauensverhältnis herzustellen, damit Lern- und Anstrengungsbereitschaft beim Heranwachsenden zu einer primären Motivation führen. Wir haben in vielen Versuchen festgestellt, daß gerade in der Ausdauerschulung die individuellen Bedürfnisse und Motive wesentliche Anregungsvariablen sind, um Mitarbeit und Sachverständnis sowie Leistungsbereitschaft der Kinder zu erhalten.

Untersuchungsergebnisse zur Ausdauerschulung

In unserer Effizienzuntersuchung an 4 Grundschulen der Stadt Ludwigshafen konnten wir im Schuljahr 1983/84 sowohl die oben angeführten allgemeinen Erkenntnisse von Gottschalk et al. bestätigen, als auch speziell die Verbesserung der Ausdauerleistungen nicht nur in Fallstudien, sondern auch im Gruppenvergleich belegen (vgl. Hahmann 1986):

Didaktisch-methodische Grundlagen

Diese Leistungsverbesserung zeigt den Erfolg eines 8monatigen Schulversuchs, in dem die 5 oben genannten Lernzielebenen berücksichtigt wurden und im Epochalunterricht nicht nur biologisch-medizinische Erkenntnisse zugrunde lagen, sondern auch pädagogische Prinzipien zu beachten waren, die wir hier nur andeuten können.

a) 600-m-Lauf (Dauer in s): Gruppenvergleich für die Eingangs-*(I)* und Abschlußuntersuchung *(II)*

		n	$\bar{x}$	s	Differenz	Signifikanz
Gesamtstichprobe	I	237	224,09	21,11	18,12	0,000
	II	237	205,97	19,18		
SFU nicht ausgewählt	I	132	218,85	19,97	17,20	0,000
	II	132	201,65	16,61		
SFU ausgewählt	I	105	230,69	20.73	19,28	0,000
	II	105	211,41	20,83		
SFU-Teilnahme (0–24 %)	I	29	229,17	20,99	17,14	0,000
	II	29	212,03	17,00		
SFU-Teilnahme (50–100 %)	I	60	228,60	18,67	20,67	0,000
	II	60	207,93	19,96		
SFU-Teilnahme (75–100 %)	I	32	231,00	21,32	22,16	0,000
	II	32	208,84	23,83		
Jungen	I	130	221,03	21,59	17,58	0,000
	II	130	203,45	18,91		
Mädchen	I	107	227,81	19,98	18,76	0,000
	II	107	209,05	19,15		

b) 8-min-Lauf (Länge in m): Gruppenvergleich für die Eingangs-*(I)* und Abschlußuntersuchung *(II)*

		n	$\bar{n}$	s	Differenz	Signifikanz
Gesamtstichprobe	I	51	1171	148	73	0,000
	II	51	1244	135		
SFU-Teilnahme (50–100 %)	I	47	1181	145	69	0,000
	II	47	1250	132		
SFU-Teilnahme (75–100 %)	I	28	1185	158	74	0,001
	II	28	1259	124		
Jungen	I	24	1177	161	73	0,008
	II	24	1250	133		
Mädchen	I	27	1166	139	72	0,000
	II	27	1234	138		

Kinder sollen Spaß und Freude an der Ausdauerschulung haben. Auf ein abwechslungsreiches Spiel- und Übungsangebot, das ihren Bedürfnissen sowie ihrer Leistungsfähigkeit entspricht, ist deshalb besonders zu achten. Dem leistungsschwachen Schüler ist die Verbesserung seiner Ausdauerleistung ständig bewußt zu machen, d. h. eine positive Verstärkung zu geben, wie beispielsweise:

„Du kannst jetzt schon 5 min ohne Gehpause laufen." Die Beachtung der individuellen Leistungsverbesserung ist in der Anfangsphase unserer gezielten Schulung das Hauptkriterium. Erst wenn gewisse Normen erreicht werden konnten, wie sie z. B. das Sportabzeichen, Frei- und Fahrtenschwimmen verlangen, lassen sie sich als zusätzlicher Anreiz zur Leistungssteigerung sowie als Trainingsziel mit in den Unterricht einbeziehen.

Eine Überforderung der Kinder muß aus gesundheitlichen und psychischen Gründen vermieden werden. Kinder, die beim Unterricht überfordert werden, verlieren sehr schnell die Lust am Ausdauertraining; positive Einstellungen zu einem regelmäßigen Ausdauertraining lassen sich dann nicht entwickeln. Die Effektivität hängt grundsätzlich vom Überschreiten der physiologisch wirksamen Reizschwellen ab. Es ist im Sportförderunterricht bei den heterogenen Leistungsvoraussetzungen der Schüler nicht immer einfach, sie in ihrer individuellen Leistungsfähigkeit zu erfassen. Darum müssen hauptsächlich derartige Trainingsmittel und -methoden eingesetzt werden, die das Prinzip der individuellen und differenzierten Belastung gewährleisten.

Der Lehrer muß auf äußere Anzeichen, die auf eine Überbelastung der Schüler hinweisen, achten und in seinen Entscheidungen reagieren. Starkes Schwitzen, blasses Mund-Nasen-Dreieck bei hochrotem Kopf, Gesichtsblässe, verminderte Konzentration und verschlechterte Bewegungskoordination bei starker Ermüdung sind einige bekannte Erscheinungsbilder. Die Pulsfrequenzmessungen, die von Schülern möglichst früh eingeübt werden sollten, können Hinweise auf die Belastungshöhe geben. Entsprechend muß bei überbelasteten Kindern die Belastungsintensität reduziert werden, wie beispielsweise durch das Einschalten von Gehpausen oder durch die Abwandlung der Aufgabenstellung. Diese Maßnahmen, die wir als innere Differenzierung zu betrachten haben, belassen das Kind in der Gruppe.

Grundsätzlich sollte der Schüler von der gesundheitlichen Notwendigkeit eines Ausdauertrainings überzeugt werden. Gerade das selbständige Ausdauertraining während der Freizeit außerhalb und nach der Schulzeit muß durch den Sportunterricht vorbereitet werden. Hierfür wären zur Vermittlung von Kenntnissen für den Komplex Ausdauer zu nennen:
- Bedeutung der Ausdauer für Leistungsfähigkeit, Gesundheit, Wohlbefinden;
- Gefahren des Bewegungsmangels für die Funktion des Herz-Kreislauf-Systems;
- Wissen um Stoffwechselvorgängen bei der Ausdauerleistung;
- Belastungskriterien nach Erkenntnissen der Trainingslehre;
- Selbstkontrolle und Bewertung der Ausdauerleistung;
- Kenntnisse über Trainingsmittel und Methoden in der Ausdauerschulung.

Im Ausdauertraining sind v. a. neben den bereits genannten Grundsätzen für die Förderung die Prinzipien der progressiv ansteigenden Belastung und der Regelmäßigkeit des Trainings zu beachten.

Bei Erkrankungen (Infekte, Fieber) und in der Rekonvaleszenz dürfen Kinder an der Ausdauerschulung nicht teilnehmen.

Hitze und feuchtwarme Witterung beanspruchen im besonderen Maße das Atmungs- und Herz-Kreislauf-System, so daß die Belastungsintensität entsprechend dosiert werden muß. Die Kleidung muß grundsätzlich den Witterungsbedingungen angepaßt werden, damit es nicht zur Überhitzung des Körpers kommt.

Die Ausdauerschulung sollte nach Möglichkeit im Freien durchgeführt werden. Neben den besseren Sauerstoffbedingungen wirken v. a. Kälte- und Wärmereize auf die Durchblutung der Haut und die Widerstandsfähigkeit des Organismus gegenüber Erkältungskrankheiten. Wir werden in unserer folgenden Zusammenstellung von Übungs- und Spielformen keine Differenzierung vornehmen, weil viele Beispiele sowohl im Freien als auch in der Halle durchzuführen sind.

Auswahl von Spiel- und Übungsformen zur Ausdauerschulung

Diese Zusammenstellung von Übungs- und Spielformen kann lediglich als Empfehlung verstanden werden. Unsere Angebote gehen vom fähigkeitsorientierten Ansatz aus und sollten zu einer systematischen Förderung der Ausdauerleistung führen. Wir unterscheiden an dieser Stelle nicht nach Altersgruppen und Geschlecht. Ebenso beschränken wir uns für die Auswahl der Übungsformen auf das Laufen und die kleinen Spiele. Hierbei wollen wir v. a. auf die Funktionen des Herz-Kreislauf-Atmungs-Systems, die muskuläre Beanspruchung und die neurophysiologischen Vorgänge achten und die Antriebs- und Ausführungsregulierungen einbeziehen. Alle Angaben über Umfang und Intensität, d. h. Zeitangaben, Streckenlängen, Pausen, Wiederholungen, müssen jeweils auf den Leistungsstand des Kindes bzw. der Gruppe, bezogen werden.

Nach der Dauermethode – bei der die Geschwindigkeit kontinuierlich sein kann, aber auch Belastung und Intensität variieren können – bieten sich folgende Variationsmöglichkeiten für das Laufen an:
- Minutenläufe (1–10 min) auf dem Sportplatz, Schulhof und anderen Räumlichkeiten.
  An der Spitze laufen schwache, mittlere, starke Schüler, der Lehrer.
  Wer kann 2, 3 . . . 10 min laufen?
- Rundenläufe (100–1200 m).
  Anzahl der Runden nach dem Grundmaß angeben; Laufmeter angeben.
  Wer kann 2, 3 . . . 8 Runden laufen?
- Dreieckslauf (30–80 m).
  Schulung des Tempogefühls nach Zielpunkten und Zeitangaben; Seitenlänge nach Leistungsfähigkeit differenzieren.
  Wer erreicht in vorgegebener Zeit den Zielpunkt bzw. Ausgangspunkt?
- Variationsläufe mit Aufgabenstellungen.
  Laufen in Reihen (Riegen - Gruppen- oder Klassenverband);
  Laufen paarweise, in Dreiergruppen mit Führungswechsel;
  Laufen in Gruppen mit Aufgabenstellungen (Hindernisse umlaufen, Gegenstände transportieren u. a.).
- Tempowechselläufe (1–10 min).
  Anpassung an Strecken und Gelände durch Tempowechsel;

markante Punkte im Gelände, auf dem Sportplatz, dem Schulhof, in der Halle
nach verschiedenen Tempostufen anlaufen.
- Orientierungsläufe.
Im überschaubaren Gelände, ausgehend von „Croßläufen", einfache Formen
mit Zielangaben und Richtungswechsel. Hinführung zum eigentlichen Orien-
tierungslauf (s. Curriculum OL NRW 1980).

Mit den „kleinen Spielen" als Trainingsmittel wird gegenüber den genannten
Übungsformen mehr noch die Mischform der Dauermethode und Intervallmethode erforderlich. „Kleine Spiele" sind grundsätzlich von den „großen Spielen"
(auch Mannschafts- und Sportspiele genannt) zu unterscheiden. Sie sind im
Gegensatz zu diesen durch folgende Merkmale gekennzeichnet und sollten
sowohl Strukturen echter kindlicher Spiele dieser Altersstufe enthalten, als auch
auf die zukünftige Spielwelt des Kindes hinzielen:
  „Sie sollten
- von kurzer Dauer sein,
- ohne große Vorbereitung durchführbar sein,
- einfaches und variables Regelwerk haben,
- die körperlichen und geistigen Lernvoraussetzungen der Kinder berücksichtigen,
- den gegenwärtigen und zukünftigen Interessen der Kinder entsprechen,
- spielerische Grundsituationen enthalten, wie sie später für das Erlernen
  ‚großer Sportspiele‘ vorausgesetzt werden,
- echtes Spielen ermöglichen im Sinne einer Reduzierung (Strukturanalyse)
  ‚großer Sportspiele‘ auf ihre einfachsten Grundformen,
- einen kontinuierlich aufbauenden Charakter bezüglich vorgegebener Lernziele und Teillernziele aufweisen" (Hahmann et al. 1979).

Die erwähnten Trainingsmethoden müssen unter Beachtung der wichtigsten
Trainingsprinzipien angewendet werden:
- Grundsatz der ansteigenden Belastung,
- Grundsatz der optimalen Relation von Belastung und Erholung,
- Grundsatz der optimalen Relation von Umfang und Intensität,
- Grundsatz der Dauerhaftigkeit („Hausarbeit" in den Ferien),
- Grundsatz der Bewußtheit für Schüler, Eltern und Lehrer,
- Grundsatz der Kind- und Jugendgemäßheit und geschlechtsspezifischen
  Belastbarkeit.
  Für unsere Thematik bieten sich folgende „kleine Spiele" an:
- Platzwechsel- und Platzsuchspiele, Malspiele,
- Nachlauf- und Fangspiele,
- Staffelspiele,
- Ballspiele,
- sonstige Spiele.

Platzwechsel- und Platzsuchspiele, Malspiele

Platzsuch- und Wechselspiele sind Laufspiele, bei denen immer ein oder mehrere Plätze zahlenmäßig weniger sind als Mitspieler. Im Verlauf des Spieles besteht der dominierende Spielgedanke darin, daß jeder Spieler versucht, einen Platz zu bekommen. Der organkräftigende Lauf kann durch Veränderungen von Laufstrecke, Belastungswechsel und Fortbewegungsart der externen Intervallmethode nach der Belastungsfähigkeit der Teilnehmer differenziert gestaltet werden. Beispiele sind:

Malwechsel

Organisation/Gerätebedarf: Auf der Spielfläche werden mit Hilfe von Reifen, Medizinbällen, kleinen Kästen u. ä. Male festgelegt. In jedem Mal befindet sich ein Spieler oder mehrere. Die Spieler müssen am Mal eine Hand auflegen. Für einen Spieler gibt es keinen Malplatz – er ist der „Ausrufer".

Spielverlauf: Der „Ausrufer" ruft „Malwechsel". Auf diesen Ruf wechseln die Spieler ihre Male. Auf jedem mal dürfen sich nur eine festgelegte Zahl Spieler befinden. Für einen Spieler gibt es keinen Malplatz; dieser eröffnet als „Ausrufer" das nächste Spiel.

Variationen: Unterschiedliche Geräte als Mal einsetzen, Fortbewegungsart ändern.

Partnerwechsel

Jeder Spieler hat einen oder mehrere Partner, die sich an den Händen festhalten. Auf Ruf lösen sich die Spieler und finden sich wieder zu neuen Gruppen zusammen. Die Zahl ist so auszuwählen, daß wieder ein Spieler als „Ausrufer" übrigbleibt.

Omnibusfahren

Organisation/Gerätebedarf: Auf einer gedachten Kreislinie liegen mehrere Kastenteile oder Matten, die als „Omnibusse" anzusehen sind.

Spielverlauf: Die Kinder laufen auf einer vorgegebenen Spielfläche und verteilen sich auf Zuruf in einer vorher festgelegten Anzahl auf die bereitstehenden „Omnibusse". Sie „fahren" dann um eine vorgegebene Markierung bis zu ihrem Ausgangspunkt zurück. Hier verlassen sie den Bus und bewegen sich in abgesprochenen Fortbewegungsarten auf der abgesteckten Spielfläche. Nachdem die Busse ihre Ausgangspunkte erreicht haben und alle Schüler sich wieder frei auf der Spielfläche bewegen konnten, kann das Spiel von neuem beginnen.

Variationen: Die Fahrgemeinschaften sollen wechseln, die Laufstrecken und Fortbewegungsarten verändert werden.

Die Beschreibung dieser zuletzt genannten und weiteren Platzwechsel- und Malspiele kann in der gängigen Spielliteratur nachgelesen werden.

Nachlauf- und Fangspiele

Die Fangspiele sind in der Literatur auch noch durch andere Bezeichnungen zu finden: Haschen, Fangen, Zeck-, Greif-, Schlag- und Treffspiele. Es sind Laufspiele, bei denen andere Spieler verfolgt werden, um sie dann abzuschlagen oder zu fangen. Bei den Fangspielen kann einzeln, paarweise oder auch in ganzen Gruppen gefangen bzw. geschlagen werden. Fänger und abgeschlagene Läufer wechseln miteinander ihre Rollen. Der abgeschlagene Läufer wird auch zum Fänger, so daß sich das Spiel schließlich auflöst und von neuem begonnen werden kann. Grundsätzlich sollten solche Fangspiele gewählt werden, bei denen keine Spieler ausscheiden müssen, wenn sie abgeschlagen bzw. gefangen wurden. Fangspiele können in vielfältigen Abwandlungen und unter Verwendung von Zusatzaufgaben gespielt werden. Durch die intervallartigen Belastungsphasen und oft unvollständigen Pausen fördern sie besonders die Ausdauerfähigkeit. Durch ihren freudvollen, abwechslungsreichen und natürlichen Charakter werden die Fangspiele von den Schülern gerne und beliebig oft wiederholt. Beispiele sind:

Kettenfangen
Paarhaschen
Fang' das Band (Schwänzchen fangen)
Steh' auf – Lauf' Weg: (Zauberzeck)
Schwarz/Weiß, Tag/Nacht (Gruppenfangspiel)
Kreuzungsfangen (Jäger und Hase)

Organisation/Gerätebedarf:	Mit Hilfe von 16 Medizinbällen oder ähnlichen Markierungen wird eine Straßenkreuzung mit einer Ringstraße gekennzeichnet. Die Kreuzungsstraßen sind Einbahnstraßen; auf der Ringstraße darf nur im Uhrzeigersinn gelaufen werden. Alle Spieler laufen auf den Straßen; ein Spieler ist Fänger (Jäger).
Spielverlauf:	Der Fänger (Jäger) versucht die Spieler (Hasen) zu verfolgen und einen Spieler abzuschlagen. Beide tauschen dann ihre Rollen.
Methodischer Hinweis:	Spieler von „rechts" haben „Vorfahrt". Alle Spieler müssen immer in Bewegung sein. Der Jäger muß deutlich gekennzeichnet sein.
Variation:	Zwei Jäger sind im Spiel. Veränderung der Fortbewegungsart. Es können Hindernisse in die Straßen eingebaut werden.
Wertung:	Spieler die nicht vom Jäger abgeschlagen wurden, haben gewonnen.

Staffelspiele

Staffeln als Laufspiele sind durch einen intervallartigen Übungseffekt gekennzeichnet. Je nach Durchführung und Varianten der Staffelwettbewerbe können Belastung und Erholung verändert werden. Um einen Trainingsreiz zu erzielen, dürfen die Pausen nicht zur vollständigen Erholung führen. Zur Steigerung der Intensität können mehrere Spieler einer Gruppe gleichzeitig im Wettbewerb sein. Der Belastungsumfang kann durch mehrere Durchgänge einer Aufgabenstellung vergrößert werden.

Nach räumlichen und zeitlichen Perspektiven können wir bei den Staffeln für unsere Thematik folgende Unterteilung vornehmen:

Pendel- / Umkehr- /Wende- / Kreis- / Ecklauf-/ Transport- / Hindernis- / Zeitstaffeln.

Bei der Durchführung aller Arten von Staffeln sollten die folgenden methodischen Hinweise beachtet werden:

Hat eine Gruppe einen Spieler zu wenig, sollte ein Spieler „doppelt" eingesetzt werden (oder als Schiedsrichter). Die Aufstellung der Staffel ist so zu wählen, daß für Lehrer und Schüler der Spielverlauf verfolgt und die Sieger eindeutig ermittelt werden können. Es ist darauf zu achten, daß die Leistungsstärke der Staffel ausgewogen ist; stärkere können ggfs. durch längere Laufwege oder Zusatzaufgaben ausgeglichen werden. Besondere Beachtung sollte der korrekten Durchführung der „Wechsel" geschenkt werden. Entsprechende Wendemerkmale und die Übergabe von Geräten sollten einen guten Organisationsrahmen gewähren.

Durch die Abwandlung der Laufstrecken, der Hilfsgeräte, der Zusatzaufgaben, der Staffelgröße und nicht zuletzt durch die mannigfaltigen Fortbewegungsarten ergeben sich vielerlei Variationen, die den alters- und leistungsbedingten Voraussetzungen der Kinder angepaßt werden können. Durch den Bekanntheitsgrad der oben genannten Staffelformen verzichten wir auf die Beschreibung von Organisation, Gerätebedarf, Spielverlauf und Variationen.

Ballspiele

In unserer Thematik sind besonders die Ballspiele als Laufspiele einzusetzen, wobei Bälle vorwiegend als Zusatzbelastungen benutzt werden. Darüber hinaus gibt der Ball den Spielern eine zusätzliche Motivation. Beispiele sind:

Haltet das Feld frei
In 2 markierten Spielfeldern, die durch eine Langbank getrennt sind, liegt eine gleiche Anzahl von Bällen. Die Spieler versuchen, ihre Bälle ins gegnerische Feld zu werfen und andererseits ihr Feld „freizuhalten". Welche Partei nach einer gewissen Zeit die wenigsten Bälle in ihrem Feld hat, ist Sieger.

Bälle einsammeln
In der Mitte der Halle stehen 2 Kastenteile; einer ist mit möglichst vielen Bällen gefüllt. Der Auswerfer wirft die Bälle heraus, und die Mitspieler versuchen, diese in den anderen Kastenteil abzulegen. Wechsel der Auswerfer nach einer be-

534   H. Hahmann

stimmten Zeit. Am Ende wird festgestellt, wer in diesem Zeitraum die wenigsten
Bälle in den Kastenteilen hatte.

Parteiball/Schnappball/Zehnerfang
Zwei gleich starke Parteien werfen sich innerhalb ihrer Gruppe den Ball möglichst oft zu. Wenn die andere Partei den Ball abnimmt, wird für diese die Anzahl
der Fänge gezählt. Welche Partei hat am Ende einer ausgemachten Zeit die
größten Fangergebnisse?

Raufball
Jägerball

Sonstige Spiele

Es seien noch ein paar Spiele genannt, die in unserer Systematik bisher keinen
Platz finden konnten. Außerdem können die vielen Freizeitspiele der neuesten
Zeit nicht immer in einer strengen Systematik erfaßt werden. Ohne Anspruch
auf Vollständigkeit erwähnen wir:
   Burgball / Ringtennis / Speckbrettenis / Indiaca / Minihockey / Doppelball.
   Diese Parteispiele führen zu den großen Spielen bzw. Sportspielen mit ihren
technischen und taktischen Erweiterungen. Da sie für unser Thema nicht relevant sind, verzichten wir auf die Darstellung von Spielidee, -verlauf und Auswirkung auf das Atmungs- und Herz-Kreislauf-System.

Literatur

Döbler E, Döbler H (1986) Kleine Spiele, 14. Aufl. Volk und Wissen, Berlin
Frey G (1981) Training im Schulsport. Hofmann, Schorndorf
Gottschalk K, Kabisch D, Schüler KP (1986) Sport in der Prävention und Therapie. Med Sport
    5:129–133
Hahmann H (1978) Verbesserung der Organleistungsfähigkeit durch Lerninhalte aus dem
    Bereich der „Kleinen Spiele". Fortbildungsblatt 3/4 der Arbeitsgemeinschaft zur Förderung
    haltungsgefährdeter Kinder und Jugendlicher e.V., Rheinland-Pfalz, S 14–20
Hahmann H (Hrsg) (1986) Effizienzuntersuchung zum Sportförderunterricht. Staatliches
    Institut für Lehrerfort- und Weiterbildung, Speyer
Hahmann H, Steiner H, Steiner I (1979) Sportspiele lernen. Hofmann, Schorndorf
Hollmann W, Hettinger T (1976, ²1980) Sportmedizin – Arbeits- und Trainingsgrundlagen.
    Schattauer, Stuttgart New York
Israel S, Lorenz R (1975) Kapazitiv bedingte Grenzen sportlicher Leistungsfähigkeit. Med Sport
    15/7:202–206
Peters H (Hrsg) (1980) Ausdauerleistungsfähigkeit im Schulsport. Volk und Wissen, Berlin
Pfeiffer W (1969) Leistungssteigerung durch Sport. Wehrmed 7/11–12:163–170
Rost R, Hollmann W (1980) Elektrokardiographie in der Sportmedizin. Thieme, Stuttgart
Rost R, Gerhardus H, Hollmann W (1980) Untersuchungen zur Frage eines Trainingseffekts bei
    Kindern im Alter von 8–10 Jahren im Kardiopulmonalen System. In: Nowacki E, Böhmer D
    (Hrsg) Sportmedizin, Aufgaben und Bedeutung für den Menschen in unserer Zeit. 26.
    Deutscher Sportärztekongreß, Bad Nauheim 1978. Thieme, Stuttgart, S 58–61
Schneider F (1978) Kleine Spiele als Trainingsmittel. Fortbildungsblatt 3/4 der Arbeitsgemein-
    schaft zur Förderung haltungsgefährdeter Kinder und Jugendlicher e.V., Rheinland-Pfalz,
    S 20–40
Thieß G, Schnabel G, Baumann R (1980) Training von A – Z. Volk und Wissen, Berlin

Präventive und rehabilitative Aspekte der Bewegungserziehung für behinderte Kinder und Jugendliche

I. Wolff-Brembach

Einleitung

Obwohl in den letzten Jahren die Bedeutung der Gesundheitserziehung in Familie, Freizeit und Schule stärker hervorgehoben wird, stehen wir in der Praxis erst am Anfang einer realisierbaren Konzeption. Dies gilt sowohl für eine gesundheitsorientierte Elementar- und Bewegungserziehung im allgemeinen als auch für einen behinderungsadäquaten Sportunterricht im besonderen.

Der Beitrag von Bewegungserziehung und Sport zur Gesundheitsförderung und Gesunderhaltung wird von den Medizinern höher eingeschätzt als von den verantwortlichen Pädagogen.

Gesundheit als das wohl älteste Bildungsmotiv der Leibeserziehung (Gruppe 1976) nimmt im derzeitigen Sport einen untergeordneten Stellenwert ein.

Allein der jahrzehntelange vergebliche Kampf um die tägliche Sportstunde kann als Indiz für die Abwertung gesundheitlicher Zielsetzungen angesehen werden.

Richtlinien und Lehrpläne für den Sport der einzelnen Bundesländer sehen zwar gesundheitsorientierte Zielsetzungen vor, jedoch finden wir in der praktischen Umsetzung bisher nur vereinzelt Ansätze, die hoffentlich bald „Schule machen".[1] Im Vergleich zu den unterfrequentierten Praxisansätzen ist im wissenschaftlichen Bereich eine steigende Tendenz zur Thematisierung und Erforschung des Bedingungs- und Sinnzusammenhangs von Erziehung, Bewegung, Lernen und Gesundheit erkennbar. Diese steigende Tendenz zeichnet sich beispielsweise in Themenkomplexen ab wie „Sport und Gesundheit", „Bewegungs- und Gesundheitserziehung" oder „Prävention und Rehabilitation im Sport".

Ziel dieses Beitrages ist es, Bewegungserziehung verstärkt als präventive und rehabilitative Aufgabe im Sinne einer konkreten Lebenshilfe für behinderte Kinder und Jugendliche begreifbar zu machen. Ich möchte daher auf folgende Punkte eingehen:

1. auf die Personengruppe behinderter Kinder und Jugendlicher,
2. auf die Bedeutungsebenen und Zielsetzungen einer präventiven und rehabilitativen Bewegungserziehung für behinderte Kinder und Jugendliche und
3. auf Ansätze der Realisierung und Konsequenzen.

---

[1] Vgl. hierzu Modellversuche zur Gesundheitserziehung und -vorsorge an einer Münchener Gesamtschule sowie Modellversuch zur Gesundheitserziehung im Bezirk Spandau des Landes Berlin.

U. Laaser, G. Sassen, G. Murza, P. Sabo (Hrsg.)
Prävention und Gesundheitserziehung
© 1987 Springer-Verlag Berlin Heidelberg

Die Personengruppe behinderter Kinder und Jugendlicher

Die Personengruppe behinderter Kinder und Jugendlicher ist von außerordentlicher Heterogenität gekennzeichnet. Mehr noch: Es erscheint fraglich, ob eine klar eingrenzbare Gruppe überhaupt existent ist.

Obwohl Gruppierungen nach Behinderungsarten problematisch sind, bringen wir hier zum Zwecke des Überblicks eine grobe Einteilung.

Zu unserer Zielgruppe gehören:

1. Kinder und Jugendliche, die aufgrund eines körperlichen Gebrechens oder einer körperlichen Behinderung in ihrer Bewegungsfähigkeit eingeschränkt bzw. behindert sind. Sie werden in der Regel als Körperbehinderte oder körperlich Geschädigte bezeichnet.
2. Kinder und Jugendliche, die primär durch eine Sinnesschädigung, wie Sehbehinderung oder Blindheit, Hörbehinderung oder Gehörlosigkeit, beeinträchtigt sind. Im allgemeinen werden sie den Sinnesgeschädigten oder Sinnesbehinderten zugeordnet.
3. Kinder und Jugendliche, die primär in ihren geistigen Funktionen beeinträchtigt, geschädigt oder behindert sind. Je nach Beeinträchtigungsgrad werden sie den Lernbehinderten oder den Geistigbehinderten zugeordnet.
4. Kinder und Jugendliche, die primär eine Gefährdung oder Behinderung der Psyche aufweisen, was sich vorwiegend im Verhalten und oft auch im Bewegungsverhalten widerspiegelt. Sie werden meistens den Verhaltensauffälligen, psychisch Behinderten oder psychisch Kranken zugeordnet. Hierzu gehören auch diejenigen, die aufgrund genetischer, sozialer oder summativer Ursachenfaktoren als „sozial behindert" eingestuft werden.
5. Kinder und Jugendliche, die körperliche, seelische, geistige und/oder soziale Schädigungen unterschiedlicher Ursacheauswirkung und unterschiedlichen Schweregrades in sich vereinigen und daher den „Mehrfachbehinderten" zugeordnet werden. Hierzu rechnen wir auch Kinder und Jugendliche, die aufgrund ihrer primären Beeinträchtigung, Störung oder Behinderung reaktive Auffälligkeiten oder Schädigungen zeigen.

Kinder und Jugendliche mit einer Behinderung bzw. mit Behinderungen haben subjektiv und objektiv eine problematische Stellung in ihrer unmittelbaren Lebensgemeinschaft und in der Gesellschaft schlechthin. Die Lebenssituation dieser Personengruppen ist erschwert, wir sprechen daher vom Leben und Lernen unter erschwerten Bedingungen. Diese erschwerten bzw. das Leben erschwerenden Bedingungen spiegeln sich nicht zuletzt in einer meist auffälligen, unzureichenden oder gestörten Motorik wider. Beide Bedingungsfaktoren – Lebenssituation und Motorik – bilden den Ausgangspunkt für präventive und rehabilitative Interventionsmöglichkeiten.

Bedeutungsebenen und Zielsetzungen einer präventiven und rehabilitativen Bewegungserziehung

Bewegungserziehung meint hier einen ganzheitlich orientierten, persönlichkeitsfördernden Auftrag, der langfristig nur durch multidisziplinäre Kooperation erfüllbar sein wird.

Unter diesem Anspruch ist Erziehung durch Bewegung und Erziehung zur Bewegung als Medium der Persönlichkeitsbildung anzusehen.

Eine präventive und rehabilitative Bewegungserziehung verstehen wir als einen beabsichtigten mehrdimensionalen Lernprozeß mit vorbeugenden, ausgleichenden, heilenden und gesellschaftlich eingliedernden Wirkungen.

Behinderte Kinder und Jugendliche sind heute stärker als je zuvor auf eine motorische Förderung mit präventiver und rehabilitativer Ausrichtung angewiesen. Als Begründung seien hier nur die Zunahme von Wohlstands- und Bewegungsmangelerkrankungen sowie Überbehütung und Verwöhnung angeführt, meist als falsch verstandene wohlwollende Erziehungsstile mit negativen Folgen.

Die Bedeutung der präventiven und rehabilitativen Bewegungserziehung ist vielschichtig und läßt sich m. E. auf folgenden Ebenen ansiedeln:
1. Gesundheitserziehung,
2. sozialintegrative Erziehung,
3. motorisch und sportorientierte Erziehung,
4. Verhaltensmodifikation,
5. umfassende oder ganzheitliche Persönlichkeitsförderung.

Gesundheitserziehung
Die Bewegungserziehung als Vermittler zwischen Persönlichkeit und Gesundheit hat gerade bei behinderten Kindern und Jugendlichen einen hohen Stellenwert, da die motorische, psychische und soziale Gesamtverfassung labiler und vulnerabler ist.

Unter gesundheitsorientierter Bewegungserziehung verstehen wir die Erziehung zur Selbstverantwortung für ein körperliches, seelisches und soziales Wohlbefinden.

Das persönliche Wohlbefinden trotz vorliegender Behinderung setzt Akzeptanz der individuellen Einschränkungen und der damit verbundenen Probleme voraus.

Bei der vielfältigen Problemlösung zu helfen, ist vorrangige Aufgabe einer heil- und sonderpädagogischen Bewegungserziehung, die in Familie, Schule und Freizeit stattfinden muß.

Sozialintegrative Erziehung
Die Benachteiligung behinderter Kinder und Jugendlicher in unserer Gesellschaft gilt als nahezu unumstritten. Vor 10 Jahren wurde von der WHO die Verbindung von Prävention und Rehabilitation mit Nachdruck gefordert, um die persönlichen, familiären und gesellschaftlichen Benachteiligungen behinderter Menschen zu verringern.[2] Anläßlich des im Jahre 1981 stattfindenden Gesund-

---

[2] Vgl. hierzu das WHO-Programm 1976 (Jochheim 1981, S. 210).

heitstages der Bundesvereinigung für Gesundheitserziehung thematisierte Jochheim (1981) die Prävention und Rehabilitation des behinderten Menschen als gesellschaftliches Anliegen der 80er Jahre.

Diese Forderung kann Sport im weitesten Sinne nachkommen, wenn er darauf ausgerichtet ist,

- motorische, psychische und soziale Fähigkeiten im Sinne einer ineinandergreifenden Flexibilität zu fördern,
- Freizeitaktivitäten zu verstärken und sinnbringend umzusetzen und
- die soziale Integration auf allen Ebenen voranzutreiben[3], indem Integration vorgelebt wird[4].

Dieser integrationsorientierte Ansatz beabsichtigt, behinderte Kinder und Jugendliche soweit als möglich an die optimale individuelle Entwicklung heranzuführen, und zwar durch realistische Einbeziehung der Behinderung und der damit zusammenhängenden Möglichkeiten und Grenzen.

Motorisch und sportorientierte Erziehung
Eine motorische Förderung und sportive Erziehung unserer Zielgruppe bedeutet im wesentlichen:

- Motivieren zu sportlicher Betätigung innerhalb und außerhalb der Schule,
- Herstellen einer persönlichen Beziehung und Bewegung und zum Sport,
- Vorbeugung weiterer motorischer, psychosomatischer oder sozialer Schwächen bzw. Störungen,
- Kompensation der vorliegenden motorischen, psychischen oder sozialen Auffälligkeiten bzw. Störungen,
- Stabilisierung und Verbesserung der vorhandenen motorischen, psychischen und sozialen Fähigkeiten des Individuums,
- Wiederherstellung ursprünglicher bzw. Herstellung optimaler Fähigkeiten des Individuums.

Verhaltensmodifikation
Eine präventive und rehabilitative Bewegungserziehung wirkt sich zwangsläufig auf das Verhalten der Persönlichkeit aus. Im Mittelpunkt dieses verhaltensmodifikatorischen Ansatzes stehen:

- die Wahrnehmung des persönlichen Befindens und der gefühlsansprechenden Erlebnisse,
- das positive Erleben der eigenen Fähigkeit,
- das Erkennen des eigenen Verhaltens und
- die Bereitschaft zur persönlichen Verhaltensänderung.

Um diese Akzente zu realisieren, ist entscheidend, daß das behinderte Kind bzw. der behinderte Jugendliche Zuwendung erfährt, Lernerfolge hat und die persönliche Leistung sowie die Leistung der anderen einzuschätzen lernt.

---

[3] Unter „Ebenen der sozialen Integration" verstehen wir vorbereitende, vollzielende und stabilisierende Maßnahmen zur gesellschaftlichen Eingliederung.
[4] Siehe hierzu Modellversuche zur gemeinsamen Erziehung behinderter und nichtbehinderter Kinder in Schulen des Landes Berlin.

Umfassende oder ganzheitliche Persönlichkeitsförderung

Bewegungserziehung und Sport mit behinderten Kindern und Jugendlichen verpflichten uns, den engen Zusammenhang zwischen geistig-seelischer Entwicklung und Motorik zu erkennen und für die Persönlichkeitsförderung optimal zu nutzen.

Umfassende Förderung der Persönlichkeit heißt hier, prinzipiell auf das positive Zusammenwirken aller zur Ganzheit beitragenden Komponenten bedacht zu sein.

Sämtliche didaktischen und methodischen Entscheidungen sind daher den verbleibenden Möglichkeiten des Individuums unter Berücksichtigung von Alter, Entwicklungsstand, Behinderungsart und -ausprägung anzupassen, und zwar in Form eines dynamischen Anpassungsverständnisses.[5]

Insgesamt schätzen wir die Chance einer präventiven und rehabilitativen Bewegungserziehung als Beitrag zur Erziehung und Förderung des behinderten Menschen um so höher ein, je intensiver Postulate wie Früherkennung, Frühförderung, Unfallverhütung, Behinderungsadäquatheit u. ä. Berücksichtigung finden.

Die körperliche, seelische und soziale Gesundheit jedes einzelnen Menschen steht im Mittelpunkt der *Zielsetzungen* einer gesundheitsorientierten Bewegungs- und Sporterziehung, die in bezug auf behinderte Kinder und Jugendliche mit verstärkten Anstrengungen präventiv und rehabilitativ wirksam werden muß. In diesem Sinne versteht sich Bewegungserziehung als ein Beitrag zur Psychohygiene, der auf Optimierung der Lebens- und Arbeitsbedingungen sowie des persönlichen Wohlbefindens abzielt unter gleichzeitiger Verhütung von Krankheiten und reaktivem Fehlverhalten. Durch eine Aufgliederung der Zielsetzungen in psychische, motorische und soziale Aspekte sei ein Einblick in einen Zielkatalog gegeben, der individuell bzw. gruppenspezifisch zu pointieren und zu modifizieren ist. Die 3 Zielaspekte umfassen folgende Ziele:

Die Zielsetzungen einer präventiven und rehabilitativen Bewegungs- und Sporterziehung münden schließlich ein in die Erziehung zur
- Selbsttätigkeit,
- Selbständigkeit,
- Selbstverantwortung.

Sie konzentrieren sich somit auf den Integrationsprozeß des behinderten Kindes und Jugendlichen im Sinne eines sinnvollen und schrittweisen Hineinlebens in eine Gemeinschaft (Hartung 1981). Bewegung und Sport stellen sich damit in den Dienst der Persönlichkeitsförderung.

Ansätze der Realisierung und Konsequenzen

Eine gesundheitsorientierte und zugleich persönlichkeitsfördernde Bewegungserziehung finden wir ansatzweise in der *Therapie,* der *Psychomotorik* und der

---

[5] Unter „dynamischer Anpassung" verstehen wir die jeweilige situativ bedingte Anpassung, die einem permanenten Wechsel unterliegen kann.

Psychische Zielaspekte	Motorische Zielaspekte	Soziale Zielaspekte
– Förderung einzelner Wahrnehmungsfunktionen und -bereiche als Voraussetzung für eine verbesserte motorische Förderung (betrifft vorwiegend die Gesamtkörperkoordination), – Herstellen, Wiederherstellen oder Erhalten eines akzeptablen Körpergefühls zur Vermeidung oder Verminderung psychischer und psychosomatischer Störungen, – Steigerung des Selbstvertrauens, des Zutrauens zum eigenen Können, – Umwandlung von zielloser und unökonomischer Bewegungsaktivität in sinnvolle Bewegungshandlungen, – Auflösung von Bewegungsängsten – Kompensation gegenüber Leistungs- und Schulangst, – Bereitschaft zur körperlichen Anstrengung und vielseitigen Bewegungshandlung.	– Ermöglichung und Förderung vielseitiger Körpererfahrungen, – Gewöhnung an eine alters- und behinderungsadäquate regelmäßige Bewegung, – Verminderung oder Behebung motorischer Auffälligkeiten sowie Kompensation von Bewegungsretardierungen, – Vorbeugung von Herz-Kreislauf-Erkrankungen, Übergewicht und Schädigungen des Bewegungsapparates, – Vermeidung oder Verminderung von Haltungsschwächen, Verbesserung motorischer und konditioneller Fähigkeiten, Heranführung an eine optimale motorische Leistungsebene unter Berücksichtigung erschwerter Lebensbedingungen.	– Entwicklung oder Stärkung des Selbstbewußtseins, – Abbau von Verhaltensstörungen und den damit zusammenhängenden Schädigungen, – Abbau oder Vermeidung von Kommunikations- und Sprachstörungen, – Abbau von Vorurteilen, Aufbau einer persönlichen Urteilsfähigkeit, – Aufbau bzw. Stabilisierung einer psychosozialen Ausgeglichenheit, – Auflösung einer Randgruppenbildung – Aufbau oder Stabilisierung der sozialen Integration, – Hinführung zum Freizeitsport

Motopädagogik wieder. Eltern-Kind-Therapien über die Medien Musik und Bewegung, Vereins- und andere Gruppenarbeiten zum gemeinsamen Sport mit behinderten und nicht behinderten Kindern (z. b. Aktionskreis „Psychomotorik" bis hin zu entsprechenden Studiengängen für Bewegungserzieher/Motopädagogen sind als richtungsweisende Ansätze des dargestellten Verständnisses der *Bewegungserziehung* zu interpretieren.

Weitere Möglichkeiten der Realisierung liegen beispielsweise in der

- Beteiligung Betroffener an der Erstellung eines individuellen Bewegungsprogramms (z. B. Eltern als Kotherapeuten),
- Einbeziehung familienbezogener Freizeitaktivitäten in die schulische Erziehungskonzeption (z. B. Verbindung von Schul- und Familiensport),
- gemeinsamen Planung einer bewegungsbetonten Freizeit (z. B. gemeinsame Nachmittage, Wochenenden),
- gemeinsamen Planung bzw. Umorganisierung von Schulhöfen zum Zwecke einer aktiven Pausen- bzw. Freizeitgestaltung,
- Einbeziehung von Entspannungstechniken in den allgemeinen Unterricht und den Sportunterricht.

Die bestehenden Ansätze einer gesundheitsorientierten, präventiv und rehabilitativ angelegten Bewegungserziehung zum Zwecke der Persönlichkeitsförderung behinderter Kinder und Jugendlicher müssen zukünftig intensiviert und durch eine systematische Kooperation aller am Erziehungsprozeß Beteiligten in unser gemeinsames Leben einbezogen werden:

Eltern, Erzieher in Kindergärten und Vorschulen, Lehrer, Psychologen und Soziologen sowie Mediziner sind aufgerufen, am ganzheitlichen Erziehungsprozeß behinderter Kinder und Jugendlicher mit Hilfe von Bewegung und Sport mitzuwirken!

Literatur

Bartsch NA (1979) Gesundheitserziehung. Stichwort. In: Kochan B, Neuhaus-Siemon E (Hrsg) Taschenlexikon Grundschule. Scriptor, Königstein, S. 152–154

Bartsch N (1982 a) Gesundheitserziehung in der Grundschule – Grundlagen und Ziele. Grundschule 14:522–524

Bartsch N (1982 b) Themenbereiche schulischer Gesundheitserziehung. Grundschule 14:525–527

Comparetti AM, Roser LO (1981) Förderung der Normalität und der Gesundheit in der Rehabilitation – Voraussetzungen für die reale Anpassung Behinderter. Behinderte in Familie, Schule und Gesellschaft 4:30–37

Dolezal K (1981) Interdisziplinäre Zusammenarbeit in der Rehabilitation – Sozialarbeit: Fach oder Prinzip. Behinderte in Familie, Schule und Gesellschaft 3:10–13

Feser H (1981) Psychohygiene. In: Eyferth H, Otto HU, Thiersch H (Hrsg) Handbuch Sozialarbeit/Sozialpädagogik. Luchterhand, Düsseldorf

Grupe O (1976) Sport in unserer Welt – Chancen und Probleme. Springer, Berlin Heidelberg New York

Grupe O (1973) Was ist und was bedeutet Bewegung? In: Hahn E, Preising W (Red) Die menschliche Bewegung. Bericht des wissenschaftlichen Kongresses der 6. Gymnastrada Berlin, Hofmann, Schorndorf, S 4 ff

Hartung K (1981) Die Bedeutung der frühen Kindheit für die Gesamtentwicklung – Chancen und Hilfen zur Gesundheitsvorsorge. In: Gesundheit für alle bis zum Jahre 2000. BfG Bonn, S 123–127

Jochheim K-A (1981) Der behinderte Mensch, Prävention als gesellschaftliches Anliegen der 80er Jahre. In: Gesundheit für alle bis zum Jahre 2000. BfG, Bonn, S. 209–211

Klimt F (1980) Die Bedeutung von Erholung und Pausen. Sozialpädiatrie 12:486–489

Klimt F (1981) Die Gestaltung der Schulpause aus sozialpädiatrischer Sicht. Sozialpädiatrie 2:82–87

Meusel H (1974) Sport, Gesundheit, Gesundheitserziehung. Sportunterricht 23:256–263

Rieder H (1978) Entwicklung und Ziele des Sports mit Behinderten. In: Clauss A (Hrsg) Sportärztliche und sportpädagogische Betreuung. Perimed, Erlangen, S. 215–223

Sander A (1978) Integrative Förderung bei beeinträchtigter Schulfähigkeit. In: Haarmann D, Schwartz E (Hrsg) Der Schulbeginn und die Gesundheit des Kindes (Beiträge zur Reform der Grundschule, Sonderband S 35). Arbeitskreis Grundschule, Frankfurt am Main, S. 101–108

Schilling F (1978) Die Bedeutung der Bewegungserziehung und des Sports für die Persönlichkeitsentwicklung Behinderter. In: Clauss A (Hrsg) Sportärztliche und sportpädagogische Betreuung. Perimed, Erlangen, S 225–228

Treess U (1986) Unterricht als Kooperationsprojekt. Sportpädagogik 4:18–22

Wolff I (1980) Handlungsorientierter Sportunterricht in der Sonderschule für Lernbehinderte – Lernangebot für das 5. und 6. Schuljahr am Beispiel der Unterrichtseinheit „Springen und Rollen an Gerätebahnen" Prävention Gesundheitserz 3:99–106

Wolff I (1982) Entspannung im Unterricht – Vorschläge zur Bewältigung problematischer Lernsituationen: Grundschule 14 11:82

Wolff I (1985 a) Möglichkeiten der Bewältigung gestörter Unterrichtssituationen. Westermanns Pädagogische Beiträge 37 4:162–164

Woff I (1985 b) Individuelle Hilfen und Lehrergeduld. Sportpädagogik 9 6:44–46

Wolff I (1985 c) Behinderte Kinder im Sportunterricht – ein heilpädagogischer Auftrag. Sozial-Pädiatrie Prax Klin 7 12:700–701

Selbstmedikationsverhalten im Schulalter

D. Knost, G. Hörmann

Der Stellenwert von Selbstbehandlung im Rahmen präventiver Maßnahmen

Selbstbestimmung stellt ein Ziel nicht nur des Erwachsenenalters dar, sondern besitzt als Leitprinzip pädagogischen Handelns bereits im Schulalter einen hohen Stellenwert. Sofern Kenntnisse und Informationen eine Voraussetzung der eigenen Entscheidung sind, kann die bewußte Auseinandersetzung mit verschiedenen Bereichen nicht nur die eigene Handlungskompetenz erhöhen, sondern gleichzeitig in präventiver Absicht entweder ein Probehandeln unter entlasteten Bedingungen fördern oder Sicherheit im Umgang mit zuweilen gefahrenträchtigen Lebensbereichen vermitteln.

Selbstmedikation als eine Form der Selbstbehandlung ist zweifellos auch ein hochgradig pädagogisches Thema, weil in besonderem Maße die Fähigkeit des einzelnen gefordert ist, sich die Dimension seiner Verantwortung bewußt zu machen. Wenn Selbstmedikation zugleich mehr Selbstbestimmung bedeuten soll, müssen die potentiellen „Kranken von morgen" die Möglichkeit erhalten, sich kompetent zu machen, damit sie schon etwas für ihre Gesundheit und nicht erst für ihre Krankheit tun können. Anderenfalls besteht die Gefahr, daß Selbstmedikation als ein Angebot mißverstanden wird, die Zeit für einen Arztbesuch einzusparen. Die Anwender würden sich dann in erster Linie als Konsumenten angesprochen fühlen und sich wohl auch dementsprechend verhalten. Eine Kosten-Nutzen-Abwägung ist sicher grundsätzlich angebracht, darf aber in diesem Fall wohl nicht das oberste Gebot für das Handeln des einzelnen sein.

Damit Selbstmedikation nicht als eine Forderung „von außen" vermarktet wird, ist es notwendig, sie in ein umfassendes gesundheitserzieherisches Konzept einzubinden. Wenn das körperliche, psychische und soziale Wohlbefinden im Mittelpunkt des Interesses steht, muß eine Prävention schon da ansetzen, wo sie noch keinen Sanktionscharakter hat, also nicht mit der Androhung von Gesundheitsschäden gearbeitet werden muß, und Verhaltensmechanismen noch mit positiven Vorzeichen eingeübt werden können. Anhaltspunkte dafür, wo und wie dies geschehen kann, sollte u. a. die Durchführung der folgenden empirischen Untersuchung liefern.

Die Tatsache, daß sich die gesundheitspolitische Diskussion bei uns, aber auch in anderen hochindustrialisierten Ländern, fast ausschließlich um die Finanzierung und Organisation der Gesundheitsvorsorge dreht, ist ein Grund mehr zu überprüfen, inwiefern versorgungstechnische Weiterentwicklungen

U. Laaser, G. Sassen, G. Murza, P. Sabo (Hrsg.)
Prävention und Gesundheitserziehung
© 1987 Springer-Verlag Berlin Heidelberg

dazu geeignet sind, das Wohlbefinden des einzelnen in seiner konkreten Alltagssituation zu gewährleisten oder wiederherzustellen.

In einer ersten Bilanz läßt so der Trend zur Selbstmedikation einerseits die Hoffnung auf mehr Selbständigkeit des Patienten und damit auch Konsumenten zu. Andererseits knüpfen sich an einen eigengesteuerten Zugriff auf Medikamente ohne den Umweg über Verschreibungsvorschriften Erwartungen auf bislang nicht erschlossene Marktnischen. Durch die Forderung nach erhöhter Eigenbeteiligung der Versicherten gewinnt die Frage zusätzlich an politischer Brisanz (Herder-Dorneich 1979).

Randbedingungen einer Erhebung zum selbstgesteuerten Umgang mit Gesundheit und Krankheit bei Schülern

Vor dem Hintergrund einer frühzeitigen Gesundheitsprävention lautete die Leitfrage der Erhebung bei Schülern: Mit welchem Vorverständnis von Krankheit und Gesundheit reagieren Kinder und Jugendliche auf Beeinträchtigungen ihres Wohlbefindens und wo liegen Interessen bzw. Informationsschwerpunkte oder Defizite in diesem Zusammenhang? Mit welchen Kenntnissen und Einstellungsmustern erfolgt der Zugang zu gesundheitlichen Beeinträchtigungen, besonders im Gebrauch von medikamentösen Hilfen?

Bei der Entwicklung des Fragebogens lag die Hauptschwierigkeit darin, Antwortmöglichkeiten zu geben, die nicht nur die Höhe des tatsächlichen Arzneimittelkonsums zeigen, sondern im Zusammenhang auch etwas über die Handlungsmotive der Befragten aussagen können. Allerdings handelt es sich bei dem vorliegenden Projekt lediglich um den bescheidenen Versuch, die in einem kleinen Rahmen erhobenen empirischen Daten auf evtl. Tendenzen hin zu untersuchen und zugleich die Tauglichkeit des Fragebogens als Erhebungsinstrument zu überprüfen.

Der Fragebogen ist inhaltlich in 3 Bereiche gegliedert:
- Fragen zum Bereich Gesundheit/Krankheit und zum eigenen Wohlbefinden,
- Fragen zum Umfeld und familiären Bereich,
- personbezogene Fragen.

Er umfaßt in seiner vollständigen Form 76 Fragen, von denen hier nur eine kleine Auswahl vorgestellt werden kann. Insgesamt wurden 136 Schüler befragt, und zwar 4 Gymnasialklassen (jeweils zwei 9. und 10. Klassen), 32 Schüler der Orientierungsstufe einer Realschule und 2 Klassen einer Lernbehindertenschule mit jeweils einer 9. und 10. Klasse. Welche Hindernisse die Untersuchung zunächst überwinden mußte, sei nur kurz angedeutet. Obwohl der Erstantrag mit offizieller Unterstützung der Fakultät für Pädagogik gestellt wurde mit dem Hinweis, daß es sich ausschließlich um eine wissenschaftliche Arbeit handle, und die einzelnen Schulleitungen bereits informiert waren und unter Vorbehalt ihr Einverständnis gegeben hatten, gab die zuständige Behörde, in diesem Fall das Schulkollegium beim Regierungspräsidenten, aufgrund telefonischen Nachfragens und Drängens allmählich nach 2 Monaten die Auskunft, daß der Antrag zur Durchführung in Schulen nicht bewilligt werden könne. Einwände bezogen sich auf die mißverständliche Formulierung von Fragen. Auf die dringliche Bitte um Konkretisierung wurde nach weiteren 3 Wochen mitgeteilt, daß die vorgesehenen Klassenstufen aufgrund ihres sprachlichen Entwicklungsstandes für eine solche Befragung ungeeignet seien. Die geplante Altersverteilung verschob sich damit von ursprünglich 12–16 Jahre auf 15–18 Jahre. Inhaltlich erfolgte von seiten der monierenden Stelle auch hier keine Präzisierung, welche einzelnen Formulierungen gemeint waren oder ob die Streichung einzelner Fragen etwas an der Einschätzung ändern würde.

Obwohl die Befragung anonym und unter Anwesenheit des Klassenlehrers stattfinden sollte, wurde zur Auflage gemacht, daß die Eltern über die Durchführung der Untersuchung und deren Inhalt informiert werden sollten. Daß die Befragung überhaupt durchgeführt werden konnte, ist letztendlich dem Einsatz und dem Interesse einzelner Lehrerinnen und Lehrer zu verdanken. Die einfachste und wohl auch naheliegende Möglichkeit zur Information der Eltern hätte wohl darin bestanden, den Schülern den Fragebogen mit nach Hause zu geben. Das hätte zum einen wohl eine erheblich niedrigere Rücklaufquote bedeutet, zum anderen hätten die Eltern in diesem Fall wahrscheinlich unerwünschte Hausaufgabenhilfe geleistet.

Die Kompromißlösung bestand schließlich darin, schriftlich ein pauschales Einverständnis der Eltern einzuholen, daß ihre Kinder an einer Untersuchung zu „rein wissenschaftlichen Zwecken" teilnehmen dürfen. Für die Schulen entstand dadurch ein erheblich höherer organisatorischer Aufwand, da zunächst die Einverständniserklärungen verteilt und wieder eingesammelt und danach ein Termin für die Durchführung der Befragung gefunden werden mußte (ca. 20 min). Von 164 möglichen Teilnehmern haben so schließlich doch noch 134 Schüler und Schülerinnen unter vergleichbaren Umständen einen Fragebogen ausgefüllt, der auch auszuwerten war.
Die Umstände der Befragungsaktion wurden deshalb so ausführlich beschrieben, um die Probleme aufzuzeigen, welche selbst ein so bescheidenes Projekt wie die Befragung von Schülern zu Bereichen ihres Gesundheitsverhaltens zu erwarten hat. Selbstverständlich ist nichts einzuwenden gegen den Umstand, daß kritische Rückfragen und Auflagen seitens der übergeordneten Schulbehörde erfolgten, denn Inhalts- und Durchführungsmodalitäten haben jederzeit zur Diskussion gestanden. Lediglich die mangelnde Kooperationsbereitschaft zuständiger Stellen, die keineswegs den Eindruck vermittelten, als könnten sie auch Interesse an den Ergebnissen der durchgeführten Erhebung zeigen, um sie nutzbringend für die schulische Arbeit einzusetzen, sei hier angeprangert. Denn sicherlich werden die Betrachtungen über die Chancen einer praxisbezogenen Forschung zumindest im organisierten Schulbereich, sollte es sich bei den geschilderten Erfahrungen nicht um Ausnahmen handeln, angesichts hemmender Faktoren der Schulbürokratie recht nüchtern und illusionslos. Einige ausgewählte Ergebnisse aus dem leider in der vorgesehenen Form nicht realisierbaren Vorhaben seien im folgenden skizziert.

Ausgewählte Ergebnisse zum Gesundheitsverhalten von Jugendlichen und ihrer Problembearbeitungsstrategien

Der Mittelwert der Altersgruppe lag bei 16 Jahren (1mal 14, 43mal 15, 57mal 16, 28mal 17, 3mal 18 Jahre). Auf die Frage nach der Häufigkeit von Schmerzen und Beschwerden antworteten auf der 5teiligen Skala von „nie" bis „sehr oft" die meisten, nämlich 61 von 134 Schülerinnen und Schülern, mit „selten", weitere 49 mit „manchmal". „Häufig" taucht 15mal auf, „sehr oft" ist nur 4mal vertreten und das andere Extrem „nie" nur 5mal. Ungefähr 80 % der Antworten fallen also unter die Kategorien „nie" bis „manchmal".

Die Angaben zum Informationsverhalten zu Gesundheitsfragen sind ebenfalls recht eindeutig verteilt. Zu 90 % liegen sie auch hier im oberen Bereich der Skala von „nie" bis „manchmal", wobei „nie" den größten Anteil stellt.

Als Renner bei den Informationssendungen war „Gesundheitsmagazin Praxis" mit 45 % vertreten. In diesem Fall dürfte wohl schlicht die lange Laufzeit der Sendung und damit der hohe Bekanntheitsgrad des Sendungstitels ausschlaggebend gewesen sein. Bei den schriftlichen Informationen liegen die Ilustrierten und die Rundfunk- und Fernsehzeitschriften vorn.

Die Werte, bezogen auf das grundsätzliche Interesse für Gesundheitsfragen, zeigen einen leichten „Mitte-Aufwärts-Trend", wenn man den Wert „3" der Skala auch inhaltlich als „Mitte" annimmt. 55 % der Schüler antworteten mit „ab und an" und immerhin 16,5 % gaben regelmäßiges Interesse an. Die letzten 3 Items wiesen weder für Jungen und Mädchen noch für die verschiedenen Schultypen gravierende Unterschiede auf.

Bei den Beschwerden selbst wurden Kopfschmerzen mit Abstand am häufigsten genannt. Knapp 57 % der Schüler gaben an, daß sie „ab und an" unter Kopfschmerzen leiden. 27 % nehmen für diesen Fall Medikamente ein; weitere 4 % benutzen wöchentlich oder täglich ein Kopfschmerzmittel. Von den Schmerzmitteln, die namentlich am häufigsten genannt worden sind, nämlich Spalttabletten und Thomapyrin, nannten 25 der Befragten allein diese beiden Produkte; die Vermutung mag hier zumindest naheliegen, daß es der kommerziellen Werbung ohne weiteres gelingen kann, Assoziationen wachzurufen, die bei bestimmten Beeinträchtigungen des Wohlbefindens auch ganz bestimmte Gegenmaßnahmen, sprich ein ganz bestimmtes Produkt, ins Bewußtsein rufen. Hier liegt ein weiteres Indiz dafür, daß es notwendig ist, den Begriff der Prävention schon weit in das Vorfeld von Konsumgewohnheiten vorzuverlagern und beispielsweise Schutzmechanismen zu entwickeln, die der einzelne erlernen muß, damit Selbstmedikation nicht zu einer Weiterentwicklung der Selbstbedienungs- oder Konsummentalität gerät. Die Diskrepanz zwischen der Angabe geringer und relativ seltener Beschwerden und dem Verbrauch vieler Medikamente bietet gute Einstiegsmöglichkeiten zur gemeinsamen Bearbeitung alltäglicher Verhaltensweisen.

Insgesamt gaben 20 Schülerinnen und Schüler an, schon einmal ein Schmerzmittel ohne vorherigen Arztbesuch gekauft zu haben. In 10 Fällen wurde der Arzt auch ausdrücklich um die Verschreibung eines Schmerzmittels gebeten. Die Einnahme von Schmerzmitteln bei Erkältungskrankheiten ist, soweit das möglich war, bei diesen Zahlenwerten ausgekoppelt worden.

Über Magen-Darm-Beschwerden klagen 20 % der Befragten; 13 % gaben Atemwegsbeschwerden an, wobei diese Kategorie nicht exakt auswertbar ist, da allein 10 % der Befragten Heuschnupfen unter der Rubrik „sonstiges" einstuften und sich gegebenenfalls Überschneidungen im Nachhinein nicht mehr aufschlüsseln ließen.

Jeweils 10 % der Schüler nannten „Kreuz- und Rückenschmerzen", „Konzentrationsschwäche" und „Zahnkaries"; 8 % entfielen auf Schlafstörungen. Zum konkreten Verhalten bei Beschwerden und Schmerzen zeigen die Angaben erneut, wie breit das Spektrum der Einflüsse ist, bevor überhaupt ein Arzt oder irgendeine Instanz des öffentlichen Gesundheitswesens zu Rate gezogen wird.

Die Gruppe derjenigen, die „nie" oder „selten" gleich einen Arzt aufsuchen, umfaßt über 70 % der Schülerinnen und Schüler. Die Möglichkeit, „abzuwarten", ob die Beschwerden verschwinden, nutzen 40 % der Schüler „häufig" und 27 % „sehr oft". Rund 20 % der Befragten versucht sich mit Hausmitteln zu kurieren oder sieht zunächst in der Hausapotheke nach. Ratgeber sind in erster Linie die Eltern, die von 27 % der Schüler „sehr oft", von 34 % „häufig" und von 20 % „manchmal" bei Beschwerden gefragt wurden. Personen aus dem näheren Umfeld, die „peers", wurden insgesamt nur sehr selten als Ansprechpartner erwähnt.

Schlußfolgerungen

Da für das Kindes- und Jugendalter die Schule neben dem Elternhaus der vorgegebene Rahmen ist, in dem sich ein Großteil des Alltags und damit der Alltagsbeschwerden abspielt, muß die Vermittlung entsprechender Bewältigungsstrategien bereits hier einsetzen.

Die Praxis der Selbstbehandlung medizinischer Laien läuft nämlich in den meisten Fällen auf eine Selbstmedikation hinaus. Dieser Umstand zeigt, daß es sinnvoll ist, möglichst früh eine Einstellung zu Fragen der Gesundheit und Krankheit zu fördern, bei welcher der Gedanke der Prävention im Vordergrund steht. Es ist daher nach Möglichkeiten Ausschau zu halten, bereits im Schulalter Kriterien zu vermitteln, die es dem Kind und Jugendlichen und später dem Erwachsenen ermöglichen, die Risiken einer Selbstbehandlung und gegebenenfalls einer Selbsttherapie mit Medikamenten zu erkennen und abzuschätzen.

Gesundheitserzieherisch oder beratend tätig zu werden, stellt für Lehrer und Lehrerinnen zunächst eine Mehrbelastung dar. Im vorgegebenen Rahmen der Schule bestehen gleichwohl günstige Bedingungen, die Zusammenarbeit von Lehrern, Eltern und Schülern zu fördern, fächerübergreifende Lernangebote zu entwickeln und persönliches Engagement einzubringen. Daneben bleibt der gesundheitserzieherische bzw. -beratende Auftrag auch für Ärzte und Apotheker unbestritten. Um jedoch die Struktur von pädagogischen Angeboten bedürfnisbezogen und motivierend zu gestalten, sind weitere Untersuchungen zum alltäglichen Verhalten angezeigt, damit gesundheitserzieherische Maßnahmen an der konkreten Ausgangslage der betroffenen Adressaten anknüpfen können.

Im vorliegenden Beispiel kam lediglich ein Ausschnitt aus der Lebenswelt von Schülern und ihren Einstellungsmustern zum Umgang mit Selbstbehandlung zur Sprache, ein Thema, das angesichts der hohen Zahlen von Medikamenten-mißbrauch (Voss 1983; Sichrovsky 1984) und Abhängigkeit gewiß weiterer Aufmerksamkeit bedarf.

Literatur

Beske F, Cranz H (1984) Selbstmedikation – eine Herausforderung für Ärzte und Apotheker. Prävention 7:72–75
Herder-Dorneich P (1979) Die Stellung der Selbstmedikation in der medizinischen Gesamtversorgung. Medizin Mensch Gesellschaft 4:14–22
Pajung B (1983) Selbstbehandlungsmaßnahmen medizinischer Laien bei Alltagsbeschwerden. Prävention 6:73–77
Sichrovsky P (1984) Krankheit auf Rezept. Kiepenheuer & Witsch, Köln
Troschke J von (1984) Gesundheitsverhalten im Umgang mit Arzneimitteln. Prävention 7:9–13
Voß R (Hrsg) (1983) Pillen für den Störenfried. Hoheneck, Hamm

Primärprävention des Alkoholismus im Schulalter

D. H. Frießem

Von „Prävention" (Frießem 1979) und „Präventivmedizin" im Sinne von Verhütung und Verhinderung jedweder Gesundheitsstörung spricht man hierzulande erst seit dem Ende der 60er Jahre unter dem Einfluß amerikanischer Literatur, namentlich der Arbeiten von Caplan (Caplan 1964; Caplan u. Grunebaum 1967). Zuvor war allein von „Prophylaxe", „prophylaktischer Medizin", „Hygiene" und „Sozialhygiene" die Rede, welche freilich allesamt enger definiert sind. Assoziiert man mit dem letztgenannten Begriff noch durchaus naheliegende Maßnahmen, beispielsweise zur Eindämmung von Infektionskrankheiten, so erweist sich die Anwendung des Präventionsgedankens auf psychische Erkrankungen bei näherer Betrachtung aus mancherlei Gründen als problematisch (Wambach 1981). Theoretische und praktische Modelle präventiven Vorgehens setzen nämlich, sofern organische Grundlagen einer Krankheit nicht bekannt sind oder sich einer Einflußnahme entziehen, bei dem Versuch der Feststellung und Ausschaltung krankheitsbegünstigender Umstände und Risikofaktoren an und bewegen sich damit im Interaktionsbereich nicht nur biologischer, sondern v. a. psychologischer und soziokultureller Momente. Diese Primärprävention – in der Nomenklatur von Caplan (Caplan u. Grunebaum 1979) – reicht von Aufklärungs- und Bildungsangeboten über Beratung, Gesundheitserziehung und spezielle Öffentlichkeitsarbeit bis zu umfassenden gesundheits-, erziehungs- und gesellschaftspolitischen Konzepten und Maßnahmen. Sie stellt einen breiten Forschungs- und Handlungsbereich dar, welcher der Sekundärprävention, die bereits begonnene Erkrankungen zu verkürzen sucht, und der Tertiärprävention, welche nur noch abmildernd oder rehabilitierend wirken kann, vorgelagert ist. Auf diesem Feld kann der Arzt zumeist nur individuelle Maßnahmen veranlassen. Auch vermag die medizinische Grundlagenforschung mancherlei Ergebnisse beizusteuern. Ansonsten sind hier jedoch vornehmlich Psychologen, Soziologen und eben auch Pädagogen tätig.

Bezeichnenderweise stammt der immer noch umfassendste Handbucharticle zur Präventionsforschung (Seubert 1978) von einer Psychologin und deckt sich zeitlich mit der Expertise von Ciompi (1975) in der sog. Psychiatrieenquete. Bis zur Ausrichtung eines ersten Kongresses zu Fragen der Prävention in der Psychiatrie (Rudolf u. Tölle 1984) mußten noch weitere 7 Jahre vergehen.

Der Alkoholismus steht nun, als Erkrankung aufgefaßt, bezüglich seiner Entstehung und Verursachung wie alle Drogenabhängigkeiten im Spannungsfeld drogen- und persönlichkeitsspezifischer sowie sozialer Faktoren. Angesichts

U. Laaser, G. Sassen, G. Murza, P. Sabo (Hrsg.)
Prävention und Gesundheitserziehung
© 1987 Springer-Verlag Berlin Heidelberg

seiner steigenden Verbreitung – der neueste „Suchtbericht" der Bundesregierung (Bericht der Bundesregierung 1986) rechnet mit 1,5 Mio. behandlungsbedürftigen Kranken – und seiner vergleichsweise niedrigen Heilungschancen sehen manche Autoren überhaupt nur in einer effektiven Prävention desselben einen Ausweg (Dziewas u. Dziewas 1984; Kandel 1974; Robinson 1982; Schenk 1975). Das Phänomen des Jugendalkoholismus (Barnes 1982; Berger et al. 1980; Jeanneret 1983; Ladewig 1985), bzw. der immer weiteren Vorverlegung des Konsumbeginns alkoholischer Getränke, läßt darüber hinaus in besonderem Maße an ein primärpräventives Vorgehen denken. Man erläge freilich einem Fehlschluß, wollte man dieses Vorgehen ausschließlich von den Gegebenheiten des Jugendalkoholismus selbst ableiten, dessen besondere Bedingungen möglicherweise auf das eigentliche Manifestationsalter der Alkoholkrankheit – ein Alkoholabususindex weist beispielsweise bei Männern Maxima erst in den Altersstufen zwischen 30 und 49 Jahren auf (Feuerlein u. Küfner 1977) – nicht mehr zutreffen.

Betrachtet man die von Feuerlein (1983, 1984) aufgestellten Ziele einer Alkoholismusprävention im Hinblick auf die hier zu erörternde Primärprävention im Schulalter, dann stößt man allein auf die folgenden Möglichkeiten:

1. Reduktion der „Griffnähe" durch volle Ausschöpfung der bestehenden gesetzlichen Bestimmungen über Ausschank- und Verkaufsverbote an junge Menschen,
2. Verbot einer Werbung, welche auf die Wirkung von Alkoholika zielt bzw. die speziell auf Jugendliche zugeschnitten ist,
3. Verbesserung der Aufklärung und bessere Information der Fachleute,
4. neue Formen der „Gegensteuerung" im Sinne allgemeiner psychohygienischer Maßnahmen, z. B. durch Entwicklung geeigneter Einsichten mit Vorbildwirkung.

Was nun die kommunikativen (Feser 1978a), z. T. von Fachleuten zu entfaltenden Aktivitäten anbelangt, so hat beispielsweise Wanke (1984) darauf hingewiesen, daß die Bereitschaft Jugendlicher zum Probierkonsum durch bloße Information über die schädlichen Folgen des Rauschmittelgebrauchs aus entwicklungspsychologischen Gründen eher noch zunimmt. Deshalb scheinen auch die üblichen Unterrichtsmaterialien für eine Alkoholprävention in der Schule – Gedig (1978) analysiert in seiner von Gamm inaugurierten Dissertation aus dem Jahre 1978 allein 13 solcher Unterrichtsvorschläge und andere Handreichungen – sachlich zwar richtig zu sein, ihr präventiver Effekt ist aber möglicherweise nur gering.

Alkoholpräventiv wirksame Gesundheitserziehung ist demgegenüber, so scheint es, basaler anzusetzen, etwa im Sinne der von Fuchs (1974, Richtziele zur Gesundheitserziehung in der Schule, zit. nach Gedig 1978) formulierten Richtziele einer „emanzipatorisch relevanten Gesundheitserziehung" zur Erlangung nicht nur von Sachkompetenz, sondern auch von Autonomie und Solidarität. Was hier von pädagogischer Seite vor mehr als 10 Jahren schon programmatisch formuliert wurde, haben die umfangreichen Untersuchungen primärpräventiver Maßnahmen von Schaps et al. (1981) sowie von Mandell (1982) in den USA inzwischen erwiesen: Niedrigste Ergebnisse zeitigten reine Informationsstrategien, höchste hingegen die Kombination von Information mit der systematischen Entwicklung affektiver Kompetenzen (Schmidt 1986), also von Entschluß- und Kommunikationsfähigkeit, Selbstbehauptung und der Fähigkeit zur Definition von Werthaltungen.

Demgegenüber entziehen sich heute die sozialen Entwicklungskonstellationen im Vorfeld der Drogensucht (Hünnekens 1984), nämlich zerrüttete Familienverhältnisse, inkonsequenter und prinzipienloser Erziehungsstil, Verwöhnung und Überforderung, aus vielerlei Gründen der Intervention. Dabei ist der Modellcharakter elterlichen Verhaltens zumindest im Bereich des Alkohol- und Drogenmißbrauchs wiederholt belegt worden (Feser 1978b; Kandel 1974; Smart u. Feiger 1972), und die von Schulz et al. (1981) gefundene, linear ansteigende Beziehung zwischen Häufigkeit und Menge des Trinkens, des Fernsehens und des Rauchens spricht für sich. Hierzu paßt auch die beim Alkoholiker beobachtete stärkere Abhängigkeit von Außenreizen (Brand-Jacobi 1984).

In der Familie bereits manifester Alkoholismus hat, wie Schulsinger (1984) in einer äußerst sorgfältigen, unter den hiesigen datenrechtlichen Bedingungen übrigens undurchführbaren Studie aus Kopenhagen zeigen konnte, bei zum Untersuchungszeitpunkt 19jährigen Söhnen von Trinkern zu größerer Impulsivität, Nervosität, häufigerem Sitzenbleiben in der Schule und Verwiesenwerden an den Schulpsychologen als bei einer Kontrollgruppe geführt. Ob diese Faktoren sich als Prädikatoren für einen später evtl. auftretenden Alkoholismus eignen, wird die als Longitudinalstudie konzipierte Untersuchung erst in etwa 7 Jahren erweisen.

Solange jedenfalls eine individuelle Primärprävention im Schulalter unter Vermeidung der Risiken einer Überwachung und Stigmatisierung (Wambach 1981) nicht möglich ist, haben die meisten zur Suchtprävention berichteten und vorgeschlagenen Aktivitäten (Carlhoff 1981; Gedig 1978; Täschner 1983) durchaus ihren Stellenwert, wenngleich viele dieser Vorschläge schon sekundärpräventiver Art sind, denn sie setzen zumindest Mißbrauchsverhalten bereits voraus. Auch die als „ursachenorientierte Prophylaxe süchtigen Verhaltens" (Furian 1981) propagierten Vorgehensweisen orientieren sich viel zu sehr an der Phänomenologie der manifesten Sucht oder aber an kulturkritischen Konstrukten. Nur selten ist von Selbstverwirklichung durch Erwerb von Eigenschaften wie Ich-Stärke, Empathie (Pauleikhoff u. Mester 1973), Realismus, Leistungsfähigkeit, Rollendistanz, Ambiguitätstoleranz und Solidarität die Rede (Hefft 1981). Solche neueren Konzepte, die z. T. auf der Sozialisationstheorie von Krappmann (1972, 1982) und der Selbstkonzeptionsforschung von Rogers (1985) und seinen Schülern (Epstein 1979) fußen, stellen, wohlgesagt, keineswegs Leerformeln aus einem sozialphilosophischen Arsenal dar, vielmehr haben gerade klinisch-psychologische Analysen, wie beispielsweise die Analyse von Mantek (1979) zum Frauenalkoholismus, letztlich immer wieder Defizite in den oben genannten Kompetenzbereichen der Persönlichkeit aufgefunden, welche naheliegenderweise nun einmal im Schulalter, wenn nicht gar im Vorschulalter (Hederer 1981), eine Chance haben, behoben zu werden. Diese Aufgabe ist dann aber eine im weitesten Sinne pädagogische und didaktische (Kicherer 1980; Weber 1985). Erfreulicherweise haben Bartsch u. Knigge-Illner (1986) und seine Arbeitsgruppe (Knigge-Illner et al. 1983; Manns u. Schultze 1986), sowie Schmidt (1984, 1985) hierzu neuerlich bedeutsame Beiträge geleistet.

Es mag wie eine Ironie des Schicksals erscheinen, daß die Pädagogik im Angesicht der Drohung, zu einer sozialen Integrations-, Identifikations-, ja Disziplinierungswissenschaft degradiert zu werden (Gamm 1978), aus präventivmedizinischer Sicht hier Aufgaben zugewiesen erhält, die z. T. bis aufs Wort jenen Prinzipien gleichen, unter denen sie als bürgerliche Wissenschaft einst angetreten ist.

Literatur

Barnes GM (1982) Alcohol and youth. A comprehensive bibliography. Greenwood, Westport London

Bartsch N, Knigge-Illner H (Hrsg) (1986) Sucht und Erziehung. Ein Handbuch für Lehrer und Sozialpädagogen. Beltz, Weinheim (Suchtprobleme in Pädagogik und Therapie, Bd 3, 4)

Berger H, Legnaro A, Reuband K-H (Hrsg) (1980) Jugend und Alkohol. Kohlhammer, Stuttgart Berlin Köln Mainz

Bericht der Bundesregierung über die gegenwärtige Situation des Mißbrauchs von Alkohol etc. (1986) Heger, Bonn (Bundestagsdrucksache 10/5856)

Brand-Jacobi J (1984) Die präventive Bedeutung der Außenreizabhängigkeit von Alkoholikern. In: Rudolf GAE, Tölle R (Hrsg) Prävention in der Psychiatrie. Springer, Berlin Heidelberg New York Tokyo

Caplan G (1964) Principles of preventive psychiatry. Basic Books, New York London

Caplan G, Grunebaum H (1967) Perspectives on primary prevention. A review. Arch Gen Psychiatry 17:331–346

Carlhoff H-W (1981) Drogenkompendium für Lehrer und Eltern. Informationen – Prophylaxe – Arbeitsmaterialien, 3. Aufl. Quelle & Meyer, Heidelberg

Ciompi L (1975) Primärprävention psychischer Störungen. In: Anhang zum Bericht über die Lage der Psychiatrie in der Bundesrepublik Deutschland. Heger, Bonn (Bundestagsdrucksache 7/4201, S 760–786)

Dziewas H, Dziewas U (1984) Überlegungen zur Prävention der Alkoholabhängigkeit. Suchtgefahren 30:129–136

Epstein S (1979) Entwurf einer integrativen Persönlichkeitstheorie. In: Filipp S-H (Hrsg) Selbstkonzept-Forschung: Probleme, Befunde, Perspektiven. Klett-Cotta, Stuttgart, S 15–45

Feser H (1978a) Angewandte Prävention. In: Pongratz LJ (Hrsg) Handbuch der Psychologie, Bd 8/2. Verlag für Psychologie, Göttingen Toronto Zürich

Feser H (1978b) Eltern als Vorbild – Elterliches Erziehungsverhalten und kindlicher Suchtstoffmißbrauch. In: Keup W (Hrsg) Sucht als Symptom. Thieme, Stuttgart

Feuerlein W (1983) Zur Diagnose und Prävention des Alkoholismus. In: Faust V (Hrsg) Suchtgefahren in unserer Zeit. Alkoholkrankheit – Medikamentenmißbrauch – Nikotinabusus – Rauschdrogenkonsum – Polytoxikomanie. Hippokrates, Stuttgart (Compendium psychiatricum)

Feuerlein W (1984) Alkoholismus – Mißbrauch und Abhängigkeit, 3. Aufl. Thieme, Stuttgart New York

Feuerlein W, Küfner H (1977) Alkoholkonsum, Alkoholmißbrauch und subjektives Befinden: Ergebnisse einer Repräsentativerhebung in der Bundesrepublik Deutschland. Arch Psychiatr Nervenkr 224:89–106

Frießem DH (1979) Art. „Prävention und Rehabilitation". In: Frießem DH (Hrsg) Kritische Stichwörter zur Sozialpsychiatrie. Fink, München

Furian M (1981) Ursachenorientierte Prophylaxe süchtigen Verhaltens. Quelle & Meyer, Heidelberg

Gamm H-J (1978) Einführung in das Studium der Erziehungswissenschaft. Rowohlt, Reinbek

Gedig UJ (1978) Alkoholkonsum und Alkoholismus als pädagogische Probleme. Phil. Dissertation, TH Darmstadt

Hederer J (1981) Suchtprophylaxe – schon im Kindergarten? In: Furian M (Hrsg) Ursachenorientierte Prophylaxe süchtigen Verhaltens. Quelle & Meyer, Heidelberg

Hefft G (1981) Suchtprophylaxe im Hort: Hilfe zur Selbstverwirklichung. In: Furian M (Hrsg) Ursachenorientierte Prophylaxe süchtigen Verhaltens. Quelle & Meyer, Heidelberg

Hünnekens H (1984) Entwicklungskonstellationen im Vorfeld der Drogensucht. In: Rudolf GAE, Tölle R (Hrsg) Prävention in der Psychiatrie. Springer, Berlin Heidelberg New York Tokyo

Jeanneret O (1983) (ed) Alcohol and youth. Karger, Basel München New York Sydney Tokyo (Child health and development, vol 2)

Kandel D (1974) Interpersonal influences on adolescent illegal drug use. In: Josephson E, Carrol EE (eds) Drug use; epidemiological and sociological approaches. Hemisphere, Washington

Kicherer F (1980) Alkoholkonsum und Alkoholismus als didaktische Probleme. Karger, Basel München Paris London New York Sydney (Psychologische Praxis, Bd 54)

Knigge-Illner H, Pubeau P, Sommer G, Vollmer K (1983) Suchtprävention in der Schule. Beltz, Weinheim (Beltz Forschungsberichte)

Krappmann L (1972) Die Entstehung der Lernfähigkeit im Interaktionssystem der Familie und ihre Förderung in der Schule. In: Halbfas F, Maurer F, Popp W (Hrsg) Entwicklung der Lernfähigkeit. Klett, Stuttgart, S 178–197

Krappmann L (1982) Soziologische Dimensionen der Identität. Strukturelle Bedingungen für die Teilnahme an Interaktionsprozessen, 6. Aufl. Klett-Cotta, Stuttgart

Ladewig D (1985) Alkoholmißbrauch und Alkoholabhängigkeit bei Jugendlichen. In: Remschmidt H, Schmidt MH (Hrsg) Kinder- und Jugendpsychiatrie in Klinik und Praxis, Bd III. Thieme, Stuttgart New York

Mandell W (1982) Preventing alcohol-related problems and dependencies through information and education programs. In: Pattison EM, Kaufman E (eds) Encyclopedic handbook of alcoholism. Gardner, New York

Manns M, Schultze J (1986) Suchtprävention durch ein Trainingsprogramm zur sozialen Kompetenz. In: Bartsch N, Knigge-Illner H (Hrsg) Sucht und Erziehung. Ein Handbuch für Lehrer und Sozialpädagogen. Beltz, Weinheim (Suchtprobleme in Pädagogik und Therapie, Bd 1)

Mantek M (1979) Frauen-Alkoholismus. Reinhardt, München

Pauleikhoff B, Mester H (1973) Artikel „Empathie". In: Müller C (Hrsg) Lexikon der Psychiatrie. Springer, Berlin Heidelberg New York

Robinson D (1982) Alcoholism: Perspectives on prevention strategies. In: Pattison EM, Kaufman E (eds) Encyclopedic handbook of alcoholism. Gardner, New York

Rogers CR (1985) Entwicklung der Persönlichkeit, 5. Aufl. Klett-Cotta, Stuttgart

Rudolf GAE, Tölle R (1984) (Hrsg) Prävention in der Psychiatrie. Springer, Berlin Heidelberg New York Tokyo

Schaps E, Di Barolo R, Moskowitz J, Palley CS, Churgin S (1981) A review of 127 drug abuse prevention program evaluations. J Drug Issnes 11:17–43

Schenk J (1975) Droge und Gesellschaft. Springer, Berlin Heidelberg New York

Schmidt H-P (1984) Theoretische Leitideen einer Alkoholismusprävention im schulpraktischen Bereich. Suchtgefahren 30:137–141

Schmidt H-P (1985) Zur Konzeption einer Präventionsdidaktik. Begründung und Rechtfertigung einer Lehrzielsetzung schulischer Alkoholismusprävention auf curricularer Basis als Ausgangsgröße didaktischen Handelns. Suchtgefahren 31:432–437 (1985)

Schmidt H-P (1986) Erziehungsziel: Abstinent oder Gelegenheitskonsum? Überlegungen zur generellen affektiven Lehrzielsetzung einer schulischen Präventionsdidaktik. Suchtgefahren 32:269–275

Schulsinger F (1984) Eine prospektive Untersuchung von jungen Männern mit einem hohen Risiko für Alkoholismus. In: Rudolf GAE, Tölle R (Hrsg) Prävention in der Psychiatrie. Springer, Berlin Heidelberg New York Tokyo

Schulz W, Antons K, Eimeren W van, Selbmann HK (1981) Trinken – Ausmaß des Trinkens und Trinkmuster. In: Antons K, Schulz W (Hrsg) Normales Trinken und Suchtentwicklung, Bd 1, 2. Aufl. Hogrefe, Göttingen Toronto Zürich

Seubert E (1978) Gegenwärtiger Stand der Präventionsforschung. In: Pongratz LJ (Hrsg) Handbuch der Psychologie, Bd 8/2. Verlag für Psychologie, Göttingen Toronto Zürich

Smart RG, Fejer D (1972) Drug use among adolescents and their parents: Cloosing the generation gap in the mood modification. J Abnorm Psychol 79:153–160

Täschner K-L (1983) Therapie der Drogenabhängigkeit. Ein Handbuch. Kohlhammer, Stuttgart Berlin Köln Mainz

Wambach MM (1981) Artikel „Prävention". In: Rexilius G, Grubitzsch S (Hrsg) Handbuch psychologischer Grundbegriffe. Rowohlt, Reinbek

Wanke K (1984) Was ergeben empirische Untersuchungen für die Prävention von Suchtentwicklungen? In: Rudolf GAE, Tölle R (Hrsg) Prävention in der Psychiatrie. Springer, Berlin Heidelberg New York Tokyo

Weber NH (1985) Suchtprävention als pädagogische Aufgabe. In: Twellmann W (Hrsg) Handbuch für Schule und Unterricht, Bd 7.1. Schwann, Düsseldorf

Prävention des Rauchens –
eine wichtige Aufgabe für die Schule

F. Schmidt

Einleitung

Aus der Feststellung, daß die einzige gesunde Zigarette die nichtgerauchte Zigarette ist, und aus der Tatsache, daß es viel leichter ist, gar nicht erst mit dem Rauchen zu beginnen als durch Sekundärprävention durch Raucherentwöhnung wieder davon loszukommen, ergibt sich bereits klar, daß der Schule bei der Verhütung des Rauchens besondere Bedeutung zukommt. Außerdem kamen zahlreiche medizinische Untersuchungen übereinstimmend zu dem Ergebnis, daß die Gesundheitsschäden des Rauchens um so größer sind, je früher damit begonnen wurde. Die Erziehung zu gesundheitsbewußtem Verhalten – und dies gilt nicht nur für das Rauchen – sollte deshalb bei der Lehrplangestaltung hinreichende Beachtung finden.

Dem steht entgegen, daß unsere Pädagogikstudenten auf diese Aufgabe entweder gar nicht oder zumindest unzureichend vorbereitet werden. Jedenfalls erbrachte eine von uns vor einigen Jahren durchgeführte Befragungsaktion unter allen pädagogischen Fakultäten und Akademien das ernüchternde Ergebnis, daß das Fach Gesundheitserziehung bislang im Lehrplan der pädagogischen Ausbildungsstätten völlig fehlt. Mit Nachdruck muß deshalb die Verankerung des Faches „Gesundheitserziehung" im Lehrplan bei der pädagogischen Ausbildung gefordert werden. Pädagogik sollte die Erziehung des gesamten Menschen umfassen und sich nicht nur auf bloße Wissensvermittlung beschränken.

Eine völlig andere Frage ist, ob ein eigenes Fach Gesundheitserziehung auch in die Lehrpläne unserer Schulen aufgenommen werden sollte. Die Mehrheit tendiert dahin – auch ich schließe mich dieser Ansicht an –, daß ein Fach Gesundheitserziehung, das dann womöglich noch benotet werden müßte, nicht wünschenswert ist. Besser dürfte eine fächerübergreifende Berücksichtigung sein, wobei dem Biologieunterricht bei der Erörterung der Körperorgane und ihrer Funktionen besondere Bedeutung zukommt. Im Prinzip bieten jedoch alle Fächer, bei denen es um den ganzen Menschen geht, hinreichende Ansatzpunkte, ob Deutschunterricht oder Turnunterricht oder auch Religionsunterricht.

Rauchfreie Zone Schule

Das persönliche Vorbild – die Leitbildfunktion des Lehrers – spielt bei der Erziehung von Kindern und Heranwachsenden eine besondere Rolle. Ähnlich wie ein

U. Laaser, G. Sassen, G. Murza, P. Sabo (Hrsg.)
Prävention und Gesundheitserziehung
© 1987 Springer-Verlag Berlin Heidelberg

rauchender Arzt seine eigene Autorität untergräbt, wenn er seinen Patienten den Rat erteilt, das Rauchen einzustellen, dürfte auch ein rauchender Lehrer seine Schüler nicht von den Vorteilen des Nichtrauchens überzeugen können, wenn er selbst nicht mit gutem Beispiel vorangeht.

Deshalb hat schon 1980 der internationale Kongreß „Rauchen *oder* Gesundheit" im Wissenschaftszentraum Bonn, dem ich als Tagungspräsident vorstand, in seiner Abschlußresolution die Forderung nach der „rauchfreien Zone Schule" auf Vorschlag der Arbeitsgruppe Pädagogik erhoben. Selbstverständlich beinhaltet die rauchfreie Zone Schule nicht nur die Unterbindung des Rauchens für Schüler im gesamten Schulbereich, sondern auch einen Verzicht auf das Rauchen durch die Lehrer aus pädagogischer Verantwortung. Ein solcher Verzicht wäre in unseren Augen durchaus zumutbar, wenn man daran denkt, daß einfache Arbeiter an feuergefährdeten Arbeitsplätzen seit langem 8 Stunden am Tag auf das Rauchen verzichten müssen. Diese Feuerschutzbestimmungen wurden überwiegend zum Schutze von Maschinen, Waren und anderem toten Inventar erlassen. Das Wohl unserer Kinder sollte uns mindestens ebenso wichtig sein. Einige Schulen sind hier bereits mit gutem Beispiel vorangegangen, z. B. die Rilke-Realschule in Stuttgart. Dort wurde sogar eine rauchende Lehrerin, die sich einem diesbezüglichen Beschluß der Gesamtschulkonferenz nicht fügen wollte, an eine andere Schule versetzt.

Zur Einführung der „rauchfreien Zone Schule" bedarf es keines Erlasses von „oben". Im Grunde gehört dazu nur etwas Zivilcourage. Wir möchten Sie deshalb ermutigen, auch in Ihrer Schulkonferenz einen solchen Antrag zur Abstimmung zu stellen, wenn – was wohl die Regel sein dürfte – die Mehrheit der Lehrer an Ihrer Schule nicht raucht. Die Kultusministerien der Länder könnten allerdings dabei Hilfestellung leisten, z. B. durch eine Empfehlung – die nichts kostet und zu nichts verpflichtet –, die Möglichkeiten zur Einführung der rauchfreien Zone Schule zu prüfen. Die Anerkennung eines solchen Beschlusses der Lehrerkonferenz durch eine Urkunde des Kultusministeriums, die der betreffenden Schule vorbildliches Verhalten bescheinigt, könnte eine zusätzliche Ermutigung sein. Jedenfalls ist eine Tendenz in dieser Richtung bereits jetzt unverkennbar.

Wesentlich haben dazu auch neue wissenschaftliche Erkenntnisse über die Gesundheitsschädlichkeit des Passivrauchens beigetragen, die an anderer Stelle (Schmidt 1985; Renner 1985) dargelegt wurden. Die Aufnahme des Passivrauchens in die MAK-Liste potentiell krebserzeugender Arbeitsstoffe durch die zuständige Senatskommission der Deutschen Forschungsgemeinschaft hat einem gesetzlichen Nichtraucherschutz, der längst überfällig ist, den Weg geebnet. Der Gesundheitsminister von Nordrhein-Westfalen, Dr. Heinemann, hat daraus als erster Landesminister praktische Schlußfolgerungen für den Nichtraucherschutz in Diensträumen durch einen Erlaß (Nichtraucherschutz in Diensträumen 1986) gezogen, der das Rauchen in Diensträumen – zu denen zweifellos auch die Lehrerzimmer gehören – vom Einverständnis aller Anwesenden abhängig macht, zumal Kantinen, Aufenthalts- und Pausenräume in diesem Erlaß ausdrücklich erwähnt werden.

Raucherzimmer in Schulen

Leider haben noch nicht alle Schulen die Zeichen der Zeit in diesem Punkte verstanden. Bis in die jüngste Zeit gibt es immer noch Diskussionen über die Neueinführung oder zumindest Beibehaltung von Raucherzimmern und Raucherecken in Schulen, obwohl die ständige Konferenz der Gesundheitsminister der Länder schon vor Jahren deren vollständige Abschaffung gefordert hat. Raucherzimmer in Schulen sind ein klarer Widerspruch zum Erziehungsauftrag der Schule und ein Relikt aus den Zeiten der sog. „antiautoritären Erziehung". Sie waren von Anfang an nur ein Experiment, das längst als gescheitert betrachtet werden muß. Wir haben dazu schon 1974 eine Befragungsaktion an 1200 Schülern von Baden-Württemberg und Bayern durchgeführt (Ziesak u. Schmidt 1975). Raucherzimmer sollten u. a. den Zweck haben, das Rauchen in den Schulen auf einen überschaubaren Raum zu begrenzen. Deshalb lautete unsere erste Frage an alle Schulen mit Raucherzimmern: *Haben Sie den Eindruck, daß die Zahl rauchender Schüler in Ihrer Schule zunimmt/abnimmt?* 53 % der Rektoren bejahten eine Zunahme im Zusammenhang mit der Einrichtung der Raucherzimmer, 21 % hatten den Eindruck eines Rückgangs, 26 % fanden keine wesentliche Änderung. Die nächste Frage lautete: *Befürchten Sie einen negativen pädagogischen Einfluß durch das Raucherzimmer auf die jüngeren Schüler, denen dadurch das Rauchen der älteren als nachahmenswertes Vorbild erscheinen könnte?* Mehr als die Hälfte (51 %) befürchteten einen derartigen negativen Einfluß auf die jüngeren Schüler, nur 26 % teilten diese Befürchtung nicht.

Ein Raucherzimmer gab es damals in 389 der ausgewerteten Schulen. Alle Fragen werteten wir getrennt in Abhängigkeit von den Rauchgewohnheiten der Schulleiter selbst aus. Bei den meisten Fragen waren die Unterschiede gering. Bemerkenswert erscheint, daß auch 42 % der rauchenden Rektoren die Befürchtungen ihrer nichtrauchenden Kollegen hinsichtlich eines negativen pädagogischen Einflusses der Raucherzimmer teilten.

Wichtig erschienen uns noch eine Reihe weiterer Ergebnisse: In fast der Hälfte der Schulen (48 %) gab es kein im Lehrplan verankertes Programm zur Information der Schüler über die Gesundheitsgefahren des Rauchens. Selbst da, wo ein solches Programm vorhanden war, ging es bei 29 % der Schulen auf die Eigeninitiative der Klassenlehrer zurück. Bei 34 % erfolgte die Information über die Gesundheitsschäden des Rauchens erst in der Oberstufe – also viel zu spät, da zu diesem Zeitpunkt schon ein erheblicher Teil der Schüler raucht. 28 % der Rektoren hielten die Kenntnisse ihrer Lehrer über die Gesundheitsgefahren des Rauchens für unzureichend, 56 % äußerten sich dahingehend, daß eine Fortbildung der Lehrer über die Gesundheitsschäden des Rauchens wünschenswert wäre.

Erfreulich war, daß von den 25 191 Lehrern der befragten Schulen 15 294 (61 %) Nichtraucher waren. Von den Schulleitern waren sogar 74 % Nichtraucher.

Wir meinen, daß diese Zahlen ausreichen, um das Experiment der Raucherzimmer in Schulen nicht nur als gescheitert, sondern auch als vom theoretischen Ansatz her abwegig anzusehen. Sie entsprangen einem falschverstandenen Demokratieverständnis und ließen pädagogische Gesichtspunkte völlig außer acht. Dennoch kann man sich nur wundern, wie langlebig auch abwegige Experimente mitunter sind, wenn sie erst einmal eingeführt wurden. Allen Schulen, die noch über ein Raucherzimmer oder eine Raucherecke auf dem Schulhof verfügen, ist deshalb dringend zu raten, sie so bald wie möglich durch einen Beschluß der Schulkonferenz wieder abzuschaffen. Manche Lehrerkollegien verhalten sich in dieser Hinsicht nur deshalb zögernd, weil sie befürchten, daß sie einen Teil ihrer Pause für Kontrollen auf Toiletten etc. opfern müssen. Solche Kontrollen sollten nicht durch die Lehrer, sondern besser durch einen Ordnungsdienst nichtrauchender Schüler vorgenommen werden. Die Befürchtung, daß dadurch Schüler zu Denunzianten erzogen werden könnten, halten wir für unbegründet, wenn den nichtrauchenden „Schülerlotsen" – in Analogie zu den Verkehrslotsen – gesagt wird, daß sie ihre noch rauchenden Mitschüler überzeugen, aber nicht denunzieren sollen. Wenn der Rektor klar zu erkennen gibt, daß die Autorität der Schule hinter den „Nichtraucherlotsen" steht, dürfte eine Intervention von Lehrern nach vorliegenden Erfahrungen fast immer unnötig sein.

Tonbildschau über die Gesundheitsschäden des Rauchens für Schulen

Der Situation Rechnung tragend, daß das Gros der Lehrer auf die Aufgabe der Gesundheitserziehung gegen das Rauchen unzureichend vorbereitet ist, habe ich aufgrund von Erfahrungen in Aufklärungsvorträgen vor über 10 000 Schülern im Raum Mannheim eine Tonbildschau „Die Gesundheitsschäden des Rauchens" mit 50 zum Teil sehr eindrucksvollen farbigen Dias entwickelt. Sie wird vom „Ärztlichen Arbeitskreis Rauchen und Gesundheit" (Maybachstr. 14–16, 6800 Mannheim) kostenlos an alle Schule abgegeben, wenn sie sich schriftlich verpflichten, sie noch im laufenden Jahr in allen Klassen mit Schülern über 10 Jahre vorzuführen und diese Vorführung in spätestens 2 Jahren zu wiederholen (sofern sie nicht früher eine Kopie dieser Tonbildschau erhalten haben). Die Übersendung erfolgt allerdings unfrei. Gleichzeitig mit der Übersendung auf Anforderung – Postkarte genügt – erhalten die Schule ein umfangreiches Drucksachensortiment, das für die Information der Lehrer bestimmt ist.

Eine Erfolgskontrolle dieser Tonbildschau mit Hilfe anonymer Fragebögen an über 9000 Schülern der verschiedensten Schultypen erbrachte hervorragende Ergebnisse. Etwa 5000 Kopien davon sind bereits in Schulen im Einsatz. Selbstverständlich kann auch eine solche Tonbildschau für sich allein keine Wunder bewirken. Sie muß eingebettet sein in ein Gesamtkonzept und in eine schulische Atmosphäre, die klar erkennen läßt, daß das Rauchen an der betreffenden Schule unerwünscht ist. Mindestens 2 Schulstunden sollten dafür reserviert werden. Die 2. Stunde sollte v. a. der Diskussion gewidmet sein, d. h. der Beantwortung von Fragen der Schüler selbst. Um den Lehrern dafür Argumentationshilfen bereitzustellen, ist der Tonbildschau ein Drucksachensortiment unseres Arbeitskreises beigefügt. Auch mein Heftchen „Jungsein und rauchen" gehört dazu, von dem bereits über 1 Mio. Exemplare in 20 Auflagen im Einsatz sind (Schmidt 1983).

Die Hauptzielgruppe sind dabei die 10- bis 14jährigen, weil wir unsere Hauptaufgabe darin sehen, die noch nicht rauchenden Schüler zu motivieren, Nichtraucher zu bleiben. Ab 15 Jahren raucht bereits ein erheblicher Teil der Schüler. Dann kommen Erziehungsprogramme in aller Regel schon zu spät, zumal sich Jugendliche in der Pubertät gegen jede Information und jeden Beeinflussungsversuch durch Erwachsene hartnäckig sträuben.

Zusätzliche Maßnahmen

Die Gesundheitserziehung gegen das Rauchen in Schulen leidet unter dem ernsthaften Handicap, daß die meisten Raucherkrankheiten, v. a. die Krebserkrankungen, erst nach jahrzehntelanger Latenz auftreten. Das liegt für die Schüler in so unvorstellbarer Ferne, daß ihnen eine Identifikation nicht gelingt. Abgesehen davon sind positive Motivationen sehr viel wirksamer als die Furcht vor Strafe oder die Angst vor Krankheit und Tod. Dieser Situation sollte in ausreichendem Maße Rechnung getragen werden. Die sportliche Leistungsfähigkeit steht z. B. bei Jugendlichen besonders hoch im Kurs. Lange vor dem Auftreten bleibender Gesundheitsschäden kommt es durch Rauchen schon zu einer deutlichen Beeinträchtigung der körperlichen Leistungsfähigkeit v. a. bei Ausdauersportarten. So hat z. B. der US-Astronautentrainer Cooper (1986) in Testversuchen an amerikanischen Rekruten nachgewiesen, daß die sportliche Leistung rauchender Rekruten deutlich hinter den Laufzeiten ihrer nichtrauchenden Altersgenossen zurückbleibt; auch der Trainingseffekt nach einem 6wöchigen Ausdauertraining war deutlich geringer. Haußmann hat in seiner Dissertation an unserer Forschungsstelle 1000 Mannheimer Berufsschüler beiderlei Geschlechts spirometrisch untersucht. Auch er konnte schon eine klare Beeinträchtigung der Lungenfunktionswerte bei diesen jugendlichen Rauchern im Vergleich zu nichtrauchenden Berufsschülern und -innen registrieren (Haußmann u. Schmidt 1986). Man sollte den Schülern mit besonderem Nachdruck klarmachen, daß Leistungssport und Rauchen miteinander unvereinbar sind; dementsprechend sind fast alle Spitzensportler, v. a. bei Ausdauersportarten, Nichtraucher.

Finanzielle Gesichtspunkte sollte man dabei ebenfalls nicht außer acht lassen, zumal die meisten Schüler ihren Zigarettenkonsum von ihrem Taschengeld finanzieren müssen. Man sollte ihnen z. B. im Mathematikunterricht die Aufgabe stellen, selbst auszurechnen, welche erheblichen Beträge dabei im Laufe der Zeit in Abhängigkeit von der Höhe des Konsums zusammenkommen und dabei nicht den Hinweis vergessen, wieviele nützliche und erstrebenswerte Dinge, die Jugendliche sich wünschen, man dafür kaufen kann.

Viele Schüler werden in einer „Clique" zu Rauchern. Neben dem Gruppenzwang spielt dabei Langeweile eine nicht unwesentliche Rolle. Eine sinnvolle Freizeitgestaltung ist deshalb dringend zu wünschen. An jeder Schule sollte ein Schulclub gegründet werden, um für sinnvolle Freizeitgestaltung außerhalb der Unterrichtsstunden zu sorgen. Sportliche Aktivitäten sollten dabei eine besondere Rolle spielen. Die Leitung dieses Schulclubs sollte in die Hände von Schülern gelegt werden, die auch in ihrem sonstigen Verhalten Vorbild sind. Die Schulleitungen sollten prüfen, in welcher Weise sie die Aktivitäten dieses Schulclubs fördern können. Bereitstellung von Sportgeräten oder auch der

Turnhalle außerhalb der regulären Schulzeit sind nur 2 Möglichkeiten unter vielen. Falls der Turnlehrer dabei – zumindest am Anfang – Anleitung und Hilfestellung gibt, ist das besonders zu begrüßen. Auch gemeinsame Wanderungen wirken dem Rauchen entgegen.

Ein „grünes Brett" sollte in jeder Schule eingeführt werden, das nicht nur auf Veranstaltungen des Schulclubs hinweist, sondern auch zur Information über das Rauchen – und Drogenkonsum generell – mit Hilfe von Drucksachen oder Postern dient. Dabei ist eine Erneuerung dieser Informationen in nicht zu langen Zeitabständen anzustreben. Eine Fülle weiterer Möglichkeiten bietet sich an, wenn man die schöpferische Phantasie auch der Jugendlichen selbst einbezieht. Eine „Gesundheitswoche", die in jährlichen oder zweijährigen Abständen wiederholt wird, kann ebenfalls zur Förderung gesundheitsbewußten Verhaltens beitragen etc.

Nicht nur jeder Biologielehrer, sondern jeder Lehrer sollte gleichzeitig auch Gesundheitserzieher sein. Wenn alle Lehrer nur ein Scherflein dazu beitragen, besteht die berechtigte Hoffnung, daß es gelingen wird, den beunruhigenden Anstieg des Rauchens in Schulen wieder zurückzudrängen.

Literatur

Cooper KH (1986) Bewegungstraining. Fischer, Frankfurt/M (Fischer-Bücherei, Bd 1104)
Haußmann R, Schmidt F (1986) Über die Beeinträchtigung der Lungenfunktion durch Rauchen. Die Heilkunst 99:1–5
Nichtraucherschutz in Diensträumen (1986) Erlaß des Ministers für Arbeit, Gesundheit und Soziales NW. Ministerialblatt NW 39:269
Remmer H (1985) Passivrauchen am Arbeitsplatz: Gesundheitsschädlich oder nicht? Zentralbl Arbeitsmed 35:330–351
Schmidt F (1983) Jung sein und rauchen, 20. Aufl. Hoheneck, Hamm
Schmidt F (1985) Rauchen am Arbeitsplatz. Zentralbl Arbeitsmed 35:352–355
Ziesak W, Schmidt F (1975) Raucherzimmer in Schulen. Kassenarzt 15:1111–1114

Suchtprophylaxe im Deutschunterricht?

R. Bockhofer

Meinen Beobachtungen und Einschätzungen nach spielt Suchtprophylaxe in den Schulen der Bundesrepublik Deutschland eine verschwindend geringe Rolle. Gespräche mit Kollegen, Rückmeldungen aus dem Bereich der Lehrerfortbildung machen dies deutlich. Diese Zustandsbeschreibung paßt schlecht zur Problemdefinition der Drogenabhängigkeit und Sucht: zu den 1,5 Mio. behandlungsbedürftigen Alkoholkranken, den mindestens 300 000 Mißbrauchern von Medikamenten, den 50 000 Konsumente illegaler Drogen und den über 20 Mio. Rauchern; hinzurechnen wäre noch die Zahl derer, die chemische Lösungsmittel mißbrauchen.

Mein kurzer Beitrag beschränkt sich darauf, zunächst die Sperren für wirksames suchtprophylaktisches Handeln in der Schule anzusprechen und danach zu fragen, wie man ansetzen könnte bzw. müßte, für Bemühungen in dieser Richtung neues Ansehen, neuen Schwung zu erreichen.

Vier Anstöße für die weitere Diskussion möchte ich geben:
1. Erkennung von Sperren für vorbeugende drogenerzieherische Arbeit;
2. Ansatzpunkte für die Beseitigung der Sperren;
3. Ermutigung der Fachdidaktiker, brachliegende Handlungsspielräume zu nutzen – am Beispiel des Faches Deutsch;
4. Anregungen, Forderungen für die Umsetzung im bildungspolitischen Sektor.

Erkennung von Sperren für vorbeugende drogenerzieherische Arbeit

- Das öffentliche Interesse am Thema Drogen und Sucht ist abgeflaut. Dies hat unmittelbare Rückwirkungen auf die Unterrichtspraxis, auf die innere Anteilnahme der Pädagogen am Problemfeld.
- Die Fundamente für eine wirksame vorbeugende Arbeit in der Schule erscheinen brüchig, unzugänglich, unklar. Die Diskussion um Präventionskonzepte ist teilweise so abgehoben geführt worden, daß erfahrene Schulpraktiker sich beinahe ausgegrenzt gefühlt – und ihren Handlungsmut verloren haben.
- Das Verhältnis zur Aufklärung als Mittel der Prävention ist derzeit so zwiespältig, ja widersprüchlich, die hieraus resultierende Verunsicherung ist so lähmend, daß die an sich bedeutsamen Potenzen, die in einzelnen Fachdidaktiken stecken (Biologie, Chemie, Gemeinschaftskunde/politische Bildung, Musik, Deutsch/Literatur, Kunst, Sport u. a.), entweder gar nicht oder nur

U. Laaser, G. Sassen, G. Murza, P. Sabo (Hrsg.)
Prävention und Gesundheitserziehung
© 1987 Springer-Verlag Berlin Heidelberg

halbherzig genutzt werden. Der Zwiespalt führt zu Handlungsmaximen, die vom einzelnen Pädagogen zur gleichen Zeit erwarten, loszulaufen und still zu stehen, zu Hü-und-hott-Konzepten. Das spiegelt sich selbst noch in Verlautbarungen der Bundesregierung: „Der spezifische Ansatz der Information wurde", so heißt es im letzten regierungsamtlichen Bericht (Drucksache 10/5856 vom 10. Juli 1986, S. 6), „weitgehend aufgegeben". Noch im selben Atemzug gilt aber auch das Gegenteil. Gesundheitliche Aufklärung als Prävention solle „langfristig und kontinuierlich" (ebd.), und zwar „mit genügender ‚Impulsdichte' durchgeführt" werden (ebd.). Dies jedoch setzt das Ernstnehmen von Aufklärung voraus. Aufklärung erfordert langfristige Motivationen. Einander ausschließende Ansprüche, das weitgehende Aufgeben von Information als Prävention und die Forderung nach langfristiger Arbeit mit genügender Impulsdichte, zerstören die für die pädagogische Arbeit unerläßliche Motivation in ihrer Substanz.

- Die Richtlinien, die die Kultusminister für die Suchtprophylaxe verbreiten, enthalten Versäumnisse und Lücken. Verhängnisvoller noch: ihre Umsetzung trägt alle Merkmale des Improvisierten, des allzu Beliebigen.
- In der Schulpraxis wächst kaum innovatives Engagement nach. Die Ausbildung junger Lehrer, an Fragen der Sucht oftmals interessiert, führt in die Arbeitslosigkeit, ins Leere. Die Lehrerfortbildung bleibt in gutgemeinten, indes kaum besuchten Angeboten stecken. An Weiterbildungsmaßnahmen auf dem hochkomplexen Gebiet der Gesundheitserziehung und Suchtprophylaxe denkt, glaube ich, zur Zeit keiner. – So freilich kann es zu einer langfristigen und kontinuierlichen Arbeit „mit genügender Impulsdichte" letztlich nicht kommen.
- Da einmalige, spektakuläre Vorgehensweisen ausscheiden, weil sie bestenfalls Momenteffekte auslösen oder das Gewissen der Handelnden beruhigen, wäre die fachübergreifende Kooperation unter Pädagogen nicht bloß anzumahnen, sondern auch neu zu fragen, welche Fachdidaktiken einen soliden Beitrag für umfangreichere Vorhaben im Sinne einer gesundheitsbewußten und gesundheitsgerechten Lebensführung leisten und von ihrem Stundendeputat her in der Praxis auch einlösen können. Bei solcher Prüfung fällt auf, daß der stundenintensive Deutschunterricht mit seinen schier unerschöpflichen Arbeitsmöglichkeiten zu den blinden Flecken des pädagogisch-prophylaktischen Problembewußtseins gehört.

Ansatzpunkte für die Beseitigung der Sperren

Wie die 6 genannten Sperren am besten zu beseitigen wären, möchte ich knapp andeuten:
- „Aus den Medien, aus dem Sinn!" lautet der bekannte Spruch in neuer Fassung. Das Abflauen der öffentlichen Diskussion sollte nicht beklagt werden. Denn die journalistische Aufarbeitung war oftmals von Verkürzungen, Emotionalisierungen, Gut-Böse-Etikettierungen geprägt, die der Sache eher abträglich sind. Sie fördern eher hysterisierte Gegenreaktionen, bieten Rechtfertigungen für den Ausbau repressiver Instanzen der Sozialkontrolle (Polizei,

Justiz u. a.). Von den aufschäumenden Wellen bleibt dann auch die Schule nicht verschont – kurzatmige Unterrichtseinheiten, die gleich alle Sachfragen in 2 oder 3 Stunden angehen, gehören zu den Kuriositäten der vergangenen Jahre. – Problembewußtsein, Interesse der Pädagogen und Engagement müssen – vom öffentlichen Bewußtsein unabhängig – in den bundesdeutschen Schulen gestärkt werden, und zwar so, daß langfristige Motivationen wachsen können. Vorschläge hierzu finden sich in den folgenden Überlegungen.

– Die tatsächlich tragfähigen Fundamente vorbeugenden Handelns müssen untermauert werden; pädagogisches Handeln erfordert eine eigenständige Grundlegung. Die Verantwortung kann nicht delegiert werden. Hier braucht ein jeder Pädagoge die Einsicht dafür, wie er hilfreich eingreifen kann. Die Erkenntnisse der Suchtforschung können hierbei hilfreiche Indizien liefern, die von Pädagogen analysiert und bewertet werden müssen. Hierzu ein Beispiel aus dem Endstadium einer süchtigen Entgleisung:

> Nachher hatte ich mich eigentlich dran richtig gewöhnt dran, wie das so lief. Morgens erstmal'n Schuß, bin ich aufgewacht wie mit'm Wecker, 'nen Schuß gesetzt, dann gepennt bis mittag so, wieder'n Schuß, noch 'ne Stunde oder zwei gepoft, dann mußte ich aufstehen und auf die Scene, vorher noch 'nen Schuß, damit ich das brachte ... Ja, dann hab' ich gesehen, was da zu machen war, zwischendurch wieder 'nen Schuß oder auch mehr, also je nachdem wie spät's wurde. Dann kam ich spät nach Hause, noch 'ne Scheibe gehört. Da lag ich da flach und bin abgedröhnt. Oder mit'm Frauchen, aber das war auch bloß noch reine Routine. So ging das die ganze letzte Zeit, bevor die mich erwischt haben.

Diese Selbstaussage eines extremen Fixers verdeutlicht den Zusammenbruch selbstbestimmter Lebensgestaltung – vergleichbar einem im Wasser treibenden steuerlosen Wrack. Denken, Fühlen, Wollen und Handeln sind beschädigt, eingeschränkt, ja weitreichend außer Kraft gesetzt. Der Verstand organisiert nur noch die Befriedigung des süchtigen Interesses. Gefühle der Scham über den zu nichts führenden Lebensstil werden mit der Droge übertönt. Neue Handlungsziele kommen nicht in den Blick. Das aktive Eingreifen in Geschehnisse, das Verändern von Situationen wird unmöglich. Den so skizzierten Kernbereich süchtiger Entgleisung deuten der Mediziner Bochnick und der Psychologe Richtberg als tiefreichende *Besinnungsstörung*. Wenn vorbeugende Eingriffe demnach als Kampf gegen die suchtspezifische Besinnungsströmung begründet werden können, dann sind die Pädagogen, die Fachdidaktiker aufgerufen und gefordert, das Menschenmögliche zu tun, Problemeinsicht, Gesundheitsbewußtsein, kognitive Differenzierungsfähigkeit zu fördern.

– Für den Schulbereich muß daher als wichtige Handlungsmaxime gelten und offensiv vertreten werden: Aufklärung ist und bleibt wichtiges Mittel vorbeugender Bemühungen. Die Dimensionen des Denkens, Fühlens, Wollens und Handelns, die Auseinandersetzung über die Lebensführung, über die Folgen der Sucht und ihren Preis für die Gesellschaft müssen einbezogen sein. Aufklärung erfordert pädagogische und fachdidaktische Fundierung, fachübergreifende Konzepte sind dringlich, die langfristig und kontinuierlich umgesetzt werden. Die damit verbundene mühselige Kleinarbeit – in vielen Fächern und Stunden der Klassen 1-13 – kann nur gelingen, wenn ein solcher

Ansatz nicht von vornherein diskreditiert bzw. „weitgehend aufgegeben" wird.
Das gesammelte fachdidaktische Potential liegt sonst brach.
– Die von den Kultusministerien verantworteten Richtlinien für die Unterrichtspraxis sind auf Konzept und Reichweite zu überprüfen, ggf. zu ergänzen und zu
erweitern. Für eine verbindlichere Umsetzung als heute üblich wäre Sorge zu
tragen.
– Da die nachwachsende Lehrergeneration vorerst vor den Schultüren ausgeschlossen bleibt, müßte Lehrerfortbildung ersatzweise großzügig gefördert
werden. Die Schulleitungen sollten Kollegen, die sich auf den Gebieten der
Gesundheitserziehung und Suchtprophylaxe fortbilden wollen, für Tage vom
Dienst befreien können. Darüber hinaus könnten Weiterbildungsmaßnahmen
zur Gesundheitserziehung langfristige Motivationen aufbauen helfen. Würde
beispielsweise 20 000 Pädagogen die Chance geboten, sich im Gesundheitssektor
weiterzubilden – verknüpft mit einer monatlichen Zulage in Höhe von 100,– DM
nach erfolgreichem Abschluß – so müßte die Republik nur auf ein halbes Tor-
nado-Flugzeug verzichten; das Gesundheitsbewußtsein jedoch könnte enormen
Auftrieb erhalten.
– Alle Fachdidaktiken, von der Kunsterziehung bis zum Sport, sollten einbezogen sein und noch einmal gründlich auf ihre gesundheitserzieherischen und
suchtprophylaktischen Potenzen untersucht werden. Aus dem Extrakt der
Handlungsmöglichkeiten sollten lehrplanmäßige Kommissionen für die Klassen
1–13 aufeinander aufbauende und bezogene Vorschläge machen. Komplexe
Unterrichtsvorhaben sollten durch fachliche Beratung begleitet werden, um auf
diese Weise die Angebote schrittweise zu verfeinern. – Hierzu ein Beispiel: das
Fach Deutsch.

**Ermutigung der Fachdidaktiker, brachliegende Handlungsspielräume zu nutzen –
am Beispiel des Faches Deutsch**

Konkrete Sprachförderung ist immer dann besonders wirksam, wenn über die
Erarbeitung bestimmter formaler Fertigkeiten hinaus der menschliche Erfahrungshorizont und menschliche Handlungsweisen ins Blickfeld rücken. Die auf
den ersten Blick vielleicht überraschende Verknüpfung z. B. der Suchtproblematik mit Fachinhalten des Deutschunterrichts ergibt zahllose Arbeitsmöglichkeiten, und zwar im Gesamtfeld des Faches, sei es die mündliche, sei es die schriftliche Übung, sei es das Text- bzw. Literaturverständnis oder auch die Sprachreflexion. Einige wenige Vorschläge sollen das Potential anschaulich machen, das
dem Pädagogen freilich immer eine zweifache Kompetenz abverlangt.

Mündliche Übungen:

– vorbereitete *Fragen* an ältere Mitschüler über deren Rauch- und Alkoholerfah-
  rungen,
– vorbereitetes *Telefonat* mit einer Apotheke über die Risiken eines Medika-
  ments (Psychopharmaka u. a.),
– mit Fragen und Argumenten vorbereitetes *Gespräch* mit einem Drogenexper-
  ten über Wirkungen des Alkohols,

- Pro- und Kontra*diskussion* zu einem Verbot der Zigaretten- („Ich rauche gern") und Alkoholwerbung,
- *Argumentieren* gegen den Cannabiskonsum junger Menschen,
- Planung und Durchführung eines Informationsabends mit *Kurzreferaten* über die Gefahren des Rauchens für Nachbarklassen, Eltern u. a.,
- Übungen im Rollenspiel, rhetorisch geschickt *ein Drogenangebot auszuschlagen* („Mir ist das Risiko zu hoch"), „Es gibt schon genug, die mit dem Zeug nicht umgehen können", „Dazu fühle ich mich nicht stark genug" usw.),
- *Überzeugungsrede* für die Verbesserung der Freizeitangebote für junge Menschen.

Schriftliche Übungen:

- *Exzerpt* zu einem Sachbuchkapitel über Drogentherapie,
- *Inhaltszusammenfassung* eines Zeitungsartikels über einen Drogenfall,
- *Anfrage* an eine Spirituosenfirma zu einer Werbeaktion,
- *Umfrage* mit vorbereitetem Fragebogen über Rauch- und Trinkgewohnheiten im sozialen Nahbereich (Schule u. a.),
- *Protokoll* über Gespräche mit Selbsthilfegemeinschaften, Elternkreisen, Drogenberatungsstellen usw.,
- *Schaubild* über die Schädigung der Atemwege durch Tabakteer, *Wandzeitung* zum Verlauf einer Suchtentwicklung, *Plakat* zu den volkswirtschaftlichen Kosten des Alkoholproblems,
- *Stellungnahme, Leserbrief* zu einer Werbeaktion für Zigaretten, Alkohol,
- *Flugblatt* gegen Zigarettenwerbung – Verteilung unter Kinogängern,
- *Erörterung* der Anlässe, Motive, Ursachen für den Mißbrauch von Drogen,
- *Hörspiel* zu einem erarbeiteten Drogenfall,
- *Brief* an einen gefährdeten Gleichaltrigen,
- *Petition* für die Einschränkung der Zigaretten-, Alkohol-, Psychopharmakawerbung.

Umgang mit Texten und Literatur:

- Nachschlagen bedeutsamer Begriffe in Lexika, Handbüchern („Droge", „Sucht", „Drogenabhängigkeit", „Gewöhnung", „Drogenmißbrauch" usw.), Erschließung eines *Sachbuchs* zum Thema Drogen und Sucht,
- Auswertung von *Erfahrungsberichten* über selbsterlebte Sucht (anonyme Fallbeispiele),
- Darstellung der Sucht in der *Literatur* (Tagebuch, Autobiografie, Roman u. a.), in *Theaterstücken, Filmen.*

Sprachreflexion:

- Verwendung von *Fachbegriffen* („Drogenabhängigkeit") und metaphorischen Begriffsverwendungen („Droge Fußball", „Datensucht" u. a.),
- typische *Argumentationsmuster,* Rechtfertigungen für Drogengebrauch, ritualisierte Sprüche („Das muß gefeiert werden", „Auf einem Bein ist nicht gut stehn", „Darauf müssen wir anstoßen" u. a.),

– Analyse der *Werbesprache* für Zigaretten, Alkohol, Psychopharmaka („Wenn die Psyche röchelt – Atosil, das Psychoantiallergikum – einfache Therapie für ein komplexes Geschehen" – Tropon-Psychopharmaka),
– journalistische Verarbeitungsformen des Drogenthemas z. B. in der Jugend- und Massenpresse.

Ein Abriß für Möglichkeiten der Zusammenarbeit zwischen Suchtprophylaxe und Deutschdidaktik müßte Unterrichtseinheiten, Vorhaben, Projekte, in denen die angedeuteten Vorschläge vermittelt werden können, ansatzweise umreißen und Schuljahren zuordnen. Darin steckt ein erheblicher planerischer Aufwand.

Daß es sich lohnen könnte, drogenerzieherisches Wissen mit dem Fach Deutsch zu verknüpfen, sei abschließend am Beispiel eines klug durchdachten Romans verdeutlicht, der schon für 10jährige Leser viel nützliche Veranschaulichung des Alkoholproblems bietet: Ursula Fuchs, *Wiebke und Paul,* „anrich-verlag", Modautal-Neunkirchen 1982.

Das liebevolle Verhältnis zwischen den befreundeten Kindern Wiebke und Paul ist der hoffnungsvolle, lebensfrohe Kontrapunkt zur Kälte in der Familie Wiebkes, zum alkoholbedingten Kontrollverlust ihres Vaters, der mit seiner Krankheit die gesamte Familie in den Abgrund zu reißen droht: Gereiztheiten, Versteckspiel, Fremdheit und Haß, Tränen und sozialer Abstieg markieren die Atmosphäre. Wiebke versteckt sich hinter Zauberbüchern. Die Mutter fördert mit ihrem Verhalten – durch falsche Scham, Hinnahme des Versteckspiels, schützende Lüge für den Mann, Überängstlichkeit und Passivität – die Depravation ihres Mannes. Die bedrohliche süchtige Entgleisung von Wiebkes Vater wird schrittweise überschaubar: wie er sich zunächst mit Arbeiten überhäuft und überfordert, wie er Pflichten immer mehr vernachlässigt, Hobbys aufgibt, Schnapsflaschen unterm Bett versteckt, heimlich trinkt, falsche, leere Versprechungen macht, sich von Freunden und Bekannten isoliert, Schulden über Schulden macht, vor Konflikten wegläuft und nicht mehr nein sagen kann. Das Krankheitsbild des Alkoholikers wird in seiner körperlichen und psychosozialen Dimension in einfacher Weise dargeboten. Als begünstigender Faktor wird auch das soziale Umfeld deutlich; der Roman zeigt, wie schädlich sich ein falsches, verständnisloses Bild vom Trinker, die Kollegenreaktion am Arbeitsplatz und bei Festen usw. auswirken können. Am Ende weiß der Leser, daß Therapie keine Zauberei, sondern ein mühseliger, langwieriger Prozeß ist, an dem erstens der Alkoholkranke aktiv teilnehmen muß, bei dem zweitens auch die Angehörigen des Kranken, auch die Freunde und Bekannten, gehörig dazulernen müssen.

In dem Roman, der der Therapiestätte „Haus Burgwald" gewidmet ist, haben alle wichtigen Personen am Ende der Erzählung entscheidende Lernschritte vollzogen. Wiebke lernt z. B. das offene Sprechen über die Krankheit, das Nachdenken über ihren Vater, sie beginnt ihn langsam wieder zu schätzen; das gilt auch für ihren Bruder. Die Mutter lernt ihre Passivität überwinden, konsequenter zu sein, ihren Mann in seinen kleinen Lernschritten aus der Sucht heraus gezielt zu unterstützen und herauszufordern. Dem Vater Wiebkes gelingt die Einsicht in seine Krankheit – nach langen Widerständen. Er lernt es, sich besser im Alltag durchzusetzen, mit seinen Kollegen offen über seine Krankheit zu sprechen, bei seelischen Nackenschlägen zu Tätigkeiten zu wechseln, statt zur

Flasche zu greifen. Er lernt das Neinsagen bei neuerlichen Trinkangeboten: „Ich lebe alkoholfrei", sagt er. – Der Roman vermittelt die Einsicht in die Suchtentwicklung, in die Alkoholkrankheit als lebenslanges Problem; gleichzeitig macht er Hoffnung auf gelingende Therapie, ohne die großen Schwierigkeiten hierbei zu beschönigen.

Eine 200 Seiten umfassende Lektüre, Stoff für eine Unterrichtseinheit, erfordert eine zeitintensive didaktische und methodische Besinnung. Hier fehlt es an hilfreichen Anregungen und am Erfahrungsaustausch. Ein Versäumnis ist dies, wenn man bedenkt, daß ein Roman wie dieser geeignet sein könnte, Gesundheitsbewußtsein langfristig aufbauen zu helfen. Dem Deutschdidaktiker fiele die Entscheidung für diesen Unterrichtsstoff leichter, wenn verschiedene Fachdisziplinen mit ihrem Wissen zuarbeiten würden.

Hier ist weit mehr möglich als bislang getan worden ist.

Anregungen, Forderungen für die Umsetzung im Schulbereich

Über Versäumnisse der letzten Jahre zu klagen, nützt nichts. Oberstes Ziel sollte sein, für eine langfristige Motivation unter Pädagogen Sorge zu tragen, Gesundheitserziehung und Suchtprophylaxe anzugehen. Es müßten auf verschiedenen Ebenen Vorstöße versucht werden:
- Bitte an die Kultusministerkonferenz, die Idee einer Weiterbildungsmaßnahme im Bereich der Gesundheitserziehung und Suchtprophylaxe zu erörtern (die Zusatzqualifikation sollte mit befristeter Freistellung und/oder einer monatlichen Gehaltszulage attraktiv gemacht werden);
- Anregungen für die jeweiligen Kultusminister der Länder:
  - Einsetzung einer lehrplanartigen Kommission,
  - Förderung der Lehrerfortbildung,
  - Einrichtung einer Weiterbildungsmaßnahme,
  - Aufforderung der Fachkonferenzen, Unterrichtsvorhaben interdisziplinär in Angriff zu nehmen, Erfahrungen zu dokumentieren und auszutauschen;
- Ansprache der Bundeszentrale für gesundheitliche Aufklärung, der Information als Prävention wieder mehr Aufmerksamkeit zu schenken und den Austausch diskussionswürdiger Unterrichtserfahrungen (z. B. mit Romanen, Autobiografien) zu fördern;
- Ansprache der zahlreichen pädagogischen und fachdidaktischen Zeitschriften, verstärkt Unterrichtshilfen zu diesem Thema aufzunehmen;
- Gründung einer überregionalen Sammelstelle für Unterrichtseinheiten, Vorhaben und Projekte;
- Einschaltung von Verbänden und Parteien, um Forderungen nach vermehrter Gesundheitserziehung größeres Gewicht zu verleihen.

Sinneserfahrung – Körperidentität – Gesundheitsbewußtsein

G. Büttner, D. Lenzen

„Gesundheit ist der Zustand vollständigen körperlichen, geistigen und emotionalen Wohlbefindens ..." (WHO 1948)

„Gesundheit ist eben, wenn ich mich so richtig wohlfühle, rundum ..." (Schülerin 1984)

1983 haben wir – nach 2jähriger Erprobung – ein Projekt „Körper, Ernährung, Gesundheit" (Biermann et al. 1983) publiziert. Dort standen Fragen der Ernährung, der Nahrungsumsetzung und der Organfunktionen, insbesondere der Verdauungsorgane, im Vordergrund. Hier wollen wir die Weiterentwicklung des Projekts im Hinblick auf einen umfassenderen Gesundheitsbegriff darstellen (Biermann et al., im Druck).

Wer seine alltägliche Gesundheits-/Lebenspraxis ändern will, kann am einfachsten bei seiner Ernährung anfangen: bewußte Auswahl an Nahrungsmittel, schonende Zubereitung, Umstellung der Eß- und Genußgewohnheiten können erste Schritte dahin sein. Gesundheitsbewußte Ernährung ist nicht nur ein praktikables Gegenmodell zur allgemein üblichen Nahrungsaufnahme, sondern kann – bewußt gehandhabt – zum Instrument alltäglicher politischer Einflußnahme gegen die Zerstörung lebenswichtiger und menschenwürdiger Bedingungen gewendet werden: z. B. durch Selbstversorgungskooperativen, Lebensmittelboykotte.

Vollwertige Ernährung ist jedoch weder wichtigstes noch einziges Anliegen einer Gesundheitsbildung – und nur wenn sie im Gesamtkontext „Gesundheit" gesehen wird, macht Anleitung zu gesunder Ernährung auch Sinn. Was nützt es, sich über Reformkost zu ernähren, aber andere krankmachende Umwelteinwirkungen, wie z. B. giftige Baustoffe, Bewegungsarmut, Streß, Konkurrenz und autoritäre Strukturen, unangetastet zu lassen! Ernährungsbewußtsein, Körperinteresse, zwischenmenschliche Sensibilität und (öko)politische Handlungsbereitschaft sind untrennbare Bestandteile einer ganzheitlichen Gesundheitsbetrachtung.

> Gesundheitserziehung in der Grundschule wird als Teil der grundlegenden Bildungsarbeit verstanden, deren zentrale Aufgabe in der Gestaltung einer umfassend fördernden Lernumwelt für Kinder besteht, die sich durchgängig in alltäglichen Situationen und Ritualen des Zusammenseins von Kindern und Lehrern ausdrücken muß (Benner 1985).

Ganzheitliche Bemühungen um die Gesundheitserziehung, wie sie hier anklingen, haben weitreichende Folgen für Unterricht und Schulalltag: ein breites, gestuftes und fächerintegrierendes thematisches Angebot, Vielfalt der Lernorte, unkonventionelle Formen des Lernens und Lehrens, etc.

In unserer mittlerweile 7jährigen Entwicklungsarbeit zum Komplex „Gesundheitsförderung" in der Laborschule Bielefeld orientieren wir uns im wesentlichen an 5 Prinzipien:

U. Laaser, G. Sassen, G. Murza, P. Sabo (Hrsg.)
Prävention und Gesundheitserziehung
© 1987 Springer-Verlag Berlin Heidelberg

Projektskizze

● Wissen vermitteln:	Körper/Verdauungsorgane Nährstoffe Nahrungsmittel Leistungsbilanz Mangelerkrankungen
● Körpergefühl aktivieren:	Rollen-/Theaterspiele Tanz, Bewegung Massage Entspannung „Entfaltung der Sinne"[a]
● soziale Einbettung:	Schulfrühstück Kochen, Backen in der Schulküche Einrichtung eines Schulkiosks Klassenfahrt mit Selbstversorgung
● Konsens in Schule und Familie:	Gesundheitscurriculum spiralig Elterninformation Eltern-Kinder-Koch- und Spiel- nachmittage

[a] Vgl. dazu auch Kuckelhaus u. zur Lippe 1982

1. Wissen vermitteln, aber in Maßen

Zum Verständnis von Ernährungs- und Gesundheitsproblemen sind grundlegende Kenntnisse von den Organfunktionen und körperlichen Abläufen unerläßlich. Phasen der Wissensvermittlung dürfen nun weder insgesamt zu umfangreich sein, noch sollten sie isoliert stattfinden. Es ist bekannt, daß bloßes Wissen um gesundheitsgefährdende Lebensweisen – womöglich noch gepaart mit dem erhobenen Zeigefinger – keine dauerhaften Verhaltensänderungen bewirkt.

2. Gesamtcurriculum „Gesundheit"

Anstöße müssen auf möglichst vielen und unterschiedlichen schulischen Ebenen erfolgen und kontinuierlich fortgeführt werden: Absprachen unter Fachkollegen und -kolleginnen des gleichen Jahrgangs/verschiedener Schulstufen/verschiedener Fächer, Projekttage zum Thema Gesundheit, Öffentlichkeit herstellen (z. B. beim gemeinsamen Schulfrühstück), Pausenangebot mit Selbstgebakkenem, Grün- und Spielflächen anlegen u. a.

3. Gesundheitserziehung „entschulen"

Ernährung/Gesundheit darf nicht lediglich abhakbares Unterrichtsthema bleiben, sondern muß hineinwachsen können in Lebenszusammenhänge, die entweder nicht primär mit Unterricht zusammenhängen (schulische Freizeit, Pausen) oder die möglichst viele Alltagselemente enthalten (Projekttag, -woche,

Klassenfahrt). Hier können neue oder wenig erprobte „gesunde Verhaltensweisen" in alltagsnahen und vergnüglichen Situationen weiter eingeübt werden. Solche Aktivitäten haben besonders große „Überlebenschancen".

4. Gesundheitskonzepte in die Familien tragen

Ernährungsgewohnheiten und persönliche Gesundheitskonzepte sind tief in der familiären Erziehung verankert. Statt bloßer Information muß hier eine besonders intensive Einbeziehung der Eltern in Vorbereitung und Durchführung von Aktivitäten zum Gesundheits-/Ernährungsunterricht erfolgen: mitmachen, kochen, backen, kosten, spielen, genießen (z. B. beim Eltern-Kinder-Nachmittag), „quatschen" (z. B. über eingefahrene Gewohnheiten und die Umstellungsschwierigkeiten), Theater spielen (z. B. Rollenspiele zum Thema Essen/Hausfrau/Familie).

5. Körpergefühl entwickeln bzw. zurückgewinnen

Durch die Art, wie wir leben, wohnen, uns ernähren, miteinander umgehen und lernen, haben wir uns unseren körperlichen Sinnen und Bedürfnissen entfremdet. Mechanistischen Vorstellungen vom „Körper als Apparat" gilt es verstärkt Lebensmodelle entgegenzusetzen, die das Interesse am eigenen Körper wecken und vertiefen, Körpervorgänge bewußter und erlebbarer werden lassen, schließlich Körperidentität entwickeln helfen.

Insbesondere dieses letztere Prinzip hat unsere Arbeit zunehmend beeinflußt:

Gesundheitsbildung muß – soll sie in stabilem Körperbewußtsein und aktiven Handlungsmustern münden – zur intensiven und kreativen Auseinandersetzung mit dem wirklichen Körper anregen, nicht nur mit dem auf Arbeitsblättern, Folien oder Filmen (vgl. unten: Unterrichtsbeispiel).

Arbeit an und mit unserem Körper heißt insbesondere, die natürlichen Sinne (wieder) zu schärfen, sie für Körpervorgänge zu sensibilisieren, uns im weitesten Sinne genußfähig zu machen. Sie soll dazu führen, daß Kinder (und Erwachsene!) empfinden und mit Gefühlen besetzen lernen, was sie mit ihrem Körper tun, was sie ihm „antun" und was dieser ihnen signalisiert (Hildebrandt u. Schultze). Gesundheitsförderung bezieht sich nicht nur auf individuelle Körperarbeit. Sowenig wie auf der psychischen Ebene Gesundheit und Krankheit nur einzelne Organe, sondern immer die gesamte Person betreffen, kann auf der gesellschaftlichen Ebene Gesundheitsbildung als isoliert-persönlicher Prozeß begriffen werden. Zwar sind viele individuelle Wege zur Gesundheit denkbar, aber nur im Rahmen einer ökologisch orientierten Gesellschaftsstruktur. Letztlich verwirklicht sich der persönliche Weg zur Gesundheit im Spannungsfeld zwischen individuellen und politischen Lebensbezügen: vom „guten Umgang mit sich selbst" bis hin zur „Aufwiegelung zur Gesundheit".

Unterrichtsbeispiel

Im ersten Projektversuch gaben wir uns mit der Aufgabe zufrieden, die Schüler Verdauungsorgane beschriften zu lassen, die in einem menschlichen Umriß eingezeichnet waren. Dies sollte in Partnerarbeit und mit Hilfe von Sachbüchern aus der Schulbibliothek fertiggestellt werden.

Als wir während der zweiten Erprobung des Projekts merkten, wie intensiv sich die Kinder mit den Teilen eines auseinanderlegbaren Torsos befaßten, wie ihre eigenen Muskeln und Knochen Gegenstand ausgiebiger Tastversuche und Phantasiezeichnungen wurden, verließen wir die kognitiv-papierne Ebene.

Als eine Möglichkeit, die rein kognitive Ebene zu verlassen und Körperinformationen spürbar werden zu lassen, regten wir die Vertonung einer „Apfelverdauungsgeschichte" an: Verdauung erzeugt Geräusche – hörbare, nicht hörbare, aber in der Phantasie vorstellbare. Gibt man Schülern die Aufgabe, Geräusche für den Verdauungsablauf zu erzeugen, so finden sie sehr rasch Möglichkeiten der Umsetzung. Mit Orffschen Instrumenten, Papier, Wasser u. a. werden die einzelnen Verarbeitungsschritte eines Apfels im Verdauungstrakt akustisch untermalt: das Zermalmen im Mund, das Herunterschieben und Platschen in die Magenhöhle, das Durchkneten und Matschen im Magen usw.

Der Vorschlag, die Apfelgeschichte als Theaterszene zu spielen, pantomimisch oder mit vorgelesenem Text, bedarf kaum der Lenkung durch die Pädagogen, denn die Schüler gestalten sehr rasch die Formen und Funktionen ihrer Verdauungsorgane nach ihren Vorstellungen.

Ein Szenenablauf: Der „Apfel" (beim ersten Spiel ein möglichst kontaktfreudiges und akzeptiertes Kind) wird vom Baum gepflückt; 6 oder 8 Hände – die Zähne – hacken auf ihn ein; durch eine Röhre aus gegrätschten Beinen wird er in den „Magen" geschoben, wo ihn Hände und Füße kneten, rubbeln und durchmassieren. Über verschiedene „Rutsch- und Lutschbahnen" aus aneinandergereihten Kinderkörpern plumpsen seine Reste schließlich in ein „Klo".

Nach diesen Erfahrungen brauchten wir die Kinder kaum noch zu „Körpernähe" zu animieren. Sie erfanden selbst Szenen und gestalteten sie phantasiereich: z. B. für den Kampf des Insulins gegen den Zucker stellten sie als „Blutbahn" Stühle hintereinander, verhängten sie mit Decken und krochen dann selbst als Zucker- bzw. Insulinteilchen in diese Adern. Oder sie stellten ganze Sketche zusammen, wie den von „Familie Weißmehl": Familie Weißmehl, in deren Vitman-B_1-Speisekammer ohnehin schon Ebbe herrscht, wird nach einem süßen Naschfest das Opfer von zusätzlichen Vitamin-B_1-Räubern.

Literatur

Benner R (1985) Grundsatzreferat im Rahmen der Tagung „Gesundheit und Schule", Bad Hersfeld, September 1985

Biermann C, Büttner G, Lenzen D, Schulz G (1983) Körper . . . Erfahrungsberichte aus der Laborschule, Bielefeld (Impuls, Bd 6)

Biermann C, Büttner G, Lenzen D, Schulz G (im Druck) Wiederentdeckung der Sinne. Ein Aktionsbuch. Erfahrungsberichte aus der Laborschule, Bielefeld (Impuls)

Hildebrandt H, Schultze ML (1984) Wenn ich traurig bin, dann bin ich auch krank. Jugend & Politik, Frankfurt am Main

Kuckelhaus H, zur Lippe R (1982) Entfaltung der Sinne. Fischer, Frankfurt am Main (Fischer alternativ)

Erziehung zur Gesundheit als Aufgabe des Schulsports

W. Joch

Das Motiv, Sport aus Gründen des Erhalts und der Förderung von Gesundheit zu betreiben, ist von Anfang an mit dem Schulsport eng verknüpft. Diese Verknüpfung hat ihre Wurzeln nicht nur in der deutschen Bildungstradition, sofern diese das Ideal des harmonisch ausgebildeten Menschen proklamiert. Sie gründet sich auch auf die Erfahrung, daß Arbeit - körperliche und geistige Arbeit - ohne Erholung und Entspannung im hohen Maße gesundheitsgefährdend sei. Beide Aspekte - Gesundheitsförderung und Erholung - tauchen bereits in der *„Denkschrift"* von 1841 auf, die der offiziellen Einführung des Schulsports in Preußen vorausging. Dort heißt es: Die Gymnastik müsse in das System des öffentlichen Unterrichts unabdingbar mit einbezogen werden, um die körperliche Gesundheit der jungen Generation zu erhalten und zu fördern und diese vor der Gefährdung durch erhöhte geistige Anstrengungen zu schützen.[1]

In den späteren pädagogisch orientierten Zielvorgaben des Sportunterrichts ist das Motiv der Gesundheitsförderung durch Sport allerdings oft als „vordergründige Zielsetzung" abgewertet worden. Sport zu treiben unter dem Gesichtspunkt, damit etwas für die Gesundheit zu tun, wurde - und wird - von den Pädagogen offenkundig nicht sehr hoch eingeschätzt.

Dennoch ist unbestreitbar,
- daß der Schulsport bis in die Gegenwart hinein immer *auch* mit dem Gesundheitsmotiv in Verbindung gebracht wurde,
- daß Gesundheitsförderung durch Sport zu den ältesten, den dauerhaftesten und zentralen Begründungen für den Schulsport gehört und damit so etwas wie ein schulsportliches Leitmotiv darstellt.

Im Laufe der Zeit und der nun fast 150jährigen Geschichte des Schulsports ändern sich natürlich die Zielsetzungen und v. a. die Strategien, mit denen das Ziel, die Gesundheit zu erhalten und zu fördern, erreicht werden soll. Und zusätzlich wandelt sich in dieser Zeit auch das Verständnis davon, was unter Gesundheit im einzelnen zu verstehen sei. Solche zeitbedingten Veränderungen möchte ich exemplarisch an den veränderten Strategien zu verdeutlichen suchen, mit deren Hilfe Gesundheitsvorsorge betrieben wird.

---

[1] Vgl.: Denk H (1980) Schulturnen: Leibesübungen im Dienste autoritärer Erziehung. In: Ueberhorst H (Hrsg) Geschichte der Leibesübungen, Bd 3,1. Bartels & Wernitz, Berlin München Frankfurt am Main, S 325-349

U. Laaser, G. Sassen, G. Murza, P. Sabo (Hrsg.)
Prävention und Gesundheitserziehung
© 1987 Springer-Verlag Berlin Heidelberg

Strategien zur Gesundheitsförderung durch Sport

Ausgehend von dem Gedanken, daß die beste Gesundheitsvorsorge darin bestünde, alles zu vermeiden, was der Gesundheit schadet, wird ein reichhaltiger
Katalog von gesundheitsgefährdenden Verhaltensweisen zusammengestellt.
Diese Strategie ist eine Vermeidungsstrategie. Der Arzt und Philosoph Hufeland
(1762–1836) hat in seinen weitverbreiteten und lange nachwirkenden Schriften
die Auffassung vertreten, die Kunst, das Leben zu verlängern, bestünde v. a.
darin, es nicht durch schädigende Einwirkungen zu verkürzen.[2] Ins Praktische
übersetzt heißt dies: Wer gesundheitsbewußt leben will, darf nicht rauchen, darf
nicht oder nur mäßig Alkohol trinken, darf nicht zuviel und nicht zu fett essen
usw. Es ist – schon aus psychologischen Gründen – leicht verständlich, daß
gerade bei Heranwachsenden und Jugendlichen eine derartige Verbotsorgie nur
begrenzte Erfolgschancen hat. Progressive Pädagogen haben denn auch, um den
Widerspruch zu einigen modernen Erziehungstheorien nicht allzu offen zutage
treten zu lassen, in den 60er Jahren an den Schulen Raucherzimmer eingerichtet, auf Klassenfahrten und -feten mit ihren Schülern ausgiebig Alkohol getrunken u. ä. m. Auf irgendeine Weise läuft jede Vermeidungs- und Verbotsstrategie,
selbst wenn die Einzelmaßnahmen sachlich wohlbegründet sind, pädagogisch
ins Leere. Die Affinität dieser Strategie zur Askese ist zusätzlich auch mit dem
Zeitgeist wenig kompatibel.

Sinnvoller – pädagogisch und psychologisch sinnvoller –, in weiten Bereichen
heute auch medizinisch fundierter, ist das Konzept, Gesundheit vor allem durch
Aktivität zu fördern. Die Vermeidungsstrategie, auch wenn sie in der medizi-
schen Diskussion nach wie vor einen hohen Stellenwert besitzt, verliert gegenüber der Aktivitätsstrategie neuerdings an Bedeutung. Auf den Sport bezogen
heißt dies vor allem: Bewegungsaktivität und körperliche Belastung. Man geht
sogar soweit, das Wort „Gesundheitstraining" in diesem Zusammenhang zu
verwenden.

Mit einprägsamen Schlagworten wie „Lauf dich gesund" oder „Läufer leben
länger"[3] wird Gesundheitssport geradezu identisch mit Ausdauertraining. Der
Name van Aaken steht in der BRD für dieses Konzept. Mit seinen Büchern und
Vorträgen hat er überall in der Welt unermüdlich für diese Strategie – Gesundheit durch Laufaktivität mit geringer Intensität, aber dauerhaft über lange Strek-
ken – geworben. Sein Buch *Die schonungslose Therapie*[4] hat eine breite Öffentlichkeit erreicht und viel Resonanz gefunden. Wer etwas für seine Gesundheit
tun will, darf sich nicht schonen; es genügt nicht, störende Einflüsse auf die
Gesundheit zu vermeiden. Gesundheit – und jetzt kommt ein neuer Begriff
hinzu – und Wohlbefinden sind am besten durch motorische Aktivität und
speziell durch Dauerlaufen zu erreichen. Gesundheitsvorsorge ist nach dieser
Vorstellung ohne Sport, ohne sportliche Aktivität und ohne sportliches Training
gar nicht mehr denkbar.

---

[2] Hufeland CW (1798) Makrobiotik oder die Kunst, das menschliche Leben zu verlängern. Insel,
   Frankfurt am Main
[3] So u. a. ein Buchtitel von Geline R J (1979) Läufer leben länger. Delphin, München Zürich
[4] Aaken E van (1978) Die schonungslose Therapie, 2. Aufl. Pohl, Celle

Sport als Mittel der Gesundheitsvorsorge

Nun sind allerdings mit dieser Konzeption noch keineswegs alle Probleme gelöst. Es ist nur allzu gut bekannt, daß der Sport, mindestens *der* Sport, den wir überwiegend aus dem Fernsehen und den Tageszeitungen kennen, keineswegs unbedingt und zwangsläufig gesund ist. Wir wissen aufgrund unserer täglichen Erfahrungen, daß sporttreibende Menschen *nicht* immer gesünder als Nichtsportler sind. Dies gilt nicht nur, wie der bloße Augenschein schon belegt, für Hochleistungssportler; es gilt auch – oder sogar vermehrt – für manche Hobbysportler, die beim gelegentlichen Tennisspielen, Bergwandern, Tauchen, Fußballspielen usw. Beschwerden registrieren oder sich zuziehen, die sie dann veranlassen, den Arzt aufzusuchen.

Auch Wohlbefinden – fast ein synonymer Begriff für Gesundheit[5] – ist v. a. für junge Menschen durchaus mehrdeutig und ambivalent. Der Anspruch, das individuelle Wohlbefinden durch den Sport zu steigern, wird ja zunächst und so ohne weiteres gar nicht eingelöst. Wer in untrainiertem Zustand mit dem Sporttreiben beginnt, macht vordergründig ganz andere Erfahrungen: er wird müde, bekommt Muskelkater, erkennt und spürt eine Fülle von Defiziten. Das Argument, durch Sport das Wohlbefinden zu steigern, ist höchstens im Sinne einer Langzeitwirkung plausibel. Anspruch und Wirklichkeit klaffen hier also – mindestens für den Augenblick – weit auseinander.

Andererseits ist bei aller wohlbegründeten Skepsis gegenüber dem Sport als Gesundheits- und Lebenselixier den meisten auch bekannt, daß Krankheiten, die vornehmlich durch Bewegungsmangel entstehen, allein in der Bundesrepublik Deutschland einen Kostenaufwand von über 60 Mrd. DM verursachen; daß über 60 % der Schüler im Alter von 8–18 Jahren Haltungsfehler und -schwächen aufweisen; daß viele Menschen, darunter mehr als 30 % Kinder, übergewichtig und deswegen körperlich wenig leistungs- und belastungsfähig sind; daß viele Herz-Kreislauf-Erkrankungen, an denen bei uns immer noch die meisten Menschen sterben, durch sportliche Inaktivität mindestens begünstigt werden.

Ein Fallbeispiel

Ich will nun im folgenden auf einen besonderen Aspekt von Sport und Gesundheitserziehung hinweisen, der für mich so etwas wie eine Schlüsselfunktion besitzt und der deshalb auch für meine nachfolgenden Ausführungen von grundsätzlicher Bedeutung ist. Bei einem Besuch einer Gymnasialklasse mit dem Leistungskurs Sport sind in einem Leistungsdiagnoselabor Tests am Ergometer durchgeführt worden: 180 W über eine Zeit von 6 min. Es wurden gemessen: der Anstieg der Pulsfrequenz, der systolische Blutdruckwert, der Abfall der Pulsfrequenz in der Pause nach der Belastung und die Laktatkonzentration im Blut unmittelbar nach der Belastung. Von den 10 Schülern haben 8 den Test bis zum Ende durchführen können; sie fühlten sich subjektiv bis an die Grenze

---

[5] Vgl. u. a.: Grupe O (1976) Leibeserziehung und Erziehung zum Wohlbefinden. Sportwissenschaft 6/4:355–373

ihrer Leistungsfähigkeit belastet. Das Blutlaktat erreichte allerdings nicht einmal den Wert von 4 mmol/l, der als Grenzwert zwischen anaerob-aerober Schwelle angesehen wird. Zwei Schüler brachen den Versuch nach etwa 4 min ab, weil sie sich subjektiv überlastet fühlten. Ihr Laktatwert hatte zu diesem Zeitpunkt die 4-mmol/l-Grenze lediglich geringfügig überschritten.

Demzufolge empfinden diese jungen Leute offensichtlich Belastungen, die sich objektiv höchstens im mittleren oder unteren Intensitätsbereich bewegen, subjektiv als extrem hoch. Bei einer normalen sportlichen Betätigung, beim Freizeitsport etwa, ohne derartige objektive Daten, wären sie niemals bereit – subjektiv fühlen sie sich dazu wohl auch nicht in der Lage –, Belastungen auf sich zu nehmen, die notwendig sind, um biologische Adaptionsprozesse überhaupt in Gang zu setzen.

Ein Anforderungskatalog

Obiges Beispiel soll zur Praxis überleiten, und ich möchte nun konkret die Frage beantworten, *wie* man Sport treiben muß, damit er wirklich gesundheitsfördernd ist. Ich orientiere mich dabei an 3 Anforderungsprofilen:

- planmäßige Kontinuität,
- angemessene Belastungsdosierung,
- technikspezifische Bewegungsökonomie!

1. Die Forderung nach planmäßiger Kontinuität

Gesundheitssport ist nicht bloßes Freizeitvergnügen. Wer gelegentlich, wenn er Lust dazu hat, Tennis spielt, im Urlaub wandert oder badet, an den Wochenenden (bei gutem Wetter) etwas joggt, einmal in der Woche Fußball spielt – der tut damit, wenn es so zufällig und planlos geschieht, wie es hier aufgezählt ist, nichts – oder nur sehr wenig – für seine Gesundheit. Biologische Anpassungsprozesse bedürfen der Kontinuität. Wenn durch Sport die Gesundheit beeinflußt werden soll, dann muß man *regelmäßig* Sport treiben. Denn einerseits wird sich der Körper erst allmählich an die zusätzlichen Belastungen gewöhnen, andererseits kann er sich nur aufgrund der Regelmäßigkeit der Beanspruchung an diese Belastungen adäquat anpassen. Biologische Systeme sind keine statischen Konstrukte. Sie unterliegen einem permanenten Veränderungsprozeß, der sich dem jeweiligen Anforderungsprofil anpaßt: ein völlig inaktiver Muskel atrophiert; ein stillgelegtes Gelenk stellt relativ schnell seine Beweglichkeit ein; ein untrainierter Kreislauf reagiert auf Belastungen mit Überlastungssymptomen. Für das Muskeltraining, das Herz-Kreislauf-Training, das Training der Gelenkbeweglichkeit bedeutet „Kontinuität" jedoch nicht, stets das gleiche Trainingspensum zu absolvieren; das Training *soll* variantenreich sein, und es *muß* an den jeweiligen Trainingszustand angepaßt werden.

Trainingshäufigkeit: mehrmals in der Woche, während des ganzen Jahres und möglichst nicht kürzer als 30 min; man sollte auch so wenig wie möglich dem

Zufall überlassen, d. h. einen Wochen-, Monats- und Jahresplan aufstellen und nach jedem Training das aufschreiben, was trainiert wurde.

Für den Schulsport bedeutet dies, daß die Kinder sowohl an Planmäßigkeit wie an Regelmäßigkeit gewöhnt werden müssen, daß aber auch möglichst täglich Sportunterricht erteilt wird, und daß schließlich Kinder und Jugendliche dazu erzogen werden, sich selbständig und langfristig einer solchen Planmäßigkeit zu unterziehen. Selbst wenn Kinder in der Regel gesund sind und zum Erhalt ihrer Gesundheit noch nicht Sport treiben müssen: sie müssen dennoch bereits in der Schule diese Planmäßigkeit und Regelmäßigkeit *lernen*, Gesundheitssport ist nicht planlose Spielerei, sondern eine ernsthafte und dauerhafte Angelegenheit.

2. Die Forderung nach angemessener Belastungsdosierung

„Zu geringe" Belastungen nützen nichts; „zu hohe" Belastungen sind, wenn der Organismus daran nicht angepaßt ist, schädlich; aus gesundheitlicher Sicht sind Belastungen im mittleren Intensitätsbereich von entscheidender praktischer Bedeutung. Eine exakte Quantifizierung dieser mittleren Intensität ist allerdings schwierig; sie kann individuell sehr unterschiedlich sein und unterschiedlich empfunden werden; sie ist in jedem Falle alters-, geschlechts- und konstitutions-abhängig. Zu Beginn des sportlichen Gesundheitstrainings ist eine Unterschreitung der mittleren Intensität allerdings weniger problematisch als eine Überschreitung. Das individuelle und subjektive Wohlbefinden während und nach dem Sporttreiben ist dafür ein hilfsweise einsetzbarer Indikator, der allerdings ständig – und zu Beginn des Trainings häufiger – durch objektive Meßdaten ergänzt werden muß. Nach der Eingewöhnungsphase muß die Belastung gesteigert werden. Belastungen lassen sich steigern bezüglich der Reizstärke, der Reizdauer, der Reizdichte und des Reizumfangs. Reizstärke bedeutet in diesem Zusammenhang höhere Intensität, Reizdauer bedeutet längere Belastungszeit, Reizdichte bedeutet kürzere Pausen zwischen den Wiederholungsreizen und Reizumfang bedeutet die Erhöhung der aufaddierten Reize pro Trainingszeit. Die planmäßige und systematische Kontrolle und Protokollierung der Trainingswerte ist eine unerläßliche Voraussetzung dafür, die individuell richtige Belastungsdosierung im mittleren Intensitätsbereich herauszufinden.

Der Schulsport findet unter der Leitung von fachlich geschulten Sportlehrern statt. Sie müssen so ausgebildet sein, daß sie in der Lage sind, die Schüler mit der individuell angemessenen Belastungsdosierung zu konfrontieren, sie auf der Suche nach solchen Werten zu beraten und ihnen Vergleichsdaten zur Verfügung zu stellen, an denen die Individualwerte objektiv gemessen werden können. Mit dieser Forderung ist ein Appell an die Qualität der Sportlehrerausbildung verbunden.

3. Die Forderung nach technikspezifischer Bewegungsökonomie

Die Bedeutung technisch richtig und ökonomisch durchgeführter Bewegungen wird gerade im Gesundheitssport vielfach unterschätzt. Für die Leistungs- und

Hochleistungssportler haben diese Merkmale, die unter dem Begriff „Koordination" zusammengefaßt werden, einen hohen Stellenwert. Denn gerade der sog. passive Bewegungsapparat – Knochen, Knorpel, Bänder, Sehnen – ist im Sport erheblichen Belastungen ausgesetzt. Selbst bei einfachen Bewegungen des Laufens und Springens, des Schlagens beim Tennisspielen, des Tretens beim Fußballspiel und des Werfens beim Handballspiel etwa, treten Belastungsspitzen auf, die häufig punktuell, auf jeden Fall aber auf Dauer zu Schädigungen am passiven Bewegungsapparat führen.

Zwei Beispiele: Beim Niederspringen aus einer Höhe von 80 cm können bereits Kraftspitzen vom 12- bis 16fachen des Körpergewichts auftreten, die der passive Bewegungsapparat – v. a. bei wenig trainierter und schwacher Muskulatur – tolerieren muß. Wirbelsäule, Hüft- und Kniegelenke werden dabei erheblich belastet – häufig sogar überlastet. Schon beim Laufen – dies ist das 2. Beispiel – wird bei unökonomischer Lauftechnik das 3- bis 4fache des Körpergewichts als Kraftspitze pro Schritt registriert. Gutes Schuhwerk allein reicht dann nicht aus, um derartige Kraftstöße abzudämpfen. Deshalb ist es dringend erforderlich, daß auch – oder gerade – Gesundheitssportler die sportlichen Bewegungen in der technisch richtigen Ausführung lernen und trainieren.

Die jeweiligen Übungen müssen ökonomisch, d. h. kraftsparend und „dämpfend" durchgeführt werden; die Kraftstöße, die auf den passiven Bewegungsapparat auftreffen, sind zu minimieren. Selbst der Dauerlauf, eine wichtige Form sportlicher Betätigung unter dem Gesichtspunkt von Gesundheit, muß technisch richtig ausgeführt werden.

Dies ist ohne Training, ohne angemessene, technikorientierte Trainingsanleitung und sachgerechte, kontinuierliche Bewegungskorrektur nicht möglich. Angemessene Sportkleidung, v. a. gutes Schuhwerk, ist eine notwendige, aber keine hinreichende Voraussetzung für die Erfüllung dieser Forderung nach dämpfender Belastung. Wer glaubt, diesen Punkt vernachlässigen zu können, richtet häufig größeren Schaden als Nutzen an. Ein aktives und intensives Muskeltraining ist allerdings als flankierende Maßnahme ebenso notwendig wie unverzichtbar.

Auch in bezug auf diesen Aspekt werden hohe Anforderungen an den Sportlehrer gestellt. Es genügt nicht, daß sich Kinder im Sportunterricht überhaupt bewegen; es ist notwendig, daß sie lernen, sich technisch richtig und möglichst ökonomisch zu bewegen.

Erwachsenen fällt es außerordentlich schwer, dies noch nachzulernen. Das optimale Alter für das Lernen von Bewegungen und das Lernen von Ökonomisierung von Bewegungen ist die Altersstufe *vor* der Pubertät. Was bis dahin versäumt wurde, ist später kaum noch – oder nur unter erheblichem Aufwand – nachzuholen.

Erlebnisorientierte Gesundheitserziehung – ein Entwurf einer ganzheitlichen Gesundheitserziehung

W. Knörzer, G. Treutlein

In einem Bericht der Frankfurter Rundschau vom 16. 07. 1983 war folgendes zu lesen:

> Auf einer Arbeitstagung „Gesundheitsförderung bei Jugendlichen" des Europabüros der Weltgesundheitsorganisation (WHO) resümierte jetzt der holländische Drogenpräventionsfachmann und langjährige Schuldirektor Robert von Amerongen nüchtern, daß schulische Aufklärungsprogramme wenig oder nichts nützen. Finnische Experten bestätigten aus ihren Untersuchungsergebnissen, daß auch sehr gute und intensive Kampagnen nach wenigen Jahren bereits keinen Erfolg mehr aufwiesen, ja daß zunehmend mehr Jugendliche davon überhaupt nichts mehr wissen wollten (Franke 1986, S. 60).

Interventionsprogramme zur Gesundheitserziehung bewirken demnach offensichtlich wenig. Gesundheitserziehung leidet – v. a. in der Schule – unter der Tatsache, daß Gesundheit für die meisten Schüler noch kein Problem darstellt, zum anderen aber darunter, daß die Vermittlung von Wissen offensichtlich für sich allein wenig bewirkt.

Daß die Vermittlung von Kenntnissen an Schüler nicht zu einem veränderten Verhalten führen muß, ist ein alltägliches Phänomen. Menschliches Handeln und Verhalten folgt nicht einfach neu erworbenen kognitiven Strukturen, ist also nicht nur daran ausgerichtet, was ein Individuum an Kenntnissen besitzt; Handeln und Verhalten wird auch durch tiefere Schichten bestimmt. Eine Gesundheitserziehung, die verändertes Verhalten und Handeln anstrebt, darf sich deshalb nicht auf Wissensvermittlung beschränken, sondern muß versuchen, über erlebnisorientiertes Unterrichten die tieferen Schichten so zu beeinflussen, daß das angestrebte veränderte Gesundheitsverhalten möglich wird. Wie wenig die Aufklärung über die Schädlichkeit bestimmter Verhaltensweisen erreicht, zeigen verschiedene bei Affemann berichtete Untersuchungen (1978, S. 55 ff.). Die wandelnde Kraft der Information darf nicht überschätzt werden. Die stärksten Antriebe entstammen weniger vernünftigen Überlegungen, sie sind emotionale Antriebe.

In welche Richtung sich eine erfolgversprechende Gesundheitserziehung orientieren sollte, läßt sich aus Untersuchungsergebnissen des Schweizers Biener ableiten (vgl. Affemann 1978, S. 62 f.), nach denen als wesentliche Wirkfaktoren vermutet werden können:
1. starke emotionale Fundierung,
2. starker personaler Bezug zwischen Lehrer und Schülern,
3. Verbindung von Information, Handeln und Erleben.

U. Laaser, G. Sassen, G. Murza, P. Sabo (Hrsg.)
Prävention und Gesundheitserziehung
© 1987 Springer-Verlag Berlin Heidelberg

Versucht man den informatorischen und erzieherischen Anteil zu gewichten, so dürfte die stärkste gesundheitserzieherische Wirkung von der Betreuung der Jugendlichen und der Hilfe zur aktiven, sportlichen Gestaltung der Freizeit ausgegangen sein. Auch das Erlebnis des aktiven Engagements der Gesundheitserzieher, die mit auf den Berg kletterten, sowie die Erfahrung der Gruppe hat offensichtlich eine wesentliche Rolle gespielt (Biener, zit. nach Affemann 1978, S. 63).

Viele ungesunde Verhaltensweisen beinhalten Elemente von Sucht (vgl. Affemann 1978, S. 48), deshalb reichen Wissensvermittlung und Warnung vor gesundheitlichen Gefahren nicht aus, wie man am Beispiel des Rauchens gut sehen kann. Wenn Gesundheitserziehung greifen soll, müssen Schüler selbst erforschen und erleben dürfen, wie z. B. leibverträgliches und erfrischendes Sporttreiben sich anfühlt, wie eutonisches, Eustreß erzeugendes Sporttreiben auf ihren Körper wirkt und wie es gestaltet sein muß, damit es Wohlbefinden und letztlich Gesundheit zur Folge hat. Je größer die Intensität im Fühlen und Erleben, desto reicher wird das Leben. Erleben und Fühlen sind die intensivsten Formen des Subjektseins. Fühlen heißt sich selbst annehmen, den Körper mit Bewußtsein durchdringen. Läßt der Unterricht Erleben und Fühlen zu - so unsere Erfahrung - ist Motivation und intensive Sachauseinandersetzung die Folge. Wird nur rational-wissenschaftliches Bewußtsein zugelassen, werden die für die Verhaltensänderung wichtigen tieferen Schichten nicht erreicht. Gesundheitserziehung, die Wirkung erzielen will, muß an die Vermittlung von mit positiven Gefühlen besetzten Handlungen und Erlebnissen ansetzen; wird Wohlbefinden erreicht, steigt ihre Erfolgswahrscheinlichkeit.

Erlebnisorientierte Gesundheitserziehung, wie wir sie konzipieren, geht von folgendem Gesundheitsbegriff aus: Lebende Systeme befinden sich nie in einem Zustand stabilen Gleichgewichts, sondern eines tätigen Gleichgewichts. Dementsprechend ist Gesundheit nie ein statischer Zustand einmal erreichten Wohlbefindens, sondern Ergebnis dynamischer Ausgeglichenheit der physischen und psychischen Aspekte des Organismus sowie seines Zusammenwirkens mit seiner natürlichen und gesellschaftlichen Umwelt (vgl. Capra 1984, S. 361). Krankheit ist nach dieser Definition Verlust der dynamischen Ausgeglichenheit. Sie stellt eine Information dar, daß die Harmonie gestört ist und gibt durch Körpersignale die Chance, an der Wiederherstellung der verlorenen Harmonie zu arbeiten. Gesundheit versteht Teegen als Prozeß sich ständig entwickelnder Erfahrung, „als lebendige Kontaktaufnahme des Menschen mit sich selbst und seiner Umwelt, als einen Prozeß also, den letztendlich jeder Mensch selbst fördern oder behindern kann" (vgl. Teegen 1983, S. 47).

Ein solcher Gesundheitsbegriff verweist auf Zusammenhänge, die Gesundheitserziehung Schülern nahe bringen muß; er verweist v. a. aber auf das Prinzip der Selbstverantwortung und auf die Notwendigkeit der Bewußtheit des in der modernen Gesellschaft vernachlässigten Körpers. Bewußtheit verlangt Sensibilität für den Körper, um seine - positiven wie negativen - Signale erkennen zu können. Wenn wir lernen, auf unseren Körper zu hören, kann er uns eine ganze Menge erzählen, sowohl darüber, was unsere Gesundheit fördert, als auch dazu, was sie gefährdet, denn er besitzt eine ganze Skala von Frühwarnsystemen. Die Tendenz der heutigen Zeit fördert Selbstverantwortung und eigene Aktivität kaum. „Bedeutende Anstrengungen werden unternommen, um jede Vorbeugung durch Nachsorge zu ersetzen. Medizin und Pharmakologie bringen immer mehr Mittel hervor, die auch noch das Restminimum an organischer Funktionsbereitschaft und das ihm entsprechende Lebensgefühl als Konsumartikel verfügbar machen", beklagt Funke (1985, S. 18). Wir brauchen heute nur ein geringes Maß an Muskelkraft, Beweglichkeit und Sinnesschärfe, um handlungsfähig zu bleiben; Auto, Telefonleitung, Computer, Fahrstuhl und vieles andere erhalten unsere Handlungsfähigkeit. Diese ohne Pflege des eigenen Körpers erhältliche Handlungsfähigkeit bewirkt, daß „viele Menschen achtlos mit sich umgehen, ihren ‚Körper' vergessen ... All diese Menschen handeln rational, wie es die Lage erfordert. Man benötigt das nicht, und wo das Minimum unterschritten wird, ist rasche Hilfe versprochen" (Funke 1986, S. 18 f.).

Die damit verbundene Sinnes- und Körperansprache führt häufig dazu, daß Kinder und Jugendliche Ersatz für diesen Verlust suchen, oft in gesundheitsschädlichen Reizen wie Nikotin und Alkohol.

Zunehmende physische und psychische Probleme von Kindern und Jugendlichen zeigen, daß bei einer solchen Einstellung zum eigenen Körper Wohlbefinden und Gesundheit kaum erreicht werden können. Der Körper ist eine Grundlage für das Wohlbefinden des Subjekts. Erkennen der eigenen Befindlichkeit setzt Körperwahrnehmung und Körperbeziehung voraus, diese werden durch die Körperkarriere geprägt. Innerhalb der durch die Vererbung gesetzten Grenzen kann sich das Individuum entwickeln. Dem einzelnen kommt in diesem Entwicklungsprozeß ein beträchtlicher Teil Eigenverantwortung zu. Damit er diesen eigenverantwortlich bestimmbaren Anteil im Hinblick auf sein Wohlbefinden und seine Gesundheit entsprechend gestalten kann, muß er seinen Körper kennen lernen, ihn wahrnehmen, empfinden, erleben und erfahren, das heißt sensibel für die körperlichen Vorgänge werden. Sensibilität für den eigenen Körper ermöglicht befriedigende Erfahrungen. Unterricht, der am Körper ansetzt, kann Sinn vermitteln und Langeweile vermeiden. Voraussetzung ist eine stärkere Berücksichtigung der Tatsache in der Schule, daß Schüler nicht nur einen Kopf, sondern auch einen Körper besitzen, was eine Abkehr vom dualistischen Menschenbild erfordert. Andererseits darf aber das Fach, das sich verstärkt mit dem Körper beschäftigt – der Sportunterricht – den Körper ebenfalls nicht als Werkzeug, Instrument oder Maschine betrachten, den es zu trainieren gilt, sondern als nie vollendetes Kunstwert (Merleau-Ponty), das immer wieder von neuem in Arbeit genommen werden muß:

> Bei einem so verstandenen Sportunterricht spielt die Leistung keine primäre Rolle. Der Prozeß, d. h. der Weg zur Leistung, die körperliche Aktivierung und v. a. aber eine verbesserte Möglichkeit des körperlichen Erlebens, stehen im Mittelpunkt (Herzog 1986, S. 293).
> Das Ziel der Sporterziehung ist dementsprechend die Entwicklung der körperlichen Erlebnisfähigkeit. Der Sportunterricht hilft den Schülern, ihre Körperlichkeit zu finden, sich als körperliche Wesen zu akzeptieren, Körper zu sein und nicht nur einen Körper zu haben. Er unterstützt ihre Identitätsfindung. Die im Zivilisationsprozeß verlorengegangene körperliche Erlebnisfähigkeit wird wiederhergestellt (Herzog 1986, S. 293).

Nun ist Sport kein bloßes Körpererfahrungssystem, sondern Sport. Körpererfahrung ist aber eine wesentliche Perspektive, die bisher im Sportunterricht zu kurz kommt. Diese anzustreben kann einen Beitrag dazu leisten, Schülern einen möglichst kompetenten und selbständigen Umgang mit der Gesundheit zu ermöglichen. Mit einem körpererfahrungsorientierten Sportunterricht, der Selbstwahrnehmung und erhöhte Sensibilität intentional angeht, werden zentrale Voraussetzungen für die Entwicklung einer differenzierten Einstellung zur Gesundheit des eigenen Körpers und zugleich für einen dauerhaften Erfolg jeder körperbezogenen Gesundheitserziehung geschaffen (vg. Brodtmann 1984, S. 70). Wahrnehmen, Empfinden, Erleben und Erfahren in einem körpererfahrungsorientierten Sportunterricht können sowohl sinnliches Erleben als auch rationale Einsicht vermitteln und beide zu einer Einheit werden lassen.

Wie kann die Schule nun Gesundheitserziehung in einem erlebnisorientierten Unterricht den Schülern so nahe bringen, daß Wirkung erhofft werden kann? Versteht man Gesundheit als dynamischen Zustand des Wohlbefindens, dann kann als oberstes Ziel gelten, Inhalte und Methoden zu vermitteln, die dabei helfen können, den Zustand des Wohlbefindens zu erlangen und zu erhalten. Eine so verstandene Gesundheitserziehung ist nicht länger in der Rolle des Spielverderbers und muß nicht asketisch und moralisierend, sondern kann durchaus sinnenfroh und genußvoll sein. Gesundheitserziehung sollte nicht nur erlebnisorientiert vorgehen, sondern auch verstärkt an der momentanen Befindlichkeit der Schüler ansetzen, diese Befindlichkeit als Ist-Wert bewußt machen und Hilfen zur Optimierung des Ist-Werts anbieten.

Gesundheitserziehung darf keine isolierten Fakten anbieten, sondern muß Zusammenhänge vermitteln, wenn sie Lebensorientierung bieten will; körperliche Faktoren sind ein wichtiger Aspekt der Gesundheit, aber nicht der einzige: Psychosoziale, ernährungsbedingte und umweltbedingte Faktoren kommen hinzu (vgl. Massoth u. Massoth 1984). Je nach der Art, wie diese Faktoren auf den einzelnen wirken, wird er entweder krank oder gesund sein. Bevor auf einzelne Unterrichtsbeispiele eingegangen werden soll, seien einige Bemerkungen zur Frage der Vermittlung von Zusammenhängen zwischen diesen 4 Faktoren angeführt:

Der Zusammenhang zwischen Umwelt und Gesundheit sollte zunächst für die Lebenswelt der Schüler hergestellt werden. Lärmbelästigung, Gewässerverschmutzung, Waldsterben sollten ebenso wie die positiven Gegenpole bewußt erfahren werden und Anlaß zu intensiver Auseinandersetzung sowie zu konkreten Maßnahmen geben (z. B. Anlegen eines ökologischen Schulgartens, Übernahme von Bachpatenschaften, Waldreinigungen).

Die Wirkungen von reiner Luft und sauberem fließendem Wasser können z. ·B. während eines Landschulheimaufenthaltes bewußt gemacht und ihre Bedeutung z. B. für gesundheitsförderndes Sporttreiben erörtert werden. Im Themenbereich Ernährung und Gesundheit sollte zunächst die Zubereitung von wohlschmeckenden gesunden Speisen im Vordergrund stehen, zunächst für den eigenen Verzehr, dann auch für die Weitergabe an andere Schüler, Eltern und Feste. Wenn die Schüler u. a. vegetarische Gerichte selbst zubereiten und dabei erfahren, wie abwechslungsreich und wohlschmeckend diese sein können, steigt die Wahrscheinlichkeit, daß sie diese in ihre Eßgewohnheiten einbeziehen. Selbstverständlich muß dann auch Wissen über die Nahrungszusammensetzung und die körperliche Auswirkung der verschiedenen Lebensmittel vermittelt werden.

Ähnliche Beispiele könnten für die Bereiche psychosozialen und psychischen Wohlbefindens gegeben werden; z. B. können als Themen bearbeitet werden: Erkennen des Zusammenhangs zwischen sozialem Klima in einer Klasse und seiner körperlichen Wahrnehmung etwa im Magenbereich oder in Form von Verspannungen bzw. Gelöstheit, körperliche Auswirkungen von Angst oder Leistungsdruck, Auswirkungen von Entspannungstechniken auf die Konzentrations- und Lernfähigkeit usw. Wer z. B. erfahren hat, wie wohltuend sich die Anwendung von Entspannungstechniken auf das psychische Wohlbefinden auswirken kann, wird diese eher auch zukünftig selbständig anwenden, sofern er ihre richtige Anwendung gelernt hat.

Nun zu einigen konkreten Unterrichtsbeispielen, wie die Konzeption einer erlebnisorientierten Gesundheitserziehung im Unterricht umgesetzt wurde. Zum Beispiel kann das Thema Streß in verschiedenen Unterrichtsfächern behandelt werden, v. a. im Anschluß an selbst erlebten Streß, etwa nach einer mehrstündigen Klassenarbeit. Über den Einsatz von Entspannungstechniken und Massage kann in einer körperlichen Erlebnisphase die aktuelle Befindlichkeit der Schüler verbessert und die Bereitschaft zu einer aktiven Teilnahme an einer nachfolgenden Informationsphase erhöht werden. Bei einem entsprechenden Unterrichtsversuch war zudem das Interesse groß, das Problem der „Scheinentspanner" wie Zigaretten, Alkohol, Tabletten und Drogen zu diskutieren. Ermutigend war v. a., daß die Schüler im Anschluß an diese Einheit den Wunsch äußerten, ähnliche Stunden auch in Zukunft zu erleben.

Ein weiteres Thema war die Einheit „Entspannung und Haltungsschulung". Im Anschluß an sehr konzentriertes schriftliches Arbeiten in den vorausgegangenen Stunden wurde bei geschlossenen Augen die Aufmerksamkeit auf den eigenen Körper gelenkt. Die Schüler sollten dabei ihre Wahrnehmung auf ihre Sitzhaltung zentrieren, ohne diese zu verändern. Besonders sollte dabei auf Verspannungen und die Art und Weise geachtet werden, wie geatmet wurde. Im Anschluß an die Zentrierung auf den Ist-Wert wurden Dehnungs- und Entspannungsübungen sowie eine Haltungsschulung im Sitzen durchgeführt. Durch bewußte Atmung und den Einsatz von meditativer Musik wurde die entspannende Wirkung der Übungen verstärkt. Nach Abschluß dieser Phase verglichen die Schüler durch Zentrieren ihrer Aufmerksamkeit auf ihre momentane Befindlichkeit ihre Verfassung vor und nach den Übungen. Im nachfolgenden Auswertungsgespräch schilderten sie eine als angenehm empfundene Entspannung. In einem Gespräch über die Problematik der sitzenden Arbeitsweise für die Haltung wurde erarbeitet, wie ein idealer Arbeitsplatz aussehen könnte.

Schüleräußerungen lassen darauf schließen, daß die Verwendung solcher Elemente und v. a. auch die Vorgehensweise, die direkt nach schulischen Belastungen die Schüler im schulischen Rahmen auch den positiven Gegenpol erleben ließ, nicht nur eine Verbesserung der Lern- und Konzentrationsfähigkeit bewirkte, sondern auch ein Beitrag zur Gesundheitserziehung insofern geleistet wurde, daß die vermittelten Techniken auch zuhause Anwendung fanden und Interesse für den Zusammenhang zwischen Spannung und Spannungslösung geweckt worden war.

Die in den beiden Unterrichtseinheiten gemachten Erfahrungen können sowohl auf die Lebensgestaltung innerhalb als auch außerhalb der Schule übertragen werden; die erfahrenen und erarbeiteten Prinzipien haben Gültigkeit v. a. aber auch in einem körpererfahrungsorientierten Sportunterricht, v. a. das Prinzip der sich gegenseitig ergänzenden Pole der Spannung und Spannungslösung. Traditioneller Sportunterricht orientiert sich sehr stark am Leistungssport und beschäftigt sich vorwiegend mit dem Problem von Energie- und Spannungsaufbau, weniger mit dem dazugehörenden Gegenpol. Leistungssport in der heute dominierenden Form richtet sich am Produkt des Sporttreibens aus, an Leistungssteigerungen, Bestleistungen, Medaillen und Rekorden; er ist immer in der Gefahr der Überspannung bis hin zur Vergewaltigung des Körpers. Im Rahmen einer erlebnisorientierten Gesundheitserziehung wird ein anderer Sport angestrebt, ein eutonischer Sport, der Spannungsgleichgewicht und Spannungsausgleich bringen soll. Die natürliche Freude an Sport und Spiel entsteht primär aus einem rhythmischen Wechsel zwischen Spannungsaufbau und Spannungslösung, zwischen Energieaufbau und Energieentladung, aus dem ohne Verspannungen, Verkrampfungen und Ängste Sichhingeben an Bewegung und Spiel, aus dem Aufgehen und Sichverlieren in ihnen. So kann eine tiefgehende Erlebnisfähigkeit entstehen. Für einen solchen Sportunterricht im Rahmen einer Gesundheitserziehung ist es nicht nötig, die Inhalte auszutauschen, d. h. z. B. statt Leichtathletik nunmehr Tai-chi oder körpertherapeutische Ansätze zum Inhalt des Sportunterrichts zu machen.

Es bleibt zu beachten, daß „. . . die traditionellen Sportarten . . . reicher und tiefer mit Erfahrungsmöglichkeiten ausgestattet (sind), als die Art sie zu betrachten und zu lehren gegenwärtig zugänglich macht. Nach unserer Auffassung gibt ein aufmerksames Umgehen des Sportlers mit dem eigenen Körper diesem die Möglichkeit, nachhaltiger und besser Sport zu treiben" (Funke 1986, S. 22). Allerdings sollte sich die Sportdidaktik durchaus von außersportlichen und außereuropäischen Bemühungen um den Körper befruchten lassen, die deutliche Elemente im Sinne einer Gesundheitserziehung beinhalten. Ziel eines gesundheitserzieherisch orientierten Sportunterrichts sollte im Sinne Funkes (1986, S. 23 f.) eine Entwicklung hin zum leibbewußten und leibverantwortlichen Sport sein. Wenn Sport wach und mit allen Sinnen betrieben wird, wächst die Betroffenheit, das Nachdenken und das Suchen. Ein solches Sporttreiben bringt eine größere psychische Frische, als dies beim mechanischen Wiederholen einer vorgegebenen Bewegung auf normierten Sportanlagen erreicht werden kann.

Solche Überlegungen standen im Mittelpunkt unserer Planung der Unterrichtseinheit „Barfuß gehen und laufen". Wir gingen von folgenden Annahmen aus:
- Aerobe Belastung, d. h. langanhaltende Belastung ohne Eingehen einer Sauerstoffschuld, ist gesundheitsfördernd.
- Langsames Laufen erlaubt andere Körperwahrnehmungen als schnelles Laufen.
- Langsames langes Laufen muß gelernt werden, nur wenige sind sofort dazu in der Lage.
- Schüler können selbst herausfinden, wie Wohlbefinden erzeugendes Laufen gestaltet sein muß.
- Barfußlaufen fördert bei günstigen Bedingungen sowohl die Motivation wie auch das Wohlbefinden.

– Laufen in der Natur erleichtert die Sinnesdifferenzierung und -intensivierung.
– Die bewußte Ansprache aller Sinne fördert das Wohlbefinden.

Diese Einheit wurde in Verbindung mit der Vermittlung von Wissen im Deutschunterricht mehrfach mit Erfolg durchgeführt.

Die angeführten Beispiele zeigen, daß Gesundheitserziehung an konkreten Körpererlebnissen und -erfahrungen ansetzen kann. Die momentane Befindlichkeit der Schüler läßt sich so beeinflussen, daß ihre Aufgeschlossenheit für damit verbindbares Wissen wächst.

Bezüglich der Ergebnisse einer so gestalteten Gesundheitserziehung befinden wir uns im Bereich der Spekulation, eine empirische Untersuchung konnte nicht durchgeführt werden. Die von uns vorgestellte Konzeption hat bei den so unterrichteten Schülern teils von uns beobachtete, teils von den Schülern berichtete Wirkungen. Insofern ist diese Konzeption nur Programm, nicht aber wissenschaftlich abgesichertes Patentrezept. Trends z. B. im Zusammenhang mit der Joggingwelle zeigen, daß körperbewußtes Sporttreiben in nicht wenigen Fällen eine Umstellung der ganzen Lebensführung hin zu einem gesundheitsbewußteren Leben mit sich bringen kann. Wirkungen lassen sich auch am geringeren Alkohol- und Drogenkonsum von jugendlichen Sportlern und an einem teilweise erfolgreichen Einsatz von Sport in Therapien ablesen. Von daher ist eine tiefgreifende Wirkung von sinnvollem Sporttreiben zu vermuten.

Offensichtlich kann das individuelle Wiederentdecken des Körpers und einer ganzheitlichen Auffassung von sich selbst die persönliche Identitäts- und Sinnsuche erleichtern; Identitätsbildung muß immer auch das Körperliche einbeziehen (vgl. Poppe 1982). Ist dies der Fall, kann ein wesentlicher Beitrag zur Gesundheitserziehung erwartet werden. Daß Identitätsförderung, Körperlichkeit und Gesundheit der Schüler nicht allein Aufgabe des Sportunterrichts sein kann, darauf weist Herzog (1986, S. 295) zurecht hin:

> Aber selbstverständlich kann es nicht darum gehen, den Körper im Sportunterricht zum Thema intensiven pädagogischen Bemühens zu machen und gleichzeitig im übrigen Unterricht weiterhin eine strenge Disziplinierung und Kontrollierung des Körpers zu praktizieren. Die Körperlichkeit des Schülers wird erst dann pädagogisch ernst genommen, wenn jede Form von Unterricht den Körper akzeptiert ... Der Körper muß ins Bewußtsein aller Fächer eindringen, nicht nur als Element theoretischer Reflexion, als „Stoff", sondern zuallererst als praktisches Element des pädagogischen Handelns ... Nur dann, wenn die Schule insgesamt die Körperlichkeit der Schüler akzeptiert, wird es dem Sportunterricht möglich sein, eine Erziehung zum Körper auf sein Banner zu schreiben und entsprechend zu handeln. Erst dann wird den Schülern zu einer Sprache und zu einem Denken verholfen, das ihre Körperlichkeit durchdringen und artikulieren kann und eine ungeteilte Identitätsfindung ermöglicht (Herzog 1986, S. 295).

Effektivitätsorientierte Gesundheitserziehung darf kein „Schubladenwissen" vermitteln, das möglicherweise zwar eindeutig abfragbar ist, dem aber die Erfahrung von Zusammenhängen und der Auswirkung auf die Lebensführung fehlt. Letzteres muß eine erlebnisorientierte Gesundheitserziehung anstreben und sich eher an positiven Erlebnissen denn an Warnungen vor möglichen negativen Ereignissen in der Zukunft ausrichten. Dem Gesundheitserzieher darf nicht der Geruch des „Spielverderbers" anhängen, der die Genüsse des Lebens madig macht und Einschränkungen verlangt als Vorbeugung gegen Krankheiten, die, wenn überhaupt, möglicherweise erst in vielen Jahren drohen.

Fächerübergreifendes Unterrichten und körpererfahrungsorientierter Sport-unterricht können unserer Meinung nach einen wesentlichen Beitrag zu einer so konzipierten Gesundheitserziehung leisten.

Literatur

Affemann R (1978) Erziehung zur Gesundheit. Kösel, München
Brodtmann D (1979) Sportunterricht und Schulsport. Klinkhardt, Bad Heilbrunn
Brodtmann D (1984) Schulsport und Gesundheit. Sportpädagogik 8/6:12–20
Capra F (1983) Wendezeit. Bausteine für ein neues Weltbild. Scherz, Bern München Wien
Franke E (Hrsg) (1986) Sport und Gesundheit. Rowohlt TB, Reinbeck
Funke J (1986) Einleitung. In: Treutlein G, Funke J, Sperle N (Hrsg) Körpererfahrung in tradi-tionellen Sportarten. Putty, Wuppertal, S 7–29
Herzog W (1986) Der Körper als Thema der Pädagogik. In: Petzold H (1984) Leiblichkeit. Philosophische, gesellschaftliche, therapeutische Perspektiven. Junfermann, Paderborn, S 259–301
Massoth P, Massoth E (1984) So gesund wie möglich. Selbsthilfe in kranken Zeiten. Beltz, Weinheim Basel
Poppe U (1982) Zum Verhältnis von Körper und Identität. Einige sozialisationstheoretische Zusammenhänge. Sportunterricht 31/5:185 ff
Teegen F (1983) Ganzheitliche Gesundheit. Der sanfte Umgang mit uns selbst. Rowohlt, Reinbeck
Treutlein G, Funke J, Sperle N (Hrsg) (1986) Körpererfahrung in traditionellen Sportarten. Putty, Wuppertal

Barfußgehen und -laufen

G. Treutlein, W. Knörzer

Mit einem Videoband[1] wurde über eine Unterrichtseinheit zu diesem Thema berichtet. Sie ist ein Beispiel, wie die von uns vertretene erlebnisorientierte Gesundheitserziehung (vgl. den vorhergehenden Beitrag) in Unterrichtspraxis umgesetzt werden kann. Die dokumentierte Unterrichtseinheit umfaßte 2 Doppelstunden in den Fächern Sportunterricht und Deutsch. Wenn die durch die Videoaufnahme bedingten Zwänge wegfallen, ist es sinnvoll, sich mehr Zeit zu lassen und die angeführten Ziele und Inhalte nicht kompakt an einem Tag, sondern auf mehrere Tage verteilt zu unterrichten. Mit dem Videoband sollte eine Information (und Anregung) gegeben werden, wie eine solche Umsetzung aussehen kann.

Ziele des Unterrichts waren:
- Sensibilisieren für Vorgänge im eigenen Körper, auch für die Wahrnehmung von Körperteilen, die normalerweise in der Wahrnehmung weniger präsent sind (wie etwa Füße und Beine),
- Verbesserung der Sinneswahrnehmung als Voraussetzung für das Erkennen von Zusammenhängen (insbesondere der Wahrnehmung von Körperempfindungen an und mit den Füßen),
- Erleben und Erfahren der Bedeutung von Spannung und Spannungslösung für das Wohlbefinden,
- Sensibilisieren für Wirkungen des Barfußlaufens auf den eigenen Körper,
- Vermittlung von Einsichten und Kenntnissen zum Barfußlaufen.

Von diesen Zielen her wurden folgende Arbeitsschritte abgeleitet (und dokumentiert):
1. Einfühlen in das Laufen, v. a. in das Langsamlaufen, über Laufen in einer Kleingruppe. Aufgabe: Lauft in einem Tempo, das es Euch erlaubt, Euch miteinander zu unterhalten.
2. Wahrnehmungszentrierung auf die Füße: Wie setzt Ihr Eure Füße beim Laufen auf?
3. Bewußtes Herbeiführen verschiedener Möglichkeiten und Herstellen des Zusammenhangs zwischen Laufen und Wohlbefinden.

---

[1] Das Videoband kann gegen Rechnung bezogen werden bei: Audiovisuelles Zentrum der PH Heidelberg, Keplerstr. 87, 6900 Heidelberg. Eine ausführliche Dokumentation des Unterrichtsversuchs findet sich bei Knörzer u. Treutlein 1984.

U. Laaser, G. Sassen, G. Murza, P. Sabo (Hrsg.)
Prävention und Gesundheitserziehung
© 1987 Springer-Verlag Berlin Heidelberg

4. Intensivieren der vorhergehenden Aufgaben durch Barfußlaufen, Beobachtung des Zusammenhangs zwischen Barfußlaufen und Wohlbefinden.
5. Experimentieren mit verschiedenen Formen zur Bein-, Arm- und Kopfarbeit, Versuch des Findens einer individuell günstigen Form des Laufens, das Wohlbefinden erzeugt.
6. Laufen auf unterschiedlichem Untergrund, auf welchem Untergrund fühlt man sich am wohlsten?
7. Wie beendet man Barfußlaufen (Füße abstreifen, die Füße in den Schuhen warm laufen)?
8. Unterschied zwischen dem Laufen im Freien und in der Halle (eingeschränkte Sinnesansprache und Monotonie in der Halle). Wohlbefinden beim Laufen erfordert umfassende Sinnesansprache.
9. Gezielte Ansprache der einzelnen Sinne (was riecht Ihr beim Laufen, was hört Ihr, schmeckt man irgendwo etwas, wann spürt Ihr Eure Haut, wird der Gleichgewichtssinn angesprochen, Zusammenhang zwischen Spannungsgefühlen in der Muskulatur und Wohlbefinden, warme und kalte Stellen am Boden etc.).

Die einzelnen Aufgaben wurden jeweils während der Sportstunde kurz ausgewertet, die dabei gefundenen Ergebnisse wurden im nachfolgenden Deutschunterricht gesammelt und an der Tafel festgehalten. Das Ergebnis (Tafelanschrieb) war:

Laufen und Sichwohlfühlen:
- langsam, gleichmäßig, eigenes Tempo,
- über den ganzen Fuß abrollen,
- Arme angewinkelt neben dem Körper parallel führen,
- Schultern und Arme locker,
- Kopf leicht nach vorn geneigt,
- weicher Untergrund (Waldboden, Wiese, Sand),
- möglichst im Freien laufen,
- sinnvolles Laufgelände suchen (mit Sinnesansprache).

Mit einem Text aus dem „Papalagi' wurde den Schülern ein Perspektivenwechsel ermöglicht: In dem Papalagitext wird mit den Augen eines Eingeborenen über die Angewohnheiten der Europäer berichtet, Schuhe zu tragen, und über die Folgen. Die Schüler erarbeiteten zunächst die Sachaussagen im Text, daran schloß sich eine Problemdiskussion zu folgenden Fragen an:
- Warum tragen Europäer Schuhe, Eingeborene nicht?
- Gab es in der Biographie der Schüler Situationen, wo sie barfuß gingen und liefen, und wie hatten sie sich dabei gefühlt?
- Warum laufen sie heute nicht mehr barfuß?
- Welche Vorbehalte haben Erwachsene gegen das Barfußlaufen?
- Welche Konsequenzen ergeben sich aus der Diskussion?
Die Schüler fanden in der Diskussion schnell relevante Punkte heraus: Als Kinder hatten sie sich beim Barfußlaufen wohl gefühlt. In der Gegenwart wird es dagegen weitgehend auf Freizeit- und Feriensituationen beschränkt (Gehen am

Strand, auf dem Rasen im Freibad etc.). Die Ursache der Beschränkung wird in Verboten und Vorurteilen von Erwachsenen gesehen. Obwohl Barfußgehen und -laufen das Wohlbefinden fördert, werden aus übertriebener Vorsicht, aus Modegründen und wegen ausgeprägter Verhaltensregeln in unserer Gesellschaft praktisch in allen Alltagssituationen Schuhe getragen, während Eingeborene sich nach wie vor am Barfußgehen erfreuen können. Als Konsequenz wurde die Einsicht formuliert, daß zunächst bei günstigen Witterungs- und Bodenbedingungen öfter barfuß gegangen und gelaufen werden sollte. Der Zusammenhang zwischen Barfußlaufen und Wohlbefinden wurde durch den Unterrichtsverlauf deutlich offen gelegt. Die Verbindung zum Thema „Gesundheit" (und „Gesundheitserziehung") wurde über den Schlußabsatz des Arbeitsblattes hergestellt: „Es lebte einmal ein Papalagi in Europa, der berühmt wurde, zu dem viele Menschen kamen, weil er ihnen sagte: ‚Es ist nicht gut, daß ihr so enge und schwere Häute an den Füßen tragt, geht barfuß unter dem Himmel, solange der Tau der Nacht den Rasen bedeckt, und alle Krankheit wird von euch weichen.' Dieser Mann war sehr gesund und klug; aber man hat über ihn gelächelt und ihn bald vergessen." Bei mehreren Unterrichtsversuchen kamen jeweils Schüler auf den Namen des *Pfarrer Kneipp*.

Mit einem weiteren Arbeitsblatt wurden Informationen zu Leben, Werk und Ansichten des Pfarrer Kneipp vermittelt und im Zusammenhang mit den zuvor im Sportunterricht gemachten Erlebnissen und Erfahrungen diskutiert. Als Abschluß wurde den Schülern eine Fußreflexzonentafel gezeigt und auf den Zusammenhang zwischen Fußreflexzonenmassage durch Barfußlaufen, Wohlbefinden und Gesundheit hingewiesen. Dabei wurden die in folgenden Zitaten enthaltenen Informationen in kindgemäßer Form weitergegeben: „Nervenbahnen verbinden die Fußsohlen mit allen Organen des Körpers und leiten die belebenden Wirkungen zu ihnen weiter. Massage auf diesem Wege wirkt auf feinste Weise in die Tiefe des Organismus" (Kükelhaus u. zur Lippe 1982, S. 111).

„Verstärkt werden die Körperreaktionen, die eine Fußmassage durch Barfußlaufen mit sich bringt, durch Tautreten und Taulaufen, die einen zusätzlichen äußeren Reiz bewirken: Auf diese Reize antwortet der Körper mit Reaktionen, die sich auf Kreislauf, Stoffwechsel, Vegetativ-Zentralnervensystem und die humoralen Vorgänge stark auswirken können" (Ulrich 1981, S. 74). „Barfußlaufen ist unter diesen Voraussetzungen ein regelrechtes Funktionstraining für den ganzen Organismus: Wer . . . Barfußgehen, Tautreten und Schneetreten betreibt, wird bald merken, wie sehr *allein* diese Behandlung der Füße zu einer Hebung der gesamten Gesundheit und des Wohlbefindens führt. Man fühlt sich frischer, man leidet weniger an Kopfschmerzen, man schläft besser, ist weniger anfällig für Schnupfen, Heiserkeit und Kartarrhe. Auch die Verdauung wird günstig beeinflußt" (Becker 1971, S. 31 f.).

Im Anschluß an solche Unterrichtseinheiten, die durch eine Elterninformation bei einem Elternabend ergänzt wurden, berichteten Schülerinnen und Schüler häufig, sie hätten nun wesentlich weniger Hemmungen, passende Gelegenheiten zum Barfußgehen und -laufen auszunutzen. Zumindest bei einem Teil scheint damit die Verknüpfung von Erleben und Wissen zu einer stabilen Verhaltensänderung und gesundheitsorientiertem Verhalten geführt zu haben.

Literatur

Becker A ([3]o J) Kranke Beine, kranke Füße. Wilkens, Hannover
Becker F (1971) Der Weg zur vollkommenen Gesundheit, 6. Aufl. Waerland Verlagsgenossen-
    schaft, Mannheim
Knörzer W, Treutlein G (1984) Barfuß gehen und laufen. Z Sportpäd 8/6:28–31
Kükelhaus H, zur Lippe R (1982) Entfaltung der Sinne. Fischer Taschenbuch, Frankfurt am
    Main
Scheuermann E ([9]1985) Der Papalagi. Die Reden des Südseehäuptlings Tuiavii aus Tiavea.
    Tanner & Stähelin, Zürich
Treutlein G (1985) Körperwahrnehmung und Körpererfahrung beim Laufen. Z Hochschulsport
    12/11:7–10
Treutlein G, Funke J, Sperle N (Hrsg) (1986) Körpererfahrung in traditionellen Sportarten.
    Putty, Wuppertal

Die Ermittlung von Entwicklungsrisiken benachteiligter Kinder im Rahmen des schulärztlichen Screenings

E. Wolf

Zu den präventivmedizinischen Aufgaben unseres Gesundheitssystems zählt insbesondere die Betreuung der kindlichen und jugendlichen Bevölkerung.

Im Rahmen der gesetzlichen Krankheitsfrüherkennungsuntersuchungen für Kinder (U1–U8) sollen möglichst frühzeitig wesentliche Erkrankungen und Entwicklungsstörungen der Neugeborenen bis 4jährigen entdeckt werden. Die Beteiligungsrate für die Untersuchung U8 im 4. Lebensjahr liegt bei ca. 70 % des betreffenden Jahrgangs, wobei regionale Unterschiede zu verzeichnen sind.

Für die Zeit zwischen dem 4. und 6. Lebensjahr existieren keine gesetzlich vorgeschriebenen Untersuchungsprogramme, es besteht eine Lücke in einer wichtigen Entwicklungsphase der Kinder.

Erst im 6. Lebensjahr wird dann bei allen Kindern die gesetzlich vorgeschriebene Lernanfängeruntersuchung durch einen Jugendarzt des Gesundheitsamtes oder einen im Auftrag des Gesundheitsamtes niedergelassenen Arzt durchgeführt. (Ausnahme: In Hamburg wird z. B. eine „vorgezogene Schulanfängeruntersuchung" durchgeführt, die für alle Kinder, die bis zum 1. Juli des Jahres vor der Einschulung 6 Jahre alt werden, verbindlich ist.)

Die Lernanfängeruntersuchungen haben neben der präventivmedizinischen Bedeutung für das Individuum eine erhebliche epidemiologische Bedeutung, sind sie doch die einzige vollständige Untersuchung einer jeweils geschlossenen Jahrgangskohorte unserer Bevölkerung, eines Jahrgangs, der besonders sensibel sowohl auf soziale als auch umweltbedingte Einflüsse reagiert. Ferner stellen die Lernanfängeruntersuchungen die Grundlage für alle weiteren Untersuchungen und Interventionen während der Schullaufbahn dar.

Es muß daher zu den *vordringlichen* Aufgaben des Jugendarztes im Rahmen der Lernanfängeruntersuchungen gehören:
– Kinder mit Erkrankungen und Entwicklungsrisiken zu ermitteln,
– soziale und regionale Verteilungen von Gesundheitsrisiken festzustellen,
– ein Follow-up der Kohorte mit auffälligen Befunden anzulegen.

Nur so kann die Aufgabe des Jugendarztes erfüllt werden, dem Kind und Heranwachsenden in seinem sozialen Umfeld zur Lebensbewältigung die erforderlichen Hilfen zu gewähren.

Voraussetzung zur Durchführung dieser öffentlichen Gesundheitsmaßnahme ist eine qualitätskontrollierte Untersuchung, Dokumentation und Auswertung, wobei auch die Wirksamkeit der schulärztlich empfohlenen Maßnahmen kontrolliert werden muß.

U. Laaser, G. Sassen, G. Murza, P. Sabo (Hrsg.)
Prävention und Gesundheitserziehung
© 1987 Springer-Verlag Berlin Heidelberg

Das Programm SOPHIA, sozialpädagogisches Programm Hannover, jugendärztliche Aufgaben, entspricht weitestgehend *folgenden Anforderungen:*
– standardisierte Befunderhebung sowohl der medizinischen als auch der sozialen Befunde,
– standardisierte Dokumentation einheitlich definierter medizinisch- und sozialanamnestischer Befunde,
– Verknüpfungsmöglichkeit medizinischer mit anamnestischen Daten,
– Ermittlung der Compliance der Kinder, d. h. Erhebung der Daten, die die Bereitschaft der Kinder, die vom Jugendarzt empfohlenen Maßnahmen zur Behebung der festgestellten Befunde durchzuführen, messen.

Diese genannten *Anforderungen* an das Programm SOPHIA *werden ermöglicht* durch:
– Vorgabe der Untersuchungskarte, die sich an den Untersuchungsabläufen in den Gesundheitsämtern orientiert und damit einen standardisierten Ablauf der Untersuchung aller beteiligter Jugendärzte einschließlich des Hilfspersonals gewährleistet,
– Arbeitsrichtlinien als Grundlage für die operational definierten Screeningbefunde,
– Betreuung und spezielle Fortbildung der Anwender (Ärzte, Schwestern und sonstiges Hilfspersonal) im Rahmen von Trainingsprogrammen, um den divergierenden Ausbildungsgrad der Jugendärzte und Arzthelferinnen auszugleichen und anhand einer Diskussion über die erzielten Auswertungsergebnisse einheitliche Handhabung und einheitliches Verständnis der Arbeitsrichtlinien zu erzielen,
– Rückkoppelungsschleifen, mit deren Hilfe die Befundbestätigung niedergelassener Ärzte und damit gleichzeitig die Compliance der Kinder bzw. Eltern erfaßt werden, aber auch die falsch-positiven Befundergebnisse der Jugendärzte.
Voraussetzung für die Bildung der Rückkoppelungsschleife ist
– die detaillierte Dokumentation der Befundergebnisse des Jugendarztes, die folgende Möglichkeiten vorsieht:
1 kein Befund,
2 Befund ohne Maßnahme,
3 Arztüberweisung,
4 in Behandlung,
5 Untersuchung verweigert/nicht erfolgt;
– die detaillierte Dokumentation der Befundergebnisse des niedergelassenen Arztes, der die Kinder mit Arztüberweisung kontrolliert hat, wobei die Kategorien 1, 2, 4 und 5 Verwendung finden;
– die Dokumentation der einheitlich nach 8 Wochen verschickten Mahnung (Erinnerungsschreiben) an Eltern, bei deren Kindern bis dahin keine Rückmeldung erfolgt ist;
– die Dokumentation der vom Jugendarzt ausgesprochenen Einschulungsempfehlungen, gerichtet an die Eltern bzw. die Schule, das eigentliche Ziel der schulärztlichen Screenings, wobei folgende Möglichkeiten vorgesehen sind:

1 keine Bedenken,
2 Bedenken, Test bzw. vorschulische Förderung empfohlen,
3 Zurückstellung aus ärztlicher Sicht,
4 Anmeldung von Kann-Kindern wird auf schulärztlichen Rat zurückgezogen,
5 – 13 Sonderschulen, einzeln aufgelistet;
– ein speziell für SOPHIA erarbeitetes Auswertungsmodell, das eine Verknüpfungsmöglichkeit der dokumentierten Angaben bietet und damit die Beantwortung unterschiedlicher Fragestellungen ermöglicht, die sich u. a. beziehen können auf
  – das Individuum,
  – das Kollektiv,
  – die Region,
  – den Untersucher.

Das Programm SOPHIA ermöglicht, aus einer vollständigen Jahrgangskohorte *Kinder mit Entwicklungsrisiken* hinsichtlich sozial- und medizinischer Anamnese, Befund und Resultat der Abklärungsuntersuchung zu ermitteln. Im Rahmen einer Längsschnittuntersuchung bzw. „follow-up" ist es möglich, diese Problemgruppen während ihres Werdegangs durch das Schulleben zu verfolgen.

Folgende *Problemgruppen* lassen sich u. a. beschreiben:
1. Problemgruppen im Rahmen der Sozialanamnese, z. B.
   – Kinder, die ganztags den Kindergarten besuchen,
   – Kinder mit wechselnder Betreuung,
   – Kinder nichtdeutscher Nationalität,
   – Kinder unterversorgter Regionen.

Hier sollen exemplarisch einige Ergebnisse dargestellt werden:
Es besteht ein signifikanter Zusammenhang zwischen dem Einschulungsergebnis und dem Halbtagskindergartenbesuch sowohl bei deutschen Kindern ($p < 0,001$) als auch bei ausländischen Kindern ($p < 0,5$). Kinder, die ganztags den Kindergarten besuchen, sind gegenüber den Kindern, die halbtags den Kindergarten besuchen, benachteiligt; sie haben eine signifikant schlechtere Chance, ohne schulärztliche Bedenken eingeschult zu werden, dies trifft insbesondere auf ausländische Kinder zu.
Stadtgebietsorientierte Auswertungen ergeben bei den ermittelten Befundergebnissen größere regionale Schwankungen. Bestehen regionale Unterschiede in den Erkrankungshäufigkeiten? Gibt es Wohngegenden mit unversorgten Lernanfängern? Bei einer Gleichverteilung müßten sich die neuentdeckten um die bereits in Behandlung befindlichen Erkrankungen in etwa ergänzen.
Am Beispiel der Sehstörung wurde die Hypothese überprüft, daß sich die Kategorien „Arztüberweisung", „Befund ohne Maßnahme" und „in Behandlung" ergänzen. Die Ermittlung der Sehstörung erfolgt in allen Gesundheitsämtern einheitlich mit dem Roda-Testgerät R 5, womit ein besonders hoher Grad der Standardisierung gewährleistet ist. Lernanfänger, die bereits in Behandlung sind, tragen beispielsweise eine Brille.

Die Hypothese konnte nicht bestätigt werden. Stadtgebiete mit einer hohen Anzahl von Lernanfängern mit einer Arztüberweisung haben keine geringere Anzahl mit Befunden ohne Maßnahmen und sich bereits in Behandlung befindlichen Lernanfängern. Es bleiben erhebliche regionale Unterschiede bestehen, die nicht durch das Untersuchungsverhalten allein erklärbar sind, sondern durch eine Unterversorgung von Lernanfängern, wobei die Ursachen durch gezielte Analysen mit sozial- und medizinisch-anamnestischen Angaben zu klären sind, um Abhilfe schaffen zu können.

2. Problemgruppen im Rahmen der medizinischen Anamnese, z. B.
   - Kinder mit geringem Geburtsgewicht,
   - Kinder mit Frühgeborenenstatus,
   - Kinder mit Entwicklungsdefiziten,
   - Kinder, die nicht ausreichend geimpft sind.

Exemplarische Beispiele:

Es besteht ein signifikanter Unterschied bei Kindern mit Entwicklungsdefiziten und dem Einschulungsergebnis. Kinder, die z. B. spät frei laufen, werden weniger häufig ohne Bedenken eingeschult ($p < 0,001$); das gleiche Ergebnis wird bei der Überprüfung des späten Sprechens „einfacher Sätze" erzielt.
Impflücken bestehen z. B. beim Impfstatus Polio bei Kindern alleinerziehender Mütter (ledig, getrennt lebend, geschieden) signifikant häufiger ($p < 0,01$).
Die erstmalige Ermittlung eines Immunitätsgrades im Rahmen des schulärztlichen Screenings, ermittelt aus den Angaben der Anamnese und dem Impfstatus des Lernanfängers, zeigt, daß einen vollständigen Schutz aufweisen gegen
   - Masern 66 % der Lernanfänger,
   - Mumps 50 % der Lernanfänger,
   - Keuchhusten 25 % der Lernanfänger,
also entweder erkrankt waren und/oder geimpft wurden.

3. Problemgruppen im Rahmen der Befunderhebung, z. B.
   - Kinder mit einem oder mehreren Befunden,
   - Kinder mit fehlender Compliance.

Exemplarische Beispiele:

1984 erhielten von 4109 untersuchten Lernanfängern 1415 (34,4 %) eine Empfehlung, mit mindestens einem behandlungsbedürftigen Befund einen niedergelassenen Arzt zur Diagnoseüberprüfung aufzusuchen. Bei 1108 (27 %) dieser Lernanfänger wurde 1 und bei 307 (7,5 % wurden mindestens 2 behandlungsbedürftige Befunde festgestellt.
Von den Kindern mit 1 behandlungsbedürftigen Befund suchten 334 (30,2 %) *keinen* Arzt zur Diagnoseüberprüfung auf, von denen mit 2 und mehr Befunden 106 (34,5 %).
Die Non-compliance nimmt mit der Anzahl festgestellter Befunde und damit einer Häufung von Arztbesuchen zu.

Ergebnis

1. SOPHIA verlangt vom Jugendarzt und dem beteiligten Hilfspersonal ein standardisiertes Vorgehen bei der Befunderhebung und Dokumentation und trägt so zur Qualitätssicherung bei.
2. SOPHIA wirkt einem Informationsverlust bei der Organisation der Abklärungsuntersuchung entgegen.
3. SOPHIA ermöglicht eine detaillierte Analyse von Gruppen mit sozialen, anamnestischen und bei einer körperlichen Untersuchung festgestellten Risiken.
4. SOPHIA ermöglicht eine Längsschnittuntersuchung der Risikogruppe.
5. SOPHIA erweitert daher die Handlungsmöglichkeiten des Jugendarztes auf der individuellen Ebene um ein sozialmedizinisch begründetes Handlungsfeld.

Schule und ganzheitliche Abhängigkeitsprophylaxe – eine topologische Perspektive

R. Voß

Einleitung

Abhängigkeitsprophylaxe ist ein beliebtes Thema bei Tagungen, Entschließungen, Stellungnahmen und Festreden. Sieht man jedoch genauer hin, so zeigt sich eine erschreckende Diskrepanz zwischen der dargestellten Dringlichkeit des Problems auf der einen Seite und der theoretischen Durchdringung mit einer entsprechenden Gesamtkonzeption prophylaktischer Maßnahmen auf der anderen Seite (vgl. Voß 1987a). Führen wir uns vor Augen, daß die verschiedenen abhängigen Verhaltensweisen weiter ansteigen (vgl. Keup 1985), so kommen wir nicht umhin, die Abhängigkeitsproblematik als ein vorrangiges gesellschaftliches Problem zu akzeptieren, zu dem die Schulpädagogik als Vertreter einer zentralen gesellschaftlichen Institution Stellung zu nehmen hat. In diesem Zusammenhang ist der notwendige, aber auch der mögliche Beitrag der Schule, im Dienst einer allgemeinen Abhängigkeitsprophylaxe zu thematisieren. Dabei zeigt sich eine enge Parallele mit der Beschäftigung mit der fortschreitenden Medizinisierung auffälliger Verhaltensweisen bei Kindern und Jugendlichen (vgl. Voß 1983a, b; 1987b). Auch diese Thematik bringt die Bedeutung der Einheit von pädagogischer, normativer und politischer Theorie und Praxis wieder in das Blickfeld der Erziehungswissenschaft.

In einem Beitrag über die Suchtgefahren (Voß 1987a) „Ganzheitliche Abhängigkeitsprophylaxe – Von der linearen zur topologischen Perspektive" wurde versucht, die weitgehende Wirkungslosigkeit der Abhängigkeitsprophylaxe auf dem Hintergrund einer Vielzahl linearer, additiv nebeneinander stehender Erklärungs- und Handlungsmuster zu beschreiben. Eine Veränderung dieser Situation wird erst dann möglich sein, wenn über eine topologische Perspektive die Ganzheitlichkeit des Problems, die Einheit als wechselseitige Vernetzung aller problemrelevanten Aspekte in einer Theorie abhängigen Verhaltens erfaßt und dieser wiederum als Basis für eine ganzheitsbezogene Prophylaxe angesehen wird (Abb. 1). Allein diese topologische Perspektive ermöglicht bezüglich der Abhängigkeitsgenese sowohl die Erfassung lebensweltbedingter (gesellschaftlicher, sozialer, institutioneller oder organisatorischer) und innerer (psychodynamischer, gruppendynamischer, bewußter und unbewußter) Aspekte der Szenen in ihrer systemischen Einheit. Erst diese Position ermöglicht die ganzheitliche Erfassung vergangenheitsbestimmter und zukunftsorientierter Aspekte der aktuellen Situation.

U. Laaser, G. Sassen, G. Murza, P. Sabo (Hrsg.)
Prävention und Gesundheitserziehung
© 1987 Springer-Verlag Berlin Heidelberg

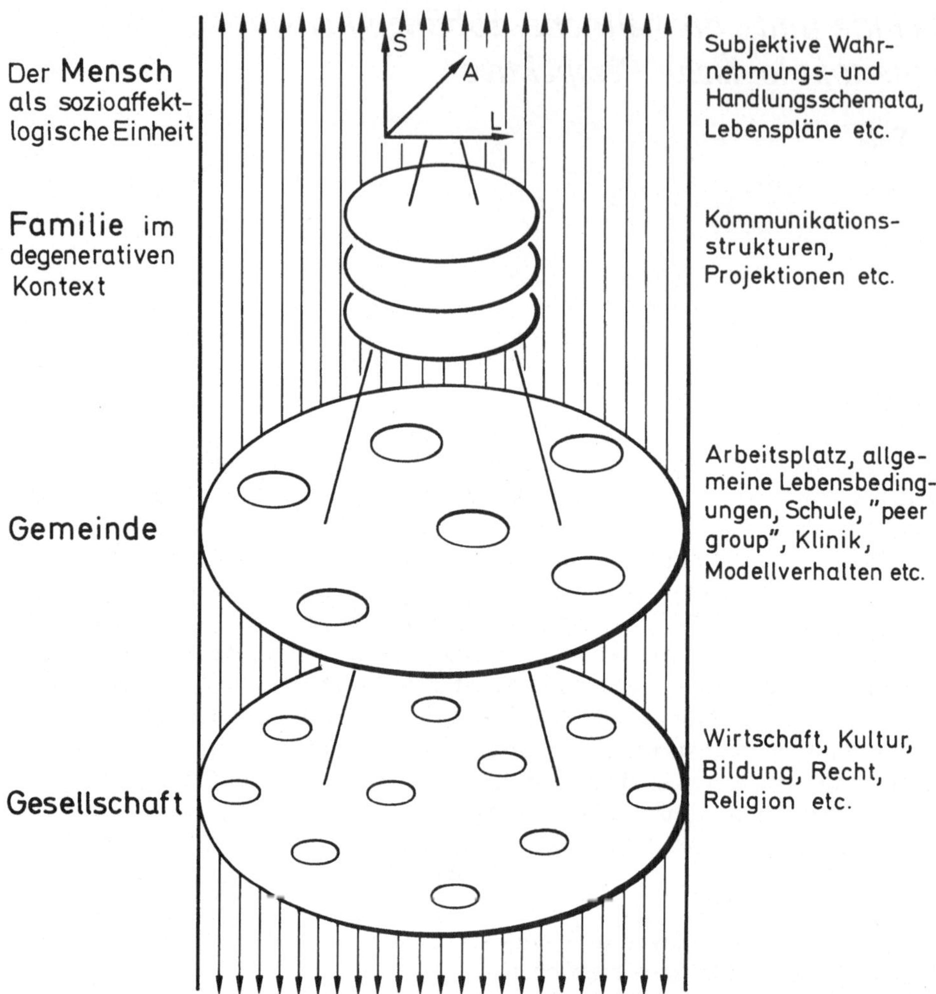

Abb. 1. Die bezogene Individuation im Kontext. Jede Störung oder Entgleisung (z. B. abhängiges Verhalten) der individuellen Entwicklung im Kontext ist als ein „Signal" einer Störung des gesamten Systems zu verstehen und kann sich auf jeder einzelnen Ebene äußern

Problemrelevante Ebenen

Die Anwendung der topologischen Perspektive auf die Problemstellung Schule und Abhängigkeitsprophylaxe erfordert somit zunächst die Erfassung aller problemrelevanten Ebenen, die in der theoretischen Diskussion nicht oder nur unzulänglich geleistet wird. Die folgenden Überlegungen begrenzen sich auf die Darstellung dieser problemrelevanten Ebenen. Die im Sinne der topologischen Perspektive notwendige Erfassung der Vernetzung dieser Ebenen, die zum Verständnis der Einheit ganzheitliche Abhängigkeitsprophylaxe grundlegend ist, wird zwar an einigen Stellen der folgenden Diskussion deutlich, sie muß jedoch als eigenständige Arbeit über weitere Forschung und netzbezogene Praxiserfahrungen intensiv erarbeitet werden.

1. Struktur und Funktion der Institution Schule bedingen eine prinzipielle Förderung abhängiger Verhaltensweisen, die potentiell immer gegeben ist. Ungeachtet grundlegender Bedürfnisse von Schülern und Lehrern versteht sich unsere Schule immer stärker als Leistungsschule, die Schüler wie Lehrer zu Objekten von lebensfremden Lern- und Lehrprozessen degradiert. In der aktuellen gesellschaftlichen Situation jedoch, in der die Normierungs- und Allokationsfunktion der Schule besonders unterstrichen wird, stellt Schule ihrerseits einen wachsenden Faktor dar, der abhängige Verhaltensweisen bei Lehrern und Schülern produziert. Zur Veranschaulichung: 12 % der Schüler nehmen aus Nervosität vor der Klassenarbeit Medikamente ein (Loddenkemper u. Schier 1979). Nach mir vorliegenden Informationen, die empirisch nicht gesichert sind, lassen sich in Fachkliniken überproportional viele Lehrer mit abhängigen Verhaltensweisen aufweisen.

Ein prospektiver Umgang mit abhängigen Verhaltensweisen stellt somit eine Problemstellung der Schulpädagogik im „engeren Sinne" (Benner 1978) dar.

2. Da es sich bei dem Problem Schule um ein gesamtgesellschaftliches Phänomen handelt, darf die schulkritische Fragestellung nicht zu eng auf die Institution Schule zentriert werden. Die topologische Perspektive erfordert eine Erweiterung der schulkritischen Fragestellung über die Institution Schule hinaus. Die kritische Analyse der Institution Schule muß um eine Kritik aller gesellschaftlich relevanten Institutionen (Familie, Gesundheitswesen) erweitert werden, die am Sozialisations- und Erziehungsprozeß von Kindern und Jugendlichen und damit auch an ihren Entgleisungen (abhängiges Verhalten) beteiligt sind.

Zur Veranschaulichung: Immer mehr Eltern, Lehrer, Erzieher und Ärzte fördern den fortschreitenden Medikamentenmißbrauch bei Kindern und Jugendlichen (vgl. Voß 1983b). 75 % aller Jungen und Mädchen im Alter von 14 bis 19 Jahren bekommen die Medikamente nicht vom Arzt, sondern von den Eltern verabreicht (Schmidtbauer u. v. Scheidt 1981). In 1,4 Mio. Fällen werden von Ärzten Kindern bis zu 12 Jahren Psychopharmaka verschrieben, das sind 15,4 % aller Verschreibungen (Sichrovsky 1984).

Ein prospektiver Umgang mit abhängigen Verhaltensweisen stellt somit zugleich eine Problemstellung der Schulpädagogik im „erweiterten Sinne" (Benner 1978) dar.

3. Darüber hinaus wird von den verschiedensten gesellschaftlichen Kräften die Schule als die zentrale Institution einer allgemeinen, gesellschaftsbezogenen Abhängigkeitsprophylaxe apostrophiert. Eine Diskussion über Schule und Abhängigkeitsprophylaxe aus einer topologischen Perspektive muß somit auch die allgemeinen, gesellschaftlichen Lebensbedingungen erfassen, die an dieser Stelle wiederum nur veranschaulicht werden können.

Eine weit verbreitet fehlende Lebens- und Sinnorientierung und eine wachsende Zahl von Kindern und Jugendlichen, die sich verweigern, aussteigen oder in Jugendkriminalität und Drogenkonsum, Sekten oder Selbstmord fliehen, bekunden den Zustand unserer Gesellschaft (Schaefers 1980), einer Gesellschaft, die Werte wie Leistung, Profit und Konkurrenz höher einschätzt als die grundlegenden Bedürfnisse und Rechte eines jeden Menschen nach Zuwendung, Liebe, Anerkennung, nach Arbeit, Sinn und sozialer Geborgenheit. Die Zahl der Abhängigen in unserer Gesellschaft nimmt Jahr für Jahr zu, es steigen die Gewinne und Einnahmen der Pharma-, Zigaretten- und Alkoholindustrie, des Staates und krimineller Organisationen, es wächst das Heer der Beratungs- und Behandlungsbedürftigen. Immer mehr Konsum, Konkurrenz, mehr Wachstum, mehr Ausbeutung der natürlichen Ressourcen, immer mehr Umweltverschmutzung und immer mehr Waffen (vgl. Grassmann 1984) charakterisieren unsere Gesellschaft, die in sich „süchtig" ist. Betrachtet man ferner die ständig steigende Zahl von Arbeitslosen in den westlichen Industrieländern (inzwischen leben 1,3 Mio. Kinder in Familien, die von Arbeitslosigkeit betroffen sind), die beängstigenden Zahlen über Jugendarbeitslosigkeit, gerade auch in der BRD, und die wachsende Angst der Menschen um den Weltfrieden, so läßt sich auch ohne allzu große antizipatorische Fähigkeiten eine Entwicklung ausmachen, die Lems (1982) „Zeitalter der Psychemie" in greifbare Nähe rücken läßt. In einer politischen Zukunftsvision „Alle redeten vom Frieden" rekonstruieren „Außerirdische", wie es zur Weltkatastrophe kam:

> Die Menschen waren nervös, weil sie ahnten, wie schlimm es um ihre Zukunft stand. Also versuchten sie, solange es ging, ihre Gehirne mit chemischen Mitteln daran zu hindern, auf das Wissen mit der Produktion von Angst zu reagieren. Nach unseren Berechnungen dürfen wir annehmen, daß am Ende nur noch eine Minderheit ohne sog. Psychopharmaka, ohne überhöhte Mengen von Alkohol oder harte Drogen auszukommen vermochte (Richter 1981, S. 27).

Ein prospektiver Umgang mit abhängigen Verhaltensweisen stellt somit immer auch eine Problemstellung der Schulpädagogik im übergeordneten Sinne dar.

Die gesamtgesellschaftliche Ebene

Die folgende Diskussion soll mit der Problematisierung dieser dritten Ebene beginnen. Angesichts·der Tatsache, daß aufgrund der gegebenen gesellschaftlichen Bedingungen Abhängigkeitsprophylaxe in unserer Gesellschaft weitgehend zur Wirkungslosigkeit verurteilt ist, daß sie eine Alibifunktion erfüllt in dem Sinne von „etwas tun, um nichts zu verändern" (vgl. Voß 1987a) ist die Frage zu stellen, ob Schule eine allgemeine, gesellschaftsbezogene Abhängigkeitsprophylaxe überhaupt übernehmen soll, kann, und wenn ja, unter welchen Bedingungen sie dies tun soll. Insbesondere stellt sie sich, weil von vielen der Schule konzediert wird, daß sie diese Aufgabe nicht oder nur mangelhaft erfüllen kann, eine Aufgabe, die von der Schulbürokratie und von allzuvielen Lehrern weitgehend kritiklos übernommen wird. Angesichts der skizzierten gesellschaftlichen Realität ist der durchaus berechtigte Gedanke an eine Verweigerung dieser Aufgabe durch die Schule doch eher intellektueller, spielerischer als realpolitischer Natur. Die möglicherweise in bestimmten Schulen und Regionen zu erreichende Signalwirkung würde allzuschnell verpuffen. Wenn sich dieses Problem im Sinne der Staatsmacht nicht beamtenrechtlich lösen ließe, könnten sofort externe Drogenbeauftragte (z. B. des Jugendamtes) diese Aufgabe übernehmen. Es werden ja auch Polizisten zur Erteilung von Verkehrsunterricht in unseren Schulen eingesetzt. Wie in vielen anderen Fällen auch, sind die Chancen und Risiken der allgemeinschulischen Abhängigkeitsprophylaxe zu betrachten. Den Risiken – die Schule trägt weiterhin dazu bei, die Wirkungslosigkeit der allgemeinen Abhängigkeitsprophylaxe zu perpetuieren, sie unterläßt es weiterhin, die gesellschaftlichen Funktionen dieser beabsichtigten Wirkungslosigkeit zu demaskieren – ist durch eine andere, bessere Nutzung der Chancen, der Nischen zu begegnen. Eine derartige Orientierung läßt sich wie folgt konturieren:

Ausgangspunkt aller Überlegungen muß die Erkenntnis sein, daß eine allgemeine gesellschaftsbezogene Abhängigkeitsprophylaxe in der Schule niemals eine verfehlte Gesellschafts- und Sozialpolitik kompensieren kann. Erst im Anschluß an die realistische Einschätzung dieser Situation, im Bewußtsein ökonomischer Interessen und gesamtgesellschaftlicher Bedingungen, sind Fragen der Abhängigkeitsprophylaxe und nach Möglichkeiten und Formen einer ganzheitlichen Auseinandersetzung mit Abhängigkeitspotentialen in Schule und Unterricht möglich. Doch dazu ist auf der theoretischen Ebene auf dem Hintergrund einer topologischen Perspektive eine ganzheitliche Abhängigkeitsprophylaxe zu erarbeiten, die zu einer entsprechenden Konzeption von Maßnahmen in den verschiedenen Praxisbereichen führen muß. Für die anstehende Thematik erfordert dies, daß die an dieser Stelle skizzierten Ebenen der schulischen Abhängigkeitsprophylaxe in ihrer systemischen Vernetzung erarbeitet und in engster Verknüpfung realisiert werden müssen. Erst dann wird schulische Abhängigkeitsprophylaxe für sich das Etikett „ganzheitlich" in Anspruch nehmen dürfen. Allein auf diesem Wege wird sich dann die allgemeine Abhängigkeitsprophylaxe der Schulen in ihrer Struktur grundlegend verändern können.

Ferner sind organisatorische und curriculare, didaktische und methodische Fragen für die allgemeine Abhängigkeitsprophylaxe von besonderer Bedeutung. An anderer Stelle (vgl. Voß 1983b) wurde ausführlicher versucht, die Abhängigkeitsprophylaxe als einen lebendigen Bildungsprozeß zu charakterisieren. Für die ganzheitliche Auseinandersetzung mit Drogen und Abhängigkeit in der Schule gilt, daß es sich um einen Bildungsprozeß handelt, der lebendig, also an lernenden Personen, an ihrer Einheit von Verstand, Gefühl und Körper sowie an ihren konkreten Lebenswelten orientiert sein muß. Dieser Prozeß wird von den in der Schule lebenden Personen aus persönlicher Entscheidung und Verantwortung gestaltet. Fragt man nach dem curricularen Ort, wo Fragen über Drogen und Prophylaxe in der Schule unter ganzheitlicher Orientierung thematisiert werden können, so bietet sich eine allgemeine Gesundheitserziehung in der Schule an, die eine gesunde psychosoziale Entwicklung des Menschen unterstützen will. Es ist eine Gesundheitserziehung, die aber auch thematisiert, welchen positiven Stellenwert Mittel und Verhaltensweisen, die eine mögliche Abhängigkeit erzeugen können, für den einzelnen besitzen (sollen). Ausgehend von ihrem kulturellen Hintergrund, ihrer Lebensgeschichte, ihrer sozialen Lebenslage, sollen Lehrer wie Schüler jenen positiven Umgang mit abhängigkeitsfördernden Mitteln und Verhaltensweisen erlernen, die ihre Gesundheit fördern und ihre Lebensfreude und ihren Lebenssinn unterstützen.

Der Austausch der Symbolbilder bildet einen weiteren wichtigen Aspekt innerhalb dieser Überlegung: Anstelle der nicht abschreckenden Bilder des Raucherbeins oder des Alkoholikers im Delirium ist in besonderer Weise das Bild jenes alten Mannes, der bis ins hohe Alter verantwortungsvoll für sich und seine Gesundheit nicht auf sein Glas Wein, seine Zigarre und sein Kartenspiel verzichtet hat, verzichten will oder soll, das Symbol, das den anderen Zugang einer ganzheitlichen Auseinandersetzung mit Abhängigkeitspotentialen in der Schule am deutlichsten veranschaulicht.

Nicht zuletzt müßte die Bedeutung des Rituals für die Abhängigkeitsprophylaxe diskutiert werden (vgl. Marzahn 1983), die jedoch, wie viele andere Aspekte auch, an dieser Stelle nur benannt werden kann. Die Bedeutung der Rückbesinnung auf einen ritualisierten Umgang mit Mitteln und Verhaltensweisen, die Abhängigkeit erzeugen können, läßt sich anhand eines Berichtes über ein amerikanisches Indianerreservat belegen. Dort gelang es den Ältesten der Arapaho und Schoschonen über die Wiederbelebung der Pfeifenzeremonie die enorm hohe Selbstmordrate unter ihren Jugendlichen drastisch zu senken. Dennoch ist auch das Ritual (das nicht zufällig z. Z. von der Therapie entdeckt wird) allein nicht in der Lage, ein gestörtes kulturelles oder gesellschaftliches Ungleichgewicht auszugleichen.

Diese Konturen einer ganzheitlichen Orientierung der Abhängigkeitsprophylaxe in der Schule, die ausgehend von der Einheit der Person den lebendigen Umgang mit abhängigkeitsschaffenden Potentialen als einen ganzheitlichen Lernprozeß definieren, schaffen in Anlehnung an Ruth Cohn durch die Ausgewogenheit von Thema, Person, Gruppe und Umwelt jenen Rahmen, der für einen allgemeinen lebendigen Umgang mit abhängigen Verhaltensweisen von Bedeutung ist (vgl. dazu ausführlich Voß 1983b). Es ist ein lebendiger Bildungsprozeß, in dem wir alle zugleich eingebunden und gefordert sind, ein Prozeß, der nur fachübergreifend, in metadisziplinärer und kollegialer Kooperation mit den Betroffenen realisiert werden kann und damit traditionellen, linearen Orientierungen entgegensteht. Sowohl die Konzeption des „Drogenberatungslehrers" (vgl. z. B. Hallmann 1983) oder auch die einer „schülerorientierten Suchtprävention" (vgl. z. B. Kollehn u. Weber 1985) fördern eine reduktionistische Perspektive, die der Ganzheitlichkeit des Phänomens nicht gerecht wird. Abhängigkeitsprophylaxe in der Schule ist in diesem Sinne nicht so sehr eine Frage von Kenntnissen und Wirkungsweisen oder Rehabilitationsmöglichkeiten, sondern die entscheidende Frage ist, ob und inwieweit stabile menschliche Beziehungen in den verschiedenen Bereichen in unserer Gesellschaft den Mißbrauch von abhängigkeitsfördernden Mitteln und Verhaltensweisen vorbeugen können. Die Schaffung stabiler menschlicher Beziehungen kann nie durch einen einzelnen Lehrer geleistet werden oder auf eine bestimmte Gruppe bezogen sein. In diesem Sinne sind Erfolge bezüglich der Abhängigkeitsprophylaxe nur von gruppen- und kontextübergreifenden Orientierungen (vgl. u. a. Feser 1980; Murza 1984) zu erwarten (s. Voß 1987b).

Die schulische Ebene in erweiterem Sinne

In der Schul- und Unterrichtswirklichkeit auftretende Störungen, in diesem Zusammenhang Probleme mit Mitteln und Verhaltensweisen, die Abhängigkeit erzeugen können, werden in der Schule linear und individuumzentriert, d. h. als im Schüler angelegt und durch den Schüler verursacht, gesehen.

In vielen Fällen führt dies zur Aussonderung des Schülers oder zur Delegation an andere medizinische oder psychosoziale Institutionen. Aus systemischer Perspektive ist demgegenüber die Schule eingebunden in das allgemeine Netz sozialer Beziehungen. Alle Prozesse, die in der Schule ablaufen, werden von außen beeinflußt und beinflussen ihrerseits das außerschulische Sozialsystem. Die Schule ist damit nur als ein Subsystem jenes umfassenden sozioökologischen Feldes (Familie, Kindergarten, Schule „peer group", Gemeinde, Gesellschaft) anzusehen, in dem sich die in der Schule lebenden Personen bewegen.

Will ein Lehrer auf abhängiges Verhalten reagieren, ohne seinen Blick individuumzentriert zu verengen, muß er systembezogen handeln (vgl. Henning u. Knödler 1985; Czerwenka 1985; Voß 1987b). Dabei ist der Versuch entscheidend, die Abhängigkeit in einem umfassenderen Zusammenhang zu stellen. Über eine Ausdehnung der Beobachtung zum Zweck einer gründlichen Analyse ist das Problem in seinem größeren Zusammenhang zu erfassen. Über eine Betrachtung der Teilsysteme (Klasse, Lehrkörper) führt die erweiterte Perspektive zu einer Analyse der Subsysteme (Familie, Schule, „peer group") und schließlich zu einer Erfassung des gesamten Systems.

Nach der Entscheidung für ein systembezogenes Handeln im Sinne einer prospektiven Orientierung ist der Lehrer vor eine Vielzahl von weiteren Entscheidungen gestellt. Bereits bei der Feststellung der Art der Abhängigkeit wird von ihm die Entscheidung gefordert, ob er die Analyse allein oder mit Hilfe und in Kooperation mit anderen Kollegen oder Fachleuten (Arzt, Psychologe, Sozialarbeiter) durchführen will.

Doch nicht jedes abhängige Verhalten in Schule und Unterricht bedarf einer systemischen Analyse. Das Wissen um die außerschulischen Einflußfaktoren darf vom Lehrer nicht als Alibi benutzt werden, um das eigene fehlende Engagement oder das fehlende Können zu vertuschen und das unbequeme Kind an den Arzt oder die Beratungsstelle zu delegieren. Erst auf der Basis grundlegender Kenntnisse sozioökologischer Zusammenhänge und der Befähigung des Lehrers zu einer qualifizierten Arbeit in Schule und Unterricht kann er in konkreten Fällen die interdisziplinäre Kooperation suchen und darin seinen Verantwortungsbereich selbstbewußt vertreten (vgl. Voß 1987b).

Eine systembezogene Analyse nimmt somit die Vergegenständlichung eines entgleisten Sozialisationsprozesses zum Anlaß, mit einer Koalition aus Schülern, Lehrern und Eltern, Arzt, Psychologe u. a. in einer Konferenz der Betroffenen die Wirkungselemente der Abhängigkeitsgenese auszumachen. Ganzheitliche Abhängigkeitsprophylaxe in der Schule kann sich somit nur auf ein funktionierendes Netz gesellschaftlicher, sozialer, bildungs- und gesundheitspolitischer Maßnahmen beziehen. Sie kann nur als integrierter Bestandteil dieses Netzes funktionsfähig sein. Abhängigkeitsprophylaxe in der Schule kann sich nur in Kooperation auf die individuelle Entwicklung im Kontext beziehen. Entgleisungen des individuellen Entwicklungsprozesses sind zu jeder Zeit und in jeder Situation möglich. Sie können prä-, peri- oder postnatal bedingt sein. Die Ursachen können in der Familienstruktur, in der Familiendynamik, in der Familienkonstellation, in unverarbeiteten traumatischen Erlebnissen der Eltern oder in den allgemeinen Lebens- und Arbeitsbedingungen der Familie liegen. Aber auch Verwandtschaft, Nachbarschaft, Kindergarten, Schule usw. können Auslöser oder Verstärker dafür sein, daß sich das Kind auf einen „falschen Weg zum Selbst" (v. Scheidt 1976) begibt.

> Störungen in der Interaktion und im Aneignungsprozeß eines Kindes, die Aufarbeitung und Bearbeitung der innerpsychischen Spannungen können langfristig überwunden werden, wenn die inneren und äußeren Widersprüche des Kindes als dessen „generative Themen" erkannt und in gemeinsamer Vergegenständlichung bearbeitbar werden. Dies ist ein emotionaler, sozialer und kognitiver Prozeß in gleicher Weise. Ohne eine ständige Kommunikation zwischen Spezialisten und Lehrern, ohne eine institutionelle Verbindung der pädagogischen Konzepte zwischen zusätzlicher Hilfe und Unterricht, ohne ein einheitliches Verständnis von Aneignung und Entfaltung allseitiger Fähigkeiten, fügt eine ausschließlich traditionelle Hilfe nur dem kognitiv vereinseitigten Unterricht eine andere Seite der gleichen falschen Münze hinzu (Preuss-Lausitz 1979; zit. nach Springer 1982, S. 310).

Ganzheitliche Abhängigkeitsprophylaxe basiert somit auf einem lebenswelt- und professionsübergreifenden Angebot von Maßnahmen, die nur übersummativ den Erfolg ihrer Bemühungen sichern. Schwangerschaftsvorsorge, Familienhilfe, mobile Krankenschwestern, Gesundheitszentren, Sozialarbeiter, Kindergärtnerinnen u. a. können jedoch nur im Sinne einer gemeinsamen Handlungsmaxime einen effektiven Beitrag zur Abhängigkeitsprophylaxe leisten. Innerhalb dieser Gruppierung hat der Lehrer seinen ureigenen Beitrag zu finden.

Die schulische Ebene in engerem Sinne

Den Abschluß dieser Überlegungen bildet die erste Problemebene schulischer Abhängigkeitsprophylaxe: die Schule als Produzent auffälliger Verhaltensweisen. Abhängigkeitsfördernde Einflüsse und Faktoren lassen sich potentiell in allen schulischen und unterrichtlichen Bedingungen und Abläufen aufweisen. Sie äußern sich in strukturellen und äußeren Bedingungen in gleicher Weise wie in intra- und interpersonalen, curricularen oder didaktisch-methodischen Bedingungen unserer Schulwirklichkeit. Schule als eine Einrichtung der Gesellschaft ist immer auch Ort sozialer Kontrolle und damit grundlegend an der Produktion „abweichender Karrieren" im Zusammenhang mit auffälligen Verhaltensweisen beteiligt. Ihre „institutionell bedingte pädagogische Minderleistung" (Schönwälder o. J.) und eine immer wieder verhinderte ganzheitliche Lehrerausbildung haben dazu geführt, daß „der Lehrer als freier Schulmann eher einen etwas gequälten Eindruck macht als den eines selbstbewußt kompetent handelnden Pädagogen" (Schönwälder, Die Arbeitssituation der Lehrer als Bestimmungsfaktor der Arbeitssituation der Schüler, unveröffentlicht). All diese Momente müssen als abhängigkeitsfördernde Einflüsse bezeichnet werden.

Versucht man diese schulkritische Position im engeren Sinne auf den Punkt zu bringen, so stellt sich unsere Schulwirklichkeit nach v. Hentig (1971, S. 76) wie folgt dar:

> Aushalten von Langeweile; Hinnehmen von Zwang, Unverständlichem, Widersprüchlichem – z. B. tun müssen, was Erwachsene offensichtlich nicht tun, um so zu werden wie sie; tun, was alle anderen hier tun, zur gleichen Zeit und in von mir nicht gewollter Konkurrenz, um ein Individuum zu werden; die Schau durchschauen und sie doch mitmachen; auf das Vorzeigbare, am Ende Herauskommende achten, nicht auf das, was jetzt aufregend oder wohltuend oder empörend an der Schule ist; keine eigene Neugier und keine „außerhalb" liegenden Gedanken haben (oder sie doch nicht zeigen); lernen, daß alles ist, wie es ist, und daß man daran nichts ändern kann.

Unter der Perspektive eines überhöhten und z. T. falschen wissenschaftlichen Anspruchs sind in den letzten Jahren die Unterrichtsfächer zu Fachwissenschaften entwickelt worden, und es fand zugleich eine Überbetonung des intellektuellen Charakters der Schule statt; eine Entwicklung, die in der Konsequenz dazu führte, daß Leiblichkeit und Sinnlichkeit, ästhetische und künstlerische, handwerkliche und sportliche Fähigkeiten des Kindes immer mehr vernachlässigt wurden. Parallel dazu haben gesellschaftliche Entwicklungen dazu geführt, daß ein zunehmender Leistungsdruck von unseren Schulen ausgeht. Immer mehr Schüler greifen zu Medikamenten oder anderen Mitteln, die Abhängigkeit erzeugen können, um ihre Leistungsfähigkeit in der Schule zu sichern, und in nur 7 Jahren hat sich die Anzahl der Eltern verdoppelt, die bereit sind, Schulprobleme ihrer Kinder mit Medikamenten zu behandeln (s. dazu ausführlich Voß 1983a).

Doch das oft herausgestellte Nebeneinander von Chancen und Risiken ist auch für die Institution Schule von Bedeutung. Der dualistische Charakter der Schule ermöglicht in gleicher Weise immer auch Begegnung und Bildung, eröffnet Nischen und Freiräume, die unter Beachtung bestimmter Regeln im Sinne einer ganzheitlichen Abhängigkeitsprophylaxe sinnvoll zu nutzen sind (vgl. Voß 1984). Ganzheitliche Abhängigkeitsprophylaxe in der Schule erfordert somit eine Orientierung an einer weitreichenden Pädagogisierung, Gemeindeorientierung und Politisierung unserer Schulwirklichkeit, 3 Zielpunkte, die an dieser Stelle ebenfalls nicht näher erläutert werden können.

Durch eine in diesem Sinne schrittweise Humanisierung unserer Schule wird ein Schul- und Unterrichtsklima geschaffen, das verhindert, daß Schüler, die abhängig sind oder gemacht wurden, an den Rand der Klassengemeinschaft gedrängt werden. Sie erfahren so eine Atmosphäre, in der sie in ihrer Andersartigkeit angenommen werden und sich immer in Relation zu ihren je individuellen Bedingungen entwickeln können. Eine solche Schule, eine Schule „im Dienste der werdenden Persönlichkeit" (Gaudig 1922), wird alle primären oder verstärkten Auslösefaktoren abhängiger Verhaltensweisen auf ein Minimum reduzieren und in gleicher Weise ein Maximum an ganzheitlicher Abhängigkeitsprophylaxe in der Schule leisten können.

Literatur

Benner D (1978) Hauptströmungen der Erziehungswissenschaft, 2. Aufl. List, München
Czerwenka K (1986) Lern- und Verhaltensstörungen in der Schule. Systemische Bedingungen, Hintergründe und ihre Begegnungen. Auer, Donauwörth
Feser H (1980) Klassenfamilien – Eltern, Lehrer, Schüler als Partner. Vaas, Ulm
Gassmann B (1984) Suchtprophylaxe als Lebenshilfe. Prävention 7/4:99
Gaudig H (1982) Schule im Dienste der werdenden Persönlichkeit, Bd 1 u. 2. Quelle & Meyer, Leipzig
Hallmann HJ (1983) Drogenprävention in der Schule. Bardtenschlager, München
Hennig C, Knödler U (1985) Problemschüler, Problemfamilien. Praxis des systemischen Arbeitens mit schulschwierigen Kindern. Beltz, Weinheim Basel
Hentig H von (1971) Cuernacavaca: Oder Alternativen zur Schule? Klett/Kösel, München
Keup W (1985) Suchtprobleme und kein Ende – Machen die Ärzte etwas falsch? Weggefährte 4/7/8:12
Kollehn K, Weber NH (Hrsg) (1985) Der drogengefährdete Schüler. Pädagogischer Verlag Schwann Bargel, Düsseldorf
Lem S (1982) Der futurologische Kongreß. Suhrkamp, Frankfurt am Main
Loddenkemper H, Schier N (1979) Schulstreß bei Kindern aus pädagogischer Sicht. Jugendschutz 24:194
Marzahn C (1983) Plädoyer für eine gemeine Drogenkultur. In: Beck J et al. (Hrsg) Das Recht auf Ungezogenheit. Rowohlt, Reinbek
Murza G (1984) Gemeindeorientierte Prävention. Prävention 7:3
Richter HE (1981) Alle redeten vom Frieden. Rowohlt, Reinbek
Schaefers C (Hrsg) (1980) Notausgänge. Fackelträger, Hannover
Scheidt J von (1976) Der falsche Weg zum Selbst. Kindler, München
Schmidtbauer W, Scheidt J von (1981) Handbuch der Rauschdrogen. Nymphenburger, München
Sichrovsky P (1984) Krankheit auf Rezept – Die Praktiken der Praxisärzte. Kiepenheuer & Witsch, München
Springer M (1982) Die pädagogische Kompetenz von Lehrern. Beltz, Weinheim Basel
Voß R (Hrsg) (1983a) Pillen für den Störenfried? Absage an eine medikamentöse Behandlung abweichender Verhaltensweisen bei Kindern und Jugendlichen. Reinhardt, München Basel Hamm
Voß R (1983b) Fördern Eltern, Lehrer, Psychologen und Ärzte den fortschreitenden Medikamentenmißbrauch bei Kindern und Jugendlichen? Anmerkungen zu einer ganzheitlichen Orientierung der Abhängigkeitsprophylaxe in der Schule. Suchtgefahren 29/4:369
Voß R (1984) Die Schule in unserer Hand. In: Voß R (Hrsg) Helfen – aber nicht auf Rezept. Alternativen und vorbeugende Maßnahmen im Umgang mit dem auffälligen Kind. Reinhardt, München Basel Hamm
Voß R (1987a) Ganzheitliche Abhängigkeitsprophylaxe – Von der linearen zur topologischen Perspektive. Suchtgefahren (Heft 6)
Voß R (1987b) Anpassung auf Rezepte. Die fortschreitende Medizinisierung auffälliger Verhaltensweisen von Kindern und Jugendlichen als pädagogische und gesellschaftspolitische Herausforderung. (Konzepte der Humanwissenschaften). Klett-Cotta, Stuttgart

*Alkoholprävention in der Schule**

M. Schwarzkopf, M. Klett, G. Hausen

Einleitung

Zu den Aufgaben der schulischen Gesundheitserziehung zählt traditionell die Alkoholprävention. Obwohl durch die Institutionalisierung von Drogenberatungslehrern in Schulen Fortschritte auf dem Gebiet der Suchtprophylaxe bei Schülern und Jugendlichen zu verzeichnen sind, befindet sich der aktuelle Stand der Alkoholprävention in Schulen auf einem bemerkenswert bescheidenen Niveau.

Einerseits dürfte diese Situation mit der weitgehenden Tabuisierung der durch chronischen Alkoholmißbrauch entstehenden Erkrankung zusammenhängen (Feuerlein 1975; Häfner 1981), andererseits erscheinen auch die didaktischen Probleme von grundlegender Bedeutung (Kicherer 1980; Weinschenk 1976).

Für das Projekt „Alkoholprävention in der Schule" wurde deshalb in Zusammenarbeit zwischen der Suchtberatungsstelle der evangelischen Stadtmission Heidelberg und der „Arbeitsgemeinschaft Gesundheitserziehung" Heidelberg und Rhein-Neckar eine Unterrichtseinheit entwickelt, die – losgelöst von der Person des Klassen- und Drogenberatungslehrers – den Schülern einen objektiven Einblick in die Problematik der Alkoholkrankheit vermitteln soll. Zur Einschätzung des erzielten Erfolges wurde eine projektbegleitende Fragebogenanalyse durchgeführt.

Methodik

Die Unterrichtseinheit wurde für Schüler der Altersgruppen 12–14 Jahre konzipiert und in Haupt- und Realschulen auf freiwilliger Basis angeboten. Insgesamt wurden etwa 1000 Schülerinnen und Schüler erreicht, von denen 96 Mädchen und Jungen im Alter von 12–17 Jahren in die Fragebogenaktion einbezogen wurden.

---

* Mit Unterstützung der Landesarbeitsgemeinschaft für Gesundheitserziehung Baden-Württemberg e. V.

U. Laaser, G. Sassen, G. Murza, P. Sabo (Hrsg.)
Prävention und Gesundheitserziehung
© 1987 Springer-Verlag Berlin Heidelberg

Beschreibung der Unterrichtseinheit

Der Einführung in die Problematik diente eine audiovisuelle Demonstration der Krankheitsgeschichte eines jugendlichen Alkoholikers. Zur Anwendung gelangte die Tonbildschau „Die Story des Harry Y", die vom Ministerium für Arbeit, Gesundheit, Familie und Sozialordnung Baden-Württemberg zur Verfügung gestellt wurde. Die Tonbildschau wurde ergänzt durch ausführliche Begriffserläuterungen zu den im Rahmen der Alkoholkrankheit auftretenden Zustandsbildern. Insbesondere wurden die Begriffsbestimmungen für legale und illegale Drogen, für den Suchtbegriff, für die Alkoholabhängigkeit und den Kontrollverlust vorgestellt. Weiterführend erfolgte die Erläuterung eines Mo-

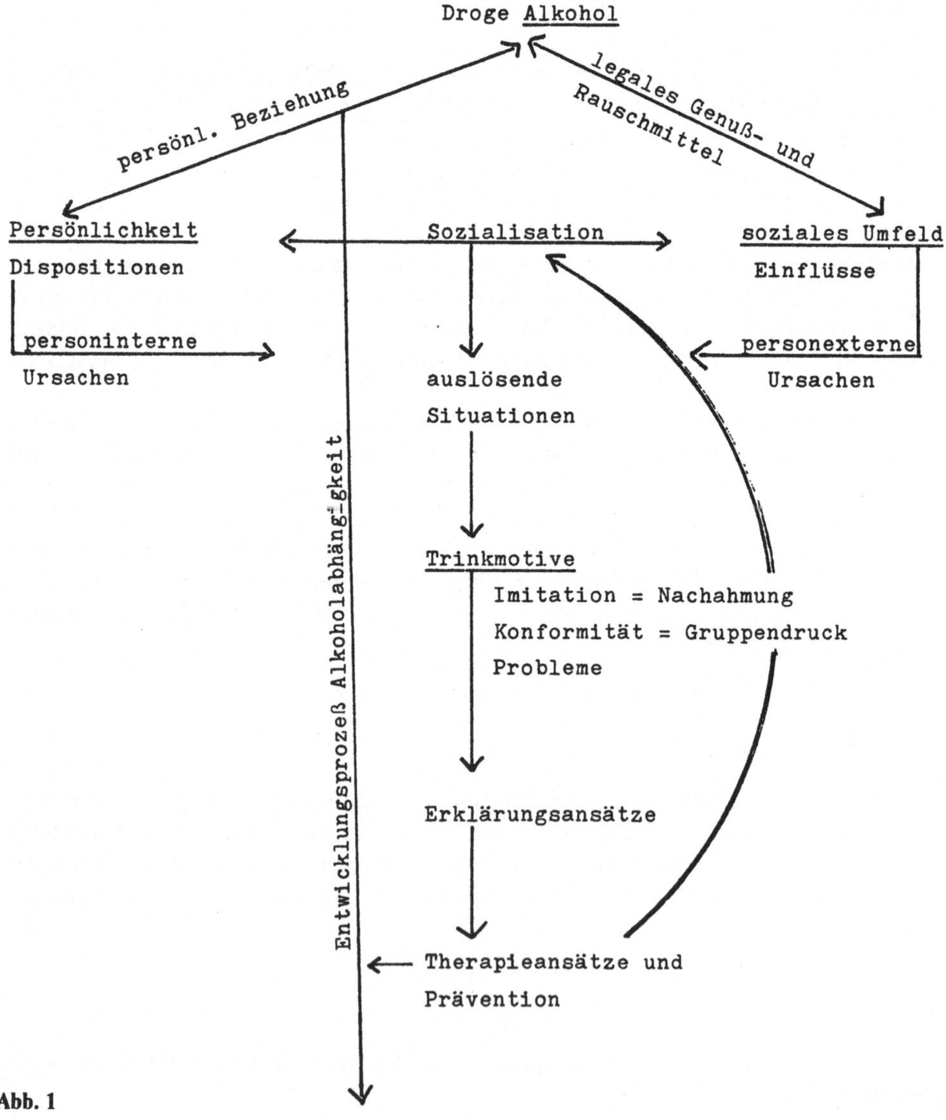

Abb. 1

dells zur Entstehung von Alkoholabhängigkeit (Abb. 1), welches die Einflußgrößen „persönliche Disposition" und „soziales Umfeld" und die sich daraus
ableitenden Trinkmotive systematisch dargestellt. Als Medium für diesen 2. Abschnitt diente ein Tageslichtprojektor.

Zur Erarbeitung suchtvorbeugender Verhaltenstips wurden im 3. Abschnitt
Anregungen enthaltende Merkblätter ausgegeben, im 4. Abschnitt wurde abschließend auf die Behandlung der Alkoholabhängigkeit eingegangen, die
schwerpunktmäßig am Beispiel der Therapiestunde „Ablehnung des ersten
Glases" dargestellt wurde:

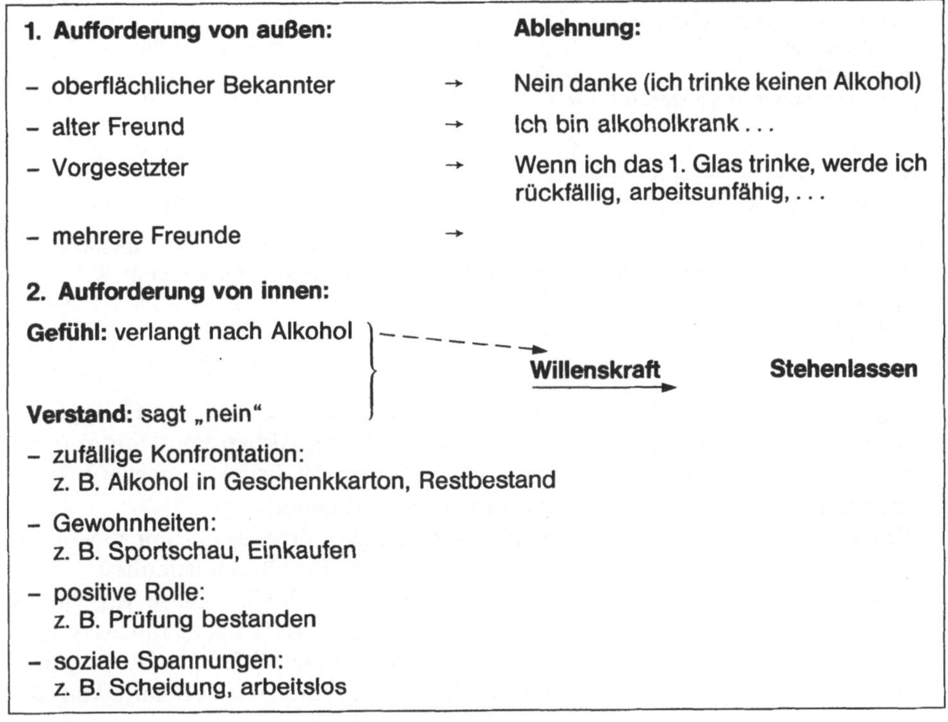

Ergebnisse

Eine Bestandsaufnahme über die im elterlichen Haushalt vorhandenen alkoholi-
schen Getränke zeigte, daß etwa die Hälfte der Haushalte immer Alkoholika
vorrätig hielten. Dieses Item erwies sich bei der Auswertung der Ergebnisse als
bestimmend für die Einstellung und Differenzierungsfähigkeit Jugendlicher
gegenüber alltäglichem und übermäßigem Alkoholgenuß. Abweichende Einschätzungen und Einstellungen fanden sich auch für Jugendliche mit Alkoholkontakt vor dem 10. Lebensjahr, ähnliches galt für die Zugehörigkeit zu einer
„peer group" zum Zeitpunkt des ersten Kontakts mit Alkohol.

Eine nach verschiedenen Gruppen differenzierte Auswertung - die Gruppenzugehörigkeit wurde nach den in Tabelle 1 genannten Merkmalen bestimmt -
führte zu folgenden Ergebnissen:

Tabelle 1. Wirkungen von Alkohol getrennt nach Cliquenzugehörigkeit, erstem Kontakt mit Alkohol und Alkohol im elterlichen Haushalt (Angaben in %)[a]

Item	1	2	3	4	5	6
Alkoholkonsum						
– regt die Stimmung an	68,0	81,1	95,5	68,8	61,7	82,3
– hemmt kritisches Einschätzungsvermögen	62,0	62,1	77,7	60,9	58,8	64,7
– wirkt entspannend	22,0	16,2	16,7	21,9	20,8	76,4
– man fühlt sich stark	52,0	45,9	50,0	50,1	47,0	53,0
– macht taumelig	82,0	86,5	55,6	81,8	73,6	88,3
– schränkt das Wahrnehmungsvermögen ein	76,0	64,8	51,1	73,4	67,6	70,6
– macht gereizt	64,0	54,0	50,0	65,7	64,8	53,0
– Hemmungen werden abgebaut	60,0	72,9	88,9	64,0	53,0	76,5
n:	50	37	18	64	34	17

[a] Hierbei wurden die Antwortkategorien „ganz richtig" und „überwiegend richtig" zusammengefaßt

1 Keine Zugehörigkeit zu einer Clique; 2 Zugehörigkeit zu einer Clique; 3 Erstkontakt mit Alkohol im Alter bis einschließlich 10 Jahre; 4 Erstkontakt mit Alkohol im Alter ab 10 Jahre; 5 Familien, die nie oder nur gelegentlich Alkohol im Haus haben; 6 Familien, die ständig Alkohol im Haus haben

Jugendliche mit Alkoholkontakt vor dem 10. Lebensjahr – hier Gruppe 3 – bewerten die stimmungsanregende Wirkung und den Abbau von Hemmungen höher und die zu „Taumel und eingeschränktem Wahrnehmungsvermögen" führenden Wirkungen niedriger als ihre Altersgenossen.

Von der gleichen Gruppe wurden die Trinkmotive „erwachsen sein zu wollen" und „großtun zu wollen", wie auch das Motiv der „Problembeladenheit" geringer eingeschätzt als von ihren Altersgenossen (Tabelle 2). Diese Ergebnisse deuten auf eine bereits größere persönliche Erfahrung im Umgang mit Alkohol.

Deutliche Unterschiede zeigten sich auch hinsichtlich folgender Aussagen:
– Cliquenangehörige („peer group") sehen mehr die Problemhaftigkeit des

Tabelle 2. Darstellung der Trinkmotive (Angaben in %)[a], getrennt nach Cliquenzugehörigkeit, erstem Kontakt mit Alkohol und Alkohol im elterlichen Haushalt (Gruppen 1–6, wie in Tabelle 1)

Item	1	2	3	4	5	6
– mit Freunden mithalten	74,0	67,5	55,6	73,5	79,4	70,5
– Erwachsen sein wollen	68,0	40,5	33,4	57,8	67,6	35,3
– wegen persönlicher Schwierigkeiten	58,0	45,9	33,3	54,7	47,1	58,8
– wegen Langeweile	32,0	21,6	33,4	13,5	38,2	23,5
– weil sie großtun wollen	72,0	62,1	38,9	70,3	73,5	52,9
n:	50	37	18	64	34	17

[a] Es wurden die Antwortkategorien „richtig" und „überwiegend richtig" addiert

Alkoholikers und werten ihn weniger scharf ab als Jugendliche, die nicht in einer Clique sind.
- Jugendliche die späteren Erstkontakt mit Alkohol hatten, sehen den Alkoholiker eher von einer mitmenschlichen Seite als von einer abwertenden oder verharmlosenden Position.
- Jugendliche, in deren Elternhäusern ständig Alkohol vorhanden ist, sehen zwar einerseits – viel stärker als die anderen Gruppen – die Unberechenbarkeit des Alkoholikers, heben andererseits aber auch seine Kameradschaftlichkeit stärker hervor.

Wohl aufgrund der im Unterricht dargestellten positiven Ergebnisse, die bei der Rehabilitation von Alkoholikern erzielt werden können, erschienen bei der zweiten Befragung negative Einschätzungen wie „unberechenbar, unfähig und assozial" jetzt weniger häufig. Gleichzeitig findet sich aber eine Zunahme der Kategorie „weiß nicht" für freundliche Items wie „guter Kumpel", „freundlich und ausgeglichen" und „gutmütig" (Tabelle 3).

Tabelle 3. Beurteilung eines Alkoholikers vor und nach der Unterrichtsmaßnahme (Angaben in %)

	Vorher			Nachher		
Item	richtig	falsch	weiß nicht	richtig	falsch	weiß nicht
- mit unlösbaren Problemen beladen	77,4	6,4	16,1	69,2	8,9	21,8
- ein guter Kumpel	6,5	67,7	25,8	7,7	61,2	32,1
- unzuverlässig	34,4	25,9	39,8	34,2	22,8	43,0
- faul und arbeitsscheu	29,3	20,6	50,0	25,3	33,0	41,8
- freundlich und ausgeglichen	5,5	49,5	45,1	7,6	35,5	57,0
- unberechenbar	65,2	9,8	25,0	49,4	11,7	39,0
- krank	66,3	9,8	29,9	67,9	9,0	23,1
- asozial	18,9	30,0	51,1	12,8	46,8	40,4
- gutmütig	13,2	39,6	47,3	9,0	35,9	55,1
- bedauernswert	52,7	17,2	30,1	53,2	20,3	26,6
- unfähig, einer Arbeit nachzugehen	49,5	22,0	28,6	40,5	21,7	27,8
n:			96			

Diskussion

Die Ergebnisse zum Erstkontakt mit Alkohol entsprechen den aus dem Schrifttum bekannten Angaben (Feuerlein 1975; Häfner 1981; Kicherer 1980; Weinschenk 1976). Es stellt sich daher die Frage, ob nicht bereits im Vorfeld der Ersterfahrungen gezielte Maßnahmen zur Alkoholprävention einsetzen sollten. Ein solches Vorgehen wird von einigen Autoren befürwortet (Kicherer 1980; Weinschenk 1976).

Unsere Ergebnisse wiesen darauf hin, daß die Altersgruppe der 12- bis 15jährigen Schüler ein bereits sehr gutes Wissen über die Wirkungen von Alkohol und die Einschätzung von Alkoholika mitbringt. Eine stärkere inhaltliche Ausrichtung auf die Problematik des Umgangs mit Alkohol wäre daher als wünschenswert anzusehen. Dies bezieht sich auch auf die weniger bekannten Auswirkungen der Alkoholabhängigkeit, und die Probleme, die sich bei der Rehabilitation von Alkoholkranken ergeben (Auerbach et al. 1981; Feuerlein 1975; Geisler 1981; Rieth 1970; v. Soer 1980).

Die von uns angebotene 90minütige Unterrichtseinheit stellt sich sowohl nach eigenen Erfahrungen als auch nach Meinung anderer Autoren als zu kurz dar (Kicherer 1980; Weinschenk 1976). Ergänzende Maßnahmen, z. B. im Sinne eines fächerübergreifenden Unterrichts, erscheinen wünschenswert. Hierdurch könnte die notwendige Vertiefung in den Problembereich erzielt werden (Dekkart 1986; Kicherer 1980).

Wegen der häufig geübten Tabuisierung des Themas Alkohol, die v. a. durch die mangelnde Bereitschaft der Lehrer gefördert sein dürfte, sich intensiver auch in persönlicher Hinsicht mit dem Thema Alkohol auseinanderzusetzen, bietet sich eine Intensivierung des Angebots auf verschiedenen Ebenen an. Für die zukünftige Arbeit werden folgende Schlußfolgerungen gezogen:

1. In die Maßnahmen zur Alkoholprävention sollten im Schulbereich auch jüngere Altersgruppen einbezogen werden.
2. Wiederholte Unterrichtsangebote z. B. auf der Basis fächerübergreifenden Unterrichts, sind in Ergänzung zum Angebot schulfremder Personen als zwingend geboten anzusehen. Entsprechende Fortbildungsmaßnahmen für die Lehrerschaft sind dafür Voraussetzung.
3. Eine Verstärkung der Unterrichtswirkung durch begleitende Maßnahmen z. B. im Sinne von innerschulischer und außerschulischer Gruppenarbeit sollte angestrebt werden.
4. Die Elternschaft sollte stärker als bisher in die Maßnahmen zur Alkoholprävention einbezogen werden. Hierzu kann neben der Information auf Elternabenden auch eine Beteiligung der Eltern an schulischen Aktionen zum Thema „Umgang mit Alkohol" erfolgen.

Literatur

Auerbach P, Melcherten K, Möller-Lange HJ (1981) Alkoholismus: Neue und alte Risikogruppen. In: Häfner H, Welz R (Hrsg) Drogenabhängigkeit und Alkoholismus. Rheinland-Verlag, Köln
Deckart R (1986) Gesundheitstheater als Drogenprophylaxe? Öff Gesundheitswes 48:182–184
Feuerlein W (1975) Alkoholismus-Mißbrauch und Abhängigkeit. Thieme, Stuttgart
Geisler W (1981) . . . damit alles ein bißchen leichter wird – Alkohol und Alkoholismus. Beltz, Weinheim Basel
Häfner H (1981) Möglichkeiten wirksamer Prävention bei Alkoholismus und Drogenabhängigkeit. In: Häfner H, Welz R (Hrsg) Drogenabhängigkeit und Alkoholismus. Rheinland-Verlag, Köln
Kicherer F (1980) Alkoholkonsum und Alkoholismus als didaktisches Problem. Karger, Basel
Rieth E (1970) Alkoholkrank? Blaukreuz, Bern
Soer J von (1980) Jugendalkoholismus. Empirische Bestandsaufnahme, Erklärungsansätze, Therapie. Beltz, Weinheim Basel
Weinschenk R (1976) Didaktik und Methodik für Sozialpädagogen. Klinhardt, Bad Heilbrunn

„Mein Körper – meine Gesundheit" –
ein modernes Gesundheitserziehungsprogramm
für Kinder im (Grund)schulalter

H. Müller-Ortstein, R. Glaser, G. de Paulis, T. Hellbrügge

Nach dem Vorbild der American Health Foundation New York und dem von ihr entwickelten Programm „Know Your Body" (Abb. 1, Titelbild von Heft 1 der Zeitschrift) sollen künftig auch deutsche Kinder u. a. über die Bedeutung einer gesunden Ernährung und körperlicher Aktivitäten sowie über die Schädlichkeit des Rauchens und des Alkoholkonsums aufgeklärt werden. Das Programm ist stufenweise aufgebaut; der Sport nimmt darin einen bedeutenden Platz ein.

Ziel ist, die beachtlichen Erfolge des US-Vorsorgekonzepts, das unter dem Leitspruch steht: „Nobody takes better care of you than you", auch bei uns zu erreichen. Dazu hat die deutsche Gesellschaft für Sozialpädiatrie e. V. zunächst das amerikanische Zeitschriftenmaterial in 5 Heften für Kinder im Grundschulalter herausgebracht (vgl. Abb. 2–6, Titelbilder), wobei das US-Heft 4 aus didaktischen Gründen in 2 Heften (4 und 5) wiedergegeben wurde (bei einem Test hat sich herausgestellt, daß die Kinder bei der Bearbeitung von 36 Seiten „auf einmal" überfordert sind). Beispiele für das Material aus den Heften 1 und 2 sind die

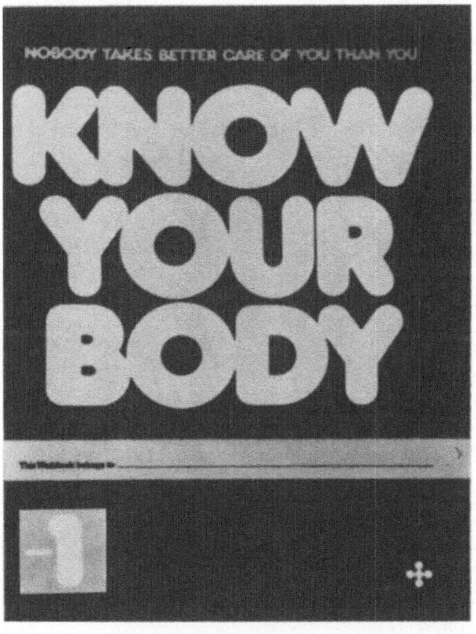

Abb. 1

U. Laaser, G. Sassen, G. Murza, P. Sabo (Hrsg.)
Prävention und Gesundheitserziehung
© 1987 Springer-Verlag Berlin Heidelberg

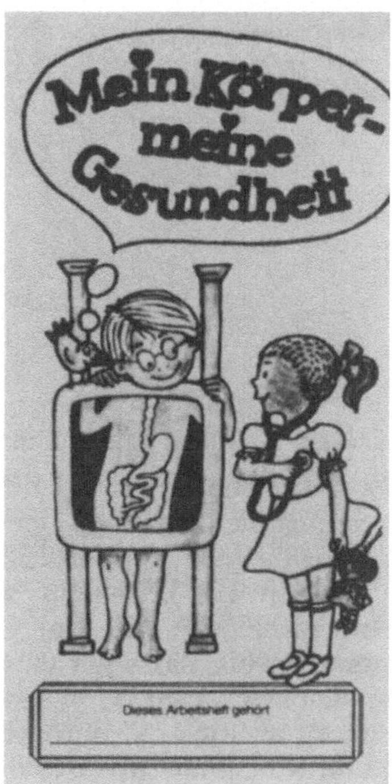

Abb. 2

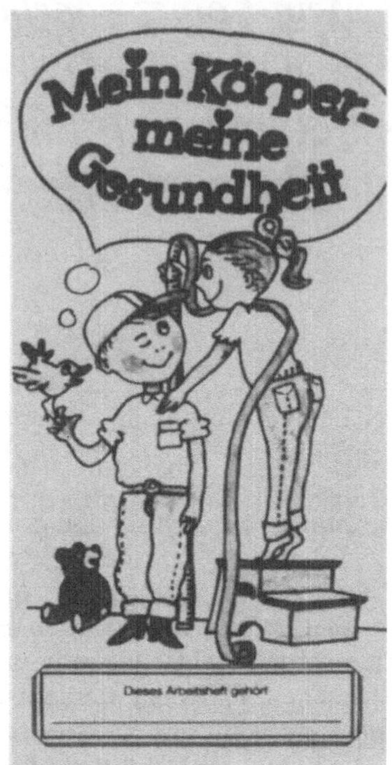

Abb. 3

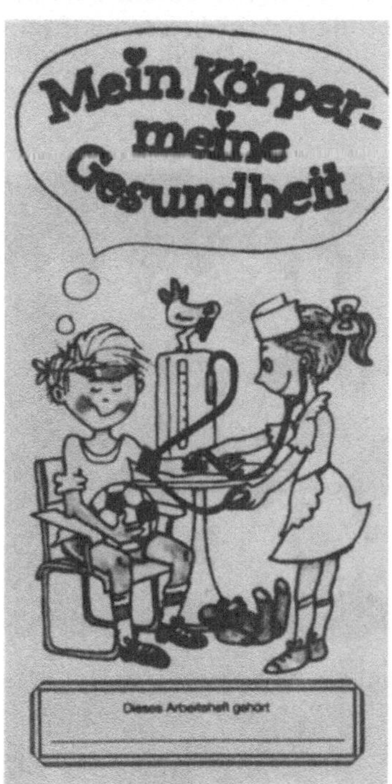

Abb. 4

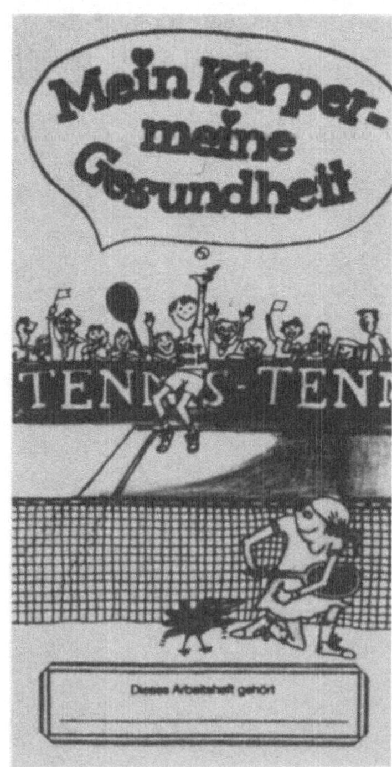

Abb. 5

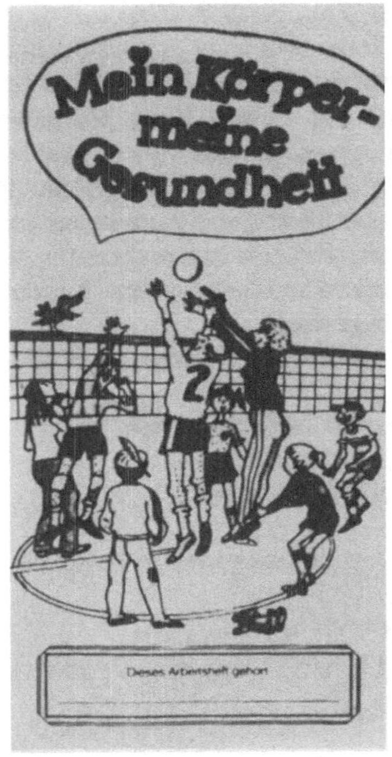

Abb. 6

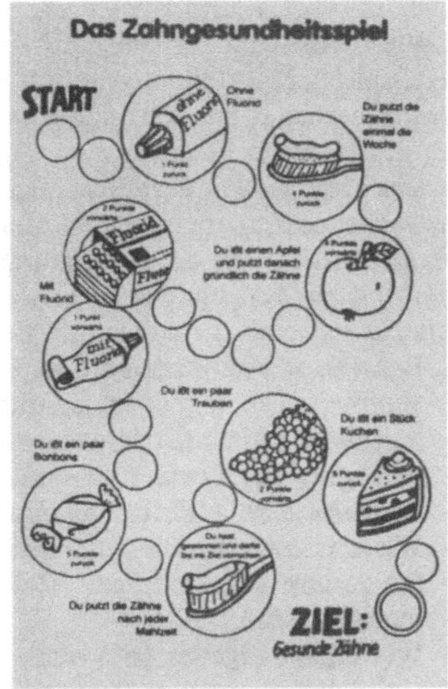

Abb. 7

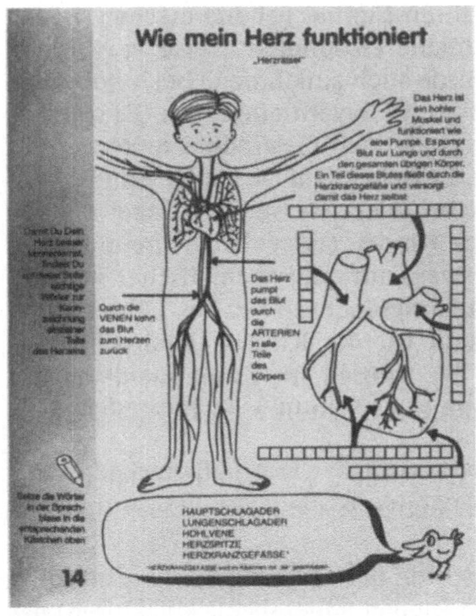

Abb. 8

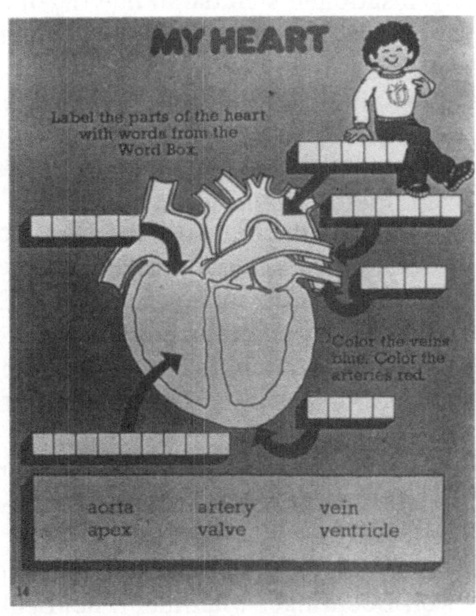

Abb. 9

hier in Abb. 7 und 8 wiedergegebenen Themen „Zahngesundheitsspiel" und „Wie mein Herz funktioniert" (im Vergleich zu letzterem eine amerikanische Heftseite, „My Heart", Abb. 9). Begleitmaterialien, die für die amerikanischen Hefte bereits existieren, sind für die deutschen Hefte in Vorbereitung. Mit dem in der Überschrift genannten Gesundheitserziehungsprogramm sollen zwar in erster Linie die Kinder selbst angesprochen werden, aber selbstverständlich auch erwachsene Personen ihres Umfelds, da deren Unterstützung von grundlegender Bedeutung ist, um die Entstehung von Fehlverhalten wirksam und rechtzeitig zu verhindern. Folgende Effekte werden bei den genannten Zielgruppen (Kinder bis zur Pubertät, Erzieher und Bezugspersonen) angestrebt:
- Beachtung von Aktionen im Zusammenhang mit dem Programm (z. B. Gesundheitstage, Unterrichtseinheiten, Kurse),
- Aufmerksamkeit für Hinweise auf dieses Programm in den Medien,
- Anregung zur Lektüre von entsprechenden Zeitungsartikeln,
- Teilnahme an Aufklärungs- und Fortbildungsveranstaltungen,
- Wissenszuwachs, Einstellungsänderung,
- Steigerung des Interesses (Nachfrage nach Informationsmaterial, Programmen, Kursen),
- Weitergabe eigener Informationen aufgrund besserer Kenntnisse,
- aktive Beteiligung an Programmgestaltung und Durchführung von Veranstaltungen,
- bewußte Vermeidung von Risikofaktoren,
- Endziel: Senkung der Morbiditäts-, Invaliditäts- und Mortalitätsrate.

Der Erfolg eines solchen Programms bei Kindern – merklicher Abbau der durch Tabak-, Alkohol- und Drogenmißbrauch entstehenden Schäden – wird natürlich um so größer sein, je mehr Erwachsene, Ärzte, Institutionen und Organisationen sich daran beteiligen und ihren Einfluß geltend machen. Bisher wurde das Material zu „Mein Körper – meine Gesundheit" zwar vorwiegend über ärztliche Praxen verbreitet, aber es wurde auch zunehmend bei schulischen Aktionen in Hamburg, Baden-Württemberg und Bayern eingesetzt. Es soll v. a. dazu dienen, den fächer- und stufenübergreifenden Gesundheitsunterricht in den Schulen anzuregen und zu verbessern. Entscheidend ist, daß im atmosphärischen und im emotionalen Bereich Fortschritte erzielt werden. Dabei müssen oft Widerstände im sozialen Umfeld der Kinder (Elternhaus, Freunde und Bekannte) überwunden werden, was keineswegs nur mit systematischer Vermittlung von Wissen zu erreichen ist. Einstellungsänderungen bei Lehrern und Erziehern sowie umfassende Aktionen und für die Kinder „eindrucksvolle" Veranstaltungen müssen hinzukommen. So wurden im Zusammenhang mit dem hier vorgestellten Gesundheitserziehungsprogramm z. B. folgende Aktionen durchgeführt:
- Mit einem durchsichtigen Siemens-PC wurden „Gesundheitsdaten" bei Kindern erhoben und dann die entsprechenden Risikofaktoren ermittelt und ausgelistet.
- Anläßlich eines Schulgesundheitstages wurde mit Hilfe der Reflotrontechnik von Boehringer Mannheim bei Schülern (neben anderen Risikofaktoren) das Gesamtcholesterin ermittelt, nachdem die Kinder über diesen wichtigen Herz-

Kreislauf-Risikofaktor entsprechend aufgeklärt und die Eltern vorinformiert waren.
- Mit großem Erfolg wurde mit der Zeitschrift *Kindergesundheit* ein Malwettbewerb organisiert. Eine Zeitung berichtete darüber unter der Schlagzeile: „Kinder malen sich gesund."

In Presse, Rundfunk und Fernsehen findet das Programm zunehmende Beachtung, das Interesse an Informationsmaterial nimmt spürbar zu und kann von den Organisatoren kaum noch befriedigt werden. Abschließend sei aber nochmals betont, daß es in diesem Gesundheitserziehungsprogramm weniger darauf ankommt, die Informationsflut zu vergrößern; Hauptziel muß sein, gerade bei Kindern – auf spielerische, emotional wirksame und lebensnahe Weise – Einstellungs- und Verhaltensänderungen herbeizuführen, die geeignet sind, den Gesundheitszustand der Bevölkerung zu verbessern. Hierzu will das in absehbarer Zeit fertiggestellte Gesamtprogramm „Mein Körper – meine Gesundheit" einen Beitrag leisten.

F. Podiumsdiskussionen

Thema: Perspektiven verschiedener Wissenschaften

Moderator: H. FESER

Einführendes Statement (H. FESER)

Einzelwissenschaftliche Kurzreferate
1. Pädagogik (N. BARTSCH)
2. Medizin (A. ECKERT)
3. Soziologie (H. RENN)
4. Psychologie (J. SCHENK)

Diskussion

Abschließende Bemerkungen (H. FESER)

Einführendes Statement

H. FESER

Weithin besteht heute Übereinstimmung darüber, daß gesundheitliche Prävention einen modernen Gesundheitsbegriff zugrunde legen muß. Gesundheit ist nach diesem Verständnis eine ganzheitliche Qualität, die Leib, Seele, Geist und Sozialbezüge des Menschen umfaßt. Gesundheit ist eine individuell optimierbare Fähigkeit, die es zu entwickeln gilt. Gesundheit ist zugleich private und öffentliche Sache.

Gesundheitliche Prävention kann in strukturelle und kommunikative präventive Maßnahmen eingeteilt werden. Ich schlage diese Begrifflichkeit vor, weil ich weiß, daß es schwer ist, unter verschiedenen Wissenschaften die Gewohnheit der Zusammenarbeit aufzubauen. Sofern man sich aber auch eine sprachliche Plattform einigen könnte, wäre dafür eine wichtige Voraussetzung geschaffen.

Der thematische Akzent dieser Diskussion soll auf dem Kommunikativen liegen. Gesundheitserziehung wird als kommunikative präventive Maßnahme definiert. Allerdings sollte man die Gesundheitserziehung bzw. die kommunikativen Maßnahmen noch unterscheiden in solche der Massenkommunikation und der personalen Kommunikation.

Kritiker der Gesundheitserziehung haben häufig deren geringe Wirksamkeit behauptet. So könnten sich gesundheitserzieherische Maßnahmen kaum gegen mächtige gesellschaftliche Leitbilder oder ökologische Fehlentwicklungen durchsetzen. Als Antwort darauf wurden verschiedene theoretische Konzepte zur Gesundheitserziehung entwickelt und diskutiert. So konnte das Prinzip der Korrespondenz von Verursachung und Prävention sowie das Prinzip der Verbindung von strukturellen und kommunikativen Maßnahmen wissenschaftlich

U. Laaser, G. Sassen, G. Murza, P. Sabo (Hrsg.)
Prävention und Gesundheitserziehung
© 1987 Springer-Verlag Berlin Heidelberg

begründet werden. Viele Probleme im Rahmen der Optimierung von Gesundheitserziehung sind aber ungelöst, darunter auch die Frage nach der Bedeutung einer Kooperation in der Gesundheitserziehung.

Erst kürzlich hat die Bundesregierung in ihrer Antwort auf eine Anfrage zur Lage des Suchtstoffmißbrauchs in der Bundesrepublik Deutschland festgestellt: „Wichtig aber ist, daß die Einzelmaßnahmen in ein Konzept einmünden, also wie verschiedene Facetten ineinandergreifen und gebündelt werden. Kooperation und Koordination sind deshalb entscheidende Voraussetzungen erfolgreicher Prävention und Gesundheitserziehung" (Bundestagsdrucksache 10/5856).

Dabei muß selbstkritisch eingestanden werden, daß diese Voraussetzungen bei der Vielzahl insgesamt verfolgter Aktivitäten unterschiedlicher Träger bislang nicht immer genügend berücksichtigt worden sind. Die Notwendigkeit der Kooperation wird allerorten behauptet, es fehlt m. E. jedoch die Begründung dafür. Es fehlen auch Praxiskonzepte erfolgversprechender Kooperation.

Ich frage also die Diskussionsredner:

- Ist Kooperation in der Gesundheitserziehung immer und überall notwendig?
- Gibt es nicht auch erfolgreiche gesundheitliche Prävention durch einzelne Fachleute?
- Wo bzw. wann muß Kooperation in der Gesundheitserziehung unbedingt stattfinden?

Wie so oft, wird die Wissenschaft um Hilfe bei der Problemlösung gebeten; so auch hier. Was sagen die Vertreter der hauptsächlich an der Gesundheitserziehung beteiligten Wissenschaften zur Frage der Kooperation?

Einzelwissenschaftliche Kurzreferate

1. Pädagogik

N. BARTSCH

Gesundheitserziehung gehört nicht ausschließlich in die Hände pädagogischer Profis, also in die von Erziehern und Lehrern. Erziehung erfolgt bei diesen Instanzen intentional, d. h. absichtsvoll, zielgerichtet und professionell. In viel größerem Umfang erfolgt Gesundheitserziehung aber funktional, d. h. ohne Konzept, aber dennoch wirksam und zwar durch alle denkbaren Erziehungsinstanzen, wie Eltern, andere Bezugspersonen, Heilberufe, Massenmedien und vieles andere mehr. Diese funktionale Gesundheitserziehung beginnt mit dem ersten Lebenstag, oft im Kontext einer Bedürfnisbefriedigung, und sie hält ein Leben lang an. Es kann aber angenommen werden, daß die heimlichen Erzieher, also die funktionalen Erzieher, wohl doch insgesamt wirksamer sind als alle professionellen Gesundheitserzieher. Gilt diese Prämisse, wonach funktionale wirksamer als intentionale Gesundheitserziehung sei, dann relativiert sich nach meiner Meinung die utopische und zugleich triviale Forderung, daß in der Gesundheitserziehung alle zuständigen Fach- und Bezugsdisziplinen zusammenzuarbeiten hätten.

Diese These, wonach Eltern, Arzt, Erzieher, Lehrer, Psychologe, Humanbiologe, Soziologe, Massenmedien, Ämter und vieles mehr zum Wohl der Gesundheit des Kindes kooperieren sollen – so oder ähnlich steht es in allen einschlägigen Schriften –, diese These ist zwar prinzipiell und in ihrer Abstraktheit richtig, aber in der Praxis wird sie nur in Extremfällen realisiert. Ich verzichte also an dieser Stelle darauf, noch einmal zu begründen, warum die Geistes-, Natur-, Sozial- und Kommunikationswissenschaften, die Beiträge für eine gesunde Lebensführung der Menschen liefern könnten, kooperieren sollten. Denn wer wollte heute noch ernsthaft isolierte medizinische oder pädagogische oder psychologische Interventionen legitimieren?

Ich konzentriere mich also auf die Frage, welche wissenschaftliche Disziplin diese Integration von Inhalten, Zielen, Methoden und Medien leisten könnte. Es ist nach meiner Auffassung die Integrationswissenschaft Didaktik. Die Didaktik ist definiert als eine Unterrichtswissenschaft, die sowohl Voraussetzungen und Folgen von Unterrichts- und Erziehungsprozessen reflektiert als auch Wege sucht, Ziele und Inhalte mit geeigneten Methoden und Medien zu vermitteln. Eine ganz zentrale Frage ist immer das Ziel: warum wir erziehen, wohin wir erziehen und an welchem Inhalt das erfolgt, mit welcher Methode wir das versuchen und welcher Hilfsmittel wir uns dabei bedienen.

Lassen Sie mich 2 Thesen in den Raum stellen, die Anlaß zur Diskussion geben können und mein Interesse dokumentieren an mehr gesundheitserzieherischer kooperativer Praxis und weniger an unrealistischen Feiertagsempfehlungen:

1. These: Die Forderung nach umfassender Kooperation aller Bezugswissenschaften ist m. E. nur auf der Planungsebene bei Gesundheitskampagnen einzulösen. In der Praxis kommt es darauf an, den Laien zu professionalisieren, weil letzten Endes jede gesundheitserzieherische Maßnahme doch in der Hand einer Person liegt. Ich will Ihnen ein positives Beispiel dafür geben: Vorbildlich sind aus meiner Sicht die deutschen Zahnärzte, die es geschafft haben, daß sich tatsächlich die Zähne unserer Kinder nachweisbar von Jahr zu Jahr verbessert haben. Und dafür gibt es einen überraschenden und durchaus nachvollziehbaren Grund: Bundesweit sind verschiedene Landesarbeitsgemeinschaften zur Förderung der Zahngesundheit gegründet worden, die interdisziplinär zusammengesetzt sind. Es wurden kostenlose Unterrichtsmaterialien verteilt, die Lehrerweiterbildung wurde organisiert, Zahnärzte besuchten Kindertagesstätten und Schulen, Wettbewerbe wurden veranstaltet. Jedenfalls haben sich durch diese vielen Anregungen und durch die konkrete Kooperation aller an dieser Frage Interessierten wirklich nachweisbare gesundheitlich positive Folgen eingestellt.

2. These: Häufige Kooperation im Unterrichtsalltag mit vielen Institutionen oder Bezugspersonen führt auch zu Widerständen von seiten der Institution Schule. Ich erinnere an das Negativbeispiel aus dem Bereich der Drogenprävention. Das Thema wurde von oben verordnet. Es wurden Fortbildungsveranstaltungen für Lehrer auch außerhalb des Vormittags organisiert. Der Erwartungsdruck der Öffentlichkeit war groß. Es gab Besuche durch „den Mann mit dem Koffer", die Polizei erschien in der Schule, Drogenberater und andere Experten erschienen, vorgefertigte Unterrichtseinheiten wurden verteilt, und es hatte v. a.

den Mißerfolg, daß sich die Lehrer aus der Verantwortung zu täglicher Prävention entlassen fühlten.

Gesundheitserziehung als kooperativer Ansatz ist weniger ein theoretisches als vielmehr ein praktisches Problem. Die zentrale Frage ist, wie können wir den Gesundheitserzieher professionalisieren, ohne ihn zu überfordern und ohne ihn zu bevormunden. Wie gewinne ich ihn als Partner?

2. Medizin

A. Eckert

Herr Bartsch hat überzeugend aufgezeigt, daß Gesundheitserziehung ohne Pädagogik und ohne die Didaktik als Integrationswissenschaft kaum denkbar ist. Ich möchte nun ausführen, daß auch die medizinische Wissenschaft im Rahmen eines kooperativen Ansatzes der Gesundheitserziehung wesentliche Beiträge leisten kann.

Die Tradition des präventiven Denkens in der Medizin ist alt. Als Beleg zitierte ich ein Teilgebiet der Medizin, das gemeinhin als Hygiene bekannt ist. Oft wird der Begriff Hygiene etwas verkürzt mit Begriffen wie Reinlichkeit oder Sauberkeit gleichgesetzt. Jedoch finden sich viele heute als besonders bedeutsam herausgestellte Gedanken bereits in einem Leitfaden für Studenten, nach dem ich mich vor 15 Jahren auf mein Staatsexamen vorbereitete. Der Autor weist darauf hin, daß der Begriff Gesundheit mehr beinhalte als lediglich die Abwesenheit von Krankheit und Schwäche. Körperliches, geistiges und soziales Wohlbefinden zu erhalten, müsse Gegenstand präventiver Bemühungen sein. Somit wurde der Definition der WHO von 1946 durchaus entsprochen. Es wird herausgestellt, daß u. a. Umwelthygiene, Sozialhygiene und Psychohygiene wesentliche Bestandteile der Hygiene darstellen. Betrachtet man allerdings den Raum, der diesen Themenbereichen gewidmet wurde, so wird deutlich, daß noch manches nachgetragen werden muß.

Einige etablierte Bereiche, in welchen präventive Ansätze anerkanntermaßen zum Tragen kommen, sollen genannt werden. Sie beziehen sich auf vorbeugende Maßnahmen gegen Herz-Kreislauf-Erkrankungen, Übergewicht, Erkrankungen des Bewegungsapparates und die Verhütung von Alkohol-, Medikamenten- und Drogenmißbrauch.

Nach dieser Aufzählung dürfte belegt sein, daß die Medizin legitimiert ist, im Rahmen eines kooperativen Ansatzes der Gesundheitserziehung mitzuwirken. Aber Legitimation und Kooperation sind 2 verschiedene Dinge.

Eine zweite Voraussetzung, die im Rahmen einer Kooperation bedacht sein will, ist die Frage, welche organisatorischen und institutionellen Voraussetzungen die Partner einbringen können. Diese Frage kann für die Medizin leicht beantwortet werden. Niedergelassene Ärzte, Kliniken und Gesundheitsämter stellen ein flächendeckendes Versorgungsnetz. Damit ist auch die zweite Voraussetzung, die ein „effizienter" Partner mitbringen muß, erfüllt.

Die Fragen, wie eine Kooperation zwischen Vertretern verschiedener Disziplinen aussehen kann, und die Fragen, ob Kooperation immer sinnvoll ist, können nicht so leicht beantwortet werden. Ich glaube, daß beide, wenn überhaupt, dann nur bezogen auf die jeweilige präventive Aufgabe beantwortbar sind. Darüber hinaus ändern sich die Rollen der am kooperativen Verbund teilnehmenden Partner im Laufe der Aufgabenbewältigung oft erheblich. Dies will ich an einem Beispiel verdeutlichen:

Die Pockenerkrankung galt als Geisel der Menschheit. Heute ist sie ausgerottet und hat ihre Schrecken verloren. Was früher die Kooperation von Vertretern der verschiedensten Wissenschaften und die Integration dieser Bemühungen in internationalen Organisationen erforderte, obliegt heute nur noch der Sorgfaltspflicht einiger weniger Virologen.

Ein zweites Beispiel, das m. E. die Notwendigkeit der Kooperation sehr deutlich dokumentieren kann, begegnet mir immer wieder in meinem engeren Tätigkeitsbereich während der Behandlung Abhängigkeitskranker. Der Begriff der Behandlungskette verweist auf den Sachverhalt, daß Vorsorge, klinischärztliche Behandlung und Nachsorge, bei etwa gleichrangigem Stellenwert, von Vertretern verschiedener Institutionen in Kooperation wahrgenommen werden sollen. In der Praxis lassen sich 2 Problemkreise beschreiben, die als bedeutungsvoll hervorgehoben werden müssen. Der erste erwächst aus der Verschiedenartigkeit der Aufgaben der beteiligten Institutionen, der zweite ergibt sich aus der Tatsache, daß in den meisten Institutionen Vertreter unterschiedlicher Berufsgruppen einen von allen getragenen Ansatz finden müssen. Ob Kooperation in diesem Sinne gelingt, hängt sehr vom persönlichen Engagement der Menschen in diesen Institutionen und von deren Einstellung zur Notwendigkeit der Kooperation ab. Insofern kann ich diejenigen, die schlechte Erfahrungen gemacht haben, ermutigen. Es ist auch eine Frage der persönlichen Begegnung, ob Kooperation gelingt oder nicht.

Gelingt die Kooperation verschiedener Institutionen und Fachleute, so wirkt sich das recht entlastend auf alle beteiligten Mitarbeiter aus. Es besteht aber die Gefahr, daß der Hilfesuchende vielen Fachleuten „vorgeführt" wird und bei jedem etwas anderes über sich und sein Problem erfährt. Ich glaube, daß deshalb viele betroffene Patienten bzw. Klienten eher eine Diskussion zum Thema „Kompetenz oder Kooperation" favorisieren würden. Welchem Ziel soll eine solche kompetente Beratung und Behandlung dienen? Hier schließe ich mich der von Herrn Bartsch schon angesprochenen Linie an, daß es letztlich im Rahmen der Gesundheitserziehung in der Prävention darum gehen muß, den Bürger, um dessen Gesundheit es eigentlich geht, soweit zu professionalisieren, daß er von sich aus das tun kann, was für seine Gesundheit das Richtige ist.

3. Soziologie

H. RENN

Ich stelle die These auf, daß in der Gesundheitserziehung ein kooperativer Ansatz zwangsläufig ist. Eben wurde die Didaktik als die Integrationswissen schaft der Gesundheitserziehung bezeichnet, da es letzten Endes darauf ankäme, wie der einzelne Gesundheitserzieher handelt. Diese Aussage ist sehr individualistisch und zu sehr auf Gesundheitserziehung als kommunikative Maßnahme abgestellt. Implizit werden aber damit auch die für den Gesundheitserzieher wichtigen strukturellen Rahmenbedingungen und Voraussetzungen angesprochen.

Wenn ich mich als Soziologe mit Gesundheitserziehung befasse, so liegt mein Interesse gerade bei diesen strukturellen Rahmenbedingungen und Voraussetzungen und weniger bei der einzelnen gesundheitserzieherischen Maßnahme. Dies bedeutet, daß Kooperation insbesondere auf der Planungsebene stattfinden muß. Aus der Notwendigkeit einer Verknüpfung des individuellen Handelns einzelner Gesundheitserzieher und der planenden Gestaltung des materiellen und sozialen Zusammenhanges, in dem diese handeln, ergibt sich die Zwangsläufigkeit der Kooperation. Meines Erachtens wird jedoch auf der Planungsebene zu wenig über die strukturellen Rahmenbedingungen und Voraussetzungen nachgedacht, den einzelnen Gesundheitserziehern werden stillschweigend Planungsaufgaben zugeschoben – Aufgaben, denen sie nur und meist auch nur unvollkommen gerecht werden können.

Strukturelle Rahmenbedingungen und Voraussetzungen sind vielfältig. Sie reichen von materieller wie finanzieller Ausstattung bis hin zu sozialen Gegebenheiten: Interaktionen im sozialen Nahraum, in der Familie, der Schule, am Arbeitsplatz und in der Freizeit, über institutionelle Gegebenheiten wie gesetzliche Regelungen, Vorschriften und Zuständigkeiten bis hin zu allgemeinen kulturellen Werten und Normen der Gesamtgesellschaft oder spezieller Subkulturen, z. B. der sog. „Jugendkultur". Dies alles ist kooperativ in den Griff zu nehmen, nicht durch den einzelnen Gesundheitserzieher, der überfordert ist, sondern durch Planer der Gesundheitserziehung.

Auf der Planungsebene kann man beispielsweise darüber nachdenken, durch welche flankierenden Maßnahmen man den Gesundheitserziehern beispringen kann. So hat eine realistische Gesundheitserziehung ihre Einbettung in Werte und Normen der Gesellschaft in Rechnung zu stellen. Wenn man einem jungen Mann das Wissen um die Schädlichkeit von Alkoholmißbrauch vermitteln will, so ist zu berücksichtigen, daß sein Freund, mit dem er sich abends trifft, u. U. gerade im kräftigen Alkoholkonsum einen Männlichkeitsbeweis erblickt. Da sind festgefahrene Bräuche und Traditionen zu bedenken, deren Veränderbarkeit oft bezweifelt wird. Ich nenne hier als Beispiel die sehr pessimistische Ansicht eines Kollegen, der sich mit dem Stellenwert soziologischer Erkenntnisse für die praktische Drogenpolitik befaßt hat.[1] Er sagt, es sei so ähnlich wie bei den Bauern. Diese wissen, die Ernte wird gut, wenn das Wetter gut ist. Sie wissen aber auch, daß sie das Wetter nicht ändern können. Wir haben gelernt, daß die Wirksamkeit der Gesundheitserziehung durch Werte und Normen der Gesellschaft beeinflußt wird, wir wissen aber auch, daß gerade Werte und Normen schwer zu ändern sind. Andererseits können hier flankierende Maßnahmen ansetzen, die

---

[1] Vergleiche Giesen B (1983) Drogenproblem und Sozialpolitik. Zur praktischen Heuristik soziologischer Theorien. In: Beck U (Hrsg) Soziologie und Praxis. SOZIALE WELT (Sonderband 1). S. 135–157.

auf einen normativen Klimawechsel zielen, insoweit, als sie beispielsweise das weitverbreitete Vorurteil, ein „echter Mann" müsse auch einen „ordentlichen Schluck" vertragen können, bekämpfen.

Allerdings wissen wir über die Zusammenhänge zwischen den kommunikativen Maßnahmen der Gesundheitserziehung und den strukturellen Rahmenbedingungen und Voraussetzungen oft viel zu wenig, um auf der Planungsebene konkret und im Detail Festlegungen treffen zu können. Dies bedeutet die Notwendigkeit von gezielter Forschung in diesem Bereich. Da wir aber nicht warten können, bis gültig abgesicherte Forschungsergebnisse vorliegen, sind in der Gesundheitserziehung begleitende Evaluierungen notwendig. Immer ist festzustellen, ob Maßnahmen unter den gegebenen Rahmenbedingungen wirken oder wirkungslos sind. Man darf auch hier den einzelnen Gesundheitserzieher nicht allein lassen. Seine eigenen, subjektiven Bewertungen führen oft zur falschen Einschätzung der Wirksamkeit, im schlimmsten Fall zu Entmutigung und Resignation.

4. Psychologie

J. SCHENK

Die Psychologie beschäftigt sich mit dem Erleben und Verhalten des Menschen und dies unter 3 Aspekten. Sie beschäftigt sich 1. mit der Beschreibung der Phänomene, was im Zusammenhang mit der Prävention eine wichtige Aufgabe ist, denn wenn wir die Phänomene falsch wahrnehmen, werden wir auch für unser Handeln falsche Konsequenzen ziehen. Sie beschäftigt sich 2. mit der Erklärung der Phänomene und 3. mit Interventionsstrategien, sei es um Störungen zu beheben (Therapie) oder um Störungen zu verhindern (Prävention). Zu diesen 3 Aufgabenbereichen bietet die Psychologie der Gesellschaft ihre Dienste an und ist dabei zur Kooperation mit anderen Wissenschaftsdisziplinen bereit. Sie tritt dabei teilweise auch in ein Konkurrenzverhältnis zu anderen Disziplinen, wie etwa bei der Erklärung und Therapie der Drogenabhängigkeit, wo man mehr somatisch orientierte oder mehr psychologische Modelle entwickeln kann. Die Forschung wird zeigen müssen, mit welchem Ansatz man mehr erklären und ob man die konkurrierenden Theorien möglicherweise integrieren kann. Weil sie Dinge selbst gestaltend verändern will, wird sie teilweise ebenso in ein Konkurrenzverhältnis zu bestehenden Organisationen geraten, sucht daneben jedoch auch die Zusammenarbeit mit ihnen. Man kann bestehende Organisationen nicht einfach beiseite schieben und man kann aus Kostengründen das Potential dieser Einrichtungen nicht ungenutzt lassen. Psychologisches Wissen wird nicht um seiner selbst willen gesammelt, sondern um den Menschen zu dienen, und so ist es auch das Anliegen der Psychologen, daß ihr Wissen und Können von der Gesellschaft abgerufen wird. Unter Psychologie verstehe ich dabei die wissenschaftliche Psychologie, d. h. eine Psychologie, die an einer rationalen Forschungslogik orientiert ist, empirische Belege vorweisen will und sie sucht und die ihre Interventionen einer Erfolgskontrolle unterwirft. Nur für eine so verstandene Psychologie spreche ich.

Wenn dann auf die Psychologie zurückgegriffen wird, so ist dies nicht nur zum Nutzen der Psychologie, die an der Herausforderung wachsen kann, sondern der Menschen insgesamt. Bevor ich dies an einigen Beispielen erläutere, möchte ich betonen, daß das Hauptproblem nicht so sehr darin besteht, sich in abstrakter, unverbindlicher Weise auf Kooperation zu einigen, sondern diese in der konkreten Arbeit ernst zu nehmen. So genügt es nicht, daß man in einer Institution einen oder mehrere Psychologen beschäftigt, sondern man muß deren Fachwissen auch ernst nehmen. Ein Psychologe darf nicht dazu mißbraucht werden, angewandte Psychologie zu verhindern. Das Interesse an dem Fachwissen anderer Disziplinen müßte v. a. an den Nahtstellen zwischen den Disziplinen wach gerufen und wach erhalten werden. Eine lange Grenze hat die Psychologie hier mit der Medizin, wenn man unter Gesundheit auch psychische Gesundheit meint. Nimmt man ein so konkretes Phänomen wie die Depression, so ist damit wahrnehmbar gestörtes Erleben und Verhalten einer Person gemeint. Das gleiche gilt für das Thema Alkoholismus, wo zunächst wiederum ein auffälliges Verhalten vorhanden ist. Aus dem Phänomen leitet sich nicht zwingend die Zuständigkeit einer Disziplin und damit auch nicht die Hauptverantwortung einer Disziplin ab. Sicher ist, daß es hier zunächst um - verändertes - Erleben und Verhalten geht und damit die Psychologie unmittelbar angesprochen ist. Es wird sich zeigen müssen, wie brauchbar die Erklärungen der Psychologie für diese Phänomene sind. Selbst dann jedoch, wenn die Psychologie möglicherweise die Phänomene nicht erklären kann, könnte sie einen wichtigen Beitrag für effektive Interventionen leisten, wie etwa im Zusammenhang mit der Krebsbekämpfung.

Ich will nun an einigen Beispielen zeigen, welchen Beitrag die Psychologie zu leisten vermag, ohne daß diese Leistung bisher hinreichend abgerufen wurde.

1. Es geht darum, die Phänomene präzise zu beschreiben. Ein gutes Beispiel für die Problematik ist der Alkoholismus. In vielen Beiträgen wird ein sehr einseitiges Bild von Alkoholismus vermittelt - z. B. in der ZDF-Suchtwoche -, mit der weitergehenden Konsequenz, daß man sogar seinen eigenen Auftrag behindert. Wenn man z. B. die These vertritt, daß ein Alkoholiker nicht mehr aufhören könne zu trinken, dann werden viele Personen mit Alkoholproblemen dies testen, feststellen, daß sie manchmal durchaus aufhören können zu trinken, und deshalb die Hilfe nicht suchen, deren sie bedürfen. Wir wissen aus wissenschaftlichen Untersuchungen, daß ein Alkoholiker manchmal seinen Konsum durchaus zu steuern vermag, er aber trotzdem ein Alkoholproblem hat. Fachleute sind mitschuldig daran, daß ein zu einfaches Bild von Alkoholismus in der Öffentlichkeit verbreitet ist, das zum einen Alkoholiker wegen der Stigmatisierung und des absoluten Abstinenzgebots von der Therapie abschreckt, zum anderen viele auch in der Illusion läßt, kein Betroffener zu sein. Hier wird man wissenschaftliche Erkenntnisse, zu denen die Psychologie auch beigetragen hat, mehr zur Kenntnis nehmen müssen - gerade dann, wenn man helfen will. Es ist äußerst bedenklich, wenn man sich einfach den Vorstellungen der „Anonymen Alkoholiker" anschließt und v. a. deren Ansichten der Bevölkerung mitteilt.

2. Es geht jedoch nicht nur darum, Phänomene richtig zu beschreiben, sondern es geht auch um Interventionen. Um das Problem der Kooperation als eine

unumgängliche Aufgabe zu verdeutlichen, möchte ich 2 Beispiele herausgreifen, zu denen die Psychologie bei der Kausalanalyse weniger beigetragen hat, im Interventionsbereich trotzdem nicht unbedeutend ist. Das eine Beispiel ist die Krebsbehandlung. Die bisherigen Methoden, Personen zur Teilnahme an Krebsvorsorgeuntersuchungen zu motivieren, konzentrierten sich v. a. auf die Krankheit. Man hat über die Konsequenzen dieser Krankheit aufgeklärt und dagegen die Heilungsaussichten bei rechtzeitig erkannter Krankheit gestellt. Das Ergebnis dieses Vorgehens war, daß der Prozentsatz der Personen, die an Vorsorgeuntersuchungen teilnahmen, stagnierte oder sogar rückläufig war. Will man den Prozentsatz steigern, so muß man wissen, warum einzelne Personen teilnehmen oder nicht teilnehmen. Wir haben dazu eine Untersuchung durchgeführt[2], die zeigte, daß es zum einen darum geht, ob man den Krebs für heilbar hält. Zum anderen geht es jedoch darum, ob man Informationen in diesem Bereich überhaupt noch akzeptiert und – was bisher ignoriert worden ist – ob man sich durch die Vorsorgeuntersuchungen in seinem Schamgefühl verletzt fühlt. Verstärkt man den Druck zur Teilnahme durch Verweis auf die möglichen negativen Konsequenzen bei Nichtteilnahme, ohne das Schamgefühl zu berücksichtigen, so erhöht man vielleicht den inneren Spannungszustand, ohne daß die Teilnahmequote steigt. Weiß man jedoch, daß dies einer der Gründe ist, warum manche Menschen an Krebsvorsorgeuntersuchungen nicht teilnehmen, so kann man darauf eingehen. In einer Broschüre des Landesverbandes Bremen für Krebsforschung und Krebsbekämpfung wird dies berücksichtigt. Hier wird u. a. ausführlich über die Prozedur der Vorsorgeuntersuchung informiert. Menschen zu einem bisher unüblichen Verhalten zu bewegen und Einstellungen zu verändern, ist ein traditionelles Gebiet der Psychologie – es bleibt es auch dann, wenn es in den Themenbereich einer anderen Disziplin fällt. Um bei diesem Beispiel zu bleiben: Ein Arzt ist nicht darin ausgebildet, Einstellungen zu ändern, er wird sich dazu des Fachmanns versichern müssen.

Ein zweites Beispiel, zu dem die Psychologie inhaltlich schon mehr beizutragen hat, das aber dennoch unbestritten zu den Arbeitsgebieten des Arztes gehört, ist der Bluthochdruck. Es ist bekannt, daß einer der Faktoren, die zum Bluthochdruck führen, der Streß ist. Die „Liga gegen den Bluthochdruck" hat eine Broschüre verteilt, in der sie Ratschläge zur Bekämpfung des Bluthochdrucks gibt und u. a. auch auf den Streß eingeht. Unter Punkt 9 wird dazu gesagt: „Versuchen Sie Streß und Spannungen abzubauen. Mit der Ordnung Ihrer Lebensweise, der Vermeidung von Unruhe, Hast und Konfliktsituationen steht und fällt der Erfolg der Behandlung Ihres Bluthochdrucks." Man sollte die berufliche und persönliche Situation ordnen, und dazu heißt es: „Aber wenn man sich einmal Gedanken macht und ein klein wenig Mühe gibt, ist es erstaunlich, wie Spannungen und Furcht in Schranken gehalten werden können." Ein Hinweis darauf, wie einem das gelingen könnte, fehlt, auch ein Hinweis darauf, daß einem ein Psychologe dabei helfen könnte. In einer Broschüre der Pharmaindustrie wird gesagt, die Spannungen, die sich

---

[2] Schenk J (1984) Einstellungskorrelate der Teilnahme an Krebsvorsorgeuntersuchungen. Psychother Psychosom Med Psychol 34:252–258

während eines Fernsehkriminalfilms anstauen, müßten eigentlich abgebaut werden. Das Problem sei, daß die Menschen still säßen und nicht mehr die Spannung in Bewegung abbauten. Ernsthaft wurde nun vorgeschlagen, man solle einen Heimtrainer in sein Wohnzimmer stellen und in die Pedale treten, während man sich den Film anschaut. Wenn solche Vorschläge gemacht werden, ist die Prävention und Kooperation zwischen den Wissenschaftsdisziplinen nicht ernst gemeint. In diesen Beispielen ist der psychologische Bereich von Ärzten okkupiert und mit einigen schnoddrigen Bemerkungen abgetan.

3. Was kann man tun, um nicht betroffen zu werden? Dies ist ein zentraler Punkt, denn es geht nicht darum, Krankheit zu vermeiden, sondern, Gesundheit zu erhalten. Zu dem Thema psychische Gesundheit gibt es mittlerweile viele psychologische Untersuchungen: z. B. zur Frage, wie Einsamkeit entsteht. Wir wissen, daß es nicht genügt, Menschen zusammenzubringen, sondern daß bei der Begegnung die richtige Form der Kommunikation eine wichtige Rolle spielt. Verhindern läßt sich Einsamkeit durch das Training richtigen Kommunikationsverhaltens. In gleicher Weise ist es möglich, Depressionen zuvorzukommen, wenn man weiß, daß eine der Ursachen für Depressionen mangelnde positive Verstärkung durch die Umwelt ist. Wir könnten durch hinreichende soziale Verstärkung dafür sorgen, daß Depressionen seltener werden; dazu aufgerufen sind dann u. a. Pädagogen, Vorgesetzte, Ehepartner etc. Aus der Kenntnis der Verursachung von Störungen lassen sich teilweise Schlußfolgerungen für ein Leben ableiten, wie es sein sollte.

Die Psychologie hat auf den Ebenen der Beschreibung von Phänomenen, deren Erklärung und möglicher Interventionen Beiträge geleistet, die ihre Grundlage in empirischen Untersuchungen haben. Die Psychologie verfügt damit über Fachwissen und Handlungskompetenz. Sie stellt beides zur Verfügung und hofft, daß es zum Nutzen eines vertieften Verständnisses vom Menschen und, um diesem mehr helfen zu können, genutzt wird.

Diskussion

Der *Moderator* dankte den 4 Referenten für ihre einzelwissenschaftlichen Beiträge und eröffnete die Diskussion mit der Frage an den Mediziner: Wäre das Problem der Kooperation dadurch zu lösen, daß alle Einzelwissenschaften gut aufbereitetes Know-how an die Medizin liefern, die dann ihrerseits integrierend Gesundheitserziehung durchführt?

ECKERT:

Grundsätzlich glaube ich, daß die Ärzte ebenso wie die Vertreter anderer Wissenschaften in der Lage sind, auch in Bezügen zu denken, die aus Nachbarwissenschaften entliehen sind. Es ist dann sicher zusätzlich noch ein Wertungsproblem, welchen der Inhalte man, wenn sie im Konflikt zueinander stehen, mehr

Bedeutung beimißt. Die Frage, welche Berufsgruppe die Arbeit erfolgreich erledigen kann, hängt sehr stark davon ab, welche institutionellen Voraussetzungen mitgebracht werden. Da sind ganz sicher die Ärzte und Lehrer den Psychologen einiges voraus. Was die Gesundheitserziehung angeht, ist es über die Schulen ohne großen Aufwand möglich, sehr viele Schüler zu erreichen. Aber ich glaube, daß ein Psychologe, der gelernt hat, sich weiterzubilden, durchaus in der Lage ist, sich die medizinischen Inhalte anzueignen und weiterzugeben, die im Rahmen der Gesundheitserziehung gefordert sind. Gesucht wird eigentlich eine Persönlichkeit, die in der Lage ist, integrativ die Inhalte verschiedener Wissenschaftsbereiche zu berücksichtigen und zu vermitteln, und dazu meine ich, ist der Arzt durchaus in der Lage.

SCHENK:

Ich habe Bedenken, jetzt bereits über Personalprobleme zu diskutieren. Ich halte es für wichtiger, zunächst einmal über Inhalte zu reden und ganz allgemein sicherzustellen, daß die einzelnen Disziplinen sich gegenseitig beeinflussen lassen. Ich denke, man muß das Problem erst einmal so zur Kenntnis nehmen wie es im Augenblick ist – und dies dürfte dann etwas anders sein, als die Selbstdarstellungen der Beteiligten es erkennen lassen.

Ich will das am Beispiel einer eigenen Untersuchung verdeutlichen. Im Zusammenhang mit der Therapie von Drogenabhängigen und Alkoholikern gilt es als unbestritten, daß es eine Behandlungskette geben muß, an deren Ende die langfristige Nachbetreuung steht. In Publikationen wird immer wieder der Eindruck erweckt, dieses System gäbe es, und es funktioniere. Damit wäre auch ein Beispiel für die Kooperation verschiedener Institutionen und Disziplinen gegeben. Wir haben diese Behandlungskette untersucht – eine Studie auf der Basis der Daten eines Landeskrankenhauses ist bereits veröffentlicht, eine Studie auf der Basis von Daten eines Fachkrankenhauses und einer Psychosozialen Beratungsstelle wird zur Veröffentlichung vorbereitet –, und wir können aufgrund dieser Daten sagen, daß die Behandlungskette bei diesen 3 Institutionen so gut wie nicht existiert. Angesichts der dramatischen Mängel in der Versorgung der Abhängigen und des krassen Widerspruchs zwischen Anspruch und Wirklichkeit erscheint es mir von sekundärer Bedeutung, wer im Rahmen einer solchen Behandlungskette etwas mehr oder weniger Kompetenz hat. Wichtiger erschiene mir, daß tatsächlich das passiert, was behauptet wird und dies dann von Nutzen für den Patienten ist. Wie weit die Kluft zwischen öffentlicher Selbstdarstellung und tatsächlichem Verhalten ist, zeigt sich an den Daten des Landeskrankenhauses und dort am Kreis der Personen, die die Behandlung auf eigenen Wunsch vorzeitig abbrechen. Man sollte erwarten, daß das Klinikpersonal dann im verstärkten Maße Weiterbehandlung empfiehlt. Das Gegenteil ist jedoch der Fall, Empfehlungen sind noch seltener als sonst. Konkret bedeutet das, daß bei einem Patienten vielleicht Eheprobleme als Teil seiner Problematik diagnostiziert werden, eine Ehetherapie in der Klinik jedoch nicht durchgeführt werden kann und trotzdem weder dem Patienten noch den betreuenden Personen außerhalb der Klinik bei der Entlassung der Rat gegeben wird, eine Ehetherapie zu beginnen. Angesichts dieser Verhältnisse muß man daran zweifeln, daß der therapeutische Auftrag immer hinreichend ernst genommen wird. Ich fürchte, wir nehmen die Dinge nicht erst genug, über die wir reden. Wir sagen Kooperation, praktizieren sie nicht, aber behaupten, es gäbe sie. Ich glaube nicht, daß das nur ein Kompetenzproblem ist, denn oftmals beteiligen sich Vertreter der verschiedensten Disziplinen an diesem Verwirrspiel. Mein Eindruck ist, daß es vielen in diesen Bereichen Tätigen an dem notwendigen Fachwissen mangelt, dieses Defizit aber verdeckt wird und deshalb eine ernsthafte und offene Auseinandersetzung mit dem Thema unterbleibt. So finde ich es ganz erstaunlich, daß es noch in neuerer Zeit Fortbildungsveranstaltungen und Aufklärungsschriften für Ärzte zum Thema Alkoholismus gibt, die fachlich auf dem Stand etwa des Jahres 1975 sind. Bevor wir daher fragen, wer die gemeinsamen Anstrengungen integrieren sollte, müßten wir erst einmal fragen, welches Wissen und Können man von den Beteiligten unabdinglich voraussetzen muß und wo solche Fachleute in größerer Zahl überhaupt zu finden sind.

BEITRAG AUS DEM PLENUM *(„Aktion Schule und Gesundheit, München"):*

In unserer Aktion werben engagierte Ärzte und Lehrer für Prävention. Träger sind der Verband Bildung und Erziehung und der Verband der niedergelassenen Ärzte Deutschlands. Wir haben unsere Aktion öffentlich dargestellt, um einen gewissen Druck auszuüben, dann sind wir dazu übergegangen, sie als Modellversuch an einer Münchener Gesamtschule durchzuführen mit den Themen: gesundheitliches Verhalten, Bewegung, Verkehrsgefährdung, Hautpflege, Körperreinigung, Ernährung.

Die Schüler sollten z. B. für einen Tag lang notieren, was sie gegessen haben, daran ließen sich Fragen anschließen hinsichtlich Kochen, Über- und Untergewicht, Gauß-Verteilung. Es fanden Elternabende zwecks inhaltlicher Abstimmung und Abende mit Eltern und Kindern statt, die sich am besten bewährt haben. Daraus hat sich ein Erfahrungsaustausch ergeben zwischen Kindern, Eltern, Lehrern, Ärzten, z. B. auch bei einem Landschulheimaufenthalt. Die Aktion wird fortgesetzt.

MODERATOR:

Es müssen also ein paar Leute zusammenkommen und initiativ werden, aber reicht das Engagement aus, soll es dabei bleiben? Ich erinnere daran, daß für eine langfristige, systematische gesundheitliche Prävention bei uns so gut wie keine Mittel zur Verfügung gestellt werden, gemessen an den hohen Ausgaben im therapeutischen Bereich.

BEITRAG AUS DEM PLENUM:

Gegenüber wissenschaftlichen Bemühungen hege ich einige Skepsis und plädiere in der Gesundheitserziehung dafür, früher bereits erkannte Möglichkeiten, z. B. des Schulsports, wieder stärker zu propagieren. Kinder und Jugendliche sind in hohem Maße untrainiert als Folge des auf 1 oder 2 Stunden reduzierten Schulsports. Es ist die Aufgabe der Gesundheitspolitik, solche Mißstände zu beseitigen.

BARTSCH:

Ich bin der „Aktion Schule und Gesundheit" für ihren Beitrag dankbar, weil er deutlich macht, daß man hier verschiedene Betrachtungsebenen nicht durcheinanderbringen und gegeneinander aufrechnen sollte. Ihr Beispiel ist ein ganz klarer didaktischer Ansatz. Ich kenne diesen Versuch und weiß, daß in Nordrhein-Westfalen der VBE etwas Ähnliches gemacht hat, und in Berlin versuche ich das z. B. auch im nächsten Jahr zu installieren. Ich bin überhaupt kein Freund von solchen flächendeckenden Angeboten. In ihnen ist der Mißerfolg immer gleich mitprogrammiert. Aber trotzdem ist natürlich richtig, daß auf einer anderen Betrachtungsebene, nämlich derjenigen der strukturellen Rahmenbedingungen, die „Großwetterlage" geschaffen werden muß, damit solche Initiativen keine Einzelfälle bleiben.

Als Didaktiker sage ich: Verschenkt nicht kostbare Zeit, bis sich alle Disziplinen über ihren Selbstwert und Standort geeinigt haben. Es gibt genügend Anlässe in der Praxis und Beispiele, wo durch persönliches Engagement die Kooperation im kleinen realisiert worden ist. Es gilt, diese Fälle öffentlich bekanntzugeben und andere Engagierte, nicht zuletzt die Gesundheitspolitiker, zu gewinnen.

BEITRÄGE AUS DEM PLENUM:

Es ist zu prüfen, inwieweit auch in Modellversuchen traditionelle Themen wie Ernährung und Bewegung fortgeschrieben werden. Es gibt aber im Rahmen der Gesundheitserziehung in der Schule eine ganze Reihe Themen für Schüler, Lehrer und Eltern, die kaum behandelt werden.

Ich denke da an den gewaltsamen Tod eines 13jährigen Schülers, der sich mit einem Strick im Treppenhaus erhängte. Welche Möglichkeiten habe ich als Lehrer, einem Schüler bei familiären Problemen zu helfen? Welche Klassenzimmeratmosphäre schaffe ich selbst? Wie reagiere ich auf einen Schüler, der ständig übertrieben Kontakt zum Lehrer oder zu den Mitschülern sucht?

MODERATOR:

Die Psychohygiene als Aspekt der Gesundheit bleibt weithin unbeachtet. Herr Schenk hat vorhin Beispiele genannt, auf welche Weise die Psychologie hier genuine Beiträge leisten könnte, etwa in der Lehrerausbildung oder -fortbildung.

Jetzt möchte ich die Kollegen der verschiedenen Wissenschaften noch einmal fragen: Wie sehen sie Kooperation auf der Planungsebene, bei der Abstimmung gesundheitserzieherischer Ziele konkret?

BARTSCH:

Das Schülerbeispiel hat mich sehr berührt. Im Grunde haben Sie damit eine bildungspolitische Frage gestellt. Und natürlich ist Gesundheitserziehung auch politisch hoch brisant. Man kann etwas überspitzt sagen, die Geschichte der Schule ist gleichzeitig eine Geschichte der Gesundheitserziehung. Ich darf Ihnen versichern, daß es eine Reihe von Unterrichtsbeispielen gibt, wo auf diese psychosozialen Fragestellungen, wie Fragen der Entspannung im Unterricht und dergleichen, eingegangen wird, wenn ich auch zugeben muß, daß die Rahmen-richtlinien das nicht immer thematisch legitimieren.

Als Didaktiker möchte ich in einer Kommission sitzen, die für Lehrerausbil-dung, für die Schaffung von Rahmenrichtlinien, Stoffplänen zuständig ist. Da hätte ich die Möglichkeit, Einfluß darauf zu nehmen, daß in den Rahmenrichtli-nien nicht nur die Themen Zähne, Ernährung und Haltungsschäden stehen, sondern daß psychohygienische Fragen der Gesundheit zum bindenden Kanon von Lehrplänen gehören; das wäre ein konkreter Beitrag.

ECKERT:

Ich möchte noch ein Wort zu den Problemen sagen, die uns als Schülerselbst-mord nahegebracht wurden. Es handelt sich um Schwierigkeiten, die auch im Verlaufe von therapeutischen Behandlungen nicht selten auftreten. Häufig wird man mit persönlichen Problemen des Patienten konfrontiert, die sich auch bei solidem Fachwissen nicht lösen lassen, man wird vom Patienten in eine Rolle gedrängt, in der man überfordert ist, man gerät an institutionelle Grenzen oder man wird mit eigenen Problembereichen konfrontiert. Deshalb werden im Rahmen einer psychotherapeutischen Ausbildung u. a. Lernschritte, wie die Teilnahme an einer Selbsterfahrungsgruppe und an einer Balint-Gruppe sowie Supervision des Behandlungsverlaufs, gefordert. Vielleicht können diese Erfah-rungen auf der Planungsebene als Vorlage dienen, um bestimmte, daraus abzu-leitende Inhalte in die pädagogische Ausbildung zu übernehmen.

RENN:

Auch hier sind wieder die strukturellen Rahmenbedingungen und Vorausset-zungen angesprochen: Es geht um tatsächliche, aber auch nur subjektiv empfun-dene *Zuständigkeiten,* die beachtet werden müssen. So muß abgeklärt werden, ob die Elternschaft überhaupt damit einverstanden ist, daß die Schule etwas macht. Gesundheitserziehung in der Schule ohne entsprechende Stützung durch die Familie verpufft. Hier liegt zudem eine sehr neuralgische Schnittstelle im Ver-hältnis zwischen Eltern und Schule: Die Familie kann mit den Auswirkungen schulischer Gesundheitserziehung derart konfrontiert werden, daß sie einen Eingriff in die Privatsphäre empfindet. Wenn beispielsweise die Problematisie-rung von Alkoholmißbrauch in der Schule zur Folge hat, daß das Kind zu Hause dem Vater jeden Schnaps, den er trinkt, vorzählt, könnte ich mir denken, daß dies nicht als angenehm empfunden wird und Probleme im Verhältnis zwischen Elternhaus und Schule hervorruft. Solche möglichen Verstimmungen müssen vorher besprochen werden. Zweckmäßig erscheinen *Koordinationsgremien* vor Ort, in denen Vertreter der Eltern und der Schule ihre jeweiligen Interessen und Wünsche einbringen und abklärend beraten können.

Notwendigkeit zur Kooperation und Koordination besteht allgemein für die verschiedenen sozialen Umfelder und Träger der Gesundheitserziehung – nicht nur für Familie und Schule. Viele unterschiedliche Organisationen sind mit Gesundheitserziehung befaßt: Wohlfahrtsverbände, Krankenkassen, Gesund-heitsämter, Vereinigungen der Selbsthilfe u. ä. So muß abgeklärt werden, welche

Organisationen an einer Maßnahme beteiligt werden sollen und welche Organisationen bereits dergleichen schon anbieten. Wenn letzteres nicht berücksichtigt wird, kann dies – wie ich es selbst einmal erfahren habe – zu grotesken Auseinandersetzungen über Zuständigkeiten führen. Auch ist zu prüfen, in welchen Bereichen von wem Gesundheitserziehung besonders erfolgreich wahrgenommen wird. Auf einen *koordinierenden Gesamtplan,* der zwischen den Beteiligten abgestimmt ist, kann somit selten verzichtet werden.

SCHENK:

Für mich ist eines der wichtigen Probleme, daß die Inhalte und Möglichkeiten der Psychologie in der Bevölkerung zu wenig bekannt sind. So verwechseln z. B. auch Akademiker oftmals Psychiater und Psychologen, oftmals werden in der Öffentlichkeit Personen als Psychologen vorgestellt, die dieses Fach nicht studiert haben. Dies führt dann dazu, daß man nicht nur nicht weiß, was Psychologen tun, sondern manchmal Dinge an ihnen kritisiert, die ihnen nicht anzulasten sind. Das ist kein guter Ausgangspunkt für Kooperation. Es wird Wissen von Psychologen nicht abgerufen, weil man nicht weiß, daß diese bereits darüber verfügen. Andere Disziplinen versuchen diese Probleme allein zu lösen und müssen dann eigentlich vermeidbare bittere Erfahrungen sammeln. Ein solches Gebiet, auf dem die Psychologie über langjähriges Wissen verfügt, ist die Einstellungsänderung. Um Veränderung von Einstellungen geht es beispielsweise, wenn man das Gesundheitsverhalten der Menschen verändern möchte. Es geht in diesem Zusammenhang um 2 Fragen: zum einen darum, wie man die Einstellungsänderung bei der Person bewirken kann, zum andern, ob sich die veränderte Einstellung auch im Verhalten niederschlägt. Ein Laie könnte versucht sein, die Person überreden zu wollen, und er hat damit vielleicht im ersten Augenblick Erfolg. Dieser Laie wird dann oftmals feststellen, daß das Verhalten sich nicht entsprechend verändert und daß die neue Einstellung auch nicht sehr stabil ist. Diesen Weg ist man im Bereich Drogenkonsum, Ernährung oder Krebsvorsorge häufig gegangen, mit wenig ermutigenden Ergebnissen. Hier wird dann viel Energie und Engagement fehlinvestiert, zum Nachteil von Sender und Empfänger.

Manchmal liegt in der Tat ein Informationsdefizit vor, und es ist sicherlich nicht falsch, z. B. im Zusammenhang mit Bluthochdruck über die Rolle von Kochsalz zu reden. Aber in der Regel geht es um mehr als um ein Informationsdefizit, und es ist zunächst einmal die Aufgabe, die Ursachen für das Verhalten zu erforschen, um dann gezielt an diesen Ursachen anzusetzen. Hinter manchem gesundheitlichen Fehlverhalten mag als Ursache Vereinsamung, innere Leere, Überforderung etc. stehen. Zur Bewältigung dieser Lebensprobleme hat die Psychologie mittlerweile viele Strategien anzubieten. Ein Beispiel ist das Training des Kommunikationsverhaltens. Wir wissen, daß falsches Kommunikationsverhalten Ursache für viele Störungen zwischen Menschen ist, ohne daß diese notwendigerweise den Zusammenhang erkennen. So sind Eheschwierigkeiten in großem Maße Kommunikationsprobleme, werden aber nicht als solche erkannt. Statt dessen denken die Ehepartner, die falsche Person geheiratet zu haben, und tauschen den Partner aus, um mit dem neuen Partner in ähnlicher

Form weiterzumachen. Solche Kommunikationsprobleme haben aber nicht nur die „Laien", sondern in gleicher Weise auch Fachleute aus dem psychosozialen Bereich. Mit so einfachen Ratschlägen wie „Man muß miteinander reden" ist es jedoch nicht getan, denn es geht um die Qualität des Gesprächs. Wenn es dann darum geht, die Qualität der Gespräche zu verbessern, sollte man Spezialisten befragen. Soweit es das Erleben und Verhalten von Menschen betrifft, kann man davon ausgehen, daß Psychologen hier Spezialisten sind. Läßt man deren Kenntnisse ungenutzt, so geht man das Risiko ein, Geld, Energie, Motivation falsch zu investieren.

Wenn man im präventiven Bereich etwas tun will, sollte man dies unter Ausnutzung des bisher gesammelten Wissens tun. Dies setzt voraus, daß man den Wissensstand seiner eigenen Disziplin kennt, den der anderen, auf dem gleichen Gebiet tätigen Disziplinen im Groben überblickt und die Grenzen seiner eigenen Kompetenz zu erkennen und zu akzeptieren vermag. Daraus muß sich dann die Zusammenarbeit zwischen den relevanten Gebieten ergeben, die man suchen muß, weil man sie braucht. Kooperation darf nicht zu einem Modewort werden und ansonsten in das Belieben der Beteiligten gestellt sein, was sie zur Kenntnis nehmen und mit wem sie zusammenarbeiten wollen. Gefordert wird sie von der Sache, die oftmals fächerübergreifend ist und deshalb auch fächerübergreifend behandelt werden muß.

BEITRAG AUS DEM PLENUM:

Eigentlich ist viel zu wenig über die Probleme, über die konkreten Probleme der Kooperation in einem Punkt gesprochen worden. Wir haben z. B. die strukturellen und organisatorischen Probleme angesprochen. Ich glaube, daß die Probleme teilweise noch tiefer liegen. Sie liegen auch in den unterschiedlichen Sozialisationen der Wissenschaften. Ich habe es als Sozialwissenschaftlerin sehr oft erlebt, daß Naturwissenschaftler in ihrer ganzen Ausbildung, sehr stark handlungsorientiert sind, und mit ihnen darüber diskutiert, wie sie Normen und Werte vermitteln. Sie sind oft erst einmal verärgert und sagen, wieso, ich mach' doch so etwas gar nicht. Soziologie ist eine relativ abstrakt angesiedelte Wissenschaft, die wie andere Wissenschaften auch mehr auf Strukturen schaut und nicht unmittelbar auf Handlung. Es nützt nichts, so ein abstraktes Wissen zu lernen, ohne es auch umsetzen zu können. Das erschwert manchmal die Kooperation.

Ein weiteres Problem scheint mir zu sein, was hier immer wieder angeregt wurde, daß wir eigentlich über Gesundheit viel zu wenig wissen. Unser ganzes Gesundheitssystem ist ausgerichtet auf Krankheit, und bei der Bewertung der verschiedenen Aktionen, die stattfinden, habe ich den Eindruck, es sind mehr die Leitlinien von Politik und Tradition, als daß sie wirklich das Wissen, was vorhanden ist, hinreichend integrieren.

Abschließende Bemerkungen

H. FESER

Die einzelwissenschaftlichen Kurzreferate und der ganze Verlauf der Podiums-/
Plenumsdiskussion machen deutlich, daß alle Einzelfragen und die gesamten
noch offen stehenden Probleme der Gesundheitserziehung angerissen werden,
wenn man im Diskurs auch nur einen der verschiedenen möglichen thematischen Zugänge zur Prävention versucht: Wir sind noch weit von einer verbindlichen Terminologie entfernt, auch wissen wir noch nicht genau genug, welche
theoretischen Ansätze und Techniken der jeweils erhofften Problemlösung am
ehesten gerecht werden. Ferner ist festzustellen, daß der Transfer von mancher-
orts vorhandenem Know-how in der gesundheitlichen Prävention noch nicht
befriedigend funktioniert.

Gesundheitserziehung droht in der Praxis als kooperativer Ansatz zu mißlin-
gen, weil man über die strukturellen Rahmenbedingungen und Voraussetzungen, insbesondere in ihrem Zusammenspiel mit kommunikativen Maßnahmen
der Gesundheitserziehung, oft noch zu wenig weiß. Wissenschaftliche Grundlagenforschung erscheint dringend erforderlich.

Die eingangs gestellte Frage, ob Kooperation in der Gesundheitserziehung
immer und überall notwendig sei, kann nicht eindeutig bejaht oder verneint
werden. Teils erscheint Kooperation notwendig, teils genügt fachkundige präventive Einzelarbeit.

Die Diskussionsredner stimmen darin überein, daß Kooperation auf der
Planungsebene unabdingbar sei, so z. B. bei der Analyse von Rahmenbedingungen, bei der Findung von Kooperationspartnern und bei der Zielbestimmung
präventiver Maßnahmen. Klare Zielvorgaben sind schließlich Grundlage für
Evaluationen. Eine sachgerechte Kooperation verschiedener Fachgebiete kann
überdies verdeutlichen, wo z. B. schulische Rahmenrichtlinien ergänzungsbedürftig sind.

Gesucht wird in der Praxis oft eine Persönlichkeit, die in der Lage ist, integrativ die Inhalte und Methoden verschiedener Wissenschaften zu berücksichtigen
und zu vermitteln, z. B. der präventiv tätige Lehrer in der schulischen Gesundheitserziehung oder der Psychologe und Arzt in der Beratungspraxis.

Mehrfach wird gefordert, mit Hilfe von erfolgversprechenden Initiativen in
der gesundheitlichen Prävention zu verhindern, daß der Begriff der Kooperation
zur „Killerphrase" oder zur Leerformel verkommt. Kooperation realisiere sich in
Aktivitäten, die von gemeinsamen Interessen für die Gesundheit der Menschen
und von gleichberechtigter Partnerschaft getragen werden.

Thema: Hypertoniekontrolle – Blutdrucksenkung*

Moderator: U. LAASER

Teilnehmer: H. BORGERS, BGA
                   H. AFFELD, Sozialministerium NEW
                   H. GROSSE-RUYKEN, Landesärztekammer Baden-Württemberg
                   H. GLEICHMANN, Herzzentrum Bad Oeynhausen
                   H. HAYDUK, Liga zur Bekämpfung des hohen Blutdrucks
                   H. LAASER, IDIS

Auditorium

Besprochene Themenbereiche

1. Wissen über Hypertonie

- Nach dem Erfolg des nationalen Blutdruckprogramms in den USA kann als gesichert gelten: Es besteht ein kausaler Zusammenhang zwischen bevölkerungsweiten Aktivitäten auf diesem Gebiet und dem Rückgang der Sterblichkeit durch Schlaganfall.
- Basiswissen ist vorhanden: Einflußnahme auf Risikofaktoren → gesenkter Blutdruck → gesenkte Erkrankungsquoten. Das Wissen wurde bisher nur noch nicht effektiv in Handlung umgesetzt.
- In der BRD gibt es bereits eine hohe Akzeptanz des Blutdruckmessens (Standard beim Arztbesuch, Möglichkeiten in Apotheken u. a.).
- In der BRD wird z. Z. eine Studie durchgeführt, um noch bestehende Lücken im Bereich der Herz-Kreislauf-Erkrankungen systematisch aufzufüllen.
- Die Identifikation von Risikofaktoren durch die Herz-Kreislauf-Epidemiologie ist abgeschlossen.
- Es fehlen jedoch noch Evaluationen in den Gebieten „Wirkung präventiver Maßnahmen" und „Risikofaktoren".

2. Brauchen wir ein nationales Programm?

Ein nationales Blutdruckprogramm bedeutet, die Hypertonie zu einem nationalen Thema zu machen, das inhaltlich diskutiert wird. Es schließt die Koordination der institutionellen Zusammenarbeit sowie eine gemeinsame Finanzierung und Strukturierung über einen längeren Zeitraum mit ein. Zielgruppe ist die Gesamtbevölkerung.

---

* Thesenartiger Extrakt aus der Bandaufnahme

U. Laaser, G. Sassen, G. Murza, P. Sabo (Hrsg.)
Prävention und Gesundheitserziehung
© 1987 Springer-Verlag Berlin Heidelberg

Ist ein solches nationales Programm mit der förderalistischen Struktur der BRD vereinbar?

- Ein nationales Programm wird als Koordinationsinstrument gebraucht, um gezielt, nachdrücklich und wirksam an den politischen Bereich heranzutreten (Gesetzgebung, Verwaltung).
- Bisher weisen die unterschiedlichen Einzelinitiativen in der Herz-Kreislauf-Bewegung verschiedene Stoßrichtungen auf, was von Politikern als Verzettelung registriert wird. Genauere und einheitliche Formulierungen sowie die Bündelung von Initiativen und Anfragen sind notwendig, um auf die Grundsätzlichkeit der Therapie des Bluthochdrucks hinzuweisen.
- Ein nationales Programm kann unterschiedliche Fragestellungen besser auffangen und durchziehen als Einzelinstitutionen.
- In einem förderalistischen System gilt jedoch auch der „Wert der Konkurrenz", z. B. Landesprogramme in NRW (ab 1987), „7 gegen 7" in Baden-Württemberg.
  Daher sollte auf *allen Ebenen* vorgegangen werden: Durchführung eines nationalen Programms und Ausschöpfung der Möglichkeiten auf Landes- und Kommunalebene sowie Unterstützung und Integration von Einzelinitiativen.

3. Vorteile des Hypertonieansatzes bei der Bekämpfung von Risikofaktoren

- Herz-Kreislauf-Erkrankungen sind Zivilisationskrankheiten, die v. a. auf schädliche Lebensgewohnheiten zurückzuführen sind, auf einen – noch – gesellschaftlich akzeptierten Lebensstil. Hieraus ergibt sich die Grundsätzlichkeit des Ansatzes.
- Bluthochdruck ist ein guter Ansatzpunkt für die Gesamtprävention kardiologischer Erkrankungen und für die Bewußtbarmachung von Risikofaktoren, d. h. für allgemeine Präventivmaßnahmen und die Einführung gesundheitserzieherischer Maßnahmen in breiterem Rahmen.
- Gerade im Bereich der Grenzwerthypertonie und der milden Hypertonie (90–99 mm Hg) finden sich 40 % der Exzeßtodesfälle. Deshalb ist es sinnvoll, gerade hier anzusetzen.

4. Zur Kostenfrage

- „Die Kosten pro verhindertem Ereignis für die Blutdrucksenkung stehen in Abhängigkeit vom Grad der effektiven Behandlung: Je effektiver die Behandlung desto geringer die Kosten" (Bezugnahme auf den Beitrag von Wenzel u. Laaser in diesem Buch).
- Über „Nichtpatienten" und somit über Prävention werden Kosten eingespart.
- Ressourcen und Informanten (Multiplikatoren), d. h. didaktisch qualifiziertes Personal für Beratungs- und andere gesundheitserzieherische Maßnahmen, sind im bundesdeutschen Gesundheitssystem vorhanden. Die staatliche Gesundheitsstruktur wird teilweise nicht ausgenutzt. Dabei findet sich der Präventivgedanke bereits in den Impfkampagnen und in der Betreuung von Schulen und Kindergärten und muß nur noch neu umgesetzt werden. Das

bedeutet, auf eine „Umlagerung und Neubestimmung der Ressourcenverwendung" im Gesundheitssystem hinzuwirken.
- Der Präventivgedanke muß zunächst im Alltagsleben umgesetzt werden (Rauchen, Alkohol, Ernährung, Bewegung u. a.), so daß daraufhin ein optimaler Einsatz beschränkter sachlicher und finanzieller Mittel erfolgen kann.
- Eine hoch technisierte kurative Medizin (wie etwa im Herzzentrum Bad Oeynhausen) kann nur noch über die Prävention finanziert werden.
- Prävention ist keine Kostenfrage, sondern eine ärztlich-ethische Frage.

5. Die Rolle des Arztes und die ärztliche Gebührenordnung

- Der Arzt spielt in der Kampagne zur Senkung des hohen Blutdrucks eine zentrale Rolle. Er ist der primäre Multiplikator.
- Die kurative Medizin ist inzwischen weit fortgeschritten, kann jedoch die Erkrankungsquote nicht beeinflussen („Grenzen der kurativen Medizin"). Hier ist es ärztliche Pflicht, früher einzusetzen und den Patienten über Risikofaktoren zu informieren, so daß er eigenverantwortliche Entscheidungen fällen kann.
- Die ärztliche Beratung sollte bei den Allgemeinmaßnahmen zur Reduktion des hohen Blutdrucks ansetzen (körperliche Aktivitäten, Salzminderung, weniger Alkohol und Zigaretten u. a.).
- Alle Ärzte sollten zunächst generell den Blutdruck ihrer Patienten messen und diese gegebenenfalls zur fachspezifischen Behandlung überweisen. Da sich 87 % der Bevölkerung in ärztlicher Behandlung befinden (Stuttgarter Fallstudie), wird durch eine solche Standardblutdruckmessung bereits ein großer Teil der Patienten mit zu hohem Blutdruck erfaßt, wenn auch noch nicht kontrolliert.
- Durch Präventionsaktivitäten wie Blutdruckmessung und ärztliche Beratung soll das Bewußtsein in der Ärzteschaft bezüglich der Hypertonie erweitert werden, wobei die Behandlung als Beratung über den kurativen Bereich der Medizin hinaus in den psychologisch-therapeutischen Bereich hineinreicht, somit auch nicht notwendig medikamentös sein muß.
- Deshalb muß die Gewichtung der ärztlichen Tätigkeit zwischen Diagnostik, Behandlung und Beratung neu erfolgen. Ärztliche Beratung erfolgte bisher zu wenig (10 % im Stuttgarter Fallbeispiel) und kann somit günstig verändert werden.
- Die Ärzte selbst sollten ein positives Menschenbild vermitteln und die Vorstellung von einem gesunden und besseren Leben und konkrete Hilfen in Fragen des Lebensstils geben können.
- Der Arzt sollte dabei ein Vorbild sein, das aus eigener Lebenserfahrung spricht und durch seine Anregungen beim Patienten positive Erfahrungen schafft, so daß ein Bewußtseinswandel in bezug auf eine gesunde Lebensweise zustande kommt.
- Die so erweiterte Rolle des Arztes führt zu einem ganzheitlichen Medizinbegriff, der ursprünglich durch den Ärzteeid vorgegeben war und in dem der Dualismus von kurativer und präventiver Medizin wieder aufgehoben ist.

- Als Hochschullehrer in präventiv-medizinischen Fächern haben die Ärzte die Aufgabe, die kommende Ärztegeneration zu prägen. Dabei sollte in Darstellung und Diskussion ein enger Kontakt zu den klinischen Fächern gesucht werden. Als Beispiel für eine solche mehr ganzheitliche medizinische Ausrichtung werden renomierte US-amerikanische Kliniken genannt, wo die Gesichtspunkte Behandlung, Forschung und Gesundheitserziehung (Beratung) bereits integriert vorgestellt werden und in der Ärzteausbildung zentral sind.
- Dem Arzt kommt durch den „Sicherstellungsauftrag" eine zentrale Rolle zu. Hiernach soll jeder Kranke seine adäquaten diagnostischen und therapeutischen Möglichkeiten finden. Hier stellt sich die Frage nach der Rolle des Staates, die Erfüllung eines solchen Sicherstellungsauftrags zu gewährleisten.
- Die Ärzte sollten in die Interventionsbereiche Betrieb und Sportverein gehen.
- Die Ärzteschaft sollte auf die Politiker einwirken, um bestimmte Rahmenbedingungen zu schaffen (z. B. strukturelle Maßnahmen wie die Salzdeklaration, Hinweise auf Umwelt- und Arbeitsplatzbelastungen) und sich dabei auch für höhere Forschungsmittel einsetzen.
- Die *ärztliche Gebührenordnung* muß geändert werden. Bisher werden nur Sachleistungen honoriert, nicht Beratungsgespräche (Dauer: ca. 20–25 min) oder Gruppenberatungen/-behandlungen.

6. Medikalisierung vs. Allgemeinmaßnahmen (Lebensführung)

- Nicht alle Hypertoniker sind medikamentös behandlungsbedürftig. Eine Blutdrucksenkung kann durch die Lebensführung, u. a. körperliche Aktivitäten, Nichtrauchen, Salzreduktion, erreicht werden. An diesem Punkt muß die ärztliche Beratung einsetzen.
- Die Hypertonie ist der Prototyp einer chronischen Erkrankung. Daher kann eine medikamentöse Behandlung die gesamte Lebensdauer des Patienten betreffen. Gerade für jüngere Menschen ist es deshalb wichtig, umzudenken und mit einer Änderung in der Lebensführung zu beginnen, um die Krankheit zu kontrollieren.
Stichwort: Der mündige Patient, der seinen Blutdruck selbst mißt und seine Medikamente selber variiert.
- Hohe Blutdruckwerte ($>$ 105 mm Hg) sind medikamentös gut und sicher behandelbar. Beim Umgang mit der milden Hypertonie und bei den Risikofaktoren („Behandlung statistischer Wahrscheinlichkeiten") wird der Gebrauch von Medikamenten als Chemoprophylaxe fragwürdig. Es stellt sich die Frage nach den Nebenwirkungen und Sicherheitsanforderungen, dem Nutzen und den Risiken einer Prophylaxe sowie nach der Grenze zwischen Krankheit und Risikofaktor.
- Die medikamentöse Behandlung sollte wegen ihrer negativen Nebenwirkungen (u. a. Potenzstörungen, Depressionen) erst ganz zuletzt oder in Notsituationen eingesetzt werden.
- Der Arzt sollte das Verschreiben von Medikamenten so weit wie möglich durch Beratung kompensieren, die auf ein konsequentes und kompetentes Verhalten des Patienten abzielt.

7. Interventionsbereiche

- Adressat eines nationalen Bluthochdruckprogramms ist die Gesamtbevölkerung.
- 87 % der Bevölkerung befinden sich nach der Stuttgarter Fallstudie in ärztlicher Behandlung und wären innerhalb eines Bluthochdruckprogramms über die Ärzte zu erreichen.
- Männer sind durch Bluthochdruck mehr betroffen als Frauen. Die Ärzte sollten deshalb in Betriebe und Sportvereine gehen.
- Gemeindenahe Prävention soll die Bevölkerungsteile erreichen, die sich nicht in ärztlicher Behandlung befinden (13 % nach der Stuttgarter Fallstudie).
- In den bestehenden gesundheitserzieherischen Einrichtungen finden sich bisher v. a. Mittelschichtangehörige. Es besteht eine Disparität zwischen Mittel- und Unterschicht bei der Nutzung von Gesundheitsangeboten.
  Hiermit korrespondiert ein Gradient in der Verteilung des hohen Blutdrucks und anderer Risikofaktoren sowie in der Gesamtsterblichkeit.
  Im Beispiel der Gesundheitsaktion der AOK Mettmann zeigt sich auf diesem Gebiet bereits eine positive Entwicklung: Trend zur unteren Mittel- und Unterschicht in der Nutzung der Angebote.

8. Medien

- Die Hilfe der Massenmedien ist für die Kampagne notwendig: Zeitschriften, Rundfunk, v. a. aber das Fernsehen mit längeren und besseren Sendezeiten.
- Personen des öffentlichen Lebens sollten gewonnen werden (Beispiel: Frau Scheel in der Krebskampagne).
- In den Broschüren zum Thema Herz-Kreislauf-Erkrankungen sollten die Darstellungsregeln des sozialen Marketings befolgt werden, um ein Hypertoniebewußtsein zu erzeugen.

9. Woher soll die Power kommen?

Diese Frage wird weitgehend mit dem Hinweis auf die Selbsthilfebewegung im Bereich Gesundheit beantwortet:
- Die Gesundheitsbewegung zeigt Tendenzen auf, verfügt jedoch bisher nur über eine geringe Artikulationsfähigkeit, d. h. es gibt Schwierigkeiten, mit Forderungen an den politischen Bereich heranzutreten. Möglicherweise wird jedoch durch diese Bewegung für den Herz-Kreislauf-Bereich langfristig mehr bewirkt als durch spezifische Programme.
- Eine Mobilisierung der Basis und entsprechender Druck von unten kann zur Veränderung der Strukturen in den administrativen und legislativen Bereichen führen.
- Gesundheitserziehung kann eine Motivierung und Sensibilisierung der Bevölkerung hervorbringen, um auf diese Weise einen Bedarf an strukturellen

Maßnahmen zu erzeugen und dem Politiker Handlungsfreiraum zu schaffen sowie ihn zu einer Anpassung an die Forderungen der Basis zu bewegen.
- Die Power aus der Basis der Bewegung sollte mit der noch latenten Power zur Wirksamkeit in den Institutionen zusammentreffen, um Veränderungen zu bewirken.
- Die politische Seite war lange nicht offen für Prävention, da es eine Unterversorgung der kurativen Medizin (Kardiologie) gab. Jetzt werden auch von politischer Seite her präventive Maßnahmen unterstützt (Frage des Zeitpunktes). Eine hochtechnisierte kurative Medizin ist nur über Prävention finanzierbar.
- Die Power sollte und kann nicht aus der Emotionalisierung kommen, wie bei der großen Krebskampagne vor 10 Jahren.

10. Strukturelle Maßnahmen

- Zu den strukturellen Maßnahmen, die gefordert werden müssen, gehört die Deklaration von Natriumchlorid in Lebensmitteln (Gesetzgebung).
- Durch eine selektive Nachfrage nach kochsalzarmen Lebensmitteln seitens der Bevölkerung (von der Werbung und den Medien unterstützt, s. Belgien) wird das Marktangebot gesteuert.
- Gesundheitserziehung sollte Schulfach werden.
- Veränderung der ärztlichen Gebührenordnung.

11. Institutionen in der Gesundheitserziehung

- Als ein Beispiel für den Fortschritt auf dem Gebiet der Gesundheitserziehung (GE) wird der Gesundheitspark München mit 250 000 Unterrichtsstunden genannt.
- Vergleichbares gibt es auch in NRW, wenn auch nicht so spektakulär: Initiativen des Landessportbundes, der Krankenkassen und Volkshochschulen.
- Obwohl in der GE in den letzten Jahren viele Anstrengungen unternommen wurden, fehlt es an Durchschlagkraft. Die Gründe hierfür liegen zum großen Teil in der schlechten Ausstattung der kleinen gesundheitserzieherischen Institutionen und Selbsthilfegruppen. Für die GE in diesem Bereich müßte mehr Geld gefordert werden.
Materielle Schwierigkeiten und fehlende Ausrüstung führen zu einer qualitativ nicht zufriedenstellenden Arbeit.
- Einzelne Aktivitäten und Institutionen könnten hier im Rahmen eines nationalen Blutdruckprogramms zusammengefaßt werden. Dies gilt auch als Auftrag an die Liga zur Bekämpfung des hohen Blutdrucks, die aus ihrem akademischen Ghetto heraus will.

12. Darstellung des Programms

Es besteht keine Einigkeit darüber, wie das Programm dargestellt werden soll.
Sollen positive Werte angesprochen werden? Soll man mit der Angst operieren?
Oder soll man sich eher kämpferisch geben?

- Plakative Darstellungen haben eine höhere Wirkung im politischen Bereich.
  Vorgeschlagen wird: „Tod dem Herz-Kreislauf-Tod!"
- Die Effektivität von Appellen wird grundsätzlich in Frage gestellt.
- Die Vokabel „Prävention" gilt einigen als zu abgegriffen. Besser sei: „Bekämp-
  fung von Herz-Kreislauf-Erkrankungen".
- Mit negativen Bildern und Zielen kann man wenig erreichen. „Gegen Blut-
  hochdruck" kann z. B. nicht verkauft werden. Vielmehr sollte ein gesunder,
  attraktiver Lebensstil positiv dargestellt werden, das Ideal des „maßvollen
  Genießers" populär gemacht werden.
- Programme der „besseren Menschwerdung" bewirken wenig. Besser sei es,
  mit einem umfassenden Ansatz zu informieren: Fakten, Wissen, Zahlen ...

13. Finanzierung der Kampagne

- Von der Krebshilfe kann zumindestens insoweit gelernt werden, als daß sie
  erfolgreich in der Aquisition von Mitteln war.
- Nach den Erfolgen der amerikanischen Bewegung sollte man sich v. a. mit
  deren Methoden befassen und hier v. a. mit der Kreativität in der Mittelbe-
  schaffung: Motivierung von Firmen, Beschaffung kostenloser Zeit im TV,
  Unterstützung in Naturalien, wie Grafikdesign, technisches Know-how,
  materielle Unterstützung.
- Auch im politischen Bereich gibt es eine latent vorhandene Bereitschaft, etwas
  zu tun. Die Mittel müßten jedoch von einer Bewegung erkämpft werden, nicht
  nur vom Bundeshaushalt, sondern auch in den Landes- und Kommunalhaus-
  halten.

14. Von der Krebskampagne lernen ...

- Die Krebsbekämpfung wurde vor 10 Jahren durch die Große Krebskonferenz
  zum nationalen Thema. Dies ist ein Beispiel dafür, daß in der BRD nicht nur
  Ordnungspolitik, sondern auch eine inhaltliche Gesundheitspolitik möglich
  ist.
- Krebs rührt jedoch an Urängste und Unbekanntes und bezieht somit seine
  Durchschlagkraft aus der Emotionalisierung. Dies gilt nicht für den hohen
  Blutdruck. Hier ist der einzelne angesprochen, seine schlechten Gewohnhei-
  ten bewußt zu verändern.
- Daher sind auch Herz-Kreislauf-Erkrankungen kein so „dringliches Thema für
  Politiker, die sich emotional weniger betroffen fühlen als bei Krebs und die
  ihren Lebensgewohnheiten treu bleiben wollen.

- Krebs ist griffiger und plakativer als Bluthochdruck.
- Es sollte mehr auf Ähnlichkeiten mit der Krebsbekämpfung geachtet werden und nicht so sehr auf die Unterscheidungen.
- Es wurde versäumt, eine öffentlichkeitswirksame und kompetente Persönlichkeit für die Bluthochdruckkampagne zu gewinnen (wie Frau Scheel bei Krebs).

15. Definitionsprobleme

Verschwimmende Begriffsgrenzen machen die Diskussion über Hypertonie schwierig:
- Grenze zwischen kurativer und präventiver Medizin,
- Grenze zwischen Krankheit und Risikofaktor,
- Grenze zwischen Patienten und Klienten/mündigem Patienten,
- Grenze des ärztlichen Auftrags,
- Grenzen des Gesundheitswesens.

Ist Hypertonie eine Krankheit?

- Bei milder Hypertonie fehlen die Krankheitssymptome. Der Arzt kann nur auf Nebenwirkungen reagieren. Dies führt zu der Frage, ob Hypertonie überhaupt eine Krankheit, der milde Hypertoniker ein Patient ist. Die Frage wird dahingehend beantwortet, daß Hypertonie eine Krankheit, der milde Hypertoniker jedoch kein Patient ist. Langfristig lassen sich jedoch Veränderungen im Organsystem nachweisen (v. a. Herz).
- Die ärztlichen Ratschläge zur Senkung erhöhten Blutdrucks sind nicht allein Prävention, sondern gehören zur Behandlung einer Krankheit.
- Eine spezielle Blutdruckprävention ist im Grunde nicht ganzheitlich genug orientiert. Hypertonie müßte als Risikofaktor in die Bekämpfung anderer Risikofaktoren eingebettet werden.
- Die verschwimmenden Grenzen herkömmlicher Begrifflichkeit und das geforderte ganzheitliche (strukturelle) Begreifen von Zusammenhängen machen eine interdisziplinäre Vorgehensweise notwendig. Sie erfordern somit einen weiteren Ansatz, der über die Aufgabenteilung und Rahmenbedingungen des jetzigen Gesundheitswesens hinausreicht.
- In diesem Zusammenhang müßten auch die Grundprinzipien präventiver Medizin diskutiert werden.
- Auch die Lebensstilfrage als Frage des „richtigen Lebens" liegt im Grenzgebiet zum Religiösen oder Ideologischen. Fachwissenschaftler fühlen sich hier nicht mehr kompetent, und für den Politikbereich sind solche „moralischen Fragen" nicht mehr handhabbar.

Thema: Gesundheitsentwicklung und Gesundheitserziehung in der „Lebensphase Schule" als multidisziplinäre Aufgabe

Moderator: H. A. Hüsgen

MODERATOR:
Erste Frage an Herrn Priebe: Wie ist der Stand der schulischen Suchtvorbeugung in NRW?

PRIEBE:
Wo stehen wir mit dem Unternehmen „Suchtvorbeugung in der Schule"? Die Entwicklung dieses Materialien- und Medienverbunds ist vor etwa eineinhalb Jahren abgeschlossen worden. Wir haben diesen Verbund in 20 ausgewählten Arbeitskreisen des Landes mit etwa 300 Lehrern ein dreiviertel Jahr lang erprobt, haben diese Erprobungsphase auf vielfältige Weise evaluiert und stecken gegenwärtig in der Revision dieses Verbunds auf der Grundlage der Auswertungsergebnisse mit dem Ziel, diesen Materialien- und Medienverbund im Dezember dieses oder Januar nächsten Jahres dem Kultusminister vorzulegen. Das Ganze ist eine Auftragsarbeit des Kultusministers. Parallel dazu ist die gesamte Schulaufsicht des Landes Nordrhein-Westfalen, soweit sie die Generalien Sucht- und Drogenprävention und Gesundheitserziehung hat, in Regionalkonferenzen differenziert und mit diesem Material und dem Arbeitskreisansatz bekanntgemacht worden. Die Schulaufsicht steht in einem sehr zustimmenden offenen Verhältnis dazu, und – das ist sehr wichtig – sie ist in die Evaluation einbezogen worden. Konkret, im nächsten Jahr beginnt der offizielle Start der Realisierung oder besser der Intensivierung sucht- und drogenpräventiver Arbeit in den Schulen, im Kontext eines Programms zur Gesundheitserziehung, als ein erster handfester konkreter Schritt.

BEITRAG AUS DEM PLENUM:
Brauchen Sie noch multidisziplinäre Arbeit, wenn Sie dieses Konzept betrachten? Ganz kurz: wann ja, wann nein?

PRIEBE:
Der Ansatz ist psychosozial, er ist interdisziplinär. Er ist so konzipiert. Nach Theorie und Praxis haben wir einen interdisziplinären Ansatz realisiert. Was die Konkretisierung dieses Ansatzes betrifft, sind wir darauf angewiesen, aus dem Bereich Schule heraus mit vielen Einrichtungen im Lande zusammenzuarbeiten, z. B. mit den lokalen Arbeitskreisen von Suchtberatern und Drogenberatungslehrern. Aus sich heraus kann Schule Suchtprophylaxe nicht hinreichend leisten. Wir haben zudem für Schule ausdrücklich auch nur einen Präventionsauftrag deklariert. Schule ist keine Therapieeinrichtung und kann keine langfristige

U. Laaser, G. Sassen, G. Murza, P. Sabo (Hrsg.)
Prävention und Gesundheitserziehung
© 1987 Springer-Verlag Berlin Heidelberg

Intervention leisten. Da sind wir absolut auf die Kooperation mit Facheinrichtungen angewiesen.

MODERATOR:
Denken Sie auch an Sekundärprävention in der Zusammenarbeit zwischen Schule und anderen Einrichtungen oder denken Sie, ausschließlich mit Primärprävention auszukommen?

PRIEBE:
Ich kann mir Zusammenarbeit im sekundärpräventiven Bereich denken, möchte das aber nicht naseweis entscheiden, sondern möchte das von den dann jeweils aktuellen und situationsspezifischen Bedürfnissen und Möglichkeiten von Schulen und Lehrern abhängig machen. Ich kann mir das allerdings gut vorstellen.

MODERATOR:
Sie schließen also nicht aus, daß in Ihrem Konzept Sekundärprävention zugelassen wird.

FRAU KRUSE:
Für mich ist es heute ganz angenehm, hier zu sein, weil ich einfach mal sagen kann, was ich mir vorstelle und was ich mir wünsche, was ja oft für Leute, die aus irgendwelchen Institutionen kommen, gar nicht so einfach ist, weil sie sich fragen, ob es machbar ist. Zunächst einmal ist es für mich so, daß ich ein bißchen mit meinen verschiedenen Rollen Schwierigkeiten habe, wenn ich Erwartungen anmelde und wenn ich dann sehe, was aus der Erwartung nachher wird. Ich gehe zuerst davon aus, daß meine Hauptaufgabe, auch meine berufliche Aufgabe, die Versorgung des Kindes als Pädiater, als Kinderpsychotherapeut und die Versorgung der Familie – also damit auch der Eltern – ist, auch einmal als Institution. Daneben habe ich die Aufgabe, in der Kommunalpolitik immer zu fragen, was der Kämmerer zuläßt, was eigentlich nicht machbar ist, obwohl ich es eigentlich von meinen Primärwünschen und meinen primären Erfahrungen her dringend für notwendig halten würde. Ich gehe davon aus, daß ich die Belange von Kind, Eltern, Schule, Lehrern, Schulverwaltung und Kommune zusammenbringen muß. Dann muß ich die Pädagogen an eine multidisziplinäre Arbeit heranführen; dann die Ärzte innerhalb des Gesundheitsamtes, die mit dem Hausarzt oder Kinderarzt, mit dem Allgemeinarzt oder Internisten zusammenarbeiten müssen; dann die Sozialarbeiter, die unbedingt notwendig sind, um Zugang zu einer Familie zu bekommen. Auf diese Weise kann ich für den Einzelfall dann eine psychologisch-soziale, psychotherapeutisch-soziale Betreuung zustande bringen. Alles das zusammen könnte dann vielleicht dabei helfen, daß aus der Last der Schule auch eine Lust der Schule wird.

Wir sagen ja immer wieder, daß das Kind die Schule als Arbeitsplatz hat. Das stimmt schon, aber dieser Arbeitsplatz des Kindes verändert sich fortlaufend, wenn ich ihn vergleiche mit dem Arbeitsplatz der Erwachsenen. Es liegt in der Rolle des Kindes, in seinem Wachsen und Werden, seinem Fortschritt und in seiner sich immer wieder ändernden sozialen Beziehung.

Ihnen ist sicher der Satz von Hellbrügge bekannt, daß die Facharbeiterkinder in der Bundesrepublik Deutschland z. Z. körperlich gesünder sind als die Fürstenkinder des Mittelalters. Das mag vielleicht ein bißchen stimmen, aber die Facharbeiterkinder heute oder überhaupt unsere Kinder sind erstens einmal in sehr vielen Fällen Wunschkinder geworden. Sie machen damit eine ganz andere soziale Erfahrung als die Kinder vor 50 oder 100 Jahren. Sie stellen andere Ansprüche, und es werden ihnen auch andere Ansprüche untergeschoben, als es früher einmal gewesen ist, und sie wachsen in einem völlig anderen sozialen Umfeld auf. Aus der Sicht der Kommunalpolitik wünsche ich mir eigentlich, daß wir die individuelle Förderung, die Früherkennung und die Prävention in allen Bereichen, die notwendig sind, verstärken, um eine Gesundheitsbildung für Kinder und Erwachsene zu erreichen. Ich meine, wir müssen dabei immer die Eltern einbeziehen, weil die ganze Mühe, die wir uns geben, nur in wenigen Fällen erfolgversprechend ist, wenn sie von den Eltern nicht getragen wird. – So muß ich fordern, daß das Kind auch in seinen gesundheitlichen Bedürfnissen akzeptiert wird und die Möglichkeit hat, Gesundheitsbildung zu erfahren. In meiner Kommune ist zwar die Möglichkeit der Prävention oder Früherkennung schon recht gut ausgebaut, aber für meine Begriffe fehlt da noch unendlich viel: die Erkennung von Sehschäden, von Hörschäden, von Sprachentwicklungsverzögerungen, der Ausbau von therapeutischen Einrichtungen für psychomotorische Störungen und psychosoziale Auffälligkeiten. Dabei muß ich immer feststellen, daß gerade untere Sozialgruppen größere Schwierigkeiten bei der sozialen Integration haben.

Die Möglichkeiten, die wir im Frühkindesalter durch die Vorsorgeuntersuchungen von U 1–U 8 aufgebaut haben, werden nicht weitergeführt in der großen Lücke, die zwischen der U 8 und der Einschulungsuntersuchung klafft, ein Bereich, wo selbst bei besten hausärztlichen, kinderärztlichen und institutionellen Möglichkeiten eine ganze Vielzahl von Frühauffälligkeiten nicht registriert wird, weil der Abstand zur nächsten Untersuchung zu groß ist. In unserer Kommune haben wir eine Untersuchung im Kindergarten, bei der Einschulung, im 5. Schuljahr und im 8. Schuljahr. Aber das, was zum Hausarzt überwiesen wird, ist eigentlich sehr mager. In der Prophylaxe kann sicherlich von der Schule noch eine ganze Menge geleistet werden, was man interdisziplinär fördern könnte. Ich denke an die Hygieneanforderungen, die man Kindern ohne weiteres klar machen kann. Ich denke an die Impfprogramme, die zwar jetzt von den Krankenkassen übernommen worden sind, dadurch aber wieder zu offenen Leistungen geworden sind, d. h. die Eltern müssen die Motivation aufbringen, an den Programmen teilzunehmen. Früher wurden sie automatisch vom Gesundheitsamt angeschrieben – was manche Eltern als segensreich empfunden haben. Das wirft uns jetzt ein bißchen zurück, weil einfach die Motivation fehlt und Eltern bei aller Aufklärung die U 8 und andere Angebote in ganz vielen Fällen nicht mehr durchführen lassen.

Meines Erachtens könnte durch Elternschulung eine ganze Menge noch erzielt werden. Man sollte sich z. B. die Elternpflegschaftwahl zunutze machen, um in diesen Bereichen etwas zu unternehmen. In den verschiedenen Klassenbereichen oder verschiedenen Erziehungsbereichen der Kinder könnten dort für das Alter wichtige gesundheitserzieherische oder gesundheitsbildende Aufgaben angesprochen werden. Mit Sicherheit sollte man Kindern und Eltern den Zugang zu gesundheitsrelevanten Angeboten erleichtern. Das sollte von den Medien unterstützt werden, was m. E. in ganz entscheidendem Maße zu kurz kommt. Ich frage mich, welche Stellen eigentlich notwendig sind, um nur annähernd das, was man sich wünschen könnte, in einer interdisziplinären Zusammenarbeit – sei es Schulung der Eltern, Schulung der Erzieher – zu erreichen. Es ist noch ein weiter Weg, kompetente Leute zusammen zu bringen.

Dringend brauchen wir mehr Sozialarbeiter und – insbesondere in der Familientherapie – intervenierende Sozialarbeiter. Damit kann nicht nur praktisch der Makel genommen werden, der vielleicht einigen wenigen, besonders auffallenden der betreuten Familien zugeschoben wird, sondern überhaupt grundsätzlich etwas mehr für eine psychosoziale Integration des Kindes in seiner Familie getan werden. Ich glaube, das ist heute ganz besonders wichtig. Was meines Erachtens auch zu kurz kommt, ist das Eingehen auf die unbekannte Morbidität des Jugendalters. Wir wissen, Kinder sind heute nicht vom 6. bis zum 14. Lebensjahr, sondern bis in die Adoleszens hin Schulkinder; so können der Umgang mit Alkohol, Rauchen und Drogen, die suizidale Gefährdung, die Eßprobleme, die eklatant zugenommen haben in Form der Anorexie bzw. der Bulimie, angegangen werden. – Selbst in einer Großstadt wie Aachen, mit vielen kompetenten Leuten, haben wir jedoch keine Möglichkeit, entsprechende Hilfen zu geben; selbst Tagesklinik und Gruppentherapien können nicht angeboten werden.

Es kann z. B. nicht angehen, daß man, wenn jemand fragt, wo könnte ich mein Kind hinschicken, sich weit und breit – ich glaube bis Köln, Düsseldorf oder Mannheim – keine Institution findet, die etwas zu tun bereit ist; es sei denn, es handelt sich um eine stationäre Aufnahme. Deshalb sollten in diesen Bereichen sicherlich mehr Präventionsmöglichkeiten in der Schule angeboten werden, damit auch die Lehrer, vielleicht in einer Form wie bei der Sucht- und Drogenprophylaxe, etwas mehr Informationen bekommen und nicht nur die globalen Interpretationen von Eltern- oder Erziehungsdefiziten im Raum stehen. Die Situation dieser Probleme müßte gerade bei den Jugendlichen, die im Heranwachsen begriffen sind, ganz entscheidend diskutiert werden. Ich glaube nach wie vor, wenn wir uns in diesem Sektor alle zusammen bemühen, und das könnte mein Wunsch aus der Kommunalpolitik sein, daß man dann auch ein wenig dieses Denken abbauen kann, „der weiß mehr oder die müßte das wissen", und daß dann integrativ ein viel intensiveres Zusammenarbeiten möglich wird. Ich kann mir nicht denken, daß der Lehrer, der das Kind von einer ganz entscheidenden Entwicklungsphase an betreut, weniger Kompetenz haben soll als der Hausarzt oder der Kinderarzt, der es vielleicht einmal in einer organisch kranken Situation erlebt. Anschließend möchte ich noch einmal sagen, daß wir Prävention auf breiter Basis wieder beleben sollten und daß wir nach der alten Weisheit „Vorbeugen ist besser als heilen" auch den heute etwas sensibleren Kindern gut gerecht werden könnten.

MODERATOR:
Frau Professor Kruse, auch an Sie eine Rückfrage von mir. Sie haben gerade gesagt: den breiten Ansatz wiederbeleben. Könnten Sie sich denken, daß Sie als Kommunalpolitikerin nun auf Ihren Amtsarzt in Aachen zugehen und ihn fragen, was hast Du mit der GMK-Entschließung gemacht? Hast Du etwas zur Bildung von örtlichen Arbeitskreisen getan? Könnten Sie in Aachen zusammen-

kommen und etwas gemeinsam tun? Könnte sich vielleicht ein kleiner Lehrerarbeitskreis bei dem Schulamtsdirektor in Aachen mit dem Generale Gesundheitserziehung bilden? Könnten Sie sich das als sinnvoll denken?

KRUSE:
Ja, ich könnte mir das schon als sinnvoll denken. Aber ich könnte mir auch denken, daß das eine langwierige Arbeit ist, die Ideen, die ich habe, in die Tat umzusetzen.

MODERATOR:
Ja, aber Sie könnten dem Gesundheitsamt den Anstoß geben. Sie haben die GMK-Entschließung in der Tasche. Aber was machen Sie daraus, was planen Sie?

KRUSE:
Ja, den Anstoß habe ich schon gegeben und, was geplant ist, habe ich auch schon einmal mitgeteilt bekommen. Aber es ist, glaube ich, bisher nicht soviel passiert. Wahrscheinlich wird es erst nach den Sommerferien geschehen.

THIELE:
In Niedersachsen gibt es den Beratungslehrer. Da sind mehrere hundert Beratungslehrer über mehrjährige Veranstaltungen ausgebildet worden. Es wird jetzt ein Programm entwickelt, in dem Lehrer regional ausgebildet werden. Das ist ein neuer Ansatz, um erstens auf die Situation, zweitens auf den Adressaten bezogen hinzuarbeiten. Geleitet wird dieses Modell von Psychologen und Pädagogen, um auch hier einen interdisziplinären Ansatz zu haben.

LAASER:
Herr Priebe hat sich von der unmittelbaren politischen Verantwortung ausgenommen – und zu Recht natürlich. Aber Herrn Thiele und Frau Kruse würde ich ja doch gerne fragen: Die Darstellung des Schönen, Guten und Wahren können sich natürlich Leute von der Universität Bielefeld oder Herr Franzkowiak von der Universität Freiburg leisten oder vielleicht noch gerade eben ich vom IDIS, aber die politischen Ebenen haben doch den großen Vorteil und den Unterschied, daß sie in Zuständigkeitsfragen entscheidungsbefugt sind. Entscheidungsbefugt heißt doch, daß Vorschläge nicht nur entwickelt, sondern auch angenommen und beschlossen werden müssen. Wie wollen Sie in der Umsetzung dann vorgehen, um die Lücke zwischen dem Schönen, Wahren, Guten, was Sie alle drei beschrieben haben, und dem, was doch defizitäre Wirklichkeit ist, zu schließen?

MODERATOR:
Frau Kruse, in Aachen ist die Lage in der gesundheitlichen Prävention sehr günstig einzuschätzen, wenn ich Sie richtig verstehe, abgesehen von dem einen Jugendpsychiater, der beim Gesundheitsamt fehlt. Darf ich Sie mal fragen, wann wohl die psychosoziale Arbeitsgemeinschaft ihre Arbeit beginnen wird? Wann hat Aachen mit der Gesundheitserziehung begonnen? Ich habe mich kürzlich mal sachkundig gemacht und erfahren, daß da frühe Ansätze wieder eingeschlafen sind.

KRUSE:
Aus meiner Sicht bin ich natürlich interessiert an der psychosozialen Arbeitsgemeinschaft. Für uns besteht bisher nur die psychosoziale Arbeitsgemeinschaft der Drogen- und Suchtprophylaxe. Ich könnte mir denken, daß auch mein Vorschlag, daß man von dieser Ebene aus, von dieser Organisation aus eine Erweiterung dieses Feldes bewirken könnte, realisiert wird, denn es gibt ja bereits Bestrebungen innerhalb der Kindergartenprophylaxe und der Kindergartenarbeit. Grundsätzlich müßte aus dem Gesundheitsamt für verschiedene Insitutionen der Anstoß kommen, um so etwas besser oder weitgreifender zu organisieren. In den einzelnen Bereichen ist es da, aber m. E. ist es sehr wichtig, daß viel mehr integriert wird. Wir haben aus der Psychiatrie und aus der Tagesklinik sehr engagierte Kollegen, die sich in dem psychosozialen Bereich stark machen, und ich könnte mir vorstellen, daß, wenn die ersten Anlaufschwierigkeiten vorbei sind – die Tagesklinik hat gerade erst wieder begonnen –, sich doch etwas Konkretes tut.

THIELE:
Ja, wie Sie schon angesprochen haben, sind wir gezwungen, von dem Bestehenden auszugehen, und das tun wir auch. Unser Zugriff geht z. Z. in Richtung Schulärzte und öffentlicher Gesundheitsdienst. Wir versuchen, mit engagierten Schulärzten, mit engagierten Ärzten im Gesundheitsamt zusammenzuarbeiten, und überlegen, wie wir die Gesundheitsbildung in Hamburg intensivieren können, um besser als bisher Kinder und Jugendliche zu aktivieren. Bisher kann ich noch keine Ergebnisse anbieten, aber ich darf nochmal darauf hinweisen, daß es uns bei diesen Diskussionen ganz wesentlich darauf ankommt, über Informationen auf kinder- und jugendlichengerechte und -nahe Information hinaus auch strukturelle Möglichkeiten der Veränderung, des Anderstuns anbieten zu können. Wir sind der Meinung, daß dieses Angebot, das Einüben, das konkrete Vollziehen von anderem Verhalten die zweite ganz wichtige und notwendige Folge wäre, Gesundheitsinformation in allen Bereichen dingfest zu machen, indem wir das praktisch tun können. Wir wollen dann, wie ich das auch angedeutet habe, mit solchen Maßnahmen im Rahmen von WHO-Aktivitäten breiter in die Stadt hineingehen.

Ich meine, wir müssen uns natürlich auch etwas mehr aktivieren für die Arbeit der Ärzte, denn die niedergelassenen Ärzte hätten so viele Möglichkeiten, sich da zu engagieren. Ich stelle jedoch immer wieder fest, daß da sämtliche Zugänge zu sozialen und psychosozialen Fragen bei allem Interesse an der Psychagogik, Psychologie und Psychotherapie doch sehr zurückgehen oder überhaupt nicht vorhanden sind. Und ich meine, wenn der Hausarzt noch nicht mal über die primitivsten Dinge der Institutionen Bescheid weiß, denen er seine Patienten zuführen kann, halte ich das für ein Defizit, das auch unbedingt aufgehoben werden muß.

MODERATOR:
Sicherlich wäre das auch eine Aufgabe des Gesundheitsamtes, z. B. mit Hilfe von kommunalen Gesundheitswegweisern.

Herr Dr. Laaser hat analytisch von der frühen Risikoformierung gesprochen, abgeleitet aus dem Krankheitsstand der Erwachsenen, und auf die frühe Formierung im Kindes- und Jugendalter hingewiesen. Herr Dr. Thiele hat eben auch gesagt, im Alter von 6–20 Jahren wird eigentlich der Grund gelegt für das, was nachher als Krankheit erscheinen kann. Ich möchte Herrn Dr. Laaser, Herrn Dr. Thiele und Herrn Dr. Franzkowiak ins Gespräch bringen, damit diese 3 untereinander einmal über die frühe Risikoformierung aus der klassischen Sicht des Epidemiologen, der Gesundheitsbehörde und des Motivationsforschers diskutieren. Vielleicht ist dabei der Hinweis zu bedenken, daß Kinder und Jugendliche etwas Konkretes erfahren wollen, etwas, was ihrem Leben dient, und daß sie hochnäsige Gesundheitsapostel nicht so gerne haben.

Ich darf noch einmal Herrn Dr. Laaser den Einstieg geben mit der Bitte, zur frühen Risikoformierung etwas zu sagen angesichts der Risiken Rauchen, Alkohol, illegale Drogen. Vielleicht gehen Sie, Herr Dr. Laaser, Herr Dr. Thiele, v. a. Herr Dr. Franzkowiak dann auf Funktionen des Risikoverhaltens in der Adoleszenz ein, z. B. auf Aspekte wie Lebensbejahung, Lebensförderung, Entwicklungsförderung, und nicht auf ängstigende Krankheitsbilder.

LAASER:
Ja, ich will das durchaus ein bißchen provozierend sagen: Was mich beeindruckt an dieser Konzeption, die Herr Franzkowiak vorgetragen hat, ist einfach die reale Erfahrung, daß wie bisher mit Gesundheitserziehung im klassischen Sinne zumindest im Jugendalter – bei Kindern ist es ja vielleicht noch einfacher, weil sie noch folgsamer sind – eigentlich weitgehend aufgelaufen sind. Selbst die immer zitierten erfolgreichen Amerikaner müssen zugeben, daß ihre Raucherentwöhnungsprogramme gerade bei Jugendlichen – und bei jugendlichen Mädchen ganz besonders – überhaupt nicht ziehen, sondern die sonst rückläufigen Trends in dieser Altersstufe weiter ansteigen. Insofern also Offenheit für dieses Konzept; jedoch hat Herr Franzkowiak nicht gesagt, wie es umsetzbar sein soll. Ich möchte deshalb nochmal auf meine Fragen von vorhin zurückkommen und aus der medizinischen Sicht, was ganz ungewöhnlich ist, auch Fragen stellen. Wir haben die Vorgabe der kostenneutralen Umsetzung; die Epidemiologie kann Voraussetzungen geben, dazu relative Risiken, relative Prädiktionen bestimmen; Blutdruck im Kindesalter hoch oder auch niedrig und dann im Erwachsenenalter vermutlich dann klinisch eindeutig erhöht, manifest mit Folgen. Wir können also relative Risiken bestimmen, und ich meine, es ist Aufgabe der Politik, Prioritäten zu setzen. Davon habe ich bisher nichts gehört.

Der Politiker muß Konflikte ausstehen, die er sich nicht suchen will, weil sie ihm schädlich sind. Aber wie wählt die Politik? Sie muß auswählen, sie kann nicht additiv alles gleichzeitig machen, was von der medizinischen analytischen Seite als Forderung an sie herangetragen wird.

MODERATOR:
Herr Dr. Laaser, formulieren Sie doch einmal Ihre Frage an den Politiker mit einem Satz.

LAASER:
Wie entscheidet sich die Politik bei einer Vielzahl von Anforderungen in bezug auf die Auswahl? Wie stellt man sich eine kostenneutrale Beschlußfassung vor, damit endlich etwas geschieht, denn Vorschläge können wir natürlich massenhaft entwickeln, gute Vorschläge, aber was passiert damit?

THIELE:
Auf die Frage, wie sich politische Meinungsbildung und politisches Handeln
umsetzen, gibt es, glaube ich, keine schlüssigen und keine fertigen Antworten.
Das hängt im Einzelfall vom Problem und von der Machtkonstellation ab, in
denen das entschieden wird, und ich denke, so ist das auch mit der Gesundheitserziehung in der Schule. Beide sind in unserer Gesellschaft – wenn ich das
sozusagen von den gesundheitlichen Problemen her betrachte – nicht die drin-
gendsten Probleme in der Sicht derer, die darüber entscheiden. Von daher
werden Ressourcen in diesem Bereich immer eher knapp als reichlich vorhanden
sein. Wenn wir nicht grundsätzlich zu einer Einschätzung kommen, daß das, was
immer als Primärprävention in den Raum gestellt wird, bedeutsamer sei als das,
was Sie dann auch unter Prävention verstehen, Sekundärprävention, Früherkennung oder auch Tertiärprävention, solange wird sich da auch nichts Grundsätzliches ändern.

In Hamburg versuchen wir, einen anderen Weg zu gehen. Wir sind da ganz
am Anfang, und ich habe bereits – ich muß jetzt hier darauf zurückkommen –
mehrfach gesagt, daß wir uns z. Z. überlegen, wo wir den Kindern und Jugendlichen eigentlich konkrete Alternativen anbieten können. Wir sagen ihnen, sie
sollen irgendetwas anders machen, daß es schädlich ist, oder daß es gesundheitlich beeinträchtigend ist. Wo sind denn die Felder, in denen sich Kinder tatsächlich anders verhalten können? Können sie denn sozusagen andere Nahrungsmittel zu sich nehmen? Können sie denn aus sich heraus ohne weitere Hilfen
andere Bewältigungsmöglichkeiten von Problemen erarbeiten, Problemen, die
sie jetzt mit dem in der Gesellschaft Üblichen zu bewältigen versuchen? Bei
diesem Suchprozeß, bei diesem Prozeß, sind wir zur Zeit. Wir gehen dabei den
Weg, die vorhandenen personellen Ressourcen, die vorhandenen Institutionen,
wie die Kommune und das Land, die die Hansestadt hat, zu nutzen, indem wir
uns in Arbeitskreisen mit Schulärzten, mit Ärzten im öffentlichen Gesundheitsdienst, mit Ärzten, die in der Prävention zu tun haben, zusammensetzen und
anfangen, dieses Thema zu diskutieren. Das ist unser Weg.

MODERATOR:
Das hier ist das Modell der Hamburger Schülerstudie. Ein sehr überzeugender
Schritt des Gesundheitswesens. Ein Schritt des Gesundheitswesens auf das
System Schule zu. Die Darstellung der Arbeit und die Zusammenarbeit zwi-
schen Schule und Gesundheitswesen hat große Zustimmung gefunden.

BEITRAG AUS DEM PLENUM:
Ich kann das nicht so toll finden, was wir da machen, wenn wir an die Eltern
Broschüren verteilen. Das kann die Bundeszentrale meines Wissens besser, und
sie hat es getan mit einer ähnlichen Aktion – bundesweit sogar. Wir haben doch
eigentlich alle in diesen Tagen immer wieder gelernt, daß es eine öffentliche und
private Leistung ist, die Gesundheit als Qualität zu garantieren. Was mich also
provoziert hat, das ist, wenn Sie sagen, es gibt dringendere Probleme. Gibt es
überhaupt ein dringenderes Problem, als der nachwachsenden Generation die
Anregung mitzugeben, die sie braucht, um sich für das Leben fit zu machen?
Das möchte ich gerne mal von Ihnen wissen. Herr Laaser hat in seinem Beitrag
etwas gezeigt, was mir bisher nicht klar war, daß wir im sozialmedizinischen

Bereich eigentlich so gut wie keine neuen Daten haben, die wir brauchen, um primärpräventive Maßnahmen gut begründen zu können. Also schiebt man das Problem weg, läßt niemanden in die Schulen rein, läßt keine Erhebung durchführen, verweist auf dringendere Probleme!

THIELE:
Mit Ihrer Problemsicht bin ich ganz einverstanden. Ich habe nur darauf hingewiesen, daß im politischen Feld z. Z. nach anderen Kriterien entschieden wird. Darauf bezog sich mein Einwand. Im übrigen kann ich auch nur noch einmal darauf hinweisen – und das ist zugegebenermaßen Zukunftsmusik –, daß die Kinder und Jugendlichen ein Schwerpunktthema sind, dem sich die Gesundheitsbehörde in Hamburg widmen will. Erste Schritte dazu sind getan, nicht nur im Bereich der Gesundheitserziehung, sondern etwa auch im kritischen Bereich der Durchleuchtung der Versorgungsmöglichkeiten von Kindern und Jugendlichen im Gesundheits- und Sozialsystem. All das sind Schritte in die Richtung, die Sie auch fordern, die Sie für wichtig halten und die ich auch für richtig halte. Ich muß allerdings noch einmal darauf hinweisen, daß das aber angesichts der Gesamtlage Schritte sind, die nur sehr langsam und in kleinen Schritten vorangehen.

FRANZKOWIAK:
Ich habe heute morgen betont, daß wir die Widerstände der Jugendlichen, besonders in den Phasen der Adoleszenz, nicht nur ernst nehmen, sondern zunächst einmal explorieren müssen, um aus ihnen zu lernen, ob und wenn ja, wie überhaupt ein Zugang zur präventiven Beeinflußbarkeit oder auch nur präventiven Informationsaufnahme möglich ist. Es gibt nun neben all den Widerständen, auf die ich naturgemäß heut morgen als ein Advocatus Diaboli abgehoben habe, ja auch eine Menge Potentiale, die in einem Ansatz genutzt werden, der z. Z. gerne mit dem Begriff Gesundheitsförderung bezeichnet wird. Wir haben hier am Tisch schon wieder gesehen, es gibt eine Vielzahl von Begrifflichkeiten: Gesundheitserziehung, Gesundheitsaufklärung, selbst die gemeinhin genutzte, aber durchaus mit Schwierigkeiten versehene Gesundheitsbildung, ein Begriff, der immer wieder hervorkommt und der interessanterweise auch von vielerlei Denkrichtungen, konservativen wie linken Denkrichtungen gleichermaßen, genutzt wird. Er hat sich aber noch nicht durchsetzen lassen; jedoch schon zumindest begrifflich enthält er in sich eine ganzheitliche Perspektive. Dann gibt es jetzt die Gesundheitsförderung, etwas, was wir dem englischen Sprachraum – dort dann wieder natürlich speziell dem „social marketing" der WHO – verdanken: „health promotion" ist ja in aller Munde.
Es ist häufig so, daß derzeit einfach ein Etikettentausch vorgenommen wird: Was Gesundheitserziehung bis 1982 war, heißt heute Gesundheitsförderung. Die Inhalte sind aber dennoch nicht so verschieden. Es gibt nun allerdings Versuche, diesen Begriff der Gesundheitsförderung, der doch davon ausgeht, daß es nicht eine einzige gesundheitsfördernde Lebensweise gibt, die nur aus verschiedenen Verhaltenssprengseln besteht, für bestimmte Entwicklungssituationen in sozialen Räumen für bestimmte Individuen und Gruppen durch von ihnen ausgehandelte Definitionen auszugestalten: Das ist gesund; das ist gesundheitsfördernd; das fördert mein Wohlbefinden. Also eine solche auf die jeweiligen Umstände

Rücksicht nehmende Definition von Gesundheit sind Versuche, Gesundheitsförderung konkret zu machen. Dort tauchen die Risikoverhaltensweisen und die Risikofaktoren, von denen wir hier ausgehen, rudimentär auf. Sie sind nicht verschwunden, das ist sehr wichtig, das möchte ich noch einmal betonen. Sie tauchen nur mit einer anderen Akzentsetzung auf. Ich würde gern mal 2 Folien zeigen, die auch das ein wenig illustrieren, was der Hamburger Kollege genannt hat. Dann würde ich gerne die Frage weitergeben an die Runde: Halten Sie alle aus Ihrer Kenntnis solch einen Zugang, einen durchaus generalpräventiven, aber sich mit spezifisch präventiven Aufklärungsinformations- und Aktivierungsansätzen vermischenden Zugang, für möglich?

Das ist eine Zusammenstellung von Alf Trojan. Trojan hat Vorarbeiten eines WHO-Beraters aufgenommen und gesagt, daß sich die Gesundheitsförderung von der Gesundheitserziehung im klassischen Sinne dadurch unterscheidet, daß sie andere Zielebenen hat, sehr allgemeine Zielebenen. Erstens: Lebens- und Handlungsfähigkeiten sind Begriffe, die wir mehr aus psycho- und soziologischen Kreisen als Ausbildung sozialer Kompetenz kennen, als Ausbildung interaktiver Kompetenz und ähnlichem. Zweitens: Einflußnahme auf Arbeitsumweltbedingungen. Drittens: Ernährungsverhalten, Ernährungswissen und strukturelle Einflußnahme auf Ernährungsangebote. Es wird deutlich, daß das nicht nur individuellle Ansätze sind bei diesen beiden Punkten. Viertens: Freizeit und Entspannungsverhalten als seelsiche Unterstützung von gesundheitsfördernden Angeboten. Schließlich: soziale Beziehungen und Sexualität, eines der großen Tabus. Sexualität im Sinne von Liebesfreude, eines der großen Tabus der doch sehr stark auf organische Parameter und Krankheitsparameter ausgerichteten Gesundheitserziehung; nebenbei auch eines der Tabus, das neben dem ökologischen Bereich auch immer in diesem Zusammenhang als Doppelmoral von Jugendlichen moniert wird.

Wie sollte das konkret aussehen? Da kommen wir auf etwas, was Sie ja durchaus konzeptionell angesprochen haben. Das ist jetzt ein Punkt, der die Schulpolitiker, aber sicher auch den Gesundheitserzieher oder den Gesundheitsverantwortlichen in der Schule betrifft. Ich habe mal 4 Schwerpunkte zusammengestellt aus meiner Kenntnis dieses durchaus noch verstreuten und allgemeinen Ansatzes Gesundheitsförderung. *Ansatz 1:* Werkstattarbeit an diesen 6 Punkten, die gerade benannt wurden. Werkstattarbeit im Jugendbereich, das betrifft nun nicht unbedingt die Schule, aber das sollten wir im Hinterkopf behalten. *Ansatz 2:* schulische Curriculaprojektwochen im Sinne der Werkstätten. Konkretes Beispiel, was ich selber aus dem Rhein-Neckar-Kreis kenne und was wohl bundesweit zum Teil gemacht wird: „Der Natur auf der Spur", oder „Gesunde Umwelt, gesunder Mensch". Das ist inzwischen schon in die Zeitungen eingegangen: Schüler vermessen ihre Umwelt, nehmen Wasserproben, Bodenproben und ähnliches. Es stellt sich die Frage, welche Rückwirkung das auf unser Befinden hat, auf unsere Krankheitsanfälligkeit, auf unsere Gesundheit und Umwelt. *Ansatz 3:* Kurse und Projekte sowohl in schulischen als auch im jugendverbandlichen Bereich zur Bestandsaufnahme der Spurensicherung der eigenen gesundheitlichen Situation. Das bezieht sich auf den Punkt, den ich heute vormittag herausgestellt hatte mit der Anerkennung der Selbsttätigkeit, der Selbstgestaltung des eigenen Lebenskreises von Jugendlichen. Denn die Heuchelei bezieht sich immer nur darauf, daß letztlich doch so etwas wie Kontrolle, Domestizierung stattfindet. Von den Jugendlichen wird moniert, daß ihnen nicht nur die Ziele, sondern auch die Methoden zum Erreichen der Ziele, nämlich Risikofreiheit, vorgegeben werden. Hier sollte aber die Möglichkeit einer Bestandsaufnahme der eigenen gesundheitlichen Situation gegeben werden, in der Risikomomente auch thematisiert werden. Sie werden nur in anderem Zusammenhang thematisiert, und sie können von den Jugendlichen nach eigenen Prioritäten verarbeitet oder auch nicht verarbeitet werden. Der *4. Ansatz:* Abenteuerliche Praxis; das geht in einen etwas diffusen Bereich hinein. Ich möchte das aber trotzdem nennen, weil auch dort – weniger in der Schule als auch in der rein verbandlichen Arbeit – es eine Riesenbewegung ist, die mit Gesundheit verknüpft werden kann, die allerdings noch nicht in die offizielle Gesundheitsbildung, Gesundheitserziehung hineingekommen ist. Dort leisten die Jugendverbände, Jugendrotkreuz und der Deutsche Pfadfinderbund eine große Pionierarbeit, die ich persönlich für durchaus wichtig halte. Entscheidend ist für mich der Punkt der Anerkennung. Wenn wir von interdisziplinären Denkansätzen reden, müssen wir auch mal von interdisziplinären Methoden und Arbeiten reden, d. h. wir müssen spezifische Aufklärungs- und Trainingsangebote beispielsweise im Rauchbereich verbinden oder einbinden je nach Altersstufe und Entwicklungsaufgabe in generalpräventiven Ansätzen zur Förderung von Identitätsbildung und Ausprägung sozialer und umweltbezogener Handlungskompetenz. Der Schwerpunkt heutzutage ist Gesundheit – Umwelt – Arbeitswelt. Das sind die Punkte, mit denen die Jugendlichen von ihrer Bewertungslage her etwas anfangen können. Und in diesem Sinne können sie auch nach ihren eigenen Prioritäten die klassischen Risiken kennenlernen und zu ihrer Vermeidung kommen oder auch nicht.

MODERATOR:

Könnten sich Ärzte mit solch einem Vorschlag identifizieren, nach einem solchen Modell der Gesundheitsförderung arbeiten, in dem das Wort Krankheit nicht existiert, eigentlich auch nicht das Wort Gesundheit? Wo, wie Herr Frankowiak sagte, die Risikofaktoren nur im Hinterkopf, in der Hinterhand da sind. Mir geht es jetzt in dieser Podiumsdiskussion darum, ob die Medizin, die Ärzteschaft etwas von solchen Vorschlägen, die weder aus der Pädagogik noch aus dem Gesundheitswesen kommen, die mehr aus dem Bereich der Psychologie und der Sozialwissenschaft kommen, anfangen können. Meine Frage an hochkarätige Vertreter der Ärzteschaft: Könnte man mit solch einem Modell – denn die WHO fordert ja innovative, kreative, pädagogische Maßnahmen –, könnte man mit solch einem Ansatz der Gesundheitsförderung arbeiten und es einfach mal probieren?

LAASER:

Ich würde sagen, daß Bedürfnissen, die vielleicht noch verschärft im Jugendalter gegenüber dem Kindesalter da sind, sich gar nicht aus medizinischer, gesundheitlicher Sicht abhelfen läßt, da sie endogen sozusagen im Jugendalter drinstekken als Entwicklungsbedarf, als Entwicklungsbedürfnis. Vielleicht muß man deshalb nur noch da helfen, wo der Jugendliche in dieser Auseinandersetzung mit Risiken überfordert ist, mit dem alltäglichen Handeln nicht fertig wird, und wo er in eine Gefährdungssituation hineingerät. Helfen würde ja heißen, eine individuelle Hilfe, eine individuelle Überwachung, was die Eltern ja auch tun. Sie lassen das Kind, das Baby nicht mit der Steckdose spielen und lassen es natürlich rumkrabbeln, decken aber vorher die Steckdose ab. Also helfen, persönliche Überwachung, das ist eigentlich – das könnte ich mir vorstellen – die Aufgabe des Hausarztes, der bei seinem Patienten, auch beim gesunden Patienten – 80 % der Bevölkerung sind ja wohl beim Hausarzt – aufpaßt, ob er mit seinen Alltagshandlungen – jetzt als Jugendlicher – fertig wird. Kann ich ihm Hilfen geben? Aber es gehört auch das epidemiologische Monitoring von Gruppen dazu. Werden Gruppen mit den Expositionen, auch mit den notwendigen Expositionen, Risikoexpositionen fertig, oder zeichnet sich ab, daß sie über Gebühr Schaden erleiden?

GROSSE-RUYKEN:
Das gesundheitliche Problem gerade in der Schule und im Kindergarten ist nur multidisziplinär zu lösen. Das Hauptproblem liegt hier in der Pädagogik und auch in der psychologischen Ausbildung der Pädagogen. Welche Schwierigkeiten hier seitens der Lehrerschaft vorliegen, welche Überlastungen und welche Forderungen an den Lehrer gestellt werden in diesem Punkt, hat Herr Bartsch in seinem Beitrag überzeugend dargestellt. Gerade zum Schluß seiner Ausführungen wurde das sehr deutlich.

Die Ärzteschaft hat in diesem Punkt mit Sicherheit im Kindergarten und in der Schule eine im Hintergrund beratende Funktion und nicht mehr. Die qualifizierte Reihenuntersuchung beim Eingang in den Kindergarten, die Kindergartenuntersuchung, die Schuluntersuchung muß hier im Vordergrund stehen. Darüber hinaus erscheint es mir als eine Hauptaufgabe der Ärzteschaft, das Feld der Elternschaft aufzubereiten. Die Eltern sind zu motivieren, daß sie das akzeptieren, um was es in der Schule geht, das ist viel wichtiger. Was nützt es, die besten Medien einzusetzen, wenn die Eltern abwertend darauf reagieren: „Was ist das wieder für ein Quatsch." Dann ist alles für die Katz, was in der Schule geschieht. Also, da liegt vielleicht eine der Hauptaufgaben seitens der Ärzteschaft, nämlich Aufgeschlossenheit und Verständnis bei den Eltern zu erreichen und im Rahmen einer kommunalen Prävention soviel Bewußtsein zu bilden, daß sie gesundheitserzieherische Schulinhalte akzeptieren. Das halte ich für ganz wesentlich. Das ist eine der Hauptaufgaben der Ärzte.

BEITRAG AUS DEM PLENUM:
Ich hätte an den Herrn Kollegen Franzkowiak noch eine Frage, weil ich das zwar toll finde, was Sie da gezeigt haben mit Lehrern, Sozialarbeitern u. a. Auch in einem Projekt in Aachen in Kindergärten, Elternhäusern haben wir im Gesundheitsamt solche Spurensicherung gemacht, und das hat bewirkt, daß Leute, die sonst nie zum Elternabend kamen, nun zum Essen und Trinken kamen. Das ist alles unbestritten. Ich frage mich nur: Können wir allein auf diesem Ansatz abfahren, daß wir die Inhalte, Ziele nur von Bedürfnisträgern her legitimieren? Ich denke, daß die hier versammelte Wissenschaft doch auch andere Erkenntnisse zusätzlicher Art in Fülle vorgestellt hat. Ist es nicht auch legitim, daß Erwachsene, also sprich Eltern, Lehrer und Erzieher im Kindergarten, auch ihre

Normen weitergeben, denn sie sind – soziologisch gesehen – ein Teil der Gesamtgesellschaft?

Da ist noch ein zweites Problem, was ich habe. Es geht um die Suchtvorbeugung. Ich bewundere diesen gigantischen Apparat, der da in Gang kommt. Ich weiß nicht, wer die Lehrer motiviert. Man braucht ja praktisch schon einen Fortbildungslehrer, um als Drogenberatungslehrer richtig zu agieren. Es ist doch vor Ort eigentlich sehr entscheidend, in welchem Zustand sich der einzelne Schüler oder auch kleinere Gruppen, also informelle Gruppen, in einer Schulklasse befinden. Muß der Lehrer diagnostische Leistungen erbringen, um herauszufinden, was für den einzelnen geeignet ist bzw. welche primär präventiven Sachen angemessen sind? wer befähigt Lehrer zu dieser Diagnostik? Sie sagen: „Wir machen alle zu Beratungsfachleuten." Dann frage ich mich: Wozu dann psychologische Dienste und psychohygienische Institute und was es alles noch gibt?

FRANZKOWIAK:

Von der Bedürfnislage der Adressaten auszugehen, ist einem Ansatz verpflichtet, der – wie Sie sagten – aus einem völlig anderen Raum kommt, nämlich aus der Gemeinwesenarbeit, aus der Gemeindepsychologie. Ein Ansatz also, der davon ausgeht, daß es eine Gruppe von Adressaten gibt, die über ein bestimmtes Problem oder auch über eine Gemeinschaft in einem Lebensraum zur wiederum gemeinsamen zielstrebigen Behandlung von aufgetretenen Problemen befähigt werden sollen, d. h. es ist ein Kompetenzförderungsansatz. Ob dieser Ansatz ohne jede Art von Kontrolle oder Filter oder Moderation auf Jugendliche in unterschiedlichen Altersstufen übertragen werden kann, ist eine Frage. Gesundheitsförderung ist aber, wie ich gesagt habe, kein neuer Ansatz, also nicht verbunden mit einer ersatzlosen Streichung der Gesundheitserziehung, sondern die Gesundheitserziehung bildet ein Fundament, auf das dann in Kenntnis der Widerstände und Motivationsprobleme Methoden und Innovationen im Sinne der Gesundheitsförderung aufbauen sollten. Eine Sache ist ja vorhin schon genannt worden, die ich persönlich für sehr wichtig halte, die so explizit noch nicht eingeführt worden ist, aber werden muß, nämlich bei erkannten Risikogruppen oder Populationen so etwas wie – dieser Begriff heißt sowohl im epidemiologischen Bereich – ein Monitoring durchzuführen. Ich wehre mich gegen den Begriff der Überwachung. Das ist ein Problem bei dem Aktivierungsansatz, da kann man nicht gleichzeitig überwachen. Aber Sie haben den Finger auf einen wunden Punkt gelegt, nur das ist der Hintergrund der ganzen Geschichte.

BARTSCH:

Das von Herrn Franzkowiak vorgestellte „Gesundheitsförderungsmenü" schmeckt mir sehr gut; ich hätte gern noch mehrere Gänge davon und einen noch größeren Teller. Herr Franzkowiak, ich glaube, daß Sie mit dem, was Sie ausgeführt haben, auch keinen Totalitäsanspruch für das Konzept angemeldet haben, das etwa alles andere aus dem Felde schlüge und wo künftig nur noch so gearbeitet wird. Das wäre zunächst festzustellen. Das zweite wäre, daß mit Ihrem Vorschlag die Rezeptionsstruktur von Schule und Lehrer und Schülern präziser und deutlicher in den Blick genommen worden ist. Programme oder wissenschaftliche Daten setzen sich nicht naturwüchsig durch, und vorhandene Rezeptions- und Arbeitsstrukturen im Gesundheitsbereich sind nicht voll kompatibel mit Arbeitsstrukturen in der Schule. Diese zusammenführende Bearbeitung ist notwendig, wenn Gesundheitsförderung und Gesundheitserziehung effizient sein sollen. Im Sinne eines solchen Bearbeitungsversuchs habe ich Ihren Vorschlag verstanden und halte den für sehr gut und weitreichend.

PRIEBE:
Ich bin ein bißchen erschrocken, wenn ich den Eindruck von gigantischem Vorhaben herübergebracht habe. Gigantomanie ist hier ganz unangebracht. Aber ich darf nochmal sagen: Wir haben hier in Nordrhein-Westfalen 160 000 Lehrer, 2 Mio. Schüler und 8 000 Schulen. Wenn wir nicht nur Resolutionen und Postulate abgeben wollen, müssen wir was tun, und wenn wir was tun wollen, kommen wir ganz schnell in solche Größenordnungen. Aber wie gehen wir dann selbstkritisch mit diesem Größenanspruch um? Sie hatten die Motivationsfrage gestellt. Wir verpflichten niemanden, keinen Lehrer, jetzt künftig 2 Jahre im Arbeitskreis für Sucht- und Drogenberatungslehrer abzusitzen. Im Laufe der vergangenen Jahre haben sich viele Lehrer, die sich alleingelassen gefühlt haben, im Stich gelassen gefühlt haben, von dieser Arbeit verabschiedet. Die werden nicht durch dienstliche Anweisungen zurückgewonnen. Die werden nur durch ein qualifiziertes Angebot, durch gute Beratung und Ermutigung zurückgewonnen, und auch nicht alle auf einen Schlag, sondern nur eine Reihe von Kollegen werden sich wieder zur Arbeit anmelden. Der Erfolg dieser Arbeit, der Spaß daran, daß man von dieser Arbeit etwas hat, wird sich herumsprechen, daß es in der Schule besser wird und daß der Lehrer selbst dabei zum Zug kommt. Über diese Motivationsschiene stellen wir uns im Laufe der nächsten Jahre die Ausweitung der Arbeit vor, Schritt für Schritt.

BEITRAG AUS DEM PLENUM:
Also die außerschulischen Experten und außerschulischen Beratungseinrichtungen sind wichtig und unverzichtbar, aber sie sind außerschulisch. Im Rahmen des Erziehungs- und Bildungsauftrags ist Gesundheitserziehung und hier im wohlverstandenen Sinne, im engeren Sinne, Sucht- und Drogenprävention zunächst mal eine Aufgabe der Schule. Dieser Aufgabe müssen die Kollegen standhalten und nach Maßgabe ihrer Schwierigkeiten mit diesem Anspruch fertig werden. Gehen Sie bitte auf außerschulische Experten zu, aber in einem zweiten Schritt.

BEITRAG EINER ALLGEMEINÄRZTIN:
Ich finde das gut, daß hier Lehrer und Ärzte, Pädagogen, Psychologen und Soziologen zusammen diskutieren, nur die Richtung gefällt mir nicht. Ich habe den Eindruck, daß Sie mit dem, was die Schule erreicht hat, spielen. Da wird etwa Sucht diskutiert und ein bißchen Herz-Kreislauf-Krankheiten. Wenn Sie mal die Statistik lesen, etwa bei den Einstellungsuntersuchungen, dann ist die häufigste Gesundheitsstörung die Haltungsstörung. Diese Störung endet nicht mit dem 7. Lebensjahr, sondern sie setzt sich fort bis zum 70. Lebensjahr. Das, was man dagegen tun kann, das ist ja banal, nämlich sich bewegen, und das kann einem auch keiner abnehmen. Wir haben z. B. bei dieser häufigsten Erkrankung ganz konkrete Vorstellungen, was man tun könnte. Wir haben auch die Möglich-

keiten, und die sind ganz banal: es ist einfach Bewegung, aber wir tun es nicht. Warum tun wir es nicht? Warum lassen wir die häufigste Erkrankung so völlig aus der Diskussion und tun überhaupt nichts? Wir theoretisieren nur. Ich bin Hausärztin aus dem Kreis Aachen, und ich fühle mich sehr angesprochen, obwohl Sie, Frau Professor Kruse, sagten, niedergelassene Ärzte sind in der Regel auf psychosomatischem Gebiet nicht sehr ansprechbar.

Ich wünsche mir eine Arbeitsgemeinschaft, die auch sicher sehr einfach einzurichten wäre. Es sollten die örtlichen Lehrer, die niedergelassenen Ärzte, die Kindergärtnerinnen und alle interessierten anderen, wie Eltern, Sozialpädagogen und – so sie vorhanden sind – Psychiater und Psychotherapeuten, von denen wir in Aachen leider ganz wenige haben, zusammenkommen. Diese Gruppe sollte sich einfach zusammensetzen und in Richtung Primärprävention arbeiten, über Haltungsschäden, Karies, Übergewicht usw. Sie sollen zunächst einmal Kontakt pflegen und darauf eingehen, wie man miteinander umgeht, denn dann steht man nämlich nicht mehr allein. Der niedergelassene Arzt kann unmöglich allein Primärprävention langfristig ausüben. Er darf nicht allein gelassen werden. Ein Lehrer, und sei er noch so gut weitergebildet, bleibt nach wenigen Jahren als Beratungslehrer auf der Strecke, wenn er allein in der Schule steht und keine Rückendeckung hat, auch in der Fachkompetenz. Da sehe ich v. a. die Fachkompetenz von erfahrenen Ärzten vor Ort. Der Lehrer braucht auch Hilfe für die Durchführbarkeit aktiver Gesundheitsmaßnahmen, die Lust machen, wie z. B. die letzte Gesundheitswoche in Mönchengladbach. Gesundheit soll auch zur Gesundheitslust werden, zur Freude an der Gesundheit führen. Das ist machbar, und die Initialzündung, die könnte doch von der staatlichen Institution Gesundheitsamt kommen. Die Bereitschaft, wie man sich den Rücken stärkt und sozusagen die Organisation einer solchen Arbeitsgemeinschaft vornimmt, die besteht sicher. Nur, bisher tun wir das aus eigener Initiative.

In Baden-Württemberg gibt es einen Erlaß zur Bildung von Arbeitsgemeinschaften. Wie ist es mit der Ausbildung der Sportlehrer? Glauben Sie, daß die Sportlehrer, die z. B. in Köln oder sonst irgendwo derzeit ausgebildet sind, befähigt werden, Haltungsschwächen zu erkennen? Wir würden das gerne anstreben.

SASSEN:

Ich greife die Frage von Herrn Laaser zur Prioritätensetzung auf. Bei der Konzeption dieses Round-table-Gesprächs schwebte uns vor, daß auf der einen Seite die Praktiker sitzen und auf der anderen Seite die verantwortlichen Vertreter der öffentlichen Hand. Ich frage jetzt: Was machen wir eigentlich falsch, daß hier nicht die zuständigen Politiker oder ihre Staatssekretäre sitzen? Wir haben so langfristig die Einladungen verschickt, daß keiner aus zeitlichem Grund nicht kommen könnte.

LEWERENZ:

Der politische Vertreter ist schon gegangen. Meine Frage zielt in die gleiche Richtung. Politiker denken, es geht um die Wahl: Was ist in 4 Jahren an gesetzlichen und administrativen Maßnahmen für Gesundheitserziehung, Gesundheitsbildung gemacht worden, und was wird in den nächsten 4 Jahren an Maßnahmen folgen? In Hamburg ist es z. B. folgendermaßen: In den Haushaltsberatungen hat Hamburg für die Auswertung dieses Modells kein Geld zur Verfügung gestellt, sondern das Geld wird für andere Sachen ausgegeben. Es ist sehr schade, daß Herr Thiele jetzt weg ist, denn er ist der politische Vertreter des Finanzdirektors, der das entscheidet, aber das geht nun leider nicht.

BEITRAG AUS DEM PLENUM:
Es hat mich geärgert, daß eine Evaluierung des „Drogenmaterials" nicht möglich war. Bisher fanden Erfolgskontrollen statt, das ist ja keine Evaluierung. Warum eigentlich entwickelt das Land Nordrhein-Westfalen jetzt noch einmal ein Paket Drogenmappen? Es gibt doch schon so viele. Ich frage mich, ob das Problem darin besteht, daß die bisherigen Konzepte falsch waren, oder ob das vielleicht nicht so ganz aufgearbeitet wurde.

BEITRAG AUS DEM PLENUM:
Mit all diesen Mappen ist es nicht getan. Wenn man Mappen entwickelt hat, dann muß man die Lehrer, die ja heute Verkehrserziehung, morgen dies und jenes machen sollen, erst einmal motivieren und ihnen Hilfen geben, diese Mappen überhaupt mal in die Hand zu nehmen und sich darauf einzulassen.

FESER:
Ich kann das von einem Projekt sagen, an dem ich mitgewirkt habe, an dem wir beide mitgewirkt haben, ein Projekt des Verbandes der deutschen Rentenversicherungsträger. Es hat genau 5 Jahre gedauert, bis die Mappen erarbeitet waren. Ich fürchte, ähnliche Probleme gibt es für die Schule. Es ist witzlos, immer wieder neue Broschüren und Heftchen aller Art zu entwickeln. Jedes Land macht so etwas, es gibt ja genug Material – statt mal wirklich Evaluierung zu machen. Bedarfs-, Verlaufs- und Erfolgsevaluierung würden zeigen, wo es hakt. Herr von Troschke hat ja vorgestern einige Punkte aus seiner Erfahrung schon genannt. Auf diesem Gebiet passiert nichts. Evaluation sollte man fördern, denn sie ist notwendiger Bestandteil von Modellprojekten, die in zahlreicher Form stattfinden.

BEITRAG AUS DEM PLENUM:
Es wäre hilfreicher, wir würden von einer Institutionsanalyse der Schule ausgehen und überlegen, welche Strukturen heute festgefahren sind. Ich denke dabei an die Lehrer.

BEITRAG AUS DEM PLENUM:
Die Institutionsanalyse verdeutlicht uns die Begegnung von Schule, einem dynamischen Gebilde, das jahrzehntelang die gleiche Aufgabe zu erfüllen gehabt hatte, mit dem Arbeitsmarkt, der sich laufend verändert. Ich denke an die neuen Medien, an die Technologie und an den Arbeitsplatzwandel. Wie reagiert die Schule darauf? Wie sollen Kinder auf diese Arbeitsplätze hin orientiert werden? Es ist wichtig, daß wir endlich eine Längsschnittuntersuchung machen, um im Zeitverlauf zu sehen, was sich da wirklich entwickelt. Das ist unser großes Dilemma, glaube ich, und wir rechnen eigentlich Ergebnisse immer nur hoch, aber es fehlen genaue Analysen.

BARTSCH:
Die Diskussion heute ist auf einer ganz wichtigen Ebene erfolgt, nämlich auf der Planungsebene. Es besteht doch überall Einverständnis, daß Gesundheitserziehung eine multidisziplinäre Aufgabe ist, aber unausgesprochen ist derselbe Fehler gemacht worden, der auch damals bei der Curriculumsentwicklung gemacht wurde, nämlich daß man stillschweigend von dem hierarchischen Prinzip ausging: Wenn sich die besten Leute etwas ausdenken, dann ist es doch ganz selbstverständlich, daß die Lehrer in der Schule das auch umsetzen. Denselben Fehler haben wir heute auch gemacht. Wir haben nämlich die zentrale Frage nicht diskutiert, ob einige Maßnahmen auch auf die Zielgruppe hin orientiert sind. So hat sich die Diskussion um die Suchtprävention verselbständigt: Dieses und jenes Modell wurde aus dem Auge verloren. Dieser Themenschwerpunkt ist nur ein Beispiel im gesamten Bereich der Gesundheitserziehung. Unsere Zielgruppe ist doch das Kind, und an das Kind oder an den Jugendlichen – wir reden doch über Schule – kommen wir nur über den Lehrer heran. All die planerischen Gedanken, die hier zusammengetragen wurden, haben diese ganz wichtige Schaltstelle außerachtgelassen. Gesundheit hat zwar allgemein Rückenwind vor den Hintergründen der allgemeinen Ökologiediskussion, von Modetrends und auch von Innovationsschubs durch die Unterrichtsmaterialien von seiten der Bundeszentrale für gesundheitliche Aufklärung. Aber es setzt sich in der Schule ein didaktischer Trend durch – basisorientiert. Die Lehrer greifen zu Selbsthilfemaßnahmen, indem sie anknüpfend an den unmittelbar aktuellen Interessen und Bedürfnissen der Schüler Projekte, Unterrichtseinheiten, Arbeitskreise entwickeln und ihren eigenen Arbeitsplatz als Alternative zum traditionellen Schultrott abwickeln. In Wirklichkeit verteidigt die Schule ihre Monopolstellung, allein für Unterricht zuständig zu sein. Aber ich komme noch einmal auf diesen Trend zurück. Ich beobachte das bundesweit, daß also der Lehrer es einfach satt hat, immer sich einordnen zu lassen in das hierarchische Prinzip: Kluge Leute denken sich etwas aus und letzten Endes kommt es unten an, und dann wird's gemacht.

In Wirklichkeit nutzen die Lehrer heute die Freiräume, die diese Lehrpläne bieten – das, was sie beklagt haben, warum sie es nicht tun. Es gibt Mindestlernziele, die werden erfüllt, aber niemand guckt über die Schultür, was der Lehrer sonst noch an Unterrichtseinheiten macht, und so entstehen hier und dort Arbeitsgemeinschaften und Initiativen zur Umwelterziehung, zur Integration von Behinderten in Normalschulen, aber auch zur Gesundheitserziehung. Alle Planungskonzepte sind meiner Einschätzung nach, so gut die Ziele auch legitimiert sind und so ausgezeichnet die Fachleute alles reflektiert haben, zum Scheitern verurteilt, wenn es nicht gelingt, den Lehrer zu überzeugen, daß er das auch im Unterricht umsetzt.

Und jetzt kommt noch mein bestes Argument, das habe ich bis zum Schluß aufbewahrt, wie immer. Herr Franzkowiak hat diese faszinierende These entwickelt, daß Erziehung nicht immer vom Modell ausgehen sollte, als müßte man das Kind sich entwickeln lassen und ihm nur zeigen, wie es zum Lebensglück kommt. Aber es bestehen eigene Ansprüche: Das gilt nicht nur für den Jugendlichen, sondern auch für das Kind. Welche Interessen und Bedürfnisse jedes Kind hat, das kann nur der Lehrer entscheiden und keine Planungskommission und keine Empiriker, weil sich die Bedürfnisse fast täglich ändern, und deshalb können wir auf die Lehrer nicht verzichten, und unsere ganze planerische Phantasie muß diesen Aspekt mitberücksichtigen, wie wir an die Lehrer herankommen können.

BEITRAG AUS DEM PLENUM *(Pädagogische Schule, Karlsruhe):*
Ich sehe, daß man an die Schule ständig neue Dinge heranträgt und der Lehrer ständig neu gefordert ist. Wenn ich an unsere ganze Gesellschaft denke, an die Explosion und an die Aufteilung von immer wieder neuen Spezialgebieten, für die neue Leute Aufgaben bekommen, dann sehe ich, daß das alles der Lehrer, der nach wie vor eine Person ist, umsetzen muß. Und ich sehe natürlich, daß in der Wirtschaft, daß eigentlich überall Fortbildung unabdingbar ist. Es hat keiner, der heute 50 ist, in seiner Zeit das gelernt, was er heute machen muß. Er wird fortgebildet. Die Lehrerfortbildung ist aber – soweit ich das sehe – bei allen Ansätzen ungenügend beachtet. Fortbildung sollte keine verpflichtende zusätzliche Aufgabe sein, sondern der Lehrer müßte dafür einen Deputatnachlaß bekommen, d. h. der Lehrer sollte alle 2, 3 oder 5 Jahre für bestimmte spezielle Bereiche in seinem Aufgabengebiet eine Fortbildung bekommen. Natürlich bedeutet das für den Haushalt eines Landes, daß man Lehrerstellen neu schaffen muß. Ich bin kein Politiker, sondern wie gesagt in der Lehrerbildung tätig, aber ich sehe dies als eine ganz unabdingbare Forderung an. Dann wird sich vielleicht auch eine viel größere Zahl von Lehrern engagieren, die sich dieser Aufgabe annehmen könnte. Es wird immer noch unterschätzt, glaube ich, daß der Lehrerberuf nach wie vor – trotz der ganz großen Zahl von Lehrern, die sich engagieren – ein unglaublich anstrengender Beruf ist. Ich meine, daß es auch daran krankt, daß man den Lehrern ständig Neues aufbürdet, aber nicht fragt, wie es eigentlich klappen soll. Frau Möller ist ja aus der Schulverwaltung, aus der mittleren Ebene. Gibt es außer dem von Herrn Priebe vorgestellten Modell auch Gesundheitserziehung, die aus der Schule selbst kommt, die in der Schule selbst gewachsen ist, so daß es nicht so aufgepropft aussieht, oder wo entwickelt sich eigentlich etwas, was Gesundheitserziehung heißt, in der Schule? Wo entwickelt sich das eigentlich im Schulsystem selbst?

MÖLLER:
Parallel zu dieser Entwicklung, die Herr Priebe beschrieben hat, hat es Bemühungen gegeben, etwas in diesem Bereich zu schaffen. Hier im Regierungsbezirk Detmold hat es eine Entwicklung gegeben, die 1980 von IDIS aus begonnen hat. Durch Zusammenarbeit und Finanzierungsteilung des IDIS und des RP wurde zunächst der Bereich Suchtprävention bearbeitet, weil dieser damals im IDIS im Mittelpunkt des Interesses stand. Es wurden Strategien entwickelt, wie man das Thema in die Schule hineintragen könnte. Von einem Initiativkreis wurde ein Konzept entwickelt und umgesetzt. Dann haben sich nach und nach Arbeitskreise entwickelt. Es haben in der ganzen Zeit in unserer Region insgesamt 8 Arbeitskreise bestanden, die vorwiegend schulformspezifisch gearbeitet haben. Ihrer Arbeit liegen inzwischen Materialien zugrunde, die uns Herr Priebe vorgestellt hat. Wir sind weiterhin in der Phase der Entwicklung. Wir haben festgestellt, daß wir Materialien brauchen, daß wir besseres, qualifizierteres Material brauchen. Wir sehen eine Möglichkeit, daß wir das einbeziehen. Vor allen Din-

gen aber ist die Kooperation mit anderen Partnern notwendig, die im Bereich der Prävention tätig sind.

BEITRAG AUS DEM PLENUM:
Die Schule ist Bestandteil der Gesellschaft und zu einem ganz wichtigen Bestandteil des Lebensraumes von Kindern und Jugendlichen heute geworden. Daraus müssen wir Konsequenzen ziehen. Wir haben alle indirekt mit Gesundheitserziehung zu tun.

GROSSE-RUYKEN:
Es gibt pragmatische Ansätze. Ich komme von der Praxis her und habe vor 10 Jahren gemeinsam mit meinem Freund, der Zahnarzt ist, den Klassenlehrer eingeladen, und wir haben mit ihm darüber gesprochen, was man eigentlich so im gesundheitlichen Bereich tun könnte. Wir haben uns noch einen Apotheker gesucht, haben auch noch einen Psychologen dazugewonnen und haben dann v. a. Modelle durchgespielt, an mehreren Abenden bei mir zu Hause. Wir haben als allererstes Elternabende gemeinsam veranstaltet, Lehrer und wir. Den Eltern haben wir vorgestellt, was wir uns alles so denken, was möglich wäre. Und dann hat der Lehrer angefangen, mit der Klasse beim Klassenausflug.

Im Kindergarten haben wir das gleiche gemacht. So entwickle ich jetzt in Baden-Württemberg mein nächstes Modell, das sog. Patenschaftsmodell mit Kindergärten und Grundschulen. Jeder, der da mitmachen will, aus der Klasse, von Elternteilen, wird herzlich dazu eingeladen, in diesem Arbeitskreis mit zu überlegen. Das hat eine Mordswelle gegeben. Man kann da eine bessere Motivation erreichen, wenn man nur versucht, gemeinsam über Lebensbewältigung nachzudenken; das machen wir so.

PRIEBE:
Ich denke, daß das, was ich heute von dieser Veranstaltung mitbekommen habe, auch heute Vormittag besprochen wurde, und ein Blick in das Veranstaltungsprogramm belegt das schlagend evident, daß ein multidisziplinärer Zugang zum Bereich Gesundheitserziehung mit den Händen zu greifen ist. Meines Erachtens besteht das Problem nicht in einer multidisziplinären Deskription des Bereichs, sondern in einer effizienten multidisziplinären und multiinstitutionellen Arbeit, konkret in Kooperation. Ich habe bezüglich einiger Beiträge, die wir heute gehört haben, meine Zweifel, ob es ausreicht, große Gremien wieder zu installieren, in denen Resolutionen verfaßt werden, Absichtserklärungen abgegeben werden, Programme ausgetüftelt werden. Den vorliegenden Erfahrungen nach wird einmal mehr festgestellt, was man tun müßte, aber es kommt nicht dazu. Im Sinne einiger Anregungen von mir - ich gehe auf Frau Vogt noch einmal konkret zu - käme es darauf an, in überschaubaren Bereichen möglichst die Leute zusammenzubringen, die von der Sache her miteinander in Arbeitsbeziehungen gehören, und das in einem Bereich, der praktikabel ist, der hantierbar ist. Also keine aufgedonnerten Gremien, sondern eine Arbeitsbeziehung zwischen möglichst lokalen Vertretern zuständiger Einrichtungen herstellen. Dabei sollten wir darauf achten, daß wir bei einem multidisziplinären Zugang in den verschiedenen Bereichen unterschiedliche Arbeits- und Wissensstrukturen, unterschiedliche Strukturen von Professionalität haben, die prallen jetzt aufein-

ander. Nur lokal gelingt der Ausgleich. Abstrakte Formulierungen, wie das gehen müßte, klappen nicht. Ich denke, daß wir in diesem Bereich den Lehrer in den Blick nehmen müssen. Nur der intensive Arbeitsumgang mit Lehrern, in dem Lehrer als Personen enthalten sind und nicht als die zu belehrenden Objekte erscheinen, hat Erfolg. Das wird durch Schule erreicht und nicht durch Papier.

BEITRAG AUS DEM PLENUM:
Die Lehrer müssen m. E. in der Schule, auch während ihrer Hochschulzeit, ausgebildet werden für Gesundheitserziehung, damit sie die Kompetenz bekommen.

BEITRAG AUS DEM PLENUM:
Auf jeden Fall wollen die Lehrer ja selbst im Unterschied zu den Eltern nach der Hamburger Meinungsumfrage zu 72 % etwas mehr über Gesundheitserziehung lernen und sagen, sie sind nicht ausgebildet. Die Eltern sagen, sie sind zu 46 % nicht ausgebildet. 95 % der Lehrer möchten Gesundheitserziehung in die Schule einbeziehen. Nachdem ich also die Diskussion heute mitverfolgt habe und mir auch meine Gedanken gemacht habe, bin ich davon überzeugt, daß meine Motivation allein sehr wenig ist. Ich würde sie weiter einsetzen wie bisher, d. h. ich bin vor 16 Jahren in die Arbeitsgemeinschaft Arzt und Lehrer eingetreten, die vom Verband der Ärzte Deutschlands initiiert wurde. Ich glaube, sie ist wieder eingeschlafen. Da höre und sehe ich nichts mehr davon. Gibt's die noch? Ja!
Ich war hellbegeistert und sagte, das ist das Richtige für dich. Es fing also toll an, damals, mit Herrn Dr. Meinhardt, Lehrer, Kinder- und Jugendpsychiater, und es war ein tolles Konzept, und alle haben viele Pläne gehabt, ich habe mitgeplant. Leider sind die Pläne wieder irgendwo in der Schublade geblieben. Deshalb würde ich mich sehr gerne politisch aktivieren. Darüber würde ich wieder das, was ich zu Hause mache, vorantreiben und mich intensiv um die Kooperation bemühen, d. h. wieder weiter in die Schule gehen und in der Oberklasse über Bulimie und Anorexie sprechen, auch wenn ich dann da alleine sitze und die Klassenlehrerin sehr froh mit mir ist. Aber ich hoffe, wenn wir das schon mal wieder nicht ganz versanden lassen und darüber hinaus uns politisch aktivieren, dann wird es vielleicht bei einer nächsten Tagung hier ein bißchen hoffnungsvoller aussehen.

BEITRAG AUS DEM PLENUM:
Ich finde den Vorschlag von Herrn Franzkowiak ganz gut und wichtig. Erfahrungen über interdisziplinäres Vorgehen konnte ich in Aachen in einem Kindergarten sammeln, wo mit Institutionen zusammengearbeitet wurde: mit dem Gesundheitsamt, mit Kindergärten und Elternhäusern. Verschiedene Fachleute kooperierten dann, der Arzt des Gesundheitsamtes, ein Sozialpädagoge, Studenten und ein Psychologe. Ich war eigentlich sehr beglückt mit diesem Projekt, ähnlich wie Sie vermutlich in diesem Schulprojekt. Nur, ich muß doch sagen, daß trotz allen Engagements und aller interdisziplinären Zusammenarbeit in einer kleinen Gruppe wir nicht aufhören dürfen, so wie Herr Prof. Ferdinand Schmidt das modellhaft tut, alle politisch Verantwortlichen ständig am Gewissen zu packen, denn auch die strukturelle Prävention muß sein.

BARTSCH:

Mein Schlußwort beginnt natürlich mit einer Antwort auf Herrn Hurrelmann. Er hat mich gefragt. Erlauben Sie das bitte. Natürlich nimmt die Schule heute einen großen Erfahrungsraum der Kinder ein, das ist gar keine Frage. Bedenken Sie bitte auch, daß es außerhalb der Schule noch etwas anderes gibt. Ich denke z. B. viel an den Bereich der neuen Medien, Fernsehen etc. Seitdem es Schule gibt, ist ihr in zunehmendem Maße Erziehungsfähigkeit zugesprochen worden. Die Schule hat sich das zu eigen gemacht und daraus ihre Existenzberechtigung mit legitimiert, und wir haben heute den Zustand, daß praktisch alle gesellschaftlichen Probleme von der Schule gelöst werden sollen. Das ist, glaube ich, ein Weg, der aufzeigt, daß die Schule überfordert ist. Zu Ihrer Frage: Multidisziplinarität ist selbstverständlich, aber man sollte nicht im Planungskonzept stehen bleiben und sich keine Fesseln anlegen, indem man Flächendeckung und Gesundheitserziehung setzt, hier und heute und vor allem fordert. Ich halte es für die Gesundheitserziehung insgesamt gewinnbringend, wenn wir uns zunächst auf die werfen, die leicht zu begeistern sind, die hier und dort kleine Projekte beginnen. Und ich verspreche mir langfristig, wie es auch in anderen Beispielen möglich war, dadurch einen Rückenwind für alle zu entfachen und damit, wenn auch mühsam, einen zukunftsvollen Weg für die Gesundheitserziehung zu erschließen.

FRANZKOWIAK:

Ich möchte gern mit 2 Zitaten das Spannungsfeld beschreiben, in dem wir drinstecken. Ich möchte mich da direkt an Herrn Bartsch anschließen. Das erste Zitat aus der Befragung, aus der ich heute schon mehrfach berichtet habe, ist die Aussage eines älteren Schülers: „Die Kampagnen" – und damit meint er Gesundheitskampagnen – „davon halte ich überhaupt nichts. Jeder wie er will. Wenn ich mich kaputtmachen will oder ein anderer. Das hat natürlich Auswirkungen, wenn sie alle kaputtgehen wegen dem Rauchen, aber das ist mir egal. Wenn man sich über so einen Kram dauernd Gedanken macht, dann hat man ja nur noch damit zu tun, sich darüber Gedanken zu machen." Ein zweites Zitat aus einer Frankfurter Tageszeitung vom Juni vergangenen Jahres: „Im vergangenen Herbst hatte eine Frankfurter Sparkasse zum zweiten Mal an alle Schulen der Stadt einen Aufruf geschickt mit dem Titel: „Gestalte Deine Umwelt, bringt Natur zur Schule." Ziel der Aktion, Schülerinnen und Schüler sollten ihre Schulhöfe schöner gestalten und dabei lernen, mit ihrer Umwelt bewußter umzugehen und zu leben, sie zu achten. Es meldeten sich 20 Schulen. Den Grundschulklassen ging es v. a. darum, mit Blumenbeeten und Sträuchern ihre Höfe bunter zu gestalten. Die längerfristigen Projekte höherer Klassen hingegen mündeten schon in richtige Experimente mit der Umwelt. Ein wichtiges Fazit, das an allen teilnehmenden Schulen gezogen werden kann. Das Stück selbstgeschaffener Natur wird weit mehr geachtet als verordnetes Grün. Denn mit dem, was sie selber schufen, konnten die Schüler sich offenbar mühelos identifizieren."

LAASER:

Ich persönlich sage bewußt: Ich halte, weil die Evaluation im Grunde fehlt, die gegenwärtige Gesundheitsbildung im Jugendalter für ziemlich erfolglos. Erfolgreichere Gesundheitsbildung ist auf ein Modell angewiesen, das in der Erprobung ein Risiko zuläßt. Ein solches Modell erfordert aber Freiräume und eine positive

Flankierung, die in unserer Gesellschaft nur beschränkt zur Verfügung stehen. Was ist, wenn Kinder bei der Spurensicherung auch tatsächlich Spuren sichern. Was geschieht dann? So kommt irgendwo die Blockade, und damit ist mehr zerstört als gewonnen. Wir haben m. E. statt der für dieses Modell zumindest notwendigen Freiraumerweiterung im Gegenteil eine Verschulungstendenz, und das wird immer wieder gesagt.

Herr Stößel hat es betont: Die Lehrer selbst sind vielleicht die ersten Opfer, die am Curriculum kleben. Herr Sassen – und das möchte ich gern damit verbinden –, was machen wir falsch, wenn Politiker nicht hier sind? Ich glaube nicht, daß wir etwas falsch machen. Ich glaube einfach, es ist tatsächlich so, daß es gar keine Schuldzuweisung gibt. Es ist eine Faktenfeststellung für mich. Der erste Schritt betrifft nun mal Rahmenbedingungen, die nur begrenzt zur Verfügung stehen und begrenzt günstig sind für unser Anliegen. Für die Rahmenbedingungen und für Entscheidungen sind nun mal die Politiker zuständig. Das Modell ist fast poetisch schön, meine ich, aber in der Wirklichkeit wird es sich nur umsetzen lassen, wenn sich eben etwas ändert, wenn Offenheit zwischen Disziplinen und Gruppierungen – und das ist mein Tip – auch strukturell durch die staatlichen Institutionen gefördert wird.

Entwurf eines Memorandums zur Verbesserung des Zugangs zu Krankheitsdaten in der Bundesrepublik Deutschland der Arbeitsgruppe Epidemiologie der DGS und GMDS: „Personenbezogene Morbiditätsdaten für die epidemiologische Forschung"

Berichterstatter: R. FRENTZEL-BEYME*

Hintergrund

Parallel zu der traditionell auf die Behandlung von Krankheiten gerichteten Aufgabe der Medizin beginnt sich das Verständnis der Epidemiologie als der angewandten Wissenschaft von Beobachtung und Untersuchung kausaler Zusammenhänge durchzusetzen. Dabei wird durch Übernahme wichtiger Ansätze aus dem Ausland, aber auch durch beginnende Forschung in der Bundesrepublik Deutschland klar, daß die entscheidende Information, die für eine sinnvolle Untersuchung von Krankheitsursachen gebraucht wird, nicht immer aus vorhandenen Datensammlungen (sog. Routinedaten) gewonnen werden kann, seien diese auch noch so reichhaltig. Vielmehr müssen Daten für gezielte Fragestellungen gesondert erhoben oder aufbereitet werden, wobei der Erkrankte selbst oft die bedeutendste Quelle von Information für Untersuchungen von Ursache-Wirkungs-Zusammenhängen wird. Diese Erfahrung führte zur Registrierung bestimmter Infektionskrankheiten und letztlich auch zu deren erfolgreichen Bekämpfung. Auf dieser Prämisse beruht das Prinzip der epidemiologischen personenbezogenen Studien, die als Fall-Kontroll-Studien überhaupt nur mittels Befragung von Betroffenen, d. h. den Erkrankten selbst (oder einer nahestehenden Person), möglich sind. So kann die Quelle einer Lebensmittelvergiftung nur durch Befragung der betroffenen Personen mit Symptomen hinsichtlich der von ihnen aufgenommenen Speisen erkannt werden. Ebenso kann die individuelle Belastung durch Schadstoffe am Arbeitsplatz am besten vom Betroffenen erfragt werden.

Der Wandel des Krankheitenspektrums in den letzten 50 Jahren hat auch eine Veränderung des Konzepts der für die gesamte Bevölkerung gefährlichen Krankheiten von den übertragbaren (akuten) Krankheiten in Richtung solcher chronischen Krankheiten mit sich gebracht, deren Ursachen und Verbreitungsformen in menschlichen Bevölkerungen noch ungeklärt sind. Eine typische Fragestellung der Epidemiologie chronischer Krankheiten ist dabei, welche gesundheitli-

---

* Mitglieder der Arbeitsgruppe: R. Frentzel-Beyme, K.-H. Jöckel. U. Laaser, U. Keil, K. Kern, E. Schach, L. von Ferber, H. E. Wichmann

U. Laaser, G. Sassen, G. Murza, P. Sabo (Hrsg.)
Prävention und Gesundheitserziehung
© 1987 Springer-Verlag Berlin Heidelberg

chen Folgen Jahre nach Beginn der eigentlichen Belastung (Latenzzeit) bei einer Personengruppe auftreten, die gegenüber bestimmten Risikofaktoren exponiert gewesen ist. Quellen von Daten solcher Untersuchungen, die oft erst nach vielen Jahren möglich sind, wurden von epidemiologisch arbeitenden Wissenschaftlern ausführlich beschrieben, allerdings in einer Zeit, in der der Zugang zu den in solchen Datenquellen vorhandenen Morbiditätsangaben unter Wahrung selbstverständlicher Datenschutzbestimmungen (wie ärztliche Schweigepflicht) noch möglich war.[1] Damals wie heute gelten bestimmte Datensammlungen als geeignete Instrumente zur Durchführung epidemiologischer Forschung, wie Krankheitsregister, Daten von gesetzlichen Krankenversicherungen, sowie die amtlichen Statistiken, einschließlich des Mikrozensus. Neben der Forderung nach dem Zugang zu solchen Daten erscheint es ebenso dringlich, auf die Erhaltung von Daten vor Vernichtung hinzuwirken, die Aufhebung der Zweckbindung von Daten zu fordern und die Erleichterung des Zugangs durch besondere Vorkehrungen zu schaffen, soweit die Sekundäranalyse wissenschaftlicher Forschung dient.

Anknüpfend an die zunehmend intensiver und emotionaler werdende Diskussion über das Fehlen gültiger Forschungsergebnisse zu vermuteten Gesundheitsgefährdungen der Bevölkerung, die auch zur Umsetzung im Gesundheitsschutz verwendet werden können, wird der Mangel an Voraussetzungen für die epidemiologische Forschung in menschlichen Bevölkerungen besonders spürbar. Dies gibt Anlaß, unter Wahrung des Datenschutzes für die Forschung den möglichst praktikablen Zugang zu Morbiditätsdaten zu fordern. Die Deutsche Gesellschaft für Sozialmedizin (DGS) und die Gesellschaft für Medizinische Dokumentation, Informatik und Statistik (GMDS) fordern daher die dringliche Diskussion fachlicher Aspekte des Zugangs zu Morbiditätsdaten mit dem Ziel, die bisher fehlende Grundlage für bessere Voraussetzungen einer personenbezogenen Forschung zu schaffen.

Begründung

Verschiedene Beispiele für die Dringlichkeit dieser Forschung sollen zur Illustration für die Forderung gelten, wobei den inzwischen absehbaren Behinderungen besonderer Raum gegeben wird. Auf Einzelheiten des methodischen Vorgehens wird weiter unten gesondert eingegangen (u. a. im Anhang: Typen epidemiologischer Studien).

Am Beispiel der Krebsursachenforschung, die auch auf der Ebene der Europäischen Gemeinschaft verstärkt über die Grenzen der einzelnen Mitgliedsländer koordiniert werden soll, ist erkennbar, wie weit die Bundesrepublik Deutschland noch hinter der internationalen Entwicklung zurücksteht. Mit Hilfe der Bilanz der zeitlichen und räumlichen Verteilung einzelner zum Tode führender Krebsformen hat der Krebsatlas der Bundesrepublik Deutschland Lücken der Erfas-

---

[1] Brennecke R, Greiser E, Paul AH, Schach E (Hrsg) (1981) Datenquellen für Sozialmedizin und Epidemiologie. Springer Berlin Heidelberg New York (Medizinische Informatik, Bd 29).

sung von Tumorformen, die nicht zum Tode führen, in der Gesamtbevölkerung deutlich gemacht. Die anschließend an die eingehende und wiederholte Beschreibung der Sterbehäufigkeiten und Trends mit Recht zu fordernde Suche nach Ursachen für die erhöhte Krebshäufigkeit in einigen Regionen erfordert nun gezielte Forschung mit Hilfe epidemiologischer Studien unter Einbeziehung der Information von lebenden Personen. Mit Hilfe von Krebsregistern wird es nicht nur möglich, die infolge teilweise hoher Überlebenswahrscheinlichkeiten viel häufigeren Neuerkrankungen an Krebs weitgehend vollständig zu erfassen (wobei auch Mehrfacherkrankungen bei der gleichen Person berücksichtigt werden können), sondern solche Angaben auch für die Ursachenforschung mittels verschiedener Untersuchungsansätze zu nutzen. Will man beispielsweise über die Gefährdung durch niedrigdosierte Strahlung etwas lernen, so können aus den Krankheitshäufigkeiten von vielen tausenden Mitarbeitern von kerntechnischen Anlagen Schlüsse von unschätzbarem Wert gezogen werden. Diese Forschung in Form der Kohortenstudie (s. Anhang) ist, schon allein wegen der Zuordnung der für das Individuum relevanten Strahlenmeßwerte, nur auf personenbezogener Ebene möglich. Die absehbare Behinderung liegt, wie die Erfahrungen bei vergleichbaren Studien zeigen, darin begründet, daß (abgesehen davon, daß Todesbescheinigungen mit der Todesursache – z. B. Krebs – nicht zur Verfügung gestellt werden können) selbst gesicherte Informationen zur Krebsdiagnose von Registern nicht verfügbar gemacht werden und daß Befunde von Pathologischen Instituten nicht zugänglich gemacht werden dürfen.

Ein weiteres Beispiel ergibt sich aus Schulgesundheitsuntersuchungen, die die einzigen an vollständigen Jahrgängen durchgeführten einheitlichen Untersuchungen in der Bundesrepublik Deutschland darstellen und die epidemiologisch einwandfreien Analysen von ökologischen Schädigungsfaktoren in der heranwachsenden Generation dienen können. Die Untersuchungen umwelthygienischer Belastungen durch Schwermetalle und deren Auswirkungen auf Körperfunktionen und neurologische Symptome sind nur ein Beispiel für die bekannten, dringlichen Aufgaben epidemiologischer Forschung. Leider hat sich Ende der 70er Jahre im Zuge einer Überarbeitung der schulärztlichen Untersuchungen (u. a. für verbesserte epidemiologische Nutzungsmöglichkeiten) und ihrer Dokumentation eine restriktive Handhabung der Datenschutzbestimmungen ergeben. Dies führte dazu, daß nach dem Bielefelder Modell erhobene Schuleingangsuntersuchungsdaten – eine unschätzbare Datenquelle für epidemiologische Langzeitstudien – nur noch als Torso existieren. So werden wesentliche Teile der Erhebung im Elternfragebogen (Verhaltensbereich) und sozialmedizinisch bedeutsame Angaben (Berufe und Familienstand der Eltern) nicht mehr dokumentiert. Sogar die epidemiologisch und für die Qualitätskontrolle wichtige Möglichkeit von Längsschnittuntersuchungen wurde zeitweilig genommen, indem die Verwendung von Kennummern untersagt wurde. Nun ist aber nur mit Hilfe von solchen Kennummern eine eindeutige Zusammenführung von Daten möglich, wenn auf die Verwendung des Namens einzelner Personen verzichtet werden soll. Mehr als 12 Jahre Dokumentationsarbeit für die epidemiologische Forschung sind damit entwertet worden.

Andere Datenquellen sind hier zu nennen, die teilweise für die Hypothesenfindung, andererseits für Zwecke der Gesundheitsüberwachung erforderlich gewesen sind und auch weiterhin sein werden, selbst wenn bisher nicht alle Nutzungsmöglichkeiten solcher Datenquellen optimal ausgeschöpft worden sind. Zu diesen gehören – anders als eigens für die Erfassung bestimmter Krankheiten geschaffene Register – solche Quellen von „Routinedaten" wie Krankenversicherungen (einschließlich der Betriebskrankenkassen und Rentenversicherung), deren Datensätze bei entsprechender Validierung z. T. registerähnliche Basisfunktionen erfüllen können.[2] Am Beispiel von Untersuchungen bis dahin unbekannter, gefährlicher Nebenwirkungen von Medikamenten kann verdeutlicht werden, wie abträglich sich Einschränkungen des Datenzuganges auswirken können. Die effektive Erkennung der teratogenen Wirkungen von Thalidomid (Contergan) und deren schnellen Verhütung wäre unter den gegenwärtigen Einschränkungen der zentralen Registrierung von Anschriften betroffener Personen (Krankheitsfälle) und deren Nutzung für Zwecke der Befragung nicht möglich. Aber nur die Mütter der mißgebildeten Kinder konnten genaue Information über die Medikamente geben, die sie zu Beginn der Schwangerschaft einnahmen. Ein anderes Beispiel zeigt, daß u. U. auch der behandelnde Arzt als Informationsquelle dient. So untersuchte Skegg in England den Zusammenhang zwischen der Einnahme bestimmter Medikamente und Verkehrsunfällen. Durch eine Analyse der Unfallanamnese von Personen, welche diese Medikamente einnahmen und im Rahmen der sog. „Oxfordstudie" erfaßt wurden, ergab sich im Vergleich mit Vergleichspersonen, daß Medikamentenbenutzer deutlich häufiger Verkehrsunfälle verursachten. Die anschließende Frage danach, ob die Krankheit, die zum Medikamentengebrauch führte, oder ob die Medikamente Ursache der Unfallneigung sein können, läßt sich nur über die Befragung von Arzt und Patienten klären. Ebenso notwendig ist die Überwachung möglicher Nebenwirkungen neueingeführter Medikamente mittels epidemiologischer Methoden. Mit einem entsprechenden methodischen Instrumentarium könnten bei geeigneten Zugangsmöglichkeiten für einzelne Befundgruppen, wie z. B. Allergien, Krebsdiagnosen und ähnliche harte Daten, nicht nur ein Bevölkerungsbezug und zeitliche Zusammenhänge hergestellt werden, sondern auch individuenbezogene Verknüpfungen von relevanten Daten erfolgen, ohne daß Beeinträchtigungen der Privatsphäre erkennbar wären.

Vorrangig von Sekundärdatenanalysen sollten daher für Forschungszwecke die Zugangsmöglichkeiten für Daten verbessert werden, die für aktive epidemiologische Feldforschung unverzichtbar sind. Anders können die zunehmenden Aufgaben bei der Erkennung noch unbekannter Gesundheitsrisiken durch v. a. chemische, aber auch physikalische, bisherige und zukünftige Umweltbelastungen nicht mehr wirksam erfüllt werden.

---

[2] Hernberg S, Kollmeier H, Kuhn K (1986) Nutzung von Daten der Kranken- und Sozialversicherung zur Darstellung des Zusammenhanges von Arbeitsbedingungen und Gesundheit. Expertisen; Kolloquium 24. 09. 1985. Bundesanstalt für Arbeitsschutz, Tagungsbericht Tb45, Dortmund.

Vorschläge für eine wirksame Verbesserung des Zugangs zu Daten

In den entsprechenden Gesetzen sind für die notwendige Rechtssicherheit *eindeutige Regelungen im Interesse der epidemiologischen Forschung* erforderlich. Hierzu gehört ein eindeutiges Bekenntnis zur Notwendigkeit epidemiologischer Forschung mit einer Forschungsklausel, die unter genau definierten Randbedingungen ausdrücklich die Weitergabe, Verwertung und Zusammenführung von personenbezogenen Daten für Forschungszwecke ermöglicht. In allen bevölkerungsbezogenen Registern sollte – wie in den klinikbezogenen Registern aus einsichtigen Gründen selbstverständlich – der Personenbezug hergestellt werden können.

Die Klauseln, die eine Exklusivnutzung von Daten der amtlichen Statistik durch Behörden und öffentliche Einrichtungen festlegen, sollten dahingehend modifiziert werden, daß die wissenschaftliche Analyse dieser Daten durch befugte Forschungsinstitutionen möglich ist. Bisher kann gerade diese notwendige Nutzung durch die erhebenden Einrichtungen oft aus Kapazitäts- oder Kompetenzgründen nicht erfolgen.

Die – nur juristisch zu rechtfertigende – Einwilligungsregelung für bereits existierende Datenkörper ist in der täglichen Praxis impraktikabel. Die persönliche Einverständniserklärung des Patienten für Krebsregister (stellvertretend für jede Form von Krankheitsregistern) sollte aufgehoben werden, da sie zu unvollständigen Meldungen führt und den Nutzen solcher Register in Frage stellt. Sie ist nicht nur international gesehen ein völliges Novum, sondern auch in der Bundesrepublik Deutschland nicht erforderlich, wie im Falle des Saarlandes mit einer erfolgreichen Krebsregistrierung seit 1967 erkennbar wurde.

Um die schulärztliche Dokumentation wieder zu einer epidemiologisch relevanten Datenbasis auszubauen, muß dafür gesorgt werden, daß der schulärztliche Untersuchungskatalog in bestimmten Bereichen, die in Bezug auf die Umweltbelastung kritisch sind, obligatorisch wird und verstärkt umwelt- sowie verhaltensrelevante Merkmale enthält. Möglichkeiten für Längsschnittuntersuchungen und eine Datenverknüpfung (etwa von Befunddaten der Untersuchungen mit sozioökologischen Daten) müssen geschaffen werden. Dazu ist die Einführung eines geeigneten, durchgehenden Kennnummernsystems für die Untersuchungen erforderlich.

Methodische und formale Voraussetzungen

Zu methodischen Voraussetzungen gehören:
- Personenbezug,
- Bezug der Dateien auf definierbare Bevölkerungen (Relation zu der Risikobevölkerung in Stadt, Region, gesamte Bundesrepublik Deutschland)
- Bezug der Dateien auf definierbare Zeiten.
  Zu formalen Voraussetzungen gehören:
- Regelung von Zugangsmöglichkeiten unter definierten Bedingungen für unterschiedliche Dateien im Gesundheitswesen und der öffentlichen Verwal-

tung unter Wahrung des Datenschutzes (unter Anlehnung an das Konzept der Ethikkommissionen),
- Abkoppelung der Daten zur Personenidentifikation von den restlichen Daten solcher Dateien,
- Regelung der Identifikationsmöglichkeiten.

Anhang: Methoden der epidemiologischen Forschung

1. Kohortenstudien

Die Kohortenstudien gewinnen zunehmend an Bedeutung, nachdem die klinisch-epidemiologische und toxikologische Forschung begonnen hat, besonders augenfällige Risikofaktoren zu benennen. Auf den Gebieten der Krebsforschung werden Kohortenstudien zur Identifizierung beruflicher und im weiteren Sinne umweltbedingter Krankheiten eingesetzt. Große Kohortenstudien laufen seit Jahren auch auf Gebieten der Herz-Kreislauf-Forschung in den Ländern mit epidemiologischer Tradition, wozu inzwischen ganz Skandinavien gehört. Auch in der Bundesrepublik Deutschland haben sich einige wichtige Projekte etabliert.

Am Beispiel der Nutzung der Krebsregister vieler Länder ist einerseits nachhaltig demonstriert worden, wie wirksam diese Informationsquelle genutzt werden kann –, andererseits war jedoch besonders in der Bundesrepublik zu erkennen, wie wenig derartig große Datensammlungen genutzt werden.

Ein Beispiel für die Nutzung von Registerdaten liefert das seit 1943 bestehende berühmte Dänische Krebsregister. Vor und nach Beginn bestimmter Produktionen in einer chemischen Fabrik südlich von Kopenhagen waren im Register alle Karzinome und Sarkome mit voller Adresse der Erkrankten getrennt registriert worden. Nach Auftreten des Krebsrisikoverdachtes von beruflicher Dioxin- und Phenoxyessigsäureexposition bestimmter Arbeiter der Fabrik konnte man mit Hilfe des Registers gleich 2 Angaben erhalten:
1. die Zahl der Arbeiter, die während der gesamten Produktionszeit der Fabrik an den speziellen Krebsformen erkrankt waren (nicht nur die Todesfälle, wie in ähnlichen Studien, wenn sie wie in der Bundesrepublik ohne Krebsregister durchgeführt werden müßten),
2. wieviele solcher einzelner Krebsformen in der gesamten Bevölkerung aufgetreten waren, also die wichtigste Vergleichsbasis für die in der Risikogruppe der Arbeiter beobachteten Krebsfälle. Auch hierzu ist man in der Bundesrepublik vorläufig auf die Mortalitätsstatistiken angewiesen.

Der bisherige Zustand, daß bei bestehender gewissenhafter Erfassung von Krankheitsfällen in Krebsregistern deren Nutzung unterbleibt, muß jedoch besonders nachdrücklich angesprochen werden. Sowohl in Hamburg als auch im Saarland sind Registerdaten bisher nicht für Kohortenstudien zur Verfügung gestellt worden (etwa für die Erkennung von Krebsfällen in beruflichen Risikogruppen).

Einzelfälle von Ablehnung entsprechender formaler Anträge mit der Begründung, daß die Nutzung von personenbezogenen Registerangaben aus datenschutzrechtlichen Gründen nicht möglich sei, weisen auf die Notwendigkeit der Schaffung besserer Voraussetzungen hin.

2. Fall-Kontrollstudien

Die retrospektive Studienform gilt in der Epidemiologie als bisher effektivster Weg, neue, bisher unbekannte Risikofaktoren zu erkennen bzw. Risikokonstellationen (auch im Sinne additiver oder multiplikativer Wirkung) identifizieren zu können. Die dazu erforderlichen, oft sehr detaillierten Informationen können in der Regel ausschließlich die von der untersuchten Krankheit betroffenen Personen (Fälle) und geeignete Vergleichspersonen (Kontrollen) geben. Das bedeutet, daß nicht nur die persönliche Befragung, sondern auch die volle namentliche Erfassung der in eine Studie einzubeziehenden Personen erforderlich wird. Ein Krebsregister kann zur Zusammenstellung einer solchen Untersuchungsgruppe dienen. Auch hier ergeben sich bisher nur zu oft Schwierigkeiten mit dem Datenschutz, die einer Offenlegung mit dem Ziel besserer Regelungen bedürfen.

Auch für Zwecke der Evaluation des Gesundheitswesens oder der Wirksamkeit von Prävention (z. B. der Früherkennungsprogramme) ist eine personenbezogene Forschung erforderlich.

G. Varia

Compliance als sozialmedizinischer Forschungsgegenstand

R. Rychlik

Einleitung

Die systematische Erforschung der Compliance bzw. Non-compliance begann erst in den 60er Jahren. Bis dahin galt die Non-compliance als Alltagsproblem des behandelnden Arztes, der wiederholt feststellen mußte, daß sich ein Teil der Patienten nicht an seine Anordnungen hielt: Medikamente wurden unregelmäßig oder überhaupt nicht eingenommen, Diabetiker hielten sich nicht an ihre Diätrichtlinien, Rauchverbote wurden nicht eingehalten und Patienten, deren Symptome verschwunden waren, sahen keinen Grund, den ärztlichen Vorschriften weiterhin zu folgen.

Bis 1976 waren etwa 180 Artikel zum Thema Patientencompliance publiziert worden. Aus der Analyse der bislang vorliegenden Ergebnisse läßt sich folgern,
- daß die Methodologie der Complianceforschung erst in ihren Anfängen steht,
- daß Non-compliance als Ergebnis eines komplexen und z. T. sehr individuellen Verhältnisses zwischen Patient und Arzt, aber auch zwischen Krankheitsprozeß und therapeutischem Milieu ist.

Im *Compliance-Handbuch* 1982 wird der Begriff Compliance wie folgt definiert:

> Unter dem Begriff Compliance versteht man den Grad, in dem das Verhalten einer Person in bezug auf die Einnahme eines Medikamentes, das Befolgen einer Diät oder die Veränderung des Lebensstils mit dem ärztlichen oder gesundheitlichen Rat korrespondiert. Auch der Begriff konsequentes Befolgen könnte gleichbedeutend an die Stelle des Begriffes Compliance treten. Der Begriff soll das Verhalten nicht bewerten. Obwohl der Therapeut, der Patient oder die jeweiligen Umstände in bestimmten Fällen sinnvoll wegen Non-compliance getadelt werden können, beinhaltet die Definition als solche kein Fehlverhalten (Hayners et al. 1982, S. 12).

Da sich keine einheitliche Übersetzung des Begriffes Compliance anbietet, ist dieser als Fachausdruck bereits in den deutschen medizinischen Sprachgebrauch eingegangen.

Dabei stellt die Krankheitsdauer eine wesentliche Determinante der Compliance dar. Mit steigender Krankheitsdauer komplizieren sich für Arzt und Patient die erforderlichen Maßnahmen zur Durchsetzung einer erfolgreichen Langzeittherapie. Chronische Erkrankungen wie koronare Herzkrankheit, Hypertonie, Diabetes, Gelenkrheumatismus und psychische Leiden sind daher mit den meisten Complianceproblemen behaftet. Dabei läßt sich unterscheiden zwischen

U. Laaser, G. Sassen, G. Murza, P. Sabo (Hrsg.)
Prävention und Gesundheitserziehung
© 1987 Springer-Verlag Berlin Heidelberg

- Aufgabe gesundheitsbeeinträchtigender Gewohnheiten und Einstellung der Risikofaktoren,
- Einhaltung medikamentöser, diätetischer und die körperliche Aktivität erfordernden Anordnungen des behandelnden Arztes.

Es sollte jedoch nicht übersehen werden, daß sich der Compliancebegriff nicht nur am Verhalten des Patienten, sondern auch des behandelnden Arztes orientiert. Der Umfang, mit dem der Arzt seinen Aufgaben zur Information, Motivation, Betreuung und Patientenführung genügt, kann sinnvoll als Arztcompliance bezeichnet werden. Hierzu gehört auch die Kooperationsfähigkeit der Ärzte oder Arztgruppen untereinander. Allein aufgrund unterschiedlicher Gebietsbezeichnungen und der daraus resultierenden Kompetenzen können quasi „traditionelle" Kooperationsdefizite entstehen. So haben beispielsweise Internisten und Chirurgen nicht selten gegensätzliche Auffassungen über Therapieschemen. Aber auch zwischen niedergelassenen Ärzten und Krankenhausärzten sind oftmals therapeutische und organisatorische Differenzen feststellbar.

Konsequenzen non-complianten Verhaltens

Wie Studien aus dem Bereich der Hypertonietherapie zeigen, ist nicht allein die Wahl des Medikamentes entscheidend für den Therapieerfolg, sondern auch die Patientenführung durch den behandelnden Arzt. Zwischen der ärztlichen Verordnung und dem tatsächlichen Patientenverhalten bestehen deutliche Diskrepanzen. Eindeutige Variablen des Arzt-Patienten-Verhältnisses sind bislang zwar nicht ermittelt worden, dennoch belegen unterschiedliche Studien je nach Untersuchungsmethode, Patientenkollektiv, Krankheit und Medikation eine Vielzahl von Einflußgrößen auf non-compliantes Verhalten. Eindeutige quantitative Aussagen sind jedoch bis heute nicht möglich. Betrachtet man den gesamten pharmazeutischen Markt in der Bundesrepublik Deutschland, so werden, bezogen auf den Sektor der unkorrekten Medikamenteneinnahme, schätzungsweise 35–45 % aller verordneten Medikamente nicht eingenommen. Richtwerte komplexerer Verordnungen aus dem Arzt-Patienten-Verhältnis (Diätvorschriften, Trainingsanweisungen, Änderung der Lebensgewohnheiten) lassen sich bislang noch nicht einmal schätzen. Es wird jedoch vermutet, daß die Non-compliance-Rate in diesem Bereich noch wesentlich höher ist als bei alleiniger Medikamenteneinnahme.

Im *Compliance-Handbuch* (Haynes et al. 1982) wurden 41 Studien zum Ausmaß der Compliance und Non-compliance ausgewertet. Variablen dieser Studien sind
- Einhaltung von Arztterminen bei vorbeugenden Maßnahmen,
- Einhaltung von Behandlungsterminen,
- vorbeugende Kurztherapien,
- Kurzzeitmedikation,
- Langzeitbehandlung aus prophylaktischen Gründen,
- Langzeitbehandlung im Rahmen einer Therapie,
- Diät,
- sonstige präventive Maßnahmen (Rauchverzicht, Ernährungsumstellung).

Die Complianceraten schwanken hier je nach Untersuchung und Fragestellung zwischen 5 und 78 %. Die wesentlichen Ergebnisse können wie folgt zusammengefaßt werden:
- Patienten halten etwa 75 % der von ihnen selbst vereinbarten Sprechstundentermine ein, jedoch nur etwa 50 % der durch den Arzt bestimmten.
- Bei Kurzzeitbehandlung nimmt die Compliance schnell ab.
- Die Hälfte aller Patienten hält bei Langzeitbehandlung die Anordnung exakt ein.

Wirtschaftlicher Aspekt

Die jährliche Belastung der Volkswirtschaft durch die Nichteinnahme von ca. 35–45 % aller verschriebenen Medikamente wird auf 2,7–3 Mrd. DM geschätzt. Allein die Non-compliance im Rahmen der Hypertoniebehandlung in der Bundesrepublik Deutschland soll Mehrkosten von rund 150–180 Mio. DM pro Jahr verursachen. Der volkswirtschaftliche Aspekt non-complianten Patientenverhaltens ist jedoch nur ein besorgniserregender Faktor. So ist weiterhin auf die Gefahren hinzuweisen, die sich aus dem Aufbewahren nicht eingenommener Medikamente ergeben. In der Regel steht die Hausapotheke jedem Familienmitglied, also auch Kindern, offen, wobei ein nicht unerheblicher Teil der aufbewahrten Arzneimittel später der Selbstmedikation durch Laien zur Verfügung steht. Dabei ist die Kontrolle des Verfalldatums durch den Laien oftmals nicht möglich, so daß von gehäufter Einnahme nicht mehr verwendungsfähiger Arzneimittel ausgegangen werden kann.

Wissenschaftlicher Aspekt

Ein weiterer Aspekt der zunehmenden Therapieuntreue ist die Non-compliance-Rate bei klinischen Prüfungen von Medikamenten. Die Ergebnisse dieser Studien, die später dem Bundesgesundheitsamt zur Verfügung gestellt werden, sind nur dann aussagekräftig, wenn gesichert ist, daß die verordneten Dosen tatsächlich eingenommen wurden. In der Regel tragen alle Unternehmen diesem Faktor durch Plasmakonzentrationsmessungen Rechnung. Diese Untersuchungen geben jedoch meist keinen Aufschluß darüber, welche Menge der Patient zu sich genommen hat, sondern nur, daß er überhaupt ein Arzneimittel zu sich genommen hat. In Phase-III-Prüfungen mit Feldstudiencharakter wird dieser Gesichtspunkt der Compliance mitunter auch vernachlässigt. Zusammenfassend zeigen sich also sowohl unter wirtschaftlichen Gesichtspunkten als auch unter therapeutischen Bedingungen gravierende Folgen non-complianten Verhaltens.

Einflußfaktoren auf die Compliance

Ansatzmöglichkeiten zur Verbesserung der Compliance können sich nur ergeben, wenn die Einflußfaktoren auf die Compliance wissenschaftlich geklärt sind und v. a. die Frage beantwortet werden kann, wann und weshalb sich Patienten nicht an die ärztlichen Verordnungen halten. Diese Fragestellung alterniert von Krankheitsbild zu Krankheitsbild, so daß sie nicht generell beantwortet werden kann.

Faßt man alle bisher im Bereich der Complianceforschung geleisteten Untersuchungen zusammen, so scheint es den typischen Therapieverweigerer nicht zu geben. Ebensowenig haben demographische Daten, soziale Schicht, Bildungsgrad und Intelligenz Einfluß auf die Therapietreue des Patienten. Dabei wird in der Regel jedoch davon ausgegangen, daß es sich fast immer um ein fehlerhaftes oder falsches Patientenverhalten handelt. Diese Schuldzuweisung ist jedoch einseitig. Neben der mutwilligen Weglassung des Medikamentes, seiner falschen Applikation oder der eigenständigen Dosisreduktion steht oft auch das einfache Vergessen des Patienten. Dennoch lassen sich auch andere, wenn auch randständige Einflußfaktoren beschreiben:
- schwierige Therapieschemata,
- Verwechslungsrisiko bei Polypragmasie,
- Verunsicherung durch Packungsprospekte,
- benutzerunfreundliche Verpackungen.

Auch diese Aufstellung entbehrt jeder Vollständigkeit, soll jedoch nur einige weitere Anhaltspunkte für die Auseinandersetzung mit der Therapietreue des Patienten aufzählen. Demgegenüber äußern Patienten häufig:
- Nebenwirkungen und Verträglichkeit der Medikamente,
- weitgehende Beschwerdefreiheit,
- Unzufriedenheit mit der Therapie,
- Vergeßlichkeit.

Diese Gegenüberstellung zeigt sich somit nur mit dem Punkt der Vergeßlichkeit identisch. Nach Kipnowski u. Kipnowski (1982) lassen sich die Einflußfaktoren der Compliance klassifizieren in Merkmale
- der Verordnung,
- des Patienten und seiner Umgebung,
- der Krankheit und Krankheitsbewältigung,
- der Institution und der Arzt-Patient-Beziehung.

Der Patient und seine soziokulturelle Umgebung

Ohne Rücksicht auf unterschiedliche Ergebnisse der Complianceforschung muß davon ausgegangen werden, daß Alter und Geschlecht des Patienten die Therapietreue entscheidend mitbeeinflussen. Auch hier muß wiederum betont werden, daß diese Merkmale je nach Krankheitsbild variieren können. Generell kann davon ausgegangen werden, daß die Non-compliance-Gefährdung bei älteren Patienten über 65 Jahren deutlich ausgeprägter ist, weil diese aufgrund anderer Erkrankungen ebenfalls Medikamente einnehmen müssen und anderen Ratschlägen ebenso Folge leisten sollen (Multimorbidität). Dies trifft insbesondere auf ältere Männer zu, da diese leichter eigene Vorstellungen über die

Krankheit entwickeln und eher dazu neigen, sich ärztlichen Ratschlägen und Informationen zu widersetzen.

Obwohl die Ergebnisse der Complianceforschung hinsichtlich Ausbildung und Einkommen widersprüchlich sind, läßt sich zumindest als Tendenz festhalten, daß geringe Schulbildung und niedriges Einkommen Negativfaktoren für eine gute Patientencompliance darstellen.

Einig scheint man sich dagegen darüber zu sein, daß die Familie einen erheblichen positiven Einfluß auf die Therapietreue des Patienten ausübt. In verschiedenen Untersuchungen zeigten sich Alleinstehende deutlich non-complianter als in Familien lebende Patienten. Hierbei ist natürlich unmittelbar die Familiengröße, das Familienklima wie auch das soziokulturelle Milieu zu berücksichtigen.

In verschiedenen Untersuchungen wird das Intelligenzniveau wie auch das allgemeine medizinische Wissen des Patienten als complianceneutral eingestuft. Wesentlich scheint hier das Therapieverständnis des Patienten zu sein, wobei einzuwenden bleibt, daß das spezielle Therapieverständnis eine notwendige, aber keine hinreichende Voraussetzung für die Patientencompliance darstellt. Entsprechende Untersuchungen zu Persönlichkeitsmerkmalen stehen bis heute aus. Hier ist jedoch zu erwarten, daß die alleinige Heranziehung der Persönlichkeitsmerkmale zur Vorhersage noncomplianten Verhaltens nicht ausreicht, sondern die entsprechende Akutsituation, in die der Patient durch seine Erkrankung geraten ist (Leidensdruck), mit zur Interpretation herangezogen werden muß.

Krankheit und Krankheitsbewältigung

Der Leidensdruck oder die subjektive Einschätzung der Krankheitsschwere scheint ein dominanter Compliancefaktor zu sein. In der Regel führt die persönliche Überzeugung des Patienten, daß er an einer bedrohlichen Erkrankung leide, zu einer höheren Compliancebereitschaft. Dabei ist zu berücksichtigen, daß bei überstarker subjektiv wahrgenommener Bedrohung durch die Erkrankung auch eine gewollte Verkennung der Krankheitsentstehung resultieren kann.

Das andere situative Extrem stellen beschwerdefreie Patienten dar, die trotz nicht vorhandenen Krankheitsgefühls risikoreiche Lebensgewohnheiten ändern oder sogar Medikamente zu sich nehmen sollen. Hierzu zählen die Hypertonie, aber auch Schutzimpfungen und Vorsorgeuntersuchungen. Gerade auch das durch die wirksame Pharmakotherapie fehlende existentielle Bedrohungsgefühl führt oft zur Einstellung beim Patienten, Krankheiten mehr als Zwischenfall zu sehen, deren Behebung kaum noch des eigenen Dazutuns bedarf (Nord 1984).

Neben dem Allmachtsglauben an die Pharmakotherapie steht aber auch häufig das Nichtwahrhabenwollen von Krankheitssymptomen, das der Befolgung kurativer, präventiver und rehabilitativer Maßnahmen entgegenwirkt. Die Abwehr der Bedrohung manifestiert sich dann möglicherweise durch Vermeidungsverhalten, Bagatellisierung oder auch Rationalisierung. In der Regel hängen diese Abwehrmaßnahmen von der Persönlichkeitsstruktur des Patienten ab. Je nach Akuität des Krankheitsbildes sieht der behandelnde Arzt jedoch oftmals auch völlig neue Modifizierungen der Patientenpersönlichkeit.

Merkmale der Organisation medizinischer Versorgungseinrichtungen

Non-compliance läßt sich nicht nur auf die bisher angeführten Gründe zurückführen, sondern auch auf eine Fehl- oder Mangelorganisation medizinischer Versorgungseinrichtungen. Ein Beispiel hierfür ist das Mißverhältnis zwischen Wartezeit und Behandlungsdauer. Lange Wartezeiten wirken auf viele Patienten aversiv und angstauslösend.

Weitere Faktoren sind die Arzt-Non-compliance, d. h. die fehlende Einstellung des Arztes gegenüber seinem Patienten. Die Erwartungshaltung des Patienten, in einer bestimmten Art und Weise behandelt zu werden, erfüllt sich nicht. Von Arzt-Non-compliance kann man aber auch im Zusammenhang mit der Kommunikation der Fachärzte untereinander sprechen. So halten sich niedergelassene Ärzte oftmals nicht an das Klinikkonzept. Internisten beurteilen die Therapiemöglichkeit oft anders als ein Chirurg. In diesem Zusammenhang wiederholen sich in der Praxis häufig unnötige Untersuchungen, die den Patienten mißtrauisch werden lassen.

Zusammenfassung

Die Patientencompliance hat eine erhebliche volkswirtschaftliche, wissenschaftliche und sozialmedizinische Bedeutung. Krankheitsdauer und Krankheitsbild beeinflussen maßgeblich die Einhaltung ärztlicher Anordnungen. Chronische Erkrankungen wie koronare Herzerkrankungen, Hypertonie, Diabetes, Gelenkrheumatismus und psychische Leiden sind mit den meisten Complianceproblemen behaftet. Dabei läßt sich unterscheiden zwischen der
Aufgabe gesundheitsbeeinträchtigender Gewohnheiten und Einstellung der Risikofaktoren im Sinne einer präventiven Compliance
und der
Einhaltung medikamentöser, diätetischer und die körperliche Aktivität erfordernder Anordnungen des behandelnden Arztes im Sinne einer therapeutischen Compliance.

Literatur

Haynes RB, Taylor DW, Sachett DL (eds) (1982) Compliance-Handbuch. Oldenbourg, München
Kipnowski A, Kipnowski S (1982) Patienten-Compliance, Teil 1: Analyse des Non-Compliance-Problems. Notabene Medici 4:269
Nord D (1984) Ist Therapieverweigerung heilbar? Frankf Allg Z 240:34
Rychlik R (1985) Patienten-Compliance bei cerebralen und peripheren Durchblutungsstörungen aus der Sicht von niedergelassenen Ärzten und Krankenhausärzten. Kassenarzt 39:32
Viefhues H, Rychlik R (1986) Medikamentöse Therapie und Patienten-Compliance bei koronaren Herzerkrankungen. Kassenarzt 18:41

Das Macht-Compliance-Dilemma.
Warum die Complianceforschung wenig
zur Förderung der Gesundheitserziehung beiträgt

U. Flick

Die Arzt-Patient-Beziehung

Die Arzt-Patient-Beziehung wird seit langem als zentral in ihrer Bedeutung für den Erfolg ärztlicher Interventionen angesehen. Dabei werden in letzter Zeit stärker neben den funktionalen Anteilen auch personale Anteile solcher Beziehungen beachtet, wie die folgende Äußerung v. Ferbers (1983) verdeutlicht: „Die Arzt-Patient-Beziehung erschöpft sich nicht in der Experten-Klienten-Beziehung, sondern sie ist zu einem anderen Teil eine Beziehung zwischen Personen. Diese treten sich zwar in unterschiedlichen Rollen einander gegenüber, aber über die daraus sich ergebenden Handlungsfolgen entscheiden sie als autonome Handlungssubjekte, als Personen" (S. 271). Dieser Zusammenhang gilt m. E. in noch stärkerem Maße, wenn die ärztlichen Interventionen eher präventiven Charakter haben und einen Beitrag zur Gesundheitserziehung des Patienten leisten sollen.

Im folgenden Beitrag sollen 3 wesentliche Begriffe diskutiert werden, von denen aus diese Beziehung betrachtet werden kann. Mit diesen Begriffen lassen sich die Prozesse, die bei der mehr oder weniger erfolgreichen Organisation solcher Beziehungen ablaufen, medizinsoziologisch so analysieren, daß dabei auch die von v. Ferber so bezeichneten personalen Anteile der Beziehung in den Blick kommen.

Eine These ist dabei, daß erst bei Berücksichtigung dieser personalen Anteile wissenschaftliche Auseinandersetzungen mit dieser Beziehung eine größere Relevanz etwa für die Förderung der Gesundheitserziehung gewinnen. Daß mit einer solchen Fokussierung nicht eine Vernachlässigung von Faktoren auf institutioneller Ebene propagiert werden soll, braucht dabei hoffentlich nicht extra betont zu werden.

Ausgangspunkt ist dabei dasjenige Konzept, mit dem erklärt oder zumindest beschrieben wird, inwieweit die Beziehung funktioniert: die Compliance des Patienten.

Compliance – ein Problem des Patienten?

Als Definition des Begriffs Compliance ist etwa bei Basler (1985, S. 91) zu lesen: „Unter Compliance wird ein Verhalten des Patienten verstanden, das überein-

U. Laaser, G. Sassen, G. Murza, P. Sabo (Hrsg.)
Prävention und Gesundheitserziehung
© 1987 Springer-Verlag Berlin Heidelberg

stimmt mit den ärztlichen Anweisungen und Verordnungen." Zum Problem wird jedoch eher die Non-compliance des Patienten, die beispielsweise dazu führt, daß nach „Expertenschätzungen (...) mindestens ein Drittel aller vom Arzt verordneten Medikamente vom Patienten nicht eingenommen wird" (ebd.). Als Folgen solchen Verhaltens werden die entstandenen Kosten, die Tatsache, daß der Patient sich um den „erwarteten Behandlungserfolg" bringe und die Gefahr „therapeutischer Fehlentscheidungen" genannt (ebd.).

An der Forschung zu diesem Problem kritisiert Basler (1985), „daß sich keine Untersuchungen finden, in denen Persönlichkeitsmerkmale des Arztes" untersucht würden. Vielmehr konstatiert er: „Die bisherige Forschung ging vielfach davon aus, Non-compliance als ein irrationales und schuldhaftes Verhalten des Patienten anzusehen" (S. 92).

Wenn diese Einschätzung Baslers zutrifft – und ein Blick in das *Compliance-Handbuch* von Haynes et al. (1982) scheint sie zu bestätigen, da abgesehen von einigen Bemerkungen zur „Arztcompliance" (S. 52 f.) auch „in diesem Buch das Hauptaugenmerk auf die Frage der Non-compliance des Patienten gelegt wird" (ebd.), – so tritt darin ein grundsätzliches Defizit der empirischen Aufarbeitung der Frage der Compliance bzw. nicht funktionierender Arzt-Patient-Beziehungen zu Tage: Compliance bzw. Non-compliance und damit verbundene präventive oder therapeutische Mißerfolge werden auf ein Problem bzw. ein Fehlverhalten des Patienten reduziert. Die Beziehung zwischen beiden als System (vgl. Bergold 1982) wird so wenig thematisiert, wie das Verhalten des Arztes eine Rolle zu spielen scheint. Durch die später folgende Auseinandersetzung mit Beziehungsfaktoren wie Macht und Vertrauen wird hier eine andere Perspektive vertreten: Compliance und Non-compliance sollen auch als Resultat spezifischer Interaktionsformen in der Arzt-Patient-Beziehung verstanden werden.

Therapie der Compliance

Bei der Betrachtung der Überlegungen zur Behebung dieses Problems entsteht ebenfalls der Eindruck, daß Non-compliance als eine Art „Metakrankheit" des Patienten verstanden und behandelt wird: Es ist nicht nur von der „Diagnostik der Compliance" (Linden 1979, S. 110), die Rede. Als Voraussetzung und Legitimation einer solchen Therapie wird festgehalten: „Eine Therapie der Compliance ist nur dann angezeigt, wenn ein für den Patienten positives Behandlungsziel mit einer gegebenen Behandlungsmethode erreichbar wäre, falls diese Behandlung eingesetzt werden könnte" (ebd.). Diese Voraussetzung sollte ja doch wohl schon erfüllt sein, bevor sich die Frage von Compliance und deren Therapie überhaupt stellt, nämlich vor Beginn jeder Art von Behandlung oder Therapie, vor jeder ärztlichen Intervention!

Wenn diese Voraussetzung für die eigentliche Therapie und für den Patienten erkennbar nicht erfüllt ist, erscheint es nicht mehr als angemessen, vom „schuldhaften und irrationalem Verhalten des Patienten" zu sprechen. Vielmehr liegt es doch nahe, den Begriff der „intelligenten Non-compliance" zu verwenden, wie etwa bei Weintraub (1976), wenn der Patient sich darauf besinnt, nicht nur Patient zu sein, sondern sich als autonomes Handlungssubjekt (im Sinne v.

Ferbers) entscheidet, verordnete Tabletten nicht zu nehmen oder ihm nicht plausible Ratschläge zu ignorieren.

Möntmann (1977) hat nun herausgefunden, daß die Compliance des Patienten mit dem „Grad des Vertrauens" zum Arzt korrelliere: „Nur Non-compliant-Patienten zeigen ein geringes bzw. kein Vertrauen zum Arzt, während Compliant-Patienten durchweg Vertrauen zum Arzt erkennen lassen" (S. 55). Darauf wird später noch eingegangen. Zuvor soll jedoch noch kurz ein wesentliches Prinzip angesprochen werden, mit dem die Arzt-Patient-Beziehung und, wenn man den oben zitierten Vorschlägen folgt, auch die Therapie der Compliance organisiert wird: die soziale Macht des Arztes.

Macht

Max Weber (1922) hat Macht folgendermaßen definiert: „Macht bedeutet jede Chance, innerhalb einer sozialen Beziehung, den eigenen Willen auch gegen Widerstreben durchzusetzen" (S. 28). Ausgehend von dieser Definition läßt sich unschwer der Bezug zur Frage der Machtverteilung in der Arzt-Patient-Beziehung herstellen.

Verteilung von Macht in der Arzt-Patient-Beziehung

Hierzu sei zunächst auf einige Überlegungen zurückgegriffen, die für helfende Beziehungen im weiteren Sinne angestellt wurden, jedoch auch für die Analyse von Arzt-Patient-Beziehungen aufschlußreich sein können.

Für die Verhaltenstherapie halten etwa Keupp u. Bergold (1972, S. 154) fest: „Es gibt auch so etwas wie eine interne Machtproblematik. Diese entsteht dadurch, daß zwischen dem Therapeuten und dem Patienten eine Rollenverteilung stattfindet, die Macht auf der einen Seite und Abhängigkeit auf der anderen Seite verankert."

Bittner (1981, S. 111) hat für Beratungsprozesse folgende Ressourcen sozialer Macht auf der Seite der professionellen Helfer lokalisiert, auf die auch Ärzte im Kontakt mit dem Patienten zurückgreifen können: „Sie bestimmen (. . .) das räumlich-zeitliche Setting (. . .), indem sie den Ort, den Zeitpunkt, den Anfang und das Ende, die Dauer und auch die Häufigkeit der Kontakte festlegen. Sie verfügen über Strategien, um den Klienten den Zugang zur Beratung zu verwehren, z. B. lange Wartezeiten (. . .). Sie strukturieren im wesentlichen den Ablauf und Inhalt des Gesprächs, indem sie die Regeln der Kommunikation festlegen. Sie entscheiden über den Zugang des Klienten zu anderen Institutionen, etwa durch die Erstellung von Gutachten und Überweisungen." Hinsichtlich der Verteilung sozialer Macht in solchen Interaktionen kommt Bittner zu folgendem Schluß: „Diese Machtressourcen haben kein entsprechendes Gegengewicht auf der Seite des Betroffenen. Dieser kann sich nur grundsätzlich gegen die Beratung entscheiden, was den Abbruch der Gespräche zur Folge hat. In dieser Hilfe steckt immer ein Moment der Unfreiwilligkeit und des Ausgeliefertseins" (ebd.).

Genese der speziellen Machtverteilung

Inwieweit diese strukturell in der Beziehung vorhandenen Ressourcen in der aktuellen Interaktion jeweils genutzt werden, hängt jedoch auch von bestimmten Prozessen der Rollen- und Machtverteilung in der Arzt-Patient-Beziehung ab, die nun kurz beleuchtet werden sollen: Kennzeichen einer solchen Beziehung ist u. a., daß auf der einen Seite eine „Sozialisation zum Patienten" stattfindet. Verbunden ist dieser Prozeß mit der partiellen und zumindest zeitweisen Aufgabe des Status' eines „autonomen Handlungssubjekts" (entsprechend der Unterscheidung v. Ferbers) auf der Patientenseite.

Diesen Sozialisationsprozeß hat Dörner (1975, S. 150 ff.) für den Bereich der Psychiatrie beschrieben: Demnach macht ein Subjekt zunächst die Erfahrung, „etwas stimmt nicht mit mir" (a. a. O., S. 152), akzeptiert daraufhin die sog. Krankenrolle (im Sinne Parsons' 1951) und sucht schließlich den Arzt auf, um ihn zu Rate zu ziehen. Hiermit verbunden ist jedoch, daß das Subjekt, nunmehr Patient geworden, 2 Entscheidungen an den Arzt delegiert: einerseits die Entscheidung darüber, ob „es was hat und was es hat", also die Diagnose des Anlasses seiner diffusen Gefühle, die hinter dem Arztbesuch standen, andererseits die Entscheidung, wie den Ursachen dieses Gefühls zu begegnen sei. Somit schreibt der Patient dem Arzt eine gewisse Macht über sich und sein weiteres Schicksal zu bzw. vollzieht individuell einen Zuschreibungsprozeß nach, der auf anderer Ebene – gesellschaftlich – schon längst vollzogen ist: die Anerkennung der ärztlichen Profession als der für solche Entscheidungen kompetenten Profession, die Anerkennung des Arztes als Experten auch in bezug auf die eigene Person des Patienten (vgl. hierzu Freidson 1975).

Faßt man die bisherigen Überlegungen noch einmal zusammen, so ergeben sich als zentrale Organisationsprinzipien von Arzt-Patient-Beziehungen folgende Feststellungen: Einmal hat der Arzt auf Grund seines professionellen Status eine gewisse soziale Macht („expert power" bzw. „legitimate power" im Sinne von French u. Raven 1959). Diese wird im konkreten Fall durch Zuschreibungs- und Delegationsprozesse vom Patienten aktualisiert bzw. vergrößert, wenn er dem Arzt die Entscheidung über Grund und Behandlung seiner Beschwerden anheimstellt. In der Regel vermittelt nun der Arzt seine Entscheidungen hinsichtlich Diagnose, Indikation und Therapie dem Patienten auch über das Machtgefälle in der Beziehung: Medikamente werden verschrieben, verordnet, die konkrete Verordnung ist nicht etwa Gegenstand eines Aushandlungsprozesses, sie wird nicht detailliert vom Arzt begründet.

Greift man die Webersche Machtdefinition wieder auf, so bedeutet Macht in der Arzt-Patient-Beziehung die Chance des Arztes, den eigenen (professionellen) Willen, seine Verschreibung, auch gegen das Widerstreben des Patienten durchzusetzen. Wie wir gesehen haben, hat der Patient nur einen sehr engen Spielraum, auf die Entscheidungen des Arztes zu reagieren: Er kann sie befolgen, ohne daß ihm dabei unbedingt Kriterien an die Hand gegeben würden, die ihm ermöglichen, ihre Plausibilität oder Erfolgserwartung zu beurteilen. Oder er kann sie nicht befolgen, entweder offen, indem er den Arzt wechselt, oder verdeckt, indem er heimlich Tabletten nicht nimmt, Ratschläge ignoriert, kurz: noncompliant reagiert. Der Reaktionsspielraum des Patienten auf Verschreibungen des Arztes reduziert sich somit auf die Alternative „Compliance oder Non-compliance". Dieses Interaktionsmuster, das für viele Arzt-Patient-Beziehungen auch im Bereich präventiven Handelns typisch sein dürfte, soll hier als „Macht-Compliance-Dilemma" bezeichnet werden.

Im folgenden soll nun der Frage nachgegangen werden, ob nicht die stärkere Berücksichtigung des Vertrauens in der Arzt-Patient-Beziehung einen Ausweg aus diesem Dilemma bieten kann. Eine These könnte dabei lauten: Wenn Beziehungen zwischen Arzt und Patient auf einem gegenseitigen Vertrauen beruhen, ist der Arzt nicht darauf angewiesen, Verschreibungen über seine soziale Macht zu vermitteln und durchzusetzen, und der Patient kann anders darauf reagieren als mit Non-compliance, wenn er ihnen skeptisch gegenübersteht.

Vertrauen

Vertrauen soll hier unter 3 Aspekten in seiner Bedeutung für die Arzt-Patient-Beziehung betrachtet werden: als Voraussetzung für ihr Zustandekommen, als stabilisierender Faktor, der sich im Prozeß entwickelt, und schließlich als Strategie des Arztes zur Distanzierung gegenüber dem Patienten.

Vertrauen als Voraussetzung therapeutischer Kommunikation

Hier soll zunächst wieder auf Überlegungen zurückgegriffen werden, die für den Bereich der Psychotherapie formuliert wurden, jedoch m. E. auch für die Arzt-Patient-Beziehung im weiteren Sinne Gültigkeit haben. Maiwald u. Fiedler (1981) unterscheiden zwischen dem Vertrauensvorschuß, den ein Patient dem Arzt entgegenbringt, und dem sich im Lauf der Beziehung stabilisierenden Vertrauensverhältnis. Sie definieren dabei Vertrauen als „wechselseitiges Ertragen und Akzeptieren eines Interpretationsspielraumes" (a. a. O., S. 117). Kennzeichnend für die Situation des Vertrauens ist nach ihrem Modell, daß folgende Voraussetzungen erfüllt sein müssen: „Sprecher und Hörer müssen beim jeweiligen Gegenüber Aufrichtigkeit voraussetzen ... Die Gesprächspartner müssen eine relative Sicherheit über die grundsätzliche Strategie des Gegenüber besitzen und dies auch vermitteln ... Die Gesprächspartner müssen ihr gegenseitiges Vertrauensverhältnis durch eine relative Konsistenz bzw. Kontinuität ihrer Handlungen und Ziele kontinuierlich herzustellen versuchen" (ebd.).

Genese stabiler Vertrauensverhältnisse

Für die Entwicklung eines Vertrauensverhältnisses aus dem Vertrauensvorschuß des Patienten betrachten Maiwald u. Fiedler nun v. a. das gemeinsame sprachliche Verständnis in der (psycho)therapeutischen Beziehung als zentral. Für sie ist „die Häufigkeit von Mißverständnissen ein äußeres Zeichen dafür ..., wie schnell ein solcher Vertrauensvorschuß abgebaut wird" (a. a. O., S. 118). Ergänzend führen sie aus: „Für den Aufbau eines Vertrauensverhältnisses dürfte bestimmend sein, wie häufig die Annahmen des Therapeuten über den Patienten tatsächlich zutreffen" (ebd.).

Den Zielpunkt einer solchen gelungenen Entwicklung beschreiben sie schließlich wie folgt: „Und darüber hinausgehend: Wenn der Patient akzeptiert, daß der Therapeut auch unsicher in der Angemessenheit seiner Annahmen über ihn sein darf, so ist ein qualitativ anderes Vertrauensverhältnis erreicht" (a. a. O., S. 119).

Dziewas (1980, S. 41) betont stärker den Zusammenhang zwischen Vertrauen und dem damit verbundenen Risiko: „Zwischen Vertrauen und Riskieren besteht (. . .) ein spiralenförmiger Zusammenhang in der Form, daß zunehmendes vertrauendes Verhalten dazu führt, daß auch die Bereitschaft steigt, ein weiteres interpersonales Risiko einzugehen. Vertrauen und Riskieren verstärken sich gegenseitig bzw. können sich bei Gegenläufigkeit des Prozesses auch wechselseitig abschwächen".

Auf die Arzt-Patient-Beziehung übertragen heißt das nun, daß nicht nur der Patient das Risiko eingehen muß, dem Arzt seine Beschwerden anzuvertrauen und sich auf dessen Kompetenz bei ihrer Bewältigung zu verlassen, sondern auch, daß der Arzt das Risiko eingeht, sich auf den Patienten und seine Angaben zu verlassen. Dies beinhaltet dann auch das „wechselseitige Akzeptieren eines Interpretationsspielraumes", von dem Maiwald u. Fiedler sprechen. Voraussetzung hierfür ist im Sinne der angesprochenen Aufrichtigkeit die möglichst weitgehende Information des Patienten über seine Krankheit, die erhoffte Wirkung der Medikation, die Wahrscheinlichkeit ihres Eintretens, zu befürchtende Nebenwirkungen etc.

Dazu gehört auch, daß der Arzt bereit ist, sich als Experte in Frage stellen zu lassen, etwa durch das Eingeständnis, für ein bestimmtes Problem keine Lösung bieten zu können, dafür gar nicht kompetent zu sein etc. Damit wäre dann das „qualitativ andere Vertrauensverhältnis" im Sinne von Maiwald u. Fiedler erreicht. Dieses würde sich gerade darin äußern, daß der Arzt seine Handlungen, seine Entscheidungen, aber auch seine Grenzen offenlegt. Präventive oder therapeutische Maßnahmen sind dann nicht mehr Resultat einer einseitigen Anordnung oder Verschreibung, sondern Ergebnis eines wechselseitigen Aushandlungsprozesses, an dem der Patient auch als „autonomes Handlungssubjekt" beteiligt und darin entsprechend ernstgenommen wird.

Bevor wir uns nun abschließend mit der Bedeutung des Vertrauens für die Compliance des Patienten beschäftigen, soll noch auf einen anderen Aspekt von Vertrauen in den Beziehungen zwischen Arzt und Patient eingegangen werden: Voraussetzung der oben genannten Delegation von Entscheidungskompetenz und der entsprechenden Zuschreibung von Macht war ja auch, daß der Patient dem Arzt einen Vertrauensvorschuß entgegenbringt. Als nächste Frage soll uns interessieren, wie nun der Arzt auf diese Zuschreibung von Macht reagiert und was er mit dem entgegengebrachten Vertrauen anfängt, oder um es mit Keupp u. Bergold (1972, S. 164) zu formulieren: „Wie nützt der Therapeut die ihm rollenmäßig zugefallene Machtposition?"

Die Einforderung von Vertrauen als distanzierender Faktor

In der Medizinsoziologie findet sich nun für das ärztliche Handeln ein spezifisches Verständnis des Phänomens Vertrauen: Hier wird es v. a. als Strategie zur Stabilisierung der Rolle des Experten gesehen. Vertrauen wird demnach von seiten der Ärzte eingefordert, um sich und ihr Handeln vor Kritik und Nachfragen des Patienten zu bewahren.

Freidson (1975, S. 101) führt etwa aus, „daß der Angehörige der Profession eher auf Vertrauen oder Zutrauen insistiert (. . .). Im wesentlichen wird von ihm (dem Patienten) erwartet, daß er Vertrauen zu seinem Berater hat und, ohne Fragen zu stellen, tut, was ihm gesagt wird, oder daß er sich anderenfalls einen anderen Berater sucht, dem er vertraut. Seinen Arzt auszufragen, bedeutet, daß man Mangel an Vertrauen zeigt; und es ist für den Arzt ein legitimer Grund, mit der Verweigerung seiner Dienste zu drohen. Daß man so sehr auf Vertrauen insistiert, beruht – wie ich glaube – nicht bloß auf rein funktionalen Erfordernissen einer wirksamen therapeutischen oder dienstleistungsbezogenen Beziehung. Dadurch wird auch die Bedrohung des Status neutralisiert".

Hier wird deutlich, wie Ärzte das Vertrauen ihrer Patienten einfordern und sich so davor schützen, ihr Handeln dem Patienten gegenüber begründen und verteidigen zu müssen. Damit können sie ihren Status als Experte, den es unhinterfragt zu akzeptieren gilt, stabilisieren. Dörner (1975, S. 166 f.) zeigt wiederum, daß dies nicht nur aus einer Art von „professioneller Arroganz" dem Klienten gegenüber geschieht, sondern auch aus dem eher hilflosen Bewußtsein heraus, gar nicht alle Entscheidungen, Indikationen und Verschreibungen begründen zu können: „Im übrigen wird der Arzt – je hilfloser, desto mehr – das Vertrauen seiner Kranken ins Feld führen. Das kann geschehen im Sinne einer Rechtfertigungsideologie gegenüber dem realen Mißtrauen und der Enttäuschung des Kranken. Er kann damit erreichen, daß die Kranken ihrerseits auf Erklärung und auf Übersetzung der medizinischen Definitionen verzichten, da Fragen als Mangel an Vertrauen vom Arzt interpretiert werden. Es versteht sich, daß Unterschicht-Kranke schon wegen der verbalen und averbalen Verstehensbarrieren auch hier wieder schlechter dran sind. Vertrauen und Kooperation korrelieren negativ zur sozialen Distanz der Beteiligten."

Daß Ärzte häufig genötigt sind, anstatt einer Legitimation ihres beruflichen Handelns sich auf distanzierende und schützende Interaktionsstrategien wie die Einforderung von Vertrauen zurückzuziehen, verwundert nicht unbedingt angesichts „eines Ozeans des Nichtwissens über Entstehungsursachen und Entwicklung verbreiteter chronisch-degenerativer Krankheiten sowie damit verbundenen Mangels an diagnostischen und therapeutischen Standards", den etwa v. Ferber (1983, S. 273) konstatiert.

Vertrauen und seine Einforderung können somit im Sinne von Freidson und Dörner für den Arzt zu einer Bewältigungsstrategie nicht lösbarer Konflikte werden, die bei gleichverteilten kommunikativen Ressourcen in der Beziehung deutlich würden. Ein Beispiel für einen solchen Konflikt ist etwa die Entscheidung eines Arztes, einem als schizophren diagnostizierten Patienten Neuroleptika zu verschreiben, obwohl weder Ätiologie noch Prognose dieser „Krankheit" einwandfrei bestimmt sind und noch nicht einmal die Kausalität der Wirkung von Neuroleptika eindeutig definierbar ist.

Fazit

Wie bereits weiter oben angedeutet wurde, kann über das Vertrauen dann ein Ausweg aus dem „Macht-Compliance-Dilemma" gefunden werden, wenn es sich um ein reziprokes Vertrauen (vgl. Flick 1986) handelt, als auch vom Arzt gegenüber den Patienten. Untersuchungen zu entsprechenden Alltagstheorien von Ärzten und anderen Berufsgruppen (vgl. Flick 1985a, b) haben gezeigt, daß ein solches Verständnis (bislang zumindest) keinesfalls durchgängig zu finden ist. Basis eines solchen Vertrauens müßten allerdings eine umfassende Aufklärung des Patienten und die Kooperation des Arztes mit dem Patienten sein, nicht nur eine Arbeit des Arztes am Objekt Patient. Wenn Vertrauen nicht nur zur Absicherung des eigenen Expertenstatus eingefordert wird, sondern beinhaltet, daß der Arzt seine eigenen Grenzen offenlegt und Medikationen nicht nur verordnet, sondern auch die Position des Patienten in Entscheidungen mit einbezieht, wird der Patient eher bereit sein, die Medikamente, auf die sich beide geeinigt haben, auch tatsächlich zu übernehmen und Ratschläge auch zu befolgen. Sein Unbehagen, seine Unzufriedenheit, sein „Widerstreben" (im Sinne Webers) kann er dann bereits im direkten Kontakt äußern und nicht nur indirekt zum Ausdruck zu bringen, indem er die Medikamente einfach nicht nimmt und Ratschläge ignoriert, also non-compliant reagiert.

Wenn die Complianceforschung sich diesen Zusammenhängen öffnet und ihre Fragestellung nicht auf das mehr oder weniger vorsätzliche Nichteinnehmen von Tabletten auf seiten des Patienten reduziert, wird es ihr eher gelingen, mit ihren Ergebnissen einen Beitrag auch zu Fragen der Förderung der Gesundheitserziehung zu leisten.

Literatur

Basler HD (1985) Compliance – Die Kooperation in der Therapie. In: Basler HD, Florian I (Hrsg) Klinische Psychologie und körperliche Krankheit. Kohlhammer, Stuttgart, S 90–105

Bergold JB (1982) Therapeut-Klient-Beziehung. In: Bastine R, Fiedler P, Grawe K, Schmidtchen S, Sommer G (Hrsg) Grundbegriffe der Psychotherapie. Edition Psychologie, Weinheim, S 420–425

Bittner U (1981) Ein Klient wird gemacht. In: Kardorff E von Koenen E (Hrsg) Psyche in schlechter Gesellschaft. Urban & Schwarzenberg, München, S 103–137

Dörner K (1975) Diagnosen der Psychiatrie. Campus, Frankfurt

Dziewas H (1980) Instrumentelle Gruppenbedingungen als Voraussetzung des individuellen Lernprozesses. In: Grawe K (Hrsg) Verhaltenstherapie in Gruppen. Urban & Schwarzenberg, München, S 27–55

Ferber C von (1983) Laienpotential, Patientenaktivierung und Gesundheitsselbsthilfe – Zur Soziologie des Laien vor den Ansprüchen der Medizin. In: Badura B, Ferber C von (Hrsg) Laienpotential, Patientenaktivierung und Gesundheitsselbsthilfe. Oldenbourg, München, S 265–295

Flick U (1985a) Dem Klienten vertrauen?? – Subjektive Theorien über Vertrauen in helfenden
    Beziehungen von Psychologen und Sozialarbeitern aus verschiedenen Arbeitsfeldern. In:
    Kleiber D, Keupp H, Scholten B (Hrsg) Im Schatten der Wende. DGVT-Verlag, Tübingen,
    S 46–55
Flick U (1985b) Vertrauen in therapeutischer Kommunikation. In: Bergmann H, Hoeltz J (Hrsg)
    Medizinsoziologie 1985. Infratest Gesundheitsforschung, München, S 130–138
Flick U (1986) Wer vertraut hier eigentlich wem? – Vertrauen als Basis therapeutischen Einan-
    der-Entwickelns: Ein dyadischer Begriff? In: Quekelberghe R von (Hrsg) Studien zur Hand-
    lungstheorie und Psychotherapie 3 – Bedingungen und Perspektiven therapeutischen Han-
    delns. Erziehungswissenschaftliche Hochschule , Landau, S 65–87
Freidson E (1975) Die Dominanz der Experten. Urban & Schwarzenberg. München
French JRP, Raven B (1959) The basis of social power. In: Cartwright D (ed) Studies in social
    power. Ann Arbor, S 150–167
Haynes RB, Taylor DW, Sackett DL (eds) (1982) Compliance Handbuch. Oldenbourg, München
Kreupp H, Bergold JB (1972) Probleme der Macht in der Psychotherapie unter spezieller
    Berücksichtigung der Verhaltenstherapie. Z Klin Psychol 20:152–178
Linden M (1979) Therapeutische Ansätze zur Verbesserung von „Compliance". Nervenarzt
    50:109–114
Maiwald G, Fiedler PA (1981) Die therapeutische Funktion kooperativer Sprachformen. In:
    Fiedler PA (Hrsg) Psychotherapieziel Selbstbehandlung. Edition Psychologie, S 97–132
Möntmann V (1977) Einstellungsmessungen zum Einnahmeverhalten. In: Weber E, Gundert-
    Remy U, Schrey A (Hrsg) Patientencompliance. Witzstrock, Baden-Baden, S 51–59
Parsons T (1951) The social system. Wiley, London
Weber M (1922) Wirtschaft und Gesellschaft. Mohr, Tübingen
Weintraub M (1976) Intelligent non-compliance and capricious compliance. In: Lasagne L (ed)
    Patient compliance. Eutnea, Mount Lisio (Principles and techniques of human research and
    therapeutics, vol X, pp 39–47)

Probleme der Psychosomatik aus vertrauensärztlicher Sicht

D. Endreß

Eine vertrauensärztliche Untersuchung wird u. a. dann gefordert, wenn begründete Zweifel an der Arbeitsunfähigkeit bestehen und diese durch eine vertrauensärztliche Begutachtung beseitigt werden können oder wenn sich die Frage stellt, ob Maßnahmen zur Wiederherstellung der Arbeitsfähigkeit bzw. der Sicherung des Heilerfolges angezeigt scheinen. So weit der Inhalt des § 369b, Absatz 1, Nr. 2 RVO.

Erfahrungsgemäß werden mit diesem Anliegen eine Reihe von Patienten vorgestellt, deren subjektives Beschwerdebild zu einer langen Arbeitsunfähigkeit geführt hat, ohne daß in vielen Fällen ein eindeutiger organpathologischer Befund zu erheben wäre, der die Beschwerden als somatisch bedingt erklären könnte. Trotzdem bestehen Zweifel an der Arbeitsfähigkeit der Patienten, bei denen die vertrauensärztliche Untersuchung häufig zugrunde liegende psychosoziale Probleme ergibt und psychosomatische Zusammenhänge für das Krankheitsgeschehen angenommen werden müssen. Ich möchte an dieser Stelle die vorhandenen Modelle zur psychosomatischen Medizin kurz erläutern.

1. Die Theorie krankheitsspezifischer und psychodynamischer Konflikte nach F. Alexander (1977) nimmt an, daß die entwicklungsgeschichtliche Wurzel der psychosomatischen Störung in der frühen Mutter-Kind-Beziehung liegt, in der sich der Konflikt zwischen Abhängigkeit und Autonomie mit entsprechender Abwehr ausbildet. Wird dieser Konflikt in späteren Lebenssituationen wieder aktualisiert, oder wird die Abwehr geschwächt, kommt es zu Symptomen im Sinne einer psychosomatischen Erkrankung. Konstitutionelle Faktoren spielen dabei eine Rolle. Träger der Störung ist das vegetative Nervensystem mit seinem sympathischen und parasympathischen Anteil und damit 2 möglichen Arten einer Grundstörung: Entweder bleibt der Organismus im Zustand der Bereitstellung einer notwendigen Handlung, die aber nie zur Ausführung kommt im Sinne eines erhöhten Sympathikotonus, oder der Organismus reagiert auf die Notwendigkeit der Selbsterhaltungstendenzen, also auf die Notwendigkeit zum Handeln, mit einem gefühlsmäßigen sich Zurückziehen in einen Abhängigkeitszustand, d. h. im Sinne eines erhöhten Parasympathikotonus.

   Alexander unterscheidet demnach Symptome der vegetativen Neurose und Konverionssymptome, die in Anlehnung an Freud als symbolischer Ausdruck chronischer emotionaler Konflikte betrachtet werden.

U. Laaser, G. Sassen, G. Murza, P. Sabo (Hrsg.)
Prävention und Gesundheitserziehung
© 1987 Springer-Verlag Berlin Heidelberg

2. Das Konversionsmodell nach S. Freud nimmt an, daß die Erregungssumme, die durch einen psychischen Konflikt und den dadurch hervorgerufenen seelischen Spannungszustand entsteht, in eine sensorische und motorische Innervation umgesetzt wird und damit zu körperlichen Störungen führt.

3. Schur (1953, 1955, 1973) faßt in seiner Theorie der De- und Resomatisierung Reifungsvorgänge des Individuums als fortlaufenden Prozeß der Desomatisierung auf; dieser führt über die primärprozeßhafte Reaktionsform des Neugeborenen mit seinen unausgereiften psychischen und somatischen Strukturen zu einer zunehmend psychisch bewußten, sekundärprozeßhaften Verarbeitungsform. Dieser Prozeß ist umkehrbar, und zwar unter Situationen, in denen inneren oder äußeren Schwierigkeiten nicht mehr mit der innerlich frei verfügbaren Energie begegnet werden kann. Der Druck, der durch Angst entsteht, führt zur Regression in die somatische Reaktion.

4. Das Konzept der zweiphasigen Verdrängung nach Mitscherlich (1953/54, 1975) geht davon aus, daß körperliche und seelische Prozesse gleichzeitig verlaufen. Auf einen Konflikt reagiert das Individuum im pathologischen Fall mit Abwehrmechanismen, die zu einer neurotischen Symptombildung mit entsprechender Einengung des Ich führen. Reichen diese Abwehrmechanismen nicht mehr aus, bzw. kann das so eingeengte Ich die Dauerbelastung nicht weiter bewältigen, kommt es in einer zweiten Phase der Verdrängung zu einer Verschiebung in körperliche Vorgänge und damit zur Ausbildung psychosomatischer Symptome.

5. Das Alexythymiemodell der französischen psychosomatischen Schule sieht als wesentliches Merkmal psychosomatisch erkrankter Patienten eine verminderte Fähigkeit zur inneren Wahrnehmung von Gefühlen an, die deswegen nicht adäquat kanalisiert werden können. Über eine Regression auf ein primitives Abwehrsystem mit Freisetzung aggressiver und autodestruktiver Impulse kommt es zur psychosomatischen Symptombildung.

6. Das lerntheoretische Konzept versteht psychische Störungen als Verhaltensstörungen, die entweder durch unerwünschte oder fehlende Lernprozesse entstanden sind und deswegen durch erneute Lernprozesse beseitigt werden können. Die Lerntheorie geht ebenfalls davon aus, daß das affektive Verhalten körperliche Reaktionen über das vegetative Nervensystem und den endokrinen Bereich hervorruft und u. U. darüber zu einer Gewebsschädigung führen kann.

Emotionale Konflikte, die der Patient nicht zu lösen vermag, haben also einen störenden Einfluß auf vegetative Funktionen. Im Sinne einer vegetativen Störung treten somatische Symptome meist erstmals im Kleinkindesalter oder in der Adoleszenz auf; erfahrungsgemäß manifestieren sie sich selten erstmals im Erwachsenenalter. Eine sorgfältige anamnestische Erforschung zeigt im Einzelfall meist, daß in Zeiten emotionaler Belastung und Spannung oft in früheren Altersstufen flüchtige Symptome bestanden haben, die nach Lösung der Spannung abklangen, um bei erneuten Konflikten wieder aufzutreten. Am Beispiel der essentiellen Hypertonie läßt sich dieser Verlauf besonders nachvollziehen: In der Anamnese betroffener Patienten, die in der Regel erst im Erwachsenenalter erkranken, läßt sich feststellen, daß eine Sensibilisierung der Gefäße schon lange vorher bestanden haben muß.

In welcher Weise können diese Theorien Eingang finden in die Diagnosestellung im Rahmen einer vertrauensärztlichen Untersuchung?

Zunächst einmal geht es darum, eine medizinische Diagnose zu stellen, welche die psychiatrische Wertung der Persönlichkeit mit einschließt, d. h. die medizinische Anamnese sollte auf dem Hintergrund und im Rahmen der gesamten Lebensgeschichte des Patienten gesehen werden. Bei der Erhebung der tiefenpsychologischen Anamnese sind darüber hinaus einerseits noch die chronologische Entwicklung der Symptome und andererseits die Entwicklung der Lebenssituation des Patienten und seiner emotionalen Zustände mit zu berücksichtigen.

Zu den eingangs zitierten Aufgaben des Vertrauensarztes gehört die Entscheidung über Maßnahmen zur Wiederherstellung der Arbeitsfähigkeit bzw. zur Sicherung des Heilerfolgs. In diesem Zusammenhang ist häufig über Anträge auf Heilverfahren bzw. Kuren zu entscheiden. Die Anträge werden am häufigsten von praktischen Ärzten oder Internisten gestellt, sie zielen nur selten direkt auf ein psychotherapeutisches Heilverfahren. Meist werden von den behandelnden Ärzten sog. Erholungskuren beantragt, und zwar sehr häufig für jene Patienten, deren Untersuchungsbefund nicht mit einem die Dauer der Arbeitsunfähigkeit erklärenden Befund korreliert.

In vielen Fällen wird zwar vom niedergelassenen Arzt die psychosoziale Problematik vermutet, aber nicht konsequent mit dem Antrag auf ein psychologisches Behandlungsverfahren reagiert. Zeigt sich bei der vertrauensärztlichen Untersuchung unter Anwendung der zuvor genannten diagnostischen Kriterien der Hinweis auf eine psychosomatische Problematik, ergeben sich in dieser Situation folgende Schwierigkeiten: In der kurzen zur Verfügung stehenden Zeit ist dem Patienten ein Problembewußtsein für seine Erkrankung nicht zu vermitteln. Von dem Patienten wird auf das Ansprechen psychischer Hintergründe oft bereitwillig eingegangen und die Möglichkeit, sich zu äußern, als positiv oder entlastend erlebt. Der Definition seines Aufgabenbereichs gemäß hat sich der Vertrauensarzt jedoch auf den diagnostischen Bereich zu beschränken. Insofern ist einerseits darauf zu achten, daß der beim Patienten in Gang gesetzte Prozeß zu begrenzen ist, und andererseits von dem niedergelassenen behandelnden Arzt die Beratungsarbeit fortgesetzt werden kann. Es besteht allerdings auch die Möglichkeit, daß die Erwähnung einer zugrunde liegenden psychischen Problematik von dem Patienten als Kränkung erlebt und abgewehrt wird. Dieselbe Reaktion ist möglich bei behandelnden Ärzten, die im psychodiagnostischen und psychotherapeutischen Bereich wenig engagiert sind. Hinsichtlich eines Erfolgs wäre bei der Indikationsstellung zu einem psychosomatischen Kurverfahren aber die Übereinstimmung mit dem behandelnden Arzt besonders wichtig, denn unvorbereitete Patienten stellen psychotherapeutisch-psychosomatisch arbeitende Kliniken vor besondere Probleme.

König u. Neun (1983) unterscheiden 2 Gruppen von Patienten unter dem Gesichtspunkt präventiver Heilmaßnahmen: eine Gruppe mit günstiger Prognose, für die der Hausarzt die psychosoziale Problematik erkannt hat und bei denen eine rechtzeitige entsprechende therapeutische Reaktion ein Fortschreiten der Erkankung aufhalten oder verbessern kann, und eine zweite Gruppe, bei der bereits eine Behinderung eingetreten ist mit längerer Krankschreibung,

Entwöhnung und Rückzug vom Arbeitsleben in einen Schonraum. Bei diesen Patienten hätte das Heilverfahren viel früher einsetzen sollen. Das Gefühl eigenen Versagens und die daraus resultierende schlechtere Selbsteinschätzung läßt dem Patienten oft keine andere Wahl, als sich auf die Position der Hilflosigkeit zurückzuziehen. Es wird ein Rentenantrag gestellt mit dem Anliegen, sich diesen Zustand sozial legitimieren zu lassen. Das Selbstwertgefühl des Patienten, sein Ansehen gegenüber Arbeitgeber und Familie, hängt jetzt davon ab, ob diesem Antrag stattgegeben wird. Wird der Antrag abgelehnt, muß geklagt werden, um soziale Rechtfertigung und Genugtuung zu erhalten. Auf die richtige Indikationsstellung für ein psychosomatisches Heilverfahren bzw. für die stationäre Psychotherapie ist zu achten und den behandelnden Hausärzten gegenüber gegebenenfalls nachdrücklich zu vertreten. Auch heute noch gelangen Patienten mit psychosomatischen Erkrankungen oft erst nach einer Odyssee organisch orientierter Vorbehandlung in eine psychotherapeutische Ambulanz.

Auf den hohen Stellenwert psychosozialer Faktoren in der Rehabilitationsmedizin weist schon Mork (1958) hin, und er erwähnt in diesem Zusammenhang die Wichtigkeit neurotischer Störungen bei der Verursachung vorzeitiger Erwerbsunfähigkeit. Nach Dietrich (1956) enthalten 70 % der Begutachtungsfälle in der Sozialmedizin eine mehr oder weniger offen zugrunde liegende psychogene Symptomatik.

Ich möchte durch die kurze Darstellung von 4 in ihrer Erscheinungsform und Hintergrundproblematik sehr typischen und ganz alltäglichen Fällen die bisherigen Ausführungen abschließend anschaulich verdeutlichen.

Der 1. Patient ist ein 44jähriger Handwerksmeister, der als Vorarbeiter in einem handwerklichen Betrieb tätig ist. Er wird vorgestellt mit der Diagnose „HWS-Syndrom mit erheblichen Beschwerden im HWS-Bereich". Objektiv hatte er, abgesehen von einer endgradigen Bewegungseinschränkung, keine wesentlichen Veränderungen, speziell keine radikuläre Symptomatik und keine röntgenologischen Veränderungen.
Der große, kräftige Mann wirkte sehr ängstlich und berichtete, daß er seine Halskrawatte Tag und Nacht tragen müsse. Die Art, in der er, sonst sehr freundlich und zugewandt, seine Beschwerden schilderte, ließ den Eindruck entstehen, als sei er ständig mit seinen Genickbeschwerden beschäftigt. Er sagte, er habe den Eindruck, daß er zu wenig leiste. Das psychiatrische Interview zeigte Hinweise darauf, daß die Beschwerden im Zusammenhang mit dem Hausbau seines Bruders aufgetreten waren. Der Patient stand in einem Rivalitätskonflikt mit seinen beiden Brüdern, die er stets als tüchtiger erlebt hatte. Zwar hatte er es selbst in seinem Betrieb zum Vorarbeiter gebracht, aber er fühlte sich in dieser Position trotzdem ständig wie von einem unsichtbaren Rivalen bedroht. Ein Bruder hatte durch einen akademischen Beruf schon eine sozial bessere Stellung erworben, und daß der andere ihn nun mit dem Hausbau überholte, war für ihn wie ein Schlag ins Genick. Mit dem niedergelassenen bisher behandelnden Neurologen verabredeten wir die Vorstellung in einer psychosomatischen Abteilung, da die zugrunde liegende psychische Problematik evident schien. Nach einer kurzen Therapie dort ist der Patient inzwischen wieder arbeitsfähig, seine Halskrawatte braucht er nicht mehr.

Der 2. Patient ist ein 27jähriger Metzger, der wegen seit langem bestehenden Unterbauchbeschwerden krank geschrieben war. Er fühlte sich seinem Beruf nicht mehr gewachsen. Mehrfach hatte er sich in der letzten Zeit - scheinbar versehentlich - mit dem Messer verletzt. Er sagte, daß dieser Beruf zu schwer für ihn sei, und meinte, nach einer Umschulung zum Tischler würde er besser zurechtkommen. Die Exploration ergab den Hinweis, daß der Patient einen Ehekonflikt mit zu vermutenden heftigen Aggressionen gegen die Ehefrau auf den Arbeitsbereich verschob und die Aggressionen in den körperlichen Bereich projizierte. Auch in diesem Fall veranlaßte der Hausarzt auf Empfehlung des Vertrauensarztes eine psychotherapeutische Mitbehandlung. Dies führte zunächst zu einer raschen Wiederherstellung der Arbeitsfähigkeit. Nach einem Jahr wurde der Patient wieder – diesmal allerdings nicht nach entsprechend langer Erkrankung – zur vertrauensärztlichen Untersuchung vorgestellt. In der Zwischenzeit war er arbeitsfähig geblieben, die nervenärztliche Behandlung war nach Bearbeitung des aktuellen Konflikts beendet worden. Der Patient scheint aber anfällig für psychosomatische Reaktionen mit längerer Krankheitsdauer zu sein.

In einem 3. Fall war der Patient, ein 39jähriger Mann, seit 8 Wochen wegen Rückenschmerzen unter der Diagnose eines LWS-Syndroms krank geschrieben. Außerdem klagte er über eine allgemeine Leistungsminderung mit Konzentrationsbeschwerden und Kopfschmerzen. Die multiplen Beschwerden wiesen in Richtung eines psychosomatischen Beschwerdebildes, und die Exploration wies auf allgemeine Konkurrenzängste, Versagensängste bei einer sehr ehrgeizigen Grundhaltung hin, die es dem Patienten verwehrte, Arbeit zu delegieren und zu einer zunehmenden Überforderung führte. Hier waren erst Abwehrvorgänge bei dem behandelnden Hausarzt: „Sie haben doch nichts Psychisches", zu überwinden, bevor der Patient in eine psychosomatische Kur vermittelt werden konnte.

Der letzte Patient, den ich beschreiben möchte, ein 45jähriger türkischer Mann, klagte über Müdigkeit, Abgeschlagenheit, Wirbelsäulenbeschwerden, Schmerzen in beiden Hüftgelenken und Magenbeschwerden. Seit Jahren war er von verschiedenen Fachärzten untersucht und behandelt worden. Es wurde die Diagnose einer Entwurzelungsdepression gestellt. Allerdings führte die anschließende stationäre Behandlung in einer psychiatrischen Klinik bei dem chronifizierten Bild nicht zu einer Wiederherstellung der Arbeitsfähigkeit – in diesem Fall mußte eine Rente beantragt werden.

Ich möchte zusammenfassen: Eine große Anzahl von Patienten mit langer Krankheitsdauer und nicht eindeutig faßbarem organpathologischem Befund wird beim vertrauensärztlichen Dienst vorgestellt. Trotz des bei den behandelnden Ärzten zunehmend verbreiteten Wissens um psychosomatische Zusammenhänge werden diese häufig nicht als Ursache angenommen. Den selbst an einem somatischen Krankheitsmodell orientierten Patienten ist das Verständnis oder ein Problembewußtsein für diese Zusammenhänge schwer zu vermitteln oder wird als Kränkung erlebt. Die Chronifizierung solcher Krankheitsbilder wäre durch die konfliktzentrierten Behandlungsmöglichkeiten in einem psychosomatisch-psychotherapeutischen Heilverfahren gezielter vorzubeugen, als durch somatisch orientierte Kurverfahren. Es ist eine wichtige Funktion des Vertrauensarztes, sowohl dem Patienten als auch dem behandelnden Arzt gegenüber psychosomatische Zusammenhänge anzusprechen und den Hausarzt häufig in der eigenen Einschätzung zugrunde liegender psychosomatischer Probleme zu bestätigen. In Ergänzung zu der somatischen Behandlung wird damit die Einleitung psychotherapeutischer Maßnahmen gegebenenfalls erleichtert.

Literatur

Alexander F (1977) Psychosomatische Medizin. Grundlagen und Anwendungsgebiete. De Gruyter, Berlin New York
Dietrich H (1956) Abnorme Reaktionen und ihre sozialversicherungsrechtliche Begutachtung. Thieme, Leipzig

Hahn P (1983) Psychosomatik, Bd 1 und 2. Beltz, Weinheim Basel (Kindlers Psychologie des 20. Jahrhunderts)

König K, Neun H (1983) Psychotherapeutische Heilverfahren. Beltz, Weinheim Basel (Kindlers Psychologie des 20. Jahrhunderts, S 454–475)

Mitscherlich A (153/54) Zur psychoanalytischen Auffassung psychosomatischer Krankheitsentstehung. Psyche 7:561

Mitscherlich A (1975) Krankheit als Konflikt. Studien zur psychosomatischen Medizin, Bd 1 und 2. Suhrkamp, Frankfurt am Main

Mork BO (1958) Disability under social security – Medical evaluation and decision as to rehabilitation. Rehabilitation 1:94

Schur M (1953) The ego in axiety. In Loewenstein RM (ed) Drives, affects, behavior. New York, S 67–103

Schur M (1955) Zur Metapsychologie der Somatisierung. In: Brede K (Hrsg) Einführung in die Psychosomatische Medizin. Athenäum-Fischer, Frankfurt am Main, S 335–395

Schur M (1973) Das Es und die Regulationsprinzipien des psychischen Geschehens. Fischer, Frankfurt am Main

Zur theoretischen Konzeption einer gemischten Gruppe von psychisch Kranken und Angehörigen psychisch Kranker

H. E. Bertsch, J. Kunow

Manchmal hinkt die Forschung der Praxis hinterher. Auch hinsichtlich der Angehörigen psychisch Kranker war das so: Längst ehe Leff (1976) und Brown (1962) ihre Arbeiten veröffentlichten, längst ehe Libermann (1972) eine kritische Bestätigung ihrer Befunde lieferte, kannte die Praxis das Problem der „high expressed emotions": Angehörige, die sich emotional überengagiert und v. a. überkritisch-bevormundend gegenüber dem Patienten verhielten (wobei eben dies „High-expressed-emotion-Verhalten" Rückfälle der Patienten erheblich wahrscheinlicher macht).

Ein Weg, dieser Konstellation überengagierter Angehöriger-Patient zu begegnen, ist die ökologische Kontrolle: der Aufbau von Wohngemeinschaften und Werkstätten mit dem Ziel, den Kontakt zwischen Patient und wenig förderlichen Angehörigen zumindest teilweise zu unterbinden. Diese Maßnahme ist nach den Erfahrungen der Praxis und den Forschungsergebnissen sicher erfolgreich. Ein anderer Versuch, die Lage der betroffenen Patienten zu bessern, besteht darin, direkt auf die Angehörigen therapeutisch einzuwirken. Dieser Versuch ist „in", und auch wir sehen unsere aktuellen Bemühungen in diesem Rahmen. Seine Erfolgschancen sind jedoch noch nicht wirklich ausgelotet, wenngleich er den Vorzug haben dürfte, zumindestens mittelfristig billiger zu sein.

Weniger aktuell und weniger von Politik und wissenschaftlicher Aufmerksamkeit gefördert sind z. Z. Patientenclubs. Dabei ist das Ausmaß an Rückzug aus sozialen Kontakten und die Reduktion im Freizeitverhalten gerade der Kerngruppe chronisch-psychisch Kranker, der Schizophrenen, nicht zu übersehen (Reimer et al. 1983). Patientenclubs vermögen dieser Tendenz erfolgreich entgegenzuwirken (Pörksen 1984); sie helfen beim Aufnehmen von Kontakt, wirken als soziales Lernfeld und haben so für unterschiedlich stark psychisch behinderte Menschen ihre Nützlichkeit bewiesen.

Von Weinsberg aus wurde in den letzten Jahren mit wechselndem Erfolg und mit unterschiedlichen Ergebnissen versucht, sowohl Angehörigengruppen als auch Patientenclubs aufzubauen. Beide Ansätze wurden durch die Größe und die z. T. ländliche Struktur unseres Einzugsgebietes behindert: Wer fährt schon am Abend 70 km hin und 70 km zurück, um 90 min an einer Angehörigengruppe teilzunehmen?

Zwar gelang es inzwischen, in allen Kreisstädten und Orten entsprechender Größe Patientenclubs aufzubauen. Sie erreichen jedoch in der Regel eher ältere Menschen (45 und älter) und benötigen alle ein intensives Engagement der sog.

U. Laaser, G. Sassen, G. Murza, P. Sabo (Hrsg.)
Prävention und Gesundheitserziehung
© 1987 Springer-Verlag Berlin Heidelberg

„Profis": Sie überleben bislang nur durch die Initiative von Sozialarbeitern und Diakonen vor Ort, und nirgends hat sich bei kritischer Betrachtung eine wenigstens teilweise selbständige Gruppenstruktur entwickelt.

Die hier vorgestellte Idee, Angehörigenarbeit mit einem Angebot für die betroffenen Kranken selbst zu verbinden, hat in dieser Situation zunächst einmal pragmatische Gründe: Der ländliche Raum ist in der Regel örtlich strukturiert und Aufbau und Fortbestehen von Angehörigen- oder Patientengruppen sind schon allein deshalb nicht möglich, da nicht genügend Personen der Zielgruppen zur Verfügung stehen und/oder sich aus Angst vor dem „ländlichen Tratsch" keiner organisierten Gruppe anschließen wollen. Es gibt jedoch auch einige inhaltliche Argumente, die für eine solche Zusammenfassung sprechen. Diese und auch einige kritische Einwände, die sich aus den theoretischen Reflexionen ergaben, wollen wir nun darstellen.

Aus dem Konzept der „Expressed-emotions-Forschung" ergeben sich die stärksten kritischen Argumente: Bei der Ratsuche und den Gesprächen von Angehörigen untereinander sollten die kranken Familienmitglieder sinnvollerweise nicht anwesend sein, um zu vermeiden, daß alteingefahrene Konfliktformen allzu akut werden und sachbezogene Überlegungen erschweren. Die Gefahr wäre zu groß, daß das emotional kaum belastbare Familienmitglied durch Kritik, Besorgnis und Engagement der Teilnehmer einem krankheitsbegünstigenden Milieu ausgesetzt wäre. Vielmehr sollten die Angehörigen unter sich Raum für das Reflektieren über die eigene Betroffenheit haben, vertiefte Einsichten und Verständnis für das Krankheitsgeschehen bekommen und Schuldentlastung verspüren.

Eine weitere Einschränkung ergibt sich aus Forschungsarbeiten, die auf die Bedeutung des Gesprächsstils in Gruppen mit psychisch Kranken hinweisen (Hartwich u. Schumacher 1985): Um dem Störungsbild vieler Schizophrener gerecht zu werden, sind der Art der Gespräche und ihrer Struktur von vornherein enge Grenzen gesteckt. So sollte z. B. nach Süllwold (1983) das Gruppengespräch dem reduzierten Tempo der einzelnen Gruppenmitglieder angepaßt sein. Abstrakte Formulierungen sind zu vermeiden. Das Verständnis der Gesprächsinhalte, insbesondere auch seitens der kranken Gruppenmitglieder, kann dabei durch Vereinfachen, Strukturierung undeutlicher Äußerungen, Wiederholenlassen, Rückformulieren und Verstärken der mehr bildhaften und damit konkreten Aussagen erheblich verbessert werden. Auch wenn es gelingt, diese Gesprächsregeln in das Gruppengeschehen einzubetten, muß doch mit vermindertem Übungstransfer und verminderter Generalisierungsfähigkeit für verschiedene Lerninhalte gerechnet werden.

Ferner sollte bei Schizophrenen deren besondere Vulnerabilität berücksichtigt werden, die bei intensiver emotionaler Belastung in Erscheinung tritt (Süllwold 1983). Der Grad der emotionalen Stimulation durch gefühlsintensive Inhalte ist demnach während der Gruppengespräche ein stets zu beobachtender kritischer Faktor. Hartwich u. Schumacher (1985) beschrieben jedoch eine spezifische Gruppenreaktion bei der thematischen Bearbeitung von psychotischen Erlebnissen, die sie als „Deckelphänomen" bezeichnen. Gefühlsintensive Erinnerungen von Patienten an psychotische Erlebnisse innerhalb einer therapeutischen Gruppe erweckten bei manchen Teilnehmern offenkundig Ängste, die Erinnerungsbilder könnten an Intensität zunehmen und Anteil der Psychose könnten sie wieder überschwemmen. In solchen Situationen fand oft „ein abrupter Themenwechsel statt, was einem Zudecken der gerade aufgetauchten Probleme entspricht (Beispiel: Frau B. fällt mit der Bemerkung ins Wort, sie habe einen Kuchen gebacken, die anderen gehen plötzlich heiter werdend darauf ein)" (S. 368). Wir haben dieses Phänomen systematisch genutzt, dieses Zudecken entgegen dem Vorgehen in therapeutischen Gruppen etwa mit Neurotikern systematisch unterstützt und ggf. selbst eingesetzt.

Bei den uns bekannten Patientenclubs stehen Freizeitaktivitäten ganz im Vordergrund. Auf dem Wege gemeinsamer Freizeitgestaltung müßte sich auch – so unsere konzeptionelle Erwägung – ein gemeinsames Wir-Gefühl in einer gemischten Gruppe aus Patienten und Angehörigen aufbauen lassen.

Nun zum praktischen Vorgehen: Die Gruppe sollte chronisch-psychisch Kranke und deren Angehörige in Bad Friedrichshall (Landkreis Heilbronn) ansprechen. Das Angebot eines 14tägigen Treffens (19.00–21.00 Uhr) wurde durch Information einschlägiger Einrichtungen (Handzettel) und über ein Inserat im Ortsanzeiger bekannt gemacht. Interessenten nahmen dann telefonisch ersten Kontakt mit den Initiatoren auf (1 Diplom-Psychologe, 1 Sozialarbeiterin und 1 Heilerziehungspflegerin), wobei die Moderatoren manchen der potentiellen Interessenten bereits aus beruflichen oder anderen Kontakten in der Gemeinde bekannt waren.

Die Arbeit der Moderatoren erfolgte ehrenamtlich. Räume für die Treffen (2 Zimmer und Kochnische, sonst noch vom Altenclub mitbenutzt) stellte die Stadtverwaltung in Zusammenarbeit mit der Sozialstation kostenlos zur Verfügung.

Seit Juni 1985 findet der „Gesprächskreis für Menschen mit seelischen Problemen" regelmäßig alle 14 Tage statt und wird durchschnittlich von 12–15 Teilnehmern besucht. Etwa die Hälfte der Teilnehmer hat bereits (häufig mehrere) stationäre psychiatrische Behandlungen erfahren, die andere Hälfte sind Angehörige, teils die der genannten Patienten, teils auch solche Angehörige, deren erkrankte Familienmitglieder (noch) nicht im Kreis dabei sind.

Erfreulich ist auch, daß das Altersspektrum von 19 bis 87 Jahren geht, wobei insbesondere fast die Hälfte der Teilnehmer 30 Jahre oder jünger ist. Diese Alterszusammensetzung ist bewußt so gewollt, um v. a. jüngeren Betroffenen eine akzeptable Runde bieten zu können. Im Umkreis von Heilbronn gibt es sonst nur Patientenclubs mit wesentlich höherem Altersdurchschnitt, z. B. ist die jüngste Teilnehmerin 50 Jahre alt. In einem derartigen Kreis kann sich z. B. eine 19jährige Schizophrene nicht mit der Gruppe identifizieren.

Inhaltlich wurde bisher über grundlegende Informationen zu Krankheitsbildern seelischer Störungen gesprochen, sowie über verschiedene Behandlungskonzepte, die Notwendigkeit einer Pharmakotherapie und nervenärztlicher Betreuung sowie über vor- und nachgeschaltete psychosoziale Hilfen. Im Verlauf der Gespräche, die meist von den Teilnehmern aufgeworfen werden, finden sich persönliche Bezüge beim einzelnen, die oft recht offen eingebracht werden. Die Gruppe bemüht sich dabei um Verständnis für die Erfahrungen einzelner Teilnehmer und bietet Stützen und spontane Reaktionen an, die nur bei Bedarf von den Moderatoren gelenkt oder ergänzt werden.

Ein Beispiel: Der Vater eines 21jährigen Schizophrenen erzählt, daß er seit Wochen Streit mit seiner Frau und seinem Sohn habe, da dieser morgens vor 10.00 Uhr nie aufsteht. Für ihn erkläre sich dies offensichtlich aus der Faulheit des Sohnes und aus einer überhöhten Medikation. Eine selbst betroffene 30jährige Frau wirft dann ein, daß sie ihren letzten Rückfall bekommen habe, weil sie ihre Medikation weggelassen habe. Im Verlauf des Gesprächs erfährt dieser Vater, daß das Verhalten seines Sohnes möglicherweise nichts mit Faulheit zu tun hat. Der Ehemann der 30jährigen Frau erzählt dann, er habe anfangs (nach dem Rezidiv) Schuldgefühle gehabt, daß er seiner damals auch antriebsgestörten Frau Unlustgefühle unterstellt habe und sie wohl aufgrund seiner Vorhaltungen die Medikamente abgesetzt habe. Das Fazit nach längerem Gespräch ist, daß langes Schlafen bei Antriebsstörungen zwar nicht unbedingt toleriert werden müsse, daß jedoch selten die Bösartigkeit des Erkrankten dahinter steht und bei Lösungsmodellen das Absetzen der Medikamente ohne ärztliche Rückversicherung sehr gefährlich sein könne.

In diesen Gesprächen bot die Gruppe ein Lernfeld für beide, seelisch Behinderte und deren Angehörige. So konnten die seelisch Behinderten positive soziale Erfahrungen mit „voll Funktionierenden" machen und die Angehörigen zu mehr Verständnis und Toleranz gegenüber verschiedenen seelischen Problemen kommen. Allerdings zeigte sich manchmal auch die Notwendigkeit, nicht gefühlsmäßig belastete Freiräume für die seelisch Behinderten anzubieten. Dies geschah durch Karten- oder Gesellschaftsspiele oder auch durch Spaziergänge, zu denen einer der Moderatoren einlud, wenn das Gespräch im Plenum zu anstrengend wurde. Von daher erwies sich die gleichzeitige Anwesenheit von meist 2 Moderatoren und die Möglichkeit einer räumlichen Trennung (2 Gruppenräume) als außerordentlich vorteilhaft. Nur ganz selten waren Freizeitunternehmungen (Spaziergänge, Kegeln, Jahresfeste) alleiniger Inhalt des Gruppenabends. Die Teilnehmer organisierten ein solches geselliges Beisammensein meist selbständig außerhalb der Gesprächstreffen.

Aus der Perspektive von nunmehr 50 Gruppentreffen bewerten wir den Versuch einer gemischten Gruppe aus Angehörigen und Patienten heute positiver als nach unseren ersten, eher theoretischen Vorüberlegungen. Vor allem folgende Elemente des Vorgehens sind dafür aus unserer Sicht ausschlaggebend:

- Betroffene und mitbetroffene Angehörige können gegenseitig anschauliche Modelle beim Erlernen des Umgangs mit dem Problembereich „psychische Krankheit" sein.
- Der methodische Weg der direkten Problembearbeitung und des „peer-counceling" macht die Interaktionsstrukturen direkt sichtbar und erleichtert Einsichten und Verhaltensänderungen durch Beobachtung, Analogieschluß und den Rat von ebenfalls Betroffenen.
- Durch die Mitarbeit erfahrener Moderatoren ist eine hinreichende Steuerung des Gruppenprozesses derart möglich, daß Lernprozesse unterstützt, strukturiert und gefördert werden können. Vor allem aber läßt sich der Grund emotionaler Erregung einzelner und der Gruppe lenken, indem belastungsreduzierende Maßnahmen ad hoc eingeleitet werden (2 Räume, mehrere Moderatoren).

- Das Engagement und die Initiative der Gruppenmitglieder entlasten partiell die professionellen Moderatoren.
- Die gemischte Struktur der Gruppe erleichtert die Einbindung in die Gemeinde und hält die Gruppe „am Laufen".
- Die Erwartungen bei neuen Interessenten werden in Vorgesprächen abgeklärt, wobei inzwischen auch Informationen über Angebote der Gruppe gegeben werden können. „Neuzugänge" kommen inzwischen durch Mundpropaganda in die Gruppe und nur noch selten auf direkte Empfehlung eines „Professionellen", z. B. des behandelnden Nervenarztes.
- Die Anregungen aus der Gruppe sind inzwischen recht rege, so daß sowohl die thematische Gestaltung als auch das Bereitstellen und Einkaufen von Getränken für die Treffen, die Vorbereitung von Festen etc. gemeinschaftlich organisiert werden und so eine Entlastung der Moderatoren erfolgte.

Aufgrund der Möglichkeit zur fachlichen Informationsbereitstellung und der Notwendigkeit der Lenkung der Gespräche unter Berücksichtigung der emotionalen Belastbarkeit mancher seelischer Behinderter erscheint uns eine Zielrichtung „Selbsthilfegruppe" nicht sinnvoll.

Die bisher immer noch deutlichste Schwierigkeit ist die Tatsache, daß es einzelnen nach wie vor nicht gelingt, über ihnen wichtige persönliche Probleme auch in diesem Kreis zu sprechen; die Angst vor Gemeindetratsch scheint zum Teil immer noch recht hoch. Allerdings gibt es oft recht intensive und erfahrungsreiche Gespräche, an denen auch diese Teilnehmer partizipieren können.

Es wurde die bisherige Fachdiskussion zur Arbeit mit psychisch Kranken in „Patientenclubs" und zu Angehörigengruppen resümierend dargestellt. Aus dieser Sicht ergeben sich eine Reihe beachtenswerter Argumente gegen eine Durchmischung beider Gruppen. Am Beispiel der Entwicklung im Einzugsgebiet des Psychiatrischen Landeskrankenhauses Weinsberg wurde aufgezeigt, daß in einer ländlichen Region der Aufbau und das Inganghalten solcher Gruppen im Gegensatz zum städtischen Bereich sehr erschwert, wenn nicht unmöglich sind. Gemischte Gruppen psychisch Kranker und deren Angehörigen könnten dieses Problem mildern. Der Aufbau und die Entwicklung einer solchen Gruppe über 100 Wochen wurde dargestellt. Die Erfahrungen sind ermutigend. Unter bestimmten, hier bereits genauer dargestellten Bedingungen dürfte eine solche Gruppe ein praktikables Modell zur Nachsorge in ländlichen Gebieten sein. Weitergehend möchten wir die Frage stellen, ob nicht das besondere Lernfeld dieser Gruppenkonstellation Chancen in sich birgt, die man auch bei einem städtischen Umfeld nutzen sollte.

Literatur

Brown GW (1962) Influence of family life on the course of schizophrenic illness. Br J Prevent Soc Med 16:55–68
Brown GW, Burley J, Wing JK (1972) Influence of family life in the course of schizophrenie disorders. Br J Psychiatry 121:241–258
Goldstein MJ (1985) Can we improve the long-term outcome for patients with resistant schizophrenic disorders. Haarer Schizophrenie Symposion, München

Hartwich P, Schumacher E (1985) Zum Stellenwert der Gruppenpsychotherapie in der Nachsorge Schizophrener. Nervenarzt 56:365–372
Hogarty G (1985) Eine kontrollierte Studie über Familientherapie, Training sozialer Fertigkeiten und unterstützende Chemotherapie. In: Kongreß zum sozialen Management der Schizophrenie, Bern
Leff JP (1976) The measurement of expressed emotions in the families of psychiatric patients. Br J Soc Clin Psychol 15:151–165
Übermann RP (1972) A guide to behavioural analysis and therapy. Pergamon Press, New York
Pörksen N (1984) Kommunale Psychiatrie, Rowohl, Reinbek
Reimer F, Kunow J, Becker M (1983) Der psychosoziale Dienst Köln. Rheinland, Köln
Rozenbaum M, Ugenson J (1976) Changes in life patterns and symptoms of low most as repeated by services of severly brain – injured soliders. J Consult Clin Psychol 44:881–888
Süllwold L (1983) Schizophrenie. Springer, Berlin Heidelberg New York Tokyo
Vaughn C, Leff J (1976) The measurement of expressed emotions in the families of psychiatic patients. Br J Soc Clin Psychol 15:157–165

Gemeindenahe Psychiatrie in einem kommunalen
Allgemeinkrankenhaus und Kooperationsmöglichkeit
mit dem vertrauensärztlichen Dienst

H. Krüger, R. Großpietzsch

Ausgangspunkt und Maßstab, eine psychiatrische Abteilung am Städtischen
Krankenhaus Emden in Ostfriesland einzurichten und zu eröffnen, war der
Bericht der Bundestagskommission über die Lage der Psychiatrie, die Psychiatrieenquete von 1975. Dabei war uns von vornherein klar, daß diese Enquete eine
grundlegende Strukturreform nicht vorsah. So blieb z. B. die zentrale Rolle der
Anstalt ebenso unangetastet wie das zersplitterte Kostenträgersystem, bestehend
aus Krankenkassen, Rentenversicherungs- und Sozialhilfeträgern. Wichtige
Bereiche, wie Arbeit/berufliche Rehabilitation und Betreuung von Langzeitpa-
tienten/chronisch Kranken, blieben weitgehend ausgeklammert. So war die mit
großen Hoffnungen besetzte Psychiatriereform von Anfang an gekennzeichnet
durch den Doppelcharakter von bloßer Modernisierung, effektiverer Verwaltung
und sozialer Kontrolle der psychisch Kranken einerseits und Versuchen zur
Befreiung der Irren, Rückführung in die Gesellschaft und präventiven Maßnahmen andererseits.

In diesem Spannungsfeld haben auch wir in Emden in den vergangenen 6
Jahren konkrete Ziele verwirklichen wollen:

Wir wollten wissen, ob machbar war, was die Enqueteexperten empfahlen.
Dies begann mit den architektonischen Voraussetzungen. Ein Neubau war an
das Allgemeinkrankenhaus angegliedert und stand für 120 psychiatrische Betten
und eine integrierte Tagesklinik mit 20 Plätzen parat. Geplant wurde dieses
Gebäude von einer Planungsfirma und dem Niedersächsischen Sozialministerium. Die 120 Betten waren unterteilt in 4 Stationseinheiten für jeweils 30 Betten
und einer integrierten Tagesklinik für 20 Plätze. Im einzelnen sollten errichtet
werden: eine akut- und allgemeinpsychiatrische Station, eine gerontopsychiatrische Station, eine Langzeitrehabilitationsstation und eine Station für Sucht-
kranke für Entgiftungs- und Entwöhnungsbehandlungen. Mit diesen klinischen
Einheiten und der Tagesklinik sollte ein Standardversorgungsgebiet von rund
200 000 Einwohnern voll versorgt werden. Es entstand der Sektor (Pflichtversorgungsgebiet) Stadt Emden mit dem Landkreis Leer. Das Landessozialamt sprach
die Eignung gemäß § 11 Niedersächsisches Psych KG aus (Zwangseinweisungen)
und erweiterte 1983 das Pflichtversorgungsgebiet um die Gemeinden Hinte und
Krummhörn mit weiteren rund 18 000 Einwohnern.

Da es im Land Niedersachsen bis heute keinen verbindlichen Psychiatrieplan gibt,
geschah es, daß eine 30 km entfernt bestehende kleine gemischte psychiatrisch-neurolo-
gische Abteilung an einem Kreiskrankenhaus sich sehr anstrengte, ihre Abteilung bis hin

U. Laaser, G. Sassen, G. Murza, P. Sabo (Hrsg.)
Prävention und Gesundheitserziehung
© 1987 Springer-Verlag Berlin Heidelberg

zu einer 100-Betten-Größe zu erweitern, zumal andere organmedizinische Stationen in ihrer Belegung sehr rückläufig waren. So entstand das Kurosium, daß in der psychiatrisch seinerzeit völlig unterversorgten ostfriesischen Region plötzlich psychiatrische Kliniken mit rund 100 Betten in einem 30-km-Abstand existierten.

Für uns in Emden stellte sich in den 5 Jahren heraus, daß mehr als 75 klinische Betten ein Überangebot bedeutet hätten, ebenso wie die Erweiterung der Tagesklinik mit 20 Plätzen. Die restlichen Baulichkeiten für 45 Betten sind buchstäblich in den Sand gesetzt worden. Da die Zusammenarbeit mit dem vertrauensärztlichen Dienst (VÄD) und den Krankenkassen seinerzeit noch wenig intensiv war, gingen von dieser Seite auch keine Impulse aus, die Versorgungslage zu optimieren.

Die derzeit 75 Betten umfassen folgende Stationen: eine akut- und allgemeinpsychiatrische Station mit 30 Betten, die sich als viel zu groß erwiesen hat, eine gerontopsychiatrische Station mit 15 Betten sowie eine Alkoholkrankenstation mit 15 Betten, wo lediglich eine 14tägige Entgiftungsbehandlung durchgeführt wird. Gemeinsame Bemühungen mit dem VÄD um die Errichtung weiterer 15 Betten zur Entwöhnungsbehandlung sind im Gange, ein Erfolg zeichnet sich aber bis jetzt nicht ab. Weiterhin gibt es eine 15 Betten umfassende Psychotherapiestation und eine Tagesklinik mit 20 Plätzen, die sowohl kriseninterventorisch als auch rehabilitativ arbeitet. Das Gesamtangebot der Klinik besteht also insgesamt aus 95 Behandlungsbetten bzw. -plätzen.

Ein Konsiliardienst für die anderen Abteilungen des Krankenhauses wurde schon ab Juli 1979 aufgebaut. Über die interne psychiatrische Versorgung hinaus wurde der Sozialpsychiatrische Dienst geplant und im April 1980 an der Klinik eingerichtet unter fachlicher Anbindung an sie. Ebenfalls beantragt wurde eine Institutsambulanz gemäß § 368n RVO. Sie wurde nicht genehmigt und war auch auf dem Klagewege nicht zu erreichen. Ein Modell eines Kriseninterventionsdiensts rund um die Uhr wurde erarbeitet und zusammen mit dem Konzept eines Übergangswohnheimes im Rahmen der Modellförderung des Bundes beantragt. Da die CDU-regierten Länder aus dem Modellprogramm Psychiatrie ausstiegen, blieben auch wir mit diesem Vorhaben auf der Strecke. Intensive Öffentlichkeitsarbeit in den ersten Jahren führte zur Gründung des Vereins zur Hilfe psychisch Kranker e. V. „Das Boot" und zur Gründung einer psychosozialen Arbeitsgemeinschaft. Seit 1986 betreibt dieser Verein ein dezentrales Wohnheim mit 3 festen Mitarbeitern und einer Geschäftsführerin. Gemeinsam mit den Ostfriesischen Beschützenden Werkstätten gründet derzeit dieser Verein eine Werkstatt für psychisch Behinderte. Von vornherein betrieb der Verein „Das Boot" einen Club mit Räumlichkeiten in der zentralen Altstadt. In den letzten 3 Jahren sind eine Angehörigengruppe in Emden sowie eine in Leer, die dabei ist, einen Verein zu gründen, ins Leben gerufen worden sowie eine Angehörigengruppe für Angehörige psychisch Alterskranker in Emden.

Durch die in den letzten Jahren intensivierte Zusammenarbeit mit dem VÄD ist es gelungen, eine kinder- und jugendpsychiatrische Ambulanz im Hause einzurichten, die von den Krankenkassen getragen wird. Entscheidende Impulse zur Realisierung dieser Ambulanz gingen vom VÄD aus.

Darüber hinaus gibt es zahlreiche Aktivitäten, so z. B. eine Patienten- und Mitarbeiterzeitung. Zahlreiche Außenaktivitäten gehen von den einzelnen

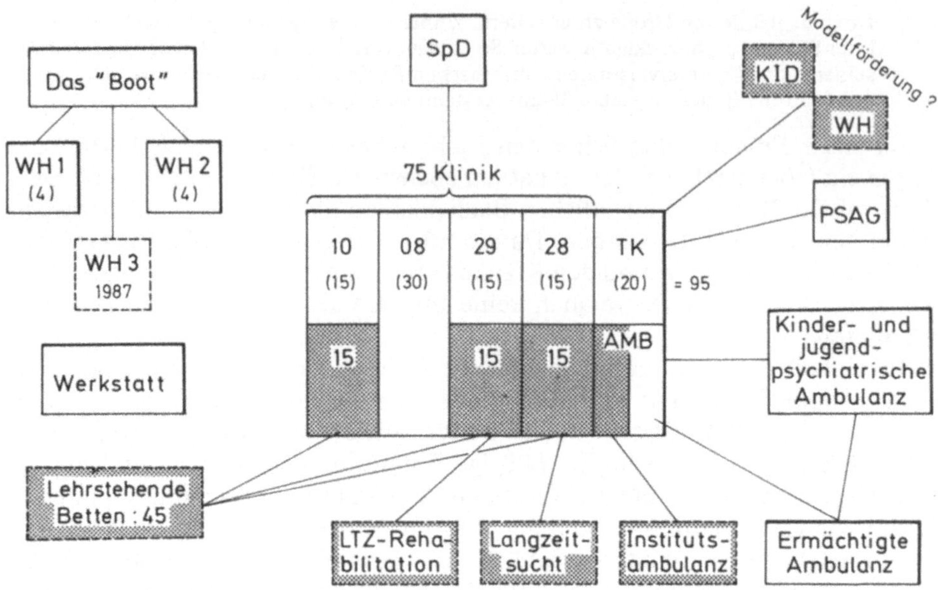

Abb. 1. Schematische Darstellung des Aufbaus des gemeindenahen Versorgungsdienstes;
□ nicht verwirklicht

Stationen und der Tagesklinik aus, so z. B. in Form von Hausbesuchen mit stationären Patienten, familientherapeutischen Interventionen, Kontakten zu Behörden, Arbeitgebern etc. Abbildung 1 mag das, was erreicht und nicht erreicht worden ist, schematisch zusammenfassen.

An dieser Stelle muß noch eine andere Unzulänglichkeit offengelegt werden: Die Enquêteexperten waren sich offenbar nicht über die Kostenverteilung im klaren, als sie psychiatrische Abteilungen an Allgemeinkrankenhäusern planten: Seit es solche Abteilungen gibt, subventionieren sie über den Pflegesatz die kostenintensiven organmedizinischen Stationen (z. B. Intensiveinheiten), was zur Folge hat, daß die psychiatrischen Abteilungen die Differenz ihrer „wahren" Pflegekosten, z. B. DM 160,- pro Tag, zu einem allgemeinen Pflegesatz von beispielsweise DM 250,- pro Tag – Differenz = DM 90,- pro Tag bei weitem nicht ausschöpfen können. Im Gegenteil reagiert nicht nur in Emden die Verwaltung geradezu seismographisch auf Schwankungen in der Bettenbelegung, sofern es sich um Auslenkungen nach unten handelt, und sperrt dann sofort frei werdende oder gar zur Wiederbesetzung anstehende Stellen, was immer wieder Lücken in die Kontinuität der psychiatrischen Therapie reißt. Dieser unhaltbare Zustand, bei uns seit 6 Jahren bestehend, zerrt nicht nur an den Nerven derer, die Psychiatrie administrativ zu leiten haben, sondern macht auch die Kerngruppe der Mitarbeiter mürbe. Frustrierten Therapeuten aber gehen therapeutische Kompetenz und Kapazität verloren.

Die hohen Pflegesätze an den Allgemeinkrankenhäusern im Gegensatz zu den vom Land subventionierten Anstalten haben es bisher auch nicht zugelassen, eine Langzeitrehabilitationsstation für chronisch Kranke gemeindenah einzurichten. Diese große Gruppe chronisch Kranker füllt nach wie vor die randständigen Stationen oder Heime der Großkrankenhäuser. Gleiches gilt vice versa auch für die Entwöhnungsbehandlung von Alkoholkranken, die gemeindefern („Kuren auf der grünen Wiese"), billiger und v. a. länger (bis zu 6 Monate und länger) in Einrichtungen der LVA, BfA und anderen veranstaltet wird. Soziale Kontakte zur Familie und Arbeitswelt werden brüchig oder reißen ab. Der dann Entlassene trifft auf eine Rollenneuverteilung in der Familie und am Arbeitsplatz, die den Rückfall vorprogrammiert.

Nachstehende Aufstellung zeigt die Diagnosegruppen, die sich in der Behandlung schwerpunktmäßig herauskristallisiert haben. Das Diagnosenprofil stationärer Aufnahmen 1980–1984 sah wie folgt aus:
- senile und präsenile Erkrankungen: 7 % (16 % waren es 1984 nach Eröffnung der gerontopsychiatrischen Station),
- Alkoholismus, Medikamentenabhängigkeit und Drogenabhängigkeit einschließlich Psychosen: 40 %,
- Schizophrenien: 16 %,
- affektive Psychosen: 10 %,
- Reaktionen, Neurosen, Persönlichkeitsstörungen: 23 %,
- sonstige Diagnosen: 3 %.

Die durchschnittliche Verweildauer betrug 1984 24,2 Tage, in der Tagesklinik 38 Tage. Die durchschnittliche Bettennutzung betrug 88,1 %, in der Tagesklinik 82,7 %. Die Wiederaufnahmerate betrug 35 %, für Alkoholkranke annähernd 50 %. Tabelle 1 bringt die Diagnosengruppen und Konsilfälle.

Intern richten sich Arbeitsweise und Organisationsform des Personals nach den Prinzipien der Teamarbeit und den Leitgedanken der therapeutischen Gemeinschaft, wonach Patienten und alle Therapeuten mit dem Ziel zusammenleben und zusammenarbeiten, psychisch Kranken die Wiedereingliederung in die Gemeinde zu ermöglichen. Dabei soll den Kranken die passive Rolle des Patienten soweit wie möglich genommen werden, um ihm eine aktive Partnerschaftsrolle im therapeutischen Prozeß zuzuweisen. Das in Abb. 2 gezeigte Organisationsschema soll die Einzelheiten verdeutlichen. Neben den täglichen Teamkonferenzen auf den Stationen gibt es berufsspezifische und Klinikkonferenzen (Vollversammlung) sowie eine Leiterkonferenz, an der die Leiter der verschiedenen Funktionsbereiche entsprechend Berufsgruppenvertreter und Vertreter der Stationen teilnehmen. Die Leiterkonferenz und die Vollversammlung finden einmal wöchentlich statt, die Fachgruppenkonferenzen unterschiedlich häufig.

Die Zusammenarbeit mit dem VÄD entwickelte sich anfangs nur sehr langsam und zögernd, was seinen Grund darin hatte, daß der VÄD seinerzeit ärztlich weniger kompetent ausgestattet war. Krankenhausbegehungen erfolgten nur aufgrund unseres beharrlichen Drängens. Auch wurden seitens der VÄD-Kollegen starre Vorgaben hinsichtlich der Behandlungsdauer für verschiedene Erkrankungen gemacht. So hieß es beispielsweise einmal, daß eine Depression unter entsprechenden therapeutischen Bedingungen i. allg. nach 6 Wochen abgeklungen sein müsse und weitere Kostenverlängerungen daher nicht mehr

Tabelle 1. Fünfjahresstatistik der Jahre 1980–1985

Jahr	Stationäre Aufnahmen	TK-Aufnahmen	Gesamt	Ambulanz		Konsilfälle
				Patienten	Wiederkontakte	
1980	648	20[a]	668	335[b]	1339[a]	374[a]
1981	885	107	992	257	830	213
1982	909	86	995	207	510	175
1983	847	110	957	180	530	188
1984	1000	108	1108	220	1290	177
Gesamt	4289	431	4720	1199	4499	1127

1984:
durchschnittliche Verweildauer: 24,2 Tage   (TK: 38 Tage),
durchschnittliche Bettennutzung: 88,1%   (TK: 82,7%),
derzeitige Wiederaufnahmen: 35% (Alkoholkranke annähernd 50%)

Diagnosenverteilung stationär: (Fünfjahres-Durchschnitt):
Alterspsychosen 7%, Alkoholismus 40%, Schizophrenie 16%, affektive Psychosen 11%, Neurosen 20%, Rest 3%.

Diagnosenverteilung ambulant: („graue" Ambulanz) 1980–1982:
Alterspsychosen 2%, Alkoholismus 28%, Schizophrenie 13%, affektive Psychosen 11%, Neurosen 43%, sonstige Psychosen 3%.

Jetzt: (Ermächtigungsambulanz) 1982–1984:
Alterspsychosen 5%, Alkoholismus 5%, Schizophrenie 15%, affektive Psychosen 20%, Neurosen 50%, sonstige Psychosen 2%.

Die Prozentzahlen sind aufgerundet.

[a] Eröffnung 01. 10. 80.
[b] 01. 07. 79–31. 12. 80.

erforderlich seien. Eine intensive Zusammenarbeit mit dem VÄD entwickelte sich in den letzten Jahren, nachdem personelle Veränderungen dort vorgenommen wurden. Der VÄD kommt regelmäßig zu Fallkonferenzen in die Klinik. Die äußerst geringe Verweildauer von 20–25 Tagen wird auch von den Krankenkassen sehr positiv gesehen, so daß es gemeinsam mit diesen und dem VÄD gelingt, schwerkranke Patienten mit längeren Verweildauern die Möglichkeit zur stationären Weiterbehandlung zu sichern.

Ein ständiges Problem ist und wird es auch bleiben, daß der Stellenplan für psychiatrische Krankenhäuser bundesweit an den Grad der Bettenbelegung gekoppelt ist und dies um so mehr unter den Auspizien der Kostendämpfung. 1985 wurden in Zusammenarbeit mit der Bundesarbeitsgemeinschaft der Träger psychiatrischer Krankenhäuser, der Bundesdirektorenkonferenz und dem Arbeitskreis der Leiter der psychiatrischen und psychiatrisch-neurologischen

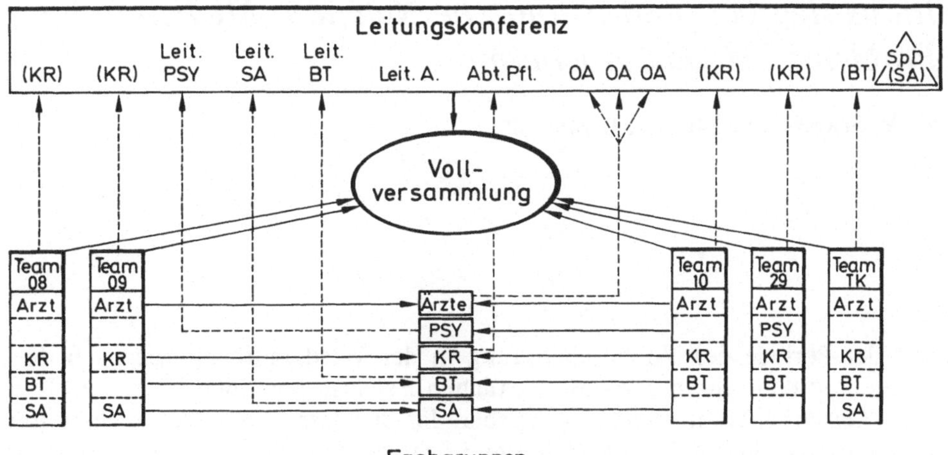

Abb. 2. Schema der Personalorganisation der Psychiatrischen Klinik am Hans-Susemihl-Kran-
kenhaus Emden (*KR* Krankenpflegeperson, *BT* Beschäftigungstherapeuten, *SA* Sozialarbeiter,
PSY Pychologen, *OA* Oberarzt, *SpD* sozialpsychiatrischer Dienst, *Abt.Pfl.* Abteilungsschwester/
-pfleger, *Leit. A.* leitender Arzt, *Leit. PSY* leitender Psychologe, *Leit. SA* leitender Sozialarbeiter,
Leit. BT leitender Beschäftigungstherapeut)

Abteilungen an Allgemeinkrankenhäusern in der Bundesrepublik Deutschland
und in West-Berlin ein Verfahren und Anhaltswerte für die Personalbedarfser-
mittlung in psychiatrischen Krankenhäusern und psychiatrischen Fachabteilun-
gen an Allgemeinkrankenhäusern erarbeitet. Diese Anhaltszahlen hat sich die
Deutsche Krankenhausgesellschaft zu eigen gemacht. Sie beziehen sich nicht
mehr auf das belegte Bett, sondern regeln den Personalbedarf für die einzelnen
psychiatrischen Berufsgruppen hinsichtlich Arbeitsintensität und Zeitaufwand
und zusätzlich für verschiedene therapieintensive und weniger therapieintensive
Stationstypen. Bei den jüngsten Budgetverhandlungen im Sommer dieses Jahres
wurden die örtlichen Krankenkassen vom Landesverband der Niedersächsischen
Landeskrankenhäuser angewiesen, nicht nach den Empfehlungen dieses Papiers
zu verhandeln. Diesen Schwierigkeiten wollen wir gemeinsam mit dem VÄD
entgegenzuwirken versuchen.

Industriearbeit und islamische Religion: Medizinische Probleme bei Gastarbeitern

F. W. Schmahl, B. Metzler, I. Elmadfa

Seit der Periode der Vollbeschäftigung in der Wiederaufbauphase nach dem Kriege und den Jahren der wirtschaftlichen Expansion wurden in großem Umfang „Gastarbeiter" in Industriebetrieben der Bundesrepublik Deutschland und West-Berlins eingestellt. Auch heute noch werden viele aus dem Ausland stammende Arbeiter in Westdeutschland beschäftigt – trotz der Bemühungen, langfristig ihre Zahl angesichts der jetzt bestehenden Arbeitslosigkeit zu verringern. Auch in anderen westeuropäischen Ländern gibt es viele Gastarbeiter. Die spezielle Situation ist jedoch in den einzelnen Ländern durchaus unterschiedlich.

In der Bundesrepublik Deutschland und in West-Berlin stellen Moslems aus der Türkei einen großen Teil des Bevölkerungsanteils ausländischer Herkunft. Nach den zur Verfügung stehenden statistischen Erhebungen gehören gegenwärtig 700–800 Mio. Menschen auf der Erde zur islamischen Religion (World Christian Encyclopedia 1982). Davon leben als Konsequenz der oben skizzierten Entwicklungen in der Nachkriegszeit z. Z. etwa 1,5 Mio. Moslems in der Bundesrepublik Deutschland.

Konflikte können entstehen, wenn gläubige Moslems unter den Lebens- und Arbeitsbedingungen industrialisierter Länder die religiösen Vorschriften des Koran einhalten wollen, der nach dem islamischen Glauben im 7. Jahrhundert dem Propheten Mohammed offenbart wurde. Jede einzelne seiner Vorschriften ist für den gläubigen Moslem strikt und im wörtlichen Sinne zu befolgen.

Sayyid Abū-l-A'lā Maudoodī, einer der führenden islamischen Theologen, führt dazu aus:

„Jeder Muslim muß fest darauf vertrauen,
daß der Qur'ā einzig und allein Gottes Eigenes Wort enthält,
daß er vollkommen wahrhaftig ist,
daß jedes einzelne Wort in ihm erhalten geblieben ist,
daß alles, was in ihm erwähnt wird, richtig ist,
daß es eine bindende Pflicht des Menschen ist, in seinem Leben absolut jede seiner Anweisungen zu befolgen, und daß alles, was im Gegensatz dazu steht, vermieden werden muß" (Mauddodī 1971).

Die besonderen für Moslems bestehenden religiösen Vorschriften stoßen bei der Bevölkerung der europäischen Länder, die in anderen religiösen und kulturellen Traditionen aufgewachsen ist, oft auf Unverständnis, häufig sogar auf Spott und Ablehnung.

U. Laaser, G. Sassen, G. Murza, P. Sabo (Hrsg.)
Prävention und Gesundheitserziehung
© 1987 Springer-Verlag Berlin Heidelberg

Zur Wahrung der kulturellen und religiösen Identität gehört für den gläubigen Moslem z. B. die Einhaltung bestimmter Diätvorschriften wie die Vermeidung von Schweinefleisch. Bekanntlich gibt es in der Bundesrepublik Deutschland große Firmen, die in ihren Werkskantinen mehrere Mahlzeiten zur Auswahl anbieten. In einem Großbetrieb mit vielen moslemischen Mitarbeitern, den wir beraten haben, konnten wir erreichen, daß unter den zur Auswahl stehenden Gerichten jeweils eine schweinefleischfreie Mahlzeit war. Erfreulicherweise gibt es in der Bundesrepublik Deutschland inzwischen mehrere große Firmen, die in dieser Weise auf ihre moslemischen Mitarbeiter Rücksicht nehmen. In kleinen und mittleren Betrieben, wo es oft nicht möglich ist, in den Kantinen mehrere Gerichte zur Auswahl anzubieten, ist es bereits eine wesentliche Erleichterung für islamische Beschäftigte, wenn im Wochen- oder Tagesspeiseplan deklariert ist, welche Mahlzeiten Schweinefleischzutaten enthalten.

So kann ohne großen Aufwand ein Beitrag zum besseren Verständnis zwischen den beiden Kultur- und Zivilisationskreisen geleistet werden.

Leider liegt in bezug auf diese mit geringen Mitteln mögliche Rücksichtnahme auf andersgläubige Mitarbeiter in vielen Industriefirmen, aber auch in kommunalen Betrieben und Behörden, noch vieles im argen.

Zu besonders schwerwiegenden Konflikten kann für gläubige Moslems, die unter westlichen Arbeitsbedingungen tätig sind, die Einhaltung des religiösen Fastenmonats Ramadan führen. Während dieser Fastenperiode sind die Gläubigen zur völligen Flüssigkeits- und Nahrungskarenz von der Morgendämmerung bis zum Sonnenuntergang verpflichtet. Die Einhaltung des Fastenmonats Ramadan wird außerordentlich ernst genommen, da dieses Gebot unmittelbar auf den Propheten Mohammed zurückgeht und zu den „Hauptsäulen" des islamischen Glaubens zählt. Diese Hauptsäulen sind (nach Maudoodī 1971):
- regelmäßiges Gebet,
- Einhaltung des Fastenmonats Ramadan,
- Wallfahrt nach Mekka (mindestens einmal im Leben),
- Sorge für Arme,
- Bereitschaft zum „Heiligen Krieg".

Für den Gläubigen ist der Ramadan eine Zeit der besonderen Zuwendung zu Gott, der Askese, der Konzentration auf das Wesentliche.

In mehreren Jahren hat unsere Arbeitsgruppe vor Beginn und am Ende der Ramadan-Periode Moslems, die diesen Fastenmonat einhalten, untersucht (Born 1981; Born et al. 1979, Schmahl et al. 1984).

Wenn der Ramadan in die Sommermonate, insbesondere in den Juni fällt, müssen Moslems, die in der Bundesrepublik Deutschland leben, bis zu 19 h lang eine völlige Flüssigkeits- und Nahrungskarenz einhalten. So fiel im Jahr 1983 der Ramadan in die Zeit vom 12. Juni bis zum 11. Juli. Der vom Islamischen Zentrum Aachen für die einzelnen Regionen Deutschlands herausgegebene verbindliche Fastenkalender schrieb für die Region Stuttgart am *12. Juni 1983* eine Flüssigkeits- und Nahrungskarenz von 2.52 Uhr morgens – entsprechend der Morgendämmerung – bis zum Sonnenuntergang um 21.29 Uhr vor (Tabelle 1).

Tabelle 1. Ramadankalender 1983 für die Region Stuttgart (Islamisches Zentrum Aachen)

Ramadan (Tag)	Datum	Morgendämmerung (Uhr)	Sonnenuntergang (Uhr)
1	12. Juni	2.52	21.29
2	13. Juni	2.51	21.29
3	14. Juni	2.51	21.30
"	"	"	"
"	"	"	"
"	"	"	"
28	9. Juli	3.07	21.30
29	10. Juli	3.09	21.29
30	11. Juli	3.10	21.28

Moslems, die schwere Arbeiten, insbesondere Hitzearbeiten, verrichten müssen, sind erheblichen Gesundheitsrisiken in der Ramadanperiode ausgesetzt.

Im folgenden möchten wir über Resultate bei einer der im Jahre 1983 von uns untersuchten Gruppen islamischer Arbeiter berichten. Es handelt sich um 27 Männer im Alter von 25 bis 54 Jahren, die leichte bis mittelschwere Arbeiten in chemischen Fabriken und anderen Industriebetrieben verrichteten. Außer einer internistischen Untersuchung wurden auch Analysen klinisch-chemischer Parameter vor Beginn und am Ende der Fastenperiode durchgeführt.

Einige der untersuchten Parameter sind in Tabelle 2 dargestellt. Infolge der Nahrungskarenz in den hellen Tagesstunden kam es zu einem Rückgang des Körpergewichts. Pathophysiologisch wesentlich bedeutsamer ist jedoch die als Folge der Flüssigkeitskarenz entstehende Dehydratation, die sich in einem Anstieg von Hämatokrit, Gesamtprotein (insbesondere Albumin) Kreatinin, Harnstoff und Harnsäure – als Zeiche einer Hämokonzentration – äußert.

Bei einigen der 27 an der Untersuchung beteiligten Moslems traten als subjektive Zeichen der Dehydratation Müdigkeit und Ermattung, Kopfschmerzen und teilweise Übelkeitsgefühl – besonders am Nachmittag und in den Abendstunden – auf.

Trotz des Auftretens derartiger Symptome hielten alle in der Tabelle 2 vorgestellten Probanden die Fastenvorschriften während der gesamten Ramadanperiode ein.

Tabelle 2. Klinisch-chemische Parameter vor Beginn und am Ende des Ramadans

	Vor Ramadan (11. Juni 1983)	Ramadanende (11. Juli 1983)	P
Körpergewicht (kg)	$73{,}9 \pm 7{,}1$	$70{,}3 \pm 6{,}6$	$< 0{,}05$
Hämatokrit (%)	44 ± 4	48 ± 4	$< 0{,}001$
Gesamtprotein (g/100 ml)	$6{,}5 \pm 0{,}6$	$7{,}5 \pm 0{,}6$	$< 0{,}001$
Kreatinin (mg/100 ml)	$0{,}9 \pm 0{,}14$	$1{,}3 \pm 0{,}19$	$< 0{,}001$
Harnstoff (mg/100 ml)	$29 \pm 5{,}0$	$38 \pm 6{,}3$	$< 0{,}001$
Harnsäure (mg/100 ml)	$5{,}0 \pm 1{,}1$	$5{,}9 \pm 1{,}4$	$< 0{,}02$

Tabelle 3. Vorzeitige Unterbrechung des Ramadanfastens. Arbeiter M. B., Unterbrechung am 19. Tag des Ramadans (30. Juni 1983)

	11. Juni 1983 (vor Ramadan)	30. Juni 1983 (vor Unterbrechung)
Körpergewicht (kg)	77,1	75,6
Hämatokrit (%)	45	55
Gesamtprotein (g/100 ml)	6,7	7,9
Kreatinin (mg/100 ml)	0,9	1,5
Harnstoff (mg/100 ml)	36	55
Harnsäure (mg/100 ml)	6,4	8,2

Dagegen mußten 5 andere Moslems, die bei mittelschweren Arbeiten eingesetzt waren, vorzeitig aufgrund stärkerer gesundheitlicher Beschwerden das Fasten abbrechen.

Tabelle 3 zeigt die Daten einer dieser Personen. Es handelt sich um einen 49jährigen islamischen Arbeiter, der zu Transport- und Aufräumarbeiten in einer Chemiefabrik eingesetzt war. Am 19. Tag des Ramadans klagte er gegen 15 Uhr über Schwindel und Übelkeit. Die Laborbestimmungen ergaben Zeichen einer deutlichen Dehydratation. Auf den dringenden Rat des Betriebsarztes brach der Arbeiter daraufhin das Ramadanfasten ab und meldete sich für einige Tage „krank". Im Einverständnis mit der Betriebsleitung nahm er anschließend einen Teil seines Jahresurlaubs.

Wenn unsere Untersuchungen bei leichter bis mittelschwerer Arbeit während des Ramadans bereits Gesundheitsstörungen durch Dehydratation ergeben haben, so muß vor dem Einsatz von praktizierenden Moslems bei schwerer Arbeit, insbesondere bei Hitzearbeit, in dieser Periode dringend gewarnt werden, da durch hohe Flüssigkeits- und Elektrolytverluste sonst Gesundheitsstörungen bis zum Kreislaufzusammenbruch zu befürchten sind und in Einzelfällen auch beobachtet wurden.

Es muß erwähnt werden, daß die medizinischen Probleme der Hitzearbeit seitens der Arbeitsmedizin für Arbeitnehmer aus unserem Kulturkreis sehr gut untersucht sind (Yaglou 1927; Wyndham et al. 1969; Belding et al. 1969; Wenzel u. Piekarski 1980; Piekarski 1984). Dabei sind die spezifischen Gesundheitsgefährdungen für Moslems während der Ramadanzeit weitgehend unbeachtet geblieben. Deshalb sind auch keine systematischen Strategien zur Lösung entwickelt worden.

Unsere Arbeitsgruppe hat daher für verschiedene Firmen, die islamische Arbeiter beschäftigen, Vorschläge erarbeitet, um diese Arbeiter vor gesundheitlichen Schäden infolge des Ramadanfastens zu schützen. Einige dieser Vorschläge, die in die Praxis umgesetzt wurden, sind im folgenden aufgeführt:

1. In einigen Firmen konnten wir erreichen, daß gläubige Moslems ihren Jahresurlaub bzw. einen Teil davon in die Ramadan-Zeit gelegt haben.
2. In einem Betrieb konnte durch Umdisposition nach Absprache mit den Betroffenen erreicht werden, daß Moslems, die sich nicht strikt an die Vorschriften ihrer Religion gebunden fühlten und deshalb die Ramadanfasten-

vorschrift nicht streng bzw. gar nicht befolgten, während dieser Zeit die Arbeitsplätze von streng gläubigen Moslems mit schwerer Arbeit bzw. Hitzearbeit übernahmen (z. T. gegen einen entsprechenden finanziellen Ausgleich).
3. Eine andere mögliche Lösung, die in verschiedenen Firmen verwirklicht werden konnte, ist die Umsetzung von praktizierenden Moslems, die schwere bzw. Hitzearbeit verrichten müssen, aus der Tagesschicht in die Nachtschicht mit entsprechenden Pausen, die ihnen die Flüssigkeits- und Nahrungsaufnahme ermöglichen. (Wie oben erwähnt, ist während der Ramadanzeit nachts von Sonnenuntergang bis zur Morgendämmerung die Flüssigkeits- und Nahrungsaufnahme gestattet.)

Die Durchführbarkeit solcher Maßnahmen hängt natürlich sehr stark von der Größe und Art der jeweiligen Firmen, der Zahl der beschäftigten Moslems und den von ihnen verrichteten Arbeiten ab. Die erwähnten Lösungsmöglichkeiten können nur bei großem Verständnis der Firmenleitung, der betriebsärztlichen Abteilung und der betroffenen islamischen Arbeiter realisiert werden.

Betriebsärzte in Firmen mit islamischen Beschäftigten, aber auch niedergelassene Ärzte, die Moslems behandeln, sollten die möglichen Gesundheitsgefahren für sie während der Ramadanzeit besser kennen, als dies in der Regel der Fall ist, und die Moslems durch entsprechende Beratung vor diesen Gesundheitsrisiken schützen. Dabei sollte sich die ärztliche Aufmerksamkeit besonders älteren sowie körperlich geschwächten oder stoffwechsellabilen Personen zuwenden.

Betriebsärzte, aber auch die Leitungen der Firmen mit islamischen Mitarbeitern, sollten wissen, daß eine Krankheit entsprechend dem Koran von dem Fastengebot in der Ramadanzeit befreit.

Die zweite Sure des Koran, Vers 185 lautet (nach Winter 1986):

Eine bestimmte Anzahl von Tagen sollt ihr fasten.
Wer aber krank oder auf Reisen ist, der faste ebenso viele andere Tage dafür.
Doch wer es schwer vermag, der soll zur Ablösung einen Armen speisen.
Noch besser ist es für ihn, freiwillig Gutes zu tun.
Es ist aber gut, wenn ihr das Fasten einhaltet (beobachtet).
Könntet ihr das doch einsehen!

In solchen Fällen kann die Phase der Flüssigkeits- und Nahrungsabstinenz auf einen späteren Zeitabschnitt verschoben werden.

Wie aus dem zitierten Koranvers hervorgeht, können Moslems auch von der Verpflichtung des Ramadanfastens befreit werden, wenn sie in dieser Zeit für den Lebensunterhalt einer bedürftigen Person aufkommen. In einigen großen Firmen mit zahlreichen islamischen Beschäftigten wurden Kassen eingerichtet, in die die Moslems entsprechende Summen zur Bestreitung des Lebensunterhaltes eines Armen einzahlen können.

Nach unseren Erfahrungen sind diese in der islamischen Religion vorgesehenen Möglichkeiten für einen Dispens vom Ramadanfasten bzw. das Erbringen von Ersatzleistungen selbst den islamischen Arbeitern oft nicht oder nur sehr unzureichend bekannt, obwohl sie im Koran klar beschrieben sind.

Unser Hauptanliegen sollte sein, unseren „Gastarbeitern" auch unter unseren Lebens- und Arbeitsbedingungen zu ermöglichen, ihre kulturelle und religiöse Identität zu wahren. Wenn hierfür ein Problembewußtsein besteht, können Lösungsmöglichkeiten gefunden werden, deren Realisierung Verständnis für unsere ausländischen Mitbürger, in der Regel aber keine oder nur geringe finanzielle Mittel erfordert.

Literatur

Belding HS, Givoni B, Gupta MN et al (1969) Health factors involved in working under conditions of heat stress. WHO Rep Ser 412

Born M (1981) Einfluß des Ramadan-Fastens auf metabolische Parameter. Der islamische Fastenmonat als Modell eines periodischen Nahrungs- und Flüssigkeitsentzuges bei Erwachsenen; ergänzende Untersuchungen in Tierexperimenten. Dissertation Fachbereich Ernährungswissenschaften, Universität Gießen

Born M, Elmadfa I, Schmahl FW (1979) Auswirkungen eines periodischen Flüssigkeits- und Nahrungsentzuges. Untersuchungen während des Fastenmonats Ramadan bei islamischen Gastarbeitern. MMW 121:1569

Maudoodī SA (1971) Weltanschauung und Leben im Islam, Herder, Freiburg, S 12

Piekarski C (1984) Zur Beanspruchung des arbeitenden Menschen unter Hitzebelastung. Arbeitsmed Sozialmed Präventivmed 19:247

Schmahl FW, Pötter E, Born M, Elmadfa I (1984) Arbeitsmedizinische Probleme bei Gastarbeitern während des islamischen Fastenmonats Ramadan. In: Verhandlungen 24. Jahrestagung Deutsche Gesellschaft für Arbeitsmedizin. Gentner, Stuttgart, S 451

Wenzel HG, Piekarski C (1980) Klima und Arbeit. Bayerisches Staatsministerium für Arbeit und Sozialordnung, München

Winter LW (1986) Der Koran. Das Heilige Buch des Islam, 7. Aufl. Goldmann, München, S 39

World Christian Encyclopedia (1982) Oxford University Press, Oxford

Wyndham CH, Strydom NB, Morrison JF, Williams CG, Bredell GAG, Maritz JS, Munro (1965) Criteria for physiological limits for work in heat. J Appl Physiol 20:37

Yaglou CP (1927) Temperature, humidity and air movement in industries: The effective temperature index. J Ind Hyg Toxicol 9:297

Die Diskussion zur Berufstätigkeit in der Schwangerschaft

K. W. Tietze, R. Menzel

Die Frage nach dem Zusammenhang zwischen Frauenerwerbstätigkeit, Schwangerschaftsverlauf und Schwangerschaftsende ist vorwiegend in einem sozialpolitischen Rahmen diskutiert worden. Sie entstand vor dem seit der Jahrhundertwende deutlich werdenden Geburtenrückgang und der Zunahme industrieller Arbeitsplätze für Frauen. Sie bezog sich auf die bezahlte Arbeit von Frauen und nicht auf die Mithilfe in der Landwirtschaft oder auf die Tätigkeit zu Hause. Die gesundheitspolitischen Konsequenzen der Diskussion führten zum Mutterschutzgesetz in der heutigen Form. Obwohl sich die Arbeitsbedingungen seitdem geändert haben, ging man bis vor kurzem noch von der „Unvereinbarkeit von Erwerbstätigkeit und Schwangerschaft" (Max Hirsch) aus. Eine Reihe von epidemiologischen Analysen hat inzwischen zu den in der Tabelle 1 genannten Ergebnissen geführt.

In diesen Arbeiten wird der Einfluß der Erwerbstätigkeit an der Häufigkeit von Frühgeburten und am Geburtsgewicht des Neugeborenen gemessen. Die dabei gewonnenen Aussagen sind nicht einheitlich, weil die untersuchten Populationen sich voneinander unterscheiden. Der Versuch, „Erwerbstätigkeit" als eigenständigen Faktor zu operationalisieren und seine Wirkung zu messen, muß als gescheitert betrachtet werden. Arbeit ist ambivalent: einerseits zeigt sie günstige Lebenschancen an – einschließlich einer besseren Gesundheit, denn weniger gesunde Frauen müssen eher auf Arbeit verzichten, haben auch eher allgemeinmedizinische und geburtshilfliche Komplikationen (Murphy et al 1984; Marbury et al. 1984; Zuckerman et al. 1986) und ein dementsprechendes Schwangerschaftsergebnis. Wird andererseits Erwerbsarbeit auf das Maß der Arbeitsbelastung reduziert (Mamelle et al. 1984), so zeigt sich ein negativer Einfluß auf das Schwangerschaftsergebnis bei den stärksten Belastungen.

Dabei muß man sich die Frage stellen, ob nicht das Annehmen stark belastender Arbeitsbedingungen, Schwerarbeit, Monotonie, Hitze und Lärm und auf andere belastende soziale Faktoren außerhalb der Arbeitswelt hinweist. In der Bundesrepublik Deutschland bietet das Mutterschutzgesetz in § 3,1 (individuelle Verbote, Krankschreibung) dem Arzt ein angemessenes Instrument der Vorsorge, während die „Generalklausel" von § 4 die Regelung betrieblicher Vorsorge verlangt.

Von April 1981 bis Mai 1982 wurde von der Infratest-Gesundheitsforschung eine Studie zu den psychosozialen und sozioökonomischen Bedingungen der Frühgeburt durchgeführt. Schwangere Frauen wurden nach einem stichprobenartigen Verfahren mit einem Selbstausfüllfragebogen befragt und die Befragungsergebnisse mit den Daten des Schwangerschaftsausgangs zusammengeführt. Aufgrund unterschiedlicher schichtenspezifischer Teilnahmeraten ergaben sich geringfügige Abweichungen in den Anteilen der Sozialschichten gegenüber der Zusammensetzung der Bevölkerung der Bundesrepublik Deutschland (höherer Anteil der oberen Mittelschicht).

Diese Daten sind mit der These des Einflusses von Berufstätigen auf die Schwangerschaft von uns bearbeitet worden.

U. Laaser, G. Sassen, G. Murza, P. Sabo (Hrsg.)
Prävention und Gesundheitserziehung
© 1987 Springer-Verlag Berlin Heidelberg

Tabelle 1. Epidemiologische Studien zum Einfluß der Erwerbstätigkeit auf die Schwangerschaft

Autoren, Region, Jahr der Untersuchung, Umfang	Berücksichtigte Merkmale	Ergebnisse	Schlußfolgerung
Tafary et al. (1980), Ätiopien 1976/1977, 130 Schwangere	Größe, Gewicht, Gewichtszunahme, Kalorienzufuhr, Ausschluß: Raucherinnen, geburtshindernde Komplikationen	Durchschnittlich um 200 g vermindertes Geburtsgewicht bei schwer arbeitenden Frauen	Einfluß von Schwerarbeit führt zur Einengung der uteroplazentalen Strombahn (Naeye)
Naeye u. Peters (1982), US-Collaborative Perinatal Project, 7 722 Schwangere	Gewicht, Gewichtszunahme, diastolischer Blutdruck, Alter, Bildung, Einkommen, Rauchen, Kinder zu Hause, Rasse	Durchschnittlich um 150–400 g vermindertes Geburtsgewicht bei prägravidalem Untergewicht, geringer Gewichtszunahme, Hochdruck und stehender Beschäftigung bis in das 3. Trimenon („birth trimester work")	Einengung der uteroplazentalen Strombahn mit Ausbildung von Plazentainfarkten
Murphy et al. (1984), Cardiff Birth Survey 1965/79, 16 216 erwerbstätige, 4 397 nichterwerbstätige Erstgebärende	Sozialschicht I–V, geburtshilfliche Anamnese, medizinische Anamnese	Kürzere Tragzeiten (< 37 Wochen), häufiger niedriges Geburtsgewicht (< 2501 g) bei nicht erwerbstätigen Erstgebärenden	Kein Einfluß der Berufstätigkeit. Eher Selektion im Sinne des „healthy worker effects"
Marbury et al. (1984), Delivery Interview Program Boston 1977/80, 7 155 erwerbstätige, 4 018 nichterwerbstätige Schwangere	Alter, Familienstand, Parität, Rauchen, Ausbildung, geburtshilfliche Anamnese	Keine Unterschiede bezüglich Tragzeit, Geburtsgewicht, Kopfumfang; größere Kinder bei „late leavers"	„healthy worker effects" bei „late leavers"? Gesundheitliche Risiken im übrigen bei beiden Gruppen gleichverteilt
Zuckerman et al. (1986), Maternal Health Habits and Neonatal Outcome 1977/79 Boston, 1 690 Schwangere mit niedrigem Einkommen, 45 % erwerbstätig, 7 % bis 3. Trimenon („third trimester work")	16 Variable: demographische Merkmale, Gesundheitsverhalten, geburtshilfliche und allgemeine Anamnese	Kein Unterschied bezüglich Tragzeit, Geburtsgewicht, Kopfumfang, Körperlänge, bei Müttern verschiedener Arbeitsbelastung (unbezahlt, stehend, sitzend)	Wie vorher, ausschlaggebend scheinen alle anderen Risiken zu sein – nicht die Erwerbstätigkeit
Mamelle et al. (1984), INSERM Frankreich, Lyon und Haguenau, 1977/78 Interviews, 3 437 Schwangere, davon 1 928 erwerbstätig, Skala: „occupational fatigue"	Migrantenstatus, Sozialstatus, Familienstand, Bildung, Alter, Parität, geburtshilfliche Anamnese	Abhängigkeit der Frühgeburtlichkeit vom Grad der Arbeitsermüdung, überwiegend durch psychische Belastung (Monotonie) und Umgebung (Lärm, Kälte, Feuchtigkeit)	21 % attributives Risiko durch den Arbeitsfaktor hinsichtlich des Auftretens von Frühgeburten, jedoch nur bei schwerer Belastung

Nach dem Berufsschlüssel des Statistischen Bundesamtes unterschieden wir zunächst einfache Tätigkeiten von 4 weiteren Berufskategorien (Handwerk und Handel, akademische Berufe, Bürotätigkeit und Arbeit im Gesundheitswesen) und von der Kategorie „nicht berufstätig". Der nachfolgende Beitrag beschreibt eine von Busse et al. durchgeführte Analyse, die gleichermaßen inhaltlich wie „auswertungsstrategisch" bedeutsame Gesichtspunkte bestimmte.

Literatur

Mamelle N, Laumon B, Lazar P (1984) Prematurity and occupational aktivity during pregnancy. Am J Epidemiol 119/3:309

Marbury MC, Linn S, Mouson RR, Wegman DH, Schoenbaum SC, Stubblefield PG, Ryan KJ (1984) Work and pregnancy. J Occup Med 26/6:415

Murphy JF, Dauncey M, Newcombe R, Garcia J, Elbourne D (1984) Employment in pregnancy: Prevalence, maternal characteristics, perinatal outcome. Lancet I:1163

Naeye RL, Peters EC (1982) Working during pregnancy: Effects on the fetus. Pediatrics 69:724

Tafary N, Naeye RL, Gobezie A (1980) Effects of maternal undernutrition and heavy physical work during pregnancy on birthweight. Br J Obstet Gynaecol 87:222

Zuckerman BS, Frank DA, Hingson R, Morelock S, Keyne HL (1986) Impact of maternal work outside the home during pregnancy on neonatal outcome. Pediatrics 77/4:459

Einflußgrößen auf das Geburtsgewicht

H. Busse, E. Bergmann, R. Menzel

Auf die Frage nach einem Zusammenhang zwischen Berufstätigkeit und Schwangerschaft findet man unterschiedliche Antworten. Hier soll nicht noch einmal dargelegt werden, wer mit welcher Begründung aus welchem Blickwinkel welche Meinung hierzu vertreten hat (vgl. Tietze 1986). Statt dessen wird das Thema hier auf die Frage eingeengt, wie die Berufstätigkeit mit anderen bekannten Einflußgrößen auf das Geburtsgewicht konkurriert.

Kinder von Erstgebärenden haben ein deutlich niedrigeres Geburtsgewicht als Kinder von Mehrgebärenden. Mädchen sind im Durchschnitt leichter als Knaben. Auch ist das Geburtsgewicht dann durchschnittlich niedriger, wenn die Mutter in der Schwangerschaft geraucht hat. Diese bekannten Effekte wurden an 3 verschiedenen Datenquellen nochmals überprüft. Die Ergebnisse sind in Tabelle 1 dargestellt.

Je eine Studie von Infratest 1981/82 aus der gesamten Bundesrepublik Deutschland (Tietze 1986) und des BGA 1976 aus Rheinland-Pfalz (Rasper 1980) sowie eine Studie aus Südwestengland 1965 (Pethybridge et al. 1974) stimmen im wesentlichen überein.

Die beiden deutschen Studien enthalten auch (unterschiedlich definierte) Angaben zur Berufstätigkeit. Auf dem Hintergrund der vorerwähnten bekannten Effekte zeigt die Berufstätigkeit zwar keinen zusätzlichen signifikanten Effekt (p < 0,05), doch fallen 2 Besonderheiten auf:
1. weist die BGA-Studie geringfügig schwerere Kinder von berufstätigen Müttern aus, die Infratest-Studie dagegen geringfügig leichtere;

Tabelle 1. Datenquellen und Effekte (*Werte in Klammern:* Standardfehler, *n. s.* nicht signifikant)

	Infratest (n = 2276 → 1535)	BGA Rheinland-Pfalz (n = 644 → 521)	Pethybridge et al. (n = 39 Aggregate)
Geburtsgewicht (g)	3352 (13)	3315 (22)	3406 (15)
Abnahme bei 1. Parität (g)	−168 (26)	−104 (38)	−143 (11)
Abnahme bei Mädchen (g)	− 95 (26)	− 96 (45)	−129 (10)
Abnahme bei Raucherin (g)	−143 (34)	−125 (46)	
Zunahme des Gewichts der Mutter (log kg)	+676 (99)		
Zunahme der Größe der Mutter (cm)	+ 7 (2)		
Berufstätigkeit	− (n. s.)	+ (n. s.)	

U. Laaser, G. Sassen, G. Murza, P. Sabo (Hrsg.)
Prävention und Gesundheitserziehung
© 1987 Springer-Verlag Berlin Heidelberg

2. scheinen nach der Infratest-Studie berufstätige Mütter sogar *signifikant* leichtere Kinder zu gebären – sofern die Parität als zusätzliche Einflußgröße *nicht* ins Spiel gebracht wird!

Diesen vor der eigentlichen Datenanalyse bekannt gewesenen Besonderheiten wurde nun genauer nachgegangen. Zu klären war die Frage, wie der konkurrierende Einfluß der Parität und der Berufstätigkeit auf das Geburtsgewicht zu bewerten ist. Zusätzlich waren etwaige weitere Wechselwirkungen mit der Berufstätigkeit zu untersuchen, insbesondere das behauptete Zusammenspiel mit dem Rauchen.

Da noch weitere Fragen während der Auswertung auftauchen konnten, wurde die Auswertung – etwas gegen das Testen von A-posteriori-Hypothesen abgesichert.

Randomisierung

Die Infratest-Stichprobe mit 2276 beobachteten Geburten wurde vorab in je eine sog. „exploratorische" und eine „konfirmatorische" Teilstichprobe aufgespalten. Diese Randomisierung erfolgte geschichtet und balanciert.

Schichtungsmerkmale waren die Frühgeburt (nein – unbekannt – ja) sowie 2 logische Variable, ob für die nachgenannten Merkmalspaare jeweils beide Angaben gültig waren: Geburtsgewicht/Alter und Schwangerschaftswoche/Wert des auf die Konzeption zurückzurechnenden Gewichts der Schwangeren. Innerhalb jeder dieser $3 \cdot 2 \cdot 2 = 12$ Schichten wurde mit zu adjustierenden Auswahlwahrscheinlichkeiten die Zufallshalbierung balanciert. Bis zur Präzisierung aller zu untersuchenden Hypothesen wurden nur die 1138 „exploratorischen" Datensätze verwendet, die sich wegen fehlender Werte in den interessierenden Merkmalen auf nur noch 777 reduzierten. Analog blieben am Ende der exploratorischen Analyse 758 der 1138 „konfirmatorischen" Datensätze übrig.

Zufallshypothesen?

Neben der in Tabelle 2 gezeigten Modellierung des Geburtsgewichts durch additive Effekte waren der Verteilungstyp und die Art der Effekte untersucht worden.

Die identische Linksfunktion (Additivität) war gegenüber der logarithmischen (Multiplikativität) nicht abzulehnen, und die Hypothese der Unabhängigkeit von Erwartungswert und Varianz (Normalverteilung) ergab sogar eine (unwesentlich) bessere Anpassung als die Hypothese vom konstanten Variationskoeffizienten (Gammaverteilung).

Diese exploratorisch für brauchbar befundene Standardannahme der Normalverteilung mit additiven Effekten hielt auch der konfirmatorischen Überprüfung stand.

Gleiches gilt für die Zulässigkeit der Modellierung des Gestationsalters als Regressor. Sowohl das Geburtsgewicht als auch das Gestationsalter sind a priori

Tabelle 2. Effekte und Randomisierung (*Werte in Klammern:* Standardfehler, *n. s.* nicht signifikant)

	Infratest gesamt (n = 2276 → 1535)	„Exploratorische" Teilstichprobe (n = 1138 → 777)	„Konfirmatorische" Teilstichprobe (n = 1138 → 758)
Geburtsgewicht (g)	3352 (13) 1535	3345 (19) 777	3360 (19) 758
Abnahme bei 1. Parität (g)	− 168 (26) 677	− 182 (38) 331	− 153 (36) 346
Abnahme bei Mädchen (g)	− 95 (26) 786	− 92 (37) 409	− 101 (36) 377
Abnahme bei Raucherin (g)	− 143 (34) 271	− 123 (50) 124	− 162 (45) 147
Zunahme des Gewichts der Mutter (log kg)	+ 676 (99)	+755 (148)	+ 607 (132)
Zunahme der Größe der Mutter (cm)	+ 7 (2)	+ (n.s.)	+ (n.s.)
Abnahme bei Berufstätigkeit	− (n.s.) 1432	−(n.s.) 731	− (n.s.) 701
Zunahme des Gestationsalters (Tage)	19 (1)	21 (1)	18 (1)

als Zielgrößen für das Ergebnis der Schwangerschaft anzusehen und wurden demzufolge alternativ als Regressanden einer bivariaten Normalvereilung modelliert. Das Ergebnis für das Geburtsgewicht unterscheidet sich jedoch nicht vom univariaten Ansatz.

Da die üblichen Annahmen für eine Regressionsanalyse nicht abzulehnen waren, konzentrierte sich die Ergebnisinterpretation auf den linearen Prädiktor, wie er zunächst in Tabelle 2 gezeigt wird. Die Modellierung dieses Prädiktors wurde mit dem F-Wert von Fisher überprüft.

Die Ergebnisse der exploratorischen Analyse sind von gleicher Art und Größenordnung wie die Resultate, welche mit derselben Fragestellung aus den konfirmatorischen Daten gewonnen wurden. Auf dem Hintergrund der signifikanten Effekte von Parität, Geschlecht, Rauchen in der Schwangerschaft, Gewicht der Mutter und Gestationsalter zeigt weder die Größe der Mutter noch die Berufstätigkeit einen signifikanten Effekt. Wenn man – erst nach der konfirmatorischen Analyse – beide Teilstichproben zusammenfaßt, zeigt sich das gleiche Ergebnis auch an der Gesamtstichprobe mit dem kleinen Unterschied, daß die Größe der Mutter einen zusätzlichen signifikanten Effekt zeigt. Zur letzten Absicherung dieses Modells wurde an der Gesamtstichprobe festgestellt, daß das dichotome Merkmal „Randomisierung" weder einen einfachen Effekt noch eine Wechselwirkung mit einem der vorgenannten Effekte zeigt.

Rangordnung von Berufstätigkeit und Parität

Sofern man die Parität aus dem Modell herausnimmt, findet man im Gegensatz zu den in Tabelle 2 gezeigten Ergebnissen doch einen signifikanten Zusammenhang zwischen Geburtsgewicht und Berufstätigkeit!

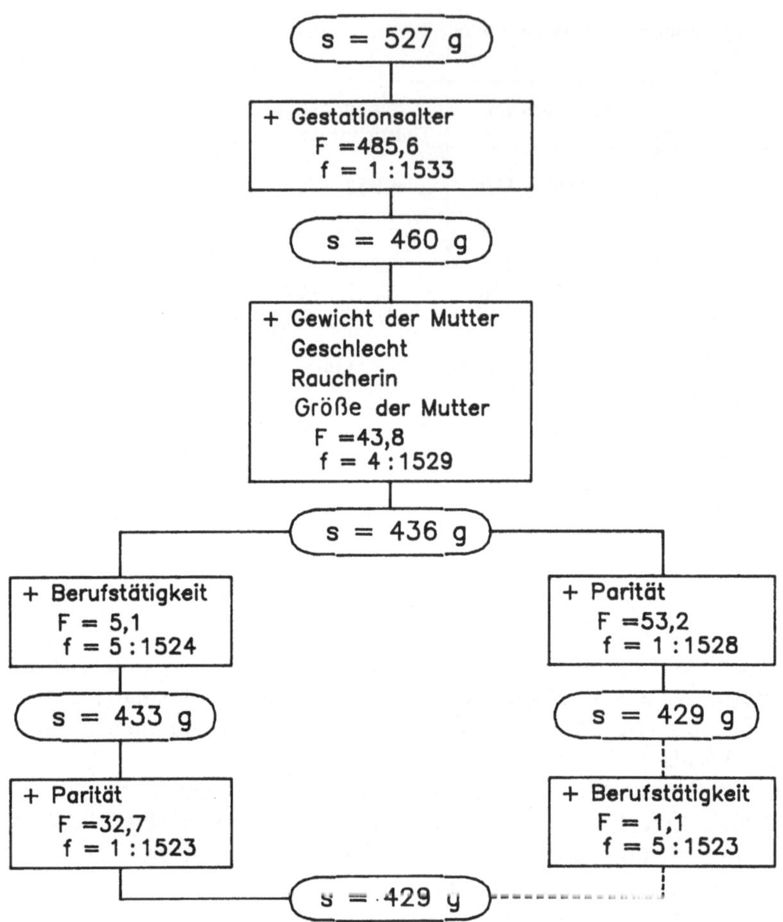

Abb. 1. Test auf Berufstätigkeit und Parität. *s* Standardabweichung, *F* F-Statistik nach Fisher, *f* Freiheitsgrade von F

Welches Ergebnis mag verläßlich sein? Keines? Beide?

Die Testhierarchie von Abb. 1 bestätigt das in Tabelle 2 gezeigte Ergebnis, daß die Berufstätigkeit schließlich keinen Einfluß auf das Geburtsgewicht hat. Denn einerseits hängt die Signifikanz der Berufstätigkeit davon ab, ob sie vor oder nach der Parität in das Modell eingebracht wird, und andererseits liefert die Parität unter beiden Reihenfolgen einen signifikanten Effekt.

Die somit gefundene Rangordnung „Parität vor Berufstätigkeit" bleibt auch dann noch erhalten, wenn man die 5 Regressoren aus der Hintergrundhypothese entfernt und nur noch Parität und Berufstätigkeit allein betrachtet.

Eine prinzipielle Modifikation dieses Ergebnisses erhält man auch dann nicht, wenn man eine etwaige Wechselwirkung zwischen Berufstätigkeit und Rauchen in der Schwangerschaft hinzumodelliert: diese beiden Merkmale sind in dieser

Studie nämlich weder miteinander korreliert (vgl. Tabelle 4), noch stehen sie in einer Wechselwirkung mit dem Geburtsgewicht.

Alle bis hierher genannten, die Berufstätigkeit betreffenden Ergebnisse gelten auch dann, wenn man die Klassifizierung des Merkmals Berufstätigkeit etwas variiert.

Plausibilitätsbetrachtungen

Die erste Nachauswertung der Infratest-Studie (vgl. Tietze 1986) hatte die Berufstätigen in 5 Kategorien unterteilt und nur einer einzigen Kategorie Nichtberufstätiger gegenübergestellt. Es waren nur geringe Unterschiede des Geburtsgewichts nach diesen Berufskategorien aufgefallen.

In der hier vorgestellten Nachauswertung wurde die Berufstätigkeit reklassifiziert, indem bei den Berufstätigen nur noch nach einfachen und übrigen Berufen unterschieden wurde, aber die Nichtberufstätigen in die beiden Klassen der zur Zeit nicht bzw. nie Berufstätigen aufgegliedert wurden. Dieses 4klassige neue Merkmal Berufstätigkeit lieferte bei der Modellierung des Geburtsgewichts ähnliche Testergebnisse wie das ursprüngliche 6klassige Merkmal, jedoch verhilft es zu einer höheren Plausibilität jener Ergebnisse.

Tabelle 3 zeigt Häufigkeitsverteilungen der Parität nach beiden, sich überschneidenden Klassifikationen der Berufstätigkeit. Die beiden extremen Verteilungen der Parität finden sich mit überwiegend Erstgebärenden unter den Berufen des Gesundheitswesens und mit überwiegend Zweitgebärenden unter den z. Z. nicht Berufstätigen.

Aus Abb. 2 wird nochmals deutlich, wie es zu den vermeintlichen Effekten der Berufstätigkeit auf das Geburtsgewicht kommen konnte. Die z. Z. nicht Berufstätigen unterscheiden sich in der Paritätsverteilung am stärksten von den übrigen Gruppen in der Mitte der Abb. 2. Faßt man nun jeweils die beiden Gruppen der

Tabelle 3. Parität nach unterschiedlichen Berufsklassifikationen

Parität	1.	2.	3.	4. + 5.	Gesamt
Einfache Berufe	91	33	7	7	138
Handel und Handwerk	100	25	4	3	132
Akademische Berufe	125	43	7	0	175
Büro und Verwaltung	267	62	12	0	341
Gesundheitswesen	127	22	0	0	149
Übrige Berufe	619	152	23	3	797
Zur Zeit nicht berufstätig	95	307	79	16	497
Nie berufstätig	53	40	6	4	103
Nicht berufstätig	148	347	85	20	600

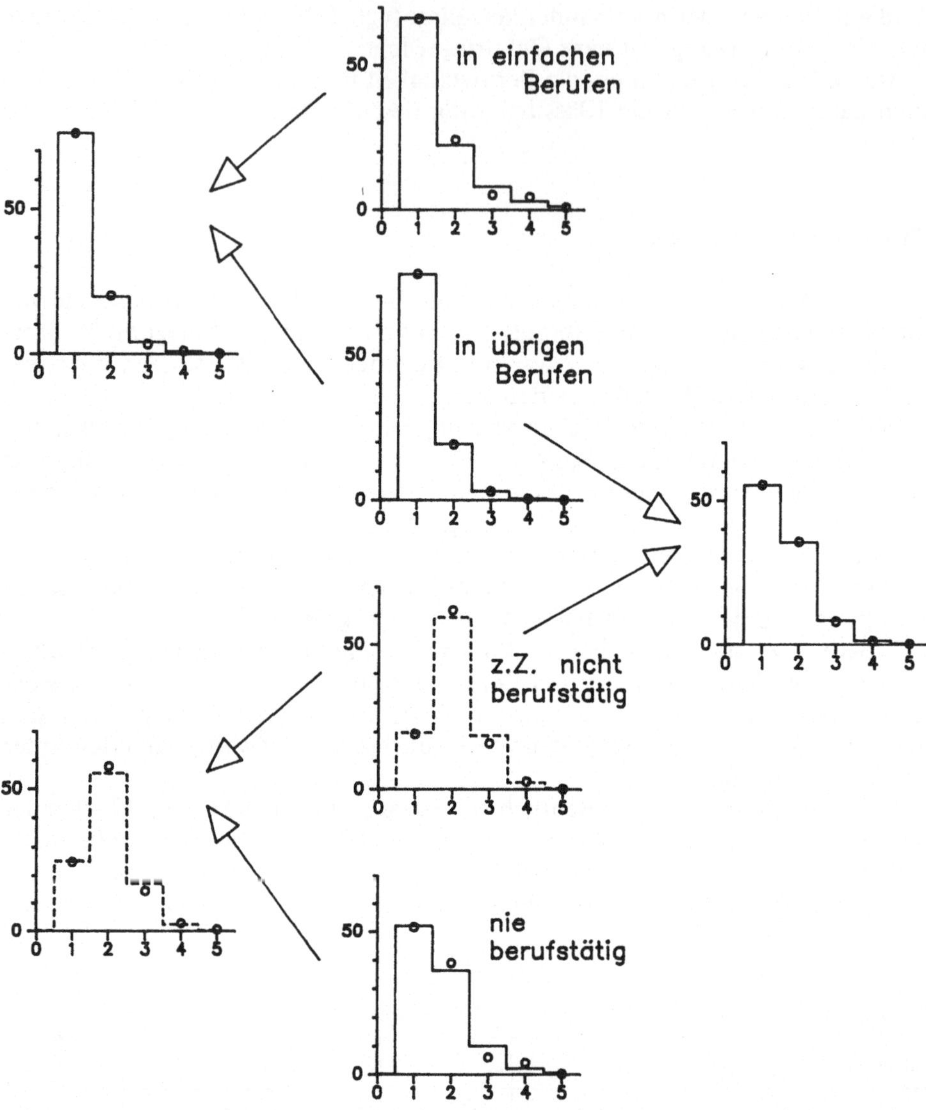

Abb. 2. Verteilungen der Parität nach Berufsgruppen. *Abszissen* Parität, *Ordinaten* prozentuale Häufigkeiten, ● beobachtet. Die Histogramme sind Funktionen a · b^p · p^c der Parität p, angepaßt an Poisson-verteilte absolute Häufigkeiten

Berufstätigen und der Nichtberufstätigen zusammen, so schafft man sich wieder die Hintergrunderklärung für den Scheineffekt der Berufstätigkeit auf das Geburtsgewicht.

In eine andere Richtung weist die Zusammenfassung der übrigen Klassen mit den z. Z. nicht Berufstätigen: die verbleibenden 3 Berufsklassen scheinen geord-

Tabelle 4. Abweichungen des Geburtsgewichts von einem Vorhersagewert, unterteilt nach Berufstätigkeit, Parität und Rauchen

| | 1. Parität | | 2. bis 5. Parität | | Nicht weiter |
	Raucherin	Nichtraucherin	Raucherin	Nichtraucherin	differenziert
In einfachen Berufen	$-109\ d_1$ 91 s 22 n	-100 52 69	-181 119 13	78 73 34	$-\ 67\ d_2$ 37 s 138 n
In übrigen Berufen	-169 45 91	$-\ 48$ 19 528	$-\ 97$ 69 39	110 36 139	$-\ 36$ 15 797
Zur Zeit nicht berufstätig	84 87 24	$-\ 53$ 51 71	31 53 65	127 23 337	70 20 497
Nie berufstätig	-341 143 9	$-\ 48$ 65 44	126 152 8	170 66 42	31 43 103

d_1 Geburtsgewicht-$(-5596 + 19.4 \cdot$ Gest.alter [Tage] -119 [Mädchen] $+ 666 \cdot \log($Gewicht der Mutter [kg]$) + 7.6 \cdot$ Größe der Mutter [cm]),
d_2 Geburtsgewicht-$(-6055 + 19.6 \cdot$ Gest.alter [Tage] -115 [Mädchen] $+ 725 \cdot \log($Gewicht der Mutter [kg]$) + 6.2 \cdot$ Größe der Mutter [cm]),
s Standardfehler der mittleren Abweichungen d_1, d_2 (g),
n Fallzahl

net zu sein, so daß die eigentlich schon beantwortete Frage nach dem Einfluß der Berufstätigkeit sich aufs neue stellt.

Deshalb wird in Tabelle 4 der Zusammenhang zwischen der Zielgröße Geburtsgewicht und den potentiellen Einflußgrößen Berufstätigkeit, Parität und Rauchen noch einmal dargestellt.

Das Geburtsgewicht ist darin bereits um den Einfluß der übrigen in Abb. 1 gezeigten Einflußgrößen bereinigt. Die partiellen Regressionsfunktionen d_1 und d_2 und haben unterschiedliche Koeffizienten, weil sie nur Teile zweier verschiedener Gesamterklärungen sind, in welche für d_2 nur noch die Berufstätigkeit, die für d_1 aber auch noch Parität und Rauchen eingehen. Sie unterscheiden sich wegen unterschiedlicher Modellierung auch etwas von den Koeffizienten aus Tabelle 2.

Die letzte Ergebnisspalte mit den mittleren Abweichungen d_2, in welchen Parität und Rauchen noch nicht berücksichtigt sind, gibt den offensichtlichen Scheineffekt der Berufstätigkeit an. Aber auch die 3. und 4. Ergebnisspalte mit den umfassender modellierten Abweichungen d_1 zeigen eine Monotonie dieser Abweichungen, welche nochmals für die Behauptung vom Einfluß der Berufstätigkeit (eingeschränkt auf Mehrgebärende) zu sprechen scheint. Diese Monotonie zeigte aber keine Signifikanz.

Zusammenfassung

Die Daten einer von Infratest 1981/82 bundesweit durchgeführten Studie zu psychosozialen und sozioökonomischen Aspekten der Frühgeburt wurden nochmals unter der Fragestellung analysiert: Hängt das Geburtsgewicht mit der Berufstätigkeit der Mutter zusammen?

Der vordergründig signifikante sozialmedizinische Zusammenhang erweist sich insofern als Scheineffekt, wie er auf dem soziologischen Zusammenhang zwischen Berufstätigkeit und Parität beruht und die Parität die vorrangige Einflußgröße darstellt. Der nicht gesicherte direkte Zusammenhang bleibt jedoch als eine plausible Vermutung bestehen, daß Berufstätigkeit mit niedrigeren Geburtsgewichten einhergehen könnte.

Literatur

Pethybridge RJ, Ashford JR, Fryer JG (1974) Some features of the distribution of birthweight of human infants. Br J Prev Soc Med 28:10–18

Rasper B (1980) Berufstätigkeit und Schwangerschaft. Reimer, Berlin (SozEp-Berichte, Nr 4)

Tietze KW (1986) Berufstätigkeit, Hausarbeit und Reproduktion. In: Melchert F et al (Hrsg) Aktuelle Geburtshilfe und Gynäkologie. Festschrift für Prof. Dr. Volker Friedberg. Springer, Berlin Heidelberg New York Tokyo